U0232003

小儿尿动力学
Pediatric Urodynamics

主　编　文建国

副主编　王庆伟　李守林　王　焱

编　者　（以姓氏笔画为序）

马　源	王　焱	王一鹤	王庆伟	王素云
王健健	王瑞华	车英玉	牛建华	文一博
文宝红	文建国	付汪星	冯全得	冯锦锦
邢　栋	朱　文	吕宇涛	任川川	刘欣健
汲凤平	孙素珂	花朝阳	芦　山	李　源
李　燕	李一冬	李云龙	李延伟	李守林
杨兴欢	杨尚琪	吴军卫	何育霖	何翔飞
宋　斌	宋　攀	张　艳	张艳平	张艳莎
陈　燕	季泽娟	单帅帅	胡洪涛	贾亮花
贾智明	徐智慧	徐鹏超	高剑波	高新梅
郭　曦	黄书满	黄邦高	曹群朵	梁　盼
韩中将	韩星敏	程敬亮	谢佳丰	蒲青崧
翟荣群				

秘　书　李云龙　翟荣群

人民卫生出版社

·北京·

图书在版编目（CIP）数据

小儿尿动力学 / 文建国主编 . —北京：人民卫生
出版社，2021.8
ISBN 978-7-117-31873-0

Ⅰ. ①小… Ⅱ. ①文… Ⅲ. ①儿科学 – 尿动力学
Ⅳ. ①R334 ②R72

中国版本图书馆 CIP 数据核字（2021）第 154046 号

人卫智网	www.ipmph.com	医学教育、学术、考试、健康，购书智慧智能综合服务平台
人卫官网	www.pmph.com	人卫官方资讯发布平台

小儿尿动力学
Xiaoer Niaodonglixue

主　　编：文建国
出版发行：人民卫生出版社（中继线 010-59780011）
地　　址：北京市朝阳区潘家园南里 19 号
邮　　编：100021
E - mail：pmph @ pmph.com
购书热线：010-59787592　010-59787584　010-65264830
印　　刷：北京汇林印务有限公司
经　　销：新华书店
开　　本：889×1194　1/16　　印张：32　　插页：4
字　　数：1014 千字
版　　次：2021 年 8 月第 1 版
印　　次：2021 年 9 月第 1 次印刷
标准书号：ISBN 978-7-117-31873-0
定　　价：178.00 元

打击盗版举报电话：010-59787491　E-mail：WQ @ pmph.com
质量问题联系电话：010-59787234　E-mail：zhiliang @ pmph.com

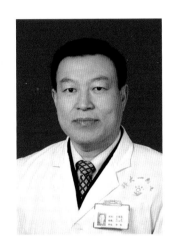

文建国,男,郑州大学第一附属医院和新乡医学院第一附属医院小儿泌尿外科/泌尿外科教授、主任医师、博士生导师,享受国务院政府特殊津贴专家。中华医学会小儿外科学分会小儿尿动力和盆底学组组长,中国医师协会小儿外科学分会副会长。国际尿控协会(ICS)儿童和青少年尿控培训学校校长。

1991年获同济医科大学博士学位;2000年获丹麦奥胡斯大学博士学位。2004年赴美国哈佛大学深造,师从前国际小儿尿控协会主席S.Bauer教授;2009年作为国际尿控协会第一个全额资助的尿控专科医师赴加拿大麦吉尔大学泌尿外科深造,师从前国际尿控协会主席J.Corcos教授。

从事小儿尿动力学临床和科研工作36年。1989年发表了我国第一篇小儿膀胱测压研究论文"正常小儿膀胱压力测定"。2001年在郑州大学第一附属医院建立了我国第一个能开展所有尿动力学检查项目的小儿尿动力学中心。先后负责主办20期小儿尿动力学相关国家继续教育项目或国际培训项目。发表科研论文700余篇,其中SCI文章200余篇,单篇最高影响因子44。先后获得6项省部级科学技术进步奖二等奖。获发明专利和实用新型专利各3项。2013年荣获中国泌尿外科尿控专业最高奖"大禹奖"。

序

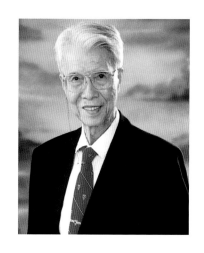

　　小儿排尿异常多见,过去都是凭医生的经验来诊断和治疗,效果常不尽如人意。近年来随着小儿尿动力学等新技术发展,各种排尿异常可以更精准地诊断和治疗。尿动力学根据流体力学原理,采用电生理学方法及传感器技术,记录膀胱、尿道、盆底功能变化信息的各种客观参数,为临床诊断和治疗各种下尿路功能障碍提供了客观依据。尿动力学检查和B超、CT和MRI等影像学检查技术结合发展起来的影像尿动力学进一步提高了临床排尿异常疾病诊疗的水平。

　　与成人相比,小儿尿动力学有其特点。因为儿童是一个不断生长发育的个体,膀胱、尿道等尿动力学参数随着年龄的增长而变化。成人尿动力学发展较快,相关技术专著也比较多。小儿尿动力学发展相对滞后,各个年龄阶段尿动力学正常参数有待进一步收集和完善。全国很多儿童医院有待开展小儿尿动力学方面的工作,但是缺乏相关参考书籍。随着国家生育政策的调整,儿童保健越来越受重视,每个省、市都设立了或正在建设儿童医院,许多医院购买了尿动力学设备逐步开展小儿尿动力学检查。如何使用好现代尿动力学设备和解读各种尿动力学检查记录的各项参数,对于涉及排尿异常诊断治疗的各科医护人员,尤其是小儿泌尿外科医生来说,急需一本这方面的大型参考书。相信本书的出版会对我国小儿尿动力学的发展产生积极的推动作用。

　　本书立意新颖、内容丰富、涵盖面广,编写过程中注意融入国外的先进临床经验,是一本融合新理论、新观点和新技术的好书。内容涉及开展尿动力学检查的基本知识、技术要点、结果解读和具体临床应用。本书凝聚了文建国教授30余年从事小儿尿动力学研究的经验,编者团队都是从事小儿尿动力学检查的专家和学者,经验丰富。相信本书会成为从事小儿尿动力学检查医护人员的重要参考书,可为从事临床诊断及治疗各种排尿异常的医务工作人员提供指导。

张锁旦

中国工程院院士

2021年6月

前　言

　　尿动力学在各种排尿异常及对上尿路损害的发病机制、临床诊断、治疗及疗效评价等方面发挥着重要的作用。小儿尿动力学检查指用尿动力学的方法研究婴幼儿、儿童和青少年的尿液产生、输送、储存和排空的生理和病理过程，为临床诊断和治疗各种排尿异常疾病提供参考。1971年国际尿控协会（International Continence Society，ICS）成立，使尿动力学研究有了国际交流平台。ICS制定了若干有关尿动力学检查的标准术语和指南。1990年国际小儿尿控协会（International Children's Continence Society，ICCS）成立，进一步推动了小儿尿动力学的交流与发展。

　　近年来，小儿尿动力学发展迅速，相关检查在我国逐渐普及。但仍缺乏小儿尿动力学相关的参考书，本书的编写填补了该领域空白。本书全面介绍了小儿尿动力学的基础知识、检查技术和临床应用。第一篇重点介绍小儿尿动力学的基础知识，包括泌尿系统解剖、排尿生理、尿动力学检查基本设备和仪器等；第二篇重点介绍了尿动力学检查的基本技术，以及如何解读各种尿动力学检查结果等；第三篇则重点介绍小儿尿动力学在临床上的应用。最后，本书附有常用尿动力学词汇的中英文索引，以便读者能够快速查阅。

　　本书内容丰富，图文并茂，是从事涉及各种排尿异常疾病诊断及治疗工作的医护人员、研究生、本科生，尤其是泌尿外科、小儿外科（小儿泌尿）医护人员的重要参考书。参与本书的编者多为专门从事小儿尿动力学研究的专家及临床一线的医护人员。他们结合小儿尿动力学检查和科研工作积累的经验，参考国内外小儿尿动力学相关文献，根据ICS和ICCS指南，对小儿尿动力学涉及的知识进行了系统的总结。本书出版之际，恳切希望广大读者在阅读过程中不吝赐教，欢迎发送邮件至邮箱 renweifuer@pmph.com，或扫描封底二维码，关注"人卫儿科学"，对我们的工作予以批评指正，以期再版修订时进一步完善，更好地为大家服务。

文建国

2021年6月

目 录

第一篇

基础知识

第 一 章
尿动力学发展历史及临床应用

尿动力学（urodynamics）是一门依据流体力学原理,采用电生理学方法及传感器等现代科学技术,研究尿液从肾脏产生和通过肾盂、输尿管输送到膀胱及其在膀胱内储存和排空的生理和病理过程的学科。广义而言,除膀胱压力、尿流率、尿道括约肌肌电图检查外,相关的神经传导检查、电视动态尿路造影、动态超声、动态肾图等检查也属于尿动力学检查的范畴。全面的尿动力学检查是直观、量化反映尿路功能较为理想的方法。小儿尿动力学检查（pediatric urodynamic study,PUDS）指用尿动力学的方法研究婴幼儿、儿童和青少年尿液产生、输送、储存和排空的生理及病理过程,为临床诊断和治疗各种排尿异常提供参考。进行尿动力学检查主要有以下目的:①通过再现患儿的症状以探究引起这些症状的原因;②定量分析其相关的病理生理过程;③确定尿动力学检查结果,为正确诊断提供参考;④指导临床制订正确的治疗方案,随访治疗效果或提供理论依据。尿动力学在诸如尿路梗阻、尿失禁、各种尿路功能障碍性疾病等基础研究、诊断、治疗及疗效评价等方面发挥着重要的作用。

第一节　尿动力学发展历史

尿动力学发展历史可以追溯到 19 世纪下半叶,当时已有设备用来测定膀胱压力及记录尿流率。1872年,Schatz 在行腹腔穿刺时,穿刺针误刺入膀胱,并发现膀胱内有一定压力,开创了膀胱测压的先例。在膀胱测压仪出现之前,又有学者发明了水柱式压力计可以粗略地进行膀胱测压（图 1-1-1）。此装置操作简单,是将导管经尿道插入膀胱,使膀胱与水柱计相通,观察水柱高度直接读数。

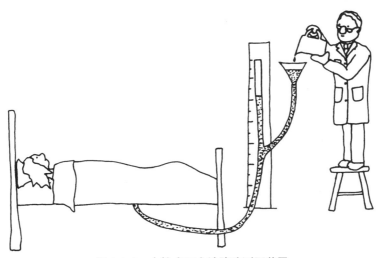

图 1-1-1　水柱式压力计膀胱测压装置

Dubois（1876）发现膀胱内的压力与体位有关,并发现排尿时膀胱内压力升高。1882 年,意大利人 Mosso 与 Pellacani 发明了一种进行膀胱压力测定的装置,他们在动物实验及女性患者中发现逼尿肌收缩导致膀胱压力的升高,还发现膀胱在一个恒定的压力下可以容纳不同容积的液体,排尿的启动与腹压无关。1897年,Rehfisch 发明了可以同步测量膀胱压力及尿量的装置。

虽然 Rehfisch 等早已描述过膀胱测压装置,但是美国圣路易斯华盛顿大学的 Rose 教授还是被认为是膀胱测压之父。1927年,他提出"cystometer"(膀胱测压仪)一词,并描述了其构造与临床用途。Rose 设计的装置是将一个 15ml 的注射器固定在盒子中,然后再利用一个双向阀门驱动使液体通过尿管或膀胱镜相对平稳地流入膀胱,从充盈膀胱的最初 1ml 液体开始,注入膀胱的液体量与膀胱内压即被同步记录下来。Rose 强调"在每一次膀胱镜检查时必须同时判断控制膀胱的神经功能是否正常;认识到行前列腺摘除术以前诊断中枢神经系统疾患的重要性;发现这类患者仅使用膀胱镜不能获得满意的诊断结果,需要结合膀胱测压完善诊断"。因此,Rose 使用膀胱测压来判断膀胱尿道神经支配的正常性,也就是说,他可以测定"膀胱的张力与稳定性,以及膀胱运动与感觉神经支配的状态"。他发现将膀胱压力测定用于诊断神经源性膀胱要比当时常规的方法——膀胱尿道镜检查准确得多。Rose 在应用膀胱测压时还发现,在低位脊髓副交感神经损伤中,压力 - 容积曲线显示出较低的应答性和较高的残余尿量。他还是第一个通过膀胱测压选择患者进行间断导尿的医生。

1933年,Denny-Brown 和 Robertson 使用一种特殊的双腔导管及图像记录方法来测量膀胱尿道及直肠的压力,发现膀胱压力独立存在于腹腔压力以外。他们还首次观察到膀胱内压在排尿结束后又升高的"后收缩现象"。1939年,Lewis 用记录仪连续记录膀胱压,描绘出连续性压力曲线。1962年,美国哥伦比亚大学的 Gleason 与 Lattimer 报道了使用长 36mm、直径 9mm 的无线电发射微粒体进行膀胱压力测定,但是这些微粒体可以造成严重的膀胱痉挛,因此该方法未被推广。随着技术的进步,人们又改写了膀胱压力测定的新历史,包括计算机分析、微型传感装置以及动态测定。尤其是 20 世纪 90 年代以来的电子传感器与计算机化尿动力学仪器的临床普及应用,使得膀胱压力测定进入了成熟阶段。

尿流率的测定可能较膀胱压力测定稍晚一些。Rehfisch 于 1897 年开始根据记录尿流开始与结束的时间间隔来计算尿流率。1922年,Schwartz 及 Brenner 首次通过测定尿流射程来计算尿流喷射的速率,进而间接测定尿道驱动尿液的压力。他们发现正常这种压力估计为 $14\sim39cmH_2O$,而患有尿道疾病的患者则为 $8\sim73cmH_2O$。1925年,Gronwall 首次记录了非瞬时的尿流率,并表明女性尿流率要大于男性。

美国 Jefferson 医学院的 Drake 被认为是发明尿流计的先驱。Drake 在当时发表的一篇论文中写道,1948 年以前医生们仅仅是通过观察患者尿流的大小和力量来间接反映尿流率,虽然 Ballenger 及其合作者曾于 1932 年描述过使用排尿射程来作为测量尿流率的一个客观指标,但是这种测试只能在男性中进行,并且很不准确。Drake 发明尿流计的思路是受到一个日本人于 1940 年发表的文献的影响,该学者描述了使用"裂隙流体钟装置"来测定尿流率。1948 年 Drake 设计了一种新的装置,可以通过转筒记纹器测量并记录排尿过程中尿液重量随时间延长而不断增加的曲线,他将记录的曲线称为"尿流图"。Drake 将一个漏斗置于中空的座椅下面,首次使尿流率测定得以在女性患者中完成。1956 年,von Garrelts 首次报道了使用电子装置记录尿流率,增加了 Drake 装置的精确度。同时以 von Garrelts 在这一时期发表的经典论文,以及 1953 年 Davis 出版的专著《泌尿系疾病的机制》为标志,20 世纪 50 年代现代尿动力进入了初始阶段。1967 年 Miller 设计了影像尿动力装置。20 世纪 80 年代末以来,随着电子技术及计算机技术的飞速发展,尿流率的测定日臻完善成熟,并诞生了电脑化的尿动力学检查仪,极大简化了尿动力学检查步骤,并使得检查结果更加准确完整。这一时期的发展使得现代尿动力学更加成熟。尽管得益于科技进步,尿动力学检查有了飞速发展,但是现在进行尿动力学检查时仍需要在膀胱和直肠分别留置测压管。留置测压管的膀胱尿道测压检查是非生理性的,因此,探索更符合生理的无创的更加简化的尿动力学检查方法将是今后尿动力学发展的方向。

1971 年国际尿控协会(International Continence Society,ICS)成立,使尿动力学研究和交流有了统一的国际性组织,并且制定了若干针对有关临床和技术问题的标准,规范统一了尿动力学相关术语。此后,在 ICS 及其他国际性专业委员会的组织、领导和带领下,全球的尿动力学研究及应用水平都有了显著提高。1981 年尿动力学的专业刊物《神经泌尿学和尿动力学杂志》(*Neurourology And Urodynamics*)创刊,进一步推动了国际尿动力学临床及基础研究。随后又有多部尿动力学杂志及专著问世,促进了尿动力学知识的传播。

我国的尿动力学研究起步较晚。20世纪50年代,重庆西南医院郭乃勉教授等率先开展了尿流率、膀胱测压、尿道压力图等基本检查。北京(孙昌惕)、上海(熊汝成,沈家立)、长沙(张时纯)等也都开始进行研究。20世纪60年代初,熊汝成对神经源性膀胱功能障碍进行了系统的阐述。1978年,赵伟鹏、沈家立等发表了国人尿流率正常值。但当时由于缺乏先进的尿动力学仪器,测压工作基本全靠人工操作,限制了我国尿动力学的发展,引进或者研制先进的尿动力学仪器成为当务之急。1972年,丹麦研制出世界第一台尿动力仪,但是操作繁杂且价格昂贵,在我国无法推广。20世纪70年代郭乃勉、金锡御教授开始着手自行研发尿动力仪器。80年代初先后研制出SWI、SWII、SWIII型尿动力仪,并且应用于临床,获得了我国成人膀胱及尿道压力测定的多项指标。随后又研制出了拥有自主知识产权的Nidoc 970A尿动力学分析仪,极大促进了我国尿动力学的发展。现在很多县级医院都已经开展了尿动力学检查。

近30年,全国各地的尿动力学检查迅速开展,在基础研究、临床疾病诊治等方面发挥了重要作用。1994年,在吴阶平、顾方六及郭应禄等教授的大力倡导和组织下,中华医学会泌尿外科学分会尿动力学组成立(后更名为尿控学组),从此中国尿动力学有了自己的学术机构,这也使得我国尿动力学研究走上新的里程。20世纪90年代以来,我国尿动力学研究进入了高速发展阶段,逐步与国际接轨,已接近或达到世界先进水平,深受ICS及其他学术组织的关注。自1997年开始,每两年举行一次的全国尿动力学学术会议及新技术学习班,对普及和提高尿动力学的临床应用及科研水平起到了巨大的推动作用。先后出版的《临床尿动力学》《尿失禁》《神经源性膀胱》《尿动力学》等多部专著,对传播现代尿动力学理论,推动我国尿动力学工作的开展,均起到了重要的作用。

由于许多因素制约了儿童尿动力学的应用,直到20世纪60年代国外小儿尿动力学检查才开展起来,为各种小儿排尿障碍的诊断提供了新的客观依据。随着尿动力技术的不断改进及相关知识的普及,小儿尿动力学得到了迅猛发展,现在已经成为小儿排尿障碍诊断及指导治疗的主要手段。1990年成立了国际儿童尿控协会(International Children's Continence Society,ICCS),极大促进了小儿尿动力学的发展。2012年,ICS又成立了儿童和青少年委员会(ICS Children and Young Adult's Committee)。郑州大学第一附属医院文建国教授当选ICS儿童和青少年委员会委员,2013年当选国际尿控协会尿动力学委员会委员。

我国小儿尿动力学起步较晚,但是进步很快。1986年武汉同济医科大学(现华中科技大学)同济医院童尔昌和王果教授率先招收专门从事小儿尿动力学研究的研究生,并开始有系列儿童尿动力学研究的文章发表。他们对儿童排尿功能、遗尿症、神经源性膀胱的尿动力学基础研究,流行病学调查及临床诊治做了大量深入的研究,并陆续在国际相关会议交流。2001年,郑州大学第一附属医院成立了我国第一家小儿尿动力学诊断和治疗中心,并配备了当时世界最先进的常规尿动力学检查仪、影像尿动力学检查设备(包括X线、B超尿动力学检查设备)、动态尿动力学检查设备及各种生物反馈治疗设备等,为开展小儿尿动力学检查奠定了基础。后来,武汉、重庆、北京、深圳、上海等地的儿童医学中心也相继建立了小儿尿动力学检查室。

尽管我国小儿尿动力学发展进步很快,很多医院也都先后配备了尿动力学检查设备,但是制约小儿尿动力学发展的因素仍很多,如尿动力学检查繁杂且费时、小儿的依从性差、缺乏相关专业人员等。我国小儿尿动力学的发展整体处于较低水平,急需大力推广普及。国内已有《尿动力学》《尿失禁诊断治疗学》《神经源性膀胱》《尿动力学图谱》等相关学术专著,但是多以介绍成人尿动力学内容为主。小儿尿动力学方面专著仍缺乏。

第二节　尿动力学临床应用

尿动力学检查可分为上尿路动力学检查和下尿路动力学检查。上尿路动力学检查包括肾盂压力-容积测定和影像肾盂压力测定等。由于肾盂测压通道建立比较困难,上尿路动力学检查在临床应用并不普及。下尿路动力学检查常用项目包括尿流率测定(uroflowmetry)、残余尿量测定(post-voiding residual volume,PVR)、充盈期膀胱压力容积测定(cystometrograms,CMG)、排尿期压力-流率测定、同步盆底肌电图测定等,可以满足大多数排尿功能障碍患者的检查需求。如果病例复杂,可选项目有尿道压力测定、漏尿点压力测定、影像尿动力学检查、动态尿动力学检查、盆底神经电生理检查及上尿路尿流动力学检查等。

尿动力学检查属于微创检查(留置测压管),应尽量避免不适当的使用。一般情况下,通过病史、查体及无创检查即能明确病因的患者无须进行尿动力学检查。患者有复杂的下尿路症状、既往治疗效果不佳或准备接受有创治疗时应考虑行尿动力学检查,特别是神经源性膀胱患者的治疗计划非常依赖于尿动力学检查结果,对此类患者进行治疗前,建议有尿动力学检查结果作为诊疗依据。由于不同的尿动力学检查项目具有一定的针对性,应避免选择不能良好反映患者病情的无效检查。在选择检查项目之前首先应深入了解患者的病史、体征及其他辅助检查,争取选择具有针对性的检查项目。

一、尿动力学检查的基本方法和原则

(一)上尿路尿动力学检查

扩张的上尿路不一定存在机械梗阻,也可能是蠕动功能(泵功能)障碍。对这些非梗阻性上尿路扩张如进行手术治疗,往往有害无益,因此术前辨别梗阻性和非梗阻性上尿路扩张在临床上非常重要。有些原因不明或很难找到原因的扩张,是否存在梗阻常很难确定。此时尿动力学检查可以提供帮助。理想的尿动力学检查方法应能对上尿路输送尿液功能既可定量评价,又能区别功能障碍是通畅性的问题还是泵功能的问题。但目前为止临床上缺乏这样的理想方法。虽然上尿路动力学的研究 20 世纪 50 年代即开始,但是由于方法和检查仪器仍不尽完善,很少应用于临床。20 世纪 60 年代末,许多学者利用肾盂穿刺插管,再向肾盂匀速灌注等渗盐水测定肾盂内压力,根据压力变化来了解上尿路输送尿液功能和判断有无梗阻,经 Whitaker 发展完善,即形成了现在的肾盂灌注压力 - 容积测定(Whitaker 试验)。随后有人对Whitaker 试验进一步改进,发展形成了肾盂恒压灌注试验(CPP 试验)。目前上尿路检查包括尿路造影、同位素(利尿肾图)、肾盂基础压力和 Whitaker 试验等。检查方法有:①经皮肾盂穿刺测压;②经手术肾造瘘管或输尿管造瘘管测压;③逆行输尿管测压;④肾盂输尿管造影同时摄影和电视像观察。但上述方法在临床应用过程中均存在明显的缺陷,限制了其使用。肾盂基础压力正常应在 0.69kPa。Whitaker 试验在肾盂灌注速度 <10ml/min 时,肾盂压力 <1.96~2.16kPa,提示输尿管无尿液输送障碍。1994 年国际上尿路动力学协会出台了上尿路流体力学的标准术语,为规范上尿路动力学研究和论文写作奠定了基础。

(二)下尿路尿动力学检查

下尿路尿动力学检查有膀胱和尿道测压、尿流率测定和尿道外括约肌肌电图检查,如果这些检查利用造影剂作膀胱充盈剂并在 X 线电视监视下进行则称为 X 线影像尿动力学检查。1973 年以来,国际尿控学会先后发表了系列标准化报告。1998 年国际儿童尿控学会制定了第一个儿童下尿路功能障碍的定义,专业术语和诊断方法的标准化对指导临床实践及科研发挥了重要作用。

1. 膀胱压力 - 容积测定(cystometrograms,CMG)　膀胱压力 - 容积测定为一种测定膀胱压力和容积关系的方法,通常用膀胱压力容积曲线表示。它用于评估逼尿肌活动,膀胱容量、感觉和顺应性。这些指标可以评价膀胱贮尿功能、排尿时逼尿肌的收缩功能,以及逼尿肌的稳定性等。盆底肌电图评估尿道外括约肌的活动。外置传感器以耻骨联合上缘为参照平面置零。检查过程中无论何时患者改变体位,如从仰卧位到坐位,外置传感器要随着耻骨联合上缘位置变化而调整位置以便保持以前的参照平面。对微端传感器导管(microtip-transducercatheter,MTCs)的参照点是传感器,这些导管有一个内参照通道对大气压开放,开始测压时的膀胱压力作为零点。

(1)规范和技术:测压路径包括经耻骨上膀胱穿刺置管或经尿道膀胱内置管两种途径,一般使用25~36℃生理盐水作为膀胱充盈剂。体位主要有仰卧和坐位。充盈膀胱的方式有利尿充盈和经导管逆行充盈。经导管充盈膀胱应详细说明充盈速度。根据充盈速度不同将膀胱压力 - 容积测定分为慢、中和快 3 种,充盈速度分别为 <10ml/min、10~100ml/min 和 >100ml/min。小儿膀胱测压一般用慢速膀胱测压(或根据体重计算膀胱充盈速度)。膀胱顺应性可随膀胱充盈速度的变化而发生显著变化。

(2)标准术语:逼尿肌压力指膀胱本身固有力量产生的压力,由膀胱内压减去腹内压获得。腹内压指膀胱周围的压力,一般用记录直肠内压力来表示。可用一个灌满水的婴儿胃管放于直肠内记录。逼尿肌压力若为负压应认为是直肠收缩活动引起的"假象"。焦虑和痛苦引起的腹部紧张能刺激或产生膀胱收的假象。

常用描述膀胱感觉的术语有：①正常排尿欲：膀胱充盈到一定体积时可产生排尿愿望，在小婴儿可能表现为不安静，如脚趾"伸屈活动"；在较大儿童第一次膀胱测压时排尿可能发生在较小膀胱容量时。因此，儿童尿动力学应至少进行两次膀胱测压。②强烈排尿欲：指持续存在排尿愿望，但无漏尿的恐惧。③尿急（urgency）：指有强烈排尿欲，有漏尿或疼痛的恐惧。

最大膀胱测定容量（maximum cystometric capacity，MCC）指尿动力学检查时，有强烈的排尿感，继续灌注膀胱不能忍受，或导致逼尿肌收缩出现漏尿或排尿时的膀胱容量。功能性膀胱容量（functional bladder capacity，FBC）被定义为排出的尿量。膀胱顺应性（bladder compliance，BC）是指逼尿肌压力变化后的相应体积改变。计算方法为膀胱排空之后到下次排尿时增加的膀胱体积除以同时增加的逼尿肌压力，以 ml/cmH_2O 表示。残余尿（post void residual，PVR）是指在排尿刚刚完成后膀胱内剩余尿液的体积。衡量膀胱贮尿功能最常用的指标为最大膀胱测定容量，其与充盈速度、感觉神经功能和逼尿肌功能有关。低顺应性膀胱和逼尿肌反射亢进的膀胱，最大膀胱容量可能会减小。在各种原因引起的出口梗阻型膀胱或逼尿肌失代偿的膀胱，最大膀胱测定容量可明显增大。

2. 尿道测压（urethral pressure profile，UPP）　尿道测压是指膀胱静止状态时记录尿道全长各段的压力，用尿道压力曲线表示。女性需测定全尿道压力，男性主要测定后尿道压力。1923 年，英国妇科医生 Bonney 设计了一种粗略测量尿道压力的方法，即测定经一根导尿管将液体输入尿道时所需的最小压力。1937 年，美国妇科医生 Kennedy 描述了一种测量尿道压力的革新方法。1953 年，瑞典妇科医生 Karlson 成功地进行了膀胱压、尿道内、外括约肌压的同步测定。现代测定尿道压的技术来自 Lapides 等 1960 年所做的研究，他们将水柱式压力计与插至近侧尿道的一根笛孔形导尿管连接起来，当导尿管内液体停止流动时，压力计水柱高度即为尿道压力。连续测量尿道全长的压力，即可获得有关尿道压力分布的资料。近年来，导管顶端的微型传感器已被用来进行尿道压力分布测定。

尿道压力测定方法有：①灌注法；②顶端压力传感器法。所有系统都应在大气压条件下调零。对于外置式转换器，参考点应为耻骨联合上缘；而对于放置导管的转换器，则参考点为转换器。随着影像尿动力学检查的开展，单纯使用尿道测压检查越来越少。

在目前的尿动力学检查中，有多种不同的方法用于测量尿道压力，但是结果经常不稳定。不仅不同检查方法之间结果不同，即使是同一种检查方法，结果也往往不同。如使用放置导管的转换器测量尿道压时，导管的旋转也会影响压力。

尿道腔内压力可以在下列情况下测量：①静息时，在任何给定膀胱容积的情况下；②在咳嗽或用力情况下；③在排尿过程中。测量方法为在尿道内一点测量一段时间，或沿着尿道的几点连续测定形成一个尿道压力图。

储尿期可以测定两种类型的尿道压力图：①静止尿道压力图：在膀胱与患者静止状态下测定；②压力性尿道压力图：在某种规定的应激状态（如咳嗽、用力、Valsalva 动作）下测定。应同时测量膀胱内压，以排除同时出现的逼尿肌收缩。尿道压力减去膀胱压力即为尿道闭合压力。在压力性尿道压力图测定中，应同时记录膀胱内压和尿道内压。

通过尿道压力测定可以了解最大尿道压力、最大尿道关闭压力、功能性尿道长度、控尿区域等参数，这些都是诊断及评价疗效的重要指标。尿道测压本身不能诊断膀胱出口梗阻，但是可以推断其部位。尿失禁患儿最大尿道压力降低可能提示其病因。

3. 尿流率测定（uroflowmetry，UFM）　尿流率测定指用尿流计测定尿流量、尿流时间和尿流率等。尿流率测定是一种简便的非侵入性检查，临床应用越来越广泛。目前常用的尿流计为称重式尿流计和转盘式尿流计。称重式尿流计即 Drake 尿流计：将尿液排入集尿器，尿液重量的增加可以通过装置连续地传递到记录装置，在电脑上即可以得到一条重量随时间变化的曲线，该曲线可进一步转化为尿流率曲线。转盘式尿流计：原理为尿流冲击匀速旋转的转盘导致其转速下降，维持转盘继续匀速旋转所需的电能被测出，与尿流率成比例，并可转换为尿流率。尿流率指单位时间内经尿道排出的尿量，可用速度和形态两个术语加以描述，可以是持续性的、中断的或间歇性的，单位为 ml/s。应注意排尿量、排尿环境和体位（仰卧位、坐位或站立位)、充盈方式、使用利尿剂和使用的导管(经尿道或耻骨上)等可能对尿流率测定结果有影响。排尿量是经尿道排出的总尿量。最大尿流率是指测量的最大值,为目前用于定量研究的唯一有价值的参数。平均尿流率是指排尿量除以排尿时间。只有在尿流连续且无终末尿滴沥时,计算平均尿流率才有意义。尿流时间是指可测尿流实际出现的时间。最大尿流率时间是指排尿开始到最大尿流率的时间。当测量尿流时间和平均尿流率时,应该对尿流形式加以说明。儿童尿量少,尿流率容易出现误差,常需重复测定。尿动力学检查仪器见图1-2-1。

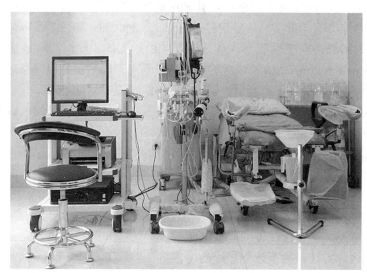

图1-2-1　尿动力学检查仪器

4. 压力/流率测定(pressure/flow study,PFS)　早在1897年,Rehfisch就首次通过同步测量膀胱压力与尿流率来研究排尿功能,后来von Garrelts(1956年)及Miller(1979年)又对其进行了强调及深入研究。1962年,Gleason和Lattimer报道了使用膀胱测压和尿流率结合起来间接确定膀胱颈狭窄的程度,并将这种方法称为压力/流率研究,他们揭开了现代尿动力学检查在诊断膀胱出口梗阻(bladder outlet obstruction,BOO)方面的序幕。

下列参数常用于压力/流率的测定。排尿前压力指恰好在等容收缩前记录到的压力。开放压为记录下来的在尿流开始时的压力。开放时间是指逼尿肌压力开始升高到尿流开始的时间,是排尿期开始的等容收缩过程,分析该参数时应该考虑时间延迟的影响(从尿液排出尿道至到达尿流率传感器的时间)。膀胱最大压力是指所测压力的最大值。最大尿流率压力是指最大尿流率时记录下来的压力。最大尿流率收缩压是指最大尿流率压力与排尿前压力之间的差值(图1-2-2)。

在尿动力学研究的早期,尿流率与排尿压力之间的关系以尿道阻力系数表示。尿道阻力系数的概念源于钢性管道流体力学。尿道与钢性管道不同,因为它是一个不规则且可膨胀的管道,尿道壁和周围组织有主动或被动活动,因此可以对经过的尿流产生影响。所以尿道阻力系数不能作为不同患者之间有效比较的参数。20世纪80年代早期,Schaefer介绍了被动尿道阻力关系,此概念使人们对于排尿的生理过程有了更好的理解。采用国际尿控学会推荐术语压力/流率测定记录的膀胱出口梗阻可以是解剖或功能性的。解剖性梗阻因尿道存在管腔狭窄排尿时不能扩张,尽管尿道括约肌松弛,尿流率曲线仍为持续的低平曲线。功能性尿道梗阻时,排尿期尿道括约肌呈收缩状态,可为间断或持续性尿道收缩。因此,为了区别解剖性或功能性尿道梗阻应同时记录尿道压力或尿道外括约肌肌电图。

5. 肌电图(electromyography,EMG)　肌电图用于研究肌肉去极化时产生的电位。肌肉动作电位的探测可以使用针式电极或表面电极。针式电极被直接放置到肌肉中,可以观察到个别运动单位的动作电位。使用表面电极时,电极应放置在离肌肉尽可能近的表面。表面电极所记录的动作电位是在记录表面之下的一组邻近的运动单位的电位。肌电图电位可以被显示在示波器的屏幕上,或者通过声音放大装置表现。1955年,Franksson和Petersen最早记录肌电图以观察排尿情况,这也标志着神经泌尿学的诞生。现代尿

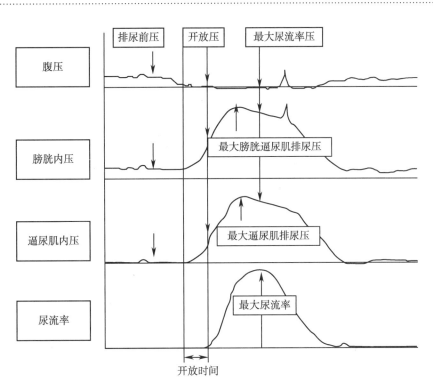

图 1-2-2　压力/流量测定标准术语

动力学仪器可以将 EMG 永久记录在电脑中。对于肌电图的解释应该根据患者的症状、体检发现、泌尿系统及尿动力学检查的发现。

　　膀胱测压过程中连续记录 EMG 并同时记录尿流率是最广泛应用的尿动力学检查方法。在充盈期 EMG 可以监测盆底肌肉的反射，在排尿期可以监测尿道括约肌的活动。临床记录尿道外括约肌肌电图常用的电极有：①针状电极；②肛门塞电极；③表面电极；④导尿管环行表面电极。不同的电极有不同的适应证。一般情况下首选表面电极。EMG 记录过程中应确保没有任何其他机器的电干扰，如 X 线机、手机等。

　　正常情况下盆底与括约肌肌电图的活动逐渐增加，当排尿开始时，活动完全消失。在排尿期间，任何括约肌肌电图的活动都是异常的，除非患者试图抑制排尿。用逼尿肌 - 括约肌失协调来描述排尿过程中括约肌肌电图活动的增加，同时伴有具有某种特点的逼尿肌压力和流率变化的现象。在这种情况下，逼尿肌的收缩与尿道或尿道周围的横纹肌的异常收缩同时出现。在神经系统正常时，这种情况最好描述为功能障碍性排尿（dysfunctional voiding）或逼尿肌 / 括约肌协同失调。

　　膀胱冰水试验（ice water test）是通过膀胱的冷受体评估膀胱的特殊反射。反射通过骶神经通路，不同于排尿反射。正常 4 岁以下的儿童膀胱冰水试验是阳性，6 岁以上的儿童为阴性。小儿膀胱冰水试验阴性提示下运动神经元损伤。年长儿童和成人阳性提示皮质和脊髓下传导通路受损。

　　6. 影像尿动力学检查（video urodynamic study，VUDS）　影像尿动力学检查是在上述尿动力学检查的基础上引入放射、超声等手段，应用摄影、录像等方法同步记录尿路形态、功能及尿动力学的变化。1967 年，Miller 设计了一套仪器可以同步显示下尿路的放射学影像及各项尿动力学资料，标志着影像尿动力学的诞生。随后许多研究单位进一步改进和发展检查方法，使得尿动力学研究上升到一个新的高度。近年经会阴彩色多普勒超声影像尿动力学有所发展，其为一种完全无创的检查手段，有可能成为今后尿动力学发展的新方向。影像尿动力学检查包括同步测定膀胱压力、尿道压力、括约肌肌电图、尿流率及膀胱尿道造影录像等。为了满足检查需要，除了尿动力学检查仪器外尚需要 X 线造影和电视监视录像装置。现在生产的尿动力学检查仪均能和各种数字化胃肠或血管造影机联合应用满足以上要求（充盈剂要使用造影剂），也可用同位素注入膀胱，在 γ 相机和计算机系统记录下进行影像尿动力学检查。影像尿动力学检查适用于要求同时了解结构和功能状态的患者。神经源性膀胱患者很可能存在膀胱形态异常、膀胱输尿管反流、尿道括约肌异常等形态学变化，因此对于这类患者可常规进行影像尿动力学检查。该项检查因检查系统庞大、价格昂贵、影像质量欠佳等因素尚未得到普及应用。

二、排尿障碍尿动力学分类

（一）储尿期膀胱功能

储尿期膀胱功能可以分为逼尿肌功能正常、过度活跃和反射低下等。

1. 逼尿肌功能正常　指在充盈期，膀胱容量增加，但压力无明显增加，无意外收缩等。

2. 逼尿肌功能过度活跃　指膀胱充盈期发生不能完全加以抑制的逼尿肌收缩，收缩可能是自动的或者是受刺激引起的。逼尿肌不稳定收缩（detrusor instability，DI）是指膀胱充盈期逼尿肌功能过度活跃，可以无症状或有正常排尿感，出现这种收缩并不一定说明有神经功能紊乱，不稳定收缩通常是分时相的。逼尿肌反射亢进是指由于神经控制机制紊乱造成的逼尿肌过度活跃。只有当有客观证据表明存在相关神经功能紊乱时，才能使用逼尿肌反射亢进这一术语。

3. 逼尿肌反射低下　指排尿期逼尿肌收缩力明显下降，多见于轻度神经源性膀胱和膀胱出口梗阻的后期，有过度充盈膀胱的危险。

4. 逼尿肌无反射　指充盈期和排尿期看不到任何逼尿肌反应，多见于神经源性膀胱。

在正常的膀胱充盈期间膀胱内压很少或不发生变化被称为"顺应性正常"。目前尚无足够的数据用以定义逼尿肌正常、低和高顺应性。当报告顺应性时，应说明膀胱充盈速度、计算顺应性的膀胱容积、计算顺应性容量增加值和用于计算顺应性的膀胱压曲线部分。充盈期间膀胱感觉可以为正常、增加（超敏感）、降低（低敏感）和缺如。

（二）储尿期的尿道功能

1. 尿道闭合机制正常　指在充盈期间维持一个正性尿道闭合压，即使腹压增加时也如此（防护反射），在排尿之前，正常的闭合压力下降，使尿液流出。

2. 尿道闭合机制不全　指在无逼尿肌收缩情况下出现漏尿现象。无论何时膀胱内压超过尿道内压，都会出现漏尿现象（真性尿失禁）。非抑制的排尿反射伴有尿道压力下降时，也会出现漏尿，有人称之为"不稳定尿道"。

漏尿点压力（leak point pressure，LPP）是指膀胱充盈过程中任何膀胱容量的情况下尿液从尿道滴出时的膀胱压力。起初，漏尿点压力仅作为预测神经源性膀胱尿道功能障碍患者上尿路损害的一个指标，后来 valsalva 漏尿点压力（VLPP）评估尿道功能成为诊断压力性尿失禁的重要方法。valsalva 动作指强力闭呼吸动作，即深吸气后紧闭声门，再用力做呼气动作，呼气时对抗紧闭的会厌，以提高体内压力来达到诊断和治疗。1993 年 Wan 及 McGuier 等首先报道了在 15 名尿失禁患儿中进行 VLPP 的方法，结果显示这是一种判断膀胱颈部及尿道功能的有效方法。同年，McGuier 又对 125 名压力性尿失禁女性患者进行了 ALPP 或 VLPP 测定，并将 VLPP 定义为行 valsalva 动作增加腹压出现漏尿时的最低膀胱内压。1995 年后，应用 VLPP 对压力性尿失禁进行分类的方法逐渐被作为排尿功能障碍的常规评估手段。

安全的漏尿点压力应小于 40cmH₂O。漏尿点压力主要用于神经源性膀胱 / 括约肌功能障碍患者膀胱储存功能的评估。压力性 LPP（stress leak point pressure）指腹内压骤升情况下发生漏尿的膀胱内压，同简单的膀胱 LPP 有本质的区别，可用简单的尿动力学检查测定。临床上高膀胱压和小膀胱容量易产生上尿路功能损害，测定漏尿点压力可以预测上尿路功能损害的可能性。

（三）排尿期膀胱尿道功能的评估

1. 排尿期膀胱功能　①逼尿肌无反射：是指在尿动力学研究过程中不能观察到逼尿肌的收缩。逼尿肌反射消失是指由于神经控制异常造成的收缩消失，表明中枢性协同收缩完全消失。如果逼尿肌反射消失是由于脊髓或者骶丛输出神经病变引起，则逼尿肌应该称为去中枢，而不是去神经支配，因为外周神经依然存在。这种膀胱可能会偶尔出现低幅度的压力波动，称为自动波。应尽量避免使用诸如无张力的、低张力的、自动的和松弛的膀胱等术语。②逼尿肌低活动性：是指逼尿肌的收缩强度或收缩时间不够，使膀胱不能在正常的时间内排空。③正常逼尿肌收缩：是由自主性收缩实现的，既可以维持又可以自主控制。在没有阻力的情况下，正常的逼尿肌收缩会使膀胱彻底排空。对于某一次逼尿肌收缩，记录到的压力升高取决于出口阻力的严重程度。

2. 排尿过程中的尿道功能 ①正常;②梗阻,包括活动亢进性和机械性梗阻。尿道活动亢进可以造成梗阻。逼尿肌与尿道同步收缩称为逼尿肌/尿道协同失调,提示尿道闭合系统收缩与逼尿肌收缩相对抗。诊断应说明尿道梗阻的位置和类型(横纹肌和平滑肌)。逼尿肌/外括约肌或逼尿肌/括约肌协同失调是指逼尿肌收缩同时伴有尿道和/或尿道周围横纹肌的非自主性收缩。在成年患者,逼尿肌-括约肌协同失调是神经性排尿紊乱的一个特征。在没有神经病变的情况下,应该对该诊断的可靠性提出怀疑。逼尿肌/膀胱颈协同失调是指逼尿肌收缩时,伴有客观证据显示的膀胱颈不能开放。活动亢进性梗阻是指尿道括约肌或盆底肌可以在没有逼尿肌收缩情况下出现活动亢进,并可能阻止排尿,这并不是逼尿肌/括约肌协同失调。在没有神经病变的情况下,尿道括约肌在排尿过程中出现活动亢进,称为排尿功能紊乱。应避免使用"非神经性"或"隐性神经病变"类的术语。

三、下尿路功能障碍的临床评估

下尿路功能障碍的临床评估应包括详细的病史、排尿次数/尿量表和体检。对尿失禁和漏尿者应给予客观和定量评估。在夜间和利尿性遗尿,排尿的量和时间应做记录。采集病史重点询问神经和先天性异常、既往是否出现泌尿系感染和相关手术信息,其他还应包括肠道功能、月经等。特殊问题应集中在与尿液储存和排空方面。应确定药物治疗已知的和可能出现的对下尿路的影响。排尿次数/尿量日记应提供排尿次数、排尿时间和尿量,同时记录尿急和漏尿的次数。体格检查除了一般的检查外应该评估会阴部的感觉、腰骶反射(肛门反射和球海绵体反射)。还要注意检查男女生殖器和尿道口径,双臀、腿和足是否对称,以及腰骶区其他隐性脊柱裂体征(皮下脂肪瘤、毛发生长等)。另外应进行尿液分析排除低比重尿、糖尿和菌尿等。主观尿失禁分类并不能说明病变的程度,因此常需定量评估尿失禁。12小时尿垫试验和排尿次数/尿量表是有效了解尿失禁程度的方法。尿动力学检查可以为评估下尿路功能障碍提供客观依据。

(一)尿动力学检查适用于下列疾病的诊断

1. 可能合并有膀胱尿道功能异常的神经病变患者。
2. 有下尿路症状和/或功能异常的患者。
3. 尿道瓣膜等梗阻性疾病引起的各种排尿异常。
4. 各种神经系统疾病,并可能伴膀胱尿道功能异常的患者。
5. 各种先天性膀胱功能异常。

(二)常见尿失禁的尿动力学评估

尿失禁是可以客观检查到的不自主的尿液流出,单纯从症状和体征上并不能解释尿失禁的原因。除仔细询问病史和体格检查外,做出正确诊断常需要尿动力学检查。

1. 儿童常见尿失禁的尿动力学评估 尿急综合征和排尿功能紊乱是较常见的现象,归类为功能性尿失禁,以女孩多见。以上两种情况可能是疾病发展的不同阶段,从逼尿肌反射亢进和姿势控制排尿(hold manoeuvre)开始逐渐发展成为部分的或不全排尿。几种排尿功能紊乱有共同的特点,即在排尿过程中盆底肌肉活动亢进。断奏排尿(staccato voiding)是指排尿过程中盆底肌肉突发收缩引起一种特殊的节奏性排尿,表现为膀胱压力出现峰波和间断排尿相对应,超过某一尿流率限值时激发盆底肌肉收缩导致尿流率下降,盆底肌肉松弛,尿流率又增加。结果导致排尿时间延长和膀胱排空不完全。

部分排尿(fractional voiding)指间断少量排尿伴膀胱排空不全,由逼尿肌反射低下引起。排尿过程包含几个不连续的逼尿肌收缩,伴有相应的尿流率变化,常伴有腹压增加,尿流率不规则。每次腹压增加引起的盆底肌肉反射性活动增加,临床常表现为排尿次数少、膀胱容量大和尿床(bedwetting)。实质上是一种充盈性尿失禁。偶见排尿次数少,可无部分间断排尿。在特殊情况下或由于排尿困难,排尿被尽可能地延迟直到不可避免发生尿失禁。

懒惰性膀胱综合征(lazy bladder syndrome)继发于逼尿肌失代偿、逼尿肌无收缩和靠腹压进行排尿,是长期膀胱功能紊乱的结果。常表现为残余尿增多、复发性泌尿系感染、有间断部分排尿的症状和体征。

2. 尿失禁　尿动力学评估有利于客观区分逼尿肌或括约肌功能障碍,指导医师制订较合理的治疗方案。

小儿因其年龄因素,生理、心理等与成人有较大差异,所以小儿尿动力特点与成人也有所不同。在新生儿,尿动力学检查常有以下特点:①膀胱存在高活动性,膀胱少量充盈即可导致逼尿肌收缩和漏尿发生;②排尿时多表现为高逼尿肌压力;③间断排尿和逼尿肌尿道括约肌协同失调。在小儿,膀胱充盈期到排尿期的转变并不像成人那样明显。为了避免误诊,一般采用膀胱测压/尿流率/肌电图同时进行的尿动力学检查模式。充盈前将膀胱内残余尿抽吸干净,排尿后残余尿要重复测定方能确定。检查前应让儿童熟悉尿动力学检查室、检查医师和护士(技师),可减少或打消其焦虑或恐惧感。检查过程中尽可能地取得父母的配合,让患儿放松和安静。此外,儿童要保持清醒,不能用麻醉和镇静药物,也不能用任何影响膀胱功能的药物。如不能按要求做,要给予特殊说明。

小儿尿动力学检查应注意:①努力使患儿配合;②使用较细的导管并具有两个以上侧孔,测尿道压的侧孔应在同一平面上;③尽可能采用无损伤检查,如采用表面电极等;④充盈速度应根据小儿年龄计算;⑤一般进行2次和2次以上膀胱测压验证检查结果的可靠性;⑥逼尿肌不稳定性收缩的发生率较成人高,可能是正常现象;⑦排尿压高时常提示存在逼尿肌和括约肌不协调收缩,影像尿动力学检查更易发现小儿的不稳定性括约肌收缩;⑧膀胱测压时应注意同时监测腹压或腹肌肌电活动。

儿童的特殊性也决定了制定儿童下尿路功能标准术语的必要性。1998年ICCS制定了第一个儿童下尿路功能障碍的定义和标准。术语和诊断方法的标准化有利于比较儿童尿流动力学的调查结果,避免了文献中有关尿失禁类型和各种综合征混淆,也有利于治疗研究和评估治疗效果。

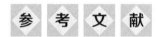

1. 文建国.尿动力学检查的临床应用.郑州大学学报(医学版),2003,38(2):149-155.

2. 文建国,童尔昌.小儿尿流测定及其临床意义.中华小儿外科杂志,1990,11(1):29-31.

3. 文建国,郭先娥,童尔昌.正常小儿膀胱尿道压力测定.中华小儿外科杂志,1989,10(6):347-350.

4. 金锡御,宋波.临床尿动力学.北京:人民卫生出版社,2003.

5. 张树成,姜开蕾.小儿尿动力学检测临床意义.中国实用儿科杂志,2015,30(4):249-253.

6. 黄书满,文建国.尿动力学检查在小儿排尿功能障碍诊断中的应用研究进展.中华实用儿科临床杂志,2014,29(5):380-384.

7. FRANCO I. Functional bladder problems in children:pathophysiology,diagnosis,andtreatment. Pediatric Clinics of North America,2012,59(4):783-817.

8. WEN JG,TONG EC. Cystometry in infants and children with no apparent voiding symptoms. BJU International,2010,81(3):468-473.

9. WEN JG,LU YT,CUI LG,et al. Bladder function development and its urodynamic evaluation in neonates and infants less than 2 years old. Neurourology & Urodynamics,2015,34(6):554-560.

第 二 章

解剖和生理

尿动力学涉及尿液的产生、输送、储存和排出。因此,尿动力学相关解剖和生理包括了泌尿系统(urinary system)的肾脏、输尿管、膀胱、尿道和盆底等解剖及功能。

第一节 肾 脏

一、肾脏的形态

肾脏(kidney)位于十二肋附近、腹腔后壁、腹膜外、脊柱的两侧,左右各一。肾有内外两缘、前后两面及上下两极,形状似蚕豆。内侧缘中部稍凹陷,为肾门,有血管、淋巴管、神经和肾盂出入。由肾门伸向肾实质的腔隙称肾窦。新生儿肾脏肾表面呈分叶状,即有若干网行的沟,这些沟深入肾皮质中,将肾表面分隔成若干个大小不等团块,每一小块与椎体向皮质隆起的锥底相当。每侧肾约有 10~20 个,前面较多,背面较少。肾脏表面 1 岁后才逐渐变平,2~4 岁时分叶消失。

新生儿肾脏左右各重约 12g,与成人相比其肾脏相对大且重,出生时双肾共重约 24g,占体重的 1/120,而成人双肾约占体重的 1/220,至 6 个月时增加 1 倍,1 岁时迎来发育高峰,增加 3 倍(平均增加 50g);婴儿期和学龄期,发育缓慢,1~3 岁时年增值减至平均 6.60g(女 7.50g),4~6 岁稍回升至平均 10.50g(女 10g),7~9 岁又减至平均 4.50g(6.70g),到 10~11 岁又上升至 15.80g(女 11.50g);以后进入青春期,12~17 岁,发育出现新的高峰,年增值平均 21.10g(女 9.20g),18~20 岁时增值减至 3.20g(女 11.50g)。

二、肾脏的结构

肾实质(renal parenchyma)分两部分,即肾皮质和肾髓质。新生儿肾纵切面皮质与髓质之间的分界非常清楚,其皮质与髓质的比例为 1:4,1 岁时为 1:3,大约至 7 岁时达到成人比例 1:2,成年人皮质与髓质比例为 4:9。肾皮质位于肾实质的表面,新生儿肾实质厚度不足 5mm,含丰富的血管,新鲜标本肾皮质呈红褐色。肾实质内层为肾髓质,因血管少而呈淡红色;髓质主要有十余个肾椎体构成。肾椎体结构致密有光泽,其底部朝向肾皮质,尖端指向中央;肾椎体的尖端钝圆,突入肾小盏内,称肾乳头。每个肾脏有 7~12 个肾乳头,肾乳头有乳头孔,为乳头管的开口。两肾椎体之间的皮质称为肾柱,内含叶间动、静脉。肾小盏呈漏斗状,包绕肾乳头。两三个肾小盏合成肾大盏,两三个肾大盏又合成一个肾盂,肾盂逐渐缩小出肾门移行为输尿管。1 岁左右婴儿肾盂容积为 1~2ml,5 岁以内者以 1ml/岁来估计。年长儿为 5~7ml,成人一般为 10ml 左右。

肾皮质的主要结构为肾单位,肾单位与集合管一起共同完成肾的泌尿功能。无论成人还是小儿,每个肾均有 100 万以上的肾单位。肾单位由肾小体、近端小管、细段和远端小管组成。

三、肾脏的生理功能

胎儿出生后肾脏的生理功能基本上与成人相似,但由于肾脏发育尚未成熟,功能活动还受到很大限制,虽然能满足正常的小儿的一般代谢需要,但在患病时或其他紧急情况下,很容易发生功能紊乱,一般要到 1~1.5 岁时肾功能才达到成人水平。正常小儿的尿液为淡黄色,但个体差异较大。尿量与液体的入量、气温、食物种类、活动量及精神因素有关。婴幼儿每昼夜尿量约 400~600ml、学龄前儿童为 600~800ml、学龄儿童为 800~1 400ml。一昼夜学龄儿童尿量小于 400ml、学龄前儿童小于 300ml、婴幼儿小于 200ml 为少尿。一昼夜尿量小于 30~50ml 者为无尿。

胎儿在 12 周时,可形成正常儿童约 20% 的肾单位,到第 36 周时肾单位数量已经不再增加,足月儿出生时已能完成肾脏的生理功能,但贮备功能稍差,调节能力较弱。在胎龄 20 周时,肾脏产尿量约 5ml/h,膀胱容量约为 1ml。第 40 周,产尿量可达 51ml/h,膀胱容量 36~54ml/h。几乎所有的新生儿在产后 24 小时内均会有尿液排出,即初尿。如果 24 小时内无初尿,那么可检查肾功能有无损伤。尿量的多少取决于水电解质平衡和尿浓缩功能。在正常营养及饮食情况下,每天获得电解质 7~15mOsm/kg,具备尿浓缩力 500mOsm/kg 的新生儿为了保持水电解质和酸碱平衡,尿量应不低于 1ml/(kg·h)。新生儿少尿一般定义为尿量少于 1ml/(kg·h)。

(一)肾小球滤过作用

由于新生儿肾皮质、肾小球发育差,血流供应量少,肾脏的滤过作用主要由近髓肾小球承担;入球小动脉阻力较高,肾小球的血流量较低;肾小球毛细血管通透性较低;新生儿心搏出量小,血压低,肾小球滤过压也较低。因此,新生儿出生时肾小球滤过率低,平均约每分钟 20ml/1.73m²,出生后 1 周为成人的 1/4,3~6 个月为成人 1/2,6~12 个月为成人 3/4,故不能有效地排出过多的水和溶质,出生 1 周后肾小球滤过率迅速增加,至 1 岁时接近成人水平。肾小球滤过率在儿童期有明显性别差异,女童肾小球滤过率显著高于男童。

(二)小儿尿的浓缩和稀释

新生儿及幼婴儿尿液的浓缩功能差,主要与婴儿蛋白合成代谢旺盛,髓袢短,肾小球滤过率低,尿素排出少,髓质中无法形成较高的渗透梯度有关,因此保水能力不及稍年长儿。在摄入不足时易发生脱水,严重者可导致急性肾功能不全。而新生儿及幼婴尿可将原尿稀释至 40mmol/L,稀释功能已接近成人,但由于肾小球滤过率低,排泄水分的速度较慢,容易发生脱水、水肿或水中毒,在补液时应予以注意。

(三)小儿肾积水的肾脏改变

正常肾盂肾盏内积存的有一定的尿液,当积存的尿液超过肾盂和肾盏的正常容量时称为肾积水。小儿肾积水容量超过其 24 小时尿量时称为巨大肾积水。肾积水可分为先天性肾积水和后天性肾积水。欧洲的一项流行病学调查发现每一万名新生儿中有 11.5 名存在先天性肾积水,最常见的原因为肾盂输尿管连接处梗阻和膀胱输尿管反流。

短暂的一过性的肾盂扩张造成的肾积水能够得到明显的改善,肾功能也不会受到不可逆的损害,但是长期肾积水可以造成肾脏的不可逆性损害。肾积水时肾盂内压力不断升高,并经集合管传递至肾小管、肾小球,当压力达到 25cmH₂O 相当于肾小球滤过压时,肾小球即停止滤过,尿液形成停止。肾小球停止滤过时,肾盂内尿液可经肾小管、淋巴管、静脉和间质回流,此时肾盂内压下降,肾小管、肾小球囊内压力也随之降低,肾小球恢复滤过功能,这种肾内"安全阀"的开放,在梗阻时起保护肾组织的功能,使急性短期的梗阻不致严重危害肾组织。如果梗阻不解除,尿液继续分泌,肾盂内的压力继续升高,当肾盂内压增到 50~70cmH₂O,一方面使肾小囊内压增高,直接压迫肾实质,同时尿液反压力使肾小管远端扩张,近端变性,丧失原有的分泌及再吸收功能;另一方面压迫肾小管附近的血管,尤其是肾小球的输出动脉受压后,肾组织营养发生障碍,肾乳头退化萎缩,由凸形变凹形,肾小管系统退化而使肾实质变薄,最后萎缩成纤维组织囊状。长期肾积水不仅可以引起肾脏结构的改变,还可以引起肾脏功能的改变。肾脏是调节电解质及酸碱平衡的重要器官,肾积水使肾小管萎缩,肾小管氧耗降低,肾小管上皮细胞 Na⁺-K⁺ 泵活性降低,重吸收 Na⁺、K⁺、Cl⁻ 等离子的活性降低,酸化能力减弱,使尿液呈碱性,且 pH 越高,远曲小管的损害程度越重,肾功能恢复的机会越少。肾脏还具有浓缩和稀释功能,正常情况下,尿渗透压应远大于血渗透压(300mOsm/L)。肾积水时肾小管浓缩功能下降,尿渗透压降低,尿钠浓度增高,长期排出固定在 1.010 左右的低比重尿提示肾实质严重损害。

肾积水压迫肾实质可引起肾脏结构和功能的损害,且功能的损害与肾实质变薄的程度成正相关。准确评估患儿肾积水的程度和肾实质的厚度对于其治疗、预后非常关键。进行上尿路动力学检查如超声、同位素肾图等是明确上述变化的重要方法。

膀胱输尿管反流(vesicoureteral reflux,VUR)也可以对肾脏带来上述变化,其发生机制同肾积水。除此之外膀胱输尿管反流可将病原菌带入肾盂和肾盏,引起肾盂肾炎。长期感染的感染灶纤维化形成肾瘢痕可以引起肾脏功能下降等一系列变化。例如神经源性膀胱引起膀胱输尿管反流和肾损害(图2-1-1)。上尿路动力学检查可发现肾脏图像的充盈缺损。

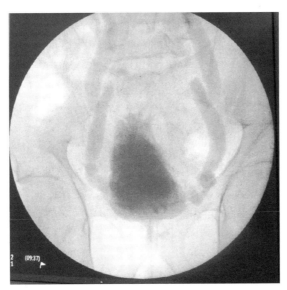

图 2-1-1　神经源性膀胱引起膀胱输尿管反流和肾损害

第二节　输　尿　管

输尿管(ureter)为一对细长的肌性管道,左右各一,呈扁圆柱状,属于腹膜外位器官,正常位于脊柱两侧。起始于肾盂末端,终止于膀胱。正常情况下,在胚胎的第4周,输尿管芽从中肾管的肘部发出,并很快延长,穿入后肾胚基,在第5周形成肾盂的雏形,以后生成肾脏集合系统的各个部分,包括输尿管、肾盂、肾盏等。输尿管芽形成障碍或输尿管芽和后肾汇合障碍,可产生肾发育不全,伴羊水少而有Potter综合征。若输尿管芽多产生一个副输尿管芽,可发生输尿管重复畸形。由于新生儿肾脏位置较低且膀胱位置较高,使输尿管的长度较短。输尿管长度有明显的个体差异。小儿输尿管的长度随着年龄增加而增长,从出生至2岁间输尿管增长速度最快,此后相对缓慢。新生儿输尿管全长约为6.5cm,2岁小孩约为12cm,6岁儿童约为14cm。

一、输尿管的形态特征

输尿管的走行并非垂直下行,而是全程呈柔和的"S"形,且全程口径粗细不一,有明显的生理性狭窄和膨大。有三处狭窄:上狭窄,位于肾盂输尿管移行处,由于输尿管平滑肌紧张度增加,两者之间有一道缢痕;中狭窄,位于越过小骨盆入口处,输尿管跨过髂血管处,为髂血管压迫所致,并不是真正的狭窄;下狭窄,位于膀胱壁内,为最狭窄部。输尿管两狭窄之间为膨大部,又称壶腹(图2-2-1)。儿童输尿管结石常被嵌顿于上述狭窄部位,引起梗阻,刺激使管壁平滑肌痉挛,产生剧烈的绞痛或出现尿路阻塞等症状。

输尿管横切面呈圆形,腔面凹凸不平呈皱褶,充满尿液时皱褶消失。新生儿输尿管相对较粗且有着很高的顺应性,易于扩张,在相同病理条件下,新生儿输尿管扩张程度较成人更为明显。

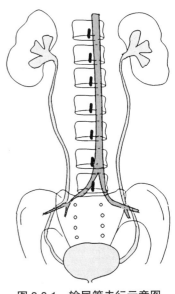

图 2-2-1　输尿管走行示意图

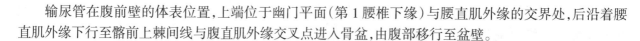

输尿管在腹前壁的体表位置,上端位于幽门平面(第1腰椎下缘)与腰直肌外缘的交界处,后沿着腰直肌外缘下行至髂前上棘间线与腹直肌外缘交叉点进入骨盆,由腹部移行至盆壁。

二、输尿管的走行、分布和毗邻

输尿管按走行部位可分为腹部、盆部及壁内部,腹部和盆部以骨盆上口平面为界限。但临床上为了方便影像学描述,常将输尿管分为上段(骶髂关节上缘以上)、中段(骶髂关节上下缘之间)和下段(骶髂关节下缘以下)。

(一)输尿管腹部

输尿管腹部始于肾盂末端,沿腰大肌前面斜行向外下走行,周围有疏松结缔组织包绕。经腰大肌前面下行至其中点附近,与睾丸血管(男)或卵巢血管(女)交叉后,于血管后方下行达小骨盆入口。肾盂输尿管连接处常因管壁肌肉发育异常出现梗阻,是小儿肾积水和尿路结石常见的原因之一,在小儿泌尿系梗阻中居首位。肾盂输尿管连接部梗阻并发结石概率有报告称最高可达20%,结石多为多发。儿童上尿路结石无明显年龄差异,但无论年龄如何,男性显著多于女性。

(二)输尿管盆部

输尿管盆部较腹部短,自小骨盆入口下行,经盆腔侧壁和髂内血管、腰骶干和骶髂关节前方下行,跨闭孔神经血管束,到达坐骨棘水平。男性输尿管走向前、下、内方,经直肠前外侧壁与膀胱后壁之间,在输精管后方并与之交叉后进入膀胱壁内。女性输尿管在子宫颈外侧从子宫动脉后下方绕过,向下内进入膀胱壁内。

(三)输尿管壁内部

输尿管壁内部自膀胱底斜行穿过膀胱壁,经输尿管口开口于膀胱。此段输尿管有瓣膜作用,可阻止尿液逆流。小儿若输尿管壁内部肌组织发育不良,则可发生尿液反流。壁内部发生炎症水肿,或脊髓损伤而影响其神经支配时,也可能发生尿液反流。儿童该部输尿管较短,易发生膀胱输尿管反流现象,但随着生长发育,壁内部输尿管的延长,肌层的不断增厚,大部分儿童其膀胱输尿管反流现象会逐渐消失。小儿输尿管口先天性狭窄或功能性挛缩,可致输尿管下端形成一膨出突入膀胱内,称为输尿管囊肿,常见于重复肾、双输尿管畸形患儿。

输尿管壁内部是决定是否发生膀胱输尿管反流的重要部位,是否发生反流取决于膀胱和输尿管内压力差及此处的瓣膜作用的阻力。常见的反流发生的机制如下:

1. 黏膜下段输尿管纵形肌纤维有缺陷 致使输尿管外移,黏膜下段输尿管缩短,从而失去抗反流的能力。正常黏膜下段输尿管的长度与其直径的比例为5∶1,而有反流时仅为1.4∶1。

2. 输尿管开口异常 输尿管开口异常也是反流的原因。运动场形、马蹄形和高尔夫球洞形的输尿管开口都容易发生反流。

3. 膀胱内压升高 当下尿路梗阻(尿道狭窄的晚期)或神经源性膀胱造成膀胱内尿液潴留时,膀胱内压升高破坏了膀胱输尿管连接部的抗反流机制,产生反流。

4. 先天性输尿管发育异常 输尿管旁憩室、输尿管囊肿、输尿管开口于膀胱憩室、异位输尿管开口等输尿管异常也可造成膀胱输尿管反流。

输尿管三个狭窄处是容易发生梗阻的部位。肾盂输尿管连接处梗阻是小儿肾积水常见的病因,主要症状有腹部肿块、疼痛、血尿、感染、高血压、尿毒症等,根据其发生机制可分为机械性梗阻和功能性梗阻。机械性梗阻常见的原因有输尿管腔内的狭窄、结石、瓣膜、息肉、高位输尿管开口,腔外的血管、组织压迫、粘连等;功能性梗阻常见于连接处平滑肌发育不良或破坏引起的动力性功能失调。机械性因素和功能性因素又互为因果。肾积水的严重程度取决于梗阻的严重程度。正常情况下肾盂输尿管连接部协调的运动,可以使尿液顺利通过肾盂输尿管连接部,而肾盂输尿管连接部的局部狭窄或肾盂输尿管连接部的输尿管蠕动传导障碍使尿液潴留都可造成梗阻,形成肾积水,梗阻后肾积水的转归取决于梗阻的严重程度,肾盂、肾盏的顺应性及尿流量,若达到一定的相对平衡,则肾积水进程将缓慢下来,在一定时期内处于稳定状态。否则肾积水将进一步加重。肾集合系统的扩张可造成肾髓质血管的伸长和肾实质受压缺血,肾组织逐渐萎缩与硬化,以至于不可完全逆转。

三、输尿管的组织结构

输尿管管壁较厚,为三层组织所构成。最外为筋膜组织,包绕着整个肾盂和输尿管,其中有丰富的血管和神经纤维;中间为三层肌肉,内、外层为纵形肌,中层为环形肌,整个肌层的肌纤维排列较为松散,在肌束之间有较多的疏松结缔组织填充;最里为黏膜层,与肾盂及膀胱黏膜连贯,包括一层移行上皮和一层含网状纤维和细密结缔组织的固有层,移行上皮细胞的形状及层次随着输尿管的收缩或膨胀而变化,收缩时有4~5层,膨胀时有所减少。电镜下观察可见输尿管表层上皮游离面形成许多微褶和沟,沟内陷入胞质形成囊泡,胞质内微丝、粗面内质网和线粒体含量丰富。细胞侧缘和基部具有交错排列的指状突和质膜内褶,相邻表层细胞有连接复合体,该结构是防止液体大分子渗透的屏障。基膜具有基板及薄层网板。黏膜下有丰富的网状淋巴管,是肾脏向下、膀胱向上感染的途径之一。婴幼儿肾盂和输尿管管壁肌肉及弹力纤维发育不全,容易受压扭曲,导致肾积水和泌尿系感染。

四、输尿管的神经支配

输尿管接受 T_{10}~L_2 脊髓节段发出的交感神经节前纤维和肾自主神经丛发出的节后纤维支配。副交感神经由第 2~4 骶脊髓节段发出。神经主要支配部位为输尿管外层。神经分布及神经节的存在以输尿管的下段最多,上段及中段较少。由于输尿管蠕动可由类交感神经、副交感神经的药物调节,故这些神经即使受损,输尿管蠕动也不会受明显影响。

五、输尿管的生理功能

输尿管为连接肾盂和膀胱的空腔器官,由黏膜、黏膜下层和肌层组成。黏膜被覆移行上皮,有2~3层细胞,肌层为平滑肌层。在肾盂输尿管交界处,在组织学上无明显的括约肌,但随着输尿管的收缩与舒张呈现出开/关状态。输尿管平滑肌成纵-环-纵三层排列。

输尿管由胆碱能神经和肾上腺素能支配,在输尿管下段与膀胱交界处,肌层内神经节细胞特别丰富。肾盂输尿管的排尿功能有赖于受神经支配的平滑肌规律而有节奏地收缩和松弛。肾盏以下的尿液排泄是按下面的程序分段进行的:肾盏-肾盂-输尿管上、中、下段。通过各段平滑肌的交替松弛与收缩,既使得尿液以尿团的形式向下排出,又可阻止尿液反流。肾盂输尿管的蠕动/收缩频率为3~8次/min,每次收缩排空时间为1~1.5秒,蠕动波速度为2~6cm/s,正常肾盂输尿管压力为0~5cmH$_2$O,收缩波压力为20~60cmH$_2$O(图2-2-2)。

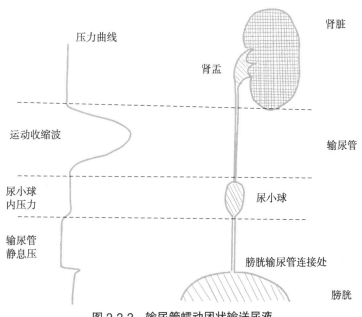

图 2-2-2 输尿管蠕动团状输送尿液

六、上尿路尿流动力学的检查方法

上尿路动力学检查是指通过检测上尿路尿液的传输功能判断是否存在上尿路梗阻的检查方法。上尿路动力学检查主要包括尿路造影、同位素肾图、超声、肾盂基础压力和灌注压力的测定等。检查方法有经肾或经输尿管造瘘管的压力测量、经皮肾盂穿刺灌注测压法、经膀胱输尿管插管测压、术中肾盂输尿管穿刺测压、静脉尿路造影时的动态放射学观察等。其中公认的可以用于诊断上尿路梗阻程度的方法是上尿路测压（Whitaker test）或上尿路压力流率（pressure flow study of upper urinary tract，PFUUT）。该检查的目的是为所有的已经被诊断或怀疑为上尿路梗阻的患者提供尿路造影外的信息。上尿路压力流率测定方法有以下几个步骤：首先，建立上尿路测压通道（常常通过经皮肾脏穿刺完成）；其次，同步测定肾盂静态压力（图 2-2-3）、肾盂中尿液渗透压；最后，进行压力流率测定或造影检查。通过这些检查收集到的基本的尿动力学数据，可以用来进行许多病例的诊断和预测。但是对于不易诊断或肾脏萎缩的病例需要进行顺行压力流率测定或暂时尿流改道观察，以便获得更多的诊断信息。

经皮肾穿刺术前患者镇静取截石位插入导尿管，然后转俯卧位，垫高腰枕，常用的部位是腋后线与第 11 肋间、第 12 肋尖交叉点，这是因为第 11 肋间以上为胸腔，第 12 肋以下可能会导致工作通道由下向上的角度过大（图 2-2-4）。常规消毒后嘱患者呼气末屏气，穿刺针经皮肤、后腹膜、肾实质和拟定的肾盏进入肾盂，可在透视或超声指引下进行。通过输尿管导管逆行注水造成人工肾积水可以增加手术的成功率。穿刺后置入导管可用于肾盂输尿管的灌注和测压。

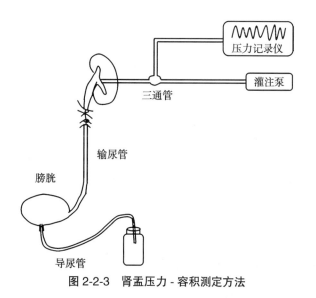

图 2-2-3 肾盂压力 - 容积测定方法

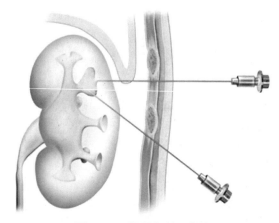

图 2-2-4 肾盂穿刺示意图

上尿路动态放射学检查利用造影剂或同位素在肾脏排泄的特性，使用特定的显影技术显示造影剂或同位素在肾脏和肾盂不同时间的分布情况，以此判断上尿路的功能。上尿路动态放射学检查可以了解肾脏的分泌功能，肾盂输尿管收缩频率的改变，或出现的扩张、狭窄、充盈缺损的情况。

第三节 膀 胱

膀胱（bladder）为锥体形囊状肌性储尿器官，其大小、形态和位置随年龄和充盈状态而异。婴儿膀胱位置较高，位于腹部，其颈部接近耻骨联合上缘；随着年龄增加，由于耻骨扩张，骶骨角度的演变，伴同骨盆的倾斜及深阔，膀胱即逐渐降至骨盆内。膀胱容量随年龄而增加。1 岁之内的小儿可使用公式：膀胱容量（ml）=25+（月龄 ×3）进行膀胱容量的评估，其膀胱容量多少与年龄并不呈线性关系。大于 1 岁儿童预测膀胱容量采用公式：预期膀胱容量（ml）=30+[年龄（岁）×30]。

一、膀胱的形态与毗邻

新生儿膀胱未充盈时呈纺锤状或梨形,充盈时呈圆形,与成人相似。空虚膀胱可分为体、底、顶、颈四部分,但各部分没有明确的分界。膀胱有上面、后面和两个下外侧面:上面呈三角形,两外侧缘为顶至外侧角连线,后缘为两外侧角间连线;膀胱后面又称膀胱底,呈三角形,朝向后下方;下外侧面朝向前外下方,与盆膈相接。膀胱顶部与膀胱底部之间大部称膀胱体,膀胱的最下部,即膀胱后面与左右下外侧缘的会合处称为膀胱颈。男性膀胱颈与前列腺相接,女性则与尿道和盆膈相接。膀胱上面、下外侧面和底部的会合处为外侧角,其稍下方为输尿管穿入膀胱之处。膀胱内有两个与输尿管相通的开口,称为输尿管开口,两侧输尿管开口连线之间的膀胱壁隆起,称为输尿管嵴。膀胱出口由膀胱底、尿道和尿道外括约肌组成。膀胱外下侧的下部与肛提肌相毗邻,其外下侧与肛提肌、闭孔内肌及其筋膜间的疏松结缔组织称膀胱旁组织。

膀胱的肌层厚度随膀胱膨胀程度而改变。在膀胱三角肌区最厚,此区的内层肌是一层黏膜下肌(三角形肌),与膀胱壁的固有肌不同,为左右输尿管纵肌层向尿道及相互间延续形成,经尿道后壁到达前列腺小囊。膀胱收缩时内面形成许多皱褶,扩张时完全消失,而膀胱三角无论在膨胀还是收缩时均无皱褶。

新生儿膀胱位置比成人高,大部分位于腹腔内,尿道内口可达耻骨联合上缘的平面。膀胱前面大部分靠近腹前壁,即使处于收缩状态,膀胱顶仍在耻骨联合上缘平面以上;充盈时位置更高,腹部触诊很易触到。以后随年龄增长,骨盆腔增大,膀胱逐渐下降到小骨盆内,约至青春期才达成人的位置。

女性膀胱与男性膀胱有以下不同:女性的膀胱底没有腹膜,借富有静脉的疏松结缔组织与阴道前壁和子宫颈相邻接为膀胱阴道隔。膀胱上面及下外侧面上部覆盖以腹膜,随尿液的充盈腹膜随之上移。膀胱的后缘相当于子宫内口的平面,其表面覆盖有腹膜,并向后上方移行,位于其后上方的子宫体前面。在膀胱与子宫之间腹膜折返形成膀胱子宫陷凹。膀胱的下外侧面大部分无腹膜覆盖,其附近有子宫圆韧带经过。膀胱前隙两侧为耻骨膀胱韧带,膀胱颈直接与尿生殖膈相接,并向下与尿道相接。

二、膀胱的组织结构

膀胱壁分为三层:膀胱黏膜层、膀胱肌层和膀胱外膜。

(一)膀胱黏膜层

膀胱黏膜丰富,排空时呈皱襞状,充盈后黏膜展平,皱襞消失。黏膜上皮为移行上皮,其层次的多少与功能和位置有关。膀胱收缩时上皮增厚可达6~8层,表面细胞呈大立方形,细胞核1~2个;膀胱充盈时上皮变薄,细胞层数减至2~3层,表面细胞变成扁平。基膜不明显,固有膜为致密结缔组织,黏膜内有少量淋巴结,黏膜深部组织疏松,似黏膜下层。电镜观察黏膜上皮表层细胞游离面有许多排列致密的微小皱褶和沟,胞质浅层分散,并有梭形或管状囊泡。表面质膜外侧增厚,冰冻标本发现此层膜内蛋白颗粒聚集,排列致密,而内侧颗粒疏散,紧贴内侧下方的胞质内有成束的微丝分布,构成壳层。相邻细胞顶端紧密连接,其连接嵴较多且致密,这种结构是膀胱黏膜防止大分子物质渗透的屏障。细胞基部有排列致密的质膜内褶,以适应膀胱的收缩和扩张。

(二)膀胱肌层

膀胱肌层较厚,肌束间结缔组织丰富。肌纤维相互交错,但大致可分为外纵、中环和内纵三层。在尿道内口处中层肌纤维增厚形成尿道内口括约肌。膀胱肌层内含有丰富的副交感神经纤维。逼尿肌肌纤维长度变化范围很大,以细胞外基质作为着力点产生张力,从而产生膀胱收缩。

(三)膀胱外膜

膀胱外膜主要为纤维膜,纤维排列疏松,内含血管、神经和淋巴管。膀胱的后上方则为浆膜。

三、膀胱的血管和神经支配

膀胱动脉分为膀胱上动脉、中动脉和下动脉,膀胱上、下动脉起自髂内动脉前干,中动脉起自髂内动脉。还有来自闭孔动脉和臀下动脉的膀胱支。在女性还有来自子宫动脉和阴道动脉的分支。

膀胱静脉并不与其动脉伴行,在膀胱壁内或其表面构成丰富的静脉丛,这些静脉在膀胱的下外侧和前列腺的两侧形成膀胱静脉丛或膀胱前列腺静脉丛,该静脉丛注入髂内静脉。膀胱静脉丛向后与直肠静脉丛交通,而女性则与子宫阴道静脉丛交通;向前则与阴部静脉交通,因此在行膀胱切除时膀胱静脉丛结扎不牢可造成大出血。

膀胱受自主神经的支配,神经纤维由来自下腹下丛的交感神经和骶髓2~4节的盆内脏神经的副交感神经纤维组成并形成膀胱丛(图2-3-1)。该神经丛分为位于膀胱两侧的膀胱旁丛和膀胱壁内的固有膀胱神经丛。膀胱大部以副交感神经支配为主,起收缩膀胱肌层的作用;而肌层的交感神经纤维稀少,起舒张肌层的作用。膀胱颈及后尿道则以交感神经为主,起收缩膀胱颈的作用。膀胱的感觉神经含有痛觉和本体感觉两种神经纤维:痛觉纤维主要经过副交感神经接受来自膀胱壁的过度牵张、结石、炎症和恶性肿瘤的刺激,引起下腹部疼痛;而本体感觉主要传导尿液扩张引起的尿意。

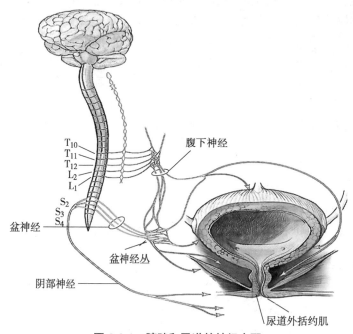

图 2-3-1 膀胱和尿道的神经支配

四、膀胱的生理功能

膀胱是储尿和排尿的器官。膀胱的逼尿肌(detrusor)和尿道内括约肌(urethral internal sphincter)受副交感神经及交感神经的双重支配。副交感神经节后神经元释放的乙酰胆碱可激动逼尿肌M型胆碱能受体,使逼尿肌收缩,而尿道内括约肌舒张,进而促进排尿。肾脏不断产生的尿液,通过输尿管蠕动将尿液储存在膀胱内。当膀胱充盈时,膀胱壁的牵张感受器受到牵拉,经传入神经纤维到达脊髓骶段的排尿反射低位中枢,后经副交感神经控制排尿。对于正常成人来说,当膀胱充盈信息到达大脑时,可通过人的主观感觉控制排尿。

逼尿肌压力是指逼尿肌收缩时对膀胱产生的压力,是排尿时膀胱压力的主要来源,也是排尿发起的最关键动力。尿动力学检查中常动态描记逼尿肌压力来反映逼尿肌的功能。儿童逼尿肌最大压力随年龄增加而减小,结果使膀胱顺应性增加。正常儿童逼尿肌主要受神经系统支配,从神经系统传来的冲动到达神经肌肉接头处,电信号转化为机械信号,逼尿肌收缩,膀胱内压升高,同时尿道括约肌开放,尿液排出并产生一定的速度,即尿流率。逼尿肌最大收缩压力随年龄变化同下表2-3-1。但是逼尿肌还可以产生一种非抑制性收缩,正常小儿的逼尿肌非抑制性收缩一般发生在8岁以内,病理状态下,如中枢神经系统发育不良或病变,尿路感染等逼尿肌非抑制性发生率可增加。逼尿肌非抑制性收缩发生在小儿表现为尿频、尿急、尿失禁、遗尿等。在尿动力学检查中逼尿肌压力常与尿流率、肌电图、膀胱顺应性同时检测,以更好地反映膀胱的各种参数(图2-3-2)。

表 2-3-1 正常小儿膀胱压力 - 容积测定值 $[\bar{X} \pm SD(例)]$

年龄(岁)	性别	残余尿量	最大充盈量	最大排尿压	逼尿肌最大收缩压	膀胱顺应性
<1	男	5.95 ± 4.05(10)	47.5 ± 30.53(10)	54.29 ± 6.26(7)	51.14 ± 7.01(7)	4.9 ± 0.73(7)
	女	7.5 ± 7.23(6)	66.43 ± 52.50(7)	41.6 ± 14.93(5)	38.4 ± 15.77(5)	5.29 ± 2.28(4)
~3	男	4.38 ± 2.71(6)	135 ± 23.45(11)	54.38 ± 8.94(8)	46.43 ± 4.16(7)	10.3 ± 3(10)
	女	3.33 ± 3.33(6)	162.5 ± 37.14(10)	45.69 ± 12.49(9)	38.75 ± 9.79(8)	9.74 ± 1.07(8)
~8	男	7.67 ± 4.64(12)	200.88 ± 44.89(17)	60 ± 17.89(8)	52.33 ± 12.16(6)	13.72 ± 5.19(10)
	女	5.6 ± 3.56(5)	164.5 ± 53.57(8)	46.25 ± 11.44(4)	44 ± 9.09(4)	8.58 ± 2.14(4)
~13	男	6.07 ± 4.03(14)	299.29 ± 44.11(14)	50 ± 12.61(9)	45.78 ± 12.86(9)	18.11 ± 4.07(1)
	女	5.25 ± 4.72(14)	253 ± 59.16(6)	52 ± 9.98(4)	49 ± 8.08(4)	15.3 ± 3.2(4)

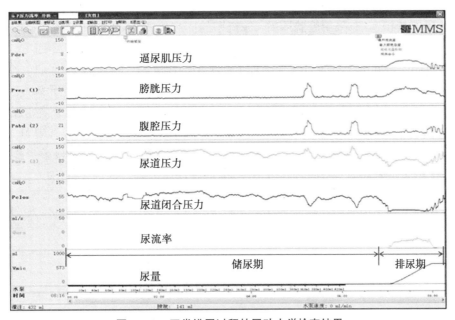

图 2-3-2 正常排尿过程的尿动力学检查结果

膀胱顺应性(bladder compliance,BC)是膀胱在充盈期维持其压力不变或仅轻度升高的能力,即膀胱单位压力改变时膀胱充盈量的变化,反映膀胱对增加液体的耐受力,计算公式为 $BC=\triangle V/\triangle P$。正常小儿膀胱顺应性随年龄增加而增大,说明随年龄变大,膀胱充盈期逼尿肌对充盈体积适应性不断增加。膀胱顺应性随年龄的变化见表 2-3-1。其包括低顺应性膀胱和高顺应性膀胱。低顺应性膀胱是指储尿期较少的膀胱容量增加,可产生较高的膀胱内压,多因逼尿肌严重纤维化,增生的平滑肌细胞间隙充满大量交织的胶原纤维,使膀胱壁增厚、僵硬、弹性受阻,舒张能力下降。高顺应性膀胱是指在膀胱充盈过程中,即使膀胱过度充盈,其内压始终维持在低压水平状态,且常伴有膀胱的冷、热、痛等感觉功能障碍及膀胱容量的明显增加,一般均在 500ml 以上。高顺应性膀胱由于尿道梗阻引发逼尿肌退行性变化,致膀胱收缩功能差,增宽的肌细胞间积聚着大量弹性纤维,具有很大的伸展性,这样使膀胱顺应性大大增加。在这类患者中易发生无症状性慢性尿潴留,持久的尿液潴留,必将导致上尿路的扩张和肾功能的损害。

在正常膀胱,从空虚到充盈状态逼尿肌压力仅经历较小变化。如果一个正常膀胱从空虚到充盈经历了 400ml 的容积变化,其压力变化应该低于 $10cmH_2O$,那么正常的膀胱顺应性应该低于 $40ml/cmH_2O$,不同人群的膀胱顺应性正常值范围是不同的,这方面还有待进一步研究,因此目前尚很难得出正常膀胱顺应性范围。

正常男性的尿液控制依靠:①近侧尿道括约肌,包括膀胱颈部及精阜以上的前列腺部尿道;②远侧尿道括约肌,可分为精阜以下的后尿道和尿道外括约肌两部分。

不论男性或女性,膀胱颈部(交感神经所控制的尿道平滑肌)是制止尿液外流的主要力量。在男性,近侧尿道括约肌功能完全丧失(如前列腺增生手术后)而远侧尿道括约肌完好者,仍能控尿正常;若远侧尿道括约肌功能同时受到损害,则依损害的轻重可引起不同程度的尿失禁。在女性,当膀胱颈部功能完全丧失时会引起压力性尿失禁。受到体神经(阴部神经)控制的尿道外括约肌功能完全丧失时,在男性如尿道平滑肌功能的正常,不会引起尿失禁,在女性可引起压力性尿失禁。

1. 逼尿肌无反射　这类患者的逼尿肌收缩力及尿道闭合压力(即尿道阻力)都有不同程度的降低,逼尿肌不能完全主动地将尿液排出,排尿须依靠增加腹压。当残余尿量很多,尿道阻力很低时可有压力性尿失禁;尿潴留时可发生充溢性尿失禁。

2. 逼尿肌反射亢进　逼尿肌反射亢进时可发生三种不同类型的尿失禁:①完全的上运动神经元病变可出现反射性尿失禁;②不完全的上运动神经元病变有部分患者可出现急迫性尿失禁,这些患者常伴严重的尿频、尿急症状;③有些患者在咳嗽时可激发逼尿肌的无抑制性收缩而引起尿液外流,症状类似压力性尿失禁,患者无尿频、尿急和急迫性尿失禁,用压力性尿失禁的手术治疗效果不佳,用常规检查方法不能与真正的压力性尿失禁相鉴别,采用膀胱压力-尿流率的同步检查能获得准确的诊断,Bates 等称之为咳嗽-急迫性尿失禁(cough urge incontinence)。

逼尿肌括约肌功能协同失调有时可发生两种不同类型的尿失禁:一类是在逼尿肌收缩过程中外括约肌出现持续性痉挛而导致尿潴留,随后引起充溢性尿失禁;另一类是由上运动神经元病变引起的尿道外括约肌突然发生无抑制性松弛(伴或不伴逼尿肌的收缩)而引起尿失禁,这类尿失禁患者常无残余尿。

膀胱逼尿肌的收缩主要由 M 受体介导,目前已知人体共有 $M_1 \sim M_5$ 五个亚型。其中 M_2 和 M_3 两个亚型主要在逼尿肌中表达,M_3 受体在膀胱中仅占 20% 左右,但它是目前已知的唯一直接参与膀胱收缩的受体。因此,临床上常用 M 受体拮抗剂来对膀胱过度活动症、混合性尿失禁等进行相关的治疗。根据 M 受体拮抗剂特性可将其分为选择性和非选择性两种,其中非选择性 M 受体拮抗剂主要包括奥昔布宁、托特罗定等,选择性 M_3 受体拮抗剂主要为索利那新。最近在指南已经提出将索利那新作为治疗膀胱过度活动症的一线用药。

第四节　其他尿动力学相关解剖及生理

一、前列腺

前列腺(prostate)属于生殖器官,位于男性膀胱和生殖器之间,包绕尿道形成尿道的前列腺部。前列腺既有外分泌功能,分泌的前列腺液是精液的主要成分;也具有内分泌功能,分泌的前列腺素是调节血管的重要物质。由于前列腺位置特殊,其病变往往会对排尿产生一定的影响,尤其是老年人,前列腺增生给他们的生活质量带来了巨大的影响,儿童中前列腺疾病发病率较低,但不可忽视。儿童中一些前列腺疾病发病隐匿,常因排尿改变而就诊,尿动力学检查对于明确其病理变化具有重要的提示作用。因此本章中加入前列腺的相关知识,以方便读者更好地理解和掌握尿动力学知识。

(一)形态

前列腺外形如同一个倒放的栗子,医学书中常称其为圆锥体,似乎不如栗子更形象。它位于膀胱颈的下方,包绕着膀胱口与尿道结合部位,尿道的这部分因此被称为"尿道前列腺部",即是说前列腺中间形成的管道构成尿道的上口部分。可以这样说,前列腺扼守着尿道上口,前列腺有病,排尿首先受影响的道理就在于此。打个比方,膀胱与前列腺的位置犹如一个倒置的葫芦,那么膀胱可以看成是这个葫芦上面的大肚儿,而前列腺则是下面的小肚儿,葫芦的"柄儿"就是从前列腺中间穿过引出的尿道。

前列腺的胚胎发育来源于中肾管和副中肾管开口处的尿生殖窦上部区域,其胚胎发育可认为划分三个时期,即发芽期、小管期和腺囊小管期,出生时一般处于腺囊小管期。出生后前列腺的生长也可认为划分为 3 个阶段,即出生前后退化期(孕 8 月到出生后 2 个月)、婴儿阶段静止期(出生 2 个月至 10~12 岁)

和青春期成熟阶段（14~18 岁）。刚出生时，前列腺如豌豆大小。一直到青春期前列腺才开始生长。青春期后，前列腺生长迅速，大约 30 岁左右前列腺才基本达到正常成人大小。正常成熟前列腺的重量为 20~25g，底部横径 4cm，纵径 3cm，前后径 2cm，这个大小一般持续到 40~50 岁。前列腺的生长是促生长因子和抑制生长因子相互作用的结果。雄激素是其重要的生长刺激因子。研究发现前列腺总的细胞数取决于前列腺中干细胞的数量，雄激素主要通过影响其细胞的特性来影响前列腺的重量。

（二）位置毗邻及其结构

前列腺位于盆腔的底部，其上方是膀胱，下方是尿道，前方是耻骨，后方是直肠，医生在直肠指诊时，向前可以触摸到前列腺，其道理就在于此。

前列腺分为 5 叶，分别称作前叶、中叶、后叶和两侧叶，其中前叶很小，位于左、右两侧叶和尿道之间，临床没有重要意义。后叶位于中叶和两侧叶的后面，在直肠指检时摸到的即为此叶，其中间有一个生理中央沟，在直肠指检时，常根据这个中央沟是否变浅或消失来判断前列腺是否增大。前列腺经常发生增生的部位主要是中叶和两个侧叶。前列腺的分叶是 1912 年 Lowsley 根据前列腺内部导管系统的分支进行的划分，在婴儿、青少年及正常成人实际解剖中并不能发现。

McNesl 将前列腺描述为四个腺体范围。以尿道作为解剖参考点，尿道前部或腹部组织主要为纤维肌性组织，而后部或背侧组织为腺体，在膀胱颈和前列腺尖部尿道沿髓冠状切开，将前列腺部尿道分为相等的近端和远端两部分，在此部尿道的远端部分可见精阜、前列腺腺管、射精管和分泌管。如果沿着远端尿道部分长轴冠状切开前列腺，在盘状组织中间可见精阜以及占前列腺体积 75% 的外周区及占 25% 的中央区两个主要范围。尿道前面的纤维肌肉，上半部主要为前列腺前括约肌。前列腺前括约肌由环形平滑肌组成，这种围绕尿道背侧的肌肉与腹侧的纤维肌性包膜的纤维相交错，认为可阻止逆行射精。移行区占腺体的 4% 左右，位于前列腺前括约肌两侧，是良性前列腺增生的原发部位。前列腺组织的一个更小区域小于腺体的 1%，与近端尿道相连，被称为尿道周围腺体。由纤维肌性包膜覆盖腹侧表面的前列腺腺体，组成近 1/3 的前列腺。在前列腺尖部和底部，包膜将前列腺和尿道周围紧密相连。

前列腺细胞增生能力较强，有报道前列腺切除超过 90% 以后，短时间内仍可以恢复至正常大小。可能与前列腺中干细胞的存在有关。

儿童前列腺疾病发病率较低，容易被忽视。常见的前列腺疾病主要有前列腺炎、前列腺结石、前列腺囊肿、前列腺横纹肌肉瘤等，其中前列腺横纹肌肉瘤占儿童肉瘤的 50%~70%。儿童前列腺疾病发病隐匿，常伴随其他疾病，尿流动力学变化是其主要症状，主要表现为膀胱颈部梗阻的变化。若能尽早发现并及时治疗，将会对疾病的预后产生重要的影响。

前列腺炎是中老年男性的常见病，但是儿童前列腺炎也并不少见。与成年人一样，儿童前列腺炎也可以分为急性和慢性前列腺炎。儿童急性前列腺炎的主要由手淫、包皮过长、会阴部不清洁导致的逆行性尿路感染等引起，也可由其他部位感染血行播散引起。表现为突发性高热、寒战、尿频、尿急、尿道口灼热，甚至排尿困难和终末血尿。儿童慢性前列腺炎可继发于急性前列腺炎，也可由上述手淫等原因直接引起，而不伴有急性经过。儿童慢性前列腺炎可表现为尿急、尿痛等尿路刺激症状，但最突出的是尿频和排尿困难，需要特别指出的是，以往没有尿床病史的儿童如果不明原因突然出现尿床症状时应高度怀疑慢性前列腺炎。

儿童前列腺炎以预防为主，教育儿童注意会阴部卫生、戒除手淫习惯，以及预防全身其他部位感染等。急慢性前列腺炎的治疗相似，都应在医生的指导下使用足量和足疗程的抗生素。治疗期间家长应鼓励孩子多饮水，多排尿，禁止骑山地车、跑车等鞍座较高的自行车，即使普通的自行车连续骑行时间也不要超过半小时，以减少前列腺部位的持续压迫，另外家长还要提醒孩子不要伏案作业太久，要多参加体育锻炼，可每晚坚持坐热水浴 10~20 分钟。

二、直肠

在尿动力学检查中，为精确测定逼尿肌压力变化需要同时测定腹腔内压力对膀胱压力的影响。直接进行腹腔穿刺测压为有创检查，不易为患者接受。由于直肠的特殊位置和结构特点，静息状态下其内的压力与腹腔压力接近。因此,常用检测得直肠内压力方法间接了解腹腔内压力的变化,从而排除腹腔内压对膀胱压力的影响。直肠(rectum)是控制大便排泄的主要器官。由于大小便排泄的神经支配中枢位于同一部位,大小便排泄关系密切,出现排尿异常的患儿往往伴有排便障碍。了解直肠的解剖和生理功能对于正确理解膀胱直肠综合征也有重要意义。本章介绍直肠的相关解剖和生理知识,为尿动力学检查过程正确理解直肠(腹压)的检测结果和了解膀胱和直肠功能的相关性及相互影响提供参考。

(一) 形态位置及其毗邻

成人直肠位于盆腔后部,长约 12~15cm,上于第 3 骶椎平面接乙状结肠,向下穿盆膈延续为肛管。直肠在矢状面上有两个弯曲:上部的弯曲与骶骨的曲度一致,称为骶曲;下部绕尾骨尖形成凸向前的会阴曲。在冠状面上,从上到下依次凸向右、左、右,但直肠的上、下两端处于正中平面上。直肠腔上段较窄,下面扩大成直肠壶腹。直肠腔内还有上、中、下三个由黏膜和环形平滑肌形成的横的半月形皱襞,称直肠横襞或直肠瓣,直肠横襞的位置分别与冠状面上的三个侧曲相对。上直肠横襞位于乙状结肠与直肠交界附近的左侧壁,距肛门约 13cm;中直肠横襞最大且恒定,居直肠右前壁,相当于腹膜反折线的高度,距肛门约 11cm,此横襞具有定位意义;下直肠横襞多位于左侧壁,距肛门 8cm。在进行肠腔内器械检查时,也要注意这些横襞,以免伤及直肠下部。因括约肌收缩,黏膜成纵皱襞,称为直肠柱也叫肛柱,长 1~2cm,约 10 个,相邻两个直肠柱基底之间有半月形皱襞,称为肛瓣,肛瓣与直肠柱之间的黏膜形成口向上、底在下的袋状小窝,称为肛隐窝,深约 3~5mm,底部有肛腺开口。肛管与直肠柱连接的部位,常有三角形乳头状隆起,称为肛乳头。肛柱下端及肛瓣的边缘连成锯齿状的环状线,称为齿状线,成为直肠与肛管的分界线。

1. 肛管　肛管起于齿状线,下止于肛门缘,长 2~3cm,由肛门内外括约肌和肛提肌围绕。肛管上续直肠,向后下绕尾骨尖与直肠成 80°~90° 角,前壁比后壁较长。肛管为皮肤所覆盖,齿状线下方 1.5cm 为一环形隆起,称肛梳或痔环,其下缘有一条呈灰白色的环状线,叫白线,位置相当于肛门内括约肌的下端,触诊有一浅沟。

2. 肛直肠角　是指直肠下段与肛管轴线形成的夹角,由耻骨直肠肌向前牵拉而成。肛直肠角静息时 90°~105°,排便时 120°~180°。腹内压增高时,肛直肠角变得更小,因而增强了耻骨直肠肌收缩时产生的机械性瓣膜作用。排便时,耻骨直肠肌松弛,角度变钝,从而直肠肛管呈漏斗状,以利粪便排出。若耻骨直肠肌薄弱可导致会阴下降综合征。在盆底下降和某些特发性肛门失禁的患者中,静息和排便时肛直肠角均明显变钝。在盆底痉挛和耻骨直肠肌肥厚等便秘患者中,排便时其角度无变化,甚至变小。

3. 直肠前面的毗邻　有明显的性别差异。在男性,直肠上部隔直肠膀胱陷凹与膀胱底上部和精囊相邻,如直肠膀胱陷凹中有炎性液体,常用直肠指检以帮助诊断,有时可穿刺或切开直肠前壁进行引流。直肠下部(即腹膜反折线以下)借直肠膀胱隔与膀胱底下部、前列腺、精囊、输精管壶腹及输尿管盆部相邻。在女性,直肠上部隔直肠子宫陷凹与子宫及阴道穹后部相邻,故借直肠指检可了解分娩过程中子宫颈扩大的程度。直肠下部借直肠阴道隔与阴道后壁相邻。

(二) 血供及神经支配

直肠和肛管的静脉与同名动脉伴行,主要来自两组静脉丛,即黏膜下静脉丛和外膜下静脉丛。黏膜下静脉丛位于整个直肠的黏膜下层,呈横行环状排列,其旁支穿过直肠肌层,在外膜下形成大量的斜行静脉,即外膜下静脉丛。齿状线以上肛管的黏膜下丛又名内痔丛,位于肛柱内呈囊状膨大,各膨大之间以横支相连。齿状线以下的静脉丛又称外痔丛。位于直肠肌层表面和肛门皮下,由肛管壁内静脉、肛周静脉、直肠壁外静脉汇集而成。外膜下静脉丛位于直肠肌层的外面,较黏膜下静脉丛粗大、稀疏。内痔丛的旁支汇集成直肠上静脉(痔上静脉),外痔丛分别汇入直肠上静脉、直肠下静脉、肛静脉。肛管黏膜下有大量的动静脉吻合,又称窦状静脉。有小动脉直接注入其中,使肛管黏膜的血供大大超过它本身代谢的需要,因此,内痔出血常是鲜红色。窦状静脉管壁胶质纤维较多,肌层发育不良,静脉丛及小静脉周围组织张力低,缺乏支持作用的弹力纤维;直肠上静脉至门静脉及其分支均无静脉瓣,不利于痔静脉丛内血液的回流,容易造成局部静脉血管淤血扩张,出现便血。此即静脉曲张学说的解剖基础。

直肠神经属自主神经系统,交感神经来自胸 11 到腰 2 脊髓神经,副交感神经来自第 2~4 骶神经前根。这些神经与分布于盆内器官的神经在盆腔后侧壁混合组成下腹下丛,继续向内下行至直肠外侧形成盆丛。下腹下丛分布到直肠上部,盆丛分支到直肠下部。肛管和肛门周围的交感神经纤维来自骶神经节和尾神经节,分布于皮内的腺体和血管;副交感神经来自直肠肌层之间的肠肌丛,分布于皮内汗腺、皮脂腺和肛门外括约肌。交感神经抑制直肠蠕动,并使肛门内括约肌收缩,副交感神经增加直肠蠕动,促进分泌和内括约肌松弛。齿状线以上直肠黏膜一般无痛感,肛管和肛周皮肤则感觉敏锐,炎症或手术后刺激可引起剧痛。

(三)生理功能

肛门主要功能是排便。直肠无消化功能,只有少量吸收、分泌和排泄作用。

排便反射是一个复杂的综合动作,包括不随意的低级反射和随意的高级反射活动。正常状态,直肠是空虚的,固态粪便储存于乙状结肠甚至降结肠中,直肠瓣及耻骨直肠肌收缩形成的肛管直肠角,可阻止粪便进入直肠肛管。当乙状结肠或更近端的结肠收缩时,可将粪便驱入直肠,当粪便充满直肠刺激肠壁感受器,发出冲动传入腰骶部脊髓内的低级排便中枢,同时上传至大脑皮层而产生便意。如环境许可,大脑皮层即发出冲动使排便中枢兴奋增强,产生排便反射,使乙状结肠和直肠收缩,肛门括约肌舒张,同时还须有意识地先行深吸气,声门关闭,增加胸腔压力,膈肌下降、腹肌收缩,增加腹内压力,耻骨直肠肌放松,肛直肠角增大,肛门直肠开放呈漏斗状,促进粪便排出体外。排便是可以随意志而延滞的,所以应当而且能够养成定时排便习惯。当人们早晨起床产生的起立反射和早饭后产生的胃结肠反射,都可促进结肠集团蠕动,产生排便反射。

肠黏膜表面广泛地被覆着免疫球蛋白,直肠黏膜内有免疫活性物质,两者组成了体液免疫和细胞免疫体系。肠道分泌液中的免疫球蛋白,是直肠黏膜局部抗感染的重要物质,特别是肛管周围组织具有对抗肠内细菌的特殊免疫机构,即肛管自移行上皮至复层扁平上皮内,有散在的梭形分泌细胞(IgA)。发炎时,IgA分泌亢进。故肛门插管或灌肠等一般不会发炎。

直肠压力测定是利用压力测定管置入直肠内来测定直肠内部的压力。直肠内压力主要来自腹压和自身的压力,直肠蠕动或收缩时可以产生较大的压力,但是静息状态下直肠自身产生的压力较小,此时直肠内压主要反映腹腔的压力。在尿动力学检查中通常以直肠内压力来代替腹压。使用测得的膀胱内压减去直肠内压即为膀胱收缩的压力。这是尿动力学中以直肠内压代表腹压的基础。但是检查中由于腹压测压管的刺激,可出现直肠收缩,由于对膀胱压影响很小,可出现逼尿肌压力曲线波动,这并非逼尿肌活动的结果,分析时注意鉴别。另外,肛门直肠测压前不宜进行肛门指诊。腹压测压管还可能受肠道粪便阻塞或向下移位导致腹压下降,因膀胱压无明显变化,而出现逼尿肌压异常增高的赝像。因此直肠测压前应嘱患者排净大便,必要时进行清洁灌肠。

进行直肠压力测定时应当把握好测压管插入的深度,插入过浅,腹压传导不良,测定出的结果低于真实的腹压;插入过深接近乙状结肠时,由于乙状结肠内存在肠蠕动波,会有周期性波动,蠕动时测得压力高于真实的腹腔内压力。成人直肠测压管置入的深度通常为10cm左右,儿童应根据其身高等具体情况判断需要插入的深度和测压管的型号,新生儿插入深度4~5cm即可,年长儿可根据其身高选择5~10cm。

与尿动力学相关的肛管直肠压力测定,主要方法有气囊法、导管灌注法及Caeltec系统(微型模式压力传感器测压法)。

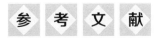

参 考 文 献

1. 文建国,郭先娥,童尔昌 . 正常小儿膀胱尿道压力测定 . 中华小儿外科杂志,1989,10(6):347-348.

2. 郭应禄,周利群 . 坎贝尔 - 沃尔什泌尿外科学 . 北京:北京大学医学出版社,2009.

3. 吴阶平 . 吴阶平泌尿外科学 . 济南:山东科学技术出版社,2005.

4. 黄澄如 . 小儿泌尿外科学 . 济南:山东科学技术出版社,1996.

5. 文建国,姚亚雄,张国贤,等 . 小儿神经源性膀胱不同充盈期顺应性与上尿路扩张的关系研究 . 临床泌尿外科杂志,2012,27(2):124-128.

6. 王庆伟,文建国,刘会范,等 . 儿童和青少年神经源性膀胱合并上尿路扩张的尿动力学特点分析 . 中华泌尿外科杂志,

2007,28(10):692-695.

7. 王庆伟,文建国.神经源性膀胱功能障碍尿动力学改变与上尿路损害.中华小儿外科杂志,2005,26(6):328-330.

8. MOSIELLO G,POPOLO GD,WEN JG,et al. Clinical Urodynamics in Childhood and Adolescence. First edition. Cham, Switzerland:Springer International Publishing AG,2018.

9. GROAT WCD,YOSHIMURA N. Chapter 5,Anatomy and physiology of the lower urinary tract. Handbook of Clinical Neurology, 2015,130(3):61-108.

10. OELKE M,BACHMANN A,DESCAZEAUD A,et al. European Association of Urology. EAU guidelines on the treatment and follow-up of non-neurogenic male lower urinary tract symptoms including benign prostatic obstruction. EurUrol,2013,64(1): 118-140.

第 三 章

小儿膀胱功能发育及神经调控

近年来小儿尿动力学检查技术不断改进,其临床应用使小儿排尿功能障碍的诊断和治疗水平不断提高。正确理解和认识小儿膀胱功能发育及其神经调控机制是进行尿动力学检查诊断小儿排尿异常的基础。小儿膀胱功能随年龄变化而表现出不同的特点。有些排尿特征在成人或较大儿童被认为是异常的,但在新生儿或婴幼儿却是正常的生理现象,例如,遗尿在 5 岁以上的儿童和在成人被认为是病症,需要治疗,但是在新生儿和婴幼儿却是生理现象。排尿后残余尿在成人被视为膀胱功能障碍的表现,在婴幼儿偶然出现一次残余尿增多就不必担心,只有连续几次测定残余尿均增多时才认为有膀胱功能异常。

第一节　胎儿膀胱功能发育、神经调控及功能评估

一、胎儿膀胱功能发育及神经调控

目前膀胱功能在胎儿阶段的发生发育情况的知识仍然很缺乏。胚胎的膀胱尿道由中胚层未分化的间充质细胞和上皮细胞分化产生。在妊娠发育过程中,间充质细胞分化成成纤维细胞和平滑肌细胞,上皮细胞则分化为膀胱尿道上皮。人类的膀胱尿道发育在胎儿期比其他哺乳动物相对较早。小鼠的孕期为 22天,兔子的孕期为 32 天,人类的孕期为 40 周。膀胱尿道的细胞在小鼠怀孕 14 天前尚不能检测到,有报道在小鼠妊娠 16 天(孕晚期)、在兔妊娠 21 天(孕中期)才能检测到膀胱尿道的平滑肌细胞,而在人类妊娠7~10 周(孕早期)时候就可以检测到了。另外,人类妊娠 11~16 周的胎儿已经出现膀胱尿道平滑肌束,而小鼠和兔子要在出生前后才开始出现。Ludwikowiski 和 Kluth 等发现人类在妊娠第 15 周,横纹肌和平滑肌之间表现出明显的分化,在这个时期的胎儿已经可以大体检测到成型的尿道括约肌的轮廓形态。

女性和男性胎儿在尿道和膀胱肌肉的神经支配上有不同的特点。尿道肌肉的组织学和免疫组化分析显示,女性胎儿的尿道膀胱颈和近 1/3 的横纹肌纤维分布比较少,无髓鞘神经纤维伴行有髓纤维在近 1/3尿道的后壁支配平滑肌纤维,这些肌纤维与外侧和前侧阴道壁的解剖关系密切。大多数无髓神经纤维在尿道 4 点和 8 点位置穿透平滑肌层,大部分有髓神经纤维在 9 点和 3 点位置穿过横纹肌括约肌。

男性胎儿中,在膀胱颈和近端尿道,无髓纤维与有髓纤维相伴而行。大部分的无髓神经纤维在 5 点和 7点位置穿过尿道平滑肌层,而大多数有髓神经纤维在尿道外括约肌和前列腺包膜的 9 点和 3 点穿过横纹肌。

目前认为,胎儿早期膀胱逼尿肌自发收缩使尿液从膀胱排出体外,排尿过程不依赖于神经调节支配;而胎儿晚期排尿过程由脊髓和脑干形成的原始反射通路协调完成。

总之,正常膀胱功能的发育,需要各个系统的协调合作完成。胎儿期的膀胱状态将会持续到出生后早期新生儿时期;整个控尿机制的发育完全,需要持续到青春期之后,性成熟之前完成。

二、胎儿膀胱功能评估

关于人胎儿膀胱功能和发展的文献很少,胎儿膀胱和尿道的大部分知识都来源于动物研究。StAubin等发现,在妊娠84~133 天胎羊中,膀胱的排尿为双相性收缩,平均时间为 4.2 分钟(范围 1~10 分钟),平均排尿压力为23cmH$_2$O(范围 7~33cmH$_2$O),膀胱充盈平均周期所需时间为 19.2 分钟(范围 11~50 分钟)。

下尿路梗阻的动物胎儿出现膀胱过度活动。deTayrac 等使用常规尿动力学检查技术也发现羊胎儿(孕 84~133 天)排尿过程呈双相型:排尿时间 1~10 分钟,平均 4.2 分钟;排尿压力 7~33cmH₂O,平均 23cmH₂O;排尿周期 11~50 分钟,平均 19.2 分钟。Thiruchelvam 等用无线电遥控记录羊胎儿的膀胱内压,选取了三种条件下测量膀胱内压:①无膀胱内压和腹压升高的静息状态;②膀胱内压和腹压的同步升高;③仅膀胱内压升高。同时提出判别膀胱活动情况的四种模式:排尿、不成熟排尿、间断活动及不稳定活动。另有研究显示动物胎儿膀胱逼尿肌有两种收缩方式:一种为成熟排尿收缩,另一种为期相收缩。

自 1994 年以来,超声图像的三维重建已开始普遍应用,超声设备和特定的软件已经面世,精确调查的人类胎儿膀胱的发展成为可能。三维超声优于二维超声测量膀胱容量。二维超声对膀胱使用椭圆体模型测量,与真正的胎儿膀胱形状不匹配。妊娠 8 周,尿道逐渐形成和胎儿的肾脏开始产生尿液,胎儿膀胱已经能够通过超声仪器检测到少量尿液。胎儿尿液产生速率在孕 24 周时为 7.3ml/h,到出生前增加至 71.4ml/h。胎儿的排尿可以通过多普勒超声仪器可视化。图 3-1-1 显示了孕 25 周胎儿膀胱充盈时的膀胱容量(横切面):1.47cm × 1.37cm × 0.85cm。Fufezan 等已经通过多普勒检测到胎儿排尿、后尿道膨出等,这体现了超声检查在胎儿期诊断后尿道瓣膜和尿道下裂的价值。

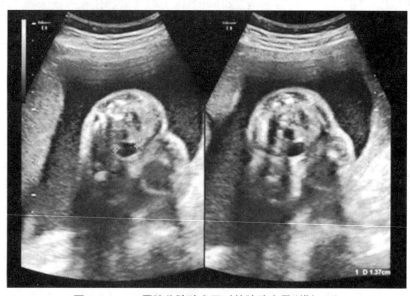

图 3-1-1　25 周胎儿膀胱充盈时的膀胱容量(横切面)

目前已经通过多普勒超声获得一些胎儿膀胱尿道发育情况。胎儿的膀胱尿道发育的早期为管状,无储尿功能,然后逐渐发育成囊状。在孕 12 周时胎尿开始形成,在孕 15 周时,B 超可测量到膀胱充盈有少量尿液,但误差大。胎尿的产生和膀胱容量会随着孕周逐渐增加。在孕 20 周时,胎儿开始排尿,此时的肾脏产尿速度约 5ml/h,膀胱容量约 1ml(0.5~1ml/kg)。在孕 40 周时,产尿速度约 51ml/h,而膀胱容量 36~54ml(6ml/kg)。目前的文献报道指出胎儿的排尿模式为间断排尿、逐步多次排空膀胱。75% 的胎儿不能排空膀胱,残余尿可达膀胱容量的 65% 以上。间断排尿多持续到新生儿期。胎儿膀胱排空率随着孕周增加而增加。在孕 28 周时,可测出胎儿的膀胱排尿约每 30 分钟一次,提示膀胱逐渐发育为储尿器官;在孕 40 周时,排尿约每小时 1 次,排尿时间平均持续约 9.5 秒。目前认为胎儿在孕早期通过膀胱平滑肌自发运动使得尿液从膀胱排出体外,不依赖神经调节支配;到孕晚期,此过程开始出现脊髓脑干形成的原始反射通路参与而完成排尿。

第二节　婴幼儿膀胱功能发育及神经调控

新生儿期的膀胱功能是从胎儿期的期相收缩到小儿有意识控尿的重要发育过渡阶段,正常新生儿膀胱开始建立周期性的储排尿功能,新生儿排尿模式是胎儿期排尿模式到正常婴幼儿自主排尿过渡的重要时期。这时候的排尿出现了一些神经反射参与,这些反射在许多层面被抑制,使尿液保持存储。除了人类,在许多哺乳动物中,母亲舔舐新生儿会阴部可以诱导排尿,许多动物的新生儿排尿必须有这个舔舐的行为。这种新生儿排尿机制,被认为是在亲代出去寻找食物水源时候,维持子代新生儿期的水平衡代谢。这主要由于新生儿的膀胱黏膜可以渗透水,这个时候中枢神经系统开始部分参与排尿和储尿。

在许多动物的新生儿中,排尿只能由会阴刺激引发。排尿反射的发生是由动物母亲舔舐新生儿会阴部区域,而膀胱的膨胀刺激并不会引发排尿。骶髓膀胱反射刺激膨胀膀胱感应排尿在出生几周之后,当骶髓副交感核成熟的突触连接到膀胱之后才开始发生。膀胱神经源性反射中,新生儿膀胱对阿托品抑制排尿的敏感性比年长的动物高,这表明有非肾上腺素能、非胆碱能的神经递质在膀胱平滑肌和膀胱壁内神经刺激的发展。乙酰胆碱的胆碱能神经释放神经递质,刺激毒蕈碱受体转变成有效的膀胱收缩和排尿的机制,在出生时已经开始发育。但许多其他的受体激动剂,如三磷酸腺苷和去甲肾上腺素,对膀胱逼尿肌收缩和舒张反应调节的发育,需要更长的时期去完成。钙离子内流和存储的变化可能是这些反应的细胞内机制。胎儿膀胱逼尿肌对一氧化氮极其敏感。动物胎儿收缩阈值上下的膀胱逼尿肌遭受电刺激会松弛,在成年动物膀胱中无此现象。这种现象可被一氧化氮抑制减低。膀胱功能的发育在青春期之前通常不依赖于性激素。然而,在动物新生儿的治疗中,剥夺性激素可以调节膀胱功能。在青春期之前阉割动物,α肾上腺素能受体介导的膀胱逼尿肌的收缩将增加,这可能是由于α肾上腺素能受体表达量提高和/或α肾上腺素能受体亚型表达改变。

一、婴幼儿膀胱容量、排尿量和残余尿量

出生后第1年,小儿膀胱容量的增加和年龄体重的增加并不呈线性关系,而是分两个阶段加速上升。第一个加速阶段是从出生到排尿训练之前,这个阶段体重增加3倍而膀胱容量相对增加4倍;第二个阶段是已经获得尿控能力的排尿训练阶段,小儿夜间间断排空膀胱而导致的夜间高膀胱容量是刺激该阶段膀胱容量增加的主要原因。Duong等报道2周大的婴儿平均膀胱容量为29.2ml(中位数25.3ml),3、6、9、12个月大的幼儿最大膀胱容量的平均数和中位数分别为29.0ml、28.0ml、36.6ml、34.5ml、39.6ml、38.0ml和45.0ml、40.0ml。Jansson等对婴幼儿自由排尿观察证实3月龄婴儿膀胱容量中位数为52ml;作者等观察新生儿膀胱容量平均为(34±25)ml,而早产儿膀胱容量平均仅为(11.1±7.5)ml。1~2岁时婴幼儿膀胱容量变化不大,约为67ml或68ml。但是,3岁时膀胱容量几乎翻一番,大约为123ml。

1岁以内小儿膀胱测压膀胱容量小于自由排尿膀胱容量,但是1岁以后则膀胱测压膀胱容量大于自由排尿膀胱容量。出现这种现象的原因可能是年龄稍大的小儿,在膀胱测压时因恐惧尿道插管和对环境不熟悉等原因而延迟排尿,使膀胱容量增大。这种情况则不会发生在1岁以内的幼儿。低膀胱测压容量也可能是由于尿道插管诱导逼尿肌过度活动所致。

4小时连续记录婴幼儿排尿参数常用于评估婴幼儿的排尿方式。通过4小时观察多次排尿情况能最大限度地避免婴幼儿每次排尿量变化引起的测定误差。尽管婴儿不能每次都完全排空膀胱,但连续观察4小时常发现可完全排空一次。从新生儿期到2岁前残余尿量较恒定,平均4~5ml。3岁左右获得尿控能力时可完全排空膀胱。研究证实,正常婴幼儿的膀胱几乎可以完全排空,排尿效率在0.87±0.17,偶见残余尿>10ml,且正常儿童的残余尿与年龄、性别和最大膀胱容量无关。

二、婴幼儿产尿量、排尿方式和排尿频率

婴幼儿产尿量和排尿频率与膀胱容量密切相关。每千克体重产尿量随年龄增加而减少,但是24小时总产尿量随年龄增加而逐渐增加。孕20周时,肾脏产尿量约5ml/h,膀胱容量约为1ml;第40周,产尿量可达51ml/h,膀胱容量36~54ml/h。孕32周早产儿4小时自由排尿观察平均产尿量为6ml/kg,由于早产儿白天和夜间的喂养比较规律,因此该年龄组24小时产尿量较恒定。一项类似的研究表明新生儿每小时产尿量为5ml/kg。

婴幼儿排尿特点为少量、多次、每次排尿量个体差异较大,间断排尿率为30%,间断排尿方式一般不影响膀胱排空和残余尿量改变。因此,新生儿的这种排尿方式是生理性的,是一种不成熟的排尿模式。随年

龄增加,这种排尿方式逐渐消失。

20 世纪 50 年代出现小儿尿流率测量报道。Williot 等把尿流率和 B 超测量排尿后残余尿相结合,认为尿动力学分析与准确的膀胱残余尿测量相结合既简便又可综合评价下尿路功能。这两个检查相结合的优点是无创、符合生理条件、可重复性强,并在小儿得到了广泛应用。新生儿尿量少,尿流率测定困难,方法少。最近有文献报道通过超声尿流探头评估男性新生儿尿流率。LarsHenningOlsen 等报道用特制的尿流超声探头与尿流计连接在一起,固定于 30 例男性新生儿的阴茎上,从其发出的信号至计算机,收集尿流率数据的信号,尿流曲线通过装置最大尿流率和排尿量来估计。结果显示在研究中 23 例适合的样本,61例尿流曲线形状中钟形占 57%、间断的占 18%、Staccato 尿流曲线占 8%、平台型的占 5%、塔形的占 3%、陡立圆顶的占 8%(图 3-2-1),平均排尿量是 10.6ml(1.4~65.0),最大尿流率中位数是 2.3ml/s(0.5~11.9),发现3 例新生儿排尿时处于觉醒状态。其他参数如尿流形态、排尿量、最大尿流率和清醒状态并没有显著的相关性。大概 30% 的婴幼儿尿流率曲线显示逼尿肌和盆底肌肉协同失调,表现为间断尿流率曲线、断奏曲线和低平曲线。尿流超声测定方法仅适用于男性新生儿,对于女性新生儿测定自由尿流率仍比较困难。

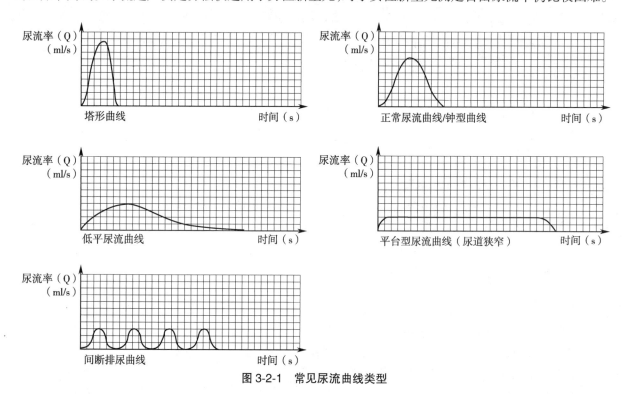

图 3-2-1　常见尿流曲线类型

裴宇等研究了 169 例 8~13 岁正常儿童的尿流曲线,发现 30% 左右的儿童仍存在 Staccato 尿流曲线,但只有 9% 儿童有残余尿,且均在 10ml 以下。因此,正常儿童也可以存在 Staccato 尿流曲线,只有 Staccato尿流曲线结合残余尿增多才有临床意义。4~21 天的新生儿每 4 小时平均排尿(3.2 ± 0.9)次。出生后 2~4周平均每小时排尿 1 次,1 岁左右稳定在每天 10~15 次。随后 2 年排尿次数下降为每天 11 次,但每次平均尿量增加 4 倍。12 岁时和成人相似,减少至每天 4~6 次。

三、婴幼儿排尿期逼尿肌压力

健康新生儿膀胱测压参数尚未完全建立,使正确判断膀胱测压结果有一定难度。作者应用电视监视下膀胱测压技术,同时记录外括约肌肌电图,监测无排尿异常新生儿的尿动力学过程,记录 14 例健康新生儿的尿动力学表现,为新生儿膀胱功能检测提供了参考。结果显示,男女婴间排尿压无显著性差异。逼尿肌排尿压随年龄增加而下降。最大膀胱容量和逼尿肌排尿压无明显相关性。可见两种排尿类型:协调性排尿和非协调性排尿或间断性排尿。盆底肌肉收缩与逼尿肌压力突然增加有明显相关性。正常新生儿尿动力学参数个体差异较大,多数最大膀胱容量较小,膀胱逼尿肌 - 括约肌协同失调(detrusor-sphincter dyssynergia,DSD）和排尿前或排尿后逼尿肌收缩常见,半数以上新生儿为间断排尿。提示新生儿膀胱排尿功能还不成熟。目前尚未建立较好的根据年龄或体重预测所有新生儿膀胱容量的方法。残余尿个体差异也较大。为更准确地评估膀胱功能,常需进行 2 次或多次测压。间断排尿、排尿前或排尿后逼尿肌收缩均与排尿期尿道外括约肌活动突然增加有关。这种外括约肌活动的不稳定收缩引起尿道突然暂时关闭,导致膀胱内压突然升高,此时腹内压无明显变化,结果出现逼尿肌排尿压的异常升高。可解释文献报道新生儿和小婴儿逼尿肌排尿压较年长儿高的原因。多数新生儿能有效排空膀胱,可能正因为其膀胱内压较高。鉴于新生儿排尿方式的特殊性和高 DSD 发生率,为更好描绘排尿曲线,作者提出真实排尿逼尿肌压力和DSD 相关逼尿肌压力概念。DSD 相关逼尿肌压力并不能认为是逼尿肌排尿压力,因 DSD 引起逼尿肌压力升高时尿流已中断。新生儿排尿期外括约肌异常收缩时间多非常短暂,持续数秒甚至不足 1 秒,不用肌电图和 X 线电视监测排尿过程很难确定是括约肌异常收缩引起的逼尿肌压力异常升高。新生儿真实最大逼尿肌排尿压与年长儿测定的最大逼尿肌排尿压相似(图 3-2-2)。健康新生儿是否有尿动力学证实的膀胱过度活动症(overactive bladder,OAB)仍有争议。作者研究显示新生儿尿动力学证实的逼尿肌过度活动的发生率与年长儿接近,并不常见。发现新生儿逼尿肌排尿后收缩多与尿道外括约肌突然收缩有关,并非真性逼尿肌收缩。逼尿肌排尿前收缩与排尿期紧密相关又与逼尿肌过度活动明显不同,确切临床意义目前尚不清楚,可能与新生儿排尿机制尚未完全成熟有关。

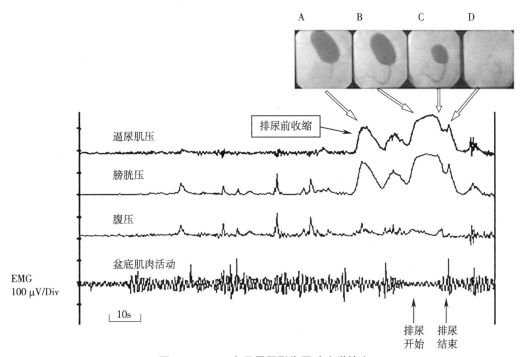

图 3-2-2　2.5 个月男婴影像尿动力学检查

排尿时没有哭闹,膀胱有两个协同的排尿收缩(B 和 C);逼尿肌收缩时膀胱颈口开放(A);在排尿期括约肌 EMG 活动减弱,排尿结束时膀胱无残余尿(D)

20 世纪 90 年代已观察到患有膀胱输尿管反流的男婴存在高逼尿肌压力,但是正常男婴中也存在高逼尿肌压力。只有个别婴儿尿动力学检查下尿路完全正常。

Yeung 和文建国等分别研究了上尿路手术前后新生儿的排尿功能;同时,Bachelard 等研究了膀胱输尿管反流患儿同胞兄妹的排尿功能。文建国等的研究与 Bachelard 等的研究使用标准的测压管和膀胱压力 - 容积测定技术,研究结果具有可比性,但是后者研究的排尿压力中位数为 127cmH$_2$O,明显高于前者的排尿压力平均数 75cmH$_2$O。该差异可能是由于患儿的年龄不同(前者平均年龄为 6 个月,后者年龄中位数为 1 个月)所致,提示尿道、膀胱出口及膀胱发育的差异。Yeung 等采用耻骨上途径置入测压管和自然充盈膀胱压力 - 容积测定得出的排尿压力类似于 Bachelard 等的结果。但是,自然充盈膀胱压力 - 容积测定的膀胱压力本身高于标准膀胱压力 - 容积测定的压力,因此两者的结果不能进行直接比较。女婴的排尿压力低于男婴,仅稍高于较大的女孩。女婴和男婴的排尿压力差异是由于尿道解剖结构不同所致,男性尿道窄长导致高排尿压力。健康婴幼儿的排尿压的标准并不精确,男婴的排尿压力平均数为118cmH$_2$O,女婴为75cmH$_2$O。1~3岁男童排尿压力中位数为70cmH$_2$O,女童为60cmH$_2$O。男婴的高排尿压力与低膀胱容量相关;无反流婴儿的排尿压力与膀胱容量呈反比(表3-2-1)。这一结论进一步解释了为何 Yeung 等与文建国等的研究得出不同排尿压力的原因。

表 3-2-1 婴幼儿平均膀胱容量、残余尿量及排尿期最大逼尿肌收缩压

项目	早产儿	足月儿 (1周)	足月儿 (2周)	婴儿 (3个月)	婴儿 (12个月)	幼儿 (2岁)	幼儿 (3岁)
平均膀胱容量(ml)	13.2 ± 4.9(0.5~7周); 22.6 ± 7.8(<4周)	24.6 ± 10.9; 20	23.6 ± 8.7	53 ± 13	70 ± 30	76 ± 31	128 ± 72
残余尿量(ml)	1.5 ± 1.0	1.4 ± 1.1	1.2 ± 1.0	5.7 ± 4.5	7.1 ± 6.3	6.6 ± 7.0	3.3 ± 5.3
排尿期最大逼尿肌 收缩压(cmH$_2$O)					51.14 ± 7.01	43.24 ± 8.25	46.43 ± 4.16

四、婴幼儿的排尿神经中枢调控

动物实验研究表明新生小鼠在无神经支配情况下膀胱出现大幅度有节律收缩,体外整个膀胱或部分膀胱组织实验均证实该现象。有人推测人类新生儿低膀胱容量与新生小鼠膀胱表现类似,可能是由于逼尿肌功能亢进引起。但在尿动力学检查过程中,正常的新生儿膀胱测压却很少观察到逼尿肌功能亢进,说明人类新生儿膀胱功能的发育较新生鼠快。

传统观点认为新生儿排尿反射是低位中枢控制的反射性排尿,即简单脊髓反射自发排空膀胱,与睡眠、意识及其他的干扰无关,完全不受大脑影响。但是,哺乳动物出生后与膀胱控制发育有关的突触联系和神经通路已经存在。足月新生儿排尿前总有某种觉醒迹象发生,而在安静睡眠状态下则很少发生排尿,这说明新生儿已建立的排尿控制涉及复杂神经通路和高级神经中枢,存在中枢和周围神经系统相互融合,排尿反射并非简单的脊髓反射。最近,文建国等对40例4~21天大的住院新生儿观察发现缺氧性脑病对新生儿排尿有明显的影响,提示新生儿期大脑参与了排尿控制或调节。

婴幼儿期,虽然大脑已经参与排尿控制,但是由于排尿中枢尤其是大脑皮质发育不完善,正常抑制反射通路尚未完全建立。但随着生长发育,排尿控制中枢和周围神经系统逐渐发育成熟。随着逐渐感知膀胱充盈,排尿随意控制逐渐发育,第一次有意识的自主排尿通常发生在1~2岁时。多数2岁以下小儿的排尿活动仍以反射性排尿为主,该神经反射通路存在于脊髓中枢和膀胱尿道之间。即当感受器受到刺激后,冲动沿传入神经传至脊髓排尿中枢,经信息转换,变成传出运动冲动,刺激副交感神经、交感神经及躯体神经传出纤维,分别作用于膀胱尿道的平滑肌及尿道的横纹肌,引起排尿反射。2~3岁时,朝着有社会意识的控制排尿方向进行发展,出现更自主或更成人化的排尿控制方式,4岁儿童多能像成人一样控制排尿,并保持白天和夜间均无尿失禁(图3-2-3)。

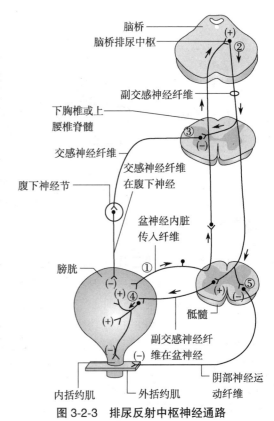

脑桥
脑桥排尿中枢
副交感神经纤维
下胸椎或上
腰椎脊髓
交感神经纤维
交感神经纤维
在腹下神经
腹下神经节
盆神经内脏
传入纤维
膀胱
骶髓
副交感神经纤
维在盆神经
内括约肌
外括约肌
阴部神经运
动纤维

图 3-2-3 排尿反射中枢神经通路

五、新生儿排尿的影响因素

（一）入奶量

对于刚出生的足月新生儿可于 30 分钟内开奶，母乳喂养。入奶量多少可按需哺喂。而对于早产的新生儿，吮吸能力差，胃肠道功能的不完善，入奶量较足月的新生儿少，喂养时应根据胃内残留量来决定喂养的奶量。早产儿入奶量应逐渐增加达到 150ml/（kg·d），由于出生 1 周内，随着入奶量的变化，其排尿量也会变化。入奶量多相应的排尿量也多。

（二）静脉高营养液体输入量及液体速度、渗透压

对于早产儿或异常病理的足月儿给予补液，补液速度根据补液量来计算，预计总的入液体量除以 24 小时即为入液速度。液体的渗透压应为 1/4 张或 1/5 张。新生儿及幼儿由于髓袢短，尿素形成量少，以及抗利尿激素分泌不足，浓缩尿液功能不足，在应激状态下保留水分的能力低于成人和年长儿童。新生儿尿液稀释功能接近成人，可将尿液稀释至 40mmol/l。由于新生儿肾脏的浓缩功能差，肾脏功能不完善，膀胱的存储功能较小，液体速度过快过多，其排尿量相应的增加，但是其排尿量相对于产尿的速率小，容易造成水肿。对不能经口喂养的小早产儿、低出生体重儿经口喂养不能满足生长需求的，应用静脉营养可以较快恢复出生体重，而且体重增长曲线与宫内生长曲线相似，是对长期不能经口喂养的患病新生儿和早产儿提供营养的重要方法。依胎龄、日龄、体重而异。胎龄越小，体液占体重百分比越高，需水量越多。体重 1 000g 早产儿总体液占体重的 85%，足月儿占 75%。新生儿正常情况下消耗的体液包括不显性失水和从尿液及粪便中排泄的液体。不显性失水受新生儿成熟程度、呼吸次数、环境湿度、啼哭和活动度（增加 30%）、光疗或在辐射保温台（增加 30%~50%）等因素影响。胎龄愈小，相对体表面积越大，不显性失水量越多。呼吸增快或加深时，呼出水蒸气增加。体温增高 1℃，代谢率增加 10%，不显性失水增加 10%，啼哭和大量活动时不显性失水增加 30%。

（三）血糖水平

新生儿对于血糖水平的调节能力较差，容易产生高血糖及低血糖，其变化影响到血浆渗透压及各个脏器的葡萄糖代谢。大脑是消耗葡萄糖的主要器官，窒息缺氧、呼吸窘迫综合征等疾病更容易导致低血糖，低血糖时或者糖相对不足时，大脑处于缺乏能量状态，影响神经细胞能量代谢，造成脑损伤时可能对排尿调控中枢造成影响，但是目前尚未见相关文献的报道。对于轻度窒息早产儿的排尿是否受到影响方面的了解也不多。由于肾脏糖阈低，容易产生尿糖。血糖增高明显或者持续时间长的患儿可发生高渗性利尿，出现脱水、多尿。临床上应针对以上情况和病因做出相应的处理。

（四）暖箱的温度及湿度

从胎儿到新生儿，生存环境的变化会对新生儿有一定的影响。尤其是暖箱的温度及湿度对新生儿每次排尿量、排尿次数的多少均会造成一定程度的影响。研究发现，暖箱的使用使新生儿体液蒸发较多，排尿量减少。另有学者发现，暖箱中湿度越高，相同规格尿垫的重量越重，提示湿度也是影响排尿量的因素之一。相应的湿度增高，不显性失水减少。应尽可能地避免这些外界因素对新生儿排尿方式的影响。

（五）激素

分娩或分娩促发的心血管和激素如垂体加压素、儿茶酚胺水平改变可引起有效循环血容量减少，肾血管收缩和肾脏重吸收水等影响肾脏功能，进而导致尿量的改变。新生儿出生后第 1 天由于肾小球血管处于收缩状态，阻力高，肾小球滤过率低，尿量少。由于早产儿和足月儿的肾脏功能的差异，同样可导致排尿的不同。

第三节　儿童膀胱功能发育及神经调控

一、儿童膀胱功能发育

儿童与成人的参数标准值差别很大。儿童不断地生长发育，其参数例如膀胱容量等都将随其年龄、身

高及体重的变化而不断变化。

膀胱容量快速增长有两个阶段。第一阶段是出生后第 1 个月。孕 32 周早产儿自由排尿试验发现,膀胱平均容量为 12ml,3 月龄足月儿平均膀胱容量为 52ml。膀胱容量 1 岁与 2 岁时相比基本没有变化,分别为 67ml 和 68ml。第二阶段是 3 岁左右,膀胱平均容量为 123ml,比 2 岁时平均增加了 1 倍。第二阶段是上厕所训练获得控制排尿的阶段。膀胱容量在此阶段的增长主要原因是小儿夜晚排尿次数减少,不再排尿或已经获得尿控。这也意味着夜晚膀胱容量增加是形成 VUR 及后尿道瓣膜男性患儿膀胱容量增长的原因。夜间膀胱容量也是健康儿童坐便训练后功能性膀胱容量增加的决定因素。一定年龄功能性膀胱容量可用年龄估计,男女无显著差异。婴儿膀胱容量随年龄增加的公式:膀胱容量(ml)=38+2.5× 年龄(月)。用 koff 公式计算大于 1 岁的小儿膀胱容量:膀胱容量(ml)=30+ 年龄(岁)× 30(ml)。1933 年 Houle 提出根据年龄估计膀胱最小容量公式:膀胱容量(ml)=[年龄(岁)× 16]+70。测定小儿膀胱容量的常用方法是做两天排尿日记(即排尿频率体积表),选择最大排尿量,同时排除第一天早晨排尿量,因其相当于头一天晚上膀胱储尿量。行 CIC 的患儿应用相同方法获得儿童近似膀胱容量。新生儿阶段,尿动力学检查测定的膀胱最大容量低于自由膀胱排尿测定的膀胱最大容量,而婴幼儿期之后测定结果正好相反。低于膀胱容量测定值的 65% 提示为小膀胱容量,而高于膀胱容量测定值 150% 则提示为大膀胱容量。

近几年研究显示婴儿逼尿肌不稳定(detrusor instability,DI)比较少见,这与过去将逼尿肌不稳定视为此年龄组正常现象的概念明显不同。自然充盈性膀胱压力测定能灵敏地鉴定逼尿肌的不稳定性,显示充盈期逼尿肌不稳定收缩减少。充盈期逼尿肌不稳定同样可以在健康婴儿的标准膀胱压力测定中观察到,包括膀胱输尿管反流患儿的同样也能观察到。充盈期逼尿肌不稳定常见于膀胱功能障碍患儿,例如后尿道瓣膜症及神经源性膀胱患儿。因此,正如年长儿童一样,逼尿肌不稳定也可被用于诊断婴儿膀胱功能障碍。另外,新生儿期很可能有另一种逼尿肌过度活动形式。膀胱压力测定中充盈少许液体时,观察到 20% 新生儿出现自发性逼尿肌收缩过早,导致漏尿。尿动力学检查记录到此年龄组膀胱容量很小,比自由排尿后观察到的膀胱容量还少。这些发现提示此年龄组小儿在膀胱压力测定中插入导管及输注生理盐水时容易引发排尿反射。逼尿肌过度活动会在几个月后消失,与此同时,膀胱容量增加。新生儿膀胱反应的增加似乎与不稳定性无关,因为近年来研究表明,该年龄组婴幼儿很少出现不稳定膀胱,但可以在逼尿肌不成熟时观察到。

充盈期如果出现任何可见的逼尿肌压力波峰均为病理性的,但是为了排除人为因素影响,需要小心谨慎,仅包括持续时间 >10 秒及振幅 >10cmH$_2$O 波峰。神经源性膀胱患儿进行尿动力学检查时,传统膀胱压力测定似乎比自然充盈性膀胱压力测定会抑制逼尿肌阶段性活动,同时激起基础压力的升高。自然充盈性膀胱压力测定可以灵敏地鉴定逼尿肌的不稳定性,用此方法显示充盈期逼尿肌不稳定收缩减少,比自由排尿后观察到的膀胱容量还少。过度活动见于新生儿逼尿肌收缩比年长儿童多可能因为是钙离子的流量不同,与兔子的动物实验研究结果一致。Sugaya 和 DeGroat 研究新生小鼠与较大的小鼠逼尿肌自发性活动,发现 3 周以前的新生小鼠有较高的活动。他们同样注意到随着膀胱容量的增加过度活动消失。人类早产儿排尿收缩和小膀胱容量也许因为过度活动,类似于 Sugaya 和 DeGroat 研究报道。典型的间断活动随着排尿时盆底肌肉逼尿肌压力的波动而变化。逼尿肌间断收缩逐渐达到压力的高峰、排尿时盆底肌肉的活动造成高的排尿压力,但是也许是低膀胱容量的另外一个重要因素。

顺应性为逼尿肌压力增加 1cmH$_2$O 时所能增加的膀胱容量(ml)。顺应性降低提示膀胱壁组织结构或逼尿肌弹性改变,导致膀胱壁硬度增加和弹性降低。低顺应性是导致上尿路损伤的危险因素。一般逼尿肌充盈压力大于 30cmH$_2$O 时记录的膀胱顺应性,相对较低或比较差。膀胱内压力达到 30cmH$_2$O 之前记录的膀胱容量,即为膀胱安全容量。压力为 20cmH$_2$O 时说明膀胱容量安全,30cmH$_2$O 时为膀胱储尿容量的顺应性临界值。

二、儿童排尿神经中枢发育

3 岁时儿童能够控制排尿,且膀胱能够完全排空,没有残余尿或残余尿不超过 5ml。3~4 岁以上的健康儿童每次排尿都能完全排空膀胱(图 3-3-1)。由于环境等影响造成不可避免排尿终止延迟的出现,排尿后超声检查可出现残余尿量。正常排尿后若残余尿为 5~20ml,应复查超声重复测定残余尿。如果残余尿仍增多者,需要查找原因。反复菌尿常见于排尿后残余尿量超过 5ml 的学龄女生。神经源性膀胱功能障碍患儿通过膀胱导管抽取残余尿,因为导管位置通常偏斜或吸附黏膜堵塞,得到的结果并不可靠,所以建议超声检测残余尿。所有儿童行 CIC 后由于相同的原因也可用超声检测残余尿。

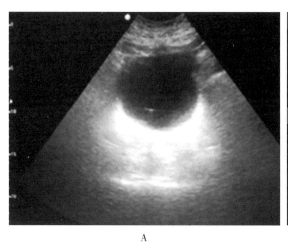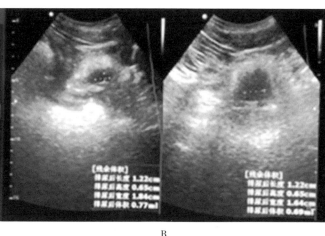

A   B

图 3-3-1　超声测定尿量
A. 排尿前膀胱明显充盈;B. 排尿后膀胱几乎完全排空

排尿控制发育成熟后将具有自主抑制和激发逼尿肌收缩的能力。随年龄增长,大脑皮质的发育,在脊髓排尿中枢与脑干、大脑皮质下的各级排尿中枢之间,逐渐建立神经反射通路,使其排尿功能日臻完善,在合适时间、地点,能够随意控制排尿周期的整个生理活动过程。3 岁的儿童通常能够控制尿道外括约肌。4 岁儿童多能像成人一样控制排尿和保持白天和夜间均无尿失禁。因此,小儿一般在 3~5 岁能完全有意识地控制排尿,具备成人的排尿控制方式,白天、夜晚均无遗尿现象。这一系列综合发育过程若出现问题,非常容易形成各种类型的功能障碍。正常膀胱功能成熟的延迟,可引起原发性遗尿、逼尿肌不稳定、功能性排尿异常和尿路感染。

儿童对膀胱的扩张感和排尿的急迫感更加敏感,同时对社会规范下尿失禁所带来的尴尬也更加了解。通过有效的学习过程,儿童获得了这种能力。当社会环境不方便排尿时,能自主地抑制和延迟排尿;当环境允许时,即使膀胱未完全充满也能积极开始排尿,而且可以完全排干净。除完整的神经通路和对社会规范的了解外,排尿控制机制的自然进化还要依赖三个因素,功能性膀胱容量的逐渐增加、逼尿肌 - 尿道括约肌协同能力的成熟和对整个膀胱 - 括约肌 - 会阴联合体的自主控制能力的进行性发育。只有在膀胱容量增加、自主控制尿道外括约肌和凭意志控制的排尿反射建立后,才有可能成功训练小孩使用厕所和发育为成年人膀胱功能控制。因此,排尿控制和自主排尿的发育更依赖于行为训练,定时唤醒排尿、排尿训练可促进其发育。

6 个月时婴儿开始逐渐获得夜间尿控能力,这是小儿膀胱功能发育的里程碑。2~3 岁时儿童排尿控制能力发育最快,5 岁前约 90% 儿童获得排尿控制能力。国际尿控协会将 5 岁以上儿童夜间睡眠时间断发生的尿失禁定义为夜间遗尿症。文建国等横断调查 4 754 名 1~8 岁儿童,回顾性调查 2 745 名小于 9 岁的儿童,匿名问卷调查 8 222 名 9~18 岁青少年的夜尿控制情况。横断调查表明,2 岁内儿童获得夜间尿控能力的比例为 52%,2~3 岁为 76%,8 岁为 93%,且女孩比男孩较早获得夜间尿控能力;回顾性调查表明,2 岁前获得夜间尿控的比例为 17%,2~3 岁为 72%,8 岁为 98%。

儿童获得夜间尿控能力与出生时体格发育情况有关。调查发现 3 岁时未获得夜间尿控能力的儿童中,女孩出生时的身高和男孩出生时的头围显著低于相应获得夜间尿控能力的儿童;5 岁未获得夜间尿控能力儿童出生时的头围均显著低于相应获得夜间尿控能力的儿童。夜间尿控能力与儿童出生后的生长发育情况也相关,主要与运动技能和语言表达能力延迟有关,与出生后体格发育无关。膀胱训练有助于提高儿童获得夜间尿控能力,但不会对最终的膀胱控尿发育结果产生影响。此外,夜间尿控能力还受性别、遗传、觉醒困难及白天排尿症状等因素影响。3 岁时夜间尿控能力的遗传度为 24%,女孩相对于男孩更易于获得夜间尿控能力,提示遗传和性别因素影响儿童获得夜间尿控能力。

　　总之,随着小儿尿动力学检查技术的不断改进及临床应用,对小儿膀胱尿道形态和功能的发育了解越来越深入,发现的问题也越来越多。胎儿和婴幼儿膀胱和尿道形态发育是功能发育的基础。随着年龄的增大,肾脏分泌尿液的增加,刺激了膀胱和尿道的发育。神经系统的逐渐发育成熟是小儿建立正常排尿方式的基础。有证据显示新生儿大脑已经参与排尿反射。出生后的排尿训练有利于建立正常的排尿功能,减少小儿排尿异常的发生率。对小儿膀胱形态和功能发育及正常小儿排尿方式的研究,有助于进一步提高各种小儿排尿异常的诊断率和制订正确的治疗方案。

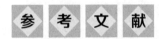

1. 文建国,黄书满,吕宇涛. 小儿膀胱功能的发育及排尿特点研究进展. 中华小儿外科杂志,2014,35(3):224-226.
2. 文建国,李真珍,张红,等. 儿童排尿功能发育及其中枢神经调控的研究进展. 中华小儿外科杂志,2007,28(6):330-332.
3. 陈燕,王亚伦,芦山,等. 出生 1~7 天早产儿 12 小时自由排尿观察. 实用儿科临床杂志,2011,26(2):96-98.
4. WEN JG,YANG L,XING L,et al. A study on voiding pattern of newborns with hypoxic ischemic encephalopathy. Urology,2012,80(1):196-199.
5. WANG YL,WEN JG,XING L,et al. Serious periventricular white matter injury has a significant effect on the voiding pattern of preterm infants. Acta Paediatr,2013,103(3):106-110.
6. WEN JG,LU YT,CUI LG,et al. Bladder function development and its urodynamic evaluation in neonates and infants less than 2 years old. Neurourology & Urodynamics,2015,34(6):554-560.
7. OAKLEY SH,MUTEMA GK,CRISP CC,et al. Innervation and histology of the clitoral-urethal complex:across-sectional cadaver study. JSexMed,2013,10(9):2211-2218.
8. STAUBIN M,WILLIHNGANZ-LAWSON K,VARDA BK,et al. Society for fetal urology recommendations for postnatal evaluation of prenatal hydronephrosis—will fewer voiding cystourethrograms Lead to more urinary tract infections?. JUrol,2013,190(4):1456-1461.
9. MOSIELLO G,POPOLO GD,WEN JG,et al. Clinical Urodynamics in Childhood and Adolescence. Cham,Switzerland:Springer International Publishing AG,2018.

第 四 章

超声检查应用

第一节 概　　述

超声诊断(ultrasonic diagnosis)是通过超声检查测量人体生理或组织结构的数据和形态,发现和诊断疾病的方法。超声诊断是一种无创、无痛、方便、直观的有效检查手段,与 X 线、CT、MRI 并称为 4 大医学影像技术。超声波属于声波范畴,是指频率超过人耳听觉范围(20~20 000Hz)的高频声波,即频率 > 20 000Hz 的机械波。

一、超声波的历史

超声波在医学的应用有悠久的历史。1912 年,Richardson 基于超声波的原理发明了回声定位器,用于导航和检测在水里的物体。1937 年,Dussig 兄弟试图利用超声波来显示脑室结构,但他们的尝试没有成功,因为超声波无法穿透骨质结构。20 世纪 40 年代,德国精神科医生用一维模式(A 型超声装置)获得脑室的头部 A 型超声图像。后来美国的两位医生 Howry 和 Bliss 用 B 型超声仪器做肝脏标本的显像,之后又开展颈部和四肢的复合扫查法。1952 年,Wild 首次成功地获得乳腺的超声声像图。1954 年,瑞典 Edler 首先报道用超声光点扫描法诊断心脏疾病。其后,有些学者相继用 M 型超声诊断多种心血管疾病,并称为超声心动图。1957 年,日本学者里村茂夫首先将声学多普勒效应用于超声诊断,多次发表连续式 D 型超声诊断心脏房、室间隔缺损的文章。1959 年,FramEein 制出脉冲多普勒超声。20 世纪 60 年代中期至 70 年代,开始研究机械式或电子的快速实时成像法。

20 世纪 80 年代,彩色多普勒超声用于临床,探测心脏、大血管等多种疾病取得满意的诊断效果。另外,环阵、凸阵探头的产生和各种腔内、管内探头及手术中探头等介入超声的应用,使实时超声显像更加受到重视,并得到迅速发展。90 年代至今,心脏和内脏器官的三维超声成像、彩色超声多普勒能量图、多普勒组织成像(DTI 技术)、血管内超声、超声造影、介入超声和超声组织定征等均有显著进展。近 10 年来,由于新型超声诊断仪的开发和扫查方法的改进,超声诊断的临床应用范围不断扩大,诊断水平明显提高。

二、超声波的物理特性

超声波属于声波范畴,具有声波的共同物理性质,例如必须通过弹性介质进行传播;在液体、气体和人体软组织中的传播方式为纵波;具有反射、折射、衍射和散射的特性;以及在不同介质中(空气、水、软组织、骨骼)分别具有不同的声速和不同的衰减等。

诊断最常用的超声频率是 2~10MHz($1MHz=10^6Hz$)。超声波有三个基本物理量,即频率(f)、波长(λ)和声速(c),三者之间的关系为 $\lambda=c/f$。在不同的介质中,声速有很大差别,人体软组织的声速平均为 1 540m/s,与水的声速相近。骨骼的声速最高,相当于软组织平均声速的 2 倍以上。

三、声源、声束、声场与分辨力

能发生超声波的物体称为声源,超声声源也称作超声换能器,通常采用压电陶瓷、压电有机材料或混合压电材料组成。用超声换能器制成可供手持检查用的器件则称为超声探头。探头品种很多,可分为单晶片机扫型、多晶片电子扫描型、多晶片相控扇扫型、相控环阵机扫型等。此外还有单平面、双平面、内腔式等多种专用探头。

声束指从声源发出的声波,一般在一个较小的立体角内传播。声束的中心轴线是声轴。它代表超声在声源发生后传播的主方向。如沿声轴作切面,则获得声束平面图,声束两侧边缘间的距离名束宽。声束各处宽度不等。在邻近探头的一段距离内,束宽几乎相等,称为近场区,此区内声强高低起伏;远方为远场区,声束开始扩散,远场区内声强分布均匀。

分辨力为超声诊断中极为重要的技术指标,可分为基本分辨力和图像分辨力。基本分辨力又分为3类:轴向分辨力,指沿声束轴线方向的分辨力,其优劣影响靶标在深浅方向的精细度;侧向分辨力,指在与声束轴线垂直的平面上,在探头长轴方向的分辨力,声束越细,分辨力越好;横向分辨力,指在与声束轴线垂直的平面上,在探头短轴方向的分辨力,与探头的厚度有关。图像分辨力指构成整幅图像的目标分辨力,包括细微分辨力和对比分辨力,前者用以显示散射点的大小,后者用以显示回声信号间的微小差别。

四、超声波的分类

用于医学诊断的超声波包括 A 型、B 型、D 型、M 型、V 型等。超声彩色显示及三维立体显示临床已经逐渐普及。

1. A 型超声波 是人类企图把超声用于检查疾病的早期方法。超声束以线状径路穿入人体,在不同组织介面上产生相应不等强度的反射,由不同距离和不同幅度的回波组成一曲线组,X 轴(横坐标)为时间(反应距离),Y 轴(纵坐标)为幅度(反应强度),根据曲线组中各反射波的位置、幅度、组合状态等,分析探查部位组织的结构状态。A 型超声波是以波形来显示组织特征的方法,主要用于测量器官的径线,以判定其大小,可用来鉴别病变组织的一些物理特性,如实质性、液体或是气体是否存在等。

2. B 型超声波 B 型二维超声图像是由被检查部位的人体解剖结构的回声反射组成,是用平面图形的形式来显示被探查组织的具体情况,是应用最广、影响最大的超声检查。这种方法是在声束穿经人体时,把各层组织所构成的介面和组织内结构的反射回声,以光点的明暗反映其强弱,由众多的光点排列有序的组成相应切面的图像。尤其是灰阶及实时成像技术的采用。灰阶成像使图像非常清晰,层次丰富,一般使用的超声检查仪对囊性或实性的占位性病变在 5mm 或 10mm 大小即可检出。检查时,首先将人体界面的反射信号转变为强弱不同的光点,这些光点可通过荧光屏显现出来,这种方法直观性好,重复性强,可供前后对比,所以广泛用于妇产、泌尿、消化及心血管等系统疾病的诊断。

3. C 型与 V 型超声波 B 超二维图像是取得平行声束切入体内的画面,而不能取得垂直声束方位的图像即 C 型切面图像。C 型与 V 型超声即额断切面与立体(或三维)超声。在 B 型二维图像上加以 C 型的组合,三维立体的超声(即 V 型)也同期出现。V 型超声可以取得被检物体纵、横、额 3 方位断面,因此立体位置更明确,信息量更丰富,有助于诊断技术的提高。立体超声以全息图像显示,立体感更强。

4. M 型超声波 是用于观察活动界面时间变化的一种方法,利用灰度调制型中加入慢扫描锯齿波,使光点自左向右缓慢扫描,能将人体内某些器官的运动情况显示出来,主要用于心脏血管疾病的诊断,形成心脏各层组织收缩及舒张的活动曲线。M 型超声波最适用于检查心脏的活动情况,其曲线的动态改变称为超声心动图,可以用来观察心脏各层结构的位置、活动状态、结构状况等,多用于辅助心脏及大血管疾病的诊断。探头固定地对着心脏的某部位,由于心脏规律性地收缩和舒张,心脏的各层组织和探头之间的距离也随之改变,在屏上将呈现出随心脏的搏动而上下摆动的一系列亮点,当扫描线从左到右匀速移动时,上下摆动的亮点便横向展开,呈现出心动周期中心脏各层组织结构的活动曲线,即 M 型超声心动图。

5. D 型超声波 是专门用来检测血液流动和器官活动的超声诊断方法,又称为多普勒超声诊断法。利用多普勒效应,即超声射束在运动体上反射回改变频率的超声,其所产生的频移可以由音响、曲线图表现出来。主要是检查运动的器官和流动的体液,如心脏、血管及其中流动的血液(包括胎儿心动),可确定血管是否通畅、管腔是否狭窄、闭塞以及病变部位。新一代的 D 型超声波还能定量地测定管腔内血液的流量。近几年来科学家又发展了彩色编码多普勒系统,可在超声心动图解剖标志的指示下,以不同颜色显示血流的方向,色泽的深浅代表血流的流速。D型与B型的组合形成双功能超声,既可观察欲检部位的形态,又可观测血流的方向和速度,减少了盲目性,提高了准确性。现在还有立体超声显像、超声CT、超声内镜等超声技术不断涌现出来,并且还可以与其他检查仪器结合使用,使疾病的诊断准确率大大提高。

第二节 超声设备

目前临床上使用的超声仪器(ultrasound device)大体有两类:①常规超声诊断仪,统称黑白超声仪,显示二维灰阶断面图像,一般兼有M型超声或同时兼有多普勒超声,包括脉冲多普勒和连续多普勒。后者具有解剖结构形态学和血流动力学检测两种功能。②超声彩色血流显像仪,即在二维灰阶断面图像的基础上,叠加彩色血流信号,能形象直观地显示血管形态、血流方向、流速和血流性质(层流或湍流等),同时亦兼有M型、PW、CW等多种功能,是目前功能最为齐全的现代超声诊断仪。

目前超声诊断仪的种类繁多,大型超声诊断仪能提供的信息更详细全面;可移动式超声诊断仪可供重病、急病现场诊断、灾害现场救治等使用,提高了患者的生存或治愈概率。近年出现的便携式B超外形小巧,接近于笔记本电脑甚至手机,可随身携带,成像模式有二维灰阶图像和彩色多普勒模式,可扫描腹部、泌尿系、心脏、血管、孕妇、胎儿等。

在各种超声诊断仪器中发出和接收超声波的器件是超声探头。大多数超声诊断仪器中的探头既作发射,又作接收,既向人体内发射超声波,又接收体内反射和散射回来的声波。发射时探头把电能转化成声能,接收时又把声能转换为电能,因此探头又称为超声换能器。探头的核心是以压电材料制成的压电晶片。医用超声探头种类繁多,就其工作方式而言,有电子扫描式和机械扫描式。前者包括线阵型、凸阵型和电子相控阵型。后者有机械扇形,在机械扇形探头中,有摆动式和旋转式,因摆动式噪声大,且易损耗,图像质量亦较差,已被旋转式取代。旋转式扇形具有噪声低、无振动、体表接触面积小、图像质量好等优点。电子相控阵扇形探头具有体积小而轻巧、分辨力较高、能同时显示两个或更多通道M型等优点,多适用于心脏超声仪。电子线阵型近区视野较大,容易观察脏器之间的关系,但探头较大操作不方便,且需较大"声窗",不适宜做肋间探测。凸阵的扇面扫描具有较大的近区视野,探头与体表接触面较小,操作方面,适于肋间和盆腔部分扫查,在泌尿系检查中最为常用。

机械自动复合扫描仪使用的探头,扫描面大,每帧线密度高,图像质量好,操作较方便,对操作者的依赖较少,但扫查速度慢,不能实时成像且价格昂贵,目前已甚少应用。

环阵型探头由7片以上直径不同的同心圆环晶体组成,是用相控聚焦方法,可以得到轴对称细声束,因而有较高侧向及横向分辨力,已在许多B型超声仪中采用。

根据某些特殊需要设计有各种不同用途的探头,如穿刺式探头、各种内腔探头及术中探头等。穿刺式探头将单探头晶体制成中控圆形或在多阵元探头的中央留一楔形槽,也有在探头的左侧或右侧附加一个穿刺支架引导装置,利用这类探头可以借助回声图指导穿刺,定位准确。内腔探头是为了提高超声对深部组织的诊断能力,把探头引向体腔,以便能靠近被检查的器官,取得更为清晰的图像。目前已有经食管探头、经阴道探头、经尿道探头和经直肠探头等,扫查方式有用机械的径向扫查和电子扫查两种。

在小儿泌尿系超声检查中,常用的探头类型为凸阵探头和线阵探头。很多超声仪中腹部模式中设置有专门的小儿腹部模式,适用于学龄期儿童的检查。对于婴幼儿来说,由于各脏器较小,使用线阵探头即浅表探头可以获得更为清晰的图像信息。目前,有针对新生儿设计的专用腹部探头。

尿动力学检查室一般配备常规的B超诊断仪,可以观察肾脏、输尿管、膀胱的二维形态结构和血供情况,并测量残余尿量,为尿动力学诊断提供重要的参考信息。另外有专为测量残余尿量而设计的随手携带式超声仪,配备一个简单的显示屏和腹部探头(图4-2-1),经腹取得图像后可自动测量残余尿量值,简单方便。最近新出现的BK超声(图4-2-2)诊断仪通过盆底重建能够更全面立体的显示盆底的形态结构(图4-2-3),观察膀胱及尿道的改变,可为尿动力学诊断提供更精确的参考(图4-2-4,图4-2-5)。

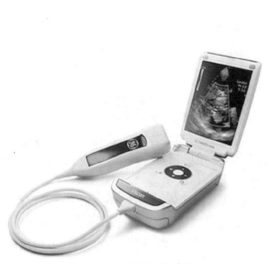

图 4-2-1　便携式超声仪

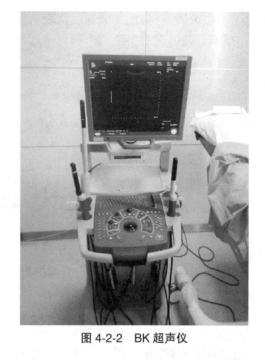

图 4-2-2　BK 超声仪

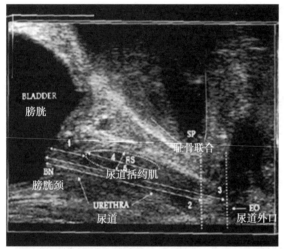

图 4-2-3　BK 超声纵向扫查显示前盆腔的结构

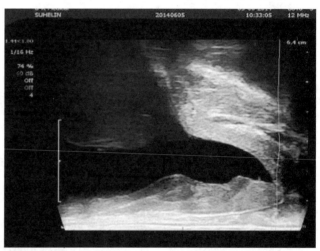

图 4-2-4　BK 超声动态显示排尿动作时尿道内口与膀胱的动态改变

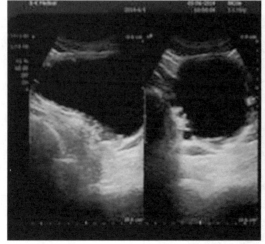

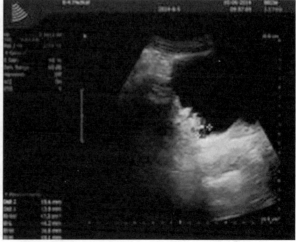

图 4-2-5　BK 超声检测到膀胱内多发憩室

第三节　泌尿系统超声表现

一、肾脏

（一）正常肾脏声像图

标准的肾脏冠状断面呈外凸内凹的"蚕豆形"（图 4-3-1）。肾脏组织结构的声学特性差异较大。在儿童及大多数成人中，超声可以分辨出皮质和髓质肾锥体。正常皮质由肾实质外层向内延伸到锥体之间，回声均匀，等于或低于肝脏或脾脏回声。髓质回声低于皮质，锥体呈顶端指向肾窦的圆锥三角形弱回声区。在冠状断面，似果核状围绕肾窦呈放射状排列。紧贴肾皮质低回声带的是光滑而连续的高回声线，通常被看作是肾纤维囊回声，实为纤维囊与肾实质的界面回声。在纤维囊回声之外，又有一层较厚的高回声带包绕，此为肾脂肪囊和肾筋膜回声，其厚度因人而异。患者呼吸时，肾脂肪囊回声带与肾脏一起运动，而与肝脏、脾脏做相对运动，分界明确。

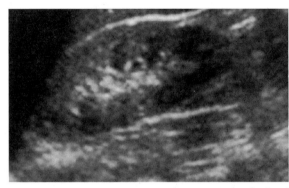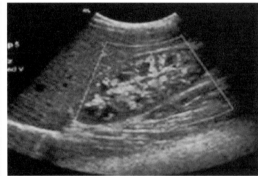

图 4-3-1　肾脏形态及血供超声图

肾窦内的肾盂、管状结构、脂肪组织等构成非常复杂的声学界面。声像图表现为被实质包绕的椭圆形高回声结构，也称集合系统回声。由于肾乳头和肾柱的伸入，或肾小盏和肾内血管向肾窦边缘延伸，其边界不规则，借此可以粗略判定上、中、下肾盏的位置。肾窦内部回声不均匀，常可见细小的无回声结构，可能是增宽的静脉回声，也可能为存有尿液的集合系统回声，彩色多普勒超声可将两者鉴别。当膀胱高度充盈时，轻度扩张的集合系统无回声区增宽，但一般不超过 1.5cm。肾窦回声的宽度在不同断面有一定差别，还存在年龄和个体差异，通常其宽度约占肾横断面宽度的 1/2~2/3。

肾窦回声有时显示部分或完全分离为两部分，其中除少数为肾柱肥大、双集合系统外，多数属于伪像，特别是肥胖者多见。其原因可能是声束在肝、脾、膈肌和邻近脂肪等组织间折射或反射的结果。多体位、多断面检查，容易识别。

多数人肾脏表面有明显切迹，实质呈分叶状，此为胚胎肾小叶融合的痕迹。偶尔，可以见过肾叶表面未完全融合而形成叶间沟。常出现于肾脏前中、上 1/3 处。声像图表现为由皮质外介入实质"楔形"高回声区，严重者可与肾窦相接，给以实质缺损或断裂的错觉。另一种常见的变异是肾柱肥大，其特征为与皮质无分界的均匀低回声团块突入肾窦，侧方肾窦高回声线构成其边界。其回声因断面不同可能略高或低于皮质，但不会与皮质有明显差别，CDFI 显示其具有弓状动脉。

新生儿及幼儿肾脏与成人肾脏不同。其皮质和髓质的差别很明显，髓质锥体大而回声低，肾窦回声不像成人显著。由于胎儿小叶的痕迹，肾表面明显不光滑，呈分叶状。这些症状随年龄增长而逐渐不明显。24 个月后接近成人。

肾脏的血管难以被灰阶超声显示，但是利用彩色超声多普勒技术或超声造影谐频成像技术，容易显示肾内外血管，后者甚至可以清晰显示肾皮质微小动脉的血液灌注。上腹部横断面扫查，肾动脉可从起始部追踪到肾门，为行走于同名肾静脉之后的搏动血管，可显示肾内动脉及其细小分支。叶间动脉垂直于肾皮质,而弓状动脉平行于肾皮质。双侧肾静脉伴行于肾动脉前外侧,呈条带状无回声区,上下径略大于前后径,CDFI 显示持续性低速血流。右肾静脉较短,内径约 0.8~1.1cm,容易显示其全段。于胰头勾突下方汇入下腔静脉。左肾静脉较长,而且内径较右肾静脉略粗,特别是邻近腹主动脉左侧的一段,内径可达 1.0~1.2cm。

(二)肾脏基本扫查断面

1. 冠状断面　患者仰卧位、右前或左前斜侧卧位。探头置于腋后线,纵向扫查,使声束指向内前方,可以获得肾脏最大冠状断面声像图。

(1)右肾冠状断面:肾呈蚕豆状(图 4-3-2)。肾上极位于图像左侧,位置较深,前方楔形的实质性结构为右肝。肾下极位于图像右侧,较为表浅。右肾的中上部覆盖有肝脏,下极常有肠道气体遮挡。肾门位于肾的中部偏前,向内凹陷。肾动脉、静脉和肾盂管状结构由此出入。肾的深处有腰大肌和脊柱。若声束稍偏前方,则可显示靠近肾门部在下腔静脉长轴。

(2)左肾冠状断面:肾的形态与右肾相同(图 4-3-3)。图像左上方类似三角形的均质低回声结构为脾脏,覆盖于左肾的上极,正常情况下不超过肾长轴的 1/2。肾下极位置较浅,有小部分贴近侧腹壁。肾下极可有肠管遮盖。腰大肌和脊柱回声位于肾轮廓的深处。声束略向前方倾斜,可于肾后方显示腹主动脉,呈内部无回声的搏动性管状结构。

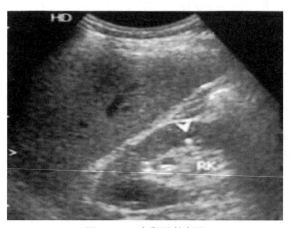

图 4-3-2　右肾冠状断面

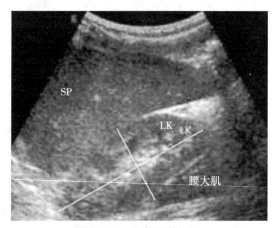

图 4-3-3　左肾冠状切面

2. 肾脏纵断面　仰卧位或侧卧位。探头置于侧腹部肋弓下方,显示肾脏声像图后,调整探头方位,使探头与肾脏长轴平行,由内向外检查,可显示肾的一系列纵断切面。常在该断面测量肾长径。对肠气干扰严重的病例经背部可能获得较为清晰的图像。

(1)右肾纵断面:右肾轮廓呈椭圆形。位于腰背部肌层回声的深部。左侧为肾上极,位置较浅,在肺边界较低,可遮挡小部分肾上极。右侧为肾下极,位置相对较深,但图像清晰。右肾中上部为右肝,回声相对较低,有时可在肾中部显示胆囊或为肠管回声所取代。

(2)左肾纵断面:左肾形态与右肾相同。所不同的是左肾上极偏外侧可见部分脾脏,左肾中部偏上的深处可显示部分胰尾和脾静脉。结肠脾曲邻近左肾中下部腹侧。

3. 肾脏横断面　显示肾脏长轴断面后,将探头转动 90°。自肾上极经肾门向下极检查,可显示一系列肾脏横断面图像(图 4-3-4)。经肾门部的横断面可作肾后径、宽径和集合系统后径的测量。通过此断面可以获得标准的肾上、中和下部的横断面图像。

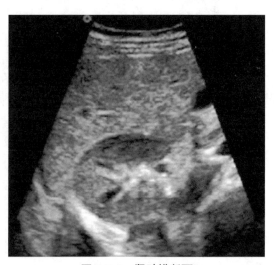

图 4-3-4　肾脏横断面

（1）右肾横断面：右肾上极和肾下极断面图上，右肾呈椭圆形。肾门部断面，右肾呈马蹄形，其内凹部朝向人体的内前方。内侧前方尚有腰大肌的横断面回声，内侧为椎体。

（2）左肾横断面：在肾脏各个位置的断面图上，两侧无明显差别。左肾上极外侧和偏后方为脾脏，中央部深处为脾静脉和胰尾的近长轴断面。内侧深部常可显示腹主动脉的横断面回声。

4. 斜断面　对肾脏作斜断面扫查不受患者体位的影响。其中，患者取仰卧位时，经高后侧肋间以肝脏或脾脏做声窗扫查肾上段，经肋缘下在深吸气末扫查肾下段，取俯卧位经脊肋角扫查肾上极都是很常用的扫查方法。

探查肾脏，需要取不同体位从多径路多断面进行。检查时还需对探头适当加压，以最大限度地排除肠气干扰并缩短探头与肾脏之间的距离。在检查肾脏血管时，必须调节好仪器的彩色和频谱多普勒设置，使其能够清楚显示肾内和肾外血流信号。

（三）肾脏超声检查方法

1. 肾长径　在肾冠状断面图上，显示清晰的肾脏最大长径，自肾上极的上缘测至肾下极的下缘。

2. 肾宽径　在经肾门处的肾冠状断面图上，自肾门内上缘测至肾轮廓线的外侧缘。测量时注意与肾长径相垂直。

3. 肾厚径　在经肾门的横断面上，测量肾门上缘部位的肾轮廓线前缘至后缘的距离。

4. 肾窦宽径　在肾冠状断面上，自肾窦回声的外侧缘至内侧缘。

5. 肾窦厚径　在经肾门的肾横断面上，自肾窦回声的前缘测至后缘。

肾脏长径、宽径和厚径的超声显像测值，除有性别差异外，尚有个体差异。此外，左肾与右肾的各项超声测值，也可有一定差别。

（四）检查注意事项

1. 经腹部检查肾脏时，由于腹内气体遮盖，因此必须施行加压检查的方法。以最大限度地排除肠内气体的干扰，获得较清晰的肾脏断面图像。

2. 测量肾脏各项数值时，应嘱受检者深吸气后屏气，使图像较为稳定后再冻结图像，进行测量。

3. 经背部检查肾脏的同时，应注意结合肾冠状断面观察，以免漏掉被肺遮盖的肾上极病变。

4. 对肾盂宽度的测量，应在排尿后进行。

5. 测量肾长径容易低估，宽径和厚径则容易高估，必须在标准断面测量才可靠。

（五）肾脏声像图观察内容

肾脏超声检查前，首先需要明确检查的目的与要求，然后根据患者的临床表现与体征进行全面细致的检查，主要观察以下几个方面的内容：

1. 肾的位置、形态与大小　观察肾的大体形态，肾轮廓线是否完整，有无局限性凸隆或形态失常。肾脏位置有无下降或呈游离状，肾增大与缩小的程度。

2. 肾内部回声的强度与均匀性　观察肾内回声的强弱和分布情况，肾实质或肾窦厚径或宽径的比值，以及肾窦有无分离扩张等。

3. 肾内异常回声　当肾内显示异常回声时，应仔细观察其大小与形态，有无包膜。内部回声特征及其后方回声情况。周边的血管是否受压，血管是否伸入异常回声区内，是动脉还是静脉。

4. 肾门及肾门血管　用彩色多普勒、能量图和脉冲多普勒显示肾内和肾门外的动静脉分支、走向和血流参数（流速和阻力指数等）。

5. 肾或肾周病变与毗邻脏器和血管的关系。

6. 肾周围有无肿大淋巴结及积液等异常回声。

（六）肾脏异常的超声表现

小儿下尿路排尿功能障碍对肾脏的影响主要表现为肾积水。B超诊断小儿肾积水分度如下：轻度：集合系统分离 10~20mm，肾实质及外形正常（图 4-3-5）；中度：集合系统分离 21~35mm，肾实质轻度变薄，外形增大；重度：集合系统分离在 36mm 以上，肾实质明显变薄，呈调色盘样改变，肾外形增大变形（图 4-3-6）。尿液长期潴留在扩张的肾盂肾盏内，容易导致感染，此时肾盂肾盏内可呈现透声差的液性暗区。

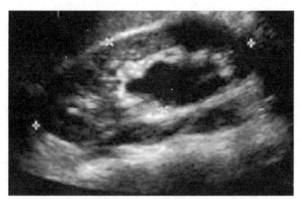

图 4-3-5　轻度肾积水

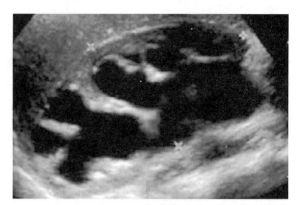

图 4-3-6　重度肾积水

二、输尿管

（一）输尿管解剖

输尿管是一对细长的肌性管状结构,上起于肾盂,下止于膀胱三角区,全长分为三段:①腹段(上段):起自肾盂输尿管连接部,沿腰大肌前面下行,止于跨越髂总动脉处;②盆段(中段):起自髂总动脉前方,向下后内侧移行,并经盆底的结缔组织直达膀胱后壁;③膀胱壁段(下段):在膀胱后方向下内侧移行,斜穿膀胱壁,止于膀胱三角区的输尿管嵴外侧端——输尿管口处。

（二）输尿管超声检查方法

检查小儿输尿管时探头频率多用 5MHz,在保证探查足够深度的情况下,尽可能用高频率探头,以获得更为清晰的二维图像。彩色多普勒显像用于观察输尿管口的喷尿情况。超声检查输尿管病变以空腹为宜,膀胱充分充盈后检查。一般检查方法有以下三种途径:①经腹壁检查:仰卧位或侧卧位,先加压做冠状扫查显示肾门后,自肾盂缓慢向内侧下方移行,并将探头逐渐调整成为纵断面方向,追踪显示输尿管至盆部;也可分别在下腔静脉或腹主动脉外侧寻找扩张的腹段输尿管,向下追踪盆部输尿管。②经背部检查:侧卧位,首先作肾脏长轴断面,当显示扩张积水的肾盂时,以此为标志,调整探头斜向内下方纵向扫查显示肾盂输尿管连接部,若该部输尿管也扩张积水,则向下做滑行扫查,并不断调整检查角度,追踪扫查至髂嵴上部的腹段输尿管。③经直肠或阴道检查:中度充盈膀胱,向前外侧倾斜扫查显示膀胱三角区,寻找输尿管开口,然后调整扫查平面,以显示输尿管盆段的下端。此方法对观察输尿管膀胱壁内段及开口非常有效。

检查过程中重点观察输尿管的三个生理狭窄部。输尿管口的喷尿状态可间接反映输尿管的通畅程度或蠕动功能。膀胱高度充盈后检查,可进一步提高肾盂和输尿管管腔的压力,增加输尿管的扩张程度,从而有助于提高输尿管梗阻性病变的显示率。

（三）小儿输尿管异常的超声表现

1. 输尿管扩张　此现象常是多种疾病造成泌尿系梗阻的一种继发征象。输尿管扩张常表现为沿输尿管走行的管状无回声结构,轻度积水者仅表现为纤细的管状结构,重度积水者可呈迂曲的囊状结构。同侧的肾盂扩张,并与扩张的输尿管相通,可呈典型的烟斗征。

彩色多普勒超声易于显示输尿管开口部位的喷尿情况。正常情况下,在输尿管出口两侧交替出现彩色飘带状信号。由于排尿异常导致输尿管扩张积水时,此处的彩色信号减弱或消失。在探测盆段输尿管时,彩色超声用以区别扩张的输尿管和髂血管。

2. 输尿管狭窄　输尿管狭窄是儿童常见的输尿管病变之一,分为先天性和继发性两类。前者病因不明,多为单侧,以肾盂输尿管连接部或输尿管膀胱交界处狭窄最多,病理改变为狭窄段基层肥厚和纤维组织增生。后者可由输尿管结核、炎症、肿瘤、扭曲等引起。在狭窄的近端,输尿管及肾盂扩张。狭窄部位越高,肾盂扩张越严重。肾盂输尿管连接部狭窄者,狭窄部呈漏斗状,可显示增厚的输尿管壁。部分严重狭窄病例,有时很难显示狭窄部位,仅表现为重度肾积水。输尿管膀胱壁内段狭窄者,容易显示扩张输尿管近端,管腔逐渐缩窄,管壁回声增厚增强。

三、膀胱

（一）膀胱解剖

膀胱是储存尿液的肌性囊状器官,形态、位置、大小、壁厚均因其充盈程度不同而有较大变化。膀胱的容量也与年龄、性别、个体差异及排尿习惯不同有关。膀胱充盈时呈类圆形,壁较薄,黏膜较光滑;空虚的膀胱壁增厚,黏膜形成许多皱襞。

（二）检查前准备

经腹壁检查时,需充盈膀胱。经直肠检查时,检查前要排净大便,必要时清洁灌肠。经尿道超声检查与膀胱镜检查的操作步骤基本相同。检查前应了解患者有无尿道狭窄、膀胱挛缩和急性感染等检查禁忌证。

（三）检查方法

1. 耻骨上 B 超　患儿平卧或半卧位,暴露耻骨上区,探头对膀胱做矢状面和冠状面扫描。膀胱充盈时观察膀胱形态、膀胱壁厚度、光滑程度和膀胱颈口形态。排尿后观察残余尿量和膀胱壁厚度。

2. 经会阴部 B 超　患儿取截石位,充分暴露会阴部。探头套无菌橡胶手套(手套内外均涂适量耦合剂)或避孕套,紧贴会阴部(以会阴体为中心位置)分别纵切和横切,对膀胱及尿道做冠状面、矢状面扫查,以清楚显示膀胱近端尿道为准。重点观察膀胱颈口及尿道的形态,记录尿道宽度及回声强弱等,必要时嘱患儿憋气或咳嗽增加腹压,观察膀胱颈口及尿道的声像图变化情况。重点观察充盈末期膀胱颈的形态及近端尿道形态。

3. 经直肠 B 超　主要观察排尿期膀胱尿道形态。检查时患儿取仰卧截石位,消毒会阴及肛周,探头套避孕套(内放适量耦合剂),先将其置入肛门,再缓慢将探头贴近直肠前壁并逐渐向膀胱颈口方向滑动,同时通过旋转、倾斜探头以清楚显示膀胱底、膀胱颈口及近端尿道。重点观察排尿期膀胱颈形态变化及尿道的全程。进行此检查时要取得患儿的配合,避免增加患儿痛苦,对于年龄较小或不能配合的小儿一般不进行直肠操作,只进行耻骨上和会阴部 B 超检查。对于不配合的患儿需要 10% 水合氯醛(0.3~0.5ml/kg)镇静。

（四）检查用探头

除常规用于腹部检查的探头可以用于膀胱检查外,腔内检查探头也常被用于膀胱疾病的检查,包括经直肠、经阴道和经尿道检查探头。经直肠线阵探头纵断面扫查对膀胱颈部、三角区和后尿道病变的图像显示较清楚,但对膀胱侧壁和顶部病变的检查则不及其他探头。经直肠凸阵探头的缺点是对膀胱颈部的显示不够理想。双面探头能弥补上述两种探头的不足。经尿道环形扫查探头在膀胱内做环形扫查,使用的探头频率更高,图像更为清晰,但检查费时,操作复杂,患者有痛苦,不便广泛使用。

（五）超声测量方法

1. 膀胱内径测量　取膀胱最大横断面,测量膀胱腔的前后径和左右径;取膀胱最大纵断面,测量膀胱的上下径,均从膀胱黏膜的外缘测至对侧黏膜的外缘。

2. 膀胱壁厚度估测　自膀胱壁外层(浆膜层)的外缘,测到内层(黏膜层)的外缘。由于膀胱壁厚度、膀胱内径均受充盈程度的严重影响,所以仅供参考。

3. 膀胱容量和残余尿量测定　膀胱容量指膀胱在充盈到排尿前膀胱内的尿液量。不可过度充盈膀胱,因过度充盈可影响膀胱收缩,使残余尿量增加。膀胱残余尿量为排尿后存留在膀胱内的尿液量。正常人膀胱的容量约为 350~500ml,排尿后残余尿量少于 10ml。残余尿量多于 30ml,即提示为病理状态。小儿膀胱最大容量随年龄增加,新生儿约 20~50ml,12 岁时达 300ml 左右。正常小儿排尿后残余尿小于 10ml,或连续 2 次排尿至少一次没有残余尿。

目前,测定膀胱容量和残余尿量主要应用经腹超声测定法,常用的公式为 $V \approx 1/2abc$,a、b、c 分别为膀胱的三个径(图 4-3-7)。Szabo 报道用此公式对 26 例患者测定了残余尿量,经超声测定结果与导尿量对比,误差仅为 5~10ml。应用超声测量膀胱容量和残余尿量的结果有一定误差,不如导尿精确,但简单易行,可反复测定,所以不失为一种估测膀胱容量和残余尿量的有效方法。

（六）检查注意事项

1. 经腹壁途径超声检查,可在膀胱前壁下方出现混响伪像,使前壁模糊不清,增加近场抑制,或换用高频率探头,更有利于对膀胱前壁的检查。

2. 由于膀胱周围肠内气体的干扰和受超声折射、旁瓣回声的影响,有时在近膀胱后壁的无回声区前方会显示一层点状回声。超声检查应注意多断面扫查,与膀胱内病变回声鉴别。

3. 膀胱后方增强效应可能使小结石、结石声影或小肿瘤被掩盖,应增加远场抑制或降低远场增益,使后壁显示清楚。

(七)膀胱超声声像图

正常膀胱的形状随尿液的充盈程度不同而有很大差别。膀胱充盈时,纵断面声像图呈边缘圆钝的三角形,横断面呈圆形或椭圆形。膀胱内的尿液为透声良好的无回声区。正中纵断面见膀胱颈部,该部有一开口为

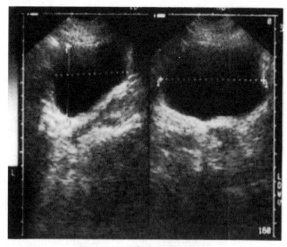

图 4-3-7　膀胱容量的测量

尿道内口。男性后下方为前列腺和直肠,女性后下方为子宫和阴道。向两侧移动探头,可见膀胱后侧壁内的左右输尿管膀胱壁段。横断面后下方为膀胱三角区,输尿管开口呈略隆起的小乳头状高回声。

膀胱壁回声较强,连续完好。膀胱壁厚度因充盈程度不同而有较大变化,其内面为黏膜与尿液形成的界面高回声,外面为膀胱表面与周围组织界面形成的高回声;中间为肌层形成的中、低回声。膀胱充盈时,黏膜光滑,厚度不超过 1mm。排尿后随膀胱肌肉收缩,黏膜略增厚,并形成许多皱襞,表面不光滑。实时观察可见双侧输尿管口的喷尿征象,为间歇出现的流云状回声,自输尿管口喷出。CDFI 显示为红色尿流信号,双侧输尿管可以不同时喷尿。

(八)膀胱异常的超声表现

小儿排尿异常对膀胱形态、容量及残余尿量等影响较大。逼尿肌过度活动患儿可伴随膀胱容量减小。神经源性膀胱患儿由于逼尿肌收缩力减弱或无收缩常导致膀胱壁增厚、毛糙,小梁、小房,甚至憩室形成,残余尿量增多。膀胱憩室好发于侧壁、三角区上部及输尿管开口附近(图 4-3-8)。超声检查时可在膀胱壁外周测到紧邻膀胱的囊性无回声区,多呈圆形或椭圆形,囊壁薄且光滑,与膀胱相通。膀胱憩室在膀胱充盈时增大,排尿后缩小。憩室合并感染时,无回声区内可出现点状回声漂动。

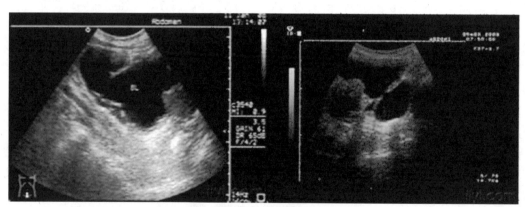

图 4-3-8　膀胱憩室

第四节　超声在各种排尿异常疾病中的应用

一、神经源性膀胱

神经源性膀胱的超声评估临床已经广泛开展,主要用于残余尿测定、膀胱壁厚度和形态评估,以及肾脏是否有积水和肾脏实质厚度测定等。

正常排尿活动是由脊髓反射中枢及脊髓上反射中枢和交感、副交感、体神经共同参与完成。任何与排尿有关的中枢和神经受到损伤引起的膀胱功能障碍,即为神经源性膀胱。儿童神经源性膀胱临床发生率较高,常见于脊髓发育不良,也可见于脊髓外伤、脑性瘫痪和可能影响支配膀胱尿道神经的手术(如盆腔手术和骶尾部畸胎瘤术等)。尿路感染及排尿功能障碍导致的肾衰竭曾是该类患儿的主要死因。近年来,随着影像学技术的发展和普及,以及对手术治疗和康复训练的重视,病死率已显著下降。

神经源性膀胱儿童的发病原因很多,各种病因引起的神经源性膀胱都可产生排尿障碍,并由此引起一系列相应的功能和结构方面的改变,出现相应的临床症状和影像学表现。超声检查表现有膀胱壁毛糙或不同程度增厚、膀胱肌小梁小房形成、膀胱容积变化、不同程度的膀胱憩室形成、尿道内口扩张,呈漏斗状改变,输尿管扩张和肾积水,泌尿系统结石或继发感染等。从发病到出现上述并发症一般都会经历很长的时间,如果能及早发现和治疗,就可以减少上述并发症的发生。

残余尿是指当排尿结束瞬间膀胱内残留的尿液容量,通常将残余尿大于 50~100ml 视为异常标准。残余尿的测定临床常用导尿术、腹部叩击法、放射性扫描和 B 超检测法。导尿术是一种侵入性操作,尽管严格掌握清洁、无菌技术,但仍会给患者带来疼痛、不适、恐惧感,易使尿道黏膜损伤和增加泌尿系统感染发生率。对神经源性膀胱患者测定残余尿是评价疾病发展程度的一个重要手段。由于其病史较长,期间需长期的复查监测,在测定残余尿时,B 超为首选的检查方式。因为其简便、无创、经济、可重复多次检查,不引起尿路感染,并能实时直接显示病变程度及其并发症,对有无继发感染、肾积水、结石、膀胱壁结节、膀胱憩室等的诊断比较直观。所以 B 超检查对发现神经源性膀胱病变及其并发症有很大的实用价值。也有学者发现超声测量膀胱壁厚度可以预测隐性脊柱裂患儿上尿路损害,膀胱壁厚度大于 3.0mm 提示隐性脊柱裂患儿上尿路损害可能性大。

二、遗尿

遗尿的 B 超评估常规用于评估患儿的膀胱功能,如测定残余尿和监测抗胆碱能药应用后是否有残余尿增多等。遗尿俗称"尿床",是临床儿科常见的疾病之一。在 5 岁儿童人群发病率高达 8%~20%,10 岁儿童为 1.5%~10%。国际小儿尿控协会将其定义为 5 岁或以上儿童睡眠状态时发生的不自主漏尿。根据世界卫生组织最新国际疾病分类(The International Statistical Classification of Diseases and Related Health Problems 10th Revision,ICD-10)的定义及标准,诊断遗尿需满足以下条件:①患儿年龄≥5 岁;②每月至少发生 1 次夜间不自主漏尿;③症状持续时间≥3 个月。有人将遗尿症临床分为原发性及继发性遗尿症两种类型。原发性遗尿症患儿多自幼开始尿床,不曾有持续 6 个月不尿床期,且多无器质性的全身、神经和泌尿系统疾病,而继发性遗尿症指 5 岁以上的儿童,曾有至少 6 个月的不尿床期之后出现的遗尿现象。

遗尿影响儿童的健康发育及生活质量,对遗尿患儿应高度重视。如临床疑似遗尿应根据病情进行病史采集、体格检查、排尿日记、实验室检查、X 线检查等,以明确是否符合遗尿诊断并鉴别遗尿类型。本文主要针对 B 超在儿童遗尿中的应用进行论述。

遗尿发病机制复杂,近年研究认为遗尿症主要涉及抗利尿激素昼夜分泌节律异常、膀胱功能失常包括功能性膀胱小容量和膀胱逼尿肌过度活跃,以及睡眠中觉醒障碍等机制。其中膀胱功能失常一直是学者们密切关注的问题,有研究者通过尿动力学检查发现部分小儿功能性膀胱小容量和膀胱逼尿肌过度活跃而发生遗尿。但也有学者认为通过人工充盈诱导方式所得出的结论不能真正揭示膀胱的功能,只有在不改变患儿的饮食与饮水习惯的前提下做睡眠状态下膀胱自然充盈的尿动力学检查才能真正反映膀胱功能状况。Yeung 等报道无创性膀胱超声来评估原发性遗尿症患儿膀胱功能状况与有创的尿流动力学检查评估膀胱功能状况,发现两者有显著的相关性。部分原发性遗尿症患儿存在膀胱功能异常,有研究者发现相当一部分遗尿症患儿,尤其是去氨加压素治疗无效的顽固性遗尿症,其功能性膀胱容量较对照组明显减少。有学者对 41 例去氨加压素治疗无效的严重的原发性夜间遗尿患儿的研究发现,所有患儿均无夜尿增多,但是都有 FBC 的减少,并且伴随有潜在的逼尿肌不稳定,排尿不协调。逼尿肌不稳定是遗尿发生的主要原因,可引起部分患儿 FBC 减少。B 超可检查遗尿患儿泌尿系统情况,排除器质性疾病;还可安全无创地检测患儿的 FBC、膀胱壁厚度、残余尿量,协助了解其膀胱功能,指导制订用药方案。研究表明膀胱容量增大（>150% 预期膀胱容量）、不完全排空（残余尿量 >10% 预期膀胱容量）和膀胱壁增厚等超声发现与非单症状性遗尿（nonmonosymptomatic nocturnal enuresis，NMNE）相关。Elsayed 等发现膀胱容量厚度指数（bladder volume and wall thickness index，BVWI）与行为治疗疗效相关：对于正常 BVWI（70~130）患儿，行为治疗有效率达 97%，而对于低 BVWI 和高 BVWI 患儿，行为治疗的有效率分别只有 18% 和 25%。单症状性遗尿（monosymptomatic nocturnal enuresis，MNE）患儿 B 超检查一般正常，故 B 超检查多适用于 NMNE 和难治性遗尿患儿。

儿童遗尿症病因复杂，超声检查有助于了解患儿的泌尿系统发育情况，了解其膀胱功能状况，有助于提高对遗尿症临床表现的认识而采用针对性治疗，提高治疗效果。

三、尿道瓣膜病

后尿道瓣膜的 B 超评估临床常用于膀胱、输尿管和肾脏形态功能评估。后尿道瓣膜病（posterior urethral valve，PUV）是男性儿童中最常见的先天性下尿路梗阻性疾病，约占下尿路梗阻性疾病总数的 45%，发病率为 1/8 000~1/25 000。Young 于 1919 年最先描述了该疾病，并依据后尿道瓣膜解剖结构将其分为 3 型。Ⅰ型：最常见，占后尿道瓣膜的 95%，形态为一对大三角帆，起自精阜的远端，走向前外侧膜部尿道的近侧缘，两侧瓣膜汇合于后尿道的背侧中线，仅留一孔隙。Ⅱ型：黏膜皱襞从精阜走向后外侧膀胱颈，目前认为不造成梗阻。Ⅲ型：占后尿道瓣膜的 5%，瓣膜位于精阜远端膜部尿道，呈环状隔膜样，中央有孔隙，孔隙大小决定尿道梗阻的程度。

有研究发现 95.6% 的后尿道瓣膜患者合并不同程度的肾积水、输尿管扩张。后尿道瓣膜症患病儿童的临床表现与年龄和梗阻程度有密切关系。PUV 于胚胎早期就已出现，可引起泌尿系统及其他系统发育不良及功能障碍。如羊水过少造成肺发育不良；肾小球滤过功能不良；在 PUV 造成的尿潴留及 VUR 基础上，易并发尿路感染，肾萎缩；肾小管功能异常，PUV 造成上尿路内压增高，肾小管浓缩功能障碍，尿量增多，使输尿管逐渐扩张，膀胱内压增高，加重上尿路损害；上尿路扩张及 VUR。

由于 PUV 临床中少见，常造成临床误诊，长期的尿路梗阻可最终致肾功能的严重损害，治疗越早对肾功能的损害越小，因此及时正确的诊断至关重要。以往多依靠排泄性尿路造影结合临床表现而诊断，但方法较繁杂，而超声对患儿无须特殊的准备，简单、直观。超声检查可分为经腹壁法和经会阴法。经腹壁法：患儿适度充盈膀胱，仰卧位，首先扫查膀胱，观察膀胱的大小、壁的厚度后，观察后尿道，了解后尿道扩张的程度、形态。最后扫查肾脏及输尿管，确定肾积水的程度、有无其他畸形。经会阴法：该法无须特殊准备。仰卧位，将患儿双腿提起与腹壁近 90°，充分暴露会阴，将探头置于会阴处扫查观察后尿道，测量扩张后尿道的长宽度。

后尿道瓣膜超声像图可直接显示扩张延长的后尿道，同时发现膀胱、输尿管、肾积水等表现。特别经会阴部 B 超检查可以更清晰地显示后尿道，排尿状态下由于后尿道扩张更显著，甚至在扩张的后尿道内可见到横过的强回声瓣膜样小叶。后尿道瓣膜梗阻不严重时，后尿道扩张不明显，经腹扫查的显示后尿道比较困难。而经会阴扫查，由于声束与后尿道垂直，且距离更短，更容易显示后尿道。通常在排尿状态下后尿道直径大于 6mm 时，高度提示后尿道瓣膜，其敏感性为 100%，特异性为 89%，阳性预期值为 58%。后尿道瓣膜多合并程度不同程度的肾积水、输尿管扩张，是由于后尿道瓣膜引起的膀胱内压力增高，使上尿路尿液引流不畅所致。同时也易发生泌尿系感染，造成肾瘢痕，以及远期高血压、肾衰竭等合并症。产前超声发现羊水过少，双侧肾积水，膀胱壁进行性增厚及后尿道扩张时，应高度怀疑后尿道瓣膜，产后应尽快复查超声，以明确诊断由于后尿道瓣膜引起的泌尿系远端梗阻。主要应与神经源性膀胱、Belly 综合征、膀胱三角区占位、异位输尿管囊肿、膀胱输尿管反流、巨输尿管及盆腔占位性病变等所致的膀胱壁增厚、双侧输尿管肾积水相鉴别。后几种疾病虽可出现双肾积水，但有各自的声像图特征，而无后尿道扩张，鉴别诊断不困难。

四、膀胱过度活动症

小儿膀胱过度活动症（overactive bladder，OAB）是一种以尿急症状为特征的症候群，常伴有尿频和夜尿症状,多发生于学龄期间的儿童,尤其 6~9 岁多见;可伴或不伴有急迫性尿失禁,尿动力学上可表现为逼尿肌过度活动,也可为其他形式的尿道 - 膀胱功能障碍。尿急是膀胱过度活动症最常见的核心症状,突然或强迫性的排尿欲望,且很难被主观抑制而延迟排尿。小儿 OAB 与成人表现不完全一致,其仅有尿频、尿急症状,且出现于日间及入睡前,间隔数分钟至 1 小时不等。每次尿量不多,甚至仅数滴,总尿量正常。患儿玩兴正浓或注意力集中时,排尿间隔延长,入睡后尿频症状消失。

有研究表明尿急可以直接导致尿频,即增加排尿次数,减少排尿间隔,尿频又进一步导致每次排尿量减少。膀胱过度活动症患者常伴有尿频。尿频是指排尿次数增多,主观上白天排尿次数≥8 次,夜间排尿次数≥2 次,且每次尿量 <200ml。此外,当膀胱顺应性降低或逼尿肌不稳定,尿频更加明显,并出现急迫性尿失禁,患者突然感到强烈尿意,迫不及待地排出尿液。近年来,有很多研究显示,膀胱局部血供减少可导致膀胱的缺血缺氧,这可能是膀胱功能异常的主要原因。膀胱功能异常在代偿期表现为逼尿肌肥厚,并出现下尿路刺激症状。在失代偿期表现为逼尿肌收缩无力,膀胱收缩功能下降。超声技术有很好的灵敏度和特异度,并且对评价预后有指导作用。小儿膀胱过度活动症在临床工作中常见,儿童患者就诊时常难以清楚准确描述其症状及病情的严重程度,使临床表现相互影响或重叠。但是,OAB 是以临床症状作为主要诊断依据的,每个症状都需要进行评定,同时排除其他引起储尿期症状的因素,如泌尿系感染、结石和肿瘤等。在进行排除诊断时,超声是一项客观的检查手段,简单,无创,对人体没有辐射,是婴幼儿可以优先采用的检查。

OAB 的超声评估可以连贯、动态地观察脏器的运动和功能;可以追踪病变,显示立体变化,而不受其成像分层的限制。因此,在行动态影像尿动力学检查时,它也有很重要的作用,可提高诊断的准确性。也有研究证实,OAB 患者膀胱壁厚度增加,而经过有效的抗胆碱药物治疗后,厚度降低。这说明膀胱壁厚度可能是检测 OAB 疾病进程及治疗效果的有效指标。但是,在上述研究中发现膀胱壁厚度在不同人群中的变化很大。尽管与健康受试者相比,OAB 患者膀胱壁厚度有增加趋势,但并未达到统计学上的差异。因此,虽有膀胱壁厚度与 OAB 相关性的正向研究结果,但其临床应用与推广也一直存在争议。膀胱的血供情况可能是反映膀胱功能的直接指标。膀胱在长期慢性的缺血缺氧状况下,可在黏膜 / 黏膜下层、逼尿肌、神经纤维、膀胱间质等组织结构中发生变化,导致黏膜层破坏、逼尿肌及神经纤维高敏、间质纤维化,最终影响膀胱功能出现储尿期症状。Pinggera 等使用经直肠的彩色超声检测下尿路血流,结果显示与年轻对照组或年龄吻合的老年对照组相比,老年下尿路症状患者膀胱血流灌注均显著下降。提示膀胱缺血缺氧可能是伴随年龄出现的导致下尿路症状的重要因素。因此,在小儿 OAB 的诊断和进行治疗效果评估时,也可以用 B 超测定膀胱壁厚度及其血供情况,为临床医师提供诊治 OAB 时的客观依据。

五、泌尿系统结石

小儿泌尿系统的超声检查广泛用于结石的定位和大小评估。X 线阴性结石超声也可以显示。泌尿系统结石是临床上常见的疾病,发病率高,是全球性的常见病、多发病,但小儿泌尿系统结石比较少见。在人体代谢过程中,草酸是人体内甘氨酸代谢及抗坏血酸代谢的终产物,其排泄的唯一途径是经肾脏随尿液排出体外,草酸根离子在体内可与多种阳离子如 K^+、Na^+、Ca^{2+} 等结合,其钙盐在生理 pH 环境下几乎不溶解,而随着儿童年龄的增长,尿草酸盐排泄量逐渐下降,至成人一般维持较低水平。提示儿童较成人更易受高草酸盐尿的损害,且年龄越小受损害的危险性越大。对于奶粉喂养的婴幼儿,除了代谢过程中产生的草酸盐是形成结石的危险因素外,三聚氰胺污染奶粉也是一个高危的泌尿系统结石诱发因素。研究发现,三聚氰胺污染奶粉可以引起泌尿系统结石。并且由于其引起的结石不透光,所以 X 线检查不显影,B 超成为首选的检查方法。

三聚氰胺导致的小儿泌尿系统结石不同于典型的结石声像图(强光团或光斑伴带状声影),超声检查有以下特点:肾窦回声内显示多个圆形或椭圆形团状强回声伴声影,表面不光滑,形态不规则,或呈集合系统内的多个不规则的细小光点,后方无声影或有浅淡声影,碎渣样聚积。需与肾内钙化灶和肾钙质的沉积相鉴别,同时,双肾体积多增大;实质回声增强。当大量结石填充肾盂、肾盏,可形成铸形结石,可见肾窦回声为结石回声代替,表现为肾窦区成团的结石强回声,后方伴宽阔的声影。若肾盂有轻度积水时,在肾实质和结石的强回声间可见带状或条状无回声的液性暗区,积水量较大时,可见扩张的肾盏相互融合,形成巨大囊腔,肾实质厚度变薄,此时结石表现为液性暗区内多个强回声光团,对比明显,利于三聚氰胺结石的诊断。

输尿管结石多来源于肾脏结石,在输尿管狭窄部易滞留,上段输尿管结石多见于肾盂输尿管连接处,呈强回声光团,后方伴声影,光团周围多可见不规则细小光点,无声影。彩色多普勒于结石周边或后方发现五彩镶嵌的花色信号,可明确诊断。若结石引起肾盂积水,可形成典型的肾盂输尿管连接处结石的超声图像:肾盂积水扩张,呈无回声的液性暗区,但多保持肾盂、肾盏的固有形态,肾盂输尿管连接部呈漏斗样改变。在探查上段输尿管时使探头紧贴腰肌,由中心部向外侧斜行移动,并适当作扇形扫查,可扩张的肾盂作为标志物。

中段结石多梗阻在输尿管与髂血管交叉处,多伴输尿管扩张,表现为长条的无回声带,两侧为平行的强回声、光带,与髂血管无回声带平行。于扩张的输尿管内多可见不伴声影的强回声细小光点,于扩张的输尿管末端可探及颗粒状强回声光团、光斑、声影暗淡,彩色多普勒血流图可在结石附近显示彩色多普勒闪烁信号。由于中段输尿管位置较深,受肠管气体、骨骼干扰较多,检查前可酌情服缓泻剂以排空肠内容物及积气,可提高结石的显示率。必须熟悉中段的解剖和输尿管的走行,由于输尿管第二狭窄处位于跨越髂总动脉处(左侧)与跨越髂外动脉始部(右侧),对于此处结石的定位,髂动脉是很好的标志。操作时最大限度避开肠气、骨骼等因素干扰,以最佳的途径显示扩张的输尿管及结石。当输尿管与髂动脉不易分辨清楚时,应用彩色血流图可鉴别。

输尿管末端结石(即膀胱壁内段结石)多位于膀胱壁后侧方,紧贴膀胱壁。表现为膀胱壁较强回声带中的强回声光团,后方伴声影,可见无回声的暗区环绕,中心为结石的强回声亮点。若伴输尿管扩张时,可在强回声光团以上见到长条无回声带。彩色多普勒血流显像有时可显示经结石周围喷尿的彩色图像。

超声是诊断小儿泌尿系统结石的首选检查方法,一旦确诊后应尽早排石,若结石过大且不规则引起梗阻时,必须采取碎石治疗。但要减少发病率,必须从预防开始,加强锻炼、大量饮水、不断调节饮食是关键。

六、超声在尿动力学检查中的应用

超声在尿动力学检查中的应用越来越受到重视。常规尿动力学技术能够在一定程度上评估储尿期和排尿期膀胱、尿道、盆底和括约肌的功能状态。但是,由于缺乏形态结构方面的信息,它不能满足临床对小儿排尿功能障碍诊疗的更高要求。作为一种功能型检查技术,迫切需要辅助的形态学证据来支持它的结论。B超影像尿动力学技术结合形态学表现,能够较大程度上弥补常规尿动力学检查只能发现功能异常的不足,从形态学和功能表现两方面相互印证,共同解释小儿排尿功能障碍的病理生理过程。

目前的尿动力学检查中心一般都配备常规的B超检查仪,测定尿流率之前在膀胱充盈状态下可以观察肾脏大小、形态及回声,有无积水等,输尿管有无扩张或狭窄,测定膀胱容量,观察膀胱形态,测量前列腺体积。

尿流率测定之后,嘱患者排尿,并用B超仪测定残余尿量。给患者插入特定的膀胱测压管后,需要把残余在膀胱的尿液抽出来,此时可以对比B超和导尿法测得的残余尿量。压力-流率测定的同时可以观察膀胱不同充盈状态下膀胱壁厚度的变化。利用彩色多普勒观察有无膀胱输尿管反流。排尿期观察膀胱颈口开放情况,是否存在逼尿肌-括约肌协同失调等。

近年来,人们多关注于一种对膀胱结构和变化的新测量方法——膀胱壁厚度的测定。膀胱壁厚度是对膀胱逼尿肌功能的间接测量方法。膀胱壁厚度高度依赖于膀胱容积。儿童膀胱壁的厚度会随着年龄稍有增加,男孩的膀胱相对于女孩稍厚。后尿道瓣膜梗阻的男孩膀胱壁厚度有明显的增厚。膀胱壁厚度的评估已被用于诊断膀胱出口梗阻。

在膀胱充盈的不同阶段,逼尿肌的厚度并不相同,逼尿肌的厚度随着尿液充盈而逐渐变薄。Madersbacher在膀胱充盈150~200ml时连续测量膀胱壁厚度比较发现,此阶段各测量值并无明显差异。Oelk发现,膀胱在充盈至200~300ml或正常膀胱容量的40%~60%时,膀胱壁的厚度保持不变。超声膀胱壁厚度测定近年来逐渐被用于代替常规尿动力学评价膀胱功能并预测上尿路扩张,诊断下尿路梗阻。Kojima等还通过测量膀胱重量诊断下尿路梗阻,发现 86% 的下尿路梗阻患者膀胱重量大于 35g。但膀胱重量的测定方法并不科学,因为膀胱充盈过程中并不是严格的球形。Kessler 等对未治疗的无神经病变膀胱出口梗阻患者研究显示,充盈至 50% 膀胱容量时,逼尿肌厚度大于 2.9mm 可诊断下尿路梗阻,超声测量膀胱壁厚度甚至可以代替膀胱压力 - 流率测定来诊断膀胱出口梗阻。Cvitkovic-Kzumic 等研究也表明神经源性膀胱括约肌功能障碍患儿的逼尿肌厚度明显大于正常儿童的逼尿肌厚度。

超声测量膀胱壁厚度可在一定程度上预测上尿路损害,但并不是所有充盈期逼尿肌压力大于 40cmH$_2$O 的患儿均会出现上尿路损害,齐艳等的研究显示阳性率为 93%。有学者发现超声测量膀胱壁厚度可以预测隐性脊柱裂患儿上尿路损害,膀胱壁厚度大于 3.0mm 提示隐性脊柱裂患儿上尿路损害可能性大。膀胱壁厚度与逼尿肌过度活动最高压力、逼尿肌漏尿点压及充盈期最大逼尿肌压力呈正相关。

Kessler 的研究显示膀胱壁增厚的主要病理变化为肌细胞周围致密的纤维组织增生,而非肌细胞的增生或肥大,导致膀胱厚度的增加。朱庆华对逼尿肌无收缩患儿的尿动力学检查和逼尿肌电镜检查显示:逼尿肌无收缩患儿紧密肌束发生率明显低于正常儿童。上述研究证实逼尿肌无收缩患儿膀胱功能改变的基础是超微结果的变化。这种特征性的细胞结构和数目的变化可能是超声膀胱厚度变化和膀胱功能变化的主要原因。

B 超常被用来测量排尿后残余尿量。根据 ICS 的定义,残余尿量是指在排尿完成后膀胱内残余的液体容积。残余尿量测定应用于初步评估尿失禁、膀胱出口梗阻、神经源性膀胱等下尿路排尿功能障碍。评估残余尿在预防反复慢性泌尿系感染中起一定作用。尽管暂时性的导管置入一直被认为是测量残余尿的金标准,但有报道称它有一定程度的不准确性且侵入性检查有造成泌尿系感染等损害的风险。内镜和放射性同位素测定可以准确评估残余尿,但是由于操作过程相对复杂很少被应用。1967 年,Holmes 首次提出使用超声来评估膀胱体积,并迅速被人们所广泛接受,证明其确有令人满意的准确性。

为了测量排空后残余尿,要避免膀胱容量过小和膀胱过度充盈,因为它们都会影响排尿参数的测量,例如流速测量及残余尿量测量。最好配备专人及专门的诊室测量尿流速度和排空后残余尿量,这样可以让患者在舒适的环境下等待膀胱充盈,并且必要时可以多次重复测量。尿液排空后尽快测量残余尿量很重要,因为一个体内代谢正常的人每分钟可以生成 16ml 甚至更多的尿液,所以测量延迟会影响测量的准确性,使测量结果偏高。

神经源性膀胱患儿往往伴随上尿路损害,如膀胱输尿管反流、肾积水、输尿管扩张等。运用彩色多普勒可以检测到膀胱输尿管反流的过程,相比传统的尿路造影判断膀胱输尿管反流,彩超的辐射更小,且避免了造影剂对人体潜在的副作用,因此更为安全。

超声影像尿动力学在膀胱测压的基础上增加了无创性的形态学检查手段,可以广泛应用于神经源性膀胱、后尿道瓣膜及尿路感染等疾病的诊断。且超声检查由于操作方便、副作用小,更易被临床医生和患者接受,操作也更为方便。

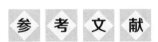

1. 文建国,王庆伟.儿童神经源性膀胱的诊断治疗进展.实用儿科临床杂志,2008,23(23):1797-1800.

2. 文建国,贾志明,吴军伟,等.儿童遗尿的评估和治疗进展.现代泌尿外科杂志,2015,20(1):4-9.

3. 李林.超声在婴儿后尿道瓣膜病诊断中的价值.中国超声诊断杂志,2001,2(8):73-74.

4. 文建国,胡金华,娄安锋,等.三聚氰胺奶粉喂养患儿泌尿系统结石 163 例的超声表现.实用儿科临床杂志,2009,24(1):67-69.

5. 文建国,高新梅,黄书满,等.非侵入性尿动力学检查在小儿膀胱功能评估中的应用研究.中华小儿外科杂志,2014,35(12):936-939.

6. BRIGHT E,OELKE M,TUBARO A,et al. Ultrasound estimated bladder weight and measurement of bladder wall thickness-useful noninvasive methods for assessing the lower urinary tract? Journal of Urology,2010,184(5):1847-1854.

7. OZAWA H,IGARASHI T,UEMATSU K,et al. The future of urodynamics:non-invasive ultrasound video urodynamics.

InternationalJournalofUrology,2010,17(3):241-249.

8. WEN JG,YANG L,XING L,et al. A study on voiding pattern of newborns with hypoxicischemic encephalopathy. Urology,2012,80(1):196-199.

9. LI Z,ZHAO Z,LIU X,et al. Prediction of the outcome of antenatal hydronephrosis:significance of urinary EGF. PediatrNephrol,2012,27(12):2251-2259.

10. MOSIELLO G,POPOLO GD,WEN JG,et al. Clinical Urodynamics in Childhood and Adolescence. Firstedition. Cham,Switzerland:Springer International Publishing AG,2018.

第　五　章

磁共振成像检查应用

第一节　判断尿液产生、输送、储存和排出

磁共振成像（magnetic resonance imaging，MRI）技术自 20 世纪 70 年代诞生以来得到了快速的发展。如今，不同类型的 MRI 系统已遍布我国城乡各地，在疾病诊断和治疗领域发挥着重要的作用。MRI 学科的研究范围和涵盖面也日益广泛，包括传统的 MRI 技术、介入 MRI 技术、MR 波谱成像技术、在体电子顺磁共振（electron paramagnetic resonance，EPR）技术、MRI 显微成像技术、超低场 MRI 技术和超高场 MRI 技术等。此外，探针技术、分子靶向（molecular targeting）技术、药物监控技术，以及对比度增强技术等的发展使 MRI 技术在临床非成像领域的应用也日益广泛。

一、磁共振成像的发展史

磁共振成像是利用原子核在磁场内共振所产生的信号经重建成像的一种成像技术。磁共振是在固体微观量子理论和无线电微波电子学技术发展的基础上被发现的。成像基础为核磁共振现象（nuclear magnetic resonance，NMR）。早在 1946 年，美国理论物理学家斯坦福大学的布洛赫（Felix Bloch）和哈佛大学的珀塞尔（Edward Purcell）就发现，在外磁场作用下，试管中某些纯物质样品（如氢原子核）会发出一定频率的电磁波，用适当的射频波，在主磁场的垂直方向上对进动的原子核进行激励可使其进动角度增大；停止激励后原子核又会恢复至激励前的状态，并发射出与激励电磁波同频率的射频信号。这一现象被称为核磁共振现象。

将检测到的 NMR 信号记录在与其频率相对应的波谱纸上，就得到核磁共振波谱（nuclear magnetic resonance spectroscopy，NMRS）。直到 1949 年，当发现核磁共振的精确频率依赖于核所在的化学环境时，NMR 才引起化学家的兴趣。1951 年，阿诺德（Arnold）测出处于同一分子内不同化学环境下质子的共振谱线，发表了能分辨化学位移的图谱。这种"化学位移"的发现，开拓出使用 NMR 来测定化学结构的重要科学领域，即产生了核磁共振波谱学这一边缘学科。

从 1946 年 NMR 诞生到 1972 年，NMR 主要被作为分析工具使用。但是，后来随着 NMR 理论的完善，研究范围逐渐扩展到了生物领域。1967 年，约翰斯等人首先用活体动物进行实验，成功地检测出动物体内分布的氢、磷和氮的 NMR 信号，开创了生物体组织化学分析的新纪元。1970 年，达马迪安发现正常组织与恶性肿瘤组织的 MR 信号明显不同，而且受激组织的偏转磁矩恢复至正常状态的过程中，会发出两类不同信号（T_1、T_2 弛豫信号）。

1973—1978 年，物理学家与医学家一道，对活体组织进行了局部成像的实验研究，使 NMR 医学成像得以实现。达马迪安还是首先在人体活组织中进行 T_1 测量的学者。劳特伯当时已在纯物质的波谱分析方面取得巨大成就，且在试管内样品的波谱学研究方面享有盛誉，但他并不满足于这一点。劳特伯认为，应用 NMR 原理，肯定存在可对物质进行选择性激发的方法。1973 年，劳特伯宣布采用三个线性梯度磁场 Gx、Gy 和 Gz 来选择性地激发样品，使之得到所需的成像层面。这三个梯度就是我们今天广泛使用的梯度磁场，它们分别由 x、y 和 z 向的三个梯度线圈产生。

1978 年以后磁共振成像技术进入全面发展的阶段。这一时期 MRI 研究主要实现了如下五个方面的

转变：从人体成像实验系统的研究转入工艺装置研究；从局部成像的研究发展为全身成像研究；由实验研究过渡为临床应用研究；从侧重于成像理论的研究转变为加快成像速度、提高信噪比、改善图像质量的方法学研究；从大学、研究所的科研活动扩展到多厂商参与研究和开发的商业行为。

1980 年前后，美国、英国、荷兰和日本等国纷纷投入力量从事 MRI 系统的研制（图 5-1-1）。

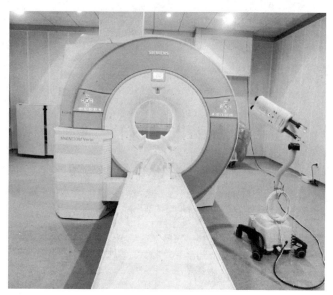

图 5-1-1　磁共振检查仪器

高性能梯度、开放型磁体、软线圈、相控阵线圈及计算机网络的应用，显示出 MRI 系统的硬件发展趋势。先后出现的磁共振血管成像（MRA）、心脏 MRI、电影 MRI、快速与超快速成像、准实时动态 MRI、功能成像和介入 MRI 等技术，给人以日新月异之感。MRI 是 20 世纪医学诊断方面最重要的进展之一。

二、设备

磁体工程、梯度技术和射频技术是 MRI 工程技术的 3 个主要支点和重要的创新点，但是磁体工程的作用和基础性地位更为突出和重要。

（一）主磁体

应用磁体的目的在于营造出适宜的样品扫描用磁场空间环境（即扫描视野 FOV 和静磁场强度 B0），并保证均匀性、经济性和可用性。自 20 世纪 70 年代 MRI 用磁体诞生以来，经济性、安全性、开放和非开放之争等贯穿于 MRI 磁体技术进步和发展的始终。同时，限于磁体结构对被扫描患者的约束，人们不得不被动地采取包括人机工程研究在内的各种措施，改进不同类型磁体在其不同发展阶段所带来的人机之间匹配及兼容的问题，减轻幽闭恐惧症等一系列影响 MRI 扫描患者的临床症状。

在 MRI 医用磁体的发展过程中，其类型涵盖了永磁磁体、常导电磁体、低温超导磁体和高温超导磁体等类型。在 MRI 系统发展的初期，由于低温超导磁体技术尚未发展成熟，可靠性和经济性问题突出。处于发展中的低温超导磁体、已发展相对完善的常导电磁体和永磁磁体技术同时被用来构造不同类型的 MRI 系统，3 种不同类型磁体技术之间的竞争亦开始。20 世纪 90 年代，伴随高温超导材料的国际竞赛而产生的高温超导磁体技术曾经昙花一现。常导电磁体亦于 90 年代后期逐渐退出市场。2000 年以后，低温超导磁体技术和永磁磁体技术历经多年发展，日益成熟，因其实用性、功能性和经济性而逐渐成为引领 MRI 系统发展的主力。

低温超导磁体是一种依然处于发展中的技术。近几年来，主要的技术发展趋势是满足临床开放度的需求，例如短腔体（磁体长度缩短至 1.2m）、大孔径（患者孔直径从 600mm 增大到 700mm）设计。此外，3T 磁体渐已成为主流，3T 以上超高场磁体的开发和实验室范围内的研究型应用方兴未艾，由此带动神经、心血管、脑功能、代谢等领域的成像诊断技术飞速发展。

首先,3T超导磁体逐步成为临床低温超导磁体的主流产品。相比于已相对发展比较成熟的1.5T超导磁体,3T超导磁体涉及的技术环节和难点更多。设计和工艺问题更为复杂,临床应用方面的安全关注点更多。以短腔体、大孔径等为主要特点的高开放度、高均匀度设计使得3T磁体能更好地满足临床应用的需求。

其次,近几年来,作为扫描视野FOV的圆球形均匀磁场区有逐渐被更有效率的圆柱形均匀磁场区所代替的趋势,由此影响到超导磁体主体线圈和屏蔽线圈的布置和电磁场设计。圆柱形均匀磁场区具有较大的横断面扫描区直径(500mm)和冠状面(或矢状面)扫描深度(500mm)。执行全身扫描的速度会更快,成像质量会更优。

第三,超高场的MRI可以成倍提高图像的信噪比,大大提高空间和时间分辨率,对于高分辨率成像和功能,甚至分子影像学的发展有极其重要的意义。目前MRI在分子影像学方面的研究是以3T、7T或更高场强的超高场MRI系统为基础开展的,比较典型的3T以上超高场低温超导磁体有4T、7T(300MHz)、9.4T(400MHz)和11.7T(500MHz)等,可以实施全身扫描和头部扫描。用于人体头部扫描的同机融合PET-MRI系统也已经在9.4T超高场MRI系统中实现,主要应用于基因、蛋白及细胞代谢等分子水平功能影像的研究。

虽然很多MRI用超高场低温超导磁体的研究仅仅为实验室技术,费用高昂,尚难大范围普及应用,但它们为该技术的发展和推广应用提供了广泛的技术支持。

(二)梯度系统

梯度系统是MRI仪最重要的硬件之一,由梯度线圈、梯度放大器、数模转换器、梯度控制器、梯度冷却装置等构成,梯度线圈安装于主磁体内。梯度磁场的主要作用:①进行MRI信号的空间定位编码;②产生MRI回波,磁共振梯度回波信号是由梯度场切换产生的;③施加扩散敏感梯度场,用于水分子扩散加权成像;④进行流动补偿;⑤进行流动液体的流速相位编码等。

梯度线圈性能的提高对于MRI快速成像至关重要,可以说没有梯度线圈的进步就不可能有超快速序列。SS-RARE、Turbo-GRE及平面回波成像(echo planar imaging,EPI)等超快速序列,以及水分子扩散加权成像对梯度场的场强及切换率都有很高的要求,高梯度场及高切换率不仅可以缩短回波间隙加快信号采集速度,还有利于提高图像的信噪比(signal to noise ratio,SNR),因而近几年快速或超快速成像技术的发展可以说是直接得益于梯度线圈性能的改进。

(三)射频系统

射频系统由射频发生器、射频放大器和射频线圈等构成。射频发生器产生所需的射频脉冲电流,送至射频发射线圈。当射频发射器发射的射频满足MRI条件时,射频场与成像物体中的氢核磁矩发生相互作用,进行能量交换,使宏观磁矩偏离平衡态。射频脉冲过后,宏观磁矩将回到其平衡位置,发出MRI信号,由接收线圈接收。MRI信号很弱,接收线圈感应的弱小信号经过放大和处理后变为数字信号输入计算机。

目前多源发射技术、相控阵线圈技术的发展十分迅速。多个独立的射频源对应多个独立的放大器.使得射频场可调整的自由度大大提高,根据患者的体形来实时调整射频发射的参数(频率、幅度、相位、波形等),使用基于个体差异的射频管理的并行射频源,通过对于射频系统的优化发射可以在人体内产生更加均匀一致的射频场。此外,多源发射系统有效地改善了人体高局部对射频功率吸收导致的热点的产生,从源头上解决了制约3T扫描速度的原因。表面相控阵线圈是射频线圈技术的一大飞跃。一个相控阵线圈由多个子线圈单元构成,同时需要有多个数据采集通道与之匹配。利用相控阵线圈可明显提高MRI图像的信噪比,有助于改善薄层扫描、高分辨扫描及低场机的图像质量,可以进一步提高MRI的信号采集速度。

三、泌尿系统MRI技术

(一)泌尿系统解剖特点

肾脏位于腹膜后间隙内,脊柱两侧,左右各一,形似蚕豆。在冠状位切面上肾实质分为皮质和髓质两部分。肾皮质位于浅层,占1/3,富含血管,肾髓质位于深部,占2/3,主要由肾小管组成。根据肾小管的组成,髓质又分为髓质外带和内带。肾髓质的管道结构有规律的组成向皮层呈放射状的条纹称髓纹线,向内侧集合组成 15~20 个锥形体称为肾锥体,肾锥体基底朝向皮质,尖端钝圆,朝向肾窦,称为肾乳头,肾乳头顶端有许多小孔,称为乳头孔,是尿液流入肾盏的通道。肾皮质包绕肾髓质,并伸入于肾锥体之间,称为肾柱。肾脏内侧缘中部有血管、淋巴管、神经和肾盂出入称肾门。出入肾门的结构合称肾蒂。由肾门向肾内续于肾窦。窦内有肾动脉、肾静脉、肾小盏、肾大盏。肾小盏呈漏斗状,紧紧包绕着肾乳头,一个肾小盏包绕着 1 个或 2 个肾乳头,每 2~3 个小盏集合成肾大盏,大盏 2~3 个最后合并形成漏斗形的肾盂,出肾门后续于输尿管。

成人输尿管长约 30cm,小儿不同年龄输尿管长度不同。输尿管自肾盂起始后,首先沿腹后壁下行,再沿盆腔侧壁至盆底向内下斜穿膀胱壁,开口于膀胱。输尿管分三段,即上段、中段和下段。输尿管有三个狭窄,即起始部、与髂血管交叉处、壁内段,全程位于肾脂肪囊和肾筋膜的下延部分内。

膀胱是一个中空性肌囊,可分为底、体及颈 3 部分。膀胱颈为膀胱底部下端与尿道连接处。输尿管与膀胱连接处的纵形肌纤维进入膀胱后呈扇形散开,构成膀胱三角。三角区内有 3 个开口,即两个输尿管开口和一个尿道内口。男性膀胱位于直肠、精囊和输尿管的前方,下与前列腺邻接;女性膀胱位于子宫的前下方和阴道上部的前方。膀胱肌肉活动受神经系统的支配与控制。膀胱三角区是炎症、结核及肿瘤的好发部位。膀胱的生理功能是储存尿液和周期性排尿。

泌尿系统疾病的影像学检查方法很多,包括超声、核医学、CT、MRI 等。MRI 检查空间分辨力和组织分辨力均较高,可以进行多平面、多参数成像,不仅对各种实质病变和血管病变的显示优势明显,而且随着 MRI 技术的进步,灌注、扩散成像、BOLD 等多种功能成像在肾脏的应用逐渐受到重视,MRI 对肾脏功能的评价越来越重要。

近几年 MRI 的应用越来越广泛,检查已逐渐扩展到胎儿各个器官,从而对了解胎儿的生长发育及探讨疾病的发展起到至关重要的作用。此外 MRI 视野显示范围广,不受母体肥胖、羊水量多少和胎儿骨性结构影响等情况限制,清晰度好,软组织分辨率高,可比超声更精细、清晰显示胎儿解剖结构,目前已应用于中枢神经系统、胸腹部包括泌尿系统疾病的诊断中。

胎儿泌尿系统的 MRI 影像特点:①泌尿系统发育至 11~14 周开始有排泄功能,MRI 可显示含水较多的肾盂、肾盏及膀胱,肾实质呈等信号,皮髓质分界不易辨认(图 5-1-2)。在妊娠中期以后,MRI 可清晰显示双肾形态、大小及位置。MRI 在显示肾脏细微结构、体积测量等方面明显优于超声。当胎肾趋向成熟,肾周及肾窦内脂肪的增多,肾包膜与肾盂、肾盏等集合系统逐渐变得明显,因此从孕中期测量肾脏的大小最为准确。②正常胎儿输尿管在 T_2WI 上不显示,扩张时显示为高信号管状结构。孕 24 周以后 T_1WI 可准确可靠地辨别扩张的输尿管与结肠。前者为低信号管状结构,后者由于胎粪内含蛋白质及矿物质成分而成高信号。③膀胱在不同断面均清晰可辨,表现为盆腔前部液体充盈的卵圆形结构。④尿道不显示。

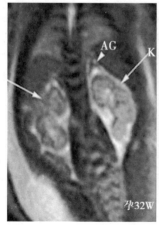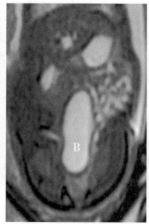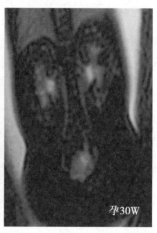

图 5-1-2　胎儿泌尿系统的 MRI 影像特点

妊娠 11~14 周肾脏开始排泄,脊柱两侧可见中等信号的卵圆形结构,肾盂、肾盏、膀胱因尿液呈高信号,肾实质呈等信号,皮髓质不易辨认,肾上腺在 T_2WI 信号较低

（二）小儿泌尿系的 MRI 表现

1. 常规检查　泌尿系统的 MRI 检查方法很多,可行常规 T_1、T_2、增强 MRI 检查,从不同侧面反映泌尿系及其病变的形态和功能信息。

（1）常规 T_1WI、T_2WI:肾脏 MRI 检查时,常规 T_1WI、T_2WI 像可以很清楚地显示肾脏的形态和结构,在 T_1WI 和 T_2WI 上均可显示正常肾脏的皮、髓质界限,以 T_1WI 图像效果更好。肾窦脂肪组织在 T_1WI 和 T_2WI 上分别呈高信号和中高信号。正常肾盏难以显示,然而肾盂多可识别,呈类似于游离水的长 T_1 低信号和长 T_2 高信号表现,位于肾门区。肾动脉和肾静脉由于流空效应常表现为无信号或低信号影。MRI 的 T_1WI 或 T_2WI 横断面检查时,自肾盂连续向下追踪,在周围高信号或中等信号的脂肪组织对比下,有可能识别出部分正常腹段及盆段输尿管,呈点状 T_1WI 低信号和长 T_2 高信号。膀胱充盈时,膀胱内尿液富含游离水,呈均匀长 T_1 低信号和长 T_2 高信号;膀胱周围脂肪组织在 T_1WI 上呈高信号,T_2WI 上为中等信号;膀胱壁在周围脂肪组织和腔内尿液的对比下能够清楚显示,表现为厚度一致的薄壁环状影,与肌肉信号类似,在 T_1WI 上高于腔内尿液信号,而在 T_2WI 上则低于尿液信号。

（2）增强扫描:肾脏 MRI 增强扫描可以显示肾实质病变的血供,肾脏为富血供器官,皮质和髓质的血供不同,多数肾脏病变相对肾实质为少血供。增强扫描可以更加清楚地显示病灶与肾实质的对比（图 5-1-3~ 图 5-1-5）。

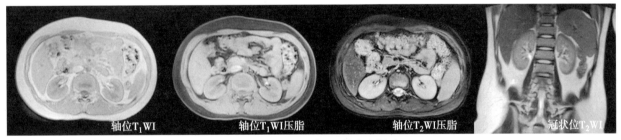

图 5-1-3　男,12 岁,正常儿童肾脏

T_2WI 像可以看到肾实质皮髓质分界清晰,肾窦脂肪呈高信号,压脂像呈低信号

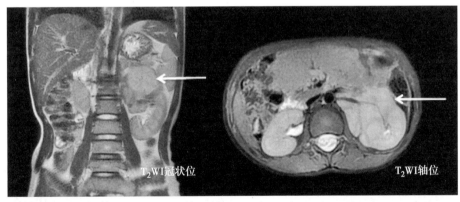

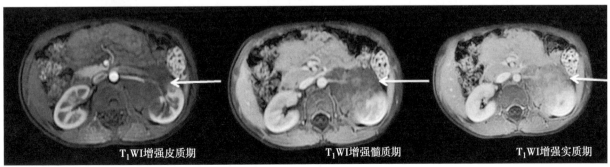

图 5-1-4　男,7 岁

平扫示左肾占位,增强示右肾皮质、髓质依次显影,左肾病变血供丰富,与正常肾组织分界不清,病理证实为左肾节细胞神经瘤

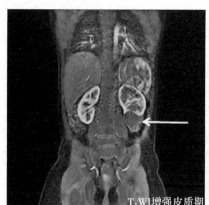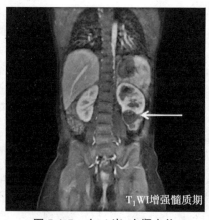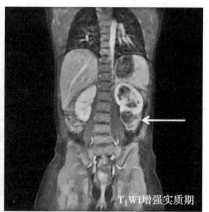

T_1WI增强皮质期　　　　　　　T_1WI增强髓质期　　　　　　　T_1WI增强实质期

图 5-1-5　女,4 岁,左肾占位

动态增强示左肾下极囊性病变始终未见明显强化,周围肾实质,血供呈相对低灌注,对比剂进入较慢,病理证实为囊性畸胎瘤

2. 磁共振尿路成像　1946 年美国学者 Bloch 和 Percell 发现磁共振现象不久,Bloch 发现 Fe(NO₃)₃可缩短组织的 T_1 和 T_2 时间。20 世纪 70 年代末期德国科学家发明了 Gd-DTPA。1983 年开始应用于临床。Gd-DTPA 是第一个投入市场的 MR 造影剂,也是目前应用最多的 MR 造影剂。通过对 Gd^{3+}、Fe^{3+} 及 Mn^{2+}等进行研究,发现要保证其在体内的安全性,这些金属离子必须是螯合物。此类螯合物除 Gd-DTPA 外,还有 DOTA、EHPG 及 EPPS 等。由于这些金属螯合物可随血液流动,故血流量较多的部位图像清晰,从而能早期发现血脑屏障的破坏、脑肿瘤及急性心肌梗死等病变。

磁共振尿路成像(magnetic resonance urography,MRU)是利用重 T_2 的效果,使静态液体显影,在泌尿系统成像时尿液呈明显高信号,而实质性器官及流动液体呈低信号。MRU 是目前判断尿液产生、输送和储存的新方法。常用扫描序列包括:① 3DFSE/TSE 配合呼吸门控技术,能够得到多层的薄层连续图像,可以对原始图像进行后期重建,利用多种后处理技术可以获得清晰直观的二维及三维图像,配合原始横断面图像有利于细小病变的显像,缺点是扫描时间相对较长,呼吸不配合时图像质量会受到极大影响;② 2D 厚层模块投射扫描,一次扫描得到一幅厚层三维图像,扫描速度快且所显示管道结构连续、清晰,缺点在于图像不能后处理,容易遗漏细小病变。

目前许多研究者正尝试用结合动静态的 MRU 作为一个替换选择。MRU 最重要的应用就是评估肾积水,特别是婴幼儿,对严重肾积水和肾功能差的新生儿尤为适用。大多数专家提倡在有肾功能受损证据的情况下,对有密切随访和手术史的肾积水婴儿首选保守的处理方法,强调临床处理要通过形态和功能的判定来决定。任何将梗阻肾脏与非梗阻肾脏明确区分的尝试是不可靠不真实的。大多数肾积水系统都是某种程度的梗阻,我们需要开展一些敏感的检查方法来探测早期肾脏功能的受损情况。处理梗阻的最终目的是为了保存肾功能。当前,没有影像的形态特征可以准确评估梗阻程度以鉴别哪种肾脏功能处于进行性下降的危险中。但是用 MRI 尿路造影,T_2 加权序列可以评估新生儿肾积水和定位梗阻部位;用 Gd 增强 T_1 加权序列则可以获得功能障碍的判定和肾实质的评估。所以磁共振成像已成为小儿泌尿生殖器尿路成像的有力工具。

先天性肾脏积水是儿童常见的泌尿系统疾病,病因以肾盂输尿管连接异常最为多见,其他致病畸形还包括重复肾、输尿管囊肿、输尿管开口异位、输尿管膀胱连接异常等,有时邻近血管压迫也是其原因之一。小儿肾脏积水既往常用的检查方法包括 B 超、静脉肾盂造影、CT 尿路造影、逆行或顺行尿路造影等,由于静脉肾盂造影及 CT 尿路造影均具有辐射性危害,逆行或顺行尿路造影为有创性检查,而且需要使用造影剂,有潜在过敏及肾功能损害的危险性;B 超简单便捷,但是容易受操作者水平的影响,并且有时对于肾脏积水的病因难以明确。上述各种检查方法在儿童肾脏积水的临床应用上均有较大限制。

近年随着 MRI 扫描仪的普及,MRU 已经成为儿童肾脏积水的重要检查手段。MRU 相对其他检查方法具有非侵袭性、安全无辐射、无对比剂过敏、无操作者技巧问题的优势,并且尿液是天然的对比剂,肾功能损害患儿也可以适用,还能够对原始图像进行三维重建、多角度多平面观察,图像清晰直观(图 5-1-6~图 5-1-8),利于临床医师接受。虽然 MRU 也有缺点,如对细微结构显示欠佳、检查费用相对昂贵、因检查时间较长对于患儿镇静要求较高等,但是综合考虑,MRU 仍然在儿童肾脏积水的检查中得到广泛应用,在有条件的医院甚至成为首选的影像检查方法。

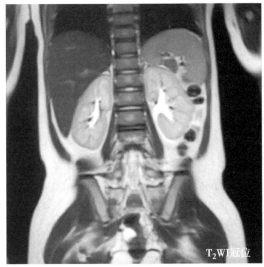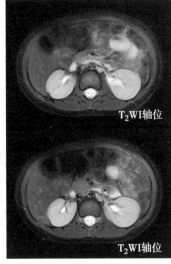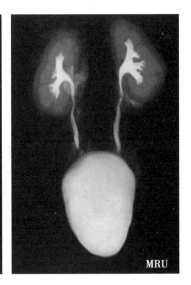

图 5-1-6　女,5 岁,正常儿童肾脏水成像

双肾大小、形态、位置正常,右图水成像示双侧肾盂肾盏显示清晰,未见扩张;双侧输尿管全程走行连续且未见扩张

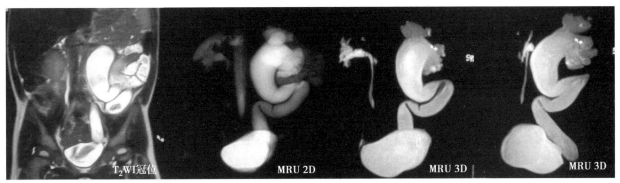

图 5-1-7　男,3 岁,左肾积水,左侧巨输尿管

T₂WI 示左肾盂输尿管明显增粗,水成像示左肾盂显著扩张,左侧输尿管全程增粗迂曲;右肾盂、肾盏及输尿管未见扩张

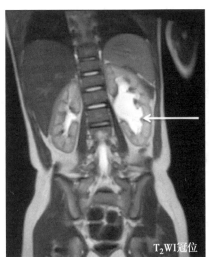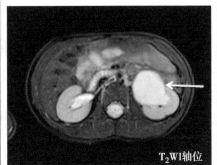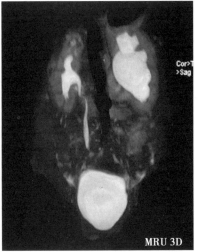

图 5-1-8　女,6 岁,左肾积水

冠状位及横轴位示左肾盂肾盏扩张;水成像示左肾盂肾盏明显扩张呈球囊状,左侧输尿管未见扩张,手术证实为左侧肾盂输尿管连接处狭窄所致

3. 磁共振弥散加权成像　磁共振弥散加权成像（diffusion weighted imaging，DWI）是利用水分子的扩散运动来进行成像的 MRI 技术。长期以来，它主要应用于中枢神经系统的检查，尤其是急性脑梗死、肿瘤和神经脱髓鞘疾病的诊断。而肾实质内水分子的扩散是其一项主要生理功能，所以理论上讲 DWI 可反映肾脏的生理功能。DWI 在神经系统以外的应用主要受到其对运动的高度敏感性制约，如呼吸、胃肠蠕动及血液流动等。随着平面回波成像技术及新的快速成像方法的出现，逐渐实现了其在腹部的应用。

当肾脏发生病变时，水分子的扩散运动会受到影响，在 DWI 上其表观扩散系数（apparent diffusion coefficient，ADC）值也发生相应改变。通过研究 ADC 值的改变与肾脏病变的关系，可以获得肾脏功能改变的信息。公式为：$S_{(i)}=S_0 \times \exp(-bi \times ADC)$。其中 $S_{(i)}$ 是 b 值为 i 时刻的信号强度，S_0 是 b 为 0 时的信号强度。

目前研究应用主要表现在：①高 b 值下，正常人皮质 ADC 值高于髓质 ADC 值；而肾衰患者则表现为皮髓质 ADC 值的显著下降，重复试验的结果也证实 DWI 方法具有很好的稳定性；②缺血再灌注后肾 ADC 值明显降低；③ DWI 可用于肾移植排异反应的早期诊断，肾移植的肾脏 ADC 值出现明显下降；④ ADC 与血肌酐水平具有很强的相关性，血肌酐浓度升高伴随着皮质 ADC 值下降和微循环减少；⑤ DWI 测得的 ADC 值与肾小球滤过率（glomerular filtration rate，GFR）之间存在正相关性，所以肾脏 ADC 值可以在一定程度上反映肾脏的滤过功能。

DWI 不需要对比增强，成像方法相对简单，并且可以反映分子水平的病理改变，具有良好的发展前景。但肾脏的灌注水平、梗阻性肾病和肾脏的水分转运变化等都会影响到 ADC 值，使得对结果的分析较为困难。对 ADC 值的改变机制进行深入了解，将有助于其进一步的应用和对 DWI 结果的正确理解。

4. 磁共振灌注成像　磁共振灌注成像（perfusion-weighted imaging，PWI）是一种反映组织微血管分布和组织灌注的 MRI 检查技术。当高浓度的顺磁性对比剂进入毛细血管床时，组织血管腔内的磁敏感性增加，引起局部磁场的变化，进而引起邻近氢质子共振频率的改变，后者引起质子自旋失相位，导致 T_2 缩短。通过注射对比剂后选取双侧肾实质作为感兴趣区，在 T_2WI 上得到肾脏的灌注曲线（信号强度 - 时间曲线）来进行分析。一般认为 $1/T_1$ 的变化与对比剂浓度成正比。病理状态下，肾脏的浓缩、分泌功能受到影响，对比剂的排泄较正常肾脏要慢，所以病变肾脏较正常肾脏的波始下降时间、达波谷时间显著延长；同时，正常肾的最大波幅高于异常肾脏。这些均反映出病变肾脏血流灌注慢、灌注少的特点，从而反映肾功能的损害。实验证明，通过对肾灌注曲线波始下降时间、达波谷时间及波幅变化的观察测量可以对肾功能损害作出定性的评估。目前有研究采用 FAIRTrue-FISP 序列不使用对比剂即可直接得到肾脏 PWI，避免了肾毒性的可能。其原理为采用动脉自旋标记技术使得特定区域内的血液磁化翻转或饱和，与未标记扫描的影像进行减影处理后即可得到该区域内的血流灌注影像。尽管该技术仍然需要大量实验资料的证实，但快速、无创及无须对比剂的优点使得其具有良好的发展前景。

5. 血氧水平依赖功能性成像　血氧水平依赖功能性成像（blood oxygen level dependent，BOLD-fMRI）是利用氧合血红蛋白与去氧血红蛋白磁化率的不同来成像的技术。血红蛋白的氧合与否会影响周围水分子的 T_2^*，进而影响了 T_2^*WI 的信号强度。所以该技术被称为是"目前唯一无创性地测量肾脏氧含量的方法"，近年来已成为研究热点。该方法被广泛用于肾脏缺血性疾病、糖尿病、高血压及肾移植排异的研究之中。由于肾脏的生理特征，在肾脏的皮质和髓质之间存在着氧浓度的差异。肾髓质的血供少，但其担负的重吸收功能又需要大量的氧供应，因而髓质是最容易受缺氧影响的区域。一些研究者在动物实验中栓塞肾动脉后发现，肾脏 BOLD 值在栓塞后呈缓慢升高的趋势，而血管再通后逐渐恢复。研究表明 BOLD 法可以间接地反映组织的氧合状态。虽然得到的基础 BOLD 值不同，但可以证实其可以反映肾脏氧合状态。而正常肾脏皮髓质 BOLD 值的阈值仍然需要通过大量的研究来确定。多种肾脏疾病都能影响肾脏的血氧改变，通过 BOLD 法观察肾脏的血氧改变，充分理解 BOLD 成像在不同病理状态下的成像特点及其意义有助于发现和理解肾脏病理、生理变化。多项研究已证明 BOLD 法对于发现肾脏的血氧代谢变化具有独特的优势，拥有良好的发展前景，尤其对于肾脏的缺血、缺氧性改变更有意义。目前临床已将 BOLD 法用于检测肾移植患者的早期排异反应，功能正常肾移植者的皮髓质 R_2^* 值较健康志愿者显著升高，而出现急性排异反应的肾移植患者肾脏髓质 R_2^*（$1/T_2^*$）值较肾功能正常移植者明显降低。这表明该方法有望成为一种快速、无创地评价移植肾氧代谢状态及诊断早期排异的方法。

6. 胎儿磁共振 胎儿磁共振在胎儿产前检查中越来越显示出强大的优势。它无放射性损害,显示范围广,软组织分辨率高,解剖关系清楚,可比超声更精细地显示胎儿的解剖结构,而且国外已有学者研究利用 MRI 进行胎儿体积、肺肝体积等的测量,证明其有很高的准确性。随着 MRI 快速成像序列的成熟,可以获得胎儿肾脏高分辨率图像,因而 MRI 成为产前 B 超检查最好的补充及确诊手段。许多学者认为 MRI 是产科检查中继超声之后另一个极有价值的影像技术。

羊膜腔内有大量的羊水,胎儿有可能处于不停的或经常性运动之中,适合于成人和儿童的制动方法一般不能使用,也不宜使用镇静剂,因此成像的速度显得尤为重要,MRI 快速成像技术是尽可能克服胎儿运动,获得具有诊断价值图像的根本保证,也是胎儿 MRI 能否成功的关键。当羊水较少时,胎儿的运动可能减少或幅度减弱,此时可使用快速自旋回波(fast spin echo, FSE)序列进行扫描,获得更高分辨率的清晰图像,由于 SSFSE 只能获得 T_2WI 图像,因此在诊断时对于病变的信号判断有时较困难。也有作者报道采用小角度的梯度回波获得 T_1WI 图像。此外,胎儿原则上不能行钆喷替酸葡甲胺(Gd-DTPA)增强,因为对比剂可通过胎盘进入胎儿血液系统,再经胎儿肾脏排泄至羊膜腔,尿液是中晚期羊水的主要来源,而羊水又被胎儿随吞咽和皮肤吸收入体内,从而反复在胎儿体内循环、潴留,而钆对人体是有害的。

胎儿肾脏为非运动性器官,位于腹膜外,脊柱腰椎部的两旁,呈高信号的肾窝中。随着胎龄的增长,低信号的肾皮质可与高信号的髓质区别,可见尿液充满集合系统。在 T_2WI 上胎儿肾脏显示为脊柱两侧中等信号的卵圆形结构。肾盂肾盏由于充满尿液而呈高信号,肾脏实质的边界显示清晰,体积测量时可以准确描画肾脏实质的边界。肾上腺位于肾脏上极,T_2WI 信号低于肾脏,应注意区分。胎儿正常输尿管显示不清,膀胱呈不同程度充盈状态为高信号。

胎儿泌尿系统发育完善直接关系到胎儿的生存及预后,胎儿出生前双肾并非是维持胎儿生命的必需器官,因代谢产物主要经胎盘循环而交换,故先天性肾缺如或发育不良者胎儿仍能存活。但出生后双肾为主要排泄代谢产物、调节内环境平衡的器官,如缺如或发育不良可导致肾衰竭或死亡。胎儿一侧肾脏缺如,而另一侧肾脏良好或代偿性增大,婴儿可存活而不应属于临床终止妊娠的理由。胎儿肾脏异常存在着巨大的变异性,可从致命的先天异常到轻度的泌尿系梗阻,同时囊性和梗阻性肾脏疾病也存在极大的变异,所以应用 MRI 测量不同孕周胎儿肾脏各径线及体积情况,不失为妊娠期检测胎儿生长及其肾脏发育、判断不同孕周胎儿肾脏大小的可靠性指标(图 5-1-9~ 图 5-1-11)。

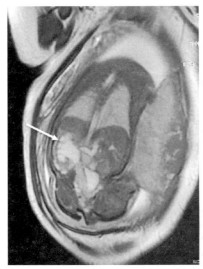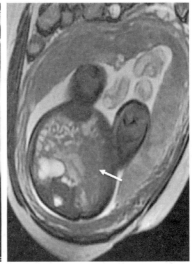

图 5-1-9 胎儿右侧肾盂肾盏积水

右肾盂输尿管连接处狭窄

7. 小儿泌尿系常见先天性疾病 MRI 表现

(1)肾盂、输尿管重复畸形:系胚胎发育早期肾分上、下两部,一侧肾实质有两套肾盂、肾盏及部分或全部重复的输尿管。上半肾与下半肾段之间有一浅沟为分界线,一般上半肾发育小,且常为单个肾盏,常

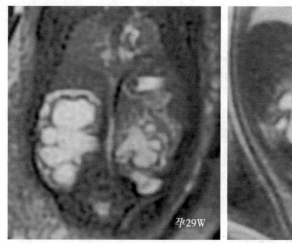
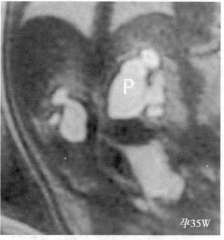

孕29W　　孕35W

图 5-1-10　双肾积水,肾盂输尿管连接处梗阻性肾积水

当梗阻进一步加重,导致肾发育不良

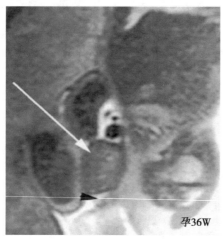
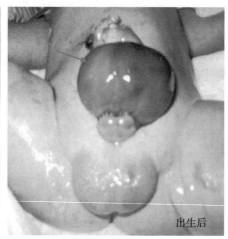

孕36W　　出生后

图 5-1-11　膀胱外翻

伴发感染或积水,功能不良,无合并症者临床常无症状,引起症状的原因主要是上输尿管的异位开口及输尿管囊肿。MRI 上 T_2WI 冠状位及泌尿系水成像可较好显示肾盂输尿管畸形的解剖关系,可见重复的两套肾盂输尿管结构,上位肾易有梗阻而致肾盂及输尿管扩张,重复的输尿管在某处汇合或分别入膀胱,通常上位肾的输尿管会伴有膀胱开口异位。

(2)异位肾:肾脏不在正常位置即称为异位肾。先天性异位肾为胚胎发育中肾上升过程发生停顿所致,多位于盆腔,少数位于膈下,甚至后纵隔内。本病多无症状,除非合并有其他异常,如膀胱输尿管反流、肾盂输尿管连接部狭窄、感染等情况。MRI 上表现为多在盆腔可见位置异常的肾脏结构,偶尔也可见于胸腔内,异位肾常有旋转和发育不良。

(3)肾缺如:是由于一侧生肾组织及输尿管芽未能发育所引起。未发育的肾脏无正常肾脏结构,输尿管为索状纤维组织,没有管腔,对侧肾脏常代偿性肥大。临床一般无症状,因为常为单侧性,故又称孤立肾。肾缺如多在左侧,MRI 上表现为肾区未见正常肾脏结构,且排除异位肾可能。50% 以上患者无输尿管,10% 可伴有同侧肾上腺缺如。对侧肾常呈代偿性增生体积增大,形态和结构保持正常。

(4)马蹄肾:是融合肾最常见的一种,是发生在胚胎早期,两侧肾脏胚基在两脐动脉之间被挤而融合的结果。常为两肾上极或下极且多为下极的相互融合,状如马蹄。两肾位置较正常低,具有各自独立的肾盂和输尿管,融合的峡部于 MRI 冠状位及轴位上可清楚显示,肾盂及输尿管因旋转不良常向前移位。

(5)肾发育不全:又称侏儒肾,此时,肾实质总量减少,但组织结构正常。本病一般为单侧。临床可无症状,或有高血压、结石等表现。MRI 上发育不全肾脏的信号及强化程度与正常肾脏类似,唯有体积显著缩小。对侧肾可以有代偿性体积增大,信号无异常。

四、MRU、IVU、CTU 在泌尿系统疾病检查中的比较

MRU、静脉尿路造影技术(IVU)与多层螺旋 CT 泌尿系成像技术(CTU)是常用的泌尿系统疾病检查方法。文献报道 IVU 检查准确率最低,而 MRU 与 CTU 检查的准确率较高。但是,IVU 价格低廉,适合基层医院和筛查病变。MRU 无创、无射线损害,适合孕妇、儿童及造影剂过敏者,并且可作为首选或 IVU 之后的进一步检查手段。MRU 结合 CTU 可提高诊断准确率,但 CTU 价格昂贵,患者接受射线量大,不宜作为常规检查。

第二节　诊断隐性脊柱裂和脊髓栓系综合征

一、基本概念

(一)隐性脊柱裂

隐性脊柱裂(spina bifida occulta,SBO)为小儿先天性脊柱、脊髓畸形疾病。一般认为发病原因如下:人体的脊椎发育是一种骨化过程,人出生后到青春期前,脊椎均是未完全骨化成功的,一般要在 17~23 岁方可完成。在此年龄阶段,腰椎和骶椎一直处于骨化发育中。由于腰骶部有两个骨化中心,因此如果人体在停止发育之前未完全骨化成功,就会在腰椎或者骶椎形成"裂隙",发生在腰椎称作"腰椎隐裂",骶椎则为"骶椎隐裂"。可单发,也可与其他脊柱脊髓先天性畸形疾病相伴发。

大部分患儿可终生无明显临床症状。有的在婴幼儿时已发病,有的在成年后才出现症状。起病时的症状有下肢力量弱,轻度肌萎缩、麻木、遗尿,有时表现为腰痛或腿痛;多为一侧下肢受累,但也有两下肢同时发生肌无力者,检查发现呈周围性神经损害的表现,即肢体肌张力低,弛缓性轻度肌肉无力,下肢及会阴部浅、深感觉减退。如果裂隙过大,则有可能继发椎管膨隆、脊髓脊膜膨出、脊髓栓系等,此时临床表现轻重与病变程度相关,常见有马蹄内翻足畸形,有时出现腰痛、坐骨神经痛或伴发尿失禁;下肢表现为明显肌力减退,甚至瘫痪;感觉也明显减退或消失,常并发神经营养性改变、下肢远端发凉、发绀,出现营养性溃疡。有的在骶尾部也常发生营养性溃疡,骶神经分布区皮肤感觉障碍明显。久之下肢呈现失用性萎缩,跟腱反射消失或发生挛缩。足畸形可出现仰趾足、弓形足、足内翻或外翻。部分患者表现为完全性截瘫及尿失禁,也有大便、小便均失禁者。少数伴有椎间盘突出或腰椎滑脱,也见有因脊髓栓系引起上肢症状者。局部皮肤可有毛发增多,皮肤向内凹陷,有的呈现不规则的毛细血管瘤或色素沉着,部分患儿可见皮毛窦,即腰骶部中线区皮肤表面有小孔,孔内可见纤细毛发。

由于具有安全无辐射、无骨伪影的优点,MRI 在小儿 SBO 的诊断中具有重要价值。轻者仅见椎管及椎体形态失常、棘突或椎板骨质不连续;椎管裂隙较大者可出现椎管畸形、腰骶部硬膜囊扩张、脊髓脊膜膨出等,表现为腰骶部硬膜囊局限性增宽,呈长 T_1 长 T_2 信号,马尾或终丝通过裂隙疝入正常椎管范围之外。也可合并其他脊柱、脊髓发育畸形,如脊髓纵裂、脊髓空洞、脊髓栓系、蝴蝶椎、半椎体及椎管内脂肪瘤、囊肿等。皮毛窦窦道表现为 T_2WI 上斜行管状或弯管状,与皮下组织,甚至皮肤相通的低信号或裂隙状信号。图 5-2-1 显示一名 7 岁男孩,遗尿伴下肢运动障碍,脊柱裂合并脊髓栓系、脊髓裂。

(二)原发性脊髓栓系综合征

原发性脊髓栓系综合征(primary tethered cord syndrome,PTCS)又称脊髓圆锥牵拉症或终丝综合征,是一种小儿先天性脊柱、脊髓畸形疾病,由于脊髓圆锥下移、圆锥和马尾固定、终丝受限,导致脊柱发育过程中牵拉圆锥不能向头侧移位,而产生脊髓或圆锥牵拉损害的一系列临床症状及体征。常伴发其他畸形和椎管内肿瘤。

正常情况下,胎儿在 3 个月时脊髓与椎管等长,以后椎管生长较快,脊髓生长较慢,新生儿的脊髓终止于 L_3 椎体下缘,而成人则在 $L_{1~2}$ 椎体之间。由于生长速度不一,颈段脊髓固定,腰骶段神经根需斜行才能达到椎孔内,长的神经根下行形成马尾,随着脊髓弯曲,脊髓圆锥可在一定范围内上下移动,马尾和终丝不

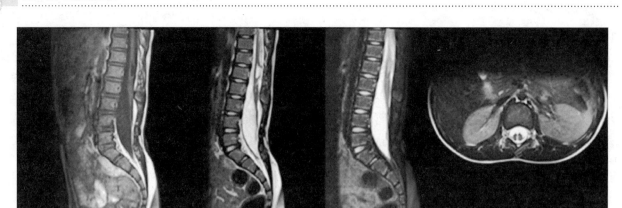

图 5-2-1 隐性脊柱裂

$T_{12} \sim L_1$、L_1、$L_{3\sim5}$ 椎体棘突发育不全,形态失常;$L_{1\sim2}$ 椎体水平脊髓纵裂;脊髓圆锥约平 L_3 椎体水平,脊髓圆锥及终丝粘连并紧靠椎管背侧,脊髓圆锥腹侧蛛网膜下腔增宽

与硬脊膜粘连。但当上述发育过程发生障碍时,可导致脊髓圆锥下移及马尾神经根与椎管后壁粘连,牵拉脊髓圆锥,使其位置下降、终丝固定,因而出现脊髓牵拉导致的一系列临床症状。

临床症状可开始于任何年龄,常见如下:

1. 疼痛 表现为难以描述的疼痛或不适,可放射,但常无皮肤节段分布特点。儿童疼痛部位常难以定位或位于腰骶区,可向下肢放射;成人则分布广泛,可位于肛门直肠深部、臀中部、尾部、会阴部、下肢和腰背部,可单侧或双侧。疼痛性质多为扩散痛、放射痛和触电样痛,少有隐痛;常因久坐和躯体向前屈曲而加重,很少因咳嗽、喷嚏和扭曲而加重。

2. 运动障碍 主要是下肢进行性无力和行走困难,可累及单侧或双侧,但以后者多见。有时患者主诉单侧受累,但检查发现双侧均有改变。下肢可出现失用性肌萎缩伴肌张力升高和腱反射亢进。在儿童早期多无或仅有下肢运动障碍,随年龄增长而出现症状,且进行性加重,可表现为下肢长短和粗细不对称,呈外翻畸形,皮肤萎缩性溃疡等。

3. 感觉障碍 主要是鞍区皮肤感觉麻木或感觉减退。

4. 膀胱和直肠功能障碍 前者包括遗尿、尿频、尿急、尿失禁和尿潴留,后者包括便秘或大便失禁,常同时出现。儿童以遗尿或尿失禁最多见。

5. 腰骶部皮肤异常、皮下肿块 儿童患者 90% 有皮下肿块,50% 有皮肤窦道、脊膜膨出、血管瘤和多毛症。1/3 患儿皮下脂肪瘤偏侧生长,另一侧为脊膜膨出。个别患儿骶部可有皮赘,形成尾巴。

MRI 是目前检查和诊断 PTCS 的最佳手段,因为它具有多参数、多方位成像及高软组织分辨率的优点,能够清晰地显示脊髓圆锥、马尾及终丝的形态、位置及椎管内肿瘤,尤其矢状位扫描;此外,MRI 对于脊髓、马尾神经的脂肪堆积及背部皮毛窦窦道的显示也具有明显的优越性,而这些都是 CT、X 线等其他影像学检查方法所无法比拟的。

PTCS 的主要 MRI 表现:①脊髓圆锥低位:通常低于 $L_{1\sim2}$ 椎间隙水平以下(年龄 >3 个月)即可诊断;②终丝增粗:矢状位可见终丝紧张,横断面可显示终丝细节,一般认为终丝直径 >2mm 即为异常增粗;③脊髓栓系:表现为脊髓圆锥及终丝粘连并紧靠椎管背侧,脊髓圆锥腹侧蛛网膜下腔增宽。以上 3 种表现可并存也可单独发生。另外,PTCS 常见伴随其他脊柱、脊髓先天性发育异常,如腰骶管发育不良、脊髓空洞、脊髓纵裂、脊髓脊膜膨出、椎管内脂肪瘤、椎管内囊肿、椎体畸形、脊柱侧弯畸形、脊柱裂、背部皮毛窦等。图 5-2-2 显示一名 2 岁男孩脊髓栓系伴骶管囊肿。

二、脊柱的 MRI 检查方法

(一) 设备的选择和患者的准备

设备的选择主要是指不同场强 MRI 机的选择和采集线圈的选择。目前随着设备的更新换代,高场 MRI 机(1.5T 或 3.0T)应用越来越广泛,总体来说,高场 MRI 具有更高的信噪比,允许扫描层面更薄,脂肪

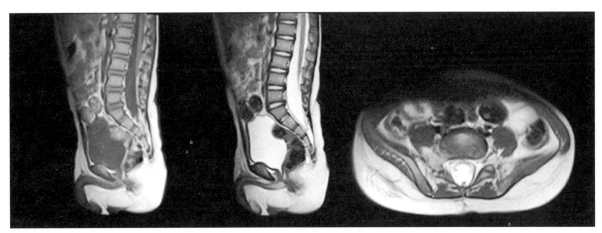

图 5-2-2 男,2 岁,晚上尿失禁,脊髓栓系伴骶管囊肿

MRI 示脊髓圆锥约平 L₄ 椎体水平;终丝增粗;脊髓圆锥及终丝粘连并紧靠椎管背侧,脊髓圆锥腹侧蛛网膜下腔增宽;骶管内可见囊性长 T₁ 长 T₂ 信号影,为骶管囊肿

抑制效果更好,因此更适合于脊柱 MRI 检查。而不同厂家不同型号的 MRI 机使用的采集线圈有所不同。颈椎 MRI 检查采用颈椎专用线圈或头颈联合线圈,新型的高场 MRI 机上一般都配有 Tim 线圈或颈胸腰椎联合相控线圈。

颈椎、胸腰骶椎的检查一般无须特殊准备,检查前需去除体表所有金属物,取仰卧位,尽量摆正体位,保持脊柱在同一矢状面上,避免人为因素引起的脊柱侧弯。对于行腰骶部检查的育龄期妇女,若带有节育环,检查前应将节育环取出以免产生金属伪影而影响图像观察。对于行脊柱 MRI 检查的患儿,尤以 5 岁前不能自主配合检查的幼儿,由于 MRI 检查噪声较大,检查时间较长,检查过程中患者需保持体位不动,为了获得较高的图像质量,必要时需给予药物镇静。

(二) 技术要求

1. 颈椎 MRI 检查 采用颈椎表面线圈或头颈无线直连线圈。T₁WI 常用 SE 序列或 FSE 序列,T₂WI 则多采用 FSE 序列或 FRFSE 序列。常规 MRI 平扫一般为矢状位 T₁WI、T₂WI、T₂WI/FS 及横轴位 T₂WI。增强扫描序列为矢状位、冠状位及横轴位 T₁WI。扫描参数:平扫矢状位 T₁WI:TR 818 毫秒,TE 10 毫秒,层厚 3mm,层间距 0.5mm,视野 260mm;矢状位 T₂WI:TR 3 200 毫秒,TE 80 毫秒,层厚 3.0mm,层间距 0.5mm,视野 260mm;矢状位 T₂WI/FS:TR 5 200 毫秒,TE 80 毫秒,TI 160 毫秒,层厚 3.0mm,层间距 0.5mm,视野 260mm;横轴位 T₂WI:TR 3 000 毫秒,TE 90 毫秒,层厚 4.0mm,层间距 1mm,视野 200mm;增强扫描横轴位 T₁WI:TR 450 毫秒,TE 10 毫秒,层厚 4mm,层间距 1mm,视野 200mm;冠状位 T₁WI:TR 500 毫秒,TE 12 毫秒,层厚 3.0mm,层间距 1mm,视野 260mm;增强矢状位扫描同平扫参数。

2. 胸腰骶椎 MRI 检查 采用脊柱线圈。扫描序列同颈椎。扫描参数:平扫矢状位 T₁WI:TR 500 毫秒,TE 20 毫秒,层厚 3mm,层间距 0.5mm,视野 300mm;矢状位 T₂WI:TR 2 000 毫秒,TE 80 毫秒,层厚 3.0mm,层间距 0.5mm,视野 300mm;矢状位 T₂WI/FS:TR 3 500 毫秒,TE 35 毫秒,TI 110 毫秒,层厚 3.0mm,层间距 0.5mm,视野 300mm;横轴位 T₂WI:TR 3 500 毫秒,TE 100 毫秒,层厚 4.0mm,层间距 1mm,视野 200mm;增强扫描横轴位 T₁WI:TR450 毫秒,TE 10 毫秒,层厚 4mm,层间距 1mm,视野 200mm;冠状位 T₁WI:TR 500 毫秒,TE 12 毫秒,层厚 3.0mm,层间距 1mm,视野 300mm;增强矢状位扫描同平扫参数。

(三) 脊柱的解剖及正常 MRI 表现

1. 横轴位解剖和正常 MRI 表现 横轴位上,由前向后分别为椎体或椎间盘、椎弓、小关节和棘突。椎体呈卵圆形或肾形,其后缘略平直或稍凹陷。自颈椎、胸椎、腰椎椎体体积逐渐增大,至第 4、5 腰椎和第 1 骶椎体积最大,往下椎体逐渐变小。颈 1 和颈 2 的椎骨形态与其他椎骨不同,第 1 颈椎也称寰椎,无椎体及棘突,仅有前后弓和侧块。第 2 颈椎也称枢椎,其上端的齿状突与寰椎的前弓构成寰枢关节。椎体由周缘很薄的骨皮质和其内呈蜂窝状的骨松质所组成。MRI 上,椎体的信号主要由骨髓中的水和脂肪及部分缓慢流动的血液所产生,其信号强度与骨髓内脂肪含量有关。与正常椎间盘和脑脊液的信号相比,椎体在 T₁WI 上呈较高信号,信号高于骨皮质而低于皮下脂肪,在 T_2WI 上呈中等信号强度,稍高于骨皮质。正常椎体内的信号比较均一,其内的骨小梁显示不明显。椎体边缘的骨皮质在 T_1WI 和 T_2WI 上均呈低信号。随着年龄的增长骨髓内的脂肪含量也增多,在 T_1WI 上骨髓的信号增高。

椎弓可分为椎弓根、椎板、棘突、横突及上、下关节突,又称附件。第 2 颈椎的椎弓根短粗,椎弓较厚,棘突粗大,末端分叉,横突短小。第 3~6 椎体棘突短呈分叉状。第 7 颈椎的棘突长,末端无分叉。第 2~8 胸椎椎体后部有一对肋凹与肋骨头相接。胸椎棘突细长,指向后下方。腰椎椎弓根短粗,棘突呈长方形,后缘较长且圆钝,向后呈水平方向走行。MRI 横轴位可以清

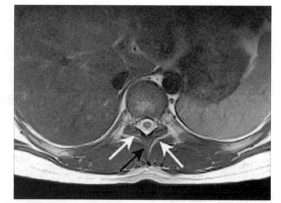

图 5-2-3　男,17 岁,横轴位 T_2WI,正常胸椎椎板及棘突
双侧椎板(白色箭头)融合形成棘突(黑色箭头)

晰显示椎体附件(图 5-2-3),在 T_1WI 和 T_2WI 上呈低信号,附件之松质骨因其内含有骨髓在 T_1WI 上呈略高信号,T_2WI 上呈中等至低信号。还可清楚显示关节突关节的间隙,关节软骨和关节内的液体在 T_1WI 上呈低至中等信号,T_2WI 上关节软骨表现为低至中等信号,液体表现为高信号。

各脊椎骨的椎孔相连形成椎管,其前壁为椎体、椎间盘及后纵韧带,后壁为椎板及黄韧带,侧壁为椎弓根及椎间孔,后外侧为椎间关节。椎管在颈部及腰部较为膨大。MRI 横断位上可对椎管的前后径和横径及椎管面积进行测量,椎管的前后径测量意义较大。颈段椎管呈三角形,以颈 1 为最大,从颈 1 至颈 3 其管径逐渐缩小,再往下其管径大致相似。正常颈段椎管前后径平均约 18mm,颈 1 和颈 2 的前后径下限分别为 16mm 和 15mm,上限分别为 27mm 和 29mm;下段前后径下限为 12mm,上限为 21mm。胸段椎管大致呈圆形,其前后径除胸 12 稍大外,其余大致为 14~15mm。正常腰段椎管呈卵圆形或三角形,在上段腰椎其椎管的横轴位常呈圆形或卵圆形,如呈卵圆形,其横径一般要大于前后径。在中下段腰椎,椎管的横轴位上略呈三角形,其尖端指向后方,横径也大多大于前后径。前后径可从 15mm 至 25mm,通常,腰 4 及腰 5 节段的前后径大于腰 1~3 节段,椎管横径和面积以下部腰段较上部腰段稍大。

椎间盘由纤维环、髓核构成。纤维环分内纤维环及外纤维环(即 sharpey 纤维)。内纤维环以 II 型胶原蛋白为主,外纤维环以含较少水合物的 I 型胶原蛋白为主,髓核富含水合胶原蛋白及糖蛋白。椎间盘呈肾形,前缘圆钝,后缘平直,略内凹,其周缘往往不超过椎体缘。颈段椎间盘形态上较胸、腰段椎间盘小,厚度介于两者之间。颈椎前屈,故椎间盘的前部较后部稍厚。胸段椎间盘较颈、腰段椎间盘薄。腰段椎间盘的前部较厚,因此形成了腰椎前凸的曲度,腰椎间盘的厚度在 8~12mm,但腰骶连接部的椎间盘高度常低于 10mm。腰 1~2、腰 4~5 的椎间盘形态大致相似,呈肾形。椎间盘在 MRI 上的典型表现为 T_1WI 呈较低信号,分不清髓核与纤维环,T_2WI 上除外纤维环呈低信号外其余部分均呈高信号。

前纵韧带较宽,在椎体的前缘和侧缘走行;后纵韧带较窄,在椎体后缘中线部走行。黄韧带为一弹性韧带,位于椎板间隙的前部,起自椎板下部前面,插入下一椎板后面。大部分韧带为胶原纤维组织,在 T_1WI 和 T_2WI 上表现为低信号,因此不易与骨皮质及其他纤维组织的纤维信号区别。黄韧带与其他韧带不同,由于其含有大量的弹力纤维,常在 T_1WI 和 T_2WI 上呈中等强度信号。

脊髓位于椎管的中央,与脑脊液相比,脊髓在 T_1WI 上呈较高信号,T_2WI 上呈较低信号。横轴位 T_2WI 上,中央灰质呈"H"形高信号区。脊髓圆锥末端也可在横轴位显示,位于椎管中线稍靠后,周围可见许多神经根围绕,这些神经根在蛛网膜下腔内常呈"V"形和"W"形围绕圆锥和终丝(图 5-2-4)。前部的腹侧神经根常

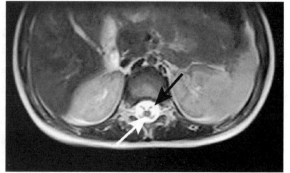

图 5-2-4　女,15 岁,横轴位 T_2WI 正常腰椎脊髓末端
脊髓末端可见神经根围绕(白色箭头),椎管闭合良好呈卵圆形(黑色箭头)

呈"V"形,后部的背侧神经根则多呈"W"形。

2. 矢状位解剖和正常 MRI 表现 正中矢状位上,椎体略呈矩形,由上而上逐渐增大,构成脊柱的前柱,椎体附件构成脊柱的后柱。颈段、腰段前曲,胸段、骶尾段后曲(图5-2-5)。骨松质由薄的骨皮质包绕,椎体主要由骨松质组成,T₁WI 上呈中高信号,边缘骨皮质呈低信号。椎体信号强度的高低与骨髓内脂肪含量、造血成分多少有关。正常椎体内信号均匀,随年龄增长,骨髓内脂肪含量增多,在 T₁WI 上呈局灶或弥漫骨髓中高信号,而在 T₂WI 上则呈中等信号,压脂像呈中等信号(图5-2-6)。椎体后方中部可见水平走向的条状凹陷,为正常椎基底静脉所致,T₁WI 上呈低信号,T₂WI 上呈高信号。椎管是由前方的椎体和椎间盘、外侧的椎弓根、后方的棘突和椎板组成。椎弓根由椎体上方向后突的骨柱构成,组成椎间孔的上下缘,在 T₁WI 上,椎弓根与椎体信号强度相似,椎板自关节柱走向内后,两侧相结合延伸到棘突基底部,棘突从椎弓向后突,腰椎的棘突较胸椎宽大。关节柱是指椎板和椎弓根汇合处骨质,从关节柱发出上关节突和下关节突。下位椎体的上关节突位于前外侧,与上位椎体的下关节突对应,形成关节。椎体小关节面由透明软骨覆盖,弹性纤维包绕着关节,内面有黄韧带加固。

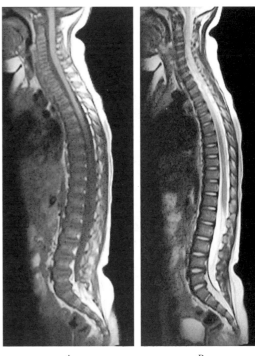

图 5-2-5 男,17岁,正常全脊柱
A. 矢状位 T₁WI;B. 矢状位 T₂WI

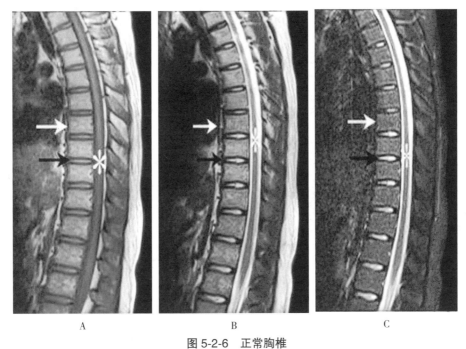

图 5-2-6 正常胸椎
A. 矢状位 T₁WI 正常胸椎;B. 矢状位 T₂WI 正常胸椎;C. 矢状位压脂像正常胸椎

骶骨由 5 个骶椎融合而成,为一个三角形的骨块,尖端向下。在 MRI 横轴位上,骶骨的上部相对较宽,向下逐渐变小,女性的骶骨较男性为宽(图5-2-7)。骶骨上缘与第 5 腰椎相关节,下缘与尾骨相连。第 5 腰椎有时可部分或完全与骶骨相融合(第 5 腰椎骶化)。骶骨两侧的耳状关节面与髂骨形成关节,在 MRI 上可清楚地显示骶髂关节间隙。骶骨之盆面(前面)略呈凹陷,骶管在骶骨的下部常不完整,可有不同长度的裂隙。

　　硬膜外腔为硬膜外与椎管壁之间的腔隙,内富含脂肪、韧带、血管和神经。硬膜外脂肪在 T_1WI 上呈高信号,T_2WI 上呈中等信号。硬膜外间隙的脂肪在颈段少,胸段可见较明显的硬膜外脂肪,主要分布在两侧椎弓和硬膜间,而硬膜的前方几乎无脂肪。腰段鞘膜囊的前方和前外方可见到较明显的脂肪,尤其是在侧隐窝处其硬膜外脂肪厚约 3~4mm。

　　硬脊膜为致密纤维组织,末端可至第 2 骶椎水平,在神经根平面外突,其内含有蛛网膜,共同形成神经根鞘,蛛网膜附着于硬脊膜内面,两者间潜在一菲薄腔隙为硬膜下腔。在 MRI 上,硬脊膜不易与蛛网膜分辨开来,统称鞘膜。脊髓表面包绕着软脊膜,软脊膜与蛛网膜之间的腔隙为蛛网膜下腔,其内为流动的脑脊液。颈段蛛网膜下腔从枕骨大孔至颈 2 逐渐变小,但颈 3~7 水平前后径大致相同。胸段蛛网膜下腔的前后径变化不显著。腰段蛛网膜下腔较为宽大,特别是在第 2 腰椎平面以下,即脊髓末端平面以下,蛛网膜下腔相当宽,其下端约平第 2 骶椎平面。MRI 上,蛛网膜下腔内的脑脊液 T_1WI 呈低信号,T_2WI 呈高信号。脊髓位于蛛网膜下腔内,在 T_1WI 及 T_2WI 上,脊髓与脑脊液、硬膜外脂肪相比呈中等信号,信号均匀。脊髓中央管一般难以显示。脊髓圆锥在第 11、12 胸椎水平过了腰膨大段后逐渐变细,其末端在第 1、2 腰椎水平,位于椎管后方,并向下逐渐变小,约至腰 1 或腰 2 平面,其下方形成终丝止于第 2 骶椎平面。腰、骶椎背侧和腹侧神经根形成马尾,在圆锥的两侧下行,马尾神经几乎呈平行下行。圆锥的末端可在矢状位上清楚显示(图 5-2-8),马尾神经与脊髓圆锥相比呈低信号。5% 的正常人终丝纤维可见脂肪成分。

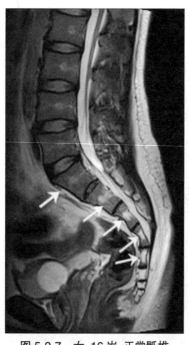

图 5-2-7　女,16 岁,正常骶椎

矢状位 T_2WI 显示骶椎椎体向下逐渐变小(箭头)

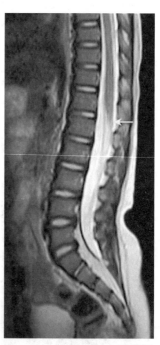

图 5-2-8　男,17 岁,正常腰椎

矢状位 T_2WI 脊髓圆锥约平腰 1 椎体水平,呈等信号(箭头)

三、脊柱和脊髓先天性疾病

(一)显性脊柱裂

　　显性脊柱裂(spina bifida aperta,SBA)也称开放性神经管闭合不全,是指所有或部分椎管内容物通过背侧骨缺损向后突出,神经组织暴露在外,最常见的是脊膜膨出、脊髓脊膜膨出、脊髓脊膜脂肪膨出。

　　脊膜膨出特点是脊膜自骨缺损处向背侧膨出,囊内含脑脊液,无脊髓及马尾神经。脊髓脊膜膨出外观为一背部肿块,有的肿块表面为一菲薄壁,无皮肤覆盖;有的肿块表面有皮肤覆盖,但无皮下脂肪组织,真皮层呈瘢痕样变性,直接与囊壁相粘连。囊肿壁由硬脊膜、蛛网膜、软脑膜及发育畸形的脊髓组成,通过椎管缺损突出到皮肤外。脊髓脊膜脂肪膨出指椎管内容物通过椎管缺损向背侧突出,形成一高出皮表的肿块。肿块表面皮肤完整,有皮下脂肪组织,内含脑脊液和脊髓。皮下脂肪和疝出的脊髓及硬脊膜混合生长,组成囊肿的壁。

1. 病理表现 妊娠第 3 周开始,原始神经外胚层开始发生皱褶、卷曲,最后在中线逐渐形成从头侧向尾侧推进的原始神经管,由于各种原因导致神经外胚层不能完成这个过程,这种神经组织就像一种神经平板,阻碍与之相连的皮肤外胚层与其分离,中胚层同样不能移行至神经管后方,最终导致中线缺乏骨、软骨、肌肉等中胚层成分。

当神经板层组织通过椎管后部缺损直接暴露在外,表面无皮肤和硬脊膜覆盖时称为脊膜膨出,表现为背部突出物呈卵圆形囊状、潮湿柔软的红色肿块。当脊髓、脊神经、马尾与脊膜突出于椎管外时称为脊髓脊膜膨出,膨出物表面无皮肤覆盖,囊壁由蛛网膜、硬脊膜和皮肤构成。若脊髓脊膜伴有脂肪或脂肪瘤一并向后膨出时称为脊髓脊膜脂肪膨出。

2. 临床表现 因损害程度不同,临床症状不一,主要表现为下肢感觉、运动障碍,大小便失禁,后脑功能不全等。好发于腰骶部中线附近,颈胸段罕见,呈明显后突而无皮肤覆盖的肿块。

3. MRI 表现 脊柱中线可见宽大的骨质缺损,脊髓变形,脊膜、脊髓脊膜、脑脊液通过骨缺损处突向背侧。若为脊膜膨出,T_1WI 呈低信号(图 5-2-9A),T_2WI 呈高信号(图 5-2-9B),与脑脊液信号一致;若为脊髓脊膜膨出,则脑脊液信号内可见脊髓组织信号,T_1WI 信号较脑脊液略高(图 5-2-10A),T_2WI 信号较脑脊液信号低(图 5-2-10B~D),横轴位可明确膨出物向两侧膨出的范围及其内容物;脊髓脊膜脂肪膨出时,矢状位 T_1WI 椎管后部骨质缺如,并见一软组织肿块从缺损处突向背部,肿块可见与脂肪信号一致的高信号,压脂像呈低信号,脑脊液呈高信号。MRI 还可显示其伴随畸形,常见的有 Chiair 畸形、脊髓积水、脑积水、脊髓纵裂、脊柱侧弯等。

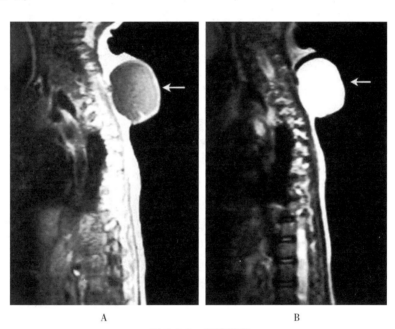

图 5-2-9 脊膜膨出
A. 矢状位 T_1WI;B. 矢状位 T_2WI

(二)隐性脊柱裂

隐性脊柱裂(spina bifida occulta,SBO)是隐性椎管闭合不全中最多见的一种,多见于腰骶部,有一个或数个椎骨的椎板未全闭合,而椎管内容物并无膨出,背侧皮肤完整。

1. 临床表现 婴幼儿期多不出现明显症状,在儿童逐渐成长过程中,脊髓受到异常牵拉才产生出脊髓栓系综合征表现。很多患者可以到成年期才出现症状。一部分是拍腰椎 X 线平片偶然发现。有的患儿出现遗尿,伴有畸形足或脊柱侧弯等。少数患儿可见皮肤小凹陷、色素沉着、血管瘤等。

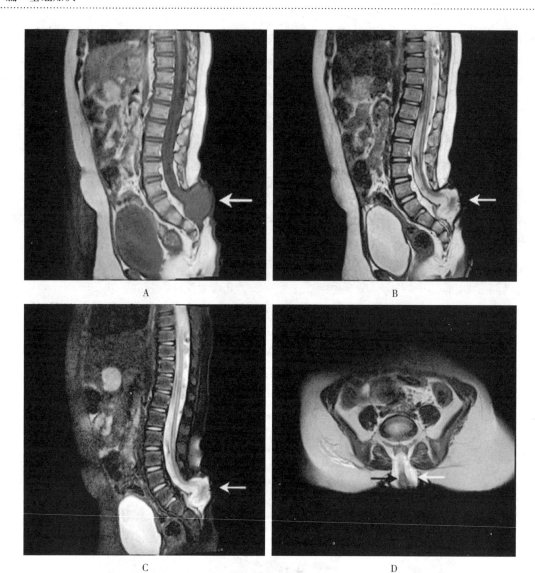

图 5-2-10　脊髓脊膜膨出

A. 矢状位 T_1WI；B. 矢状位 T_2WI；C. 矢状位压脂像；D. 横轴位 T_2WI

一般分为五型：①单侧型：仅椎板一侧与棘突融合，另一侧由于终板发育不良未与棘突融合，形成纵形或斜形裂隙；②浮棘型：即两侧椎板均发育不全，互不融合，缝隙较宽，棘突呈游离漂浮状态；③嵌棘型：即下一椎节两侧椎板发育不良，棘突缺如，形成较宽的裂隙，上一椎节棘突较长，腰部后伸时，上节棘突嵌至下椎节后方裂隙中，又称吻棘；④完全脊椎裂隙型：指双侧椎板发育不全伴棘突缺如者，形成一长型裂隙；⑤混合型：即除椎裂外尚伴有其他畸形者。

2. MRI 表现　MRI 可显示椎板的发育不全、椎板与棘突未融合及棘突闭合不全或缺如（图 5-2-11），横轴位 T_2WI 显示细节较佳。常合并脊髓纵裂等畸形。

（三）原发性脊髓栓系综合征

胎儿出生后，脊髓圆锥约位于腰 3/4 椎体水平，生后 2~

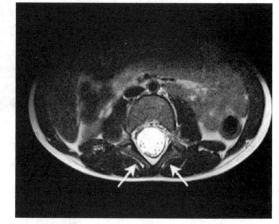

图 5-2-11　女,7 岁,隐性脊柱裂

横轴位 T_2WI 示腰 5 椎体左侧椎板发育不全（箭头），未与右侧椎板融合，可见较宽裂隙

3 个月逐渐上升至腰 1/2 水平。若脊髓圆锥位于腰 2 椎体水平以下，并伴有终丝直径超过 2mm，称为原发

性脊髓栓系综合征（primary tethered cord syndrome，PTCS）。因后天因素引起者，为继发性脊髓栓系。

1. 病理表现　远端胚胎性神经管延长是通过管道形成及退行性分化来实现的，其结果形成腰膨大的下半部、脊髓圆锥、终室及终丝，任何原因造成这个过程发育障碍，均可导致本病的发生。

2. 临床表现　发病年龄不同，无明显性别差异。主要表现为疼痛、小便失禁、下肢强直等。

3. MRI表现　脊髓圆锥位置低，常位于腰2椎体水平以下（图5-2-12），向下与增粗的终丝相延续，终丝直径大于2mm且变短。有时增粗的终丝中可见脂肪高信号，称为脂肪沉积或脂肪瘤。10%~15%的圆锥被拉长、变形，失去正常形态，通常位于第4腰椎至第1骶椎水平。此时矢状位上无法分辨圆锥与增粗的终丝分界，需横轴位薄层扫描分辨，圆锥有神经根发出，而终丝没有。常合并有隐性脊柱裂等。

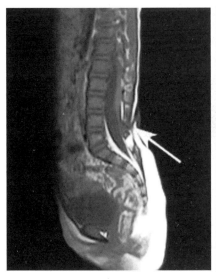

图5-2-12　女，2岁，原发性脊髓栓系综合征
矢状位 T_2WI 显示脊髓圆锥末端约平腰4椎体上缘水平（箭头）

（四）皮毛窦

皮毛窦（dermal sinus，DS）是指从皮肤至硬膜、蛛网膜下腔和脊髓的瘘管。

1. 病理表现　在神经管尚未完全融合时，邻近的皮肤外胚层过早地与其分离，导致中胚层间叶组织移行到未闭的神经管，阻止了神经管的闭合，这部分间叶组织被神经背侧面诱导形成脂肪成分。如果皮肤外胚层在某一点与神经外胚层不能正常分离，造成了局限性粘连，脊髓被发育的脊柱包埋，形成了内衬上皮的窦道，即皮毛窦，此窦道深浅不一，可以局限于皮下也可以穿破硬膜囊直达椎管内。

2. 临床表现　最好发于腰骶段，其次为枕部及胸椎，可发生于任何年龄，无性别差异。典型者背部中线皮肤上见小孔或小窝，局部常见皮肤色素痣或毛细血管瘤。

3. MRI表现　窦道表现为斜形管状或弯管状，与皮下组织甚至皮肤相通的低信号或裂隙状低信号（图5-2-13）。窦口可多可少，一般为1个。窦道可深可浅，深者可达椎管，走行可曲可直。常合并隐性脊柱裂。

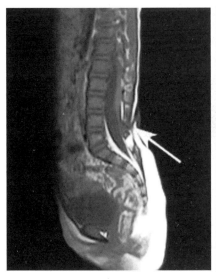
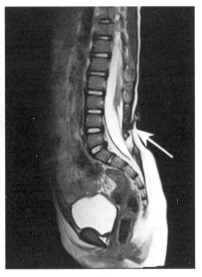

A	B

图5-2-13　皮毛窦
A. 矢状位 T_1WI；B. 矢状位 T_2WI

（五）终丝脂肪沉积或脂肪瘤

1. 病理表现　终丝脂肪沉积（filumter minalia fat deposition）或脂肪瘤（lipoma）是指终丝纤维的异常脂肪浸润。

2. 临床表现　本病好发于儿童及青少年。一般无明显临床症状，有时腰部不适。当合并原发性脊髓栓系综合征时，可出现下肢感觉功能运动障碍，甚至大小便功能障碍。

3. MRI表现　终丝脂肪沉积T_1WI和T_2WI上均呈高信号，压脂像呈低信号，呈点状或线状（图5-2-14）。终丝脂肪瘤呈类圆形、椭圆形或梭形（图5-2-15）。T_1WI上脂肪沉积与椎管内脑脊液信号对比明显，因此显示病变较T_2WI更加清晰。同时可合并其他畸形，如脊髓低位等。

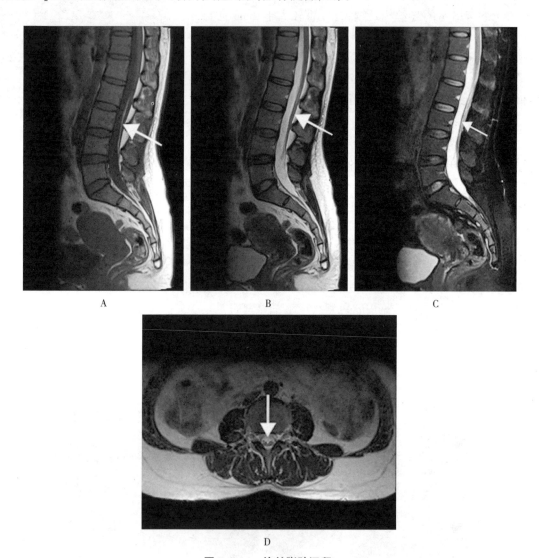

图 5-2-14　终丝脂肪沉积

A. 矢状位 T_1WI；B. 矢状位 T_2WI；C. 矢状位压脂像；D. 横轴位 T_2WI

（六）脊髓纵裂

脊髓纵裂（diastematomyelia）是指脊髓、圆锥或终丝纵向被纤维组织、骨或软骨一分为二。

1. 病理表现　正常胚胎第3周后，外胚层细胞进入原条，从Hensen结向位于头侧的前脊索盘移行形成脊索。此阶段若原始外胚层与内胚层发生粘连，脊索必须围绕粘连处开裂，向头侧延伸，开裂的脊索诱导其背侧的神经外胚层产生两个半脊髓。

2. 临床表现　发病年龄不同，女性多于男性。可出现下肢乏力、下肢疼痛、大小便失禁等。

3. MRI表现　脊髓纵裂常发生于下胸段及腰段，颈段少见。约50%脊髓纵裂的两个半脊髓位于同一

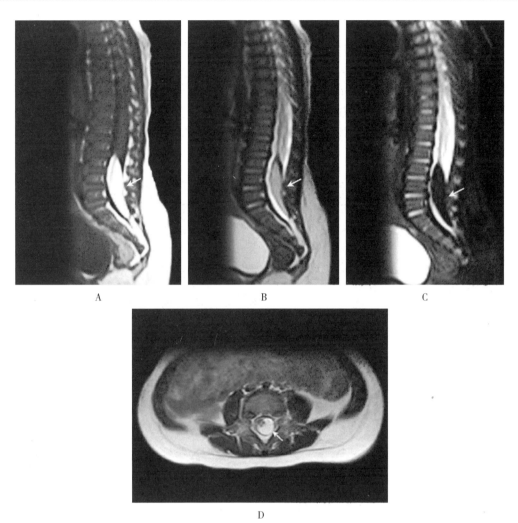

A　　　　　　　　　B　　　　　　　　　C

D

图 5-2-15　终丝脂肪瘤

A. 矢状位 T_1WI;B. 矢状位 T_2WI;C. 矢状位压脂像;D. 横轴位 T_2WI

硬膜囊内,中间无间隔(图 5-2-16)。约 50% 的脊髓纵裂的两个半脊髓各自有独立的硬膜囊,其间有骨、软骨或纤维结构隔开(图 5-2-17)。两个半脊髓可粗细相仿或不一。横轴位像显示脊髓纵裂较佳,矢状位辅助定位。可伴有椎体畸形、脊髓低位、脊柱裂等。

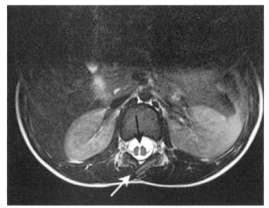

图 5-2-16　女,7 岁,脊髓纵裂合并隐性脊柱裂

横轴位 T_2WI 显示约腰 1 椎体水平椎管内脊髓分左右两半部分;右侧椎板未与棘突融合

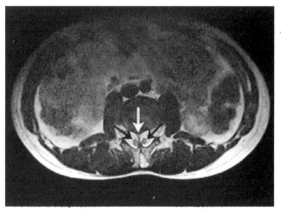

图 5-2-17　女,13 岁,脊髓纵裂

横轴位 T_2WI,约腰 2/3 水平椎管内可见两个半脊髓(黑箭头),中间由低信号(白箭头)结构分隔开

（七）椎管内脊膜膨出

椎管内脊膜膨出又称隐性脊膜膨出,临床比较少见。无骨质缺损,但局部骨质变薄并形态失常,仅表现为硬膜囊扩张,邻近组织呈受压改变。

1. 临床表现　单纯椎管内脊膜膨出,由于无脊髓疝出,早期可以无神经功能损害症状;后期因巨大囊肿压迫或脊髓栓系,会逐渐出现相应的症状。

2. MRI表现　常发生于腰骶部,表现为椎管扩大,硬膜囊扩张,无骨质缺损,椎体后份可见弧形压迹(图5-2-18),有时可引起椎间孔扩大,可合并脊髓栓系等畸形。

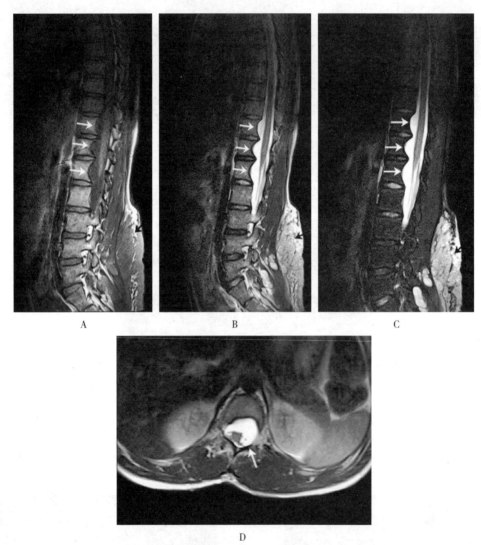

图 5-2-18　椎管内脊膜膨出

A. 矢状位 T_1WI;B. 矢状位 T_2WI;C. 矢状位压脂像;D. 横轴位 T_2WI

（八）脊髓空洞症

脊髓空洞症(syringomyelia)是一种髓内慢性进行性变性疾病,可为先天性也可为后天性。最常见于颈髓、胸髓,也可见于延髓和腰髓。

1. 病理表现　脊髓内空腔形成和胶质增生为主要表现,空腔多呈不规则长条形,胶质增生主要位于脊髓后角底部,多以一侧为重。受累脊髓外形增粗,表面因有血管扩张呈青紫色。空洞内的液体无色或淡黄色,蛋白含量与脑脊液接近。

2. 临床表现　好发于青壮年,男性略高于女性,主要表现为阶段性分离性感觉障碍,即痛温觉消失,触觉存在,有关肌群肌力下降。

　　3. MRI 表现　空洞大多位于脊髓中央,类似于脑脊液信号,T_1WI 呈低信号,T_2WI 呈高信号。相应阶段脊髓不同程度增粗。可合并脊髓纵裂、脊髓栓系、脊髓脊膜脂肪膨出等畸形(图 5-2-19)。

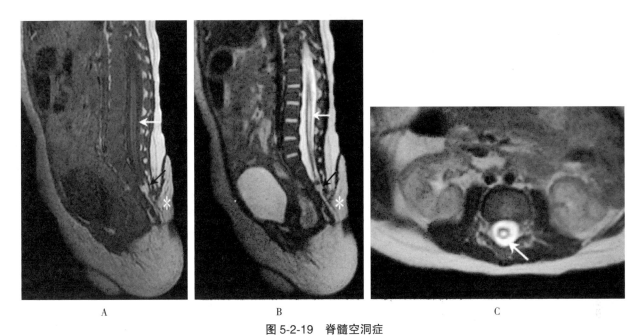

图 5-2-19　脊髓空洞症

A. 脊髓空洞合并脂肪瘤、脊髓脊膜脂肪膨出矢状位 T_1WI;B. 脊髓空洞合并脂肪瘤、脊髓脊膜脂肪膨出矢状位 T_2WI;C. 脊髓空洞横轴位 T_2WI

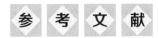

1. 楼俭茹倡,阿迪娜尔·阿布力孜,郑田玲. MRU、IVU、CTU 在泌尿系统疾病检查中的对照研究.新疆医科大学学报,2010,
　　33(6):648-653.

2. 李琼,白人驹,孙浩然.肾脏功能 MRI 研究进展.国际医学放射学杂志,2010,33(1):45.

3. 叶靖,吴晶涛,王军,等.磁共振扩散张量加权成像显示正常和病变肾脏的超微结构变化.中国组织工程研究与临床康复,
　　2010,14(43):803-805.

4. 李荣品,侯振洲,王伟秀,等.儿童脊髓栓系综合征中脊髓纵裂的 MRI 表现及相关性分析.临床放射学杂志,2017,36(1):
　　111-114.

5. 侯效芳,唐玉峰,吴刚,等. MRI 断脊髓终丝脂肪沉积的价值.中华实用诊断与治疗杂志,2013,27(1):58-59.

6. 曾凡森,吴丽.小儿腰骶部隐性脊柱裂 MRI 表现及下肢功能障碍的关系研究.重庆医科大学学报,2015,40(6):890-893.

7. DILLMAN JR,TROUT AT,SMITH EA. MR urography in children and adolescents:techniques and clinical applications.
　　AbdomRadiol(NY),2016,41(6):1007-1019.

8. LIU FY. LI JF,GUAN X,et al. SEM study on filum terminale with tethered cord syndrome. ChildsNervSyst,2011,27(12):2141-
　　2144.

9. BABBI L,TERZI S,BANDIERA S,et al. Spina bifida occulta in high grade spondylolisthesis. EurRevMedPharmacolSci,2014,18
　　(1):8-14.

10. EMAD-ELDIN S,ABDELAZIZ O,DIASTY TA. Diagnostic value of combined static-excretory MR Urography in children with
　　hydronephrosis. J Adv Res,2015,6(2):145-151.

11. MOSIELLO G,POPOLO GD,WEN JG,et al. Clinical Urodynamics in Childhood and Adolescence. Cham,Switzerland:Springer
　　International Publishing AG,2018.

12. CHUA ME,MING JM,FARHAT WA. Magnetic resonance urography in the pediatric population:a clinical perspective. Pediatr
　　Radiol,2016,46(6):791-795.

第六章

CT 检查应用

第一节 概 述

一、CT 的历史

CT 作为"计算机 X 线断层摄影机"或"计算机断层摄影术（computed tomography，CT）"的英文简称，是1895 年伦琴发现 X 线以来在医用 X 线诊断应用的重大突破，由传统的投影成像扩展到断层成像，是快速发展的电子计算机技术结合 X 线检查摄影技术相结合的产物。其密度分辨率显著高于 X 线图像，明显扩展了 X 线检查的适用范围，提供了病变的检出率以及诊断的准确率。第一台 CT 于 1971 年由英国物理学家 Hounsfield 首先研制成功，并在同年 9 月安装于伦敦 Atkinson-Morley 医院，率先应用于颅脑疾病的诊断。第二代头颅 CT 于 1974 年研制成功。1977 年研制成功第一台全身 CT。最初螺旋 CT 的构建梦想源于日本学者 IsseiMori，在 1989 年研制成功第一台螺旋 CT，1993 年研制成功第一台双层螺旋 CT，开创了多层螺旋 CT 的时代。4 层螺旋 CT 改变了信息采集的传统模式，以多列探测器替代了单排探测器，并以"锥形 X线束"取代了传统的"扇形 X 线束"，采集速度明显加快，约是单层螺旋 CT 的 3~5 倍。在此基础上，迅速发展了以 4 层螺旋 CT 为基数的一系列产品。

电子束 CT 又称超高速 CT，拥有迄今最高的时间分辨率（50 毫秒、100 毫秒），是与常规 CT 设计完全不同的一类 CT 设备。其成像装置使用的是电子枪，利用电子枪发生的电子束轰击扫描机架下部的靶环，产生 X 线后穿透受检者，由位于机架上部的检测器所接收，得到的信息经软件处理后重建为层面影像。电子束 CT 主要的受试对象为心脏病患者，不适合其他部位的检查，同时，由于其采集的信息不具备各向同性的特点，无法进行复制的重建处理，且设备本身较为昂贵等特点限制其在临床的推广应用。

二、CT 的基本原理

CT 通过 X 线束对受检者某一部位按一定厚度的层面进行扫描，当 X 线照射人体组织时，部分射线将被组织吸收，部分将穿透该层面被探测器接受转变为可见光，由光电转换器转变为电信号。由于构成人体组织的疏密程度不同，X 线的穿透能力存在差异，造成探测器接收到的射线量就有了一定的差异。将这种有差异的射线信号再经过模拟 / 数字转换器转变为数字信号，输入计算器处理后输出到荧光屏上显示为图像，这种图像即为横断面图像。图像的形成有如对选定层面认为若干个体积相同的小长方体，亦称为体素，将所得到的扫描信息按照体素的分布计算每个体素的 X 线衰减系数或吸收系数，排列呈矩阵形式，即为数字矩阵。经数字 / 模拟转换器后，数字矩阵中的每个数字可转换为由黑到白不同灰度的小方块，亦称为像素，这也是形成 CT 图像的基本原理。CT 检查的特点是操作简单，患者配合相对容易，图像的时间分辨率及空间分辨率较高，可用于分辨直径较小的常规 X 线平片无法显示的病变，对于病变的位置、数目、大小等形态学评估有独特的优势，但在判断疾病病理性质的诊断上有一定的限制。

三、CT 设备

CT 设备主要由以下三个部分组成：扫描系统：包括 X 线管、探测器和扫描架；计算机系统：主要的功能是存储数据以及进行相关运算等;图像的显示和存储系统:主要的功能是将计算机处理和重建后的图像显示在电视屏上、多幅照相机、激光照相机上。CT 设备所使用的探测器系统较传统 X 线摄片更为敏感,可鉴别差异极小的 X 线吸收值,相对于传统 X 线检查仅可区分 20 级密度,CT 能区分的密度范围多达 2 000 级以上,可清晰显示脂肪以及其他软组织,对于分辨软组织的密度等级亦有一定的优势。扫描方式也有最初的旋转 / 平移、旋转 / 旋转 / 旋转 / 固定,发展到目前的螺旋 CT 扫描,有鉴于此,CT 设备的发生史常用代进行表示。

第一代 CT 设备采用旋转 / 平移的扫描方式进行数据的采集。首先将 X 线管和相对应的探测器进行一次同步平移,每旋转 1 度进行下一次扫描,直至完成 180° 范围内所有数据采集。由于该设备采用笔形 X 线束以及仅有 1~2 个探测器等缺陷,获得的数据较少,且检查的总时间相对较长,图像质量不佳。

第二代 CT 设备结合了第一代 CT 的优点,将 X 线束改为扇形,同时增加探测器最多至 30 个,增加旋转角度至 230°,明显扩大了扫描范围,缩短了扫描所需时间,增加了数据采集量,图像质量得到一定的提高,但仍不能克服患者呼吸等运动伪影的干扰。

第三代 CT 设备进一步增加探测器至 300~800 个,改变相对应的 X 线管为旋转运动,因此,获得的数据量更多,扫描时间多在 5 秒内,明显避免患者的呼吸等伪影的干扰,明显提高了图像质量。

第四代 CT 设备将探测器增加至 1 000~2 400 个,呈环形排列保持固定不动,仅 X 线管围绕患者进行旋转,即旋转 / 固定式。其优势是扫描层面较薄,速度相对较快,可获得较高的图像质量。

第五代 CT 设备将扫描时间明显缩短至 50ms,能避免运动产生的伪影干扰,可用于心血管成像及小儿或较难配合患者的检查要求。其利用电子枪发射的电子束轰击环形钨靶,通过环形排列的探测器进行信息收集。

螺旋 CT 作为先进的成像设备,凭借其快速的扫描速度、较高的图像分辨率等优势,可在数十秒内完成检查所需,可发现直径约为毫米的病变,如垂体微腺瘤、小动脉瘤及小肝癌等,利用其强大的后处理软件分析技术,如多层面重建、仿真内镜技术以及 CT 血管造影技术等,可实时、动态观察病变的发生发展变化,并可指导穿刺活检和辅助手术导航、评估治疗疗效及患者预后判断等,具有快捷、方便和准确等优势。

四、CT 图像的特点

CT 图像是由一组从黑到白不同灰度的像素按照矩阵进行排列而成,这些像素是由相应体素的 X 线衰减系数反映。不同 CT 设备获得的图像像素大小和数目有所差异,其中大小可以为 1.0mm × 1.0mm 或 0.5mm × 0.5mm 不等,数目可以为 256 × 256 或 512 × 512 不等。有鉴于此,尽管空间分辨率与像素的大小和数目有一定关系,像素越小,数目越多,图像的空间分辨率越高,但 CT 图像的空间分辨率仍不及 X 线图像高。

CT 图像以不同的灰度表示,可反映器官与组织对 X 线吸收程度的差异。根据图像的不同灰度可显示密度的高低,如黑影代表 X 线低吸收区域,即低密度,如肺部,而白影代表 X 线高吸收区域,即高密度,如骨骼。尽管人体软组织的密度差异较小,X 线吸收系数与水比较类似,亦能形成对比可在解剖背景上显示较好的病变影像,如脑、脊髓、纵隔、肝、胰腺以及盆腔脏器等。CT 图像尚可量化 X 线的吸收系数,说明密度高低的程度,用 CT 值表示,单位为 Hu(Hounsfield unit)。如水的衰减系数为 1.0,CT 值定为 0Hu,空气的吸收系数最低,CT 值定为 −1 000Hu,骨皮质的吸收系数最高,CT 值定为 +1 000Hu。

CT 值的应用将原仅靠肉眼判断组织密度差异转变为量化比较,可确认异常影像表现的存在,如骨密度减低通过肉眼较难确定,通过与正常骨组织的 CT 值比较,可明确密度减低的存在,同时保证了测量密度的准确性和可重复性。通过 CT 值的测量可进一步判断组织的性质,如 CT 值范围在 −30~100Hu 多为脂肪组织,CT 值在 0Hu 左右多为水样组织。若发现颅内高密度影,CT 值大于 94Hu,可排除血肿的可能,一般考虑钙化。通过静脉注射 CT 对比剂,可明确受检组织的血供特点、程度,有助于判断病变组织的性质,如肝实质和肝内血管、肺门肿大淋巴结和血管、病变组织中实性成分与坏死部分的区别等。

五、检查技术

检查前患者禁食水,并口服稀释 1% 对比剂。患者呈仰卧位,平躺于检查床上,双手放置于头部两侧,根据选定的层面和层厚对受检区域进行连续曝光采集,一般采用横断面成像,层厚多为 5mm 或 10mm,也可根据实际需要选择更薄的层厚或冠状面及矢状面重建。窗宽一般选择 250~350Hu,窗位 30~40Hu。扫描过程中,患者应配合操作者,保持不动状态,尽量保证呼吸平缓。较大幅度的呼吸运动等可影响图像质量造成伪影的产生。为了进一步明确病变的范围和数目,鉴别先天发育异常、肿瘤以及炎症等病变性质,常需要进行增强扫描。静脉团注对比剂后 30 秒、2 分钟和 5 分钟行 CT 检查可获得皮质期、实质期和排泄期图像。注射对比剂后 30 秒和 30 分钟可获得早期增强和延迟期增强图像,用于评估输尿管和膀胱区病变。排泄期扫描有助于观察肾盂输尿管的形态。对于肾血管的显示,于注射对比剂后的 30 秒行肾区薄层扫描,应用 MIP、SSD 及 VRT 技术行肾血管三维重建,可用于筛查肾动脉狭窄等肾血管疾病。于静脉团注对比剂后 30 分钟行 CT 尿路造影(CT urography,CTU),应用 MIP 技术三维重建尿路系统,主要用于整体观察肾盂、输尿管和膀胱,以及显示突入腔内的病变。

(一)CT 尿路造影

CT 尿路造影(CT urography,CTU)作为泌尿系统疾病常用的影像学检查方法,于 1985 年首先应用于临床。通过静脉注射造影剂后,随着血液循环经肾小球滤过使造影剂在肾盂、肾盏、输尿管及膀胱内充盈,对受检位置行动态 CT 连续扫描,将原始图像传至后处理工作站后经软件重组,可获得泌尿系统的二维和三维图像。总之,CTU 对泌尿系统疾病具有多方位、全面、立体显示泌尿系统全过程,有助于提高疾病诊断的敏感性和特异性,对于客观评价肾功能有一定价值。

1. 适应证

(1)多种泌尿系疾病,包括结石、积水及先天性畸形等。

(2)原因不明的血尿、脓尿。

(3)腹腔或腹膜后肿瘤、肿块的位置,以及与泌尿器官关系,腹膜后肿瘤的鉴别诊断。

(4)泌尿系统损伤需明确损伤程度和范围。

(5)门静脉高压患者术前了解肾功能情况。

2. 禁忌证

(1)碘过敏。

(2)全身衰竭。

(3)严重肝、肾功能损害。

(4)严重心血管疾患及甲状腺功能亢进。

(5)急性传染病高热。

(6)急性尿路感染。

3. 检查前准备

(1)碘过敏试验。

(2)清洁灌肠。

(3)造影前当日禁食,扫描前 1 小时口服清水 800~1 000ml。

(4)注射造影剂前让患儿排小便。

(5)造影前做好沟通工作,签署知情同意书。

(6)检查前全面了解患儿的临床症状及生理、生化指标。

4. 造影剂用量 常用造影剂 100ml。小儿参考量为 1.5ml/kg,造影前口服 10% 的水合氯醛或肌内注射苯巴比妥镇静。

5. 具体操作方法

(1)患儿仰卧于扫描床上,扫描范围自肾上极至耻骨联合。

(2)先行泌尿系统平扫确定扫描范围,需包括肾、输尿管、膀胱、尿道。

(3)CT 尿路造影时,经静脉团注造影剂延迟 30~40 秒后行肾实质期扫描,延迟 7~15 分钟后行排泄期扫描。

(4)根据肾实质强化程度及有无肾盂积水决定是否延迟扫描。

（5）若在注药过程中出现不良反应,应立即停药观察,如果反应轻微,待症状缓解后可再次造影。

（6）所有扫描数据传至后处理工作站,行图像最大强度投影、多平面重组、曲面重建及容积重组。

6. 影像表现及注意事项

（1）正常肾盂在 CTU 图像上多呈三角形,上缘凸起,下缘凹陷呈弧形,基底位于肾窦内,尖端指向内下与输尿管相连。

（2）输尿管呈细条状,上接肾盂,下与膀胱相连。

（3）膀胱内造影剂充盈较好,呈球状。

（二）CT 尿路造影检查护理配合

小儿 CTU 检查人数逐年递增,年龄分布于小儿的各个发育阶段。鉴于该检查需要使用含碘造影剂,部分患者会产生碘过敏,且小儿年龄小、自觉性差、难以配合静脉注射和长时间的检查等特点,检查前的准备、检查中的配合、过敏反应的处理和检查后的护理需要更多的时间和耐心。

1. 检查前准备

（1）预约时遵循小儿优先排序的原则,以减少患儿候检时间。预约回执单显示该检查前的注意事项、检查流程及相关的知识等宣传内容。

（2）检查前须行碘过敏试验和清洁肠道。

（3）根据患儿不同年龄阶段特点,用通俗易懂的语言向患儿和家长介绍有关 CTU 的知识,让其放松心情,配合检查。

（4）碘过敏试验前应先询问患儿及其家长有无药物过敏史。

（5）3 岁以下或配合性差的患儿要求镇静。常用 10% 水合氯醛 0.5~1ml/kg,20 分钟前口服或灌肠,必要时遵医嘱给予苯巴比妥或安定药物进行镇静。

（6）碘试验阳性者禁止行该项检查,碘试验阴性者方可使用碘造影剂。

（7）应注意极少数碘试验阴性者仍可发生过敏反应,应备好急救药品及器械,并有医护人员在旁守候。

（8）提供轻松、舒适、温馨、愉快的就诊环境。候诊室墙上可绘制儿童喜欢的彩色图案和流行动画人物,提供安全性高的儿童玩具等,以消除患儿对陌生环境的不安和恐惧。

2. 检查中的配合

（1）患儿平卧在检查床上,双手抱头,肋弓下缘平准视器中线。注意小儿肾脏体积相对较大且位置靠下。

（2）由于该检查是动态显像,对 3 岁以上的患儿多以鼓励安抚的方式要求配合检查,允许手握喜爱的玩具或观看自带的录像,家人可陪伴其左右。对于无法配合和 3 岁以下的幼儿应用镇静剂,必要时应用约束带固定。

（3）检查过程中,密切观察患儿反应,一旦出现异常情况立即停止检查,报告并协助医生进行相应的对症处理。

3. 过敏反应处理

（1）立即停止注射造影剂,据医嘱给予地塞米松 10mg 静脉注射、0.1% 盐酸肾上腺激素 0.5~1mg 皮下注射、非那根 25mg 肌内注射。

（2）建立静脉通路,根据情况给予升压药静脉滴注。

（3）出现呼吸困难者给予吸氧并注意保持呼吸道畅通。

（4）呼吸困难严重者给予氨茶碱 250mg 静脉滴注,仍不能缓解者可行气管插管等。

（5）心搏骤停者需行心脏按压及使用纠正循环衰竭的药物。

4. 检查后护理

（1）检查结束后,嘱患儿及家长在候诊室停留半小时左右,在医务人员告知后方可离开。

（2）嘱患儿适当多饮水或流质饮食,以加速体内造影剂的排泄。

（三）重复肾输尿管畸形的 CT 表现

重复肾输尿管畸形好发于儿童,成人较为少见,发病率约为 0.8%。以往该病的影像学检查方法多根据 IVU、B 超等诊断,多数患者可明确诊断或进一步提示诊断,诊断的要点在于输尿管的显示。部分患者常合并重复的内上肾盂和输尿管扩张迂曲及发育不良,行 IVU 检查时,由于受尿路内对比剂浓度的影响,多仅能显示不扩张的外下肾盂和输尿管,难以显示双输尿管形态。而超声或 MRU 对于正常尿路的显示欠佳,多只能显示扩张的尿路,往往不能同时显示正常及异常形态肾输尿管,有时可误诊为单纯肾输尿管积水或囊肿,有鉴于此,部分临床高度怀疑重复肾输尿管畸形的患儿,尚需进一步行输尿管逆行插管造影检查或手术探查明确该病。由于 CT 具有高组织分辨率及重建图像受气体、骨骼的干扰较小的优势,CTU 结合其三维重建技术可明确显示正常肾输尿管和显影较淡的重复肾输尿管,以及输尿管的异位开口和囊肿等,可为诊断重复肾输尿管畸形提供确切依据,是目前诊断该病的较为有效的影像学检查。部分患者的异位输尿管开口和膀胱重叠,在常规 CTU 图像上不易显示,结合横断面图像,以及旋转的 MIP 或 4D 图像,可从不同角度、方位准确观察输尿管的开口位置(图 6-1-1)。

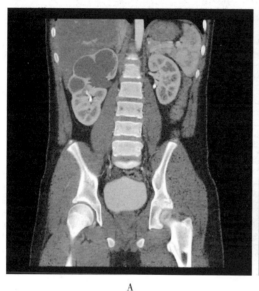
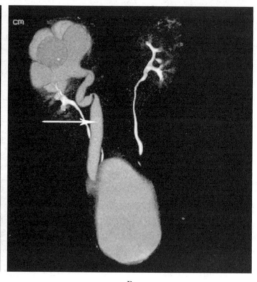

图 6-1-1　小儿重复肾输尿管畸形的 CT 表现

A. 冠状位右侧双肾盂双输尿管畸形,右肾上组肾盂肾盏及输尿管明显扩张积水,右肾下组肾盂肾盏及输尿管形态正常;
B. CTU 重建图像,右侧双肾盂双输尿管畸形,右肾上组肾盂肾盏及输尿管明显扩张积水(箭头),右肾下组肾盂肾盏及输尿管形态正常

(四)先天性肾盂输尿管连接处梗阻性肾盂积水 CT 表现

小儿肾积水多由先天性发育畸形所致,其中以先天性肾盂、输尿管连接部梗阻和输尿管末端梗阻为常见原因。先天性肾盂输尿管连接处梗阻性肾盂积水又称为肾盂输尿管连接处阻塞,是小儿泌尿系统较为常见的先天性疾患,常见于 1 岁以内男孩。有文献指出,形成肾盂输尿管连接处阻塞最常见的原因为肾盂输尿管连接处内在性狭窄,由于该部位肌层增厚及纤维组织增生,尽管狭窄段仅为数毫米或数厘米长,也可造成狭窄段异常积水的发生。其次,迷走血管压迫、内在性活瓣性瓣膜、高位输尿管、输尿管起始部扭曲或折叠,以及肌肉神经先天发育缺陷等原因,均可导致不同程度的肾盂积水。以往诊断该病多依据超声和 IVU 检查,其中以超声应用更为普遍,因其可在胎儿期明确肾盂积水的诊断,并可在出生后进一步跟踪随访,有助于明确积水量及肾功能状态,可指导临床制订相应治疗方案。CTU 无须患者灌肠准备,也不必进行腹部加压和逆行插管,患儿配合度较高,可从不同角度观察病变的位置、大小、范围及其与周围结构的关系等,在泌尿系统疾病中的价值日益显著,可为小儿肾和输尿管疾病提供更有价值的影像信息和诊断依据。CT 平扫多表现为患侧肾盂扩张、积水呈囊袋状,内部呈低密度,边缘呈半月形或弧形。出现严重积水时,由于明显扩大的肾盂肾盏压迫肾实质,肾皮质内侧可呈波浪状或花边征。静脉注射对比剂后外周肾实质出现强化,肾盂由于尿液稀释导致密度较低。临床上 CTU 图像的后处理技术多采用 MPR 和 VR,其中 MPR 主要适用于肾功能和结构的显示,VR 图像源于排泄期的尿路对比剂充盈高峰的横断面图像重建所

得,可整体显示集合系统,通过旋转等方法有利于病变的空间显示(图6-1-2)。以上两种重建方法联合横断面图像有利于综合评价患儿肾和输尿管积水的位置及形态,有助于定性和定位诊断,以及肾功能的间接评估,对指导临床对需要进一步治疗的先天性泌尿系统疾病患儿以及随访有重要价值。

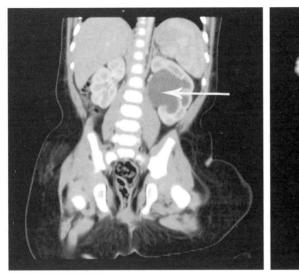
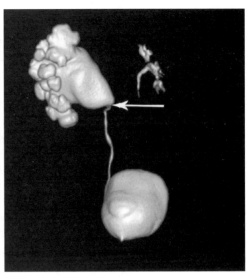

A   B

图 6-1-2   小儿先天性肾盂输尿管连接处梗阻性肾盂积水的 CT 表现

A. 冠状位,左侧肾盂、肾盏明显扩张积水(箭头);B. CTU 重建图像,左侧肾盂输尿管连接处狭窄(箭头)

(五)多房囊性肾发育不良的 CT 表现

小儿多房性肾囊肿(multilocular cyst of kidney)指小儿肾内有局限性、大而有完整被膜的囊肿,压迫周围肾组织,内由多个囊肿构成。多房囊性肾发育不良又称为多房性囊性肾瘤,为胚胎发育阶段肾和输尿管芽融合不良所致的非遗传性肾发育障碍,常见于新生儿和婴幼儿。该病的发生经组织解剖的研究,证明肾集合管开口于囊腔,集合管的分支数明显减少。此种异常完全由于集合管发育停止所致。肿物具有完整的被膜,无浸润性,但周围正常肾组织受压。病理学表现为大小不等的非交通性无功能的光滑囊肿,相互间有结缔组织相连,患肾多无正常肾实质或残留部分。尸检提示该病的发病率为 0.03%,是新生儿期第二常见的腹部肿块,可发生在胎儿、婴幼儿、年长儿及成人,无性别差异,成活儿以单侧发病较多,同时伴其他畸形,如肾母细胞瘤、输尿管发育不良、膀胱输尿管反流及重复畸形等。早期诊断多依据宫内胎儿超声检查,出生后主要根据 CT 和 MRI 检查。CT 平扫表现为患肾大小不等、数量不一的囊腔,呈葡萄串状低密度,内可见分隔。增强扫描后,由于患肾功能较差,囊腔内无对比剂进入呈低密度,分隔或少量的肾实质可出现强化。

(六)先天性中胚层肾瘤的 CT 表现

先天性中胚层肾瘤又称为平滑肌瘤性错构瘤、胎儿间叶性错构瘤,是新生儿最常见的肾脏实性肿瘤。先天性中胚层肾瘤作为一种良性肿瘤,有一定的恶性潜能。该病多见于新生儿和婴儿早期,尤其在 1 岁内高发,占儿童肾肿瘤的 2.8%~3.9%,平均发病年龄为 3 个月,以男性多见。先天性中胚层肾瘤组织学主要分为典型的平滑肌瘤型和变异型,前者主要表现为类似平滑肌纤维母细胞,后者由未分化的梭性细胞构成,内可见完整的肾单位。CT 平扫表现为肾内较大占位性病变,常侵犯肾窦并取代大部分肾实质和集合系统,邻近肾实质受压、变形,其中 60% 患肾内可见囊变,其内可见脂肪及钙化成分。增强后实质部分呈非强化的低密度肿块,内见岛状强化,为对比剂进入肿瘤内部所致。

(七)肾母细胞瘤的 CT 表现

肾母细胞瘤作为儿童肾脏常见的原发性恶性肿瘤,多见于肾实质,发生于肾盂、外观呈葡萄束状的肾母细胞瘤较为少见。两肾发病率无明显差异,但肿瘤以一侧肾好发,其中上极肿瘤明显较下极多发,约有 4%~10% 的肿瘤可两侧同时发生。有文献指出,双侧发病的患儿年龄较单侧发病者偏小,且合并的先天畸形较多,体现肾母细胞瘤的家族性、多发性、双侧性及早发性等遗传特点。肾母细胞瘤起源于肾源性残余,根据肾源性残余的位置进一步分为叶周型和叶内型。叶周型多指肾叶周边如筋膜下皮质内,而叶内型为肾叶中央如髓质、肾窦及肾盂肾盏壁。15 岁以下的儿童年发病率为 0.000 78%,80% 的肾母细胞瘤好发于1~5 岁儿童,其中高发年龄段为 3~4 岁,新生儿约占 0.16%,男女比例为 0.92∶1。肾母细胞瘤的 CT 平扫表现为肾实质内膨胀性生长、呈圆形或椭圆形、边界光整或大的分叶状实性肿块,直径一般大于 4cm,密度与正常肾实质比较类似或略减低,其内伴囊变时可见低密度,伴发出血或钙化时肿瘤内可见高密度影。当肿瘤突破假包膜后,瘤体轮廓呈不规则改变或肾周脂肪模糊、肾筋膜增厚,肿瘤可侵犯肾窦、肾内淋巴管和血管,以及肾盂、输尿管和远侧尿路,可伴腹膜后淋巴结肿大,肾静脉以及下腔静脉受侵,甚至右房内瘤栓形成。增强扫描后肿瘤呈不均匀强化,内囊变坏死区域由于无血液供应呈低密度影,显像更为清晰,需要强调一点的是,受压的残留肾实质增强后呈新月形、半环形、多环形样的高密度影,具有一定的诊断价值。假包膜可完整、不完整或呈不规则的细线状影。多侵犯邻近肾实质,但肾盂肾盏仅表现为推移压迫后变形,若侵入肾盂则可见肿块形成。远处转移以肺部最为常见,约占 85%,表现为肺内大小不一的结节状病灶,其次为肝脏、骨、脑及血管。

（八）非肾母细胞瘤的 CT 表现

　　肾母细胞瘤和 Wilms 瘤是儿童肾脏常见的恶性肿瘤,非 Wilms 瘤发病率低于儿童期恶性肿瘤的 1%,最常见的病理类型为肾透明细胞肉瘤、肾细胞癌、恶性横纹肌样瘤等,其病理特点、治疗方案和随访预后与Wilms 瘤差异较大。鉴于此,术前明确肿瘤类型并提出可能的影像诊断和鉴别诊断意义重大。儿童肾脏恶性非肾母细胞瘤的 CT 诊断包括:①透明细胞肉瘤:又称骨转移性肾肿瘤,是一种比较特殊的高度恶性的儿童肾脏恶性肿瘤,常见于 3~5 岁患儿,呈实性肿块,肿瘤体积一般较大,多单肾发病,常见于肾上极,可伴钙化及囊性变,边缘不规则,周围肾实质受压,集合系统变形,增强后瘤体实性部分呈中度强化,早期出现血行转移,多先转移至骨骼,表现为溶骨性破坏或成骨性改变,预后较差。②肾细胞癌:多见于成人,在儿童及青少年中较为少见,约占儿童肾脏肿瘤的 2.3%~6.6%。组织学上小儿肾细胞癌起源于肾小管上皮,呈实性肿块,伴出血、坏死、囊变、钙化等,肾实质受侵犯可形成一假囊结构导致肾脏变形,并侵犯邻近淋巴结及腹膜后组织。CT 表现缺乏特异性,肿瘤一般较小,呈混杂密度,低于或接近正常肾实质密度,多数肿瘤内可见钙化,可作为诊断该病的较为确切的影像征象,增强后瘤体往往不强化或强化不显著。需要指出的是,小肾癌 CT 平扫呈高密度,增强扫描可轻度强化或不强化,影像表现有一定的特点。该病确诊尚需结合基因及免疫组化的结果。③肾恶性横纹肌样瘤:又称肾脏杆状细胞瘤,约占肾脏肿瘤的 2%~3%,具有高度恶性,组织学表现特异,类似横纹肌肉瘤,但研究提示该病非肌源性。肿瘤可起源于非肿瘤细胞或由其他类型肿瘤演变而来。50% 的患者发病年龄低于 1 岁,平均 13 个月,男女比例约 2∶1。该病可单侧或双侧发病,体积一般较大,常位于肾中央及肾门区域,可侵犯肾髓质及集合系统,呈分叶状,常伴出血、坏死、钙化和肾包膜下或肾间隙新月形积液。钙化多为条状,勾画肿瘤的边缘。若术前高度怀疑该病,则需加扫头颅以确定是否合并后颅凹中线处其他肿瘤。增强后肿瘤多呈不均匀强化,瘤内可见条索状高密度血管影,转移多见,好发于颅内和骨骼。④肾胚胎性横纹肌肉瘤:比较罕见,常累及肾实质、肾盂及输尿管上段,呈分叶状,伴弧线样钙化和包膜下积液。

第二节　泌尿系统 CT 表现

一、肾脏

（一）正常肾脏解剖

　　肾脏为成对的扁豆状器官,位于腹膜后脊柱旁浅窝中。肾长 10~12cm、宽 5~6cm、厚 3~4cm,上缘一般在第 12 胸椎上缘,下缘在第 3 腰椎下缘水平。受肝脏位置的影响,左肾位置较右肾稍高,体积较右肾稍大。小儿肾脏与成人略有不同,年龄越小肾脏相对越重,新生儿肾脏重量约为体重的 1/125。年龄较小的幼儿肾脏位置可低至髂嵴以下第 4 腰椎水平,2 岁以后逐渐升至髂嵴以上。由于婴儿肾脏相对较大且位置较低,以及腹壁肌肉薄而松弛,2岁以内健康儿童触诊时容易扪及肾脏。由于胚胎发育残留痕迹,4岁以内儿童肾脏表面或可呈分叶状,随着年龄增长分叶状可完全消失。正常肾可有一定的移动度,但不超过一个椎体的高度。肾轴上端向内、下端向外,与脊柱纵轴呈30°左右的倾斜角。肾分为内外两侧缘、前后两面及上下两端,内侧缘中部呈四边形凹陷为肾门,是肾静脉、肾动脉出入肾及输尿管与肾连接的部位。肾门以上结构被结缔组织包裹为肾蒂,其中右肾短于左肾,是由于下腔静脉靠近右肾所致。肾内小盏包括体部和穹窿部两部分。由于肾乳头的突入导致顶端呈杯口状凹陷,边缘整齐,两缘为尖锐的小盏穹窿。值得一提的是,肾小盏可接受多个乳头突入表现较大且不规则,肾上盏及肾下盏比较常见。肾小盏体部狭窄的部位称为漏斗部。肾大盏的形态和数目有较多变异,常为3个,边缘光滑整齐,略呈长管状。主要由三部分构成:①顶端或尖部,与肾小盏相连的部位;②峡部或颈部,即长管状部;③基底部,与肾盂相连。肾盂多位于第2腰椎水平,形态变异较大,可呈三角形、喇叭状、分支状和壶腹形,一般上缘略隆凸,下缘略凹,但光滑整齐。

(二)正常肾脏CT图像

根据正常肾脏结构差异及其解剖学特点,CT平扫图像可区别肾实质、肾门和肾窦。肾实质在轴位图像上表现为边缘光滑的圆形或椭圆形软组织密度,对于肾皮质与肾髓质较难辨别,CT值为30~50Hu。采用利尿剂时,肾实质的密度明显降低至15Hu,CT增强后肾实质密度增高达80~120Hu。由于肾门位于肾脏的中央部位,表现为肾内缘凹陷并指向前内方向,在CT图像上比较容易识别,肾动脉及肾静脉均呈软组织密度,在肾门与腹主动脉和下腔静脉间走行。肾窦外围由肾实质包绕,呈脂肪性低密度,内肾盂表现为水样密度。CT增强后皮质期由于肾血管和肾皮质明显强化,而肾髓质强化相对不明显,该期有助于区别肾皮质和肾髓质,其中紧邻肾髓质锥体间强化明显的皮质为肾柱。实质期由于肾皮质和肾髓质均表现为明显强化,强化程度较为类似。排泄期又称分泌期,由于肾实质强化程度减低,肾盏与肾盂呈明显强化,有助于明确该区域病变的性质等。50%的肾筋膜在CT图像上可显示,表现为包绕肾边缘的细线状致密影(图6-2-1)。

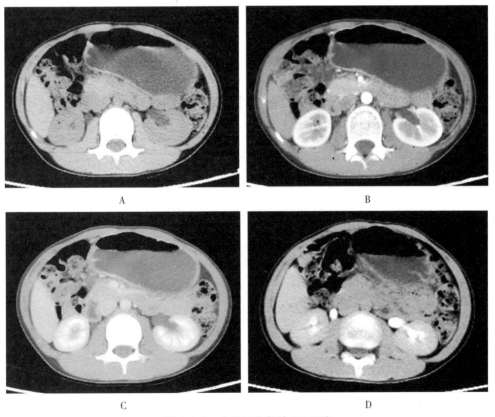

图6-2-1 小儿正常肾脏CT图像

A. 平扫:肾实质密度均匀,肾窦脂肪呈低密度;B. 增强扫描皮质期:肾皮质明显强化,可识别强化的肾柱;C. 增强扫描实质期:肾髓质明显强化,不能与肾皮质区别;D. 增强扫描排泄期:肾盂肾盏强化明显,肾实质强化程度减低

（三）肾脏计算机 CT 观察内容

肾脏 CT 检查前,首先需要明确检查的目的与要求,然后根据患者的临床表现与体征进行全面细致的检查,主要观察以下几个方面的内容:

1. 肾的位置、形态与大小　观察肾的大体形态,肾轮廓线是否完整,有无局限性突隆或形态失常。肾脏位置有无下降或呈游离状,肾增大与缩小的程度。

2. 肾实质内有无异常　当明确肾实质内有占位性病变时,应仔细观察其位置、大小与形态,有无包膜,内部密度,周边的血管是否受压,血管是否伸入肿块内,是动脉还是静脉等。

3. 肾盏与肾盂内有无异常　当明确肾盏与肾盂内有占位性病变时,应仔细观察其位置、大小与形态,有无包膜,内部密度,周边的血管是否受压,血管是否伸入肿块内,是动脉还是静脉等。

4. 肾门及肾门血管　用 CT 血管成像显示肾内和肾门外的动、静脉分支及走向等。

5. 肾或肾周病变与毗邻脏器和血管的关系。

6. 肾周围有无肿大淋巴结及积液。

二、输尿管

（一）正常输尿管解剖

输尿管位于腹膜后,为一肌肉黏膜所构成的管状结构,上与肾盂相连,在腹膜后沿脊柱旁向前下行,经过骶髂关节内侧走行终止于膀胱三角。男性输尿管全长约 27~30cm,平均 28cm;女性输尿管全长约 25~28cm,平均 26cm。通常右侧输尿管较左侧短约 1cm。婴幼儿输尿管与成人多有不同,输尿管较长且弯曲,管壁肌肉和弹性纤维发育不良,容易受周围结构的压迫或扭曲发生梗阻性肾积水,导致尿潴留而诱发感染。临床上常将输尿管分为上、中、下三段,也可称为腹段、盆段、膀胱段。腹段输尿管定义为肾盂输尿管交界处至跨髂动脉处;盆段输尿管定义为髂动脉至膀胱壁;膀胱段输尿管定义为膀胱壁内斜行至膀胱黏膜、输尿管开口。右侧输尿管腹段开始部分位于十二指肠降部及横部后方,在十二指肠和空回肠系膜间,其后走行于腹膜后沿腰大肌前面下行,经过肠系膜及回肠末端入盆腔。输尿管盆段及膀胱段约为整个输尿管全长的一半,沿髂总动脉前方至盆腔边缘,在髂内动脉与腹膜间达膀胱底部,男性在输精管后与输精管交叉进入膀胱。输尿管膀胱段进入膀胱后与膀胱壁呈钝角斜行向下、向内穿过膀胱壁层,在膀胱三角区的输尿管间嵴外侧端开口,且两个开口间相距约 2.5cm。输尿管黏膜和膀胱黏膜彼此相连,其纵行肌和膀胱三角区肌层亦相连。输尿管宽度常因蠕动变化较大,直径一般为 2~5mm,包括 3 个生理性狭窄部位和 2 个扩张部位。生理性狭窄部位即与肾盂输尿管连接处、跨过髂总动脉分支处、进入膀胱处。

（二）正常输尿管 CT 图像

输尿管腹段与肾盂相连,表现为走行于腹膜后间隙脊柱两旁、腰大肌前方点状软组织密度影,常有曲折,输尿管盆段略向外走行于骨性骨盆,再向内行于膀胱为壁内段。壁内段自外上向内下穿行膀胱壁,达到膀胱三角区。输尿管盆段在 CT 图像上常不能显示。

（三）输尿管 CT 图像观察内容

输尿管 CT 检查前,首先需要明确检查的目的与要求,然后根据患者的临床表现与体征进行全面细致的检查,主要观察以下几个方面的内容:

1. 输尿管梗阻性扩张、积水　CT 图像表现为梗阻近段输尿管增粗,呈水样低密度。进一步需明确输尿管梗阻的原因,如输尿管内结石表现为输尿管内钙化影;输尿管占位性病变,观察病变输尿管位置,管壁是否增厚,内部密度情况,边缘是否光滑,有无局限性凸隆或形态失常,输尿管病变与毗邻脏器和血管的关系,有无肿大淋巴结及积液等。

2. 输尿管非梗阻性扩张、积水　临床上不多见,影像表现与输尿管梗阻性扩张、积水较为类似,均表现为水样低密度影,但输尿管全程增粗可作为与后者的鉴别点。

（四）肾盂输尿管连接处息肉的 CT 表现

肾盂输尿管连接处息肉是导致小儿先天性肾积水的主要原因,占儿童肾输尿管积水的 0.5%~4%。有文献指出,原发性输尿管肿物发病率较低,仅占上尿路肿物的 1%,而良性病变更为少见,占所有输尿管肿瘤的20%。该病常见于20~40岁成人,儿童输尿管息肉较为少见,合并肾积水者更为罕见。输尿管良性肿瘤根据来源可分为上皮性或中胚层组织源性肿瘤,而输尿管纤维上皮性息肉是源于中胚层的最常见良性肿瘤,由纤维组织、平滑肌细胞和血管构成。该肿瘤常起源于近端输尿管和肾盂输尿管连接处黏膜下结缔组织,以男孩的左侧输尿管好发,男女比例约3:2。目前输尿管纤维上皮性息肉的发生原因尚有待于进一步研究。儿童期发病可能与发育异常有关且可同时合并其他泌尿系统畸形,如先天性肾盂输尿管交界处梗阻等,而成年患者多与慢性炎症有关。泌尿系统造影检查是诊断成人输尿管息肉较为常用的检查方法,典型表现为输尿管内出现充盈缺损,表现为条带状、串珠状、蚯蚓状,边缘清晰锐利,病变段以上尿路可见积水。需要强调的是,由于患儿输尿管较细,若同时伴发的输尿管息肉较大,导致输尿管阻塞严重,病变侧输尿管往往显影欠佳,可导致误诊和漏诊的发生。CT检查可全面反映病变侧邻近组织的改变,对定性诊断有一定价值,增强检查可进一步提高输尿管息肉的术前确诊率,三维重建后可多方位、多角度观察病变段输尿管内软组织影,可以使病变的范围、程度显示更为直观,使输尿管息肉的影像显示更为清晰,但最终确诊有赖于手术及术后病理结果。

(五)输尿管囊肿的 CT 表现

输尿管囊肿是小儿泌尿系统少见的先天畸形,又称输尿管膨出或输尿管疝,是指膀胱黏膜下输尿管末端的囊性扩张。膨出外层、中层、内层分别为膀胱黏膜、薄层肌肉胶原组织和输尿管黏膜,囊肿远端存在一狭窄的小孔,尿液流入囊肿后可经小孔排出,因此,有时可见囊肿有规律性的扩大、缩小变化。直径较小者仅1~2cm,较大者可充满整个膀胱。本病常合并重复畸形,膨出部分可开口于膀胱内、膀胱颈或其他部位。输尿管囊肿可分为两型:①膀胱内型输尿管囊肿,即输尿管囊肿完全位于膀胱内,可为无其他畸形的单纯输尿管囊肿,或合并完全性重肾双输尿管的上肾段输尿管;②异位型输尿管囊肿,即部分输尿管位于膀胱颈或尿道,可开口于膀胱内、膀胱颈、尿道或阴道。CT检查可全面、准确显示整个泌尿系统,包括重肾双输尿管,患侧上肾段,输尿管扩张积水及输尿管囊肿等,三维重建后可多方位、多角度观察病变段输尿管囊肿,可以使病变的范围、程度显示更为直观,使输尿管囊肿的影像显示更为清晰(图6-2-2)。

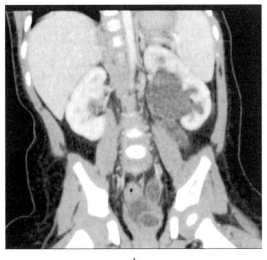
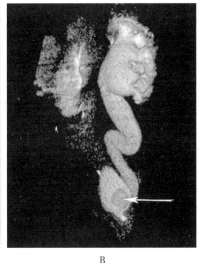

A　　　　　　　　　　　　　　　B

图 6-2-2　小儿输尿管囊肿的 CT 表现

A. 冠状位图像,左侧肾盂、肾盏及输尿管全程扩张,输尿管末端呈囊状扩张突入膀胱内;B. CTU重建图像,左侧肾盂、肾盏及输尿管全程扩张,输尿管末端呈囊状扩张突入膀胱内(箭头)

三、膀胱

(一)正常膀胱解剖

膀胱呈囊状位于前腹部中央部位,主要功能是存储和排出尿液。膀胱由平滑肌组成,与尿道交界处有括约肌,有助于控制尿液排出。膀胱未充盈尿液时位于盆腔前部,前方与耻骨联合相邻,其间为耻骨后间隙,下外侧面与肛提肌、闭孔内肌及其筋膜相邻,内充填疏松结缔组织,可见输尿管盆段通过,呈三棱锥状,分为尖、体、底、颈四个部分。充盈后可升至耻骨联合上缘以上,呈球状,膀胱前外侧壁直接紧贴前腹壁。婴儿膀胱位置较年长儿高,膀胱内充盈尿液时,膀胱位置可升至耻骨联合上缘,由于充盈的膀胱突入腹腔而容易触及。随着年龄的增长逐渐下降至盆腔内。男性膀胱底上部借直肠膀胱凹陷与直肠相邻,腹膜反折线以下的膀胱底与输精管壶腹和精囊相邻,女性与子宫和阴道前壁相邻。男性膀胱底的后方与直肠、输精管壶腹和精囊相邻,女性与子宫颈和阴道上段相邻。

(二)正常膀胱 CT 图像

正常膀胱的 CT 表现取决于其充盈程度,充盈较好的膀胱位于耻骨联合上方,多呈圆形、椭圆形或类方形的均匀水样低密度影,边缘光滑,薄壁,呈厚度均一的软组织密度影。

(三)膀胱 CT 图像观察内容

膀胱 CT 检查前,首先需要明确检查的目的与要求,然后根据患者的临床表现与体征进行全面细致的检查,主要观察以下几个方面的内容:

1. 膀胱壁增厚 观察膀胱壁增厚的范围、程度,如弥漫性增厚多见于炎症或尿道梗阻,局限性增厚多见于膀胱肿瘤。

2. 膀胱肿块 当明确膀胱占位性病变时,应仔细观察其位置、大小与形态,有无包膜,内部密度,周边的血管是否受压,血管是否伸入肿块内,是动脉还是静脉等。如膀胱肿瘤与血块 CT 图像均表现为软组织密度影,但前者 CT 增强扫描后出现强化表现有利于与血块的鉴别。膀胱结石在 CT 图像上为钙化性高密度影。

(四)膀胱重复畸形的 CT 表现

膀胱重复畸形是一种比较少见的先天性疾病,膀胱内可见分隔,呈多囊状膀胱和葫芦状膀胱,根据分隔程度进一步分为完全型膀胱重复和不完全型膀胱重复。完全型膀胱重复是指完全分隔的双侧膀胱均可见发育良好的黏膜层和肌层,以及独立的输尿管和尿道,且彼此间相互独立、不相通。该病多与其他泌尿、生殖和胃肠道畸形合并存在,偶可伴脊柱畸形和其他骨骼畸形。

(五)先天性膀胱憩室的 CT 表现

膀胱憩室是指膀胱逼尿肌纤维间的膀胱黏膜向外凸出而成,小儿膀胱憩室的发病率约为 1.7%,分为先天性和继发性两种。先天性膀胱憩室多是先天性膀胱壁肌层薄弱而无膀胱出口梗阻所致。继发性膀胱憩室是由膀胱出口梗阻所致,原因包括尿道瓣膜、神经源性膀胱、感染或医源性等。憩室壁有无肌纤维的存在有助于两者的鉴别诊断,其中先天性膀胱憩室有肌纤维层或肌层排列紊乱。膀胱憩室较大时,尿液充盈后可达膀胱的数倍,排尿时由于膀胱出口受压可出现梗阻,输尿管受压可出现输尿管梗阻和移位,甚至导致急性尿潴留。憩室内残存的尿液再流入排空的膀胱,从而刺激产生二次排尿症状。膀胱憩室有时可并发感染而出现尿液混浊,其伴发的膀胱输尿管反流和上尿路扩张积水是导致尿路感染的主要原因。婴儿并发的巨大的膀胱憩室,可在下腹部触及囊性包块(图 6-2-3)。

(六)嗜酸性膀胱炎的 CT 表现

嗜酸性膀胱炎多见于成年患者,发生在儿童中比较少见,目前发病机制尚不清晰,多认为与变态反应有一定关系,若检出多核巨细胞常可考虑嗜酸性肉芽肿性膀胱炎的诊断。有学者认为过敏因子与膀胱损害间可能存在相关性,膀胱嗜酸性炎性浸润是多种因素相互作用所导致的病变。该病好发于 6 岁男性患者,男女比例约 2:1,部分患儿无明显临床症状,也可出现血尿、排尿困难、腹痛等症状,以及尿路刺激症状等。嗜酸性膀胱炎在肉眼和镜下均可表现为红斑、溃疡、水肿、天鹅绒样改变,以及类似乳头状或葡萄状改变等。CT 表现缺乏典型征象,可为结节状、团块状肿块,也可表现为膀胱壁的弥漫不均匀增厚等,严重者可伴单侧或双侧肾积水,最终导致肾功能损害。

(七)神经源性膀胱的 CT 表现

神经源性膀胱是指控制排尿的中枢神经(脑或脊髓)或周围神经受损后引起的排尿功能障碍。常见的神经源性膀胱病因有脊柱裂(脊膜膨出)、脊髓损伤、脑血管病变、糖尿病,以及手术引起的神经损伤等。一般分为两类:①逼尿肌反射亢进;②逼尿肌无反射。神经源性膀胱可以出现多种排尿异常、排尿不易控

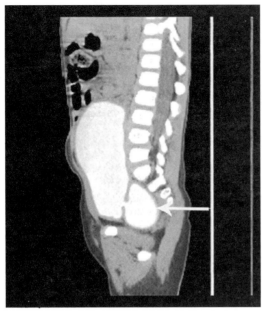
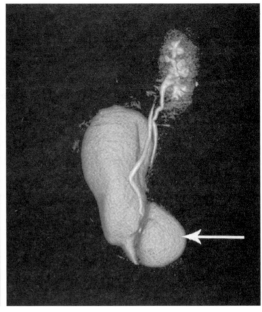

A B

图 6-2-3 小儿先天性膀胱憩室的 CT 表现

A. 矢冠状位图像,膀胱体积增大,后壁可见局限性突出的囊性密度影,与膀胱相通(箭头);B. 矢冠状位和 CTU 重建图像,膀胱体积增大,后壁可见局限性突出的囊性密度影,与膀胱相通(箭头)

制,常同时出现神经损害引起的泌尿系统改变之外的其他症状,如排便异常、下肢运动障碍等。由于神经源性膀胱患儿的膀胱顺应性差,即膀胱内少量增加的尿液可引起膀胱内压力明显增高,且排尿时由于逼尿肌和括约肌配合失调,导致排尿障碍。因此神经源性膀胱患儿的膀胱内压力在贮尿期或排尿期均较高,进一步导致尿液逆流至肾盂,发生肾盂积水。由于膀胱内残留的尿液增加,细菌极易繁殖,易发生反复的泌尿系感染,其逆流至肾组织可导致肾脏发育延迟、肾瘢痕形成,最终导致终末期肾衰竭(图 6-2-4)。

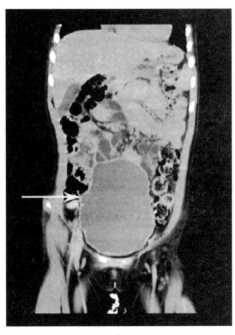
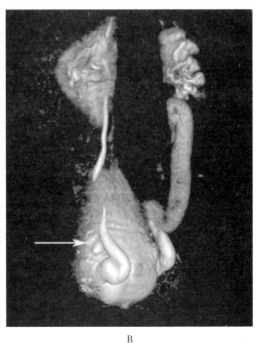

A B

图 6-2-4 小儿神经源性膀胱的 CT 表现

A. 冠状位图像,膀胱体积增大,侧壁可见局限性突出的囊性密度影,与膀胱相通,直径约 5mm(箭头);B. CTU 重建图像,膀胱体积增大,侧壁可见局限性突出的囊性密度影,与膀胱相通,直径约 5mm(箭头)

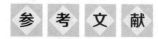

1. 杨光华,白铁男,韩瑞发,等.膀胱重复畸形 2 例临床分析.临床泌尿外科杂志,2010,25(9):685-687.

2. 李成龙,张欣贤,郝向东,等.螺旋 CT 泌尿系成像在小儿泌尿系疾病中的应用.临床小儿外科杂志,2013,12(2):165-166.

3. 孙记航,王帆宁,张祺丰,等.延时 CT 尿路造影对儿童 IVU 不显影病变的诊断价值.放射学实践,2015(3):279-281.

4. DARGE K,HIGGINS M,HWANG TJ,et al. Magnetic resonance and computed tomography in pediatric urology:an imaging overview for current and future daily practice. Radiol Clin North Am,2013,51(4):583-598.

5. DARGE K,GRATTAN-SMITH JD,RICCABONA M. Pediatric uroradiology:state of the art. Pediatr Radiol,2011,41(1):82-91.

6. PALMER LS. Pediatric urologic imaging. Urol Clin North Am,2006,33(3):409-423.

7. OCHOA YS,SANGÜESA CN,ALIAGA SP,et al. Calyceal diverticula in children:imaging finding sand presentations. Radiologia, 2018,60(5):378-386.

第七章

静脉肾盂造影检查应用

第一节 概 述

一、静脉肾盂造影的研究内容

静脉肾盂造影(intravenous pyelography,IVP)是将有机碘液或其他有关造影剂经静脉注入人体后,经肾小球滤过排入泌尿系统而使肾盏、肾盂、输尿管及膀胱显影的方法。这些造影剂几乎全部经肾脏排泄。因此,IVP是研究尿动力学改变的一个重要方法,不仅能显示尿液产生、输送、储存和排出功能,还可以显示尿路的形态了解有无占位病变等。该检查适合于了解泌尿系统器官功能、形态、位置、通畅情况及其与周围结构的关系。

随着小儿IVP检查技术的不断发展,造影剂的临床应用量随之增加,注射度也在不断提升。目前造影剂主要为离子型(76%复方泛影葡胺)和非离子型造影剂(碘帕醇300)两种。由于非离子型造影剂去除了羧基及阳离子,不良反应的发生率如神经毒性等较离子型造影剂明显降低,对肾功能的要求较低,甚至可用于存在高危因素的人群中,但成像效果相对略差,由于价格等因素进一步限制临床的广泛应用。离子型造影剂作为高渗性造影剂,其渗透压远高于人体正常渗透压,可导致高渗反应的风险增加,但因其显像效果好、价格较低、给药便捷等优势而广泛应用于临床。

应注意的是,小儿实际操作过程中,常受到患儿年龄、配合度、造影剂剂量及注射速度等因素干扰,影响肾盂显像效果,可出现边缘不清晰等现象,造成误诊、漏诊等的发生。一般认为,患儿年龄是影响肾盂成像效果重要的因素,年龄小于5岁者更容易发生合作能力差,将导致在实际操作过程中出现差错或不规范操作的情况增加,应当在实际操作过程中注意。影像医生应具备一定的技巧和经验,在最佳的时间段点片,保证肾盂成像效果,避免因造影效果较差而影响泌尿系统疾病正确的诊断和鉴别诊断,从而延误患儿的最佳治疗时间,增加不必要的重复性影像检查工作。

此外,由于造影剂剂量、注射速度及扫描时间等个体差异较大,可造成泌尿系最佳显像时间的不一致。准确的显像时间是获取最佳影像图像的关键,在实际工作中,如果没有较好的把握这一关键点,势必导致患儿变换体位再次点片或延误点片,可增加检查时间及患儿的辐射剂量。需要强调的是,在某些过敏试验阴性的患儿中,仍存在一定的不良反应发生风险。其中不良反应以高渗反应为主,提示医护人员在观察患儿静脉注射造影剂时应重点观察高渗反应的发生,以及过敏发生时的抢救准备工作。造影剂的注射速度是影响高渗反应发生的重要因素。过快的注射速度可导致短时间内造影剂体内大量残留,造成局部渗透压的增加,故高渗反应的发生率随着注射速度的加快而增加。鉴于此,在患儿行IVP检查时,既要保证短时间内完成最优成像效果的显示,同时也要注意适当控制注射速度,可有效防止高渗反应的发生。

二、静脉肾盂造影的发展史

静脉肾盂造影的发展历史离不开X线和造影剂的发现和发展历史。伦琴发现X线的第二年(1896年)对造影剂有了研究,最早开始于胃肠道阳性造影剂应用。当时有人使用亚醋酸铅(lead subacetate)作为造影剂,使豚鼠的胃得以显示。Rumpel在1897年首次比较了几种不同造影剂可能在人胃肠道内显影密度的差别,使用的药物有碘化钾、溴化钾及亚硝酸铋,发现在 5% 的溶液或混悬液中亚硝酸铋显示的阴影密度最高。

经肾排泄的碘造影剂的发展经历了离子型阶段和非离子型阶段。1928 年,MosesSwick 首先发明了用于静脉肾盂造影的造影剂苯酸钠盐。1930 年又出现了以碘吡啦舍为代表的双碘化合物。1950 年出现了以醋碘苯酸钠为代表的三碘化合物,包括泛影葡胺、泛影钠、碘酞葡胺、双碘酞葡胺、Dimer-X 等。这些造影剂在化学结构上有一个共同点,即都是离子型的,在溶液中离解为阳离子和阴离子,虽然其毒性逐渐减少,但在使用中仍可发生不良作用,如作心血管造影时,呼吸、血压和心电图的变化;冠状动脉造影可引起心室纤颤、心肌收缩无力和心肌损害。

1969 年,瑞典放射学家 Torsten Almen 首先提出了非离子碘水造影剂的理论。挪威合成了第一个应用于临床的非离子型造影剂甲泛葡糖或甲泛糖胺,1973 年开始应用于临床,这是造影剂发展史上的一个里程碑。1982 年出现了第二代非离子型造影剂碘苯六醇或三碘三酰苯。德国还推出了第二个二聚体非离子型等渗造影剂碘曲仑,也被称为第三代非离子型造影剂。

1895 年伦琴发现 X 线,在短短的几年时间内,苏格兰的 JohnMacintyre 教授就率先采用 X 线进行肾脏结石的诊断,并指导手术切除结石。这在以往仅能凭借内镜显示泌尿系统的膀胱,已经是比较先进的技术手段。19 世纪 20 年代早期通常使用高剂量碘化钠进行梅毒治疗,人们偶然观察到治疗期间膀胱中的尿液变得不透 X 线,进一步的研究发现了碘在其中的作用。随后 IVP 逐渐应用于临床。长期以来,由于 IVP 操作简便、易行、诊断价值高,一直是诊断泌尿系统疾病首选的检查方法。

20 世纪 70 年代后期,随着 CT、MRI 等大型先进医疗设备相继在临床上应用,为泌尿系统疾病的诊断开辟了广阔的途径,同时使 IVP 这一传统的检查技术受到挑战,不但改变了 IVP 在泌尿系统疾病诊断中的传统地位,也带来一些负面的认识和评价。尽管 CT、MRI 等新技术可有效提高泌尿系统疾病的检出率,综合 IVP 可有效发现许多难以发现的病变,从而满足临床的需要。有鉴于此,IVP 仍是泌尿系统疾病的重要和首选的检查手段,应与 CT、MRI 和 B 超检查互为补充,扬长避短,根据疾病的性质进行最恰当的检查方法,继续实践、总结、提高 IVP 检查技术,为泌尿系统疾病的影像学诊断作出贡献。

第二节 设 备

X 线设备是开展 IVP 检查的必备要素,也是放射影像医学发展的重要标志。以往诊断 X 线机由直接胶片成像,随着计算机数字图像处理技术与 X 线放射技术的结合,通过模数转换和数模转换,实现了图像的数字化处理,进而使图像实现了数字化。数字化 X 线摄影(digital radiography,DR)具有图像质量清晰、成像速度快及辐射量小等优点,已成为现代放射医学的主流影像检查设备,其摄像系统的设计可最大限度满足临床检查的要求。

DR 一般由数字探测器、X 线机、激光胶片打印机组成。凭借数字探测器将透过人体组织结构的 X 线转换为电信号,可直接避免由于装片、洗片等操作导致的图像质量问题,图像可进行后处理操作,使得图像质量得以保证。与传统 X 线检查相比,DR 更有利于显示病灶的细微情况,尤其适用于骨关节、胸部、腹部成像检查,提高了临床诊断率。DR 成像速度较快,具有较高的量子检出效率,不易漏诊和误诊,对于骨折,特别是隐匿性骨折诊断有一定的优势。通过调节窗宽窗位,软组织中密度差异较小的异物可以清晰准确展现出来。目前在用的 IVP 的 X 线检查设备主要包括多功能大平板数字化摄影机、多功能动态平板 X 线机、数字胃肠机、TU-51 胃肠机等。

第三节 泌尿系统造影显像

一、造影剂和检查前常规准备

(一)造影剂

静脉肾盂造影用的有机碘分离子型和非离子型两类。前者容易引起副作用,使用前应做碘过敏试验,常用药有泛影葡胺等。后者基本无副作用,使用前一般不必做过敏试验。离子型造影剂过敏试验阳性或全身情况欠佳又必须行 IVP 者宜选用非离子型造影剂进行检查。

(二) 造影前准备

为了保证造影质量,检查前需要进行必要的准备工作。一般在造影前 2~3 天,就应该禁食产气的食物,如奶类、豆制品、面食、糖类等。较大儿童,在造影前一天晚上,将番泻叶如同泡茶一样饮用,有便随时排出。造影前需排尿、排便,使肠道、膀胱空虚。目的是将肠道内的残渣排出,清洁肠道。使用有机碘分离子型造影剂检查前还应做碘过敏试验。婴幼儿造影前 4~6 小时内禁止饮水。肠道内的气体主要是吞入的,吞咽东西和讲话都会使气体进入肠道。

(三) 全尿路平片

检查步骤包括常规拍全尿路平片(kidney ureter and bladder,KUB),可了解有无泌尿系统结石。在重度肾积水可见肾外形消失和结肠框被推移。

二、小儿静脉肾盂造影

静脉肾盂造影是通过静脉注射造影剂后,随着血液循环经肾小球滤过逐步至肾盂、肾盏进行显像,用于观察泌尿系统解剖结构及病变的检查方法,由于其操作简单、结果易于观察,是小儿泌尿系统应用广泛的辅助检查方法。

(一) 适应证

1. 肾、输尿管、膀胱发育畸形,结石,结核,肿瘤,肾盂肾炎,肾盂输尿管积水等。

2. 原因不明的血尿、脓尿。

3. 腹腔或腹膜后肿瘤、肿块的位置以及其与泌尿器官关系,腹膜后肿瘤的鉴别诊断。

4. 不适宜逆行肾盂造影者,如前列腺肿大、尿道狭窄。

5. 膀胱镜检查困难者。

6. 泌尿系统损伤(可观察肾脏损伤范围)。

(二) 禁忌证

1. 碘过敏。

2. 全身衰竭。

3. 严重肝、肾功能损害。

4. 严重心血管疾患及甲状腺功能亢进。

5. 急性传染病高热。

6. 急性尿路感染。

(三) 检查前准备

1. 碘过敏试验。

2. 清洁灌肠。

3. 造影前 3~6 小时禁水、禁食。

4. 注射造影剂前让患者排小便。

5. 小患儿造影前 15~30 分钟,可使用 654-2,免除压迫器压迫的痛苦。

(四) 造影剂用量

造影剂常用 76% 泛影葡胺。小儿参考量为 1ml/kg。现提倡小儿应用大剂量造影剂,参考量为 1.5~2ml/kg 造影剂,5 分钟内注射完毕。静脉注射药物后 1、5、10、15、30 分钟各摄片一张。肾功能欠佳者延迟摄片。

大剂量静脉滴注肾盂造影检查常适用于常规法显影不够满意时或需显示全尿路者(20~30 分钟后可显示输尿管全长),而且可免除压迫器压迫的痛苦。禁忌证为尿闭、多发性骨髓瘤和严重心肾功能不全。

(五) 具体操作方法

1. 患儿仰卧于摄影台上,将两个圆柱状棉垫压迫于两侧髂前上棘连线水平,以有效阻断输尿管通路。

2. 将血压表气带放置于棉垫上,较大儿童用多头腹带包裹棉垫、气袋及腹部,静脉注入 0.5~1ml/kg 的 60% 复方泛影葡胺,6 岁以上可采用成人量,必要时选择非离子型造影剂。

3. 在造影剂注入 1~2ml 后减慢速度,观察 2~3 分钟无反应后将余下造影剂在 2~3 分钟内注完,必要时可缩短注药时间。

4. 若在注药过程中出现不良反应,应立即停药观察,如果反应轻微,待症状缓解后可再次造影。

5. 造影剂注射完毕后,给血压计充气压力达 5.33~8.00kPa,以压迫输尿管阻断造影剂流入膀胱,便于肾盂充盈显示。

6. 分别在注药完毕后的 7、15 及 30 分钟摄肾区片 1 张。

7. 肾盂肾盏显像良好时,可解除腹带摄全尿路片 1 张,若肾盂肾盏显像浅淡或不显像,膀胱内又无造影剂时,可在解除腹带后的 1~2 小时重摄肾区片。

(六)影像表现及注意事项

1. 正常肾盂在 IVP 图像上多呈三角形,上缘凸起,下缘凹陷呈弧形,基底位于肾窦内,尖端指向内下与输尿管相连。

2. 在全尿路片上输尿管呈细带状,由于膀胱内造影剂充盈较少,膀胱上方多呈凹陷状。

3. 腹部存在巨大肿块、肥胖及腹水患者压迫输尿管有困难时,可采用倾斜摄影床面的方法,使患者足高头低成 30°,以减缓尿液流入膀胱。

4. 如果在注射造影剂前 10 分钟内注射平滑肌松弛药物,可减弱输尿管蠕动,肾盂肾盏显影更佳。

5. 部分患者行腹带加压后可出现迷走神经反应或下肢血供不足表现,应减轻腹带压力或暂时松懈,以便在症状缓解后重新腹带加压或结合足高头低位继续检查,若症状严重者应立即解除腹带,对症治疗。

三、静脉肾盂造影检查护理配合

小儿静脉肾盂造影检查人数逐年递增,年龄分布于小儿的各个发育阶段。鉴于该检查需要使用含碘造影剂,部分患者会产生碘过敏,且小儿年龄小、自觉性差、难以配合静脉注射和长时间的检查等特点,检查前的准备、检查中的配合、过敏反应的处理和检查后的护理需要更多的时间和耐心。

(一)检查前的准备

1. 预约时遵循小儿优先排序的原则,以减少患儿候检时间。预约回执单显示该检查前的注意事项、检查流程及相关的知识等宣传内容。

2. 检查前须行碘过敏试验和清洁肠道。

3. 根据患儿不同年龄阶段特点,用通俗易懂的语言向患儿和家长介绍有关 IVP 的知识,让其放松心情,配合检查。

4. 碘过敏试验前应先询问患者及其家长有无药物过敏史。

5. 3 岁以下或配合性差的患儿要求镇静。常用 10% 水合氯醛 0.5~1ml/kg,20 分钟前口服或灌肠,必要时遵医嘱给予苯巴比妥或安定药物进行镇静。

6. 碘试验阳性者禁止行该项检查,碘试验阴性者方可使用碘造影剂。

7. 应注意极少数碘试验阴性者仍可发生过敏反应,应备好急救药品及器械,并有医护人员在旁守候。

8. 提供轻松、舒适、温馨、愉快的就诊环境。候诊室墙上可绘制儿童喜欢的彩色图案和流行动画人物,提供安全性高的儿童玩具等,以消除患儿对陌生环境的不安和恐惧。

(二)检查中的配合

1. 患儿平卧在检查床上,双手抱头,肋弓下缘平准视器中线。注意小儿肾脏体积相对较大且位置靠下。

2. 由于该检查是动态显像,对 3 岁以上的患儿多以鼓励安抚的方式要求配合检查,允许手握喜爱的玩具或观看自带的录像,家人可陪伴其左右。对于无法配合和 3 岁以下的幼儿应用镇静剂,必要时应用约束带固定。

3. 检查过程中,密切观察患儿反应,一旦出现异常情况应立即停止检查,报告并协助医生进行相应的对症处理。

（三）过敏反应的处理

1. 立即停止注射造影剂,据医嘱给予地塞米松 10mg 静脉注射、0.1% 盐酸肾上腺激素 0.5~1mg 皮下注射、非那根 25mg 肌内注射。

2. 建立静脉通路,根据情况给予升压药静脉滴注。

3. 出现呼吸困难者给予吸氧并注意保持呼吸道畅通。

4. 呼吸困难严重者给予氨茶碱 250mg 静脉滴注,仍不能缓解者可行气管插管等。

5. 心博骤停者需行心脏按压及使用纠正循环衰竭的药物。

（四）检查后护理

1. 检查结束后,嘱患儿及家长在候诊室停留半小时左右,在医务人员告知后方可离开。

2. 嘱患儿适当多饮水或流质饮食,以加速体内造影剂的排泄。

四、逆行肾盂造影

逆行肾盂造影(retrograde pyelography,RP)是借助膀胱镜将导管插入输尿管内,并注入造影剂充盈肾盂、肾盏及输尿管,使其显示形态的一种检查方法。该方法具有尿路造影剂充盈完全、显像更清晰、受肾功能障碍的影响较小、摄片不受体位限制等优点,特别适用于排泄性尿路造影存在禁忌证或其他成像技术显示不佳者。但作为有创检查,实际操作较为复杂,且患者痛苦较大,无法观察肾功能状态,逆行性感染的概率增加等,常作为选择性影像检查方法。

（一）适应证

1. 静脉肾盂造影难以达到诊断目的者,如严重的肾盂积水、肾结核及先天性多囊肾等。

2. 输尿管疾病。

3. 邻近肾及输尿管病变。

4. 进一步证实尿路结石的位置。

（二）禁忌证

1. 尿道狭窄。

2. 肾绞痛及严重血尿、泌尿系感染。

3. 严重膀胱病变禁行膀胱镜检查者。

4. 心血管疾病及全身性感染者。

（三）检查前准备

1. 检查前清洁肠道,清除肠道内容物及气体。

2. 禁食有关药物。

3. 无须行禁水和碘造影剂过敏试验等。

4. 摄尿路平片。

（四）具体操作方法

1. 首先由泌尿科医生在手术室在膀胱镜的引导下将输尿管导管插入肾盂,移动患者至放射科行造影检查。

2. 患者仰卧于摄影台上,脊柱正对台面中线,在腹部平片或透视下调整导管头端至肾盂及输尿管交界区。

3. 双侧导管内同时等速注射造影剂,注射压力以患者肾区有胀感为宜,一般每侧 5~10ml 浓度为 10%~30% 复方泛影葡胺及 12.5% 的碘化钠溶液,显像不佳时可多次重复注射。

4. 注药后立即摄片,检查结束后拔出输尿管导管,若进一步观察输尿管情况,应将导管头端弯曲至输尿管下端,注射少量造影剂后摄片观察。

5. 双侧输尿管导管同时注射造影剂时,注射速度应该同步,若患者一侧肾区出现胀感应立即停药,对侧继续注射至有胀感为止。

五、膀胱造影

膀胱造影（cystography）是将导管插入膀胱内,注射造影剂进行成像的检查方法,以显示膀胱的位置、形态、大小与周围结构的关系等。可采用透视与摄片相结合的方法进行检查。膀胱造影的方法较多,包括逆行造影、静脉尿路造影、逆行造影等,其中以逆行造影最为常用。

（一）适应证

1. 膀胱器质性病变,如肿瘤、结石、炎症、憩室及先天性畸形。

2. 膀胱功能性病变,如神经源性膀胱、尿失禁及输尿管反流等。

3. 膀胱外在性压迫,如盆腔内肿瘤、前列腺疾病、输尿管囊肿等。

（二）禁忌证

1. 尿道严重狭窄。

2. 膀胱内大出血。

3. 膀胱及尿道急性感染等。

（三）检查前准备

1. 清洁肠道及直肠内气体。

2. 嘱患者排尿,排尿困难者可视情况插 8~10 号导尿管导尿。

3. 插导尿管所需的消毒用具等。

（四）具体操作方法

1. 患者仰卧于检查台上,尿道外口消毒后,插入经润滑剂润滑后的导管至膀胱,固定导管后在透视下注射造影剂。

2. 造影剂选择 6.25%~12.5% 碘化钠或 10%~15% 复方泛影葡胺,用量 2 岁以下为 20~30ml,2~5 岁为 30~70ml,6~10 岁为 70~100ml,10~12 岁为 100~150ml。

3. 可疑膀胱内结石或肿瘤病变者,应采用低密度造影剂,以免遮盖病变。

4. 注药过程中不断摇动患者,进行多轴位观察,发现病变及时点片。

5. 检查完毕后拔出导管,摄膀胱前后位、右后斜位、左后斜位等,必要时加摄侧位及俯卧位。

6. 膀胱为高密度的椭圆形影像,前后位可显示膀胱两侧壁及顶部边缘,右后斜位有助于膀胱右前缘及左后缘的显示,左后斜位有助于膀胱左前缘及右后缘的显示。

7. 多个角度观察膀胱不同边缘部分,得到一个完整的主体概念。

六、尿道造影

尿道造影（urethrography）作为诊断尿道疾病常用的影像检查方法,由于女性尿道较短,多用于男性尿道疾病检查,有助于观察膀胱颈及尿道功能,以及后尿道有无狭窄等先天性畸形。

（一）适应证

1. 尿道结石、肿瘤、瘘管及尿道周围脓肿。

2. 前列腺肿瘤、炎症。

3. 先天性尿道畸形,如双尿道及尿道憩室等。

4. 尿道外伤出血等。

（二）禁忌证

急性尿道炎、阴茎头局部炎症及尿道外伤出血等。

（三）检查前准备

1. 嘱患者自行排尿。

2. 进行碘造影剂过敏试验。

3. 准备导尿管、造影剂及消毒用具等。

（四）具体操作方法

1. 患者仰卧于检查台上，尿道外口及周围常规消毒后将导尿管插入尿道外口少许，胶布固定。牵拉阴茎与身体垂直后注入 20~30ml 复方泛影葡胺。

2. 在注射 20ml 后嘱患者行排尿动作，以松弛括约肌利于后尿道充盈。

3. 若注入法检查完毕后膀胱内过多造影剂残留，可嘱患者排尿同时摄片；也可将导尿管插入膀胱内注射造影剂 150~200ml 后拔出导尿管，嘱患者自行排尿同时摄片检查。

4. 由于注入法给药压力较大，可造成狭窄尿道处破裂，使造影剂流入组织间隙及血管内。

七、常见泌尿系疾病造影图像分析

泌尿系造影检查前，首先需要明确检查的目的与要求，然后根据患者的临床表现与体征进行全面细致的检查，主要观察以下几个方面的内容：

（一）泌尿系的位置、形态与大小

观察泌尿系的大体形态，肾轮廓线是否完整，有无局限性凸隆或形态失常。泌尿系位置有无下降或呈游离状，肾增大与缩小的程度。

（二）肾实质内有无异常

当明确肾实质内有占位性病变时，应仔细观察其位置、大小与形态，有无包膜，内部密度。

（三）肾盏与肾盂内有无异常

当明确肾盏与肾盂内有占位性病变时，应仔细观察其位置、大小与形态，有无包膜，内部密度。

八、临床应用

（一）肾发育不良

肾发育不良（renaldysplasia）作为小儿常见的泌尿系统畸形，多合并其他部位畸形的发生。在组织学具有胚胎结构的分化不良，如形成囊肿、异常的肾小管、未分化的间充质或非肾成分的软骨等，若整个肾脏以囊肿为主要表现，则称为多房性肾囊性变。目前，肾发育不良的发病机制尚存在争议，一般认为，可能与胚胎期致畸因子对肾脏发育造成影响有关，尚有观点认为，由于胚胎发育过程中血液供应障碍，肾正常发育受限而形成一细小的原始器官，常含有胚胎组织。此外，胚胎早期输尿管梗阻致肾发育停顿也是该病发生原因之一。

患儿肾发育不良以左肾常见，女性多于男性，临床表现不特异，常合并输尿管开口异位、膀胱输尿管反流引起尿失禁、泌尿系感染而就诊。由于女性异位输尿管口多位于膀胱颈以下的尿道外口附近或阴道内，导致其不受尿道内括约肌的控制，产生尿失禁症状而就诊，而男性异位输尿管口位于后尿道或精阜，尚处于尿道外括约肌内，临床发生尿失禁的表现较少而常被忽视。该病确诊需结合影像学检查，通过 IVP 成像可以确定发育不良肾的位置、大小、形态，以及合并的其他畸形，但由于患肾发育不良，功能低下，静脉注射造影剂后肾脏往往显像较差，提示患肾无功能或功能较差（图 7-3-1）。

（二）重复肾畸形

重复肾畸形（kidney abnormalities）发生率较低，是指患肾具有两套完整的肾盂肾盏系统，可能因胚胎发育至第 4~6 周时，中肾管下端弯曲处出现的输尿管芽远端分支过早或中肾管下端又发出另一输尿管芽所致。小儿重复肾畸形根据重复输尿管进入膀胱的情况分完全型和不完全型。完全型是指两条输尿管分别进入膀胱或膀胱以下部位，而不完全型是指两条输尿管汇合为 1 条通道后进入膀胱。

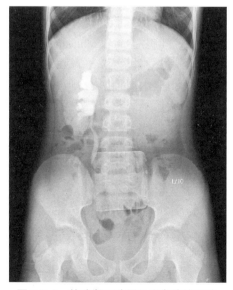

图 7-3-1 静脉肾盂造影示左肾发育不良

患儿的临床表现及特征缺乏特异性,常以合并症形式出现,在疾病诊断及鉴别诊断方面容易和其他疾病相混淆,易出现误诊和延迟治疗。IVP 检查是诊断小儿重复肾畸形常用的影像检查手段,因其检查费用较低、方便,在肾功能良好的患儿显像效果较好,诊断准确率也较高。由于肾发育不良、肾功能差,IVP 可间接表现为肾体积小、肾盏数目较健侧少、位置向外下移位等。上肾段功能好,显像越清晰。但上位肾重度积水、实质菲薄时,肾功能减退或丧失,上部肾盂显像不良或不显像,可导致误诊及漏诊的发生率增加。

(三) 输尿管息肉

输尿管息肉(ureteral polyp)又称为输尿管纤维息肉或上皮息肉,是导致梗阻性肾积水的一种少见原因,目前多认为是输尿管的良性病变。其发病机制尚不清晰,可能与感染、梗阻、慢性刺激、内分泌失衡、发育缺陷、致癌物质等因素有关。该病可发生在输尿管全程的任何位置,但以输尿管上段或肾盂输尿管交界处好发。输尿管息肉患者中男性较女性多见,左侧尿路好发。临床症状特异性较差,主要表现为较剧烈腹痛,可同时伴发血尿、尿感、尿痛等症状。影像学检查是诊断输尿管息肉主要的辅助诊断方法,IVP 检查表现为输尿管内边界清晰、光滑的条状充盈缺损,透视下可见管腔内蚯蚓状充盈缺损,随输尿管蠕动而发生改变,是输尿管息肉较为特异的影像学表现。若息肉较小可仅表现为不典型充盈缺损或模糊不清,息肉以上的输尿管及肾盂扩张积水,临床诊断与鉴别诊断较为困难。

(四) 肾积水

IVP 作为诊断小儿肾积水(hydronephrosis)常用的检查手段,相对超声检查而言可显示肾盂肾盏形态结构,空间分辨率有自身的优势。尤其对于重度肾积水与肾囊肿患者的鉴别诊断有重要价值。由于肾囊肿与肾盂、肾盏不相连,可压迫肾盂、肾盏变形等有助鉴别,且 IVP 检查可反映肾功能状况,包括肾脏的分泌、浓缩、排泄功能等,可帮助确定肾积水病因的诊断。根据不同的影像学表现将肾积水分为 4 级:Ⅰ度:肾盂肾盏轻度扩张,小盏穹窿变钝,杯口变浅。Ⅱ度:肾小盏成杵状或扩大而圆钝,大盏颈部变宽,变短。Ⅲ度:肾盏普遍显影淡,圆钝,扩张;肾实质变薄;肾功能严重受损。Ⅳ度:收集腔呈巨大囊腔样,显影明显延迟,往往密度极淡或不显影。值得一提的是,诊断Ⅰ度肾盂积水必须根据输尿管远端不加压时的所见,尤其是对于先天性巨大肾盏应有清楚的认识,以免误诊为积水。Ⅲ度病例往往显影欠佳,必须延迟摄片,Ⅳ度尤难取得良好效果,通常要加做 CTU 或 MRU 进一步检查(图 7-3-2)。

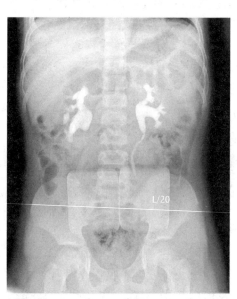

图 7-3-2　静脉肾盂造影示肾盂输尿管连接处狭窄

(五) 肾母细胞瘤

肾母细胞瘤(nephroblastoma)作为一种婴幼儿最常见的恶性实体瘤,约占小儿恶性实体瘤的 24%。该病是胚胎发育性肿瘤,是肾胚基细胞出生后无法正常分化和增殖所引起的。最常见的临床表现是进行性增大的无痛性腹部包块,若合并出血多为包膜内出血所致,肉眼血尿较为少见。肾母细胞瘤可全身转移,以肺部转移最常见,半数以上患者就诊时已有邻近组织、区域淋巴结,甚至血行远处转移。明确肿瘤的大小、与邻近器官特别是与腔静脉的关系,以及腹膜后淋巴结是否肿大,对于手术方式的选择及预后价值重大。静脉肾盂尿路造影能了解肾脏的形态和功能,多表现为肾盂肾盏变形或破坏,部分患者静脉肾盂尿路不显影,多提示残留的肾实质太少或严重受侵。

(六) 髓质海绵肾

髓质海绵肾(medullary sponge kidney)主要由肾小管先天性缺陷所致,表现为髓质集合管不同区域发生囊性扩张呈海绵状,引起尿液经肾小管排出受阻,进而引起一系列病理生理改变。其确切的发病原因尚不清晰,儿童期发病较为罕见。该病的临床表现不典型,多以合并症出现,如远端肾小管酸中毒、胱氨酸尿症、肾功能不全和泌尿系统结石,以及生长发育落后、佝偻病等泌尿系统外的表现。患肾 X 线多表现为对称、呈扇状钙质影沿肾乳头分布,大小不等,少数患者有肾钙化的表现。IVP 检查肾外形多呈正常表现,肾锥体内集合管扩张呈扇形、条纹状或葡萄串状改变,从小盏端部向锥体方向伸出条索状、椭圆形或圆形致密影,呈扇形或花束状分布。

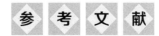

1. 李少林,王荣福,张永学,等.核医学.8版.北京:人民卫生出版社,2013.

2. 文建国,藏自强,范应中,等.B 超、CT 和静脉肾盂造影诊断肾母细胞瘤的价值.郑州大学学报(医学版),2004,39(2): 224-226.

3. 伍筱梅,宋玉全,何建勋.现代数字化 X 线摄影技术学.北京:北京理工大学出版社,2013.

4. 王书轩,范国光.影像读片从入门到精通系列 X 线读片指南.2 版.北京:化学工业出版社,2013.

5. 齐艳,刘会范,文建国,等.神经源性膀胱并发上尿路功能损害患者膀胱漏尿点压的测定.郑州大学学报(医学版),2003, 38(2):172-173.

6. 刘挨师.轻松腹部 X 线检查.2 版.北京:北京大学医学出版社,2007.

7. GIOVANNI M,GIULIO DP,WEN JG,et al. Clinical Urodynamics in Childhood and Adolescence. Cham,Switzerland:Springer International Publishing AG,2018.

第八章

核医学检查应用

第一节 概 述

一、儿科核医学的研究内容

核医学（nuclear medicine）是将放射性核素应用于医学领域进行诊断、治疗疾病和医学研究的学科，主要特点可用"分子、靶向"来概括，它不是一项简单的技术，而是涉及多学科及研究领域、应用广泛的医学学科。核医学是分子影像的主要分支，以分子或生物大分子作为靶目标，从分子水平揭示人体的生理、生化及代谢变化，实现在分子水平上对人体内部生理或病理过程进行无创、实时的体外显示，即功能成像，实现疾病的早期诊断。

儿科核医学（pediatric nuclear medicine）是核医学的重要分支学科，指核医学在儿科各年龄阶段的应用。临床应用包括诊断核医学和治疗核医学两部分，其中诊断核医学包括体内检测和体外检测两部分。体内检测包括放射性核素显像及非显像功能检查，如膀胱显像和肾动态显像属于核素显像的范畴，肾图属于非显像检查的范畴。

放射性核素显像是儿科诊断核医学的重要组成部分，因其简便、安全、灵敏、无创等特点，易于在儿科临床推广运用。放射性核素显像显示放射性核素标记的放射性药物在体内的分布图，根据放射性药物的代谢特点和生理学特点，这些药物能够特异地分布在体内特定器官或病变组织，并参与代谢，标记在放射性药物分子上的放射性核素由于放射出 γ 射线而能够在体外被探测。放射性核素显像主要反映器官及病变组织代谢、功能。近年来，PET/CT、SPECT/CT、PET/MRI 的出现，实现了功能影像与解剖影像的完美融合，是核医学发展的质的飞跃。

核医学体外测定方法是利用放射性核素标记的示踪剂在体外测定从体内采取的血、尿、组织液等样品内微量生物活性物质含量的方法，基本方法是放射性免疫分析法（radioimmunoassay，RIA）。RIA 利用放射性核素示踪技术的高敏感度，结合免疫学反应的高特异性，以抗体为结合剂，不直接探测待测物，而是探测待测物上的标记信号，利用标记物的放大作用从而提高方法的灵敏性。

儿科核医学治疗是多种儿科疾病的重要治疗方法，可分为外照射治疗和内照射治疗。外照射治疗主要是利用低剂量放射源敷贴或近距离照射而达到治疗疾病的目的，如 ^{32}P、^{90}Sr 放射性核素敷贴治疗等。内放射治疗通过高度靶向性聚集在病变部位的放射性核素或者其标记物所发射出的射程很短的核射线，对病变进行治疗，如 ^{131}I 治疗甲状腺功能亢进和甲状腺癌、放射性药物生物靶向治疗等。

二、核医学的发展史

核医学起步较晚，与其他学科相比，是一门非常年轻的学科。核医学的发展可追溯到 1896 年 Henri-Becquerel 在铀盐中发现类似 X 线的射线，这是人们首次发现和认识放射性核素。1898 年 Mariecurie 提取了放射性钋和镭。1934 年 Joliet 和 Curie 研制成功用人工方法生产放射性核素。

核医学发展的初级阶段是能获得人工放射性核素后的 10 年间，成就主要有锝元素和放射性核素 ^{131}I 的发现。在诊断方面，1938 年开始使用 ^{131}I 测定甲状腺摄碘功能。这些奠定了核医学学科发展的基础。

核医学的进步离不开仪器的发展和更新。1949年发明第一台闪烁扫描机,揭开了核医学显像诊断的序幕。核医学的显像仪器从最早的直线扫描机,发展到γ照相机和目前广泛应用的SPECT、PET、SPECT/CT、PET/CT及PET/MRI,实现了功能影像与解剖影像的融合,克服了平面显像对器官、组织重叠造成的小病灶掩盖,以及单纯功能显像分辨率低的缺点,是学科发展的又一新起点。

第二节 设　备

核医学的设备是开展核医学工作的必备要素,也是核医学发展的重要标志。核医学显像设备经历了从扫描机到γ照相机、SPECT、PET、PET/CT、SPECT/CT的发展过程。最近又推出以半导体探测器代替晶体闪烁探测器的显像仪器,大大提高了探测的灵敏度和分辨率,对核医学显像仪器的发展具有划时代的意义。

1958年H. Anger首先发明的γ照相机是核医学最基本的显像仪器,由探头、支架、电子线路、计算机操作和显示系统组成。它可对体内脏器中放射性药物的分布进行一次性的成像,并可做动态观察。但γ照相机不能做断层显像,只能作平面显像(二维图像),易因前后位放射性的重叠而受干扰。

SPECT(图8-2-1)具有γ照相机的功能,但性能优于γ照相机,且可以在计算机辅助下重建影像,得到断层图像,克服了平面图像前后位重叠干扰的缺点。

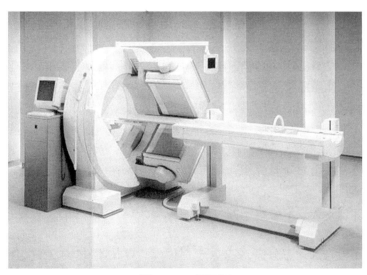

图8-2-1　SPECT

SPECT/CT是将CT的球管和探测器安装在SPECT的旋转机架上,使患者可同机进行SPECT和CT检查,同机进行两者图像的融合,实现功能与解剖信息同时显示,更好地诊断疾病。

PET采用符合探测的原理进行探测,PET/CT是PET与CT两种影像设备结合在一起,PET探头和CT探头装在同一个机架上。所用的核素是组成人体基本元素的同位素,如^{11}C、^{13}N、^{15}O、^{18}F,其标记化合物为人体生理所必需的可参与生理、生化代谢过程的物质,如水、葡萄糖、氨基酸、受体的配体等。因此它所获得的图像更能真实地反映人体生理或病理代谢的过程,有人称之为"活体生化显像""分子影像"。PET、PET/CT所用的放射性药物半衰期较短,需要附件有加速器供应药物。

第三节　泌尿系统核医学显像

一、泌尿系统核医学显像准备及护理

儿科核医学诊断项目的目的是短时间、低剂量获得高质量的诊断信息。为此,儿科核医学医务人员需经儿科核医学专业知识培训、熟练掌握规范化操作流程,掌握儿科核医学诊疗项目的适应证与禁忌证。同时,与患儿及其家长充分沟通做好相关检查前准备亦十分重要。

小儿泌尿系统核医学显像检查人数逐年递增,年龄分布于小儿的各个发育阶段。鉴于检查是动态显像,同时要求床边注射显像剂的特点,加上小儿年龄小、自觉性差、难以配合静脉注射和长时间的检查,所以为了获得高质量的诊断信息,检查前的准备、检查中的配合和检查后的护理需要更多的时间和耐心。

(一)检查前的准备

1. 预约时遵循小儿优先排序的原则,以减少患儿候检时间。预约回执单显示该检查前的注意事项、检查流程及相关的知识等宣传内容。

2. 嘱患儿正常饮食,根据具体检查要求饮水及排尿,尽量保持患儿在正常生理状态下进行肾动态的功能性检查,以降低假阳性结果的发生率。

3. 3岁以下或配合性差的患儿要求留置静脉针,位置以肘关节贵要静脉处为最佳。

4. 儿童检查前镇静 检查前日晚上尽可能阻止患儿入睡,创造安静、弱光、父母关照的环境,促进小儿入睡,尽量避免镇静。如需要镇静,可根据需要用10%水合氯醛0.5~1ml/kg于检查20分钟前口服或灌肠,必要时遵医嘱给予苯巴比妥或安定药物进行镇静。镇静目的是为保证患儿安全顺利完成检查,镇静前需签订麻醉同意书,按照麻醉要求提前做好麻醉准备工作。需儿科麻醉师进行个体化用药。检查结束后患儿达到麻醉复苏标准后方可离开。

5. 测量患儿身高、体重并记录。

6. 检查前去掉腹部周围的金属物品,更换被尿液污染的衣物和尿布,用肥皂水洗净被污染的皮肤。尿路不通或排尿困难者事前留置尿管。

7. 检查前3天禁用利尿剂,24小时前禁静脉肾盂造影检查和CT增强扫描检查。

8. 心理护理 根据患儿不同年龄阶段特点,用通俗易懂的语言向患儿和家长介绍检查的目的、方法、微量核素的辐射安全性、流程及配合方法,强调检查的安全性和无创性,以建立护患信任和谐的关系,增加其依从性。

9. 就诊环境 提供轻松、舒适、温馨、愉快的就诊环境。候诊室墙上可绘制儿童喜欢的彩色图案和流行动画人物,提供安全性高的儿童玩具等,以消除患儿对陌生环境的不安和恐惧。

(二)检查中的护理

1. 体位摆放 患儿根据需要取坐位或仰卧位,双手抱头,肋弓下缘平准视器中线。注意小儿肾脏体积相对较大且位置靠下。

2. 制动要求 由于检查为动态显像,多要求长时间保持体位不动,对3岁以上的患儿多以鼓励安抚的方式要求配合检查,允许手握喜爱的玩具或观看自带的录像,家人可陪伴其左右。对于无法配合和3岁以下的幼儿应用镇静剂,必要时应用约束带固定。

3. 床旁弹丸注射 以离心脏较近的肘部粗大静脉为最佳穿刺部位,暴露肘关节处,避免衣袖过紧,止血带在穿刺点上方3~4cm处扎紧,消毒待干,穿刺见回血后(避免大量抽回血)快速加压推注后松开止血带。若周围静脉穿刺困难者可考虑颈外静脉穿刺或周围静脉留置针三腔管给药。

4. 检查过程中,密切观察患儿反应,一旦出现异常情况应立即停止检查,报告并协助医生进行相应的对症处理。

(三)检查后护理

1. 检查结束后,嘱患儿及家长在候诊室停留半小时左右,在医务人员告知后方可离开。

2. 嘱患儿适当多饮水或流质饮食,以加速体内核素的排泄,用后厕所多冲水。

(四)辐射防护

1. 候诊患儿要在指定的区域内活动,以减少来自注射核素后的患者辐射。核素保持在合理剂量。

2. 检查期间劝离怀孕的陪伴家长。

3. 特制痰盂和垃圾桶数量充足,提示醒目。

二、膀胱输尿管反流显像

膀胱输尿管反流（vesicoureteral reflux，VUR）是指排尿的同时尿液反流至输尿管肾区，多见于儿童，发生率约为 1‰，病因有先天性畸形、尿路感染、下尿路梗阻和神经源性膀胱。尿反流除了影响儿童本身生长发育外，严重者可造成肾损害、肾瘢痕、高血压，甚至肾衰竭。膀胱输尿管反流显像（vesicoureteral reflux imaging），也叫放射性核素膀胱显像（radio nuclide cystography，RNC），是较灵敏的诊断膀胱输尿管反流的方法。此法主要适用于 4 类患者：膀胱输尿管的初次诊断、曾经诊断 VUR 患者判断其自然缓解程度、手术前的评估、家族性 VUR 的诊断。放射性核素膀胱显像的辐射剂量低于 VUR 的标准诊断方法排尿性膀胱尿道造影的 50~200 倍，且据报道其在诊断 VUR 中比排尿性膀胱尿道造影更敏感。

（一）原理

膀胱输尿管反流显像是将放射性示踪剂引入膀胱，待膀胱充盈后，患儿用力排尿或膀胱区加压致使尿液反流到输尿管和 / 或肾区，通过仪器动态观察肾、输尿管和膀胱放射性分布的变化，可获得膀胱充盈、排尿过程和排尿后的膀胱输尿管影像，可明确诊断膀胱输尿管反流，并能定量计算尿反流量及膀胱残留尿量，判断反流程度，同时可评价膀胱动力学功能。

（二）方法

根据给药途径，膀胱输尿管反流显像方法有两种：直接把放射性示踪剂通过导尿管注入膀胱，称直接显像法；放射性示踪剂由静脉输入，通过肾分泌排入膀胱，称间接显像法。

1. 直接显像法　检查前嘱患儿排空膀胱尿液。患儿仰卧，将 SPECT 或 γ 相机探头置于检查床之下，调节探头使双肾、输尿管及膀胱位于视野范围之内。在无菌条件下，从尿道插入导尿管，取 $^{99m}TcO_4^-$ 或 ^{99m}Tc- 硫胶体经导尿管注入，常规剂量为 37~74MBq（1~2mCi）。然后缓慢灌入生理盐水，同时启动显像仪器进行动态采集，每 1~2 分钟采集 1 帧，每次采集时记录灌入生理盐水量，此量即为出现尿反流时的膀胱量。当患儿诉说膀胱已充盈到不能忍受或出现难忍动作时，立即停止灌入。嘱患儿用力排尿，在整个排尿过程中以 1 帧 /5s 速度采集至尿液排完为止。从照相机的监视器上观察膀胱充盈影像，正常时整个现象过程仅有膀胱显像，若输尿管或肾区内出现放射性影像，即是尿反流存在的征象。用 ROI 技术获取尿反流区的放射性计数和同一时间膀胱内的计数，可计算出尿反流量。

$$尿反流量 = \frac{尿反流部位影像的计数率}{尿反流部位影像的计数率 + 同一时间的膀胱计数率} \times 100\%。$$

本法的优点：①较 X 线膀胱造影灵敏；②辐射剂量小，一次检查对膀胱和性腺的照射量仅为 X 线膀胱造影的 1%，便于多次随访检查；③结果不受肾功能和肾积水的影响。缺点：①需要膀胱插管；②导尿管周围溢尿会造成污染；③分辨率低，对膀胱形态的观察不如 X 线造影。

2. 间接显像法　检查前半小时给予充分的水负荷，取坐位，将 SPECT 或 γ 相机探头后置，视野包括双肾及膀胱区，静脉注入 ^{99m}Tc-DTPA 或 ^{99m}Tc-MAG3，剂量 2.96~4.44MBq（0.08~0.12mCi）/kg，或 ^{131}I-OIH 18.5MBq（0.5mCi），从照相机的监视器上观察，当示踪剂大部分已排至膀胱，肾和输尿管放射性已很低时，采集 1 帧静态影像。然后在下腹部加压并嘱受检者用力憋尿，随后让其排尿，记录尿量，在此过程中 1 帧 /2s 连续显像。以观察有无尿反流，若输尿管或肾内有任何明确的放射性增多，即提示有膀胱输尿管尿反流。当膀胱内尿液排空后再采集 1 帧静态影像，用 ROI 技术，计算膀胱残留尿量。

$$膀胱残留尿量 = \frac{排尿量（ml）\times 排尿后膀胱计数率}{（排尿前膀胱计数率 - 排尿后膀胱计数率）} \times 100\%。$$

本法的优点是不插导尿管。缺点：①等待膀胱内充盈足量的放射性，需要较长时间的憋尿，小儿难以做到；②要求受检者肾功能正常，若有肾功能不良和肾盂积水肾区放射性长久不下降，膀胱内难以充盈足够的放射性活度，可影响结果的判断。

（三）临床应用

膀胱显像主要用于判断反复泌尿系感染患儿是否有膀胱 - 输尿管反流及其反流程度，了解下尿路梗阻和神经源性膀胱患儿是否有尿反流及其反流程度，评价膀胱输尿管反流的治疗效果。反复上尿路感染和下尿路梗阻患儿,当输尿管与肾区出现放射性(直接法)或放射性分布增强与上升型曲线表现(间接法)时,即可诊断 VUR,能探测到 1ml 的反流量,可作为评价膀胱动力学的客观指标。膀胱显像对性腺的辐射吸收剂量低,仅为膀胱造影的 1/200~1/50。

判断尿逆流分度法:

1. 轻度　憋尿时输尿管下段出现放射性。

2. 中度　憋尿时输尿管上段出现放射性。

3. 重度　憋尿时肾区出现放射性或伴有输尿管扩张;不憋尿或轻压膀胱区即在输尿管出现放射性。

三、肾动态显像

肾动态显像(dynamic renography)是泌尿系统核医学检查的基础,是泌尿系统最主要的核医学检查方法,也是临床常用的检查项目,包括肾血流灌注显像(renal perfusion image)和肾实质功能显像(renal function image)两部分,具有无创、安全、操作简便和提供信息全面等优点。肾动态显像可显示双肾位置、大小及功能性肾组织形态,也能对分肾血流、功能及上尿路通畅性进行定性评价和定量测定,尤其在判断肾功能方面敏感性和准确性好。

在肾动态显像的基础上可测定肾小球滤过率(glomerular filtration rate,GFR)和肾有效血浆流量(effective renal plasma flow,ERPF),并可根据临床需要加做利尿剂、血管紧张素转化酶抑制剂等介入试验,还可进行间接膀胱输尿管反流显像。

(一)原理

肾动态显像包括反映肾血流的灌注显像及反映肾功能的动态显像。静脉"弹丸"式注入能被肾小球滤过或肾小管上皮细胞分泌而不被重吸收并迅速经尿排出的快速通过型显像剂,用 γ 照相机或 SPECT 快速连续采集包括双肾和部分膀胱区域的放射性影像,可见显像剂依次通过腹主动脉、肾动脉、肾血管床在肾实质浓聚,并从肾实质逐步流向肾盏、肾盂、输尿管并排入膀胱以及排出体外的一系列影像。经过计算机系统处理可得到肾血流灌注图像、动态功能图像,以及绘出双侧肾的时间 - 放射性曲线,可在一次检查中获得有关肾血流灌注、肾实质功能、上尿路通畅情况及排尿过程等信息,同时也可以得到肾脏位置、形态、大小等形态学信息。

(二)检查方法及显像剂

1. 检查方法

(1)准备:患儿饮食如常,检查前 30~60 分钟饮水 300~500ml 或 8ml/kg,显像前排空膀胱。对于认真沟通后仍不能配合的儿童或婴幼儿,给予镇静。

(2)体位:常规取仰卧位或坐位,采集后位影像。仰卧位时探头置于检查床下,探头视野需包括双肾和膀胱;坐位时,使脊柱中线对应于准直器中线,视野同仰卧位。监测移植肾时,取仰卧位,前位采集。

(3)操作程序:经肘静脉"弹丸"式注射显像剂,体积 0.2~0.5ml,新生儿 0.1~0.2ml。注射同时开机采集。采集条件:配备通用型准直器;能峰 140keV,窗宽 20%,矩阵 64×64。影像采集分为两个时相:肾血流灌注相,以每秒 1 帧连续摄取 30~60 帧;肾功能相,以 20~30 秒 1 帧连续采集 20~30 分钟。如遇患儿有排泄延迟或肾脏不显影的可酌情作延迟静态显像,增加信息。采集的系列图像经计算机处理,获得有关肾血流灌注、肾功能动态及尿路排泄的图像和相关参数。

2. 显像剂　用于儿童肾动态显像的显像剂可在较短时间内通过肾脏排出体外,称为快速通过型显像剂,常用的显像剂可分为肾小球滤过型和肾小管分泌型两类(表 8-3-1)。

3. 影像分析

(1)正常影像

1)血流灌注相:静脉注射显像剂后 8~10 秒,可见腹主动脉清晰显示,10~14 秒可见双肾灌注均匀影像,此时腹主动脉仍显影;14~18 秒时腹主动脉影消退,后期显像的肾影明显增大,表明显像剂经过动脉相及毛细血管相已进入静脉相,并弥散至肾周围组织中,两侧肾影出现的时间差 <1 秒。双肾血流灌注曲线由影像的数据生成,曲线的形态和放射性活度左右两侧近似,峰时差 <1 秒,峰值差 <20%(图 8-3-1)。

表 8-3-1 儿童常用肾动态显像剂及剂量

| 显像剂类型 | 肾动态显像剂 | | 剂量 |
	英文缩写	中、英文全称	
肾小球滤过型	^{99m}Tc-DTPA	^{99m}Tc- 二乙三胺五乙酸 ^{99m}Tc-diethylenetriaminepentaaceticacid	74~370MBq 或 7.4MBq/kg
肾小管分泌型	^{99m}Tc-EC	^{99m}Tc- 双半胱氨酸 ^{99m}Tc-ethylenedicysteine	18.5~296MBq 或 3.7MBq/kg
	^{99m}Tc-MAG$_3$	^{99m}Tc- 巯基乙酰三甘氨酸 ^{99m}Tc-mercapto-acetyl triglycine	18.5~296MBq 或 3.7MBq/kg
	^{131}I-OIH	^{131}I- 邻碘马尿酸钠 ^{131}I-orthoiodohippurate	3.7~18.5MBq 或 0.37MBq/kg
	^{123}I-OIH	^{123}I- 邻碘马尿酸钠 ^{123}I-orthoiodohippurate	3.7~18.5MBq 或 0.37MBq/kg

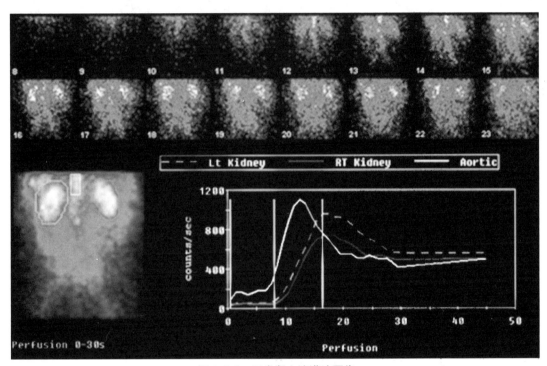

图 8-3-1 正常肾血流灌注图像

2）功能相：肾影形态随时间延续而变化，由淡影→浓影→淡影→基本消失。显像剂注入 1 分钟左右出现肾轮廓淡影；2~4 分钟肾实质内放射性浓度达到高峰，肾影像密度均匀、完整清晰，反映肾吸收浓聚功能；4~6 分钟后放射性逐渐进入排泄系统，肾皮质内放射性减低，肾实质影变淡，而肾盏肾盂放射性逐渐显示并增强，输尿管一般不显影，膀胱逐渐显影，20 分钟时肾区放射性很少，显像剂大部分进入膀胱（图 8-3-2）。利用 ROI 技术，肾功能相的系列影像可生成动态曲线即肾图，可分为三段：a 段为放射性陡然上升段，反映放射性的出现；b 段为放射性聚集段，反映肾功能；c 段为达到峰时后的下降段，反映肾排泄功能，与尿路通畅情况有关。对曲线进行分析，可得到左右肾峰时、相对清除率及 20 分钟排出率等参数。正常（参考值）：左右肾峰时均 <5 分钟；相对清除率左右肾各占 50%；20 分钟排出率左右肾均 >45%。

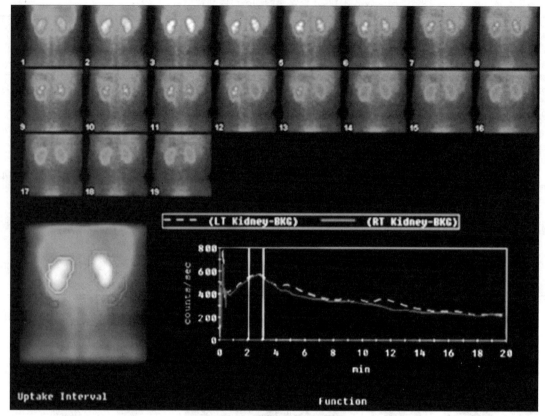

图 8-3-2 正常肾功能动态显像

（2）异常图像

1）肾脏不显影或显影不清晰：各种原因引起的肾实质病变或肾血流障碍致使肾功能严重受损、肾脏无功能均可造成肾脏不显影，如慢性肾小球肾炎肾衰竭期、肾动脉严重狭窄等疾病（图 8-3-3）。

2）肾脏显影及消影过程延缓：见于多种原因造成的肾实质功能严重损伤，肾前性及肾后性因素均可出现，单侧肾功能严重损伤的一个典型表现为"倒相"现象，即患侧肾脏显影时相延迟，较健侧肾脏显影明显延缓，但在健侧肾脏进入消影过程以后，其影像放射性反而较健侧浓集。肾脏显影及消影过程延缓由尿路严重梗阻并发肾积水引起者，可见肾盂扩大，有时可见到输尿管显影，输尿管粗大显影的下方即为梗阻部位。

3）肾实质持续显影：提示各种原因引起的尿生成不良或肾小管对水的再吸收增加，使肾小管内尿液冲刷不畅，放射性尿液持续滞留于肾实质内造成肾脏持续显影，肾小管淤塞和急性上尿路完全性梗阻也可出现此种现象，是由于肾小管内压力急剧增高所引起。

4）肾脏内局部区域放射性持续不消退：提示局部肾盏引流不畅。

5）肾脏周围或腹腔出现放射性：提示有尿漏存在。

（三）临床应用

1. 评价小儿肾脏的功能状态 按损伤程度将受损的肾功能分为轻度受损、中度受损、重度受损。

（1）轻度受损：肾影清晰，肾实质摄取和清除显像剂的过程明显，但清除时间较正常略延长，在 15~20 分钟后仍可见到肾皮质内有核素分布，伴或不伴有肾盂积水。

（2）中度受损：双肾轮廓欠清，肾实质有摄取和清除显像剂的过程，肾影略显模糊，本底略增高，临床可表现为典型的肾脏疾病症状。

（3）重度受损：双肾轮廓不清，采集过程中未见双肾摄取和清除显像剂过程，双肾影不清，甚至无法与本底区别，本底异常增高。

2. 评估新生儿肾功能 当评估新生儿肾功能时，应认识新生儿未成熟肾的特点及在核素肾显像中与

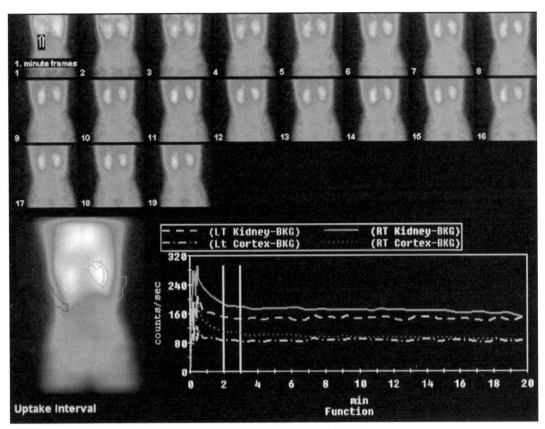

图 8-3-3　男,3 岁,肾功能不全患儿

成人的差别。新生儿出生时 GFR 为成人的 30%,6~12 个月接近于成人水平,低体重的早产儿的 GFR 为正常的 10%,同时增长非常缓慢。新生儿肾脏在肾动态显像中摄取显像剂的时间低于大龄儿童,同时显像剂在肾内通过时间及排泄时间明显延长。生后第 1 周或第 2 周,皮质摄取显像剂非常缓慢,同时不出现膀胱影像,即使出现膀胱内的放射性计数也明显低于大龄儿童。身体内的本底水平较高,也反映血浆清除显像剂能力较差。在评价新生儿未成熟肾功能中,必须注射相对高的造影剂剂量。

3. 判断患肾有无残留功能　判断患肾有无残留功能,对选择手术方案至关重要,肾功能显像可为判断患肾有无功能提供依据。肾积水严重时,皮质变薄,功能极差,X 线静脉肾盂造影(intravenous pyelography,IVP)往往不显影,认为肾脏“无功能”,肾动态显像必要时加延迟显像。若肾脏有功能仍可显示图像和出现有功能的肾图曲线。

4. 儿童肾积水及上尿路梗阻的诊断与鉴别诊断　小儿先天性肾积水主要是先天性输尿管肾盂连接梗阻引起的,肾集合系统的扩张可造成肾髓质血管的伸长和肾实质受压缺血,肾组织逐渐萎缩与硬化致肾功能的不完全逆转。年龄越小,梗阻程度越重,肾积水就越重,危害越大,因此早期诊断、合理治疗十分必要。利用核素肾动态显像对肾积水进行诊断始于 1978 年,笔者医院进行肾动态显像的最小患儿是 30 天。

肾功能显像可鉴别肾外和肾内梗阻。图像特征:肾外梗阻,如输尿管阻塞,由于显像剂在肾盂及输尿管内潴留,功能相表现为肾盂持续显影,在梗阻上端可见输尿管有局限性放射性浓集,肾图呈梗阻型(图 8-3-4)。肾内梗阻,如肾积水功能衰竭,功能相表现为显像迟缓,影迹淡,排泄明显延迟,肾图的排泄段呈上升型(图 8-3-5)。

肾外上尿路机械性梗阻与非梗阻性尿路扩张引起的肾盂或输尿管积液在常规肾动态显像、IVP 或超声检查的表现均有重叠,利尿药介入试验能有效鉴别两者,尿流量足够大时诊断准确性可达 90%。利尿剂的作用是在最短时间内大量增加尿液,尿流速率加快可以加速排出淤积在非梗阻性扩张的尿路内的示踪剂,原有梗阻型肾图得以改善;而机械性尿路梗阻,虽然尿量增加,但不能将滞留在梗阻部位以上的示踪剂有效排出,原有的梗阻型肾图及肾影无变化。据此可使两者得以鉴别。

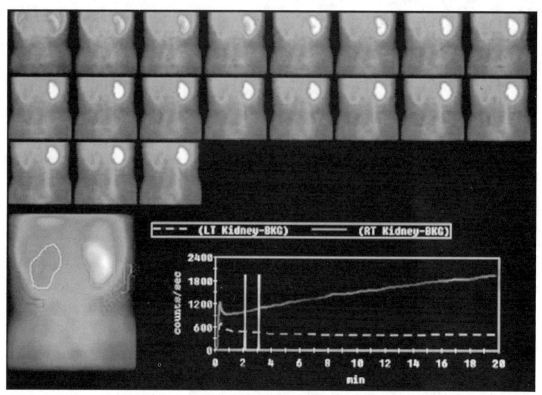

图 8-3-4　右输尿管梗阻肾动态影像

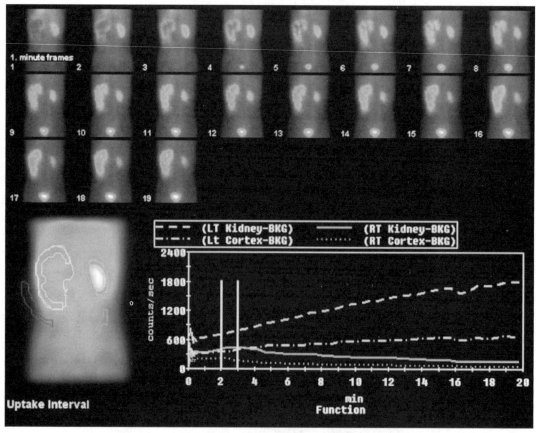

图 8-3-5　左肾肾内梗阻肾动态影像

利尿介入试验：

（1）适应证：①机械性上尿路梗阻与单纯肾盂扩张的鉴别诊断；②上尿路梗阻术后，泌尿系动态显像时仍有上尿路内滞留表现时，观察梗阻是否解除；③随访单纯扩张肾盂的变化。

（2）方法：①显像后应用利尿剂：显像前给予水负荷，临检查前排尿，然后静脉注射肾动态显像剂，常用 ^{99m}Tc-DTPA185~370MBq（5~10mCi）或 ^{131}I-OIH11.1MBq（300μCi），以 1 帧 /20s 的速度连续采集 40 分钟。显像开始后 20 分钟，静脉注射呋塞米 0.5mg/kg（先与 10% 葡萄糖注射液 2ml 混合），然后以 1 帧 /20s 再采集 20 分钟。②显像前应用利尿剂：显像前给予水负荷，先注射呋塞米 0.5mg/kg 或 40mg（成人剂量），注射后 15 分钟再注射 ^{99m}Tc-DTPA 或 ^{131}I-OIH 显像剂，其剂量及采集方法同上。

（3）结果分析及临床意义

1）机械性上尿路梗阻与单纯肾盂扩张的鉴别诊断：利尿后显示原滞留于上尿路内的显像剂明显减退或消失，肾图曲线上 c 段明显改善，可排除机械性梗阻。利尿后肾影和肾图无明显变化，提示为机械性尿路梗阻。但要注意：①肾功能状态对利尿剂的利尿效果有明显影响，当肾功能受损时可以无明显的利尿效果，而尿量少无疑将直接影响利尿显像的结果，故分析结果时需结合肾功能状态考虑。有报道，在正常情况下，成人的尿流量为 1~3ml/min，静脉注射 40mg 呋塞米后，平均尿流量增至 24ml/min，最高可达 50ml/min。单肾 GFR 值至少大于 15ml/min 时，才能对呋塞米产生反应。肾功能受损时将导致尿流量不足，利尿肾显像将导致假阳性出现。②水负荷不足会使尿量产生过少、排出缓慢，而无法及时冲走肾盏和肾盂内的显像剂，导致假阳性结果。因此在进行肾显像之前应该保证患者饮足够的水。③过度充盈的膀胱使膀胱内压力增大，致使尿液无法顺利排出，引起上尿路尿液的滞留，尤其在膀胱顺应性差或有膀胱输尿管反流的患者中，可使利尿肾显像出现假阳性结果。为避免这种假象，要求患者显像前排空膀胱。

2）肾功能监测及疗效观察：梗阻性肾盂扩张，行肾盂成形术可解除肾盂与输尿管间梗阻，多数患者肾功能可得到改善；非梗阻性肾盂扩张，经手术或药物治疗肾功能也可得到改善或治愈，利尿肾动态显像能有效地监测印证。

5. **肾血管性高血压的诊断** 在儿童的继发性高血压中，大部分是肾性高血压。肾血管性高血压（renovascular hypertension，RVH）是指继发于肾动脉主干或其主要分支狭窄，肾动脉低灌注而引起的高血压，病理生理特点是肾低灌注激活肾素 - 血管紧张素 - 醛固酮系统，通过收缩外周血管和肾潴留水、钠作用使血压升高，对引起高血压的肾动脉狭窄进行校正的时间越早，治愈的机会就越高。肾血管性高血压在肾动态显像上有特征性的表现。灌注相，患肾显影延迟、影迹淡，常有体积缩小；功能相，患肾放射性分布相对稀疏，常有体积小，肾图常表现多样，小肾图常见且有特异性，病史长的可伴有不同程度的肾功能损伤。

临床上，部分高血压患者合并有与其高血压无关的肾动脉狭窄（renal stenosis，RAS），对于具有高血压又有肾动脉狭窄的患者，分析两者是否存在因果关系对于治疗决策的选择至关重要。血管转化酶抑制剂（angiotensin-converting enzyme inhibitor，ACEI）介入试验能有效诊断和鉴别诊断肾血管性高血压。

卡托普利介入试验

（1）原理：卡托普利是一种血管紧张素转化酶抑制剂，临床上用于治疗高血压，降压作用迅速。在肾动脉狭窄血流减低的作用下，肾素分泌增加，血管紧张素Ⅱ增多，肾小球滤过率靠血管紧张素Ⅱ收缩出球小动脉来维持。当服用卡托普利后，因明显抑制了血管紧张素Ⅰ转换成血管紧张素Ⅱ，结果出球小动脉扩张，进而减低了灌注压和滤过压，使 GFR 降低，从而减少患肾对 ^{99m}Tc-DTPA 的摄取，表现在肾图及肾动态显像上与正常差别增大。对侧健肾不发生上述变化，服用卡托普利前后无明显改变，因而增加了双侧肾图及肾影像的不对称性，可使常规肾图和肾动态显像更灵敏和更特异地检出单侧肾动脉狭窄。由于球管平衡生理作用，当服用卡托普利后 GFR 明显下降的同时，肾小管的排泌功能也可明显降低。因此，肾小管排泌型的肾显像剂所反映的有效血浆流量放射性显像也可显示在肾小管的滞留或功能明显下降的特异性改变上。

（2）适应证：①协助诊断单侧肾血管性高血压；②经皮肾动脉成形术（percutaneous renal artery angioplasty，PTRA）疗效评价。

（3）方法：检查前停用利尿剂5天。检查前禁食固体食物,饮水如常。口服卡托普利25~50mg后半小时以10ml/kg的标准,给予水负荷,其后半小时静脉注射显像剂(^{99m}Tc-DTPA),应用标准的肾动态显像技术进行肾动态显像,具体方法同前。本试验前测量坐位基础血压三次,求出平均值。口服卡托普利后监测血压,1小时内每隔15分钟测量血压一次,当出现血压严重下降时,可静脉输入生理盐水能有效缓解。

（4）结果分析及临床意义与评价：将卡托普利所得肾图及肾动态图像与常规显像比较。对就诊的高血压患者宜先进行常规显像,当结果分析有疑难时再进行本试验。若作为过筛检查,则可先进行本试验显像,如结果显示肾影和肾图正常,可基本排除单侧肾动脉狭窄,不再进行常规检查。如两侧肾图及动态显像不对称,24小时后进行常规显像,若肾图及动态图像不对称明显减少或消失,单侧肾动脉狭窄的可能性很大;若无明显变化则单侧肾动脉狭窄可能性很小。本法检测孤立肾伴肾动脉狭窄和双侧肾动脉狭窄尚未定论。对肾动脉狭窄达95%以上者,因肾功能严重受损,对卡托普利无明显反应,则可出现假阴性。

6. 肾静脉血栓诊断　多发生于儿童,特点是受损肾脏出血及坏死。临床上常与血容量减低的疾病伴发,如严重胃肠炎、肾病、外伤、肿瘤、充血性心力衰竭等。灌注显像示显像剂分布明显减少,甚至无显像剂分布。示踪剂摄取减少,在肾内滞留时间延长。急性静脉血栓形成时常伴有肾肿大,有助于与肾动脉狭窄的鉴别。

7. 先天性单侧肾缺如的诊断　肾动态显像显示缺如肾区域呈现放射性缺损区,肾图为本底曲线,而健侧肾体积代偿增大,肾图曲线峰值高,20分钟排出率增大。肾静态显像对先天性肾缺如诊断比较可靠,但没有肾图曲线佐证。B超及X线检查虽然能提示肾缺如或不显影,但不能显示无功能肾存在。肾功能显像与上述检查方法相比,可有两者兼备的优势。

8. 肾移植术后监测　肾移植术后合并症可有急性肾小管坏死,急、慢性排异,尿路梗阻及尿漏等。肾动态显像可以直接显示移植肾的位置、血运情况,以及有无排异反应、尿路梗阻和尿漏存在,由于肾动态显像无创伤,能在观察移植肾变化中明确诊断,已成为移植肾的常规监测方法。

显像时间：第一次检查于移植后24小时内进行,作为基础值。病情稳定后2~3天内行第二次检查,以后在2~3周内间隔2~3天检查一次,以便及时诊断和治疗。

（1）正常移植肾影像：灌注相,正常移植肾于腹主动脉显影后4~6秒出现放射性,在连续图像上可见肾内放射性逐渐增加,然后下降到低水平。这种肾放射性的迅速上升和下降,表明肾血流通畅。功能相,继灌注相之后2~4分钟肾影清晰;肾内放射性分布均匀;6~9分钟后肾影开始消退;膀胱在3~6分钟开始显像,并逐渐增强,15~18分钟时膀胱内放射性高于移植肾。

（2）异常影像及临床意义

1）急性肾小管坏死：大多数发生在24小时内,是因为供体肾缺血所造成的。肾动态显像的特征是肾血流灌注仅轻度减少,而肾摄取功能明显低下,表现为典型的灌注影像浓于功能影像,并且放射性灌注液滞留在肾内无放射性灌注液排入膀胱。

2）超急性排异：原因是患者在移植术前体内已有移植肾抗原的抗体,多发生在术后几分钟或几小时内,肾动态影像表现为移植肾既无血流灌注像也无摄取像。超急性排异是一种不可逆反应,应立即取出移植肾。

3）急性排异：由细胞免疫反应引起,可发生在术后5天至3个月。若在5天内发生,则称为加速排异。肾动态显像表现为灌注不良较实质功能受损严重,灌注明显减少,血流影像显示不清或不显像;肾实质摄取少而慢,图像模糊,清除也延迟。

4）慢性排异：由体液免疫反应引起,发生于术后数月至数年。肾动态影像表现为肾灌注及摄取均减少,显影延迟,肾影缩小。

5）血管栓塞：移植肾出现完全性肾动脉闭塞和总肾静脉阻塞导致梗阻形成,均表现为肾无灌注,在灌注图像上肾区特征性地表现为放射性低于周围本底的缺损区。但是,核素显像不能对两者进行鉴别,也不能与移植肾在48小时内出现超急性排异的图像相鉴别。发展缓慢的动脉或静脉血管阻塞,连续随访检查可发现灌注显像放射性降低,此种表现与排异反应的常见表现相类似,故与排异反应难以鉴别。

6）尿漏：原因是手术、感染或透析后引起,可发生在术后数天或数周,移植肾周围的盆腔内出现放射聚集。

7）尿路梗阻：图像显示梗阻部位以上放射性积聚，肾图呈梗阻型曲线，膀胱不显影。

8）膀胱/肾（B/K）比值测定：是监测移植肾有无排异的定量参数。

计算方法：测出20分钟时膀胱及肾的放射性计数，用膀胱计数除以移植肾计数即为B/K比值。

结果判断：正常B/K比值>1，出现排异反应时B/K比值降低。

四、肾图

肾图是一种用于了解肾功能的检查方法，最早的肾图是用非显像仪器肾功仪描记的注射放射性药物后肾脏区域放射性计数随时间涨落的曲线，为临床提供肾脏功能情况和上尿路通畅情况的诊断依据。随着核医学诊断设备的不断进步，单纯的肾图仅在无γ相机、SPECT的单位使用，肾图则成为肾动态显像的一个分析指标。

（一）正常肾图

正常肾图由a、b、c三段组成，各段反映肾的不同生理功能，左、右两侧肾图曲线形态和高度基本一致（图8-3-6）。

1. 示踪剂出现段（a段） 静脉注入显像剂后很快出现的上升曲线，反映肾脏的血流灌注情况，又称血管段。当用 ^{99m}Tc-DTPA 做显像剂时，应考虑a段受到肝、脾血流影响而出现的急剧增高。

2. 示踪剂聚集段（b段） 经a段后曲线斜形上升，2~5分钟到达高峰，其斜率反映肾实质从血液中摄取显像剂的速度和量，主要提示肾脏实质功能。

3. 示踪剂排泄段（c段） 是曲线的下降部分。一般前段比较快，后段比较慢，其斜率主要反映显像剂随尿液排出的量和速度。

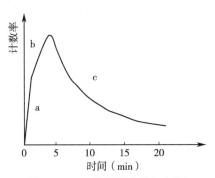

图 8-3-6 正常肾图曲线示意图

（二）异常肾图及临床意义

常见的异常肾图有以下几种类型（图8-3-7，图8-3-8）：

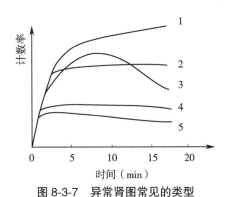

图 8-3-7 异常肾图常见的类型

1. 急剧上升型；2. 高水平延长线型；3. 抛物线型；

4. 低水平长线型；5. 低水平递降型

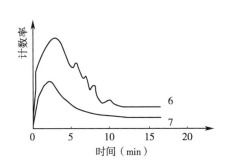

图 8-3-8 异常肾图常见的类型

6. 阶梯状下降型；7. 小肾图

1. 急剧上升型 表现为a段正常，b段持续上升，无下降c段。出现于单侧时，多见于急性上尿路梗阻。出现于双侧时，多见于急性肾衰竭或继发于下尿路梗阻所致的上尿路排泄不畅。

2. 高水平延长线型 表现为a段正常，b、c段融合呈水平延伸。常见于慢性尿路梗阻伴肾盂积水或肾功能重度受损时。

3. 抛物线型 表现为a段正常或稍低，b段上升缓慢，峰时（t_b）延长，c段下降延缓，峰顶钝圆呈抛物线状。多见于急性上尿路不全梗阻或肾功能中度受损。

4. 低水平延长线型 表现为a段降低，b、c段融合并呈水平延伸。常见于肾功能严重损伤或慢性上尿路梗阻合并大量肾盂积水时（此时肾盂积水可将肾皮质压迫到近似一层薄纸）。

5. 低水平递降型　常发生于一侧肾,表现为患侧肾图 a 段降低,b、c 段融合呈缓慢下降改变,主要见于各种原因造成的一侧肾功能丧失、肾切除或先天性一肾缺如。

6. 阶梯状下降型　a、b 段正常,c 段呈阶梯状下降,常见于精神紧张、尿路感染等所致的上尿路痉挛。

7. 单侧小肾图　一侧肾图正常,患侧肾图表现为各段时间均正常,但 b 峰值较健侧明显减低,峰值差 >30%。多见于一侧肾动脉狭窄或先天性一肾发育不良,有时也可见于肾盂肾炎或肾结核早期。

五、肾小球滤过率测定

(一) 原理

肾小球对血浆内的小分子物质有超滤过作用。单位时间(ml/min)内从肾小球滤过的血浆容量称为肾小球滤过率(glomerular filtration rate,GFR)。^{99m}Tc-DTPA 主要经肾小球滤过而无肾小管的分泌和重吸收,故肾脏对它的清除率即等于 GFR。静脉注射 ^{99m}Tc-DTPA 后,应用 ROI 技术,测量单位时间肾的摄取率就可计算出 GFR。

(二) 方法

肾小球滤过率测定的示踪剂为 ^{99m}Tc-DTPA,儿童用量为 74~370MBq 或 7.4MBq/kg,具体检查方法可参照肾动态显像。使用 ROI 技术勾画双肾轮廓,并在双肾下缘勾画新月形本底区,取出各计数率值,代入计算 GFR 公式内,算出 GFR。一般各单位(照相机或 SPECT 均有编制的 GFR 处理软件,可按其说明书操作处理,算出 GFR 值。

GFR 的计算公式如下:

$$GFR= \{ (C(R)+C(L))/D \} \times 100 \times 9.975\,621-6.198\,43(ml/min)$$

式中 D 为注入的放射性剂量(cpm),C(R)=S(R)/e-1.53Y(R),C(L)=S(L)/e-1.53Y(L)

这里:Y(R)=13.3 × W/H+0.7(cm),为右肾深度。

Y(L)=13.2 × W/H+0.7(cm),为左肾深度。

并且:S(R) 和 S(L) 为右肾和左肾肾图曲线 b 段 t 至 (t+1) 的放射性计数。

此外,还可通过下式求出每一肾的 GFR:

$$右肾 GFR= \{ C(R)/[C(R)+C(L)] \} \times 总 GFR$$
$$左肾 GFR= \{ C(L)/[C(R)+C(L)] \} \times 总 GFR$$

(三) 临床意义

GFR 是判断总肾和分肾功能的指标之一,能早期发现肾小球功能受损,可作为病情判断、疗效观察及肾移植手术后有无并发症的客观指标。可用于各种肾病的肾功能判断、疗效观察,了解糖尿病对肾功能的影响、移植肾监护、患侧肾残留功能、新药对肾功能的影响等。GFR 与 ERPF 结合,可鉴别肾损害的主要部位。

六、肾静态显像

(一) 原理

肾静态显像是用慢速通过肾的显像剂,由静脉注射后,经一定时间在体内达到平衡并浓聚在肾实质细胞内,利用显像剂所放出的 γ 射线,通过 SPECT 进行静态平面及断层显像,借以了解肾的位置、大小、形态和肾内占位性病变。

(二) 适应证

1. 了解双肾大小、形态、位置;诊断肾畸形和肾萎缩。

2. 肾内占位性病变、缺血性病变和破坏性病变(包括瘢痕和外伤)的检测。

3. 鉴别诊断腹部肿物与肾脏的关系。

4. 肾盂肾炎的辅助诊断。

5. 分肾功能的测定。

6. 观察尿毒症肾脏的影响与功能。

（三）显像剂

肾静态显像常用的显像剂为 ^{99m}Tc-DMSA（二巯基丁二酸）和 ^{99m}Tc-GH（葡庚糖酸盐）。

1. ^{99m}Tc-DMSA　是良好的肾皮质显像剂，主要被肾小管上皮细胞吸收和浓聚，排泄缓慢，静脉注射后 5 小时内约 54% 聚集在肾皮质，肾皮质与肾髓质的比为 22:1，可在 5 小时内放射性浓度保持相对稳定。由于排泄缓慢，肾盂及输尿管不显影，肾皮质显示清晰。

2. ^{99m}Tc-GH　是优良的肾显像剂，与 ^{99m}Tc-DMSA 近似。静脉注射后，部分被肾小球滤过，迅速从循环中被清除；部分被肾小管重吸收并滞留在肾皮质中，随着时间的延长（直至注射后 6 小时）肾皮质的放射性逐渐增加。由于 ^{99m}Tc-GH 既能通过肾小球滤过并从血液中迅速清除，又能在肾小管内排泌和聚集数小时，因此 ^{99m}Tc-GH 不仅适合作为肾静态显像剂，还可作为肾动态显像剂。

（四）显像方法

1. 平面显像　患者在静脉注射 ^{99m}Tc-GH 7.4MBq/kg 或 ^{99m}Tc-DMSA 1.85qMB（0.05mCi）/kg，1~2 小时后排空膀胱，应用 SPECT 取后位采集肾脏影像。必要时加作左后斜位、右后斜位及前后位显像。如有肾功能异常则需行 2 小时后延迟显像。

2. 断层显像　在肾静态平面显像后病灶显示不清时需接着作断层显像，将探头对准肾脏部位围绕患儿作 360° 旋转，每 6° 采集一帧，每帧 10 秒，矩阵 64×64。经图像重建和断层处理，可获得横断面、冠状面、矢状面三种断层的肾实质图像，断层显像能发现和提供肾平面显像所不能显示的肾内"肿块"。

（五）临床应用

1. 正常肾脏影像　双肾位于第 1~2 腰椎两侧，呈蚕豆状，轮廓清晰，内侧中央部稍凹陷为肾门。两肾纵轴呈"八"字形，右肾常较左肾稍低，左肾多较右肾稍长，右肾多比左肾稍宽，大小约 11cm×6cm，两侧肾纵径差 <1.5cm，横径差 <1cm。放射性分布除肾门处略稀疏外，一般分布较均匀，两肾对比放射性分布无明显差异。婴儿肾脏位置较低，其下极可低至髂嵴以下第 4 腰椎水平，2 岁以后达到髂嵴以上。

2. 异常图形分析与临床意义

（1）肾数目的异常：如先天性单肾缺如，新生儿发病率为 1‰，常见于左肾，图像显示一侧肾缺如，正常单肾通常代偿增大。

（2）肾位置的异常

1）异位肾：多见于左肾，男性较多，位于下腹部者居多，也有位于纵隔者，其肾动脉由邻近的大血管、腹主动脉或髂动脉分出。异位肾常伴有形态失常或体积缩小。

2）肾下垂：多见于右肾，常见女性患者，其肾动脉的位置正常。

（3）肾形态畸形：马蹄肾，常见两肾下极相连，有时一侧肾大，另一侧肾小。双肾一侧融合畸形，肾形态失常。先天性一侧肾发育不全或肾萎缩，图像显示体积小及放射性减低。

（4）肾占位性病变：图像显示肾体积增大，形态失常，放射性分布不均匀，呈局限性放射性缺损或稀疏区，缺损区可单发亦可多发，如肾功能严重受损，整个肾不显影。肾占位性病变可见于肾肿瘤（如肾癌）、肾囊肿、肾血肿等疾病。单纯依据肾静态显像难以确定占位性病变性质，应结合临床及其他影像诊断结果综合分析。采用肾动态显像有助于占位性病变的定性诊断。断层显像可提高占位性病变的检出率。

肾静态显像诊断多囊肾较为准确，其图像特征是肾体积增大，肾区放射性分布不均匀，可见多个放射性稀疏区或缺损区，肾边缘常不规则，多有"弧形"改变。

（5）肾炎症病变：细菌感染、自身免疫功能低下及化学物质中毒均可引起肾实质病变，如急性肾盂肾炎、慢性肾盂肾炎、肾小球肾炎、肾脓肿、肾结核、肾硬化症等。其损伤范围可以是单肾、双肾、弥漫性或局限性，功能受损程度有轻有重。肾静态显像可显示单肾或双肾单发或多发性的放射性分布稀疏缺损区，严重功能受损或功能丧失的肾显影模糊或不显影。肾静态显像可以提示肾脏病变的范围、程度（放射性稀疏或缺损）和性质（急性期还是肾瘢痕），并对治疗过程中疾病的转归提供有价值的信息。

七、PET/CT 在泌尿系统的应用

由于 ^{18}F-FDG 经过泌尿系排泄，在部分肾癌中磷酸化和去磷酸化常数都升高，所以 PET/CT 显像在泌

尿系统肿瘤尤其是肾癌中的应用受限,但对于复发或转移灶的探测具有较高的诊断价值,在晚期肾癌患者中应用可以发现远处转移病灶或用于放化疗、分子靶向治疗的疗效评定。

八、与其他影像检查的比较

超声、CT 和 MRI 检查在判断双肾形态、结构、大小及液性组织方面具有很大的优势,而在功能测定方面,主要依据双肾组织的密度变化。血生化检查结果仅反映双侧肾总的功能,无法判断分肾功能状态。核医学检查方法通过肾小球滤过或肾小管上皮细胞摄取、分泌示踪剂来判断肾单位的功能,是一种功能或功能影像诊断技术,并且一次检查能够同时获得反映分肾的血供、肾实质功能及上尿路通畅情况等信息。因此,核医学检查在判断肾功能的敏感性与准确性方面具有明显的优越性,具有独特的临床应用价值。

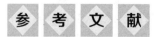

1. 康飞,杨卫东,汪静.泌尿系统核医学第二部分:误区和诊断应用.中华核医学与分子影像杂志,2018(2):138-149.

2. 李少林,王荣福,张永学,等.核医学.8 版.北京:人民卫生出版社,2013.

3. 康飞,杨卫东,汪静.泌尿系统核医学第二部分:误区和诊断应用.中华核医学与分子影像杂志,2018(2):138-149.

4. TAYLOR AT. Radionuclidesin Nephrourology,Part 2:Pitfallsand Diagnostic Applications. Journal of Nuclear Medicine Official Publication Society of Nuclear Medicine,2014,55(5):786-798.

5. BUESCHEN AJ,LOCKHART ME. Evolution of urological imaging. International Journal of Urology,2011,18(2):102-112.

第九章

尿动力学检查设备

第一节 概　述

尿动力设备（urodynamic equipment）是开展尿流动力学研究必不可少的设备，了解尿动力学设备对顺利完成尿动力学检查和简单故障排除及检查结果分析有很大的帮助。

最早的尿动力学设备较简单，1872 年 Schatz 在行腹腔穿刺时，穿刺针误刺入膀胱，并发现膀胱内有一定压力，开创了膀胱测压的先例。Dubois（1876）发现膀胱内的压力与体位有关，并发现排尿时膀胱内压力升高。1882 年意大利人 Mosso 与 Pellacani 发明了一种进行膀胱压力测定装置，在动物实验及女性患者中发现逼尿肌收缩导致膀胱压力的升高，他们还发现膀胱在一恒定的压力下可以容纳不同容积的液体，排尿的启动与腹压无关。1897 年，Rehfisch 发明了一种装置用以同步测量膀胱压力及尿量。Rose 被认为是膀胱测压之父，Rose 的装置是将一个 15ml 的注射器固定在一个盒子中，然后再利用一个双向阀门驱动使液体通过尿管或膀胱镜相对平稳地流入膀胱，从充盈膀胱的最初 1ml 液体开始，注入膀胱的液体量与膀胱内压即被同步记录下来。Rose 强调"在每一次膀胱镜检查时必须同时判断控制膀胱的神经功能是否正常，认识到行前列腺摘除术以前诊断中枢神经系统疾患的重要性，发现这类患者仅使用膀胱镜不能获得满意的诊断结果，需要结合膀胱测压完善诊断"。因此，Rose 使用膀胱测压来判断膀胱尿道神经支配的正常性，也就是说他可以测定"膀胱的张力与应急性以及膀胱运动与感觉神经支配的状态"。他发现以膀胱压力测定用于诊断神经源性膀胱要比当时常规的方法——膀胱尿道镜检查准确得多。Rose 应用膀胱测压还发现在低位脊髓副交感神经损伤中，压力 - 容积曲线显示出较低的应答性和较高的残余尿量，而且他还是第一个通过膀胱测压进行间断导尿的医生。

直到 1933 年，DennyBrown 和 Robertson 开始使用一种特殊的双腔导管及图像记录方法，来测量膀胱尿道及直肠的压力，他们发现人类的膀胱压是独立于腹压之外的，首次观察到膀胱压在排尿结束后再次升高的"后收缩现象"。1948 年，弗吉尼亚的 Talbot 报道 110 例低位脊髓损伤患者膀胱测压的研究结果，他反复地使用了"稳定或不稳定膀胱逼尿肌"的名词，可能成为泌尿文献中首先使用这些名词的学者。1951 年，VonPovlsen 使用水银计来测量膀胱压。

尿流率测定与膀胱测压相比，开始的稍晚一些。最早尿流率测定非常简单，1897 年 Rehfisch 开始根据记录尿流开始与结束的时间间隔来计算尿流率。1932 年 Ballenger 及其合作者描述过使用排尿射程来作为测量尿流率的一个客观指标，但是这种测试只能在男性中进行，并且很不准确。1948 年美国 Jefferson 医学院的 Drake 设计了一种新的装置，可以通过转筒记纹器测量并记录排尿过程中尿液重量随时间延长而不断增加的曲线，他将记录的曲线称为"尿流图"。Drake 将一个漏斗置于中空的座椅下面，首次使尿流率测定得以在女性患者中完成。因此，Drake 被认为是发明尿流计的先驱。

1956 年，VonGarrelts 首次报道了使用电子装置记录尿流率，因而增加了 Drake 装置的精确度。同时以 VonGarrelts 在这一时期发表的经典论文以及 1953 年 Davis 出版的专著《泌尿系疾病的机制》为标志，20 世纪 50 年代代表着现代尿动力开始了在婴幼儿的应用。1972 年丹麦率先研制了世界第一台尿动力仪，但是操作繁杂且价格昂贵。20 世纪 70 年代郭乃勉、金锡御教授开始着手自行研发尿动力仪器。20 世纪 80 年代末以来，随着电子技术及计算机技术的飞速发展，尿流率的测定日臻完善成熟。同时随着科技的进步,诞生了电脑化的尿动力学检查仪,极大简化了尿动力学检查步骤,并使得检查结果更加准确完整。这一时期的发展使得现代尿动力学更加成熟。

1984 年设计安装了第一台电脑化的尿动力学检查处理器。

1986 年出现了第一台便携式电脑尿动力学系统。

1988 年设计了第一台 Window 系统结合的尿动力学软件。

1992 年创建第一个整合其尿动力学检查结果和患者问卷调查的数据库。

2000 年尿动力学软件被用于掌上电脑 PDA 或 iPAQ。

2002 年尿动力学软件成功用于所有版本的视窗系统。

2003 年成功开发了无线传输尿动力学设备。

计算机应用使尿动力学设备进入了新的历史时期。尿动力学设备的体积逐渐变小,便于操作。尿动力学软件的开发和电脑结合使尿动力学操作检查越来越简单。尽管得益于科技进步,尿动力学检查有了飞速发展,但是现在进行尿动力学检查时仍需要在膀胱和直肠分别留置测压管。

我国在 20 世纪 80 年代初先后研制出 SWI、SWII、SWIII 型尿动力仪器,并应用于临床,获得了国人膀胱及尿道压力测定的多项指标;随后又研制出了拥有自主知识产权的 Nidoc970A 尿动力学分析仪,极大地促进了我国尿动力学的发展。

第二节 设 备 分 类

近十年来国际上尿动力学设备层出不穷,功能也日趋完善。目前的尿动力学仪均具有尿流率测定、膀胱压测定、尿道压力描记、肌电图测定、同步 X 线或 B 超影像记录等功能。

一、尿流测定设备

(一)分类

尿流计(uroflowmeter)已成为泌尿外科必备的检查设备,是尿动力学检查中唯一一种无创伤检查。目前尿流计主要类型有称重式和转盘式两种,两者均有较好的准确率及可重复性。带储存器的尿流计患者可以带回家,连续测定 24 小时,其至 3 天内每次排尿的尿流率,并可将数据输入计算机内进行分析,以获得更准确的数据。目前尿流计已经可以单独应用于临床,在初级医疗卫生机构可方便的测量尿流率,用于初步诊断的依据,结合超声测量残余尿量,应用价值更大。

1. 称重式尿流计 称重式尿流计(gravimetric uroflowmeter)通过测量排尿期间液体的重量估算排尿量及尿流速度,是目前市场上应用较为广泛的尿流计。在测量时尿流计固定于水平位置,从而得到可靠的测量结果。具体临床应用时,由于敏感度较高,误碰到传感器有可能造成"零点错误"。在这种情况下,尿流计需要具备强制调零功能,或在测量完毕后设置人工流率标记,排除干扰测量值。

2. 转盘式尿流计 转盘式尿流计(spinning disk uroflowmeter)通过尿流落在尿流计内的恒速转盘上,计算保持转盘恒速所需要的力而得出尿流率(图 9-2-1)。尿路转盘上有污染则会严重影响测试结果。

尿流计需要定期进行校正,一般每进行 10 次测量后都需要进行一次校正。校正时需清空尿流计容器,使用已知密度的液体倾入尿流计内,容量一般为 300ml。需要注意,转式尿流器矫正时需要将液体倾倒在侧壁上,避免直接倒在转盘上。如果误差超过 20ml 以上,需要重新调零。如果短期内连续多次需要重新调零,则需要更换尿流计传感器。

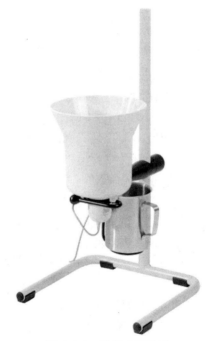

图 9-2-1 转盘式尿流计

（二）误差分析

1. **密度误差** 称重式、转盘式尿流计均默认所测量尿液密度约为 1g/ml，如使用较高密度的造影剂充盈膀胱或严重脱水患者，可能出现此类误差。排除误差需要测量尿液密度。

2. **动量误差** 称重式尿流计在测量时，如果尿液直接冲入测量用于称重的容器中将造成动量误差，误差程度与冲入传感器的液体量和速度有关。可以预先设置挡板或漏斗，将尿液导入用于称重的容器中，以减小此类误差。

3. **低流率误差** 转盘式尿流计在测量时，如尿液流入过慢或者过少时，将可能被系统误认为偏移量而不被记录，而临床上经常见到低流量长时间的排尿模式。因此需要在设置中，定义最低测量流量。

4. **时间延迟误差** 逼尿肌压力变化后尿液从尿道口排出到被尿流计记录之间所存在的时间间隔即为延迟误差。这种误差临床上难以避免，对于单纯的正常排尿曲线没有临床意义，但在压力流率测定中，结合压力变化考虑尿流曲线变化的时候，影响较大。可在测量前或后预设延迟时间，达到压力变化与尿流同步变化，以利于准确分析。

二、压力测定及辅助设备

（一）灌注系统

动态尿动力学检查（ambulatory urodynamic monitoring，AUM；ambulatory urodynamic study，AUD）采用自然充盈灌注膀胱的方法，因此，它的测量设备不需要灌注系统（bladder filling system）。其余大部分尿动力设备均具备灌注系统。依据灌注器官的不同，又分为膀胱测压灌注和尿道测压灌注。前者灌注速度范围很大，可从 5ml/min 到 150ml/min 中选择，软管作为容积式泵，采用滚动挤压泵（图 9-2-2）产生脉冲液体流向膀胱内灌注，流量和转速呈线形关系，通过调节泵的转速可调节灌注速度；而后者的灌注速度为 1ml/min，采用持续压力作为动力作微量灌注，可直接使用微量泵，也可使用加压输液设备结合限速阀，达到匀速微量灌注的目的。

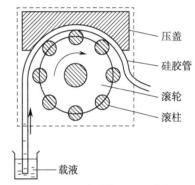

图 9-2-2　滚动挤压泵示意图

膀胱灌注系统的灌注液体量一般通过两种方式控制：①灌注泵的转速：由于采用蠕压方式灌注，灌注液体量受到管径粗细和下游管道阻力影响。某些时候，下游管道完全阻塞时灌注泵仍可持续工作，检查者需要随时观察。有些型号的设备可以监测灌注压力，如超过一定范围，灌注泵将停止工作并在设备上出现提示。校正时可将灌注泵打开并将液体流入尿流计中进行测量。②液体称重：灌注液瓶（袋）悬挂于称重勾上，计算液体重量变化可以推算灌注液体量。使用造影剂灌注膀胱是由于造影剂的密度高于盐水，因此可能会造成液体体积的误判。在判断结果时，需将此方面的因素考虑在内。另外一瓶（袋）灌注液滴空后更换新的液体时，需要注意尿动力设备是否具有识别（自动 / 手动）的功能，避免显示膀胱灌注量的错误。尿道灌注一般灌注量很少，灌注量没有要求。

曾有尿动力设备使用二氧化碳气体作灌注，但这种灌注系统需要同时监测气体压力，而且这种灌注系统无法测量尿流率。

（二）测压系统

测压系统是尿动力学设备中最为重要和精细的系统，测量的压力包括尿道压力、膀胱压力和腹内压力。通常测量结果用厘米水柱（cmH_2O）表示，$1cmH_2O=98.07Pa$。由于压力信号十分敏感容易发生变化，而且受影响因素很多，在结果表示时需要注明多项测量环境参数。例如，"采用 7F 双腔测压管，生理盐水灌注，灌注速度 30ml/min"。一般要求测压精度在 $1.5cmH_2O$ 以内、测量范围在 $0{\sim}250cmH_2O$、信号记录频率在 3Hz 以上，目前市面上常用的多种尿动力设备均可达到要求。下面根据不同的测压方式对相应的设备逐一介绍：

1. **液体介导测压管和外置传感器** 国际尿控协会推荐使用此类设备，液体作为充盈膀胱和压力传递的介质，将压力传至位于体外的传感器，由设备收集压力信号并记录。习惯上将耻骨联合（膀胱的骨性体表标志）作为测压水平零点，在大气压下置零。测量过程中，受试者可以采用平卧位、坐位或站立位等不同体位,体位变化时需要注意将传感器保持与耻骨联合在同一水平位置。由于价格低廉,操作性强,在临床应用十分广泛。

2. 尖端传感器测压管 这种测压管的尖端具备压力传感器,将所感应到的压力信号直接转化为电信号,通过有线或无线的方式传输给尿动力设备。但此种测压管也有其局限性,主要受制作工艺和成本限制,应用没有前述测压装置广泛。

3. 空气介导测压管和外置传感器 此类设备与液体介导测压管装置类似,主要区别在于压力传导依靠空气,由置于体内的小气囊将压力信号传递至传感器。由于空气在细小导管中的过阻尼特性,这种压力传导装备有可能会延迟记录或漏记部分细小或者快速的压力变化,应用时需要注意。

(三)压力信号处理

压力信号的处理一般分为两个阶段:第一阶段采用低通滤波移除高频伪差信号;第二阶段用膀胱压力减去腹内压力得到逼尿肌压力。将膀胱压力和浮力压力分别滤波有助于得到更准确的逼尿肌压力。腹内压力的波动,比如咳嗽,多会产生 10Hz 以上的频率波动,而在进行尿道压力传导描记时,通常会要求受检者多次咳嗽,因此压力信号的采样率应在 100Hz 以上,以满足临床要求。

(四)压力传感器的矫正

矫正时,压力传感器或导管尖端应分别置于两个准确设定的压力下,这两个压力应有比较大的差异值($>50cmH_2O$),这样才能达到最佳的矫正效果。重复使用的压力传感器需要在每十次测压后进行一次矫正,每次校正后需要确认矫正后的测量结果是否达标。如果短期需要多次矫正,提示压力传感器或连接导管需要更换。

1. 液体介导测压管和外置传感器 将传感器的三通连接管全部开放确保三个管腔处于大气压水平,在设备终端将此处压力设定为零。开放的三通连接管随后分别连接注射器和测压管,将传感器和测压管的管腔内注水并完全排出空气确保没有气泡残留,将测压管尖端垂直,将测压管内液面置于相应的高度($>50cmH_2O$),并在设备终端相应的设置压力值。另外也可以将测压管放置于盛水的容器之中进行相应的矫正,应注意此时的压力值为容器中水面与传感器之间的高度差值。

2. 尖端传感器的矫正 将整个测压管固定于支架上,传感器放置于空气中,在设备终端将压力设定为零。将尖端压力传感器放置于盛水的容器中,传感器位于液面下至少 50cm,根据相应的深度在设备终端设定当前压力值。

3. 空气介导测压管和外置传感器 将测压管固定于支架上,将传感器置于盛水的容器中液面下至少 50cm,在设备终端将此处压力设置为零。随后向测压管充气,根据气囊所处于液面下的深度,在设备终端设定当前压力值。

(五)压力赝像

1. 参考位置误差(基线误差) 常见于尖端传感器和空气介导传感器,由于测压管尖端发生位置变化造成非肌肉收缩来源的测量数值变化,腹压测压管会有同样的误差。此类误差通过经验判断可以轻易发现。

2. 气泡造成的误差 见于液体介导设备。由于气体具有可压缩性,存在于管腔中的气泡一方面会造成测量数值偏移,另一方面会产生类似滤波的效果,测量时会漏掉压力波动,通常可以让受检者咳嗽来判断是否存在气泡。

3. 测压管脱落 在检查中需要随时观察,良好的质量控制措施可有效避免此类情况发生。

4. 压力传导不良 在测压初始阶段及膀胱排空阶段,传感器或导管可能由于接触膀胱壁而造成数值错误,嘱受检者咳嗽可以发现。在开始检查时可以向膀胱内预灌注少量液体,避免在检查开始后手动调整基线。

5. 膀胱压力单独波动 常用的双腔管分别进行灌注和测压时,可能会由于灌注口正好朝向测压口,造成膀胱压力单独出现的波动情况,停止灌注这种压力波动即可消失。

6. 单腔管压力波动 使用单腔管同时进行测压和灌注的时候常会遇到,这时需要注意要在停止灌注泵后方可记录压力数值。假如必须要连续灌注,可在灌注开始后手动进行校正。

三、肌电测量设备

肌电测量（EMG recording）有助于评估压力/流率的变化与盆底肌肉活动的关系。过去常使用针状电极（needle electrode）刺入会阴记录盆底肌肉群的活动情况。虽然并不能完全准确反映盆底肌肉群的活动，但目前仍是判断肌肉活动的金标准。但由于其侵入性质，尿动力学检查时常采用表面电极（surface electrode）。

肌肉活动的电信号范围较大（10~1 000Hz），但幅度不高（10~100μV），干扰因素包括皮肤清洁度、电极位置、受检者体型等。因此，需要使用特制的信号放大器，阻抗不小于100MOhms，共模抑制比不小于80dB，主频最好使用Notch滤波器。

四、尿动力设备终端

尿动力设备操作界面应简洁明了，设备应易于清洁，便于检查者和尿动力所在医院的技术人员检修维护。ICS建议尿动力学检查数据在显示时需调整为充盈期每毫米显示5秒，排尿期每毫米显示2秒数据，以方便查看和分析。系统应显示所有压力数据，包括同步记录的肌电信号或影像信号（如有）。

数据应同步记录，检查过程中插入的标记应可以持续保存，并补充评论或调整，以便后期查看。检查数据应可被导出为文本，同时可按照ICS定义的格式进行保存。另外还应具备数据备份或远程数据备份功能。

第三节　常用设备特点

随着尿动力学技术的进步，尤其是电脑化尿动力学仪出现，尿动力学诊断技术已成为现代泌尿外科不可缺少的组成部分，尿动力学仪也成为了现代泌尿外科不可缺少的设备。近十年来国际上尿动力学设备层出不穷，功能也日趋完善。目前尿动力学仪均具有尿流率测定、膀胱压测定、尿道压力描记、肌电图测定、同步X线或B超影像记录、阴茎海绵体测压及胃肠动力学研究等功能。以下就尿动力学的主要设备和仪器作简单介绍。

一、MMS Solar尿动力学检查系统

MMS Solar尿动力学检查系统（图9-3-1）为全数字化智能系统，使用了无线蓝牙传输技术，能为临床提供简便易行的尿动力学检查。该系统主要包括：

1. 系统内嵌虚拟教学程序（VIP），引导操作医生按"优质尿动力方法"进行检测。

2. 系统内安装有如何进行最佳尿动力学检查的方法（good urodynamic practice，GUP），保证尿动力检测结果科学可靠。

3. 独有语音注释系统，所有标注事件和注释通过语音记录，在回放分析时注释的语音与数据曲线同步回放。

4. 具有无线遥控装置，所有操作通过遥控器完成，医生不必在仪器前操作，而是更多地关注患者。

5. 仪器具有硬件自动诊断系统，并且可以通过远程控制进行系统维护和升级。

6. 尿流率使用无线蓝牙发射、接收技术，尿流率传感器和主机之间没有线缆连接，隔墙传输达10m，患者的排尿过程更具私密性。

7. 自动识别伪差赝像并且进行标识，逼尿肌压呈负压时系统具有自动改正功能。

8. 检测数据在其他任何电脑可以进行联网或单机回放、再分析

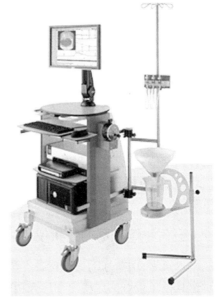

图9-3-1　MMS solar gold 尿动力分析仪

和编辑打印,方便进行学术讨论和会诊。

同时,该系统还具有高性能的硬件和软件系统,用来保证优质尿动力方法得以实现,具体表现在:

1. 具有固定台车式、方便移动支架式和尿动力学检查床一体式多种选择,适合各种环境和专业需求。

2. 独有全数字化技术、即插即用的功能模块,使系统具有无限的扩展空间。

3. 为盆底功能紊乱提供完整的诊断方案,全功能系统可涵盖标准尿动力检测、高级尿动力检测、影像尿动力同步、专业生物反馈、肛门直肠动力和盆底神经电生理分析。

4. 基于微软视窗 XP 专业系统,尿动力系统包含中文在内的 15 种语言可选择,实现全中文界面和中文报告。

5. 包含女性和儿童尿动力专业检测分析软件,配置男性、女性和儿童专用测压导管。

6. 三通道测压系统,实现尿道压、膀胱压和腹内压同步检测分析。

7. 兼顾 ICS 标准化程序和用户自定义设计,满足临床诊断和科研需求。

二、LABORIE 尿动力检测系统

1. 界面直观　所采用的软件基于 WINDOWS 操作系统,配备蓝牙技术,功能全面,通用性强,保证日常的尿动力学检查准确快捷(图 9-3-2)。

2. 检测功能全面　能自如执行ICS规范的标准化检测:自由尿流率检测、充盈期膀胱测压、尿道压力描记、漏尿点压力和包括肌电图的完全排尿检查。

3. 患者管理软件　能将 UDS 数据与 ICS 制定的调查问卷、数据库系统以及个性化报告生成等其他高效的性能结合。

4. VBN 模拟分析　VBN 独有的模型软件提供流率曲线的可视性比较。

5. 处理器　主机结构小巧紧凑,可根据需求选配笔记本电脑、台式电脑、掌上电脑或平板式电脑,提高使用时的便捷性。

6. 无线尿动力　无线电脑操作,无线打印,使操作更加快捷。

7. 通道记录　①2 个永久性压力传感器;②内置微型泵;③配备座椅的尿流率传感器;④肌电图单元;⑤UUP拉杆;⑥第三个永久性压力传感器;⑦第四个永久性压力传感器;⑧肛肠压力描记。

8. 便携式　一体化设计的主机和配件可轻便整合在 DELPHIS 罐中,特有的带滑轮架子车可以在诊室之间轻松移动。配有旅行版的架子车可在医院之间移动。

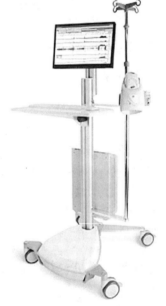

图 9-3-2　LABORIEGOBY® CT LT 型号尿动力学仪

9. 尿流率检查传感器　称重盘依靠磁力牢牢吸住,有助于直接驱动检测的精准度和耐用性的提高。尿流率仪既可感应低流率,也可耐受高压。

10. 压力传感器　可兼容注水式、充气式和电子式导管用于检测膀胱压、腹压和尿道压。测压导管选择范围广泛。

11. 微型泵　一体化设计的泵提供流畅的操作并保证高精确性及可变的灌溉速率。流量和压力限制报警提高安全支持。

12. 尿道压力描记拉杆　拉杆由软件控制,精确度更高。自动 UPP 事件记录包括尿道压峰值和尿道闭合压峰值,还有多达 8 项的拉杆性能。

13. 肌电图描记仪　高保真肌电图仪可选配表面电极和针式电极等。灵活的软件性能个性化显示肌电图。

三、维信尿动力分析仪

近年来,国产尿动力学设备逐渐得到发展,相对于进口设备的价格昂贵,国产设备的价格较为亲民,同时也具备了较好的尿动力学检查功能,其具体的检测参数设定与国际尿控协会标准接轨(图 9-3-3)。

1. 全中文操作界面。

2. 自主校准功能,提高检测精度。

3. 多窗口设置,方便临床对比。

4. 量程设置,方便临床操作。

5. 支持实时曲线压缩与放大,方便学术交流。

6. 所有测定符合国际尿控协会标准。

7. 远程协助校准,远程故障诊断(需网络支持)。

8. 独特推注泵技术,完全排除尿道测压时干扰,保证检测的准确和有效。

9. 本地化售后服务网络,有效保证医疗单位的仪器正常运转及服务。

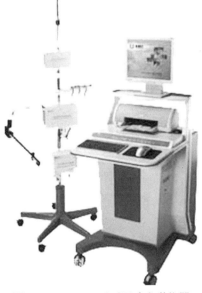

图 9-3-3 Nidoc 系列尿动力学仪器

四、LifeTech 尿动力分析仪

1. 可以对尿流率的八项指标进行测定并具有性别特性的标准化比较。

2. 具有膀胱压、腹压(直肠压)、尿道压、逼尿肌压、闭合压测定功能。

3. 片段分析功能可使检测结果更准确。

4. 事件标记可被任意删除、注释或改变,以满足术中或术后研究之用。

5. KALEI-DOLPHIN 数据库,国际尿控协会唯一认可的病历管理系统。

6. 称重式尿流传感器是防侵蚀的铝制成。

7. 调制解调器的服务功能;用户的尿动力学系列产品都可以应用 Laborie 的远程服务软件通过电话线路进行机器故障排除,增补软件,软件升级和维修保养,通过调制解调器的服务,可进行医院间的尿动力学同步会诊及资料交换。

8. 灌注泵、肌电图与主机整合一起,轻便易携带,易安装。

9. 尿动力主机与计算机之间无线蓝牙遥控功能,使医生可以自由移动。

五、ANDROMEDA 尿动力分析仪

1. 检测设备具有双操作系统(图 9-3-4):一个检测主控系统,可单独完成所有的检测操作、打印过程;另一个检测分析评估系统,与专用软件结合,可完成全部检测过程并进行更详细的数据分析、评估及完成打印个性化报告。

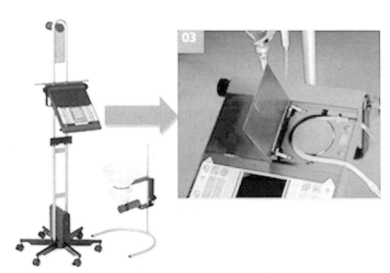

图 9-3-4 Ellipse 尿动力设备

2. 检测系统有内置打印机,可在单独工作时同步打印检测过程。

3. 检测主控系统键盘采用图形化触摸式技术,防水设计,检测后可直接清洗消毒。

4. 导管牵引器配有 MTC 接口且可万向调节。

5. 牵引器支架能带管整体牵拉同时可取下进行单独消毒,避免交叉感染。

6. 尿动力具备除标准检测项目外的特定检测项目:①自动尿流率测定;②充盈期膀胱压 - 尿道压 - 尿流率一次性联合测定。

7. 同时具备两个称重式的传感器:称重式容量传感器以及称重式尿流量传感器。

8. 检测主控系统可以与任意一台 PC 电脑连接,进行数据传输。

9. 尿流率除可通过软件进行手动修正赝像外,还可在检测过程中具备对赝像的自动识别和纠错功能,自动屏蔽检测非真实数值。

10. 灌注泵真正实现低于 5ml/min 的超低速灌注和微量灌注,同时泵管上必须有阻尼缓冲装置及单项止回阀。

11. 可以升级为影像尿动力检测系统。

六、LumaX 线导膀胱尿道测压仪

LumaX 线导膀胱尿道测压仪(图 9-3-5)由主机(TSBAS,TSADV)、管路(20108-000)、S- 系列传输电缆(10310-000)、带有触摸式界面显示装置的监视器(53305)、尿流率传感器(53309)、流量灌注传感器(53310)、脚踏开关(53326)、手持控制器(53298)、软件(LUMSW)、升级包(TSAUP)、Ⅳ杆及托架组成。该设备需要与 LumaxTSPro 无菌光纤导管一起使用,用于测定膀胱、腹腔及尿道压力,从而诊断膀胱和尿道的功能障碍,为精确诊断尿失禁、排尿障碍,以及其他膀胱功能障碍提供客观依据。

LumaX 线导测压系统是第三代尿动力学检查系统,采用专利技术,通过光进行压力传导测量,测压导管有一层光纤膜片用于感受压力,当压力作用于光纤膜片时,会造成光纤膜片变形,压力大小造成光纤膜片地受力角度变化,直接影响光线的反射角度变化(图 9-3-6),Lumax 依据光线反射回的角度,计算出真实的压力。其有别于第一代的水压压力传导测量传导及

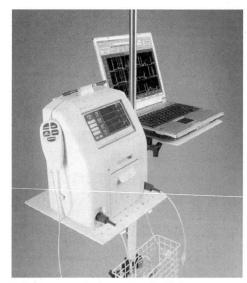

图 9-3-5　LumaX 线导测压系统

第二代气态传导。产品特点为内置压力传感器在无附件或维护的情况下,提供精确的压力显示,一次性耗材。与水传导及气态传导相比,由于光的高抗干扰性及高抗压缩性,光导尿动力是唯一一款最接近实测压力的尿动力系统,精确度高,无赝像。其可用于检测膀胱压力及腹腔压力、尿流率测定、膀胱测压、尿道压力、漏尿点压力、压力流、尿残余量、最大尿道闭合压、女性尿动力、儿童尿动力及肌电图的研究,还可对下尿路功能障碍进行精确诊断(目前包含女性尿失禁类型和盆腔器官脱垂)。

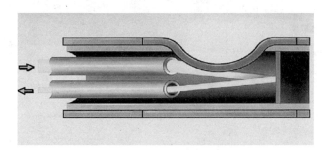

图 9-3-6　Lumax 控制模块经过光导出光,表面施压时隔膜降低,并遮住一定比例的光

1. 世界首台女性尿失禁光导膀胱测压系统,采用最新的光-电传输技术。

2. 采用全球专利的光纤测压导管技术,进行测压力、流量等值,具有测量时间短、速度快、准确、使用方便等优点,操作简单,学习曲线短,仅需 1 周左右的时间培训。

3. 设备是采用防水设计的触摸屏来操作的,内置热敏打印机方便快捷,并可外配各种打印机。传感器和主机一体化,传感器无须保养,不易损坏。

4. 具有对腹压漏尿点压力、最大尿道闭合压力、注入量、尿流、最大尿流率的自动生成功能。

5. 用户可进行自定义操作菜单,具有自动校准、事件自动标记移动、注释显示功能,以及数据存储、记录、打印功能。

6. 用于测腹腔压的测压光导导管,避免了传统腹腔压测压管打完水囊或气囊后,在放置导管时易损坏水囊或气囊的缺点。

7. 无须灌注水泵,无须 UPP 拉杆,操作简单方便,有操作手柄和脚踏开关,可以完成快速方便的操作。

第四节　国内尿动力学设备介绍

目前,尿动力学分析已经成为泌尿外科的一种常规检测手段,从 20 世纪 70 年代发展起来的尿动力学检查逐渐取代了泌尿外科主观诊断方式,为泌尿外科常见疾病的诊断和诊疗效果提供了科学的依据。1995 年中华医学会泌尿分会尿控组成立,专业从事国内泌尿外科尿动力学的推广和普及,经过 20 多年的发展,尿动力学在中国泌尿界已经成为一种成熟的诊断及疗效评估手段,同时,其尿动力学提供的科学依据也为泌尿外科的科研及成果共享提供了更为广阔的市场前景。

国内尿动力学研究始于 20 世纪 70 年代,由郭应勉、金锡御等人着手研究,于 80 年代初先后研制出 SWI、SWII 及 SWIII 型尿动力学分析仪,并应用于临床获取国人的膀胱及尿道压力测定的多项参数。1978 年上海赵伟鹏、沈家立等利用进口仪器,研究并发表了国人尿流率正常值。其后,无锡、沈阳、上海等地区也相继研制成功不同类型的尿流率计,但均未实现计算机化。1996 年国内公司将流体力学和计算机技术结合,研制出智能尿流率测定仪(图 9-4-1)。

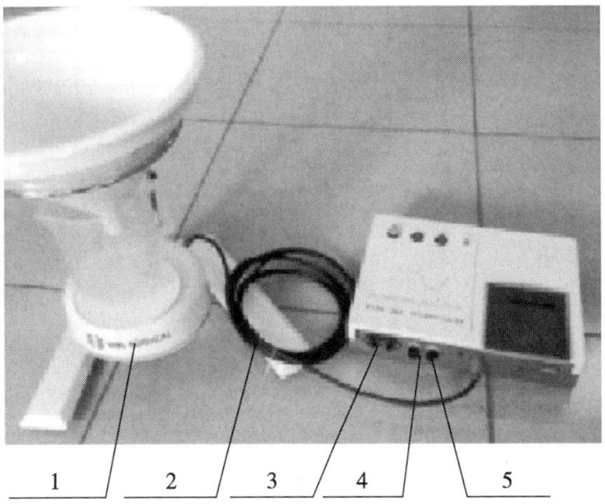

该设备采用称重传感器适时采集患者排泄到量杯中的尿量,通过模数变换器将相应的数值存入存储器中,经过单片机处理和运算,计算出各种功能数据,最后由打印机输出病历报告。

仪器包括前置传感单元和信号处理单元两部分,分装在传感盒与主机箱内。前置传感单元由承重传感

图 9-4-1　智能尿流率测定仪

1. 传感器盒　2. 信号线　3. 电源插座　4. 中英文选择键　5. 保险管

器和三级放大器组成,放大后经由 A/D 变换器变换为数字信号,通过电缆传送到主机,再通过单片机系统处理和运算后,由打印机输出。

1997 年国内研制出了第一台全中文智能化尿动力学分析仪并投入市场。2000 年基于视窗操作系统的 Nidoc970 标准型尿动力学分析仪上市,该机无论是设备的软硬件、测量数据的精确性、外型的美观性均处于国际先进水平。

2006 年国内公司推出代表尿动力学前沿技术的蓝牙信息传输功能的 Nidoc 970A+ 金锐型尿动力学分析仪。Nidoc970A+ 实现了微机化、智能化、网络化三化一体,开创了中国尿动力学分析仪先河,其设计与制造水平达到国际先进水平。

尿动力学的主要压力测量原理是利用流体动力学原理,被测的膀胱压、腹压、尿道压经导管传递至各压力传感器后,压力传感器将压力信号转换为微弱电信号并经放大通道放大,再经模-数转换器转换成数

字信号后由计算机对被测信号进行数据采集、处理、显示及打印。其尿流率测量原理是利用称重式测量原理,通过连续测定所排出尿液的重量进而由计算机计算出尿流率,并实时绘制尿流率曲线。

尿动力学分析仪是由硬件系统和软件系统两大部分构成。系统通过计算机对灌注泵、牵引机的工作性能(灌注速率、牵引速度)进行控制,然后由三个压力传感器和一个称重传感器分别对膀胱压、腹压、尿道压、尿流率的电信号进行检测、放大、信号处理,并通过 A/D 部分进行模/数转换,由计算机实时处理,并将结果显示在屏幕上,通过打印机打出标准报告。

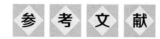

1. 文建国,陈悦,王贵宪,等.膀胱测压及括约肌 EMG 检查小儿膀胱功能障碍结果分析.郑州大学学报(医学版),2003,38(2):155-159.

2. ROSIER PF,RIDDER DD,MEIJLINK J,et al. Developing evidence-based standards for diagnosis and management of lower urinary tract or pelvic floor dysfunction. Neurourol. Urodyn,2012,31:621-624.

3. HANSEN F,OLSEN L,ATAN A,et al. Pressure-flow studies:An evaluation of within-testing reproducibility—validity of the measured parameters. Neurourology and urodynamics,1997,16(6):521-532.

4. VANMASTRIGT R,GRIFFITHS DJ. ICS standard for digital exchange of urodynamic study data. Neurourology & Urodynamics,2004,23(3):280-281.

5. HOGAN S,JARVIS P,GAMMIE A,et al. Quality control in urodynamics and the role of software support in the QC procedure. Neurourology & Urodynamics,2011,30(8):1557-1564.

6. CHAPPLE C. International continence society guideline so nurodynamic equipment performance. Neurourology & Urodynamics,2014,33(4):370-379.

7. MOSIELLO G,POPOLO GD,WEN JG,et al. Clinical Urodynamics in Childhood and Adolescence. Cham,Switzerland:Springer International Publishing AG,2018.

8. HUA C,WEN Y,ZHANG Y,et al. The value of synchro-cystourethrometry for evaluating the relationship between urethral instability and overactive bladder. International Urology and Nephrology,2018,50(3):1-9.

第 十 章

基本耗材和用品

现代尿动力学检查离不开专用的检查设备和耗材。本章重点介绍尿动力学检查过程使用的基本耗材和用品(basic disposable materials and appliance)。尿动力学耗材即尿动力学检查过程中使用的消耗很频繁的配件类产品,均为一次性使用物品,如检查前医护人员需要准备的消耗品(口罩、帽子、无菌手套)、患者检查前所需消耗品(治疗巾、垫巾)、检查时的消毒用品(留置尿管或测压管使用的消毒用品络合碘消毒液、纱布、5ml 和 20ml 注射器)、各种型号的测压导管(膀胱尿道测压导管 6F、7F、8F、9F,其中 6F 主要适用于儿童;直肠测压导管 9F、10F、12F)、导尿管、无菌导尿包、灌注导管、灌注液体(生理盐水、影像尿动力学检查时还要备造影剂如碘佛醇)、连接管、换能器、加压泵、B 超直肠探头(或阴部探头)使用的透明隔离塑料膜(也可用避孕套替代)、肌电图电极和导线、电极和导线固定用品、不同类型和型号耻骨上穿刺留置测压管的穿刺针、液状石蜡、利多卡因凝胶、亚甲蓝溶液、利器盒等。另外,可特别为儿童准备小玩具、小食品、动画片和游戏机等。正确进行小儿尿动力学检查和获取尿动力学检查结果,了解这些耗材和用品的型号、大小、材质、功能和作用很有必要。

第一节 概 述

19 世纪尿动力学检查已经开始使用一些简单设备及耗材(输液管等)来测定膀胱压力。如用水柱式压力计的简单方法测量膀胱静止压力。1872 年 Schatz 因将穿刺针误刺入膀胱,第一次发现膀胱内有一定压力。Dubois 于 1876 年又发现排尿时膀胱内压力升高。一直到 1882 年意大利人发明了一种进行膀胱压力测定装置,在动物实验及女性患者中进行检查。1897 年,Rehfisch 就发明了一种装置使用一些简单的耗材来同步测量膀胱压力及尿量。1927 年美国圣路易斯华盛顿大学的膀胱测压之父 Rose,提出 "Cystometer"(膀胱测压仪)一词,并描述了它的构造与临床用途。Rose 的装置和耗材是将一个 15ml 的 "注射器" 固定在一个盒子中,然后再利用一个双向阀门驱动使液体通过尿管或膀胱镜相对平稳地流入膀胱,从充盈膀胱的最初 1ml 液体开始,注入膀胱的液体量与膀胱内压即被同步记录下来。1933 年 Denny-Brown 和 Robertson 开始使用一种特殊的耗材 "双腔导管" 及图像记录方法来测量膀胱尿道及直肠的压力。1962 年哥伦比亚大学的 Gleason 与 Lattimer 报道了使用长 36mm、直径 9mm 的无线电发射微粒体进行膀胱压力测定,但是这些微粒体可以造成严重的膀胱痉挛,因此该方法未被推广。随着人类进入现代化时代,技术的进步又改写了膀胱压力测定的新历史,包括计算机分析、微型传感装置及动态测定。尤其是电子传感器与电脑化尿动力学仪器的临床普及应用,使得膀胱压力测定进入了成熟阶段。

第二节 尿动力学检查常用耗材

尽管得益于科技进步,尿动力学检查设备有了飞速发展,但是尿动力学检查时仍需要在膀胱和直肠留置分别留置测压管。因更符合生理的、无创的、更加简化的尿动力学检查方法尚未在临床出现,非生理性的留置测压管的膀胱尿道测压检查仍是目前常用的方法。现代尿动力学检查压力测定过程中使用的基本耗材主要包括尿道测压导管、直肠测压导管、压力传递管、导管固定装置。由于其功能、所用部位等的不同,它们在尺寸和结构上都有差别。由于尿动力学检查尤其是留置尿管(膀胱插入导尿管)需要无菌操作,无菌帽子、口罩和无菌手套等也是必备耗材。留置测压管时的操作步骤、用品和临床无菌导尿术用品和步骤基本相同(参考无菌导尿术步骤用品)。许多尿动力学检查室现在都用上了尿动力学专用检查包(图 10-2-1),包括检查需要的导管、电极、消毒液等各种耗材。

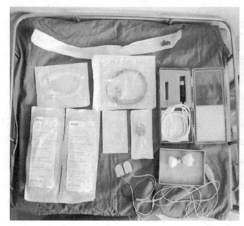
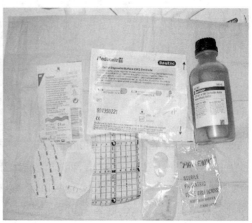

图 10-2-1 尿动力学专用检查包(耗材包)

一、检查所需常规消耗品

检查前医护人员常规佩戴医用无菌口罩及帽子,能起到双向保护的作用,不仅可以防止患者把病原微生物传给医务人员,还可以防止医务人员把自身病原微生物传给患者,这也是《无菌操作技术规范》要求做到的。过去常用的医用防护口罩由口罩面体和拉紧带或系带组成,其中口罩面体分为内、中、外三层,内层为普通卫生纱布或无纺布,中层为超细聚丙烯纤维熔喷材料层,外层为无纺布或超薄聚丙烯熔喷材料层。这种高效医用防护口罩疏水透气性强,对微小带病毒或有害微尘的过滤效果显著,总体过滤效果良好,所用材料无毒无害,佩戴舒适。目前,一次性医用口罩普遍使用。它的产品材质包括无纺布、过滤纸(滤性95% 和 99%)、含铅炭布(起防毒)。一次性口罩又分为一次性两层口罩、一次性无纺布口罩、一次性三层口罩、一次性活性炭口罩。一次性三层口罩是用两层无纺布和过滤纸制作而成;一次性三层口罩是由专业用于医疗卫生的纤维无纺布内两层,中间增加一层起过滤防菌达99%的以上过滤溶喷布经超声波焊接而成,鼻梁处采用环保型全塑条,不含任何金属,佩戴透气,舒适。

医用卫生帽(或头罩)可在无尘、无菌室操作过程中常规使用,主要预防头部头屑或碎发脱落于无菌区域与环境之中,能有效地防止交叉感染。

每一个患者检查前常规使用一次性医用垫巾。其特点是干净卫生,可挡细菌和术后的感染率,皮肤接触不会引致过敏或其他有毒的反应;上层吸水,下层防水等;质体轻,不会给患者带来任何负担;构造主要是以使用方便型、患者安全需要型相结合。

任何一种洗手方法,都不能完全消灭皮肤深处的细菌,这些细菌在手术过程中逐渐移行到皮肤表面并迅速繁殖生长,故洗手之后必须戴上无菌手套,方可进行检查操作。戴手套时应注意未戴手套的手不可触及手套外面,而戴手套的手则不可触及未戴手套的手或另一手套的里面。戴手套后如发现破裂,应立即更换。脱手套时,须将手套口翻转胶下,不可用力强套边缘或手指部分,以免损坏。

二、检查前消毒用品

在尿动力学检查中,留置尿管或测压管时可使用络合碘消毒液进行消毒。络合碘也叫碘伏,是碘和表面活性剂通过络合的方式而形成的不定型络合物。它是 20 世纪 50 年代科学家们研究出的含碘消毒剂。早在 1812 年法国的科学家就从大海的藻类中提取了碘。碘基本上是不溶于水的,但是碘却在酒精、乙醚、二硫化碳及甘油等有机溶剂中溶解。于是,人们把碘溶解于酒精,配成了碘酒。碘酒一直使用到今天,已

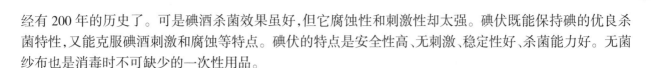

经有200年的历史了。可是碘酒杀菌效果虽好,但它腐蚀性和刺激性却太强。碘伏既能保持碘的优良杀菌特性,又能克服碘酒刺激和腐蚀等特点。碘伏的特点是安全性高、无刺激、稳定性好、杀菌能力好。无菌纱布也是消毒时不可缺少的一次性用品。

三、膀胱尿道测压导管

(一)膀胱测压管

膀胱测压管是用于测定膀胱压力的导管。最原始的膀胱测压管是个单腔管,通过尿道或耻骨上穿刺置入膀胱,一端开口于膀胱,另一端与压力记录装置相连接。为了模拟膀胱充盈过程,通过三通管一端连接输液装置,实现边输注膀胱边记录膀胱压力,却发现这样记录的压力曲线不稳定,受液体输注速度的影响,输注速度越快影响越大,记录的压力曲线假性升高越明显。为了避免充盈膀胱对压力曲线的影响,科学家发明了双腔测压管,即把一根测压管中做成含有两个管腔的导管,两个管腔一端都开口于膀胱分别用压力记录和充盈灌注膀胱,两个管腔的另一端分别开口于膀胱外连接膀胱灌注和测压装置(图10-2-2)。

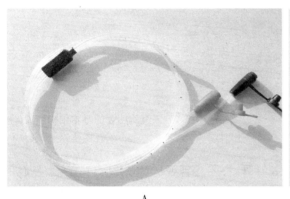
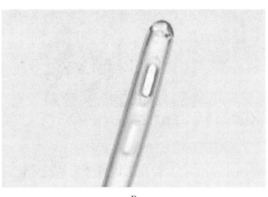

A   B

图10-2-2　膀胱测压管

A. 膀胱测压管(双腔导管);B. 测压管顶端用于记录膀胱压力的侧孔

(二)尿道测压管

尿道测压管是用于测定尿道压力的导管。标准的尿道测压管为单腔管,测压孔开口于距离导管末端1cm处。测压时将测压管经尿道置入膀胱,一端位于膀胱内,导管的另一端在尿道外连接测压装置。尿道测压时,利用导管自动拖出器将尿道测压管以一定的速度(一般为2ml/s)自动向外拖出,当测压孔经过尿道时就可以自动记录不同尿道区域的不同压力分布(曲线)。实践证明,单孔测压管容易堵塞或短暂堵塞,造成压力曲线失真。为了克服这个问题,现在尿道测压管一般在记录压力的测压孔同一平面的对侧处开一孔,成为单腔双侧孔尿道测压管。为了保证测压过程中测压孔处于开放状态,测压管另一端连接三通管,其中一端连接输注装置以2ml/min的速度灌注测压管,边灌注边记录尿道压力。由于灌注速度慢,灌注对尿道压力曲线影响不大。尿道测压管把测压孔固定于尿道的相应部位,如膀胱颈或尿道外括约肌处,就可以连续监测膀胱充盈过程中尿道相应部位压力的变化。

(三)膀胱尿道测压管

现在临床使用的测压管一般为能够完成膀胱尿道压力测定的二腔管。该管由两个腔组成或由两根管组成。一个管腔用于膀胱灌注,一端开口于导管的末端(距离顶端1cm),另一端连接灌注装置。一个管腔侧孔开口于末端(距离顶端6~7cm)用于膀胱和尿道测压,另一端用于连接测压装置。首先把尿管经尿道置于膀胱,完成膀胱测压后,再在导管自动拖出器的牵引下记录尿道压力曲线。

最近,市场上出现了三腔测压管,能够同步测定膀胱和尿道压力。测压管由三个腔组成或由三根管组成。一个管腔用于膀胱灌注。第二个孔为膀胱测压孔开口于导管的末端(离顶端1cm),另一端连接灌注装置。第三个孔为尿道测压孔开口于距顶端6~7cm处,膀胱测压时该孔位于尿道外括约肌处,用于测定尿道压力(图10-2-3)。

（四）典型的测压管结构及其附件

尿道测压管（urethral pressure conduit）用于膀胱内压力检测和尿道压力分布检测。尿道测压管的结构包括：主体管、分支管、单腔连接管及接头（图10-2-4）。型号规格：根据主体管的尺寸不同，有6F、7F、8F、9F等。尿动力学检查时可以根据患者的需要选择测压管。现在常用的膀胱尿道测压管医用材料为聚氯乙烯。这种医用塑料用量占医用塑料的25%以上，因其成本较低、硬度范围广、极易加工，并具有良好的耐化学药品型、透明性、力学性能和电性能等。但是其耐光和热稳定性差，此外其材料的硬度对温度很敏感（产生低温硬化）也是影响使用的重要因素。

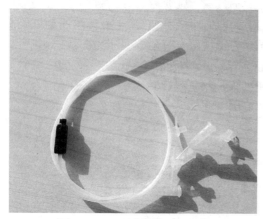

图10-2-3　三腔尿道测压导管

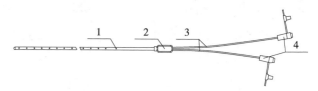

图10-2-4　尿道测压管的基本结构图

1. 主体管；2. 分支器；3. 单腔连接管；4. 接头

根据主体管的孔的数量不同可分为单腔导管、双腔导管、三腔导管等。双腔导管可在充盈膀胱的同时进行膀胱测压。三腔导管无须调整导管位置即可进行膀胱测压和尿道压力分布检测。根据尖端处形状不同可分直管和弯管两种。导管连体处每个腔中分别开有侧孔，用于测量膀胱、尿道周围的压力和压力介质的灌注。导管分离处每腔分别设有接口，用于连接压力传感器和压力介质灌注。

（五）直肠测压管

直肠测压管（rectal pressure measuring tube）是一端带有水囊或气囊的单腔测压管，分为单腔测压管和双腔测压管（图10-2-5），也可以是不带气囊的有侧孔的测压管，前者多用。

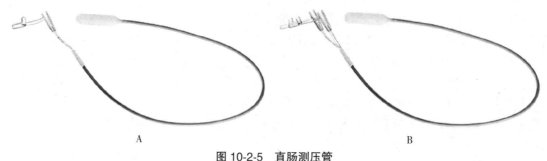

图10-2-5　直肠测压管

A. 单腔直肠测压管；B. 双腔直肠测压管

不带气囊的单腔测压管类似于单腔膀胱测压管，距离测压管末端1~2cm处为管腔开口（测压孔）。带气囊的测压管测压时，管腔内充满生理盐水，测压孔的末端置入直肠内，另一端和压力记录装置相连。

无气囊或依靠侧孔测压管测压时，为了防止测压孔记录压力过程中堵塞，常需要在测压过程中间断用注射器向测压管注入少许生理盐水，或测压管通过三通管分别和压力记录装置和灌注泵相连，在测压过程中灌注泵以0.2ml/min的缓慢速度灌注测压管，使测压孔保持通畅。这种测压系统采用液体作为压力传导介质，而且末端开放，因此需要一套低流率低顺应性的灌注系统，以恒定流速将液体注入，并通过三通管（开关）分别与测压导管和压力传感器相通。它的结构和技术要求较为复杂，但精确性和灵敏度好，目前绝大多数直肠肛管测压研究是用这种原理的测压系统进行的。

带气囊直肠测压管包括一端封闭的导管本体,导管本体的封闭端外壁上包裹有测压囊,在测压囊内有管腔开闭(测压孔)。测压管置入直肠后用生理盐水充盈气囊2~3ml,另一端连接同步压力记录装置。为了准确记录压力变化,置入测压管前应该通过气囊内注入生理盐水把气囊内的气体排除干净。也可在气囊内注入气体进行压力测定,现在使用者不多。直肠充气气囊,用于引起直肠肛管的抑制反射,下端的气囊为肛管气囊(或肛门内、外括约肌气囊),用来测定肛管(内、外括约肌)的压力,通过肛管、直肠收缩压迫气囊产生压力变化,并可以记录压力曲线,了解直肠肛管的压力变化模式,该方法所需设备及操作简单,无痛苦,压力参数容易获得。优点是内压测定范围广,可测出肛管舒张压,缺点是测量的肛管压力实际上是一段而非一点的压力,而且由于空气的可压缩性,传出的压力波有减弱,反应频率也较差,故精确度、敏感性较差,易受人为影响,差异较大。

尿动力学检查实际操作中,也可用自制气囊测压管,即在单腔气囊测压管的基础上用较薄的橡胶手套的手指部分(或避孕套),套住测压管末端,把末端的测压孔包在指套内,然后指套近端用丝线环绕捆绑在导管上形成自制气囊测压管(图10-2-6)。

测压管一般采用医用高分子材料制成,具有柔软、易弯曲、密封好、无毒、无菌等特点。儿童常用型号规格按尺寸不同可分为8F、10F、12F、14F等。适用范围:直肠测压管供膀胱测压时同步检测直肠压力用(通过直肠压力检测了解腹压的变化)。使用时经润滑后由肛门置入,保持管前端距肛缘10~15cm,直肠应无损伤,放置时间小于半小时,儿童测压管前端距离肛缘的距离适当缩短,保证其远端位于直肠内。

直肠测压导管的所用材料包括前端球囊用聚异戊二烯橡胶、硅化处理的医用天然乳胶、医用聚氯乙烯等。

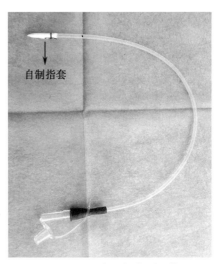

图 10-2-6　自制气囊测压管

(六)压力传递管

压力传递管(pressure transmitting tube)是主要用于连接直肠测压管或尿道测压管与压力传感器的中间连接管,起到压力的传递作用,一般在一次尿动力检测会用到2~3根,为了便于区分通常在一套耗材中会有几种不同颜色的压力传递管。此管采用聚氯乙烯材料挤出和注塑成型,为了保证管的柔软性和减少由于管壁膨胀导致的误差,一般选用的硬度会稍微偏高。图10-2-7所示为压力传递管的结构图。压力传递管分为国内产品(图10-2-8)和国外产品。两者质量已无差别。

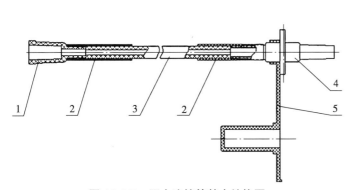

图 10-2-7　压力连接管基本结构图

1. 接头;2. 副连接管;3. 主连接管;4. 过渡接头;5. 防污盖

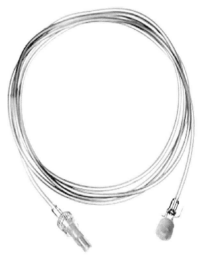

图 10-2-8　压力传递管(国内产品)

（七）导管固定用品及文森导管固定器

测压导管固定装置（pressure recording catheter anchor device）是为防止尿道测压管在同步膀胱尿道测压时移动或滑出而设计的。以前，为了固定测压管，有人采用增加一个气囊或在导管上增加一个腔（在导管前端增加一个相连的气囊）来防止导管滑出，但在实践中因为增加一个腔必然会增加导管的直径，这样会在管插入时增加患者的痛苦。其他方法则通过使用导管的固定材料或装置，这样可以减少患者的痛苦，例如用胶带或胶布固定；但是，其缺陷在于当患者尿道附近有尿液时，容易导致胶带或胶布粘力下降，从而造成导管移位，影响实际测量结果。胶带固定在尿道口附近，有时影响排尿（压力-流率测定）。

为解决以上这些缺陷，文建国教授发明专利文森导管固定器，适用于各种导管特别是尿管和膀胱尿道测压管（尿动力学检查导管）固定，该固定器优点在于实现膀胱功能临床测量中便捷、牢靠的固定膀胱和尿道压力测量管，从而保证临床膀胱尿道压力测量和/或膀胱尿道压力-尿流率测定的正常进行，操作简单，固定后测压管不容易移动、滑脱。产品主要供临床与尿动力学测压配合使用，对进行尿动力学检查时的导管进行固定，也可以用于尿道留置尿管等引流管的固定（图10-2-9）。

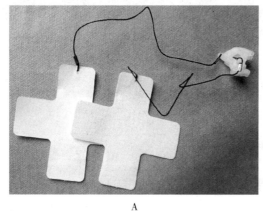
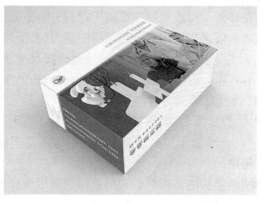

A   B

图10-2-9 文森导管固定器
A. 文森新型导管固定装置；B. 文森新型导管固定装置包装盒

文森导管固定器由医用胶带、锁扣、连接线组成。使用方法：患者插管完成以后，拆开包装，取出固定器，一只手按住锁扣上的点1，另一只手拉着点3向外打开锁扣，根据导管径的大小调整锁扣，将导管固定住，按住点2、点3关闭锁扣，确认导管不会出现松动，将医用胶带的保护膜撕下，并粘贴于患者大腿内侧或适当的固定位置（图10-2-10）。产品为一次性使用；皮肤受损禁止使用，过敏者禁用。

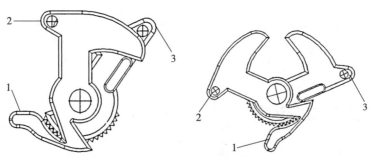

图10-2-10 文森新型导管固定装置使用说明
1. 调节按钮；2、3. 固定臂

（八）与压力测量相关耗材选择注意事项

尿道测压导管和直肠测压导管的测压精度直接影响尿动力系统的测压精度，所以在选择时一定要关注产品的相关参数，选择满足精度要求的导管。成人与儿童选择有着明显的不同，如尿道测压管可以根据主体管的尺寸不同分有6F、7F、8F、9F等不同型号的规格。不同的尺寸的管适用于不同的人群，其中6F

主要适用于儿童;而直肠测压管的按尺寸不同可分为 10F、12F、14F、16F、L40~52 等不同型号,儿童选择最小型号 10F,但还需要根据患儿的个体情况进行准确评估选择。

(九) 液路连接管及临床选择准则

液路连接管(liquid conduit pathway links)作为尿动力学检查必不可少的基本耗材,不同的生产厂家具有不同的连接形式,其作用基本相同。临床上对患者行尿动力学检查时,需将灌注液体(呋喃西林、生理盐水等)通过液路连接管注入患者膀胱或尿道,以测量患者的下尿路压力状态。

液路连接器一般有几种形式:①液路灌注管:由排放滴注器和液路管组成,管长约 183cm。②患者灌注管:两头为鲁尔公头灌注管,管长约 183cm。③灌注泵管套装:由排放滴注器、泵管及患者灌注管组成,其中不同的厂家对应不同的泵管鲁尔接头。该组件总长度约为 400mm,除泵管材料为硅胶外,其余管材均为聚氯乙烯。④灌注泵管:双灌注泵管组件,由两个排放滴注器、泵管及患者灌注管组成。带缓冲器的灌注泵管组件由排放滴注器、泵管、缓冲器、并列的带限定器的患者灌注管组成(图 10-2-11),可用于 UP、UPP 检测。

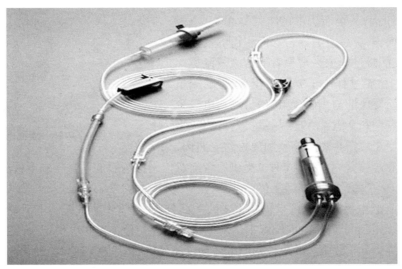

图 10-2-11　带缓冲器的灌注泵管

除了以上几种液路连接器外,还有在患者灌注管上安装带单向阀的装置,使得灌注到患者膀胱或尿道的液体不会反向流入灌注管路,避免交叉感染。

国外的这类产品是作为尿动力学检查的必要耗材,给客户提供的均是无菌包装,仅供一次性使用,但价格较高,对我国的医院及患者不太适宜,因为负担较大,目前国内的尿动力学分析仪生产厂家,也意识到医院开展尿动力学检查的困难,也生产出具有国外产品同样规格和性能的产品,并且性价比很高。

实际临床应用中不同厂家的尿动力学分析仪对灌注泵泵管的要求是不一样的,应选择与之相匹配的泵管,否则,不仅泵管寿命低,也有可能因灌注泵的滚轮压不住泵管的原因影响灌注精度。

(十) 灌注液

灌注液(perfusion liquid)是在进行尿动力检测时,测定膀胱压和尿道压时所灌注的液体。一般选用的液体包括生理盐水、呋喃西林、泛影葡胺等,其中生理盐水是最常用的。生理盐水是指生理学实验或临床上常用渗透压与动物或人体血浆的渗透压相等的氯化钠溶液。用于尿动力检测时灌注的液体一般都是采用浓度为 0.9% 的氯化钠注射液。室温生理盐水(23℃左右)是最常用的膀胱测压灌注液体。泛影葡胺为在进行 X 线尿动力检测使用的造影剂,一般使用稀释的 15% 泛影葡胺盐水(在 400ml 的生理盐水中加入 100ml 76% 的泛影葡胺)。

灌注液的一般是在室温约 20~25℃进行灌注,也可以用冰水或温水诱发实验。特别注意儿童膀胱灌注时宜选用 25~36℃的 0.9% 生理盐水。

亚甲蓝尿动力学检查的适应证:各种尿失禁、可疑泌尿畸形者,如输尿管异位开口、输尿管阴道瘘、膀胱阴道瘘、膀胱直肠瘘等。亚甲蓝溶液注射液 2ml+ 生理盐水 20ml 经膀胱测压管灌注孔注入膀胱后封闭关口，按 ICS 推荐标准操作方法进行压力 - 流率测定。充盈期观察膀胱感觉、顺应性、容量，漏尿发生时膀胱压、逼尿肌压、腹压的变化，液体漏出的部位，漏出液体的颜色、量，漏尿发生的间隔时间。

（十一）肌电测量相关的基本耗材和用品

肌电测量（EMG measurements）在尿动力学检查系统中具有重要的临床价值，对进行患者尿路疾病病理分析有举足轻重的意义。EMG 主要与尿流率、膀胱压力测定联合检查用于判断逼尿肌和尿道外括约肌的协调性。可用于尿失禁、逼尿肌 - 括约肌协同失调等的诊断。肌电测量用到的基本耗材和用品主要是电极，大致分为表面粘贴使用的表面肌电极、插入病理部位测量的针电极和插入肛门使用的肛塞式电极，各类肌电极的使用以及对测量结果的影响也各不相同。

1. 表面电极　表面电极是一个表面积较大的皮肤粘贴电极，粘贴在会阴部肌电表面作为记录电极，而远离记录电极另一贴附电极或电极板作为参考电极（图 10-2-12）。表面电极的类型很多。这种电极的优点是记录的电信号为量电极间所有的肌肉，甚至肌肉群的电信号总和，电极测量肌电信号易于操作，患者没有痛苦。但测得的信号灵敏度相对较低，且在测量过程中易被患者的尿液浸湿更容易被污染且易脱落，检查过程中干扰因素较多，影响测量的顺利进行。检查前要保证与皮肤接触良好，两根电极分别放在肛门周围 3 点钟和 9 点钟方向，尽量接近肛门。将电极连接到记录仪上之后指导患者缩紧和放松盆底肌肉，

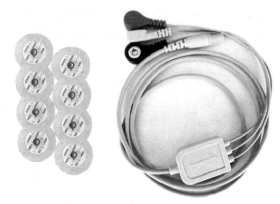

图 10-2-12　表面电极及其连线

EMG 信号会显示电极位置是否正确，同时也提供患者随意控制括约肌的信息。本电极适用于儿童患者，也可用于成人。

2. 针状电极　针状电极是肌电图仪器中重要的一部分，通过收集肌细胞的电活动可以提供神经肌肉传导电信号的信息，可以用于分析肌肉组织中运动单位的病理变化。针状电极记录的肌电活动较为精细，可记录电极所在部位一个或数个运动单位的肌电活动。常用的针状电极有同芯针式电极、单极针式电极、单纤维电极。多以同心圆电极为主，是以针刺式电极插入肛门括约肌、尿道横纹括约肌、盆底肌肉及球海绵体肌中，记录肌纤维或肌肉束的点活动。一般两电极距离为 1mm，记录的是其间所有肌纤维的点活动总和。针状电极的优点是可以记录括约肌急性或慢性去神经支配的肌电信号，定位准确，灵敏度较高。但是对于单个运动单位肌电活动的解释需要神经生理学的知识，且不能反映整块肌肉电活动的情况；本检查为微创检查，对患者来说有一定痛苦，不易为一些患者和家长接受，特别是对儿童来说更为痛苦。针状电极在泌尿外科患者中使用不如表面电极普遍。

3. 肛塞式电极　肛塞式电极也是表面电极的一种，是将电极特制成马鞍形样式，将电极片固定于肛门。电极插入肛门后自我固定，不易滑落。有些肛塞式电极中心还可穿过一细管用以记录直肠压力。但是在肛门内插入肛塞式电极可能会导致不舒服，并因担心肛塞异位而产生挤压动作，也可导致逼尿肌的反射性抑制。

4. 与肌电测量有关耗材选择的注意事项　对于大部分儿童尿动力学检测而言，选用表面电极是一个简单而有效的选择，年龄小于 2 岁的幼儿更应该选择适当的电极。常用的电极对于他们来说太大而不利于准确记录目标肌肉组织的电信号。但对于某些患者如脊柱损伤者，可考虑采用针状电极以提高肌电测量灵敏度。婴幼儿可以在父母的怀抱中检查，父母坐于凳子上，但是检查室内不可拥挤。若单独进行本检查可告知被检查者及其家长此检查无痛以消除其紧张情绪。婴幼儿出生两周后首次出现去神经支配，需要进行 EMG 检查的儿童最好等到两周以后进行。

（十二）耗材使用注意事项

儿童疼痛敏感，尤其男孩留置尿道测压管时常规使用利多卡因凝胶。利多卡因凝胶是局麻药，对于经尿道施行检查和治疗需局部麻醉者，可先用少量凝胶涂于尿道外口，约 1 分钟后，将管头插入尿道外口，按

需要剂量缓缓注入尿道,可减轻滞留测压管时疼痛或灼烧感。经肛门滞留直肠测压管时使用液状石蜡润滑肛门,减少患儿不适感使之更容易留置。另外,在进行微创检查时,可为患儿准备小玩具、小食品、动画片和游戏机等,营造游乐场所氛围,缓解儿童对检查的抵触心理,并在家长及医护人员的诱导下积极配合治疗。

特殊尿动力学检查中也会用到其他消耗品,如B超直肠探头(或阴部探头)使用的透明塑料膜,也可用避孕套替代,耻骨上穿刺留置测压管的穿刺针等。

总之,现在尿动力学检查使用的耗材基本能满足现代尿动力学检查的需要,但是有些耗材仍有改进的必要,如测压导管材质仍需要改进。研究抗干扰的肌电图记录电极也是目前面临的新课题。避免直肠内容物影响记录直肠压力的导管,以及避免导管的堵塞等都是需要进一步研究的内容。

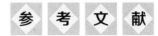

1. 廖利民.尿动力学.北京:人民军医出版社,2012.

2. 文建国.尿动力学的临床应用.郑州大学学报(医学版),2003,38(2):149-159.

3. 张艳,文建国,蔡腾,等.膀胱尿道压力同步测定评估女性压力性尿失禁的临床分析.第三军医大学学报,2015,37(06):519-522.

4. 吕宇涛,文建国,袁继炎,等.小儿尿动力学检查专家共识.中华小儿外科杂志,2014,35(09):711-715.

5. 黄书满,文建国,高新梅,等.小儿膀胱输尿管反流87例相关尿动力学因素研究.中华小儿外科杂志,2014,35(09):675-678.

6. 文建国,毛淑平,娄安锋,等.老年女性糖尿病排尿异常患者尿动力学检查的意义.临床泌尿外科杂志,2011,26(01):24-27.

7. 张春英,文建国,范应中,等.亚甲蓝尿流动力学检查在拟诊合并泌尿系统畸形女性持续性尿失禁诊断中的应用.山东医药,2008,48(33):57-58.

8. 文建国,张国贤,张鹏,等.体位对女性尿失禁B超影像尿动力学检查的影响.医学信息(手术学分册),2007,20(12):1099-1102.

9. 苏静,文建国,王庆伟,等.女性特发性急迫性尿失禁盆底肌电刺激治疗临床观察.中国误诊学杂志,2006,6(06):1074-1075.

10. 文建国,王庆伟.小儿正常和神经源性膀胱括约肌功能障碍尿动力学研究进展.临床泌尿外科杂志,2004,19(09):513-515.

11. 王庆伟,文建国,齐艳,等.测压管退管速度对静态尿道压力测定的影响.郑州大学学报(医学版),2004,39(06):940-942.

12. 张瑞莉,刘会范,文建国,等.儿童和青少年尿动力学检查准备方法的优化.医学信息(手术学分册),2006,19(01):32-35.

第二篇
检查技术和结果分析

第十一章

尿动力学检查前的准备

要想取得成功的小儿尿动力学检查（pediatric urodynamic study，PUDS），做好充分的准备工作很重要。尿动力学检查前准备工作（preparation before PUDS）是检查成功的保障，直接影响着检查结果的准确性和可重复性。为了确保 PUDS 成功进行，检查前必须做充分准备，除了像成人尿动力学检查准备外，PUDS 还有其特殊的准备注意事项。尿动力学检查室建设时就要考虑如何建立一个符合要求的检查室。尿动力学检查室正式运行后，要注意设备的维护和保养。本章着重介绍环境准备、仪器保养、物品准备、患者准备和工作人员准备。

第一节 环 境 准 备

一、尿动力学检查中心布局

尿动力学检查是功能性检查，其检查结果受外界环境和患儿心理因素影响较大。所以检查室（中心）要适当远离其他医疗区域，营造一个相对私密、安静的环境。依据国际尿控协会推荐建立先进尿动力学中心的要求，并结合实际情况，将构建尿动力学中心环境设置的要求提供给单位后勤部与相关负责人，充分沟通，为患儿营造了温馨、舒适、安静、私密的检查环境。标准的尿动力学检查室需要有预约登记室和患者候诊区、膀胱压力测定区域（核心检查区域）、更衣室（患者更衣室和医生更衣室）、卫生间、准备室（图 11-1-1）。预约登记室和患者候诊区应该在尿动力学检查室的附近并配有饮水设备，在检查室与观察室之间安装单向玻璃、推拉门（图 11-1-2）。较大的儿童宜在相对私密的空间完成排尿，工作人员通过单向玻璃观察患者

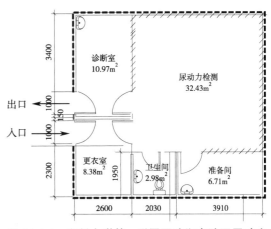

图 11-1-1　郑州大学第一附属医院郑东院区尿动力学检查室平面布局图

的排尿情况。房间以温馨浅色调为主，有利于儿童停留的环境。地面要防滑、防水，设地漏，安置紫外线灯管以备空气消毒，配备播放视频和音频设备，也可配备卫生间方便患者。等待区放置书柜、宣传册和宣传展板，以便患者了解检查过程（图 11-1-3）。

二、检查室配备的设备

根据需要配备尿动力专用的多功能尿动力学检查床、尿动力学检查仪、尿流率测定仪、扶手坐便器、超声设备等。影像尿动力需要配可透 X 线的检查床和 C 型臂 X 线机等影像设备。婴幼儿的尿动力学检查也可以在普通检查床上进行。辅助用品包括治疗车、物品柜、防护衣、医用垃圾桶等。仪器设备、物品按照无菌、清洁分类放置，方便操作为准。

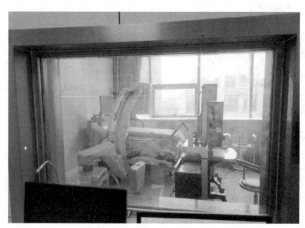

图 11-1-2　单向玻璃，由外向检查室内看

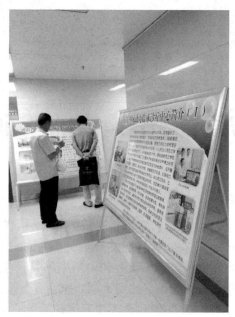

图 11-1-3　尿动力宣传板

第二节　仪器准备和保养

尿动力学检查仪是小儿尿动力学检查的必备设备，主要包括尿流计、3个压力传感器（用于检测膀胱压、尿道压和腹压）、灌注系统、括约肌肌电图检测系统、显示器及打印机。如果进行尿道压力测定则需增配1个压力传感器和1个牵引器。影像PUDS需要配备X线或B型超声设备。在常用PUDS仪基础上增加影像组件及其相关的同步影像软件则可完成影像PUDS。

一、尿动力学检查室的日常维护

1. 保证检查室适宜的温度和湿度。检查室内应设置温度计和湿度计，计算机主机要保证良好散热，检查室的湿度应控制在30%~50%。

2. 加强环境检查，做到除尘、防潮、防高温等。

3. 对水、电和地线等按要求处理好，使仪器有一个良好的运行环境。

4. 安装防雷设备。

二、仪器的日常维护和保养

（一）各仪器均建立档案和使用记录

一机一档，每台仪器的名称、规格、生产厂家、进驻时间、价格、验定、维护、使用、维修、校准等情况都应详细记录备案，随机带来的全部资料，如使用说明、操作手册、维修手册、电路图、软盘等资料集中保管，便于查询维修。为提高工作效率也可采用计算机方式管理。

（二）尿动力仪各检测通道需进行定期校准

工作人员应掌握如何对传感器、尿流计、灌注泵进行校对。如果日常校对发现误差比较小（如 < $2cmH_2O$），可以1个月校对1次。除调零外，应检查和调试所有测量通道的幅度，也就是说校对所有的信号。尿流计的校对可以将准确测量的一定容积的液体以恒定的速度倒入尿流计，如400ml在20~30秒内倒入（15~20ml/s），检查记录到的容积。同样可以通过测量灌注泵输送一定容积如100ml液体的时间来进行灌注泵的校对。

（三）加强与设备维修人员的联系

医院有专门的工程师负责仪器的定期检查和维护，保证设备的正常运行，出现故障应能迅速联系。

（四）平时注意仪器设备的保养

检查中注意避免尿液溅落至设备，防止尿液和生理盐水浸渍仪器。建立定期保养制度，完善对仪器设备的除尘、加油、紧固、充电、局部检查等维护措施。保持尿动力仪器的灵敏度，以保证检查结果可信。杜绝设备带病运行。操作时不光要看仪器数值，还要密切注意仪器的声音和形状。具体如下：①尿流计：设计专用的坐便器，事先向患儿讲明检测方法，防止女患儿直接蹲坐于集尿器上，尿流率测定后用清水贴壁清洗后，启动尿流计，将集尿器内残液"甩干"，清洁尿杯。②压力传感器：排空测压管内气泡时，压力不要过大，遇有明显阻力时，需查明原因，切忌加大推注压力，这样会大大超出压力传感器的测量阈值，导致传感器不敏感或损坏；待时，需排空管道内的液体，将全部开关打开，利用重力作用，保持管道干燥，不宜应用腐蚀性强的消毒剂消毒。③金属针型电极：做工精细，造价较高，保存时忌潮湿，最好在使用后擦拭干净后放在干燥箱内保存。④牵拉器：保证滑杆光滑，检查后需将牵拉器回复初始位置。

（五）正确消毒、清洁和整理

不宜高压蒸汽灭菌的仪器配件用高效消毒液 2% 戊二醛浸泡灭菌，2% 戊二醛 2~4 周更换。注意表面清洁，确保无灰尘，患儿检查完，立即清理地板、检查床，可用快速消毒液（如 500mg/L 有效氯溶液）表面擦拭消毒。每个患儿检查后立即认真擦拭干净可能污染处，及时消毒相关物品，做到一人一用一换一清洁。检查室在前一天检查完毕后行紫外线空气消毒。

三、计算机部分的维护及保养

（一）软件

不要随便删除或修改软件，并防止误删或错删，在存放重要数据的软盘上贴上写保护、坚持定期系统备份，对于硬盘上的重要数据也应用软盘备份保护。

（二）软驱

软驱读取数据时，即软驱工作指示灯亮时，不要强行将软盘取出，以免损伤软驱的读写磁头，并使用质量好的软盘。

（三）显示器

应保持显示器表面的清洁，加盖防尘罩，防止灰尘落入显示器机箱，要防止显示器靠近强磁介质。适当调整显示器的亮度和倾斜度，有利于延长显示器的使用寿命，也有利于保护技术人员的视力。

（四）硬盘

避免震动，工作台要平稳，在硬盘工作时不要搬动电脑，以免震动擦伤磁盘造成数据丢失，移动电脑时一定要先切断电源再小心移动，避免碰撞。不要频繁开关机，有条件的单位可选用不间断电源，防止突然断电及通电对电子设备损害。

（五）键盘

要养成正确的击键方法，对使用频率高的按键要多加爱护，防止液体浸入，防止灰尘落入键盘缝隙。若有个别按键使用不畅，要及时修理，切勿强行使用。

第三节　物品耗材准备

要完成一次 PUDS 需要准备很多耗材。这些耗材主要有各种型号测压管（尿道测压导管主要有 6F、7F、8F，直肠测压导管有 9F、10F、12F）、灌注管、连接管、导尿管、换能器、加压泵、避孕套（用于超声探头的保护和临时制作直肠测压管的气囊）、表面电极片、肛门塞电极、漏斗、集尿杯、无菌手套、纱布、5ml 和 20ml 注射器、无菌导尿包、生理盐水、络合碘消毒液、口罩及帽子、治疗巾、垫巾、液状石蜡、止疼凝胶（利多卡因凝胶等）、亚甲蓝（用于鉴别输尿管异位开口引起的漏尿），如进行影像尿动力时还要备造影剂碘佛醇、利器盒，行 B 超尿动力还要准备探头专用凝胶等。打印调查问卷，宣教材料。特别注意检查一次性物品和灭菌物品的有效期。为提高儿童的依从性，可特别为儿童准备小玩具、小人书、小食品、动画片和游戏机等。

第四节　检查前准备事项

一、明确检查项目及目的，初步评估，预约检查时间

尿动力学检查预约时，注意询问患儿是否存在检查的禁忌证，及时告知临床医师。对儿童和青少年进行尿动力学检查前，要对其膀胱功能障碍做初步评估。仔细向家长询问病史，尽可能采集、完善患儿症状和体格检查资料，如通过患儿的生长发育情况、步态、会阴区和下肢皮肤感觉，以及神经反射等，重点判断有无神经系统的异常。根据患儿及家长描述的排尿状况判断有无包茎、尿道狭窄或输尿管异位开口、有无血尿、是否处于泌尿系感染的急性期等，以便调整检查时间。必要时进行泌尿系 B 超、腰骶部 X 线、膀胱镜、静脉肾盂造影、CT、MRI 检查等。可行影像尿动力学检查者，不需另作膀胱尿道造影检查。对于插管前无明确的神经损害依据和排尿日记功能性膀胱容量正常的患儿，压力流率测定的自由尿流率和插管后测定的尿流率有不同时，要考虑插管后尿道疼痛或因插管引起的排尿不畅，甚至不能排尿。残余尿的测定以没有置入测压管时测定的为准。置入测压管时提倡使用尿道止痛凝胶等，预防测压管对尿道的刺激作用。

二、评估家长及患儿的合作理解程度，宣教指导检查注意事项

向患儿及家长讲解检查重要性和必要性，告知尿动力学检查是评估下尿路功能障碍患者膀胱尿道功能的"金标准"；向患儿及家长介绍正常的排尿生理和尿动力学检查的过程，检查时间可能为 30~60 分钟；告知检查后可能出现的并发症及需要配合的注意事项，同时给患儿家长讲解以往儿童检查失败的原因，如小儿哭闹、躁动使测压管脱落；告知患儿家长如果隐瞒未做好肠道准备的事实，将可能出现肠蠕动活跃，甚至患儿在检查中排大便，提请家长注意防止发生类似情况，提高检查效果。走廊设立图书专柜，为患者准备图书、光盘等物品，并为听觉及视觉障碍家长提供助听器和花镜，使患儿和家长在读书、看报、听音乐中放松心情。如果有必要，根据需要检查前请患儿和家长记排尿日记、填写尿失禁调查问卷，以了解患儿疾病的严重程度及对生活的影响。充分利用展板和壁报等形式让患者和家长了解尿动力学检查的过程和意义。在走廊或候诊区墙壁上悬挂有图文并茂的宣传展板，详细介绍尿动力学的检查步骤、国内外尿动力学的最新发展动态、仪器设备、检查的适应证、目的、意义、注意事项，以及本中心的技术力量和人员配备等，供患儿和家长随时了解。检查前签署尿动力学检查告知书。

三、适时带领学龄儿童参观检查室，熟悉环境

正常人对不熟悉的环境存在焦虑情绪的情况下可出现逼尿肌 - 括约肌协同失调（或外括约肌的不自主收缩和松弛）。提倡检查前一天带领儿童到检查室熟悉情况，并用日常易懂语言告诉他们检查的内容（图 11-4-1）。一些患儿已经进行了排尿期膀胱压力测定，对插管操作有不愉快的记忆，针对这种情况，再次检查时必须给予患儿更多的解释和关心。婴幼儿及学龄前儿童在入检查室前常因恐惧哭闹、不合作，医护人员应友好热情地接待患儿，根据不同年龄、个性的生理及心理特点，尽可能为他们提供人性化的关怀。检查应在轻松的环境下进行，对患儿要有耐心，即使是较小的儿童也要尊重他们的隐私，尽可能让患儿感觉是在做游戏，如为患儿播放喜爱的动画片、准备合适的玩具、喜爱的食品，以及好看的书籍，转移其注意力，减少房间器械对患儿的影响。也可在检查前、检查中由父母陪同进入检查室，也可以是姐姐或哥哥、父母、其他家庭成员或照顾者（保姆）陪伴（需要 X 线造影或做影像尿动力的时候陪护人要注意穿防护衣）。消除患儿的紧张陌生感，避免不必要的担心，充分取得他们的信任和合作。

四、提供尿常规和传染病四项检查结果

为患儿开具检查申请单。首先向患儿家长讲明尿常规和传染病四项检查的必要性，尿常规为了排除泌尿系急性慢性炎症，传染病四项是为了排除传染病保护患儿，防止交叉感染，并非是禁止传染病者进行尿动力学检查，消除患儿家长顾虑。对传染病结果阳性者，需要被安排在当日最后检查，以便进行终末消

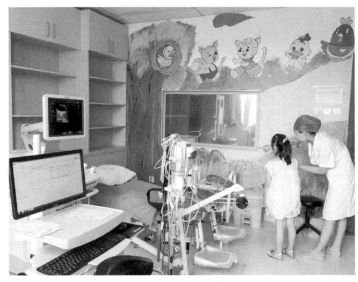

图 11-4-1　儿童参观检查室

毒处理。传染病四项指乙型肝炎病毒表面抗原（HBsAg）、丙型肝炎病毒抗体（抗 -HCV）、人类免疫缺陷病毒 HIV1+2 型抗体（抗 -HIV）及梅毒螺旋体抗体（抗 -TP）检测。该检查不需要提前禁食,抽外周静脉血 2ml 即可。

五、肠道准备

预约时注意了解患儿是否有便秘或大便失禁等异常,告知其正确进行肠道准备方法,以避免因大便清洁不彻底而对检查结果产生干扰。婴幼儿应提前刺激排便,检查前不要空腹、不要过饱。目前主张尿动力学检查时仅要求直肠及肛管内保持空虚状态即可,无须进行全肠道清洁灌肠准备。大多数神经源性膀胱功能障碍患儿肛门括约肌松弛,伴有大便失禁或大便干结,行清洁灌肠后短时间内大便不能得到有效软化,灌肠液及大便滞留在肠腔内不能完全排出。不仅会刺激肠道引起直肠蠕动波干扰检查,还会在进行自由尿流率测定时因腹压排尿而将灌肠液及大便同时排入集尿器中,出现尿流率假象,甚至由于短时间内尿流计阻力急剧增大,将电机烧毁,造成不可弥补的损失。因此,一般在检查前 4 小时内,取左侧卧位应用开塞露 1~2 支,尽量保留 3~5 分钟再排便,通常有良好的直肠排空效果。若效果仍不佳,可用手法将直肠段大便抠出。结直肠造瘘者应适当限制饮食。

六、检查前多饮水,尽可能保持膀胱充盈

保持一定的尿量是准确进行尿流率测定的前提。小儿膀胱容量小,测定尿流率不能和成人要求一样。一般情况下 2~3 岁以后的婴幼儿可以按照家长的指令排尿。此时,小儿正常尿量约 100ml 左右。研究显示,只要尿量在 45ml 以上尿流率测定的结果即有参考价值。因此,患儿不用过度憋尿,至少有 50ml 尿液排出即可进行尿流率测定。

由于受精神、环境等客观因素的影响及自身感觉障碍,常导致尿量不足,使测得的自由尿流率及最大尿流率降低,甚至有时低于插管后的尿流率。膀胱的过度充盈或检查前大量饮水引起检查过程中大量尿液产生,使膀胱测压容量明显大于实际灌注量。检查过程中产生的大量尿液可导致残余尿量增加、最大膀胱测定容量和顺应性降低等影响检查质量。我们主张患者在检查前避免大量饮水,在正常非大量饮水情况下,有正常尿意时即可进行测定。对于不合作者、不能准确描述排尿意愿的婴幼儿及膀胱感觉功能丧失者,可参照婴幼儿的排尿日记,结合耻骨上 B 超测定膀胱容量,获得满意的尿量。尿失禁者如果能够适当憋尿（如排尿量超过 150ml）也建议憋尿。禁止在尿动力学检查前口服影响膀胱尿道功能的药物,禁止检查前行膀胱尿道镜、尿道造影等侵入性检查,以免影响检查结果。

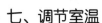

七、调节室温

婴幼儿耐受性差,体温调节中枢尚未发育完善,体温调节能力较差,易受环境温度影响。室温过低、暴露过多,以及在检查过程中输入过冷的液体等均可使患儿感冒、受凉并术后发热。冬季时患儿进入检查室之前,应提前将室温预热至22~30℃（22~24℃）,尽可能减少身体的暴露,必要时腿部加盖棉套。检查时间不宜过长。膀胱灌注液加温至35~37℃为佳。

八、药物及物品准备

根据患儿年龄大小不同,药物的使用量也有不同,一般备用生理盐水500ml,2瓶,庆大霉素针8万U,2支;影像尿动力学检查须另备造影剂:碘佛醇50ml,1瓶;亚甲蓝尿动力学检查需另备亚甲蓝2ml,2支,使用时将2支亚甲蓝注入500ml生理盐水即可;必要时备镇静剂10%水合氯醛,0.3~0.5ml/kg,小儿口服半小时即可处于睡眠状态,减轻患儿敏感不适(但是水合氯醛有造成膀胱容量增大等副作用)。准备导尿包并查看导尿包灭菌日期是否在有效期内,待用器械消毒备用,进行设备仪器调试和测压系统排气充盈,所选测压导管要型号适宜,尽量细软,并具有2个以上侧孔,以免损伤尿道黏膜,人为造成排尿期尿道阻力增加。检查前物品的准备应力求摆放有序、充分精细、灵活齐全、顺手方便。

通过尿道置入尿动力学检查测压管,能准确评估残余尿量和膀胱内压力,具有较高的诊断和辅助诊断价值。但是因为各类测压管和导管需要侵入体内,对患儿损伤较大,如果操作不当极易造成膀胱、尿道黏膜的损伤及细菌侵入,导致泌尿系统感染等并发症,影响预后效果。所以需谨慎使用,避免过度滥用;操作中要严格消毒,预防感染等并发症。加强对并发症的预防和处理,能进一步发挥尿动力学检查的临床价值。

小儿解剖特点是膀胱的位置较高,新生儿膀胱常呈梨形,位于耻骨联合之上,婴儿膀胱靠近腹前壁,随年龄增长渐降入骨盆腔内。男孩:1岁时尿道长为5~6cm,至性成熟期约为12cm;两个弯曲,即耻骨前弯和耻骨下弯;三个狭窄,即尿道内口、膜部和尿道外口。女孩:尿道短,出生后仅1cm,以后可增至3~4cm,位于阴道前、耻骨联合后,阴道口与尿道口非常接近。

（一）物品准备

1. 无菌导尿包　治疗碗1个、小药杯1个、血管钳2把、液状石蜡棉球1个、洞巾1块、纱布数块、测压管1根(根据患者年龄、性别、尿道等情况选择合适的型号)。

2. 外阴初步消毒用物　无菌治疗碗1个(内盛消毒液棉球10余个、血管钳或镊子1把)、清洁手套1只或指套2只。

3. 其他　无菌持物钳1套、无菌手套1双、消毒溶液(碘伏)、生理盐水。

（二）操作流程

1. 操作前工作人员穿戴整齐,洗手,戴口罩。

2. 向患者说明留置测压管的目的,以取得合作。

3. 操作者站在患儿右侧,患儿根据性别选好体位。

4. 将治疗巾垫于患儿臀下,弯盘置于近会阴处,治疗碗放置于碗盘后,进行初步消毒。

5. 根据男、女患儿尿道的解剖特点留置测压管。

6. 女患者操作步骤

（1）一只手戴手套,另一只手持血管钳夹取棉球,依次逐步消毒阴阜、大阴唇,再用戴手套的手分开大阴唇,消毒小阴唇和尿道口。污棉球放在弯盘内。初步消毒完毕,脱下手套置弯盘内。

（2）在患者两腿之间打开导尿包外层包布,再按无菌技术操作打开内层治疗巾,用无菌持物钳显露小药杯,倒消毒液于药杯内,浸湿棉球。

（3）戴无菌手套,铺洞巾,使洞巾和治疗巾内层形成一无菌区。按操作顺序排列好用物,选择合适的测压管用润滑油润滑测压管前段。

（4）一只手拇指、示指分开并固定小阴唇,另一只手持止血钳夹消毒液棉球,自上而下、由内向外,分别消毒尿道口、两侧小阴唇,再次消毒尿道口,每个棉球限用一次。污棉球、小药杯及消毒用的血管钳放置在弯盘内。

（5）一只手继续固定小阴唇，另一只手将无菌治疗碗或弯盘移至洞巾口旁，嘱患者张口呼吸，用另一个血管钳夹持已润滑的测压管对准尿道口轻轻插入尿道，见尿液流出，再插入 5~10cm 左右，松开固定小阴唇的手，固定测压管（临床根据不同的功能需要，测压管类型不同，置入深度不同）。

7. 男患者操作步骤

（1）一只手戴手套，另一只手持血管钳夹取消毒液棉球进行初步消毒，依次为阴阜、阴茎、阴囊。然后，左手用无菌纱布裹住阴茎将包皮向后推暴露尿道外口，自尿道口向外向后旋转擦拭尿道口、龟头及冠状沟数次。污棉球、手套放置在弯盘内。

（2）在患者两腿之间打开导尿包外层包布，再按无菌技术操作打开内层治疗巾，用无菌持物钳显露小药杯，倒消毒液于药杯内，浸湿棉球。

（3）戴无菌手套，铺洞巾，使洞巾和治疗巾内层形成一无菌区。按操作顺序排列好用物，选择合适的导管用润滑油润滑测压管前段。

（4）一只手用无菌纱布裹住阴茎并提起，使之与腹壁成 60° 角，将包皮向后推，暴露尿道口。用消毒液棉球消毒尿道口、龟头及冠状沟数次。污棉球、小药杯、血管钳放置在弯盘内。

（5）一只手用无菌纱布固定阴茎，另一只手将无菌治疗碗或弯盘置洞巾口旁，嘱患儿张口呼吸，用另一个血管钳夹持测压管前端，对准尿道口轻轻插入，根据患儿年龄不同，插入深度不同，一般见尿液流出后再插入约 5cm，固定测压管。

（三）固定

尿动力学检查分析系统在临床上广泛应用于排尿功能的测定分析，特别是膀胱尿道功能的测量分析，作为膀胱功能、尿道功能测定的重要单元，膀胱压力和 / 或尿道压力测量管（双腔或三腔管），需要通过尿道置入膀胱或尿道承担测试液体的灌注和压力记录来完成测试功能。然而由于目前无尿道测压管专用固定装置，临床上常用胶布直接将尿管或测压管固定，经常发生尿道测压管被意外移出，或同时进行膀胱压力和尿流率测定时，胶布阻挡尿流的情况，而影响甚至被迫停止膀胱功能检查。

为了解决以上问题，郑州大学第一附属医院小儿尿动力中心发明了用于尿动力学测量系统中的膀胱压力和 / 或尿道压力测量固定器。

通过此固定器，可以在临床测压中便捷、牢靠地将膀胱压力和 / 或尿道压力测量管固定于男性患者的阴茎或女性患者的大腿内侧或会阴部，从而保证临床测量的正常进行。

（四）测压

（五）注意事项

1. 严格无菌操作，预防尿路感染。

2. 不同年龄采用不同的体位，新生儿多为仰卧位，较大儿童多为坐位。

3. 插入测压管动作要轻柔、匀速、用力均匀，以免损伤尿道黏膜，尤忌反复抽动测压管。

4. 选择测压管的粗细要适宜，膀胱测压尽可能用较细测压管，对小儿或疑有尿道狭窄者，尿管宜细，如 6F 双腔测压管。

5. 男孩包皮不能上翻时不能强行将包皮推后暴露尿道口，以免造成包皮黏膜损伤、包皮嵌顿。男孩有包茎时尿道口不能暴露，可采取盲插法即将阴茎提起测压管顺着尿道系膜隐带方向插入尿道口。如测压管插入顺利，插入长度已达到要求，没有盘曲在阴囊情况下，未见尿液引流出，可轻按压膀胱使尿液流入尿管以达到确认测压管在膀胱的目的。女孩留置测压管时应分清阴道口和尿道口，如不易辨清时可轻轻按压耻骨联合上膀胱区，观察尿液流出方向以辨别尿道口。

6. 经尿道测压，尿道适当应用少许黏膜麻醉剂可以缓解尿道内留置尿管带来的不适。

7. 膀胱充盈开始后，嘱患儿咳嗽或用手按压患儿腹部，观察腹压曲线是否同步升高；保持腹压监测管的通畅。

8. 患儿测压过程中可以采用灵活体位，如家长抱着患儿的情况下也可进行膀胱测压。

9. 高热、严重血尿、尿道狭窄、侵入性膀胱尿道检查术后应暂缓检查。昏迷、躁狂等禁止进行该项检查。

10. 行 X 线影像尿动力学检查者应去除影响图像的物品。对乳胶过敏的患儿要注意使用非乳胶物品。

第五节 工作人员准备

从事 PUDS 操作人员应当具有小儿泌尿外科相关知识,并充分了解小儿泌尿系统发育、易患疾病,同时对小儿心理特点有一定了解;掌握 PUDS 相关知识和经过 PUDS 规范操作培训。

由于家长自身对检查过分担忧和儿童的惧怕心理均可以影响其尿动力学检查结果的质量,走廊上应布置中心介绍、医护人员的资格证书及简介展板。增进了解,增强家长和患儿对中心和人员的信任。平时注意业务学习,提高检查人员的技术水平及操作的熟练程度。注重资料归档及患儿的随访工作,同事间多沟通交流,总结经验和教训。

医护人员衣帽整洁,举止大方利落,对患儿微笑亲切,接触中注意呵护、关爱孩子,尊重、理解幼儿,为孩子提供说话表达的机会,耐心细致地正确引导儿童使其能积极配合尿动力学检查。根据患儿不同的年龄、个性特点,采取不同的方式进行说服引导。如对年龄稍大、表现坚强、勇敢的患儿,强化其自尊心;对好奇心强的患儿,尽量使其参与检查的各个环节;对荣誉感强的患儿不断地给予表扬;对女孩则赞扬她服装及容貌漂亮等。同时给患儿必要的治疗信息,鼓励其勇敢坚持,并以其他患儿治疗时的勇敢表现为榜样,用成功的例子激励患儿,增强其自信心。对年龄小的患儿则以逗引为主,用讲解壁画和 / 或阅读画册等方法分散其注意力。对特别任性、爱哭闹的患儿,请家长一同稳定患儿的情绪,减轻他们的恐惧和不安,也可请患儿未成年的兄弟姐妹在旁陪同,甚至可以请其兄弟姐妹进行自由尿流率的测定(无痛、无创性检查)在旁陪伴,提高认知,减轻患儿孤单、恐惧心理。对于年龄稍大的孩子,是否要父母陪伴在检查室应听从孩子自己的意愿。

1 岁以下的婴幼儿在检查中出现问题较少,因为年龄太小,还不会对操作过程感到恐惧。最常出现问题的是 2~4 岁的儿童,年龄稍大,已经对检查感到恐慌,但还不能理解检查的目的。儿童作为一个特殊的群体,具有感觉高度敏感、反应强烈、依从性差、不易交流等特点,检查过程较成人更为烦琐复杂,可重复性差。为了最大程度地争取患儿的积极配合,平时应注意学习儿童沟通技巧经验及儿童心理学知识。在家长的配合及帮助下,引导患儿积极配合尿动力学检查。增强患儿的依从性,可提高检查效率及准确度。

在检查室要注意保护患儿的隐私,尤其是青春期孩子更为敏感,性意识骤然增长。尽量回避异性工作人员为其进行检查,减少患儿暴露部位和暴露时间。因多数患儿自身就有排尿功能障碍,日常排尿时常伴有精神紧张、尿等待、排尿困难、排尿疼痛等。检查时患儿在完全陌生的检查室面对医护人员排尿时,感觉非常尴尬、难堪,而且尿道内留置的测压导管的疼痛刺激,使排尿非常困难,常需多次、长时间、多种体位试排尿,既浪费了时间,又不能保证检查结果的准确性。所以电脑检测程序启动后,医护人员应主动退至检查室外回避,通过特设的单向玻璃对患者的排尿状况进行观察,关好门窗,给患儿一个相对私密的空间,类似自然如厕环境。以期获得更接近患儿真实情况的检查结果。放置测压管前向患儿交代可能产生的不适,使其有心理思想准备,消除恐惧,配合检查,使其尽可能及时详细准确表述自己膀胱的感觉。可让家长陪伴在旁,防止患儿移动,干扰信号测定。在进行静态尿道压力测定自动牵拉测压管时,多数患儿会出现疼痛或不适,应做好心理护理,防止患儿移动身体,影响尿道压力分布测定。

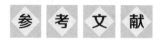

1. 张小东 . 尿动力学 . 2 版 . 北京:人民卫生出版社,1999.

2. 张瑞莉,刘会范,文建国,等 . 儿童和青少年尿动力学检查准备方法的优化 . 医学信息(中旬刊),2006,19(1):32-36.

3. 文建国 . 神经源性膀胱的评估与治疗 . 北京:人民卫生出版社,2010.

4. 张鹏,刘成山 . Dantec 尿动力仪的日常维护与保养 . 医疗卫生装备,2003,24(9):57-59.

5. GRAY M. Traces:making sense of urodynamics testing-part 13:pediatric urodynamics. UrolNurs,2012,32(5):251-254.

6. WEN JG,DJURHUUS JC,ROSIER PFWM,et al. ICS educational module:Cystometryin children. Neurourol Urodyn,2018.

7. WEN JG,LU YT,CUI LG,et al. Bladder functiondevelopment and its urodynamic evaluation in neonates and infants less than 2years old. Neurourol Urodyn,2015,34(6):554-560.

8. WEN JG,DJURHUUS JC,ROSIER PFWM,et al. ICS educational module:Pressureflow study in children. Neurourol Urodyn, 2018.

9. HUA C,WEN Y,ZHANG Y,et al. The value of synchro-cystourethrometry for evaluating the relationship between urethral instability and overactive bladder. International Urology and Nephrology,2018,50(3):1-9.

第 十 二 章

影响尿动力学检查的因素

第一节 概　述

小儿尿动力学检查（pediatric urodynamic study，PUDS）是判定小儿排尿功能障碍类型及程度最可靠的方法，对确定正确治疗方案有重要参考价值。PUDS 是依据流体力学和电生理学的基本原理检测下尿路功能状态的一种方法，在遗尿症、膀胱颈出口梗阻、膀胱输尿管反流、压力性尿失禁等检查中起重要作用。根据国际小儿尿控协会的定义，任何测定下尿路功能的方法都是尿动力学检查的内容。因此，尿动力学的内容应该包括排尿疾病史、体格检查、排尿和排便日记、下尿路静态和动态超声检查、尿流率和残余尿量测定，最后，还有侵入性研究，如膀胱尿道造影术和动态尿动力学检查。

经典的 PUDS 项目包括尿流率测定、膀胱压力容积/压力流率/肌电图联合测定、尿道压测定，是通过在膀胱中放置测压导尿管及在直肠中放置压力测量管来完成记录，通过表面肌电信号来记录盆底肌的活动。经典的 UDS 是一项微创检查，可以在膀胱充盈时记录膀胱压和腹压，还可以在膀胱排空过程中评估逼尿肌压和尿流率之间的关系，以及括约肌的协同性。

尿动力学检查结果受许多因素影响，如精神因素、环境因素和操作技术等都会影响检查结果。小儿尿动力学检查过程、检查技术和检查目的与成人基本相同，因此能影响成人尿动力学检查结果的也会影响儿童尿动力学检查结果。此外，儿童检查又有其特殊性：第一，儿童对陌生的检查操作本能地感到恐惧，同时不理解或不甚理解检查的意义，也不容易配合检查。第二，儿童不断生长发育，从新生儿到青春期体重增加 20 倍；因此，对于儿童尿动力学检查的正常参数或参考值并不是单一固定的，而是随着年龄和身高体重的变化而变化。尿动力学检查影响因素可分为主观因素和客观因素。主观因素包括：精神因素、环境因素、尿管因素、体位等。客观因素包括：逼尿肌收缩力、尿道阻力、尿量、是否应用镇静剂和操作技术问题等。对于微创尿动力学检查，需分别经尿道向膀胱内插入双腔测压管（测量膀胱压）和经肛门放置直肠测压管（测量腹压），儿童尿道细插尿管更容易产生痛苦，而且由于儿童对尿动力学检查知识的缺乏及认识上存在的误区，往往会产生紧张、恐惧等躯体性应激反应。小儿反应一般较为强烈，心理承受力较弱，检查不合作，不仅可能影响检查的结果，严重时甚至导致检查无法进行，但注意小儿尿动力学检查的特殊性和采取相应措施后，小儿尿动力学检查也能取得满意检查结果。小儿尿动力学检查前准备、检查过程、结果分析等方面均有特殊性。这些特殊性与小儿膀胱处于逐渐发育完善过程有关。检查过程中需要注意这些特殊性相关的影响因素。

第二节 影 响 因 素

一、无创尿动力学检查及其影响因素

（一）无创尿动力学检查

无创尿动力学检查（noninvasive urodnamic study，NUDS）主要包括尿流率测定（uroflowmetry，UFM）和 B 超残余尿（post void residual，PVR）测定。

1. 尿流率测定　是一种无创检查方法,是指单位时间内尿液通过尿道排出体外的体积,单位以 ml/s 表示,能够评估尿流曲线的速率和形状,从而获得下尿路功能紊乱的客观依据。尿流率测定是利用尿流计测定并记录逼尿肌收缩所产生的尿流率及尿流模式的方法,可以客观地反映下尿路的排尿过程。尿流率代表了膀胱的整个排空过程,反映了排尿期膀胱、膀胱颈、尿道和尿道括约肌的功能,以及它们相互之间的关系,对鉴别下尿路梗阻性疾病,了解逼尿肌、括约肌的总体水平有较大价值。尿流率是一项经常单独使用的检查,可以用来检查儿童排空膀胱的能力,或者在导管插入膀胱导尿之前作为复杂尿动力学检查的一部分。在侵入检查之前做膀胱扫描可以决定排尿体积的精确度及排尿后的残余尿量。尿流率和会阴部 EMG 结合起来,可以了解异常排尿方式和存在残余尿量的原因,并避免无必要的侵入性检查。

2. 残余尿测定　残余尿是排尿刚结束时膀胱内残留的尿液量。残余尿测定是排尿功能检查的重要组成部分。排尿后残余尿量的测量一般是通过超声或膀胱扫描仪完成,可以计算膀胱体积并记录膀胱的图状。残余尿测定临床常用的方法还有导尿术、腹部叩击法、放射性扫描和 B 超检测法。导尿术是一种侵入性操作,尽管严格掌握清洁、无菌技术,但仍会给患者带来疼痛、不适、恐惧感,易使尿道黏膜损伤和增加泌尿系统感染发生率。传统的 B 超检测残余尿要求患者排队等待及前往固定地点检查,给患者带来了极大的不便,同时因等待造成残余尿的数值差异,影响临床治疗判断及护理措施的制订,ICCS 目前推荐在测定尿流率后用超声测量残余尿量。超声可以记录膀胱壁厚度、膀胱容量、膀胱憩室、末端输尿管结构(肾积水表现)、膀胱内结构(肿瘤或结石)、膀胱颈状态(开放或关闭)和残余尿量。根据不同需要可通过以下3 个途径进行检查:耻骨上、会阴区和经直肠超声。残余尿量的存在和增加是需要进一步做侵入性或微创尿动力学的指征,尤其是那些没有进行清洁导尿的患儿更应如此。在解释残余尿量结果时要考虑以下几个重要因素:①排尿量的测定值和从排尿至检测残余尿量的时间间隔,对于处于多尿期的患者尤其重要;②如果存在膀胱输尿管反流,排尿后尿液会再次进入膀胱,可能被误认为是残余尿;③排尿后储存在膀胱憩室中的尿液,因为膀胱憩室可以被认为是膀胱的一部分,也可以被排除在功能性膀胱以外;④没有残余尿通常是一项有效的临床指标,但不能排除膀胱出口梗阻或膀胱功能障碍;⑤如果仅有残余尿应在考虑结果的意义前进一步证实。

(二)影响无创尿动力学检查的因素

1. 影响尿流率测定的因素　对小儿来说,下尿路动力学和功能不同于成人。在婴幼儿期,排尿功能不断发育,功能性膀胱容量增加,尿道外括约肌成熟自主地控制膀胱和括约肌的能力加强,从而儿童可以自主控制排尿反射。在排尿控尿机制形成的早期,会发生各种各样的膀胱 - 括约肌 - 盆底肌联合体的功能紊乱。随着年龄的增长,逼尿肌和括约肌功能会发生持续不断的变化和改善,直至发育成熟。所以小儿尿流率以及其他尿动力学参数实际上是处于不断变化的过程中,只有了解各个时期尿动力参数及其变化规律,才能对小儿膀胱括约肌功能发育有更全面的认识。而且小儿经常有不易发现的下尿路解剖畸形,目前缺乏具体年龄和性别的正常儿童的尿动力学参数,使诊断更加困难,尤其是在较小的年龄组。尿流率测定是一种无创性检查膀胱尿道功能的方法,尤其适用于小儿排尿异常的筛查,但正常小儿尿流测定参数尚未完全建立,这方面的文献报道不多。

在单纯尿流率测定的各种数值中,最大尿流率(maximum flowrate,Q_{max})是最灵敏、最有意义的参数。Q_{max} 是指尿流率测定产生的最大测定值,其结果易受多种因素影响。据文献报道,影响 Q_{max} 的因素有尿量、年龄、性别、体位、腹肌收缩、测定方法与仪器、导管尿道器械检查、逼尿肌功能、残余尿、环境和心理、尿道病理情况等。

笔者在 1990 年进行了一项正常儿童尿流率研究,共 88 例(男 46 例、女 42 例),年龄分布为 2~13 岁,其中 9 岁以下儿童 71 例,发现正常儿童男女最大尿流率分别为(14 ± 4.55)ml/s 和(15 ± 7.52)ml/s,平均尿量男童为 153ml,女童为 132ml,显著低于现在的研究。尿流率偏低的原因是因为小儿年龄小和排尿量小,而这两个参数是决定尿流率大小的重要因素。2004 年,Bower WF 等的研究观察了 98 名(男 60 名、女 38 名)4~16 岁无下尿路症状儿童的尿流率检测,报告最大尿流率为(19.7 ± 8.9)ml/s,平均尿流率为(11.6 ± 4.9)ml/s,同样指出最大尿流率随年龄、尿量或体表面积增加而增加,并证实儿童在进行多次尿流率检测时,尿流率参数并没有很大的变异,证实了尿流率测定的可靠性。尿流测定的影响因素如下:①尿量因素:尿量是影响尿流率的重要因素。同一受试者,不同的尿量可以产生不同的尿流率曲线(图 12-2-1)及最大尿流率,儿童最大尿流率一般随着尿量的增多而增大。不同的尿量排尿曲线的形状也不同,当尿量大于 150~250ml 时,尿流曲线会出现平台期。排尿量少于 100ml 可能会导致错误结果,应该重复测量;大于 600ml 的高排尿量可能会使尿流率偏低,因为这样会过度扩张膀胱,导致逼尿肌失代偿;仅当排尿体积超过最大排尿体积的 50%,记录的最大尿流值才是精确的。在此范围内,最大尿流率随着尿量的增加而增加,尿流率也随之增加。

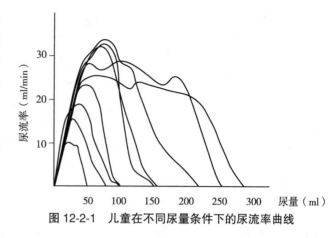

图 12-2-1　儿童在不同尿量条件下的尿流率曲线

②年龄因素:10 岁前的儿童,年龄对于最大尿流率的影响没有文献说明。有文献表明儿童 10~15 岁,最大尿流率随着年龄增加而增加,尿流率也随之增加。在 15 岁以后,随着年龄的增加,最大尿流率逐渐减小,尿流率随之减小,在 40 岁以后尤其如此。一般年龄每增加 10 年,最大尿流率一般减少 2m/s。③性别因素:尿流率在性别间也存在一定的差异,在同一年龄组尿量相同的条件下,女性的最大尿流率要大于男性。在排尿量相同的情况下,可比男性高 5~10m/s。④环境心理因素:陌生的排尿环境及不习惯的排尿体位会使患者精神紧张导致排尿不畅,使最大尿流率数值下降,从而导致尿流率降低。⑤排尿方法不当因素:如直接把尿液排进盛尿容器、排尿过程中施加腹压、按压腹部、捏挤阴茎、排尿过程中来回晃动身体、咳嗽、收缩肛门括约肌均会因信号快速变化而产生尿流曲线波动产生错误的最大尿流率值,从而影响尿流率测定的结果。⑥阴茎包皮过长或包茎因素:患者因其过长的包皮遮住尿道外口,造成外口狭窄使最大尿流率数值下降。⑦体位因素:站立位及坐位所测得最大尿流率值比卧位测得值要高。⑧导管:尿道内导管会降低最大尿流率值,在儿童及尿道狭窄患者更为常见。⑨逼尿肌和膀胱出口因素:尿流率结果也受逼尿肌收缩力、括约肌松弛及尿道开放情况的影响。尿流率测定多用于评估膀胱出口的功能与状况,在尿量于 150~400ml 时,Q_{max} 低于正常参考值范围的下线(10ml/s),可以初步判断为膀胱出口梗阻(bladder outlet obstruction,BOO)。在梗阻的早期尿流率可能正常,因为逼尿肌会代偿性地增加收缩力,从而导致排尿压力较高。尿流率低并不能确诊为 BOO,因为这也可能是由于梗阻或膀胱收缩力低所致。通过同步检测逼尿肌压力和尿流率可以进行鉴别诊断(表 12-2-1)。

表 12-2-1　不同年龄、性别的正常小儿尿流率测定值

分组(岁)	性别	最大尿流率(ml/s)	平均尿流率(ml/s)	排尿量(ml)
2~5	男	11.72 ± 2.62	6.68 ± 2.09	108 ± 79.09
	女	9.09 ± 1.92	5.24 ± 2.08	87.63 ± 58.42
6~9	男	14.45 ± 3.35	8.02 ± 2.47	145.19 ± 87.32
	女	19.04 ± 7.16	10.00 ± 4.58	150.73 ± 128.85
10~12	男	17.34 ± 4.77	9.60 ± 2.65	215 ± 149.39
	女	16.42 ± 8.12	12.20 ± 4.84	152.4 ± 181.68

　　考虑众多影响尿流率的因素存在,要精确尿流率检查应该重复 2 遍或者更多次,从而确保得到的排尿模型的一致性。儿童尿流方式远比实际尿流率信息量更大,因为小孩逼尿肌能够产生强烈的收缩力来克服任何流出阻力。尿流曲线的形状能够表示在排尿时逼尿肌的功能、膀胱出口阻力的级别和外尿道括约肌的活动性。

　　在儿童的尿动力学检查中,有研究显示 staccato 尿流曲线在下尿路正常婴幼儿中的发生率为 20%~70%,随着年龄增长逐渐下降,staccato 尿流曲线的发生率跟尿量有显著相关性,随着尿量增加发生率明

显升高。这可能与尿量较多时儿童不能长时间维持尿道外括约肌稳定和逼尿肌括约肌的协同有关，也提示儿童下尿路神经肌肉排尿调控机制尚未发育完善。staccato 尿流曲线儿童的尿流率参数与光滑尿流曲线组（非 staccato 尿流曲线儿童）相比，最大尿流率、平均尿流率和残余尿发生率没有显著差别，但尿量明显大于光滑曲线组，排尿时间较光滑曲线组长，达最大尿流时间短。尿流率参数男女之间无差异。有关研究显示膀胱测压儿童出现 staccato 尿流时，膀胱逼尿肌压力出现不同程度的上下波动。在尿流突然下降的同时伴有逼尿肌压力的急剧升高，而随着逼尿肌压力急剧下降尿流恢复，提示 staccato 尿流曲线与逼尿肌 - 括约肌协同失调有关。在尿流测定过程中，影响尿流率的因素很多，如男孩排尿时用手挤压阴茎、尿线在集尿器中来回摆动、排尿时咳嗽及腹压排尿等，都会造成检测结果不准确，尿流曲线出现假象。仅凭 staccato 尿流曲线尚不能做出 DSD 的诊断，需进一步进行膀胱测压和同步肌电图检测来明确诊断。但 staccato 尿流曲线可用做初步筛查。

2. 影响残余尿测量的因素　排尿后残余尿量的测量一般通过超声或者膀胱扫描仪（图 12-2-2）完成，可以计算膀胱体积并记录膀胱的图形。ICCS 推荐在测定尿流率后用超声测量残余尿量。残余尿量常规使用彩超测量或使用膀胱扫描设备计算尿量得出数据。如果残余尿量 5~20ml 应再检查一遍，连续测量残余尿量大于 20ml 提示膀胱排空异常。必须注意伴有肾积水或 VUR 的患儿，排尿后上尿路的尿液会很快流入膀胱。残余尿量的增加提示需要进一步的微创尿动力学检查。现将影响残余尿测量的影响因素归纳如下：①年龄因素：除了新生儿，正常儿童膀胱在排尿时间里应该完全排空所用的尿液。因

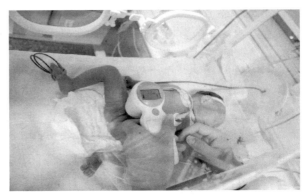

图 12-2-2　便携式膀胱容量测定仪测定新生儿膀胱容积及残余尿

此，儿童尿动力学检查应该常规精确测定残余尿量。一般情况下，第一次测定结果为 5~20ml 的残余尿量时，应该重复测量残余尿，如果仍超过 20ml 就说明排尿异常。②测定时间：成人一般在排尿后 5 分钟内测定残余尿，儿童建议排尿后 1 分钟内要完成 PVR 测定。排尿结束到 PVR 测定之间时间应该记录下来，以便推断排尿到测定残余尿之间肾脏分泌到膀胱的尿液。③输尿管膀胱反流和肾积水：在肾积水或膀胱输尿管反流的儿童应该注意残余尿是否因反流到肾脏的尿液排尿后迅速回到膀胱所致。④病态性体态：腹部脂肪过厚，可能会影响 B 超探测结果。⑤耦合剂使用：探头没有均匀涂抹适量耦合剂作为传导胶，没有根据体形的瘦弱决定耦合剂的量。⑥不正确的探头使用：探头一般在耻骨联合上 4 横指，必要时根据屏幕上的箭头确定膀胱位置，测量时探头与皮肤接触，向下用力要规范，力度均衡，过程中操作者要紧握主机手柄，不能晃动、随意改变测量角度及移动探头测量点，直至扫描完毕。⑦瘢痕组织、切口、缝线影响到超声传输和发射。⑧监测过程中患者更换体位、大声喧哗、咳嗽等。

二、微创尿动力学检查及其影响因素

膀胱压力 - 容积测定是测定膀胱容积、收缩能力、顺应性、排空能力和排尿控制力的微创性检查（需要经尿道或耻骨上膀胱穿刺放入膀胱测压管）。影像尿动力学检查可实时观察膀胱形态改变，为诊断和检查结果的准确解释提供影像信息。通过尿道置入尿动力学检查测压管，能准确评估残余尿量和膀胱内压力。有前尿道手术病史的患儿有时需要通过膀胱镜协助插入测压管，也可经耻骨上插入测压管，有研究者认为这种尿道在没有插管情况下的排尿更接近生理状态。

膀胱压力 / 容积测定（cystometrogram，CMG）是通过尿道及肛门置入的测压管进行膀胱灌注及压力测定，不仅可行膀胱压力 - 容积及压力 - 流率测定，还可行感觉和运动功能检测。CMG 过程分为充盈期和排尿期。充盈期主要观察参数有膀胱感觉、逼尿肌活动、膀胱顺应性、膀胱容量及漏尿点压力（leak point pressures，LPP）。排尿期主要观察指标为压力 - 流率、逼尿肌活动，以及逼尿肌与括约肌活动之间的关系。

外括约肌横纹肌和盆底肌肉系统肌电图是尿动力学检查的重要组成部分，大部分尿动力学中心使用

1 000Hz 以上的片状电极。片状电极贴在会阴部 3 点和 9 点方向,或者 24 号针状电极固定在男童会阴部或女童的尿道周围。膀胱压力 - 容积测定过程中使用肌电图针状电极能够准确地提供单个运动单位的活动信息。

（一）影响膀胱测压的因素

1. 患者因素 ①患者检查前未排净大便,检查中直肠内放置腹压测压管时,因直肠段粪便阻塞,使测压管位置不正确而影响压力信号质量,粪便及腹压测压管对直肠壁的刺激引起便意,患者为避免排便于检查床上而有意收缩肛门。②患者检查前进食产气食物,检查中因肛门排气影响直肠内压。③检查过程中患者不能很好地配合,如因紧张、恐惧等有意或无意地收缩肛门或尿道。另外,患者检查时哭闹、蹬腿、抬高臀部、随意改变体位、躁动不安或排便于检查床上等,都将影响检查顺利进行。④排尿时患者精神紧张、焦虑或不习惯等可抑制逼尿肌反射,出现逼尿肌收缩无力的假象。⑤年龄因素:由于儿童语言发育差,不能准确描述自己主观感受,因此儿童膀胱感觉评估相对困难,有的时候不是十分可靠,造成实验误差。⑥患者本身疾病的影响:尿频、膀胱过度活动或尿路感染患儿常表现为膀胱感觉过敏。感觉降低或缺失常提示有神经病变,如脊髓损伤、先天性脊髓脊膜膨出、糖尿病等。

2. 操作者因素 ①因仪器设备的细微差别,操作流程可能存在一定差异;操作者对操作流程不熟悉,没有按照以下流程操作:患儿自主排尿后在专用尿动力学检查床上取仰卧位,经尿道插入 6F 的双腔测压管至膀胱后,将其固定在尿道外口,抽取残余尿。直肠内放置带有气囊的直肠测压导管,在肛门周围对称部位放置表面电极。然后将患儿改为坐位,排空膀胱和直肠注水导管内的气泡,在患儿的耻骨联合上缘水平进行体外大气压下置零。最后将膀胱和直肠注水导管与双腔测压管连接,向直肠气囊导管的气囊内注射生理盐水调整起始逼尿肌的压力尽可能地接近于零,并让患儿咳嗽检查导管传导性良好后,用室温生理盐水,采用滚动式压力泵慢速或按照年龄计算出的预期膀胱容量,持续灌注膀胱,记录充盈期的灌注量及膀胱内压力、腹压、逼尿肌的压力以及肛门周围肌电图。灌注至最大膀胱压测定容量(maximum cystometric capacity,MCC)指具有正常的膀胱感觉的患者在行膀胱压力 - 容积测定时,有强烈的排尿愿望而不能再延迟排尿时的膀胱容量,让患儿排尿,同步测定排尿期的逼尿肌压力、腹压、膀胱内压、尿流率、尿量及肛门周围肌电图活动,最后抽取记录残余尿。②操作过程不规范:放置双腔测压管时没有严格按照无菌操作规范进行。③护理措施不到位:在放置前操作人员没有向患儿交代可能出现的不适,使其没有思想准备,产生恐惧心理,并没有用体贴安慰性语言分散其注意力,使患儿感到害怕,从而导致患儿哭闹而干扰测压管放置或损伤黏膜组织。④与患者沟通不够:在检查过程中操作人员要积极地和患儿交流,使其尽可能及时叙述自己膀胱的感觉,并防止其移动,干扰信号测定及排尿时因刺激会出现尿道疼痛。操作人员应鼓励患儿持续排尿,避免因疼痛而停止排尿或不敢排尿。

3. 仪器或导管因素 ①腹压测压导管系统渗漏可能引起腹压下降、膀胱内压不变、逼尿肌的压力上升。做增加腹压的动作(如咳嗽),膀胱内压和逼尿肌的压增加,而腹压不变,可能是腹压测压系统传导欠佳,或有气泡、连接处渗漏、连接管扭曲等引起。②尿道内测压管可能增加尿道阻力和激发更多的逼尿肌 - 括约肌不协调。③放置导管因素:文建国等曾对 10 例患儿分别用经耻骨上膀胱穿刺置管测压和经尿道留置 6F 尿管测压,结果显示尿道置管测定的逼尿肌排尿峰压较耻骨上膀胱穿刺测定的峰压平均高 16%,但经统计学比较,两种测压方法测得的 DSD、真实排尿压和排尿效率等参数差异并无显著性意义。因此,我们认为尿道留置 6F 测压管对新生儿测压结果影响较小。本组未发现因尿道留置 6F 导管而影响排尿。过去我们对年长儿童经尿道进行膀胱测压常遇到因尿道留置尿管而不能正常排尿的情况。可能与年长儿童对尿道留置尿管更敏感有关。经尿道置管比耻骨上膀胱穿刺测定压力更易被患儿家长所接受。

（二）影响尿道压力检测的因素

尿道压测定主要用于尿失禁、膀胱颈口梗阻、神经源性膀胱及评价药物和尿道手术的疗效,单孔测压管较易堵塞以及方向不同可产生压力测量的差异。静态尿道压力测定能准确反映尿道功能,鉴别尿失禁和排尿困难等下尿路症状的原因,判断病变程度,并可为治疗方法的选择、效果评估及治疗失败原因分析提供客观依据,最好使用同一平面两个以上侧孔的导管,在放置及拔出双腔导管的过程中应防止双腔导管旋转,使双腔导管在一条线上匀速拉出,这样才能反映尿道一条线上连续各点的尿道压力分布。因小儿尿道压力测定使用 6F 双腔测压管,管腔较细,故在实际操作中多应连接阻尼管,消除灌注泵冲击波影响。多数患儿自动牵拉测压管时也会出现不适或疼痛,操作人员应做好患儿的心理护理,以防止患儿不配合,影响尿道压力分布测定。

静态尿道压力测定的尿道压力为灌注液体克服测压孔相对尿道壁张力所需的力和灌注液流入膀胱或流出尿道所需的力组成,在管腔直径和灌注速度一定的条件下,不同退管速度产生的尿道灌注液体分布体积不同,且测得的尿道压力时间也不同:退管速度越快,单位体积尿道的灌注液体分布体积越小,灌注液体测得的尿道压力时间越短,若处于液体测得的尿道压力快速上升期,测得的尿道压力就相对越低,双腔测压管直径和灌注速度一定的条件下,随着退管速度的增加,维持恒速灌注的灌注泵对压力信号的影响越小。但退管速度增加使单位体积尿道灌注液分布体积降低,测得的尿道压力趋于不稳定,易发生变化。例如在 10F 双腔测压管,两测压孔间距为 5cm,灌注速度为 2ml/min 的条件下,使用 6cm/min 退管速度进行尿道压力测定结果更可靠。

(三)影响肌电图检查的因素

在尿动力测量的同时进行肌电测量可为诊断下尿路功能障碍提供更完善的指标。在正常的排尿过程中,伴随着一系列膀胱和尿道的协调运动。肌电测量可以发现患者是否存在正常的协调运动过程以及提示相应的病变性质和位置,在盆底肌肉训练和生物反馈治疗中也有一定作用。尿动力肌电测量中主要有两种电极:表面电极和针电极。使用哪种电极测量一直有争议。很多医生主张用针电极,但针电极在测量中容易产生移位和给患者带来不适感。常规的肌电测量中,用表面电极就可以检测出会阴部肌肉是否有收缩。首先,EMG 记录过程中应确保没有任何其他机器的电干扰,如 X 射线机、手机等。①表面电极的影响因素:患儿在哭闹时表面电极易脱落移位,排尿期易被尿液浸湿,造成肌电图消失、减弱或增强。为防止表面电极脱落或浸湿,可在其上用防水透明敷贴覆盖,加强固定,保护表面电极不被尿液浸湿,从而测出真实的 EMG。②针状电极的影响因素:检查前要检测患者是否为菌血症,因为对菌血症患者进行肌电图测定,可能引发细菌性心内膜炎。血友病、血小板明显减少或凝血时间不正常者等,应避免肌电图检查。乙肝表面抗原阳性者应改用一次性同心针电极,以避免交叉感染。检查过程中有一定的痛苦及损伤,因此除非必要,不可滥用此项检查。

三、心理因素

(一)检查前的心理支持

1. 微笑接待　向患儿做自我介绍,并以微笑热情诚恳的态度接待患儿,建立良好的医患交流,提高患儿对护理人员的信任。

2. 耐心询问　详细询问患儿病史,了解患儿病情,建立与患儿的信任关系,降低患儿对检查的警惕心理。

3. 评估患儿心理状态　通过亲切交谈,观察分析患儿的心理活动,了解患儿忧虑和担心的问题,针对患儿存在的心理问题给予针对性心理疏导、鼓励,帮助其克服恐惧和害怕疼痛的心理,消除患儿及家长紧张不安的情绪,使患儿能正视检查,主动配合检查。

4. 介绍环境　患儿对检查室环境均有一种陌生而恐惧的感觉,整洁、温馨的环境有利于患儿情绪稳定,并对检查增添信心,以最佳心身状态积极配合检查。

5. 介绍检查相关知识,讲解检查的重要性　大多数患儿及家长对尿动力学检查知识缺乏了解,害怕检查带来的不适和风险,甚至担心检查会对小孩今后生活带来影响,检查者应耐心与家长交谈,回答患儿及家长关心和担忧的问题,争取家长的理解和合作,特别是对于可能在检查中出现的不适情况,要提前告知患儿,帮助其正确理解,争取支持。

6. 交代注意事项　介绍检查的安全性和必要性,以及检查的目的、检查过程、检查体位、检查配合等,让患儿做好检查前的准备工作,嘱患儿排净大便后多饮水,尽可能憋尿,尽可能减小直肠测压管误差。

7. 检查前结合日常生活向患儿讲解各种膀胱感觉的感受及其意义　必要时可结合日常生活中的事例来加以说明,使患儿充分做好检查前准备工作。

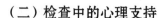

（二）检查中的心理支持

1. 摆体位时的心理支持　尿动力学检查采取截石位,躺在检查床上,双腿弯曲,这种特殊的体位和敏感的部位检查会使患儿感到羞涩、紧张,应注重操作区域的隐蔽,尽量减少患儿暴露躯体,耐心细致地向患儿说明检查步骤和必要的配合,注意语言的易懂、生动,适时地通过语言与患儿进行交流,或给予玩具,分散他们的注意力,告诉其保持不动非常重要,并及时反馈自我感觉,这样才能更快完成检查,并对他们的忍耐给予赞扬。必要时,预备一些小孩感兴趣的奖品,鼓励年龄较小的患儿。

2. 消毒插管时的心理支持　严格无菌操作,选择合适直径的测压管,手法要准确、轻柔,尽量减轻插管引起的疼痛,避免造成尿道或直肠不必要的损伤,尽量消除患儿对插入尿管的恐惧心理,稳定其情绪。如果测压管插入困难,应及时中止操作,以免损伤尿道黏膜致水肿,导致术后急性尿潴留。待尿道充分休息后再预约检查。

3. 灌水操作时的心理支持　营造轻松愉快的环境,播放柔和舒缓的背景音乐,鼓励患儿呼吸,放松肌肉,有意识轻握患儿的手,以示安慰及鼓励,并鼓励患者讲出自己的感受,及时为患儿保暖,增强患儿的舒适度,通过提供舒适护理的形体语言,拉近与患儿之间的距离,消除患儿的恐惧感。

4. 倾听记录　鼓励患儿把自己的想法和膀胱感觉表达出来,保持眼神的接触,目光柔和。

四、护理因素

尿动力学检查易损伤尿道黏膜,引起出血和疼痛,小儿对疼痛的耐受性低,看到血色更易引起恐惧,恐惧心理可导致尿等待、最大尿流降低、残余尿量增多等参数变化。因此,操作人员应掌握儿童的特点,"投其所好",或讲故事或给予喜欢的食品哄逗,以分散患儿的注意力,膀胱测压管放入时,动作要轻柔、熟练,不可使用粗暴的动作,努力使其情绪稳定,保持安静,在最自然的状态下完成检查。尿动力学检查的目的是将患者下尿路症状的主诉用图像和数字表现出来,并为患者的痛苦提供病理生理的解释。检查中操作人员要不断与患者交流,并尊重年龄较大患儿的隐私,采取异性回避、屏风遮挡等,尽可能给受试者营造一个安静轻松的空间,使患儿以正常状态排尿。对于3岁以下的患儿,则应观察其特殊表现,在测压过程中出现排尿愿望,小婴儿可能表现为不安,如脚趾伸曲活动。强烈排尿愿望时有哭闹、躁动。检查时要给予及时标注,检查膀胱测压管,并防治测压管的脱出。对于前来检查的患儿,除了询问准备情况,有时在操作的同时可视情况做检查,如经肛门向直肠内置入测压管时,如发现直肠排空不好,视情况处理,或给予排便灌肠,或人工清除大便,但处理后要休息一段时间,观察无直肠蠕动波才可开始检查。检查后的患儿,要教育其多饮水,以增加尿量,稀释尿液,减轻尿液对尿道黏膜的刺激,有利于防治感染。排尿困难者应及时报告尿动力学结果,以便医生结合临床针对不同原因给予积极治疗。

第三节　质 量 控 制

一、检查前

在检查前评估患儿及家长的心理状况,观察患儿的心理活动,向患儿介绍检查原理、方法和可能出现的不适,防止患儿哭闹而干扰测压管的放置和压力的变化。因为紧张或哭吵可能导致尿道压力明显增高、逼尿肌无力等假象,影响检测结果的真实性和客观性。检查前耐心与家长交谈,建立良好医患关系,对患儿及家长关心和担忧的问题进行心理疏导,消除患儿及家长紧张不安的情绪,争取家长的理解和合作,使患儿作好充分的心理准备,以便主动配合检查。膀胱感觉是尿动力学检查中判断膀胱储尿功能的重要指标,检查前向患儿讲明检测全过程和可能的各种膀胱感觉,以获得最好的配合,必要时可结合日常生活中的事例来加以说明。同时嘱患儿不限饮食,以保证整个检查过程中有充足的精力和体力。为了准确检测腹压,检查前有必要让患者排空直肠内的大便,必要时可用开塞露协助排便。多饮水保持膀胱充盈,便于进行尿流率测定。对不配合的婴幼儿可以适当应用镇静剂,如安定等,但是不能应用麻醉剂,书写报告时要给予注明。经耻骨上路径测压,应于24小时前放置测压管。

二、检查中

为患者提供一个友好关爱的氛围和自然轻松愉快的环境,同时尊重患儿的隐私权和患儿的人格。注重操作区域的隐蔽,尽量减少患儿暴露躯体。在检查室配置音响设备,播放柔和的轻音乐,稳定患儿情绪,从而更好地配合医护人员完成检查。严格遵守操作流程和无菌操作,排除干扰因素,且动作轻稳柔和,尽量避免操作不慎造成疼痛或声响过大给患儿带来不安情绪。注意观察患儿有无不适,灌注过程中嘱患儿进行有效咳嗽,以观察逼尿肌压力的改变,以及膀胱压和直肠压曲线的变化,保证检查的质量。时刻注意信号质量控制,注意管道的位置及各管道与传感器的连接是否正确,当患者咳嗽时,注意观察管道有无松动、脱落或扭曲。插管时可能有轻微的不适,为排除患儿对插管的恐惧心理,消除在检查中产生不必的主观影响因素,可让其父母陪在身边,增加信任和安全感,在检查时边操作边进行语言交流,或给予玩具分散其注意力,缓解其心理压力,告诉其保持不动的重要性,并及时反馈自我感觉,给予鼓励和赞扬,增强信心。灌注时速度不宜过快,以 10ml/min 的灌注速度为宜,膀胱灌注液温度要适宜,以 37℃ 最佳,过高或过低对膀胱测压均有一定影响。因此,在冬天可适当给灌注液加温。当灌注到患儿出现强急迫感觉时,停止膀胱灌注。在灌注过程中,嘱患儿及时叙述自己膀胱的感觉(初始尿意、强烈尿意、急迫尿意),并认真及时记录和分析。排尿时患儿因刺激会出现尿道疼痛,应鼓励患儿持续排尿,避免因疼痛而停止排尿或不敢排尿。在检查过程中尽量避免外界干扰,如人员走动、关启房门等,这样对操作的顺利进行及检测结果的可靠性将起重要作用。注意保护患儿的安全,谨防跌倒。在天气寒冷时应注意保暖,避免受冷感冒。检查过程中尽可能地取得父母的配合让患儿放松和安静。儿童要保持清醒,不能用麻醉和镇静,也不能用任何影响膀胱功能的药物。如不能按要求做,要给予特殊说明。膀胱测压前先进行自由尿流率测定。膀胱测压尽可能用较细测压管,如 6F 双腔测压管。如进行尿道测压,导管侧孔应在同一平面上。经尿道测压,尿道适当应用少许黏膜麻醉剂可以缓解尿道内留置尿管带来的不适。膀胱充盈开始后,患儿咳嗽,或用手按压患儿腹部,观察腹压曲线是否同步升高,保持腹压监测管的通畅。患儿测压过程中可以采用灵活体位,如家长抱着患儿的情况下也可进行膀胱测压。测压过程中患儿可以吃东西、玩耍和看书、看电视等。较小患儿可以观察其活动了解膀胱对充盈的反应,如在新生儿了解脚趾的卷曲等。排尿期注意观察排尿方式,如间断排尿和有无 DSD 等。较大儿童不能排尿并不一定提示患儿有排尿困难。按常规,应进行两次膀胱充盈和排尿。再次充盈前将膀胱内残余尿抽吸干净。排尿后的残余尿量要重复测定方能确定。在儿童,膀胱充盈期到排尿期的转变并不像成人那样明显。为了避免误诊一般采用膀胱测压/尿流率/肌电图同时进行的尿动力学检查模式。

三、检查后

检查结束时用温水擦净患儿皮肤上的尿液和消毒液,为患儿穿好衣裤。因检查时间较长,可能引起双下肢麻木等不适,要做好解释防坠床、防跌。向患儿家长传授相关疾病知识,给予鼓励和支持,减轻患儿及家长的心理负担。告诉患儿及家长检查后的并发症及相应处理,拔出各检测管道后一般无明显不适,极少数患者可能出现尿痛、尿急、排尿困难及轻微血尿,这是由于检查导管刺激尿道黏膜或造成尿道黏膜的微小创伤所致。一般可自行缓解,指导患儿多饮水以达到冲洗膀胱和尿道的目的,并注意观察排尿情况,即可逐渐减轻或消失。一般不主张用抗生素预防泌尿系感染,但 24 小时以后若出现寒颤、高热、全身不适及尿频、尿急、尿痛等,应及时就诊治疗。

分析结果时要注意以下因素对结果的影响:①儿童膀胱功能处于逐渐发育完善过程,在成人尿动力学检查认为异常的表现在小儿可能为正常现象,如逼尿肌不稳定性收缩(在成人可能诊断为膀胱过度活动)。研究结果显示小儿逼尿肌不稳定性收缩并不多见,如有,多发生在膀胱充盈的晚期。因此,小儿膀胱充盈的早期出现逼尿肌不稳定性收缩应视为异常。临床上儿童逼尿肌过度活动的常见表现是尿急且不能完全控制。许多女孩常表现为蹲坐在脚后跟上压迫尿道口防止尿失禁。逼尿肌不稳定性收缩的发生率较成人高,可能是正常现象。排尿压高时常提示存在逼尿肌和括约肌不协调收缩,影像尿动力学检查更易发现小儿的不稳定性括约肌收缩。②许多尿动力学参数的大小与年龄大小有关,排尿控制的发育过程:婴儿控制排尿的神经通路尚未完全发育成熟,婴儿的排尿曾被认为是自发性的脊髓反射引起的。随着生长发育排尿控制中枢和周围神经系统逐渐发育成熟,第一次有意识的自主排尿通常发生在 1~2 岁时。只有在膀胱容量的增加、自主控制尿道外括约肌和凭意志控制的排尿反射建立后,才有可能成功训练小孩使用厕所和发育为成年人膀胱功能控制。排尿控制发育成熟后将具有自主抑制和激发逼尿肌收缩的能力。3 岁的儿童通常能够控制尿道外括约肌。4 岁儿童多能像成人一样控制排尿和保持白天和夜间均无尿失禁。膀胱控制的发育延迟可引起原发性遗尿、逼尿肌不稳定、功能性排尿异常和尿路感染。最近的研究显示,哺乳动物出生后膀胱控制的发育有关的神经通路已经存在。因此,膀胱控制涉及已经存在的中枢和周围神经系统相互融合有关,而不是简单的脊髓反射。排尿方式随年龄而变化:婴儿的排尿方式出生后不久(数月)已经发生显著变化。有明显的证据显示,出生后的早期已经存在明显的与膀胱控制有关的突触联系和神经通路。睡眠新生儿脑电图记录显示膀胱的充盈可引起明显的大脑皮质放电增加。这些观察结果向传统认为婴儿靠简单的脊髓反射排空膀胱的概念提出了质疑。因此,新生儿出生就存在不稳定性膀胱的观念应该重新研究。研究显示正常新生儿可存在断奏或间断排尿。以后随年龄增加,这种排尿方式逐渐消失。排尿频率随年龄而变化:妊娠后期胎儿每天排尿约 30 次。出生后 1 年内排尿次数下降为每天 20 次或每小时一次,排尿次数变异较大。以后两年排尿次数下降为每天 11 次,但每次平均尿量增加 4 倍。12 岁儿童每天排尿 4~6 次。容量随年龄而变化:膀胱容量随儿童的年龄增加而增加。用年龄估算膀胱最大容量的方法很多且变异较大。

第四节 尿动力学检查的应用

小儿尿动力学检查可用于鉴别小儿排尿功能紊乱、神经源性膀胱和可能需要手术处理的解剖异常。尿动力学检查结果对治疗方案起决定性作用,但尿动力学检查也应严格掌握适应证,尤其是应用微创尿动力学检查更是如此。

1. 尿动力学检查的适应证 包括:①不明原因的残余尿量增加;②明确逼尿肌功能,如逼尿肌不稳定或过度活动、逼尿肌无收缩和逼尿肌-括约肌协同失调等;③明确膀胱功能紊乱对上尿路的影响;④明确膀胱功能和形态改变与膀胱输尿管反流、漏尿或尿失禁之间的关系;⑤明确膀胱功能紊乱和神经源性异常或损伤(脊柱裂、脊髓损伤、脑损伤等)与其他疾病,如糖尿病、脊髓硬化、尿道瓣膜等之间的关系;⑥骨盆和下尿路手术及其他治疗结果的随访等。

2. 需进行尿动力学检查的疾病 ①神经源性膀胱:尿动力学检查是神经源性膀胱诊断和治疗的基础,膀胱容量适当和顺应性正常,且可完全排出尿液,有利于保护上尿路,神经源性膀胱是尿动力学检查的绝对适应证;②先天性肛门直肠畸形:该病通常合并泌尿生殖器畸形,即使没有损伤的证据也可能存在神经源性膀胱,因此,所有患者应行尿动力学检查;③排尿功能紊乱:包括下尿路综合征和膀胱活动性低下等;④VUR:影像尿动力学检查不仅可显示反流时间和反流机制,还可以进行反流评级;⑤尿失禁:尿动力学检查可区分尿失禁的原因,如膀胱过度活动、尿道括约肌功能不全或神经源性膀胱,尿动力学检查过程中行亚甲蓝实验可区分异位输尿管口漏出的尿液和膀胱漏出的尿液;⑥反复尿路感染:不能用常规检查解释的反复尿路感染;⑦膀胱出口梗阻和下尿路综合征拒绝常规检查的患者。

综上所述,一个高质量的检查报告需要医护人员与患者进行积极的交流(主要观察患者在检查过程中出现的症状和感觉),持续地观察记录到的信号,并对信号的质量进行评估;以及尽可能地避免假象,当假象发生时应及时纠正;加强患者的心理护理,消除精神因素对尿动力学的影响。检查过程中注意尊重患者隐私权,安装单向观察玻璃窗,患儿排尿时医护人员不在场,能显著改善尿流测定结果。此外,为了严格质量控制和最大限度排除干扰因素的影响,尿动力学检查应该严格控制适应证。

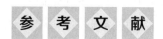

1. 黄书满,文建国. 尿动力学检查在小儿排尿功能障碍诊断中的应用研究进展. 中华实用儿科临床杂志,2014,29(05):380-

384.

2. 裴宇,文建国.正常儿童尿流率测定及 staccato 尿流曲线分析.郑州大学,2005.

3. 王庆伟,文建国,齐艳,等.测压管退管速度对静态尿道压力测定的影响.郑州大学学报(医学版),2004,39(6):940-942.

4. 文建国,刘奎,邢璐,等.小儿尿动力学检查的特殊问题.临床泌尿外科杂志,2007,22(4):310-314.

5. 文建国,童尔昌.小儿尿流测定及其临床意义.华中科技大学学报(医学版),1990(3):29-31.

6. MOSIELLO G,POPOLO GD,WEN JG,et al. Clinical Urodynamics in Childhood and Adolescence. First edition. Cham, Switzerland:Springer International Publishing AG,2018.

7. GUPTA DK,SANKHWAR SN,GOEL A. Uroflowmetry nomograms for healthy children 5 to 15 years old. J Urol,2013,190(3): 1008-1013.

8. WEN JG,DJURHUUS JC,PFWM R,et al. ICS educational module:Pressure flow study in children. Neurourol urodyn,2018,37(8): 2306-2310.

第十三章

尿动力学检查的护理配合

小儿尿动力学检查(pediatric urodynamic study,PUDS)是泌尿外科的一门重要内容,主要通过流体力学和电生理学基本原理和方法,检测尿路各部分压力、流率及生物电活动,从而了解尿路输送尿液的功能。尿动力学检查是评估下尿路功能障碍患者膀胱尿道功能的"金标准"。据国外文献报道,7%~10%的学龄儿童会因为下尿路症状或反复下尿路感染就诊,每3 000名儿童中就有1名因出生缺陷而出现神经源性膀胱功能障碍的患者。小儿尿动力学检查作为一项下尿路的功能性检查,承担了小儿下尿路相关疾病诊疗的重任。20世纪90年代以来,随着计算机的发展进步和小儿专用测压导管的不断改进,使尿动力学检查技术能广泛应用于婴幼儿和儿童排尿异常者,为其膀胱功能障碍疾病提供更多的病理生理认识和科学治疗依据,从而更加准确评估排尿异常的功能性和器质性疾病。小儿尿动力学检查已成为鉴别诊断小儿膀胱功能障碍的方法,而且是选择治疗方法和预测治疗效果的理想方法。

但是,小儿尿动力学检查与成人尿动力学检查相比,其检查结果更容易受外界环境和患儿心理因素的影响。尿动力学检查一般由专业护士配合完成。因此,PUDS检查过程中护理的配合对提高检查水平非常重要。单纯依靠提高检查人员的技术水平及操作的熟练程度可以提高检查的准确性,如果注意护理配合后PUDS能取得更好的效果。护士在PUDS检查前、检查中及检查后都能发挥积极作用。患儿尿动力学检查前,应充分询问病史并认真沟通取得患儿信任及准备各种检查用品;在检查过程中,应积极与患儿交流,保持患儿情绪稳定,引导患儿配合医生检查;检查后应和患者交流及告知注意事项等,如果有必要则给予用药指导,预防泌尿系感染,增加液体摄入量,并密切注意病情变化。

第一节 检查前的护理配合

小儿尿动力学检查前的护理配合(nursing before pediatric urodynamic study)是决定小儿尿动力学检查能否顺利开展的前提,包括检查前的准备工作和检查前的心理护理。小儿尿动力学检查前的物品准备为检查的顺利开展提供物质基础,而小儿尿动力学检查前的心理护理为患儿配合检查保驾护航。儿童不同于成年人,性格更为敏感,特别是男童,调皮爱动表现得尤为突出,但是多表现为恐惧。小儿进行尿动力学检查时反应一般较为强烈,而且儿童尿道细,心理承受力较弱,检查不合作,不仅可能影响检查的结果,严重时甚至导致检查无法进行。如何提高患儿依从性使尿动力学检查顺利进行是该项检查的"瓶颈",实践证明,检查开始前患儿的心理护理可以成为破除该"瓶颈"的有力工具。

一、检查前的准备工作

(一)患儿预约检查

尿动力学中心护理人员与患儿及其家长预约患儿的尿动力学检查时间,填写预约申请单。预约时,护理人员注意询问患者是否存在检查的禁忌证,如是否处于泌尿系急性炎症期,年龄较大女童要询问是否处于月经期,并及时告知检查医师;了解患者是否有便秘或大便失禁等异常,告知其检查前3天停用镇静剂、解痉剂等影响膀胱活动性药物,以及正确进行肠道准备方法,以避免因大便清洁不彻底而对检查结果产生干扰。肠道准备的方法有:检查前一天进食流质半流质饮食,检查前4小时内使用开塞露塞入肛门,药液挤入肠道后保留 1~3 分钟后再排便。神经源性膀胱患者,通常伴有顽固性便秘等肠道问题,常规方法无法准备肠道者,检查前还需要进行清洁灌肠。根据不同年龄儿童,检查前 1 小时多饮水,较大儿童饮水 100~200ml,并适度憋尿。叮嘱患儿及家长检查当日患儿应着方便穿脱的衣裤并按照预约时间到达检查室。

(二)知情同意并签字

尿动力学中心护士向患儿及其家长讲解尿动力学检查的目的、注意事项、检查前患儿需做的准备和检查可能带来的不适等信息,对其进行尿动力学健康教育,征得患儿及其家长同意并由家长签字。

(三)尿动力学检查前工作人员的准备

小儿进行尿动力学检查的医生和护士到岗并且工作状态良好。

(四)尿动力学检查前设备及物品的准备

尿动力学检查设备仪器调试和测压系统排气充盈等运行正常,准备一次性导尿包、专用的已消毒好的管道,根据患儿年龄选择直径合适的一次性尿道测压管、直肠测压管,铺好检查床,垫治疗巾于检查床尾端。

二、检查前的心理护理

(一)接待患儿

护理人员首先要热情微笑接待、诚恳主动地与患儿沟通,向患儿做自我介绍,建立良好的护患交流,提高患儿对护理人员的信任心,以及通过给患儿讲故事等方式建立感情。

(二)询问病史

详细询问患儿的病史,了解患儿病情,制订与患儿病情相符的检查方式,建立与患儿的信任关系,使患儿放松对检查的警惕心理。对于可能在检查中出现的不适情况,要提前告知患儿,帮助其正确理解,争取支持。

(三)评估患儿心理状态

通过亲切交谈,观察分析患儿的心理活动,了解患儿忧虑和担心的问题,针对患儿存在的心理问题给予针对性心理疏导、鼓励,帮助其克服恐惧和害怕疼痛的心理,消除患儿及家长紧张不安的情绪,使患儿能正视检查,配合检查。

(四)介绍环境

患儿对尿动力学检查室均有一种陌生而恐惧的感觉,当患儿看到一个优雅、整洁、温馨又充满童趣的环境有利于情绪稳定,并对检查增添信心,以最佳心身状态积极配合检查。小儿尿动力中心检查室的布局和氛围应类似幼儿园,墙壁上手绘的各种动画人物符合婴幼儿和儿童欣赏需求并能与其产生互动,墙壁单向玻璃允许外边的检查人员单向观察儿童排尿情况,排尿的儿童不能看到外边的观察人员。这对较大儿童保护隐私很重要,能尽可能模拟正常生活状态下的排尿,预防排尿赝像的发生。询问病史的桌子上摆放儿童喜欢的玩具、糖果、图书、画笔和画纸等,营造轻松的环境氛围,在一定程度上可减少患儿的恐惧感。

(五)介绍检查相关知识

讲解检查的重要性,大多数患儿及家长对尿动力学检查知识缺乏了解,害怕检查带来的痛苦和不适,甚至担心检查会对小孩今后生活带来影响,应耐心与家长交谈,回答患儿及家长关心和担忧的问题,争取家长的理解和合作。特别是需要进行影像尿动力学检查的患儿,要和家长讲明造影剂的影响。造影剂常选用泛影葡胺、碘佛醇等,使用后可能出现恶心、呕吐、流涎、眩晕、荨麻疹等不良反应。碘过敏、肝肾功能减退、活动性肺结核、多发性脊髓瘤及甲状腺功能亢进者禁用泛影葡胺。

(六)交代检查常用语

向患儿讲解各种膀胱感觉的感受及其意义,必要时可结合日常生活中的事例来加以说明。询问 5 岁以下患儿小名,检查中呼喊患儿小名可以减低其紧张情绪。例如:尿动力学检查需要憋尿,交代患儿初始尿意时说"要尿尿",即使尿失禁患儿也建议适当憋尿,告知患儿询问"能再坚持一下吗"时还不能排尿等,需要排尿时提醒患儿"宝贝,可以尿了",使患儿充分做好检查前的心理准备工作。

(七)适当镇静

对于 2 岁以下特别不合作的患儿,经医生同意后可在检查前 30~60 分钟给予 10% 水合氯醛,按

0.3~0.6ml/kg 的剂量一次口服,患儿入睡后进行检查,在检查结果上标记用药。

第二节 检查中的护理配合

小儿尿动力学检查中的护理配合是决定小儿尿动力学检查成败的关键环节,包括检查中的配合工作和检查中的心理护理。

一、检查中的护理配合

(一)自由尿流测定

自由尿流测定(urine flow measurement,UFM)时,要嘱患儿检查前适当饮水充盈膀胱,当出现强烈尿意感觉时,带领其进入检查室进行自由尿流率测定。告知患儿排尿时身体不要晃动,排尿结束前不要改变排尿姿势,尽量使尿流冲击集尿器上的某一固定点。如能在尿流计侧壁绘画,如画一些小虫子和小草等,测定尿流让患儿尿到对侧,有利于提高尿流测定的质量。测定尿流率时可以告诉年龄较小的男性患儿,"这个小桶壁上有小虫虫,请你用尿液对准虫虫把它冲走,好不好呀? 注意站好,身子不要乱动哦"。对于年龄较大的患儿,向其讲解注意事项并打开"自由尿流率"检查中的"开始"按钮后,护士可以离开检查室并关闭房门,让患儿单独排尿。检查过程中注意保护患儿隐私,有利于患儿独立在轻松安全的环境中完成自由尿流率检查。医护人员通过检查室墙壁的单向玻璃观察患儿的排尿情况。等患儿排尿结束后进入检查室操作尿动力学检查仪。女孩进行尿流测定时,如果使用成人马桶式的尿流测定仪,应该在排尿时使用脚踏凳子(图 13-2-1),使患儿在盆底没有张力的情况下排尿。

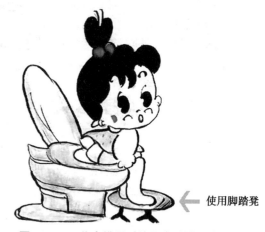

← 使用脚踏凳

图 13-2-1 儿童排尿时使用脚踏凳子放松盆底

(二)膀胱同步测压检查

在检查床上铺好一次性治疗巾,协助医生使用超声设备为患儿进行泌尿系超声检查,尤其注意残余尿的测定。超声检查结束后为患儿摆好检查体位,多采用截石位,让患儿舒适地躺在检查床上,双腿弯曲。护士站在患儿右侧,为患儿脱去近侧裤腿,叠放于对侧腿上,暴露外阴。这种特殊的体位和敏感的部位的暴露,检查时常会使年龄大的患儿感到羞涩、紧张,应注重操作区域的隐蔽,尽量减少患儿躯体暴露。婴儿可以采取自由的姿势,如测压管固定后可以平卧床上或由妈妈抱在怀里等。

(三)测压导管的选择

根据膀胱测压管的尺寸不同,有 6F、7F、8F、9F 等规格。6F 主要适用于较小儿童,7F、8F 适用于较大儿童和青少年。直肠测压导管按尺寸不同可分为 9F、10F、12F 等,可以根据患儿的耐受情况选择。鉴于经常有文献报道儿童对乳胶制成的各种管道出现过敏反应,而且乳胶管道软度大,压力不稳定可导致测压结果不准确。近年来,有医院采用医用聚氯乙烯一次性耗材进行检查,效果不错。置入膀胱测压管时动作要轻柔、快捷,不可粗暴行事,用轻柔的手法保持患儿舒适、安静,情绪稳定地配合检查。

(四)膀胱测压管经尿道置入的具体流程

第一步,准备 500ml 的消毒液(用于皮肤消毒的吉尔碘:以碘、醋酸氯己定和乙醇为主要有效成分的消毒液,有效碘含量为 0.20%~0.22%,醋酸氯己定 0.40%~0.44%,乙醇含量为 65%~75%,可杀灭化脓性球菌、致病性酵母菌和医院感染常见细菌),内装脱脂棉球的换药碗置于治疗车上层,弯盘置于治疗车下层。将消毒液倒于换药碗内,以浸湿脱脂棉球为宜。第二步,初步消毒外阴。左手戴一次性手套,右手持止血钳夹吉尔碘棉球擦洗外阴。若患儿为女童:以左手拇、示指分开大阴唇,擦洗小阴唇及尿道口,自外向内,由上而下,每个棉球限用一次。擦洗尿道口时,在尿道口轻轻旋转向下擦洗,共擦洗两次,第二次的棉球向下擦洗至肛门,将污棉球放于弯盘内。临床工作中发现,如为较小女童留置膀胱测压管,尿道口位置不易寻找。女童尿道口的位置是固定的,约在阴道口和阴蒂中间的那个凹点。若患儿为男童:初步消毒顺序为阴阜、阴茎背侧、阴茎腹侧、阴囊。左手持无菌纱布包住阴茎,后推包皮,自尿道口螺旋向外,严格消毒尿道口、阴茎头、冠状沟,每个棉球限用一次。第三步,打开一次性导尿包。吉尔碘浸润干棉球,备无菌液状石蜡,如患儿较小可准备利多卡因棉球用于尿道口湿敷或涂抹膀胱测压管前段,从而减轻留置膀胱测压管带来的刺激症状。戴无菌手套,铺孔巾,液状石蜡棉球润滑膀胱测压管前端放好备用。第四步,再次消毒。如为女童:左手分开并固定小阴唇,右手用止血钳夹吉尔碘棉球自上而下、由内向外分别消毒尿道口(在尿道口轻轻旋转消毒后向下擦洗,共两次)及小阴唇;如为男童:左手持无菌纱布包住阴茎,后推包皮,暴露尿道口,右手持止血钳夹消毒液棉球,再次自尿道口螺旋向外消毒尿道口、阴茎头、冠状沟,每个棉球限用一次,擦洗完毕将止血钳丢于污弯盘内。第五步,留置膀胱测压管。如为女童:用另一止血钳持膀胱测压管对准尿道口轻柔插入尿道约3~5cm,见尿液流出,再插入1cm左右,松开左手,使用经尿道膀胱压力和/或尿道压力测量管固定器固定膀胱测压管;如为男童:左手持无菌纱布包住并提起阴茎,使之与腹壁成60°(使耻骨前弯消失,以利插管)。嘱患儿张口呼吸,用另一止血钳持膀胱测压管轻轻插入尿道待见尿液从双腔管均流出后再插入1~2cm,测压管置入长度根据患儿年龄和身体状况确定,一般为女性患儿5~10cm,男性患儿10~15cm,青少年女性患者10~15cm,男性患者20~25cm。留置成功后用固定器固定膀胱测压管。

(五)直肠测压管置入

抽空直肠测压管前端气囊内的空气,用液状石蜡棉球润滑直肠测压管前端,对准肛门动作轻柔地放置到肠道内,成人一般放置7cm,小儿可根据患儿年龄和耐受程度等具体情况决定放置深度。放置直肠测压管后,从一头管腔内注入生理盐水,使整个管道充满液体,注意排出管腔中所有气泡,气泡的存在对肠道压力测定有影响,可导致测得数值出现偏差。

(六)膀胱压力容积/压力-流率/肌电图联合测定和静态尿道压分布测定

放置双腔测压管和表面电极并固定后,先抽取残余尿量,然后清零压力传感器,具体做法是以周围大气压为零点压力,以耻骨联合上缘平面为参考平面,将各压力通道置零。使用医用三通管连接膀胱测压管和直肠测压管到压力传感器接头,向膀胱内灌注尽量接近体温温度的生理盐水,灌注速度根据患儿年龄和病情确定,儿童为5~20ml/min。灌注过程中询问患儿膀胱感觉,患儿诉说想排尿时记录初始排尿感觉时间,观察患儿漏尿或出现强烈尿意时,停止灌注记录强烈排尿感觉时间,嘱咐患儿排尿。记录储尿期的膀胱感觉(3岁以上)、膀胱容量、膀胱压、腹压、逼尿肌压力和肛门外括约肌肌电图变化。灌注至最大膀胱容量或灌注至漏尿时嘱患儿排尿,同步记录漏尿时的逼尿肌压力、排尿期压力-流率和肌电图变化,最后测定尿道压力。

(七)适时检查

在操作的同时可视情况做检查,如经肛门向直肠内置入测压管时,如发现直肠排空不好,视情况处理,或给予排便灌肠,或人工清除大便,但处理后要休息一段时间,观察无直肠蠕动波才可开始进行尿动力学检查。

二、检查中的心理护理

(一)环境准备

检查过程中关闭门窗,保持室温在26~28℃,使小儿尿动力学检查室环境安静、温馨舒适,给患儿安全感。启动检查室门口的"检查中"指示灯。

(二)语言交流

检查过程中与患儿耐心亲切交谈,给患儿必要的治疗信息,并让其及时反馈自我感觉,告诉其保持不动非常重要。鼓励患儿勇敢坚持,对他们的忍耐给予赞扬。可以适时地以其他患儿治疗时的勇敢表现为榜样。使用和患儿检查前沟通过的易懂的检查用语,不使用医学术语,更要避免因患儿不配合而使用粗暴语言。

(三)专业性皮肤接触

拍拍患儿的肩、摸摸患儿的额头、检查中轻握患儿的手,都能够稳定患儿情绪,传递关怀,而且能减轻痛苦与压力,甚至起到药物无法达到的作用。

(四)检查中满足患儿要求

在检查过程中,护患交流时应尽量满足患儿的要求,减轻其负性情绪,让患儿体会到温馨的服务和人性化的护理。

(五)根据护理对象制订相应的心理护理措施

郑州大学第一附属医院小儿尿动力中心的医护人员多次向医院幼儿园请教,根据患儿不同的年龄、个性特点,采取不同的方式进行说服引导配合检查。如对年龄稍大、表现坚强、勇敢的患儿,强化其自尊心,鼓励其配合检查;对好奇心强的患儿,尽量使其参与检查的各个环节中;对荣誉感强的患儿不断地给予表扬;对女孩则赞扬她服装及容貌很漂亮等。对年龄小的患儿则以逗引为主,用讲解壁画和/或阅读画册等方法分散其注意力。对特别任性、爱哭闹的患儿,先使其适应检查室的环境,用成功的例子鼓励患儿,增强其自信心。

(六)检查中转移患儿注意力

在郑州大学第一附属医院小儿尿动力中心检查室内,检查床正对的位置安装了壁挂电视,可以在检查过程中让患儿观看电视分散检查注意力,有利于消除恐惧心理。对学龄前和学龄期儿童,可在检查一开始就为其播放动画片,使其在检查中分散注意力,提高尿动力学检查的配合程度。如果电视不足以吸引患儿的注意力,可适当为患儿提供电子产品转移其注意力,以便尿动力学检查的顺利进行,由于电子产品对患儿视力有较大影响,建议尽量缩短使用时间。

(七)充分保护青春期患儿的隐私

青春期患儿感情细腻敏感,性意识骤然增长。检查人员要充分意识到这一特点,尽量回避异性工作人员为其进行检查,减少患儿暴露部位和暴露时间。例如:在测定尿流率及压力-流率时,电脑检测程序启动后,医护人员主动退至检查室外回避,通过特设的单向玻璃对患儿进行排尿观察。

第三节　检查后的护理配合

小儿尿动力学检查后的护理配合包括:患儿的心理护理和健康教育,检查后废物处置、资料归档,患儿的随访工作。

一、检查后患儿的心理护理和健康教育

1. 检查结束后,拔出尿道测压管时检查测压管是否完好,防止测压管断裂留在膀胱内。用温水擦净患儿身上的消毒液和尿液,为患儿穿好衣裤,协助患儿下床。

2. 小儿尿动力学检查为微创检查,检查后指导患儿多饮水,以增加尿量,稀释尿液,减轻尿液对尿道黏膜的刺激,有利于防治感染。排尿困难者应及时报告尿动力学结果,以便医生结合临床,针对不同原因给予积极治疗。

3. 检查后健康教育　告知患儿及家长若出现尿痛、尿急、排尿困难及轻微血尿,是由于检查导管刺激尿道黏膜或造成尿道黏膜的微小创伤所致,为正常现象,一般2天内即可消失。检查后预防性口服抗生素。检查24小时后若出现寒颤、发热、尿频、尿急、尿痛或全身不适等应及时就诊,及时反馈检查结果,同时向患儿家长传授相关疾病知识,给予鼓励和支持,减轻患儿及家长的心理负担。

4. 膀胱造瘘或检查后仍需留置导尿的患儿,妥善固定引流袋,保持尿管引流通畅,防止逆行性感染。告知患儿及其家长保持造瘘口或尿道口的清洁,早晚行会阴护理,每日更换引流袋。

二、检查后废物处置、物品环境消毒及资料归档

1. 检查结束后,护士需将检查中用到的一次性物品和耗材分类处置。一次性导管、治疗巾、检查手套、消毒棉纱及注射器等投入黄色医疗垃圾桶内;注射器针头及安瓿投入利器盒内;导尿包内的非一次性物品用包布包好送供应室灭菌。关闭检查设备,尿动力学检查仪、超声仪等,做好检查设备表面清洁和测压管

的消毒工作。检查室的清洁消毒工作,每个患儿检查结束后迅速清洁地面,准备下一位患儿所需检查物品;每日检查结束后,清洁检查室地面后打开检查室紫外线灯管照射 60 分钟,以达到消毒的目的。

2. 将患儿病史记录、检查信息等输入小儿尿动力学检查中心数据库(做好保密工作,保护患儿隐私),以便日后回访患儿和科研数据统计。将纸质版病历信息编号整理,放入档案柜。

三、尿动力学检查后的随访

在患儿接受尿动力学检查后的第 3~5 天,尿动力学检查中心护士应电话随访患儿是否出现泌尿系感染症状,患儿的诊断是否进一步明确,之前的排尿异常症状是否有所缓解,进一步的治疗方案是什么等信息。在小儿尿动力学检查中心数据库内更新患儿的尿动力学检查数据。美国有文献报道,脊髓损伤后神经源性膀胱患者应每年进行一次尿动力学检查,即使患者不再主诉有泌尿系症状,也需要通过尿动力学监测和上尿路评估来促进膀胱功能管理。另有文献报道,在儿童时期被诊断为尿失禁或有下尿路症状的女性,成年时仍然存在以上症状。因此,对于大部分患有尿控疾病的患者,尿动力学检查后的定期随访相当重要。

第四节　特殊检查的护理配合

特殊的尿动力学检查包括影像尿动力学检查(video urodynamic study,VUDS)和动态尿动力学检查(ambulatory urodynamics monitoring,AUM)。本节就特殊的尿动力学检查的护理配合工作进行阐述。

一、影像尿动力学检查的相关护理配合

近年来,以 X 线和超声为辅助的影像尿动力学检查技术逐步得到泌尿外科医生的认可,已成为诊断小儿下尿路梗阻和复杂膀胱功能障碍的主流技术。

(一)X 线影像尿动力学检查的特殊护理配合

1. 检查前的特殊护理配合　检查前需检查 X 线透视机、影像记录仪和安装图像分析软件的电脑连接完好,运行正常。询问患儿是否有碘过敏并告知家长造影剂的影响,使用后可能出现恶心、呕吐、流涎、眩晕、荨麻疹等不良反应。对碘过敏、肝肾功能减退、活动性肺结核、多发性脊髓瘤及甲状腺功能亢进者取消影像尿动力学检查;如不过敏则配制影像尿动力学分析仪检测使用的造影剂,一般使用稀释的 15%~20% 泛影葡胺盐水室温(20~22℃)存放。配制方法:在 400ml 的生理盐水中加入 100ml 76% 的泛影葡胺,或在 340ml 的生理盐水中加入 160ml 60% 的泛影葡胺。用于尿动力学检查的造影剂还有碘佛醇、碘海醇和优维显等,以上三种造影剂配制方法为造影剂 50ml+ 生理盐水 500ml,作为影像尿动力学检查的充盈介质。检查前的其他护理配合工作同常规尿动力学检查中的护理配合。

2. 检查中的特殊护理配合　留置膀胱测压管并抽取残余尿后,连接医用三通管,一侧连接膀胱测压管,另一侧连接泛影葡胺灌注液(60% 泛影葡胺 160ml 注入 0.9% 氯化钠溶液 340ml 中,配成含 19.2% 泛影葡胺的灌注液)或其他造影剂灌注液。启动恒速灌注液,开始膀胱灌注速度为 5~30ml/min(根据患儿年龄和膀胱状况设定灌注速度),灌注过程中随时询问患儿的膀胱感觉,让患儿报告初始排尿感觉、正常排尿感觉、强烈排尿感觉及急迫排尿感觉出现的时间,患儿出现强烈尿意时或发生漏尿时停止膀胱灌注,让患儿自行排尿。储尿期及排尿期根据测压结果使用移动式 C 型臂同步进行 X 线透视监视并拍片,拍片前将 C 型臂置于检查部位上方,旋转旋钮使检查部位能完全成像。了解膀胱形态、膀胱容量、膀胱颈开放程度、逼尿肌 - 尿道括约肌协调性、明确尿道狭窄的部位、压力性尿失禁分类及有无膀胱输尿管反流现象等。在影像尿动力学检查中需要做好患儿的保护工作,主要从三方面着手:①控制放射剂量,在成像清晰的前提下尽可能选用小的放射量;②减少放射时间,要求检查中动作迅速,移动式 C 型臂部位摆放准确,尽量缩短放射检查时间;③保护放射部位,检查中加强对患儿性腺的保护。检查中的其他护理配合工作同常规尿动力学检查中的护理配合。

3. 检查后的特殊护理配合　嘱患儿及家长检查后当天患儿适当多饮水,2 岁以下患儿建议饮水

1 000ml,2 岁以上患儿饮水 1 500ml,以达到冲洗尿道和促进造影剂排出的目的。清洁整理 X 线影像尿动力学检查设备。检查后的其他护理配合工作同常规尿动力学检查后的护理配合。

(二)超声影像尿动力学检查的特殊护理配合

1. 检查前的特殊护理配合　检查前护士需检查超声仪(B 超、彩超或 3D 超声)连接完好并运行正常,准备超声检查所用耦合剂和擦除耦合剂所用纸巾。向家长及患儿解释超声影像尿动力学检查是微创操作,4 岁以上患儿可耐受直肠内操作,建议 4 岁以下患儿只观察会阴部图像,征得患儿家长和患儿的同意,最大程度消除对患儿心理产生的负面影响。检查前的其他护理配合工作同常规尿动力学检查后的护理配合。

2. 检查中的特殊护理配合　经直肠操作超声检查可能人为增加小儿排尿阻力,检查中护士需叮嘱患儿放松,并尽可能缩短检查时间。检查中的其他护理配合工作同常规尿动力学检查后的护理配合。

3. 检查后的特殊护理配合　为患儿擦净腹部及会阴部的耦合剂,为进行过直肠超声检查的患儿擦净肛周。清洁并整理超声设备,检查后的其他护理配合工作同常规尿动力学检查后的护理配合。

二、动态尿动力学检查的特殊护理配合

1. 检查前的特殊护理配合　检查动态尿动力学检查仪运行正常。为接受动态尿动力学检查的患儿准备便携式动态尿动力学检查仪和远程无线排尿日记记录系统。由于检查时间长,可以把便携式动态尿动力学检查仪装在匹配的袋子里方便患儿携带,根据患儿年龄选择合适型号的膀胱尿道测压管,较小儿童选用 6F 测压管,较大儿童和青少年选用 7F 或 8F 测压管,检查用测压管用无橡胶成分的材质制成,动态尿动力学检查要使用专用检查仪器和专用测压管等物品。告知患儿家长检查期间固定好膀胱测压管,以免患儿因检查时间长烦躁而拔掉导管或患儿剧烈活动时导管脱出,建议使用由郑州大学第一附属医院文建国教授发明的"经尿道膀胱压力和 / 或尿道压力测量管固定器"。固定器由 3 个防水蝶形胶布、1 个导管固定夹和 3 根连接这两个部件的细线组成,通过固定夹的两个铰接臂固定测压管,另一端通过两块胶布对称性地固定在男性患者的阴茎两侧(图 13-4-1)或女性患者两侧大腿内侧或会阴部(图 13-4-2)。固定的松紧以固定夹不压迫管腔且测压管不能向外滑动为宜。叮嘱患儿检查期间适当饮水,教会患儿家长或较大患儿在远程无线排尿日记记录系统记录患儿的排尿信息,包括如何在记录仪器上使用走动、饮水、如厕、尿急、漏尿这五个记录按键,以及在什么情况下按下按键进行记录。

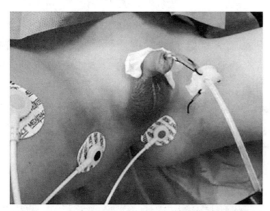

图 13-4-1　经尿道膀胱压力和 / 或尿道压力测量管固定器应用于患儿

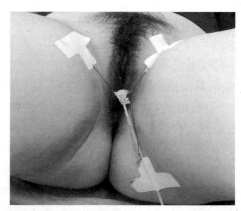

图 13-4-2　经尿道膀胱压力和 / 或尿道压力测量管固定器应用于 15 岁女性患儿

2. 检查中的特殊护理配合　进行动态尿动力学检查的患儿检查过程一般在检查室外进行,该检查的配合工作一般由患儿及家长完成。由于检查时间长,检查中需要稳定患儿的情绪。检查期间患儿需进行必要的活动,尿道测压管的固定就显得尤为重要,固定不好就会出现脱管或移位,造成测量数据的误差。准确记录患儿的排尿日记,记录内容包括:饮水时间、饮水量、急迫尿意发生时间、次数、有无漏尿、漏尿发生时正在从事的运动方式、是否伴随尿急感、正常尿意时间、排尿时间等。由蓝牙发送至智能设备存储,再

由智能设备发送至医院尿动力学检查中心的工作站用于分析患儿的排尿参数。

3. 检查后的特殊护理配合 由于动态尿动力学检查时间较长,患儿检查后会出现不同程度的尿路刺激症状,除交代患儿多饮水外,一般建议患儿口服抗生素3天,预防尿路感染。检查结束后,清洁消毒动态尿动力学检查仪,使用75%酒精擦拭动态尿动力学检查仪表面及其测压导线。

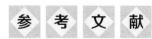

1. 张瑞莉,刘会范,齐艳,等.尿动力学中心护理工作的实施.中华护理杂志,2010,45(5):452-453.

2. 谢佳丰,崔林刚,文建国,等.自由尿流率在尿道下裂患儿中的应用.中国实用医刊,2015,42(6):120-122.

3. 文建国,朱文.动态尿动力学检查的临床应用进展.中华泌尿外科杂志,2013,34(4):317-320.

4. 文建国,刘奎,李真珍,等.B超影像尿动力学检查在诊断小儿下尿路排尿功能障碍中的应用.中华小儿外科杂志,2007,28(8):412-415.

5. 黄书满,文建国.尿动力学检查在小儿排尿功能障碍诊断中的应用研究进展.中华实用儿科临床杂志,2014,29(5):380-384.

6. 文建国,冯全德.尿道下裂术后尿流率联合残余尿测定的意义.临床小儿外科杂志,2015,14(6):462-465.

7. 吕宇涛,文建国,黄书满,等.影像尿动力学评估先天性膀胱输尿管反流患儿的膀胱功能障碍.中华实用儿科临床杂志,2014,29(17):1310-1313.

8. GRAY M. Traces:making sense of urodynamics testing-part 13:pediatric urodynamics. Urol Nurs,2012,32(5):251-255.

9. LINSENMEYER TA,LINSENMEYER MA. Impact of annual urodynamic evaluations on guiding bladder management in individuals with spinal cord injuries. The Journal of Spinal Cord Medicine,2013,36(5):420-426.

10. WEN JG,LU YT,CUI LG,et al. Bladder function development and its urodynamic evaluation in neonates and infants less than 2 years old. Neurourology and Urodynamics,2015,34(6):554-560.

11. WEN J,DJURHUUS J,PFWM R,et al. ICS educational module:Pressure flow study in children. Neurourol Urodyn.2018,37(8):2306-2310.

12. MOSIELLO G,POPOLO GD,WEN JG,et al. Clinical Urodynamics in Childhood and Adolescence. First edition. Cham,Switzerland:Springer International Publishing AG,2018.

第十四章

尿动力学检查的适应证

第一节 概　　述

尿动力学(urodynamic)是泌尿外科学的一个分支,主要依据流体力学和电生理学的基本原理和方法,检测尿路各部压力、流率及生物电活动,从而了解尿路排送尿液的功能及机制,以及排尿功能障碍性疾病的病理生理学变化。1872年,Schatz首次记录到膀胱压力活动。20世纪40年代,简易的尿流计问世。1956年,Vongarrelts将传感器技术应用于尿动力仪,可进行多项目的联合同步检查。1971年,国际尿控协会成立,使尿动力学研究有了统一的国际性组织。直至20世纪中叶,儿童的膀胱功能研究才得到医学界的关注。之前,人们普遍认为儿童在储尿期和排尿期膀胱功能都是正常的。如果出现功能障碍如尿失禁,即认为这与儿童及家庭的心理问题有关。然而我们现在意识到儿童的非神经源性膀胱 - 括约肌功能失调是由控制膀胱的中枢神经系统发育延迟所致,而膀胱功能障碍则可引起尿失禁患儿的心理疾病。反之,则甚为少见。

关于婴幼儿、儿童正常膀胱和病变膀胱功能方面的尿流动力学研究资料最早于1959年出版。随后大量文献报告显示约有10%的7岁儿童患有非神经源性膀胱 - 尿道外括约肌功能失调。膀胱功能障碍不仅能导致尿失禁,还与膀胱输尿管反流和泌尿道感染相关,并有加重肾功能恶化的危险。然而,由于脊髓发育不良和其他中枢神经系统功能障碍,使患有神经源性膀胱的孩子危险性更高。但这一事实直到20世纪60年代末才得到重视。人们发现,患有脊髓脊膜膨出的患儿由于膀胱排空障碍,在抗生素治疗的同时仍有泌尿道感染的加重和出现频繁的细菌耐药。1972年,Jack Lapides提出了应用间歇清洁导尿进行规律的低压膀胱排空,不仅明显降低了患病人群泌尿道感染的发生率和严重程度,还使很多人的反流消失。

近年,小儿尿动力学随着尿动力学的发展,仪器设备的不断更新,膀胱(逼尿肌)、尿道和盆底功能的评估变得越来越容易和精确。除了神经源性膀胱患儿需要常规进行PUDS评估外,其他许多小儿排尿异常的诊断也逐渐离不开PUDS的帮助。尿动力学检查的方法很多,如尿流率测定、膀胱压力 - 容积测定、压力 - 流率测定、影像尿动力学检查等。本章就小儿尿动力学检查(pediatric urodynamic study,PUDS)应用的适应证介绍如下。

第二节 适　应　证

一、婴幼儿和儿童的普通尿动力学检查的适应证

(一)不明原因的各种排尿异常

尿频、尿急、尿失禁、尿潴留、遗尿等各种排尿异常都是无创尿动力学(尿流率 +B超测定残余尿、排尿日记等)的适应证;原因不明和治疗效果欠佳的各种排尿异常患儿都是微创PUDS(膀胱留置测压管)的适应证。

(二)不明原因的残余尿量增加

B超是最常用的检测残余尿的方法,无创且操作简便。婴幼儿一般需要连续两次测定残余尿都在

10ml 以上为残余尿增多。如果发现残余尿增多,又没有直接的证据证明残余尿增多的原因,应该进行尿动力学检查。

(三)了解逼尿肌功能

具体诊断逼尿肌功能,逼尿肌收缩力程度,逼尿肌无功能或者逼尿肌瘫痪等。尿动力学检查中的逼尿肌压力测定是诊断逼尿肌功能的金标准。

(四)了解最大膀胱容量和最大逼尿肌压力是否安全

如需要进行清洁间歇导尿(CIC)的患儿,需要确定安全膀胱压力和安全膀胱容量,确定膀胱功能是否对上尿路有不良影响,从而对指导 CIC 患儿何时导尿有重要参考价值。一般认为逼尿肌压力大于 $40cmH_2O$ 会对上尿路产生不利影响。

(五)了解膀胱功能障碍和膀胱输尿管反流的关系

文献报道,逼尿肌 - 括约肌协同失调是引起婴幼儿 VUR 的重要因素。

(六)了解尿道出口的功能

单纯的尿道压力测定检查现在临床已经很少应用,因为其不能反映动态(真实情况下)的尿道功能情况。压力流率 - 肌电图或膀胱尿道同步压力测定可同时测定膀胱尿道功能,在临床应用较多。如膀胱出口梗阻患儿主要表现为高压低流,长期的膀胱出口梗阻会引起膀胱逼尿肌收缩功能失代偿,导致逼尿肌收缩乏力或无收缩。

(七)协助制订治疗方案

国际尿控协会推荐神经源性膀胱的尿动力学检查分类是治疗的重要依据。

(八)了解膀胱尿道功能障碍病情的进展和治疗的效果

如DSD或逼尿肌过度活动治疗前后,或逼尿肌增强或膀胱扩大手术的随访需要了解膀胱功能变化时,即需要进行尿动力学检查。

(九)了解盆腔手术或有可能影响膀胱尿道的非泌尿系手术对膀胱尿道功能的影响

临床医生具体面临的疾病包括神经源性膀胱功能障碍(脊柱裂、脊膜膨出或脊髓脊膜膨出、脊髓纵裂、脊髓栓系综合征)、肛门直肠畸形、排尿异常、膀胱输尿管反流、尿失禁、下尿路梗阻、影像学检查不能明确的肾和输尿管积水,怀疑或确诊为神经源性膀胱,都是尿流动力学检查的适应证。一旦患者确定为神经源性膀胱,需要反复进行膀胱测压以监测膀胱功能的变化。考虑儿童神经源性膀胱是一种动态性功能障碍,尤其易于恶化,建议患儿每年做一次膀胱测压。

二、其他类型的尿动力学检查的适应证

(一)自由尿流率测定

自由尿流率(uroflowmetry,UFM)测定反映排尿动力(膀胱逼尿肌)及阻力(尿道内外括约肌)的相对平衡状态,临床上多用作神经性或梗阻性病变引起排尿障碍患儿的筛选性检查,并用于随诊治疗排尿异常的药物或手术治疗的效果。尿流率差可以是各种膀胱出口梗阻的结果,也可以是由于逼尿肌收缩无力所致,须进一步进行压力流率加以区别。因为尿流率检查的无创性,适用于所有排尿异常或怀疑有排尿异常的患儿检查(要求能自由排尿且有 50ml 以上的尿量)。如使用自由尿流率评估小儿尿道下裂尿道成形术后排尿状态。尿流率是评估尿道下裂尿道成形术后尿道狭窄灵敏、有效、简单的无创方法,可在术后常规进行。

(二)尿流率测定 +B 超测定残余尿

将 B 超与尿流率结合能提供关于膀胱功能更多和更详细的信息,与单独测定尿流率相比能更全面地评价下尿路功能。该检查除了解自由尿流率参数外,用 B 超可以测量残余尿量,反映排尿期膀胱和尿道出口相互作用的结果。持续残余尿量增加一般提示膀胱出口阻力增加、膀胱收缩力减弱或两者同时存在。

(三)B 超影像尿动力学

在普通尿动力学检查适应证的基础上需要了解膀胱残余尿、膀胱形态(壁厚度和是否有憩室等)、输尿管形态(是否有输尿管积水和扩张等)、肾脏形态(是否有肾积水及其与膀胱充盈程度和压力的关系等)、膀

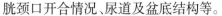

胱颈口开合情况、尿道及盆底结构等。

（四）X 线影像尿动力学

在普通尿动力学检查适应证的基础上需要了解膀胱残余尿、膀胱形态（壁厚度、是否有憩室等）、是否存在膀胱输尿管反流及反流程度、输尿管形态（是否有输尿管积水和扩张等）、肾脏形态（确定反流对肾脏的影响、是否有肾积水及其与膀胱充盈程度和压力的关系等）。影像尿动力学检查结合了尿动力学和影像学检查两种技术，可以动态同步检测膀胱功能，并了解输尿管、膀胱、尿道的形态学改变。使用影像尿动力学可将排尿性尿路造影与尿动力学检查结合，这两项检查均需要微创插尿管操作，而儿童的特殊性也要求临床应尽可能减少有创的侵入性操作，通过一次侵入性操作，即可达到评估膀胱输尿管反流程度和膀胱功能状态两种目的，为临床治疗随访输尿管反流提供参考。

（五）同位素尿动力学检查

进行核素肾脏扫描的同时进行常规尿动力学检查，可以同时了解肾脏的分泌功能、排尿功能及有无残余尿。后者没有 X 线或造影剂显示的膀胱形态清晰。同位素影像尿动力学检查现在临床应用较少。

（六）动态尿流动力学测定

动态尿流动力学测定（dynamic urodynamics，AUM）的特点是更接近生理情况下测定膀胱尿道的功能。该检查不用人工充盈膀胱，测压过程中患儿可以正常活动。因此，该检查可以用于适合进行普通尿动力学检查的一切患儿，可以了解生理性的膀胱功能，比较准确地检查膀胱过度活动症、急迫性尿失禁、压力性尿失禁、不稳定尿道、膀胱出口梗阻和神经源性膀胱，而且可以用于肠道膀胱扩大术前后的评估，对正常人贮尿排尿生理的评估，药物治疗膀胱功能障碍效果评估和上尿路尿动力学评估，缺点是耗费时间长。

（七）膀胱尿道压力同步测定

该检查通过一个三腔测压管同步测定膀胱尿道压力，除了记录膀胱压力变化外，还可以了解尿道压力的动态变化和膀胱尿道的协调功能。同压力流率 -EMG 检查相比能直接同步显示膀胱和尿道的功能。膀胱测压同步外括约肌检查在临床儿童检查中并未常规使用，主要原因是电极昂贵、易受干扰和检查过程中电极容易脱落等。近年来，膀胱尿道同步测压越来越受到重视，但是，测压过程中尿管移位或排尿过程中导管向外移动都可能导致排尿过程中的膀胱尿道同步测压常难以顺利进行。测定导管固定器的发明保证了膀胱尿道同步测压顺利进行。该检查在普通尿动力学的基础上能够显示逼尿肌 - 括约肌的协同性，比较准确地检查压力性尿失禁、膀胱出口梗阻、不稳定尿道和逼尿肌 - 括约肌协同失调。

（八）亚甲蓝尿流动力学检查

亚甲蓝注射液 2ml+ 生理盐水 20ml 经膀胱测压管灌注孔注入膀胱后封闭管口，按 ICS 推荐标准操作方法进行压力 - 流率测定。充盈期重点观察膀胱感觉，顺应性，容量漏尿发生时的膀胱压力，逼尿肌压力，腹压变化，液体漏出的部位，漏出液的颜色、量，漏尿发生的间隔时间。亚甲蓝尿流动力学检查用于诊断各种尿失禁、可疑泌尿系畸形者，如输尿管异位开口、输尿管阴道瘘、膀胱阴道瘘、膀胱直肠瘘等。

第三节 常 见 疾 病

一、神经源性膀胱的尿动力学检查指征

确诊神经源性膀胱（neurogenic bladder，NB）或有 NB 特点的患儿都需要行 PUDS。NB 患儿尽早进行 PUDS 可以积极治疗那些确定高风险尿路恶化的儿童。因为儿童神经源性膀胱是一种动态性功能障碍，易于改变且常恶化，因此 NB 患儿需要进行反复的 PUDS，以指导何时进行干预治疗。无论 NB 病因是什么，治理目标都是相同的，包括建立一个适当体积、正常顺应性的储尿囊以保护上尿路安全。正确的尿动力学评估是指导这些治疗的基石，因为神经系统检查、临床症状和放射检查均不能提供精确的下尿路功能性诊断。下面介绍神经源性膀胱各种病变类型的尿动力学表现。

（一）脊髓神经管和隐性神经管闭合不全

脊髓神经管和隐性神经管闭合不全（neurospinal and occult spinal dysraphism）最常见的原因是脊柱畸

形发育导致的脊髓神经管闭合不全。尽管总体发生率是降低的,但脊髓脊膜膨出仍占90%。其他引起NB的原因包括隐性脊柱裂、骶骨发育不全、肛门闭塞、泄殖腔畸形及其相关脊柱畸形、脊髓损伤和中枢神经系统紊乱。

NB儿童所面临的最重要问题是尿路梗阻,通常继发于尿道外括约肌过度活动导致的逼尿肌压力增高。在脊髓发育不良的婴儿,膀胱收缩和括约肌活性通常导致三种类型的下尿路动力学改变,分别为逼尿肌括约肌协同(26%)、伴或不伴逼尿肌顺应性降低的协同失调(37%),以及完全性去神经支配(36%)。最坏的结果是在排尿或漏尿时由于外括约肌过度活动引起的逼尿肌-括约肌协同失调,从而导致排尿压力增高。UDS早期识别的DSD联合进行CIC可以显著减少膀胱失代偿期、肾及输尿管积水和VUR。这种临床情况下,期待疗法可以导致不可逆性改变,而且延迟治疗常导致更为复杂的治疗,如膀胱扩大术。UDS显示伴随膀胱顺应性降低和DSD,膀胱相对安全容量减小,排尿或漏尿压力超过80~100cmH$_2$O或更高,可以显著影响治疗模式和随后的治疗效果。

抗胆碱药物治疗或外科手术后应间断进行PUDS以确定其疗效。其他行PUDS指征包括PVR增加、出现尿失禁或尿失禁程度加重、复发性尿路感染或超声发现肾输尿管积水。任何整形外科或神经学检查的变化可能提示神经病变,而这些改变均可引起PUDS发生变化。

患儿出生时伴有皮肤下中线后病变,可以由脊柱超声(3个月以内)或磁共振检查排除隐性椎管闭合不全。如果婴儿发现这种现象,无论神经系统检查如何,只有三分之一表现为下尿路功能障碍的尿动力学表现。这种比例随着年龄会增加。而且,在青春期生长突增期间,隐匿性病变可以发展成明显的临床症状,或者逐渐出现肠道或尿失禁或下肢的变化而导致恶化。无论儿童何时诊断出这些脊髓病变,推荐初始评估应包括PUDS、肾脏和膀胱超声。以前的PUDS结果显示婴幼儿排尿时尿道括约肌部分失神经支配或括约肌协同失调,而在年长儿常表现为伴有或不伴有括约肌广泛失神经的膀胱无收缩。在儿童隐匿性脊髓栓系综合征的系列报道中,PUDS常表现为逼尿肌过度活动。脊髓栓系松解术后排尿会有所改善。但干预进行越晚,临床改善程度越差。手术前表现为逼尿肌过度活动的儿童同样更适合进行外科手术。但是,手术3个月后应重复进行PUDS以观察疗效,因为正常膀胱手术后神经源性膀胱的并发症发生率大约是10%。

(二)骶骨发育不全

脊柱末端部分或全部缺损是诊断骶骨发育不全(sacral agenesis)的主要依据。大约三分之一的病例可被忽视,直到开始发生尿失禁或UTI时才被重视。典型的体格检查是臀部较扁平且伴有上臀沟消失,这些体征经常在体检中被忽视。患儿可能表现为尿失禁、不能进行如厕训练或反复的尿路感染。PUDS表现为膀胱无收缩和尿道外括约肌广泛失神经或伴发DSD的逼尿肌过度活动。一旦作出诊断,以及PUDS发现确切的神经病变,应基于排尿障碍的具体类型进行治疗。

(三)肛门直肠畸形

出生时,肛门直肠畸形(anorectal malformations,ARM)的儿童常伴有脊髓和泌尿生殖系统异常。病变的位置在相对于提肛盆底肌直肠终止的地方。由于脊髓栓系松懈手术或者外科重建时发生医源性损伤,伴发小儿肛门直肠畸形的儿童经常表现为神经源性膀胱。这些患儿UDS的作用和时机已经被争论过。近来的研究表明由于伴有NBD的可能性,建议肛门直肠畸形的患儿从确诊就开始就进行PUDS。通常表现为上运动神经元损伤伴有或不伴有DSD的逼尿肌过度活动,或下运动神经元损伤伴有括约肌广泛失神经改变的膀胱无收缩。对所有进行外科修复手术的患儿,尤其是术后仍伴有临床症状者,建议进行PUDS随访。较小儿童PNBD开始可能没有临床表现,类似于脊髓发育不良,但可能是动态发展的。因此,在膀胱或肠管功能有任何功能改变时,应及时进行PUDS检查。

(四)后尿道瓣膜

小儿后尿道瓣膜(posterior urethral valve,PUV)是男性下尿路梗阻最常见的原因,可能导致15%的男童发生瓣膜膀胱综合征(valve bladder syndrome,VBS)。过去的几年,关于瓣膜膀胱综合征该如何进行治疗仍有争议。但无论选择何种治疗方式,严格的尿动力随访都是不可缺少的。高达80%的伴有后尿道瓣膜的男孩表现为膀胱功能障碍,最常见的是逼尿肌过度活动和低顺应性。当尿液产生增加而排尿减少时也可能出现这种情况。继发于远端梗阻引起的膀胱颈增生导致的近端梗阻也可能引起,这需要进一步处理。即使治愈最初的瓣膜病变,膀胱功能也已经发生了改变。适当的尿动力评估可能帮助指导进一步的内科或外科治疗。

二、非神经源性膀胱功能障碍的尿动力学评估

非神经源性膀胱功能障碍(nonneurogenic bladder dysfunction,NNBD)患儿主要在完成如厕训练后就诊。他们常伴有尿失禁,可以出现各种异常排尿形式,可能出现尿路感染引起的发热,常伴有输尿管反流(vesicoureteral reflux,VUR)。其特征在于通常伴有功能性下尿路症状,表现为膀胱储尿或排尿功能障碍。包括膀胱过度活动症、排尿功能障碍、膀胱低活动性、膀胱出口梗阻和排尿延迟。

许多儿童可以通过无创PUDS、行为治疗、药物治疗进行诊断和治疗。非神经源性膀胱是否需要进行PUDS目前仍有争议,尤其是是否可以基于PUDS结果选择治疗方案。一项欧洲膀胱功能障碍前瞻性研究评估伴有尿急综合征、排尿功能障碍的研究发现,PUDS和治疗结果没有相关性。但一些伴有DV的患儿曾经确实表现为尿动力学异常,因此这对于积极治疗是很重要的。Kaufman等人报道了63%初始治疗失败的非神经源性排尿功能障碍患儿的病理结果,这些患儿可以基于客观的UDS结果进一步制订合适的治疗方案。

(一)膀胱过度活动症

小儿膀胱过度活动症(overactive bladder,OAB)的主要症状是尿急,通常伴有尿频和尿失禁。OAB儿童膀胱容量一般要比与同龄膀胱容量小,虽然通过这些症状可以推断OAB,但是只有通过尿动力膀胱测压发现无抑制性收缩波时才能确诊。但OAB患儿的尿动力参数和症状不一定具有相关性。在一个大型多中心的研究中发现,33%有尿急症状的患儿尿动力学检查才能发现逼尿肌无抑制收缩波。而且治疗后65%的患儿开始表现为逼尿肌过度活动。另外,这些伴有尿急综合征和排尿功能障碍的患儿没有其他尿动力学参数与治疗结果具有相关性。这项研究引起尿动力学检查是否有必要的争议,以及治疗是否需要个体化。

(二)排尿功能障碍

小儿排尿功能障碍(dysfunction voiding,DV)是指儿童在排尿时收缩尿道括约肌和盆底肌肉,这通常在反复尿流率测定中发现。同时进行盆底肌电图检查可以进一步提高尿流率检查诊断的精确性,以避免再次进行微创UDS。然而,排尿功能障碍和VUR有相关性。年龄较大的儿童伴有排尿功能障碍和VUR时,UDS发现VUR严重性和逼尿肌压力增高和肾脏瘢痕程度有相关性,说明进行UDS有益于尽早发现伴有VUR的患儿。Ural等人在一项关于特发性LUT功能障碍和VUR患者的系列研究中发现相同的结果,结果表明在伴有特发性LUT功能障碍的患儿中,逼尿肌压力增高是引起VUR的最重要的因素。

(三)膀胱直肠功能障碍

小儿膀胱直肠功能障碍(bladder and bowel dysfunction,BBD)又称膀胱直肠综合征(bladder and bowel syndrome,BBS),是指不明原因引起排便和排尿功能障碍的一种排泄功能异常,常见于进行排尿训练前解剖和神经系统正常的儿童。此前,国内外有关这一综合征的名称描述不同,包括排泄功能不良综合征和膀胱肠道综合征等。2013年,国际儿童尿控协会建议统称为膀胱直肠功能障碍。认识膀胱直肠功能障碍的重要性在于同时治疗排便功能障碍,能提高排尿异常的治愈率。

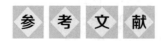

1. 陈燕,黄书满,文建国.儿童膀胱直肠功能障碍诊断治疗进展.中华小儿外科杂志,2015,36(6):477-480.

2. 宋晓东,文建国.小儿膀胱直肠功能障碍病因及诊断与治疗.中国实用儿科杂志,2015,30(4):266-268.

3. 文建国,易强,张艳,等.影像尿动力学检查在小儿尿道直肠瘘诊断和治疗中的应用(1例报告并文献复习).现代泌尿外科杂志,2012,17(2):152-155.

4. 武玉东,文建国,李源,等.小儿尿道下裂尿道成形术后自由尿流率测定意义.郑州大学学报(医学版),2004,39(6):945-

947.

5. COLLARD M, TIMMERMANS L, MERCHIE G. Relative diagnostic value of radiologic and isotopic methods associated with cystometry in the detection of vesico-uretero-renal reflux. J Belge Radiol, 1969, 52(6): 327-330.

6. MOSIELLO G, CAPITANUCCI ML, GATTI C, et al. How to Investigate Neurovesical Dysfunction in Children With Anorectal Malformations. The Journal of Urology, 2003, 170(4): 1610-1613.

7. HUA C, WEN Y, ZHANG Y, et al. The value of synchro-cystourethrometry for evaluating the relationship between urethral instability and overactive bladder. International Urology and Nephrology, 2018, 50(3): 1-9.

8. WEN JG, LU YT, CUI LG, et al. Bladder function development and its urodynamic evaluation in neonates and infants less than 2 years old. Neurourology and Urodynamics, 2015, 34(6): 554-560.

9. MOSIELLO G, POPOLO GD, WEN JG, et al. Clinical Urodynamics in Childhood and Adolescence. First edition. Cham, Switzerland: Springer International Publishing AG, 2018.

10. WEN JG, DJURHUUS JC, PFWM R, et al. ICS educational module: Pressure flow study in children. Neurourol Urodyn, 2018, 37(8): 2306-2310.

第十五章

尿流率测定和排尿日记

第一节　尿流率测定

尿流率测定(uroflowmetry,UFM)是指用尿流计测定并记录尿液排出体外的速度及模式的方法,即单位时间内膀胱经尿道排出的尿量,可用尿流速度和尿流曲线形态两个术语加以描述,其表示单位为毫升/秒(ml/s)。尿流率反映了膀胱、尿道、盆底(括约肌)及神经支配等在整个膀胱排空过程中的综合作用,反映了排尿期膀胱、膀胱颈、尿道和尿道括约肌的功能,以及它们之间的相互关系。主要包括使用尿流率记录的流率、排尿量、排尿时间和排尿形式。

对小儿来说,下尿路动力学和功能不同于成人。过去认为新生儿和婴儿的膀胱具备无抑制排尿能力,膀胱充满后通过简单脊髓反射自动排尿,极少通过高级神经中枢调节。近年来研究认为足月胎儿和婴儿排尿已有高级中枢参与,到2~3岁时发育朝着有社会意识的控制排尿方向发展,通过有效学习,当环境不方便排尿时能自主抑制和延迟排尿,当环境允许排尿时,即使膀胱未能充盈至最大膀胱容量也能启动排尿,并可以完全排空。小儿在进行自由尿流率测定时,要求排尿量 > 预测膀胱容量(expected bladder volume,EBV)的50%,此时自由尿流率参数更能反映实际排尿能力,临床意义更大,否则尿流率曲线形状会改变。有经验的小儿尿动力学专家,即使在患儿尿量很少时也能看出尿流曲线是否有助于排尿功能的诊断和其临床意义。儿童要进行至少2次尿流率测定以提高自由尿流率参数的准确性和可靠性。在排尿控尿机制形成的早期,正常婴幼儿偶然也会发生各种各样的膀胱 - 括约肌 - 盆底肌联合体的功能紊乱。随着年龄的增长,逼尿肌和括约肌功能不断完善,直至发育成熟。小儿尿流率及其他尿动力学参数处于不断变化的过程。因此,只有充分了解小儿各个时期尿动力学参数及其变化规律,才能对小儿膀胱功能和发育有更全面的认识和判断。

一、原理及常用参数

自由尿流率测定是一项简单、无创的非侵入性检查,检查时让患者排尿至一个与电子测量设备相连接的容器中,测量设备计算出从开始排尿到排尿结束之间的尿量。尿流率测定结果反映排尿动力(膀胱逼尿肌)及阻力(尿道内外括约肌)的相对平衡状态,临床上多用作神经性或梗阻性病变引起的排尿障碍患者的筛选性检查,并用于下尿路药物或手术治疗效果的随诊。尿流率差可以是各种膀胱出口梗阻的结果,也可由于逼尿肌收缩无力所致,须进一步加以区别。因此,单纯的尿流率测定可作为对下尿路症状患者的首选筛查手段,也可以与尿动力学的其他项目进行同步联合测定,如自由尿流率联合肌电图一起测量,可以同时了解膀胱逼尿肌和尿道括约肌的协同性。

在尿流率的发展过程中,研究者们不断探索并应用不同的原理和方法来测定尿流率。目前,常规使用的尿流计传感器多采用间接测定法:有测量尿流通过磁场或电场所产生的磁场或电场密度改变进行计算的;有通过连续测定所排出尿液重量进行计算的,简称重量法;有通过测定自由尿流所致的转盘转速的减少值而计算尿流率的,电能维持转盘保持恒定转速,尿流冲击转盘致转速减慢时电能自动增加以维持速度,以此增加数推算尿流率,简称转盘法。国内所用仪器均采用重量法及转盘法原理。

自由尿流率测定通常由流率传感器采集信号,将机械压力信号转换为电子信号,然后传入尿流计进行信号处理,处理过程包括信号放大、信号过滤、信号分解、信号整合、信号模/数转换等过程,经处理的信号以数字形式在尿流计上显示、记录或分析(图 15-1-1)。

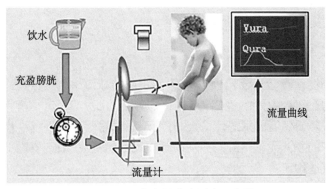

图 15-1-1　自由尿流率测定示意图

以下为 ICS 推荐并定义的常用尿流率测定参数、正常参考值及其临床意义(图 15-1-2):

1. 最大尿流率　最大尿流率(maximum flow rate,Q_{max})指的是尿流率测定过程中所获得的最大值。最大尿流率经常会受到影响,如小儿在排尿时身体晃动、同周围的人讲话、手指碰到阴茎,最大尿流率都会发生改变。要求最大尿流率测定时间最好能持续大于 2 秒。Q_{max} 是尿流率测定中最有价值的报告值,在报告时可使用列线图来纠正尿量、年龄、性别等因素对其的影响,所用的列线图种类必须在报告中注明该值与尿量有关。一般而言,尿量在 150~400ml时,男性最低值为 15ml/s,女性为 20ml/s。在儿童最

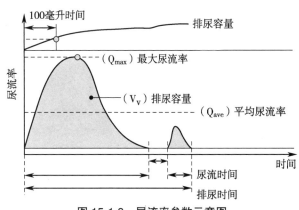

图 15-1-2　尿流率参数示意图

大尿流率随年龄及尿量而改变,一般该值约为尿量毫升数的平方根,如果最大尿流率的平方等于或者超过排尿量,那么最大尿流率是正常的。作者在 1990 年对一组正常儿童尿流率进行研究(共 88 例,男 46 例,女 42 例,年龄分布为 2~13 岁,其中 9 岁以下儿童 71 例),发现正常儿童男女最大尿流率分别为(14±4.55)ml/s 和(15±7.52)ml/s。尿流曲线可分为高尖曲线、柱形曲线、圆锥曲线、高丘斜坡曲线,并以高丘斜波曲线为主。2003 年对另一项正常儿童尿流率研究(共 169 人,男 81 人,女 88 人,年龄分布 8~13 岁)发现,男最大尿流率为(26.9±10.5)ml/s,女为(25.9±9.3)ml/s,提示不同年龄和不同尿量儿童的正常尿流率差异很大。因此,根据尿流率判断儿童膀胱功能异常时应慎重,尿流率是否异常应根据儿童的年龄、尿量和尿流率曲线形状综合判断。

2. 尿量　尿量(voided volume,V_v)是指尿流率测定过程中经尿道排出的总液体量,是尿流率测定的重要参数。尿量多少直接影响到最大尿流率的大小,因此,在分析尿流率时应使用列线图去除尿量对 Q_{max} 的影响。一般成人在测定自由尿流率时,尿量应在 150~400ml,而小儿膀胱容量应大于预测膀胱容量的50%,所测参数相对比较准确。

3. 平均尿流率　平均尿流率(average flow rate,Q_{ave})即总的尿量除以尿流时间。是否有尿流中断或终末尿滴沥,平均尿流中应注意解释。

4. 排尿时间　排尿时间(voiding time,V_t)是指整个排尿的持续时间,包括中断期。如整个排尿过程没有中断,则排尿时间与尿流时间相等。

5. 尿流时间　尿流时间(flow time,F_t)是指尿流率测定过程中可以确切测到的尿流的时间。

正常小儿处于连续的生长过程中,随着年龄的增长膀胱括约肌功能逐渐发育成熟,而各种尿流率参数也都在不断地发生变化。最大尿流率(Q_{max})、平均尿流率(Q_{ave})、排尿量(V_v)随年龄增加而增加。ICS 在标

准化报告"尿动力学技术规范"中,推荐尿流率的测定结果使用最大尿流率(Q_{max})结合排尿量(V_v)及残余尿量(PRV)的形式来报告,其形式为:排尿功能 = 最大尿流率 / 排尿量 / 残余尿量(VOID=Q_{max}/V_v/PRV)。出于临床应用的目的,Q_{max} 精确到1ml/s,容量精确到10ml。在上述形式中暂时空缺的值以"-"符号代替。另外,用来更正 Q_{max} 的列线图种类必须在报告中注明。

二、适应证

尿流率测定属无创伤性检查,为区别于压力流率测定时的尿流率测定,可称为自由尿流率测定。尿流率测定结果反映排尿动力(膀胱逼尿肌)及阻力(尿道内外括约肌)的相对平衡状态,临床上多用作神经性或梗阻性病变引起的排尿障碍患者的筛选性检查,并用于下尿路药物或手术治疗效果的随诊。

广义上说只要能排尿的小儿无论年龄大小均能行尿流率检查,一般 5 岁以上儿童配合度高,能获得较为准确的检查结果。主要适用于:

1. 儿童尿频、尿急、白天尿失禁或夜间遗尿症。
2. 男性膀胱下尿路梗阻引起膀胱尿道功能障碍　如后尿道瓣膜、尿道狭窄等。
3. 不稳定性膀胱　各种原因引起的急迫性尿失禁、尿频、尿急综合征。
4. 脊髓病变所致的膀胱尿道功能障碍
（1）脊髓创伤;
（2）脊椎疾病;
（3）脊髓血管疾病;
（4）神经管闭和不全;
（5）脊髓栓系综合征等。

三、测定方法及注意事项

尿流率测定应该在专门独立的检查室内进行,检查室的环境应宁静及隐蔽,使患者尽量放松,使检查能正确反映其真实排尿状况。测定前 2 小时适量饮水,有正常尿意时再做检查,尿量过少会影响结果。有些患儿憋尿时精神高度紧张,会造成想要排尿的假象,因此可以提前使用超声进行估算尿量。进行自由尿流率测定时,开启尿流率开关,男性患儿立位,女性患儿坐位,较小的儿童可由父母把尿测定,排尿体位(图 15-1-3)应该灵活掌握,尽量符合小儿自然排尿状态,排尿时仪器记录其排尿曲线,排尿停止时关闭尿流计。很多小儿排尿时较急迫,由其父母快速领入检查室,因此儿童进行自由尿流率测定前尽量做好准备,比如提前建立病历,耐心同小儿沟通讲解,让患儿精神放松,尽量正常排尿感时进行测量。新生儿排尿量少,尿流率测量易出现误差,常需重复测定。最近有文献报道,通过超声尿流探头进行评估男性新生儿尿流率。Lars Henning Olsen 等报道用特殊制作的尿流超声探头(图 15-1-4)与尿流计连接,固定于 30 例男

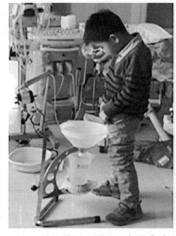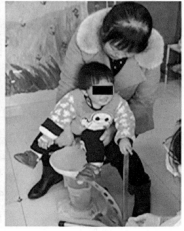

图 15-1-3　小儿自由尿流率测定时体位的选择

性新生儿阴茎上,其发出信号传至计算机,收集尿流率数据,尿流曲线通过最大尿流率和排尿量来进行估计。该方法仅适用于男性新生儿,对于女性新生儿自由尿流率的获得仍比较困难。

尿流率测定结果受物理、生理、病理等诸多因素的影响。尿流率检查结果必须结合年龄、性别、尿量等因素进行分析,配合其他检查作出诊断。为提高检查结果准确性,获得客观可靠的尿流率,检查时应该注意以下几个方面:

1. 详细询问病史,进行完整的体格检查(尤其注意是否有神经病变)和必要的实验室检查,建议记录排尿日记 3 天以上,以了解患儿平常排尿状况。

2. 自由尿流率测定时,患儿的排尿量应大于预测膀胱容量的 50%,测定结果才准确,故检查前应嘱受检者适量饮水以获得

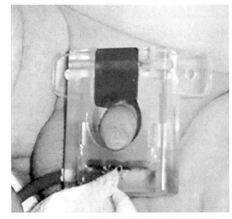

图 15-1-4　新生儿尿流测定超声探头

适宜的尿量。尿量是影响尿流率的重要因素。同一受试者,不同的尿量可以产生不同的尿流率曲线及最大尿流率。对于成年人一般来说,在尿量达到150ml之前,Q_{max} 随尿量的增加而增加。尿量为150~400ml时,Q_{max} 相对稳定。当尿量继续增加,达到 400ml 以上时,Q_{max} 的变异较大,有可能随尿量的增加而减低,也有可能随尿量的增加而增加。小儿尿流率随年龄或尿量增加而增加,呈正相关。Disclpiro 等(1986)为了排除年龄、尿量等因素对尿流测定的影响,对 2~12 岁 142 名正常男孩分 11 个年龄组进行了尿流测定,测得的最大尿流率为(9.25 ± 3.12)~(16.21 ± 5.29)ml/s 不等,总结出用排尿量推算最大尿流率、平均尿流率的相关方程,指导推算不同尿量时最大尿流率、平均尿流率的正常范围,从而判断尿流测定结果是否正常。从本组资料,年龄、尿量与最大尿流率的相关系数可以看出,正常儿童年龄或尿量与最大尿流率有明显正相关性。本组资料还显示男孩尿量在 40ml 以上,女孩 35ml 以上,尿流测定结果较可靠。尿量小于该值时,尿流率显著变小,尿流曲线变异大,无法分析。因而进行小儿尿流测定时,除了考虑年龄等因素的影响外,尚应保证男、女孩最少尿量应为 40ml 和 35ml。一般情况下,尿量越多结果越准确。

3. 采用转盘式尿流率计,尿线落点应尽量集中在容器侧壁。称重式尿流率计则应在每次检测完成后倒掉集尿杯内液体。

4. 尿流率曲线持续时间小于 2 秒,正负方向的变化应为赝像,需要人为校正,方法是以平均跨度超过 2 秒的光滑曲线加以校正。

5. 建议排尿后通过即刻导尿或 B 超进行残余尿测定,有助于评估膀胱排空功能。

除环境因素及心理因素外,须注意尿道器械检查及操作后 3 天内尿流率不准确,不然尿流率测定不能区别膀胱出口梗阻与逼尿肌功能不全。尿流率值取决于逼尿肌收缩的有效性、括约肌松弛的完全性及尿道的通畅度(有无梗阻),尿流率低并不等于膀胱出口梗阻。结果不满意者,需重复检查。

四、常见尿流率曲线类型

尿流曲线形状(flow curve)可较敏感地反映不同类型的排尿特征,有一定诊断意义。它是由逼尿肌收缩力决定的,受腹压的影响,并和尿道内外括约肌相互协调。如尿流曲线低平,常提示有尿路梗阻。正常尿流曲线的形状多为钟形,随着尿量的不同表现为高尖形、圆丘或柱丘形,尿量少时高尖多见,尿量多时圆丘或柱丘形多见。高尖曲线最常见,可能与小儿尿量少、排尿功能强有关。尿量多时可出现高丘斜坡曲线。排尿障碍的患儿尿流常表现为不同程度的低平曲线,最大尿流率明显降低。尿流曲线低平、尿流率降低可作为诊断小儿下尿路梗阻的客观依据。

1. 正常尿流率曲线　健康儿童无论性别、年龄及排尿量,其尿流曲线都呈钟形。正常膀胱排尿发生在逼尿肌主动收缩、膀胱颈被动松弛的时候,因此尿流率曲线的形态反映了逼尿肌的收缩行为。典型情况下,当尿道腔内压低于最小尿道开放压(P_{muo})时,尿道腔呈闭合状态;但当压力超过 P_{muo} 时,轻微的压力增高都将导致尿道完全开放。在正常生理状态下,尿道腔内压较低,尿流率曲线呈弓形或钟形(图 15-1-5),尿流率具有较高水平。

2. 塔形尿流率曲线　是一种突然、高幅度排尿形式的尿流曲线,排尿时间比较短,峰值高尖,提示是由突然出现的逼尿肌收缩力引起的逼尿肌过度活动引起的排尿。患儿总是在进入检查室时就急于排尿,有时表现为踩脚或自己用手捏住阴茎以防止排出尿液。当允许排尿时患儿快速地排出尿液,出现塔形尿流率曲线(图 15-1-6)。

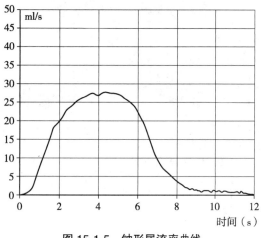

图 15-1-5　钟形尿流率曲线

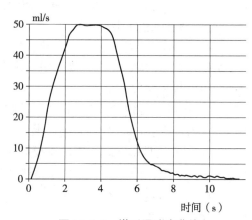

图 15-1-6　塔形尿流率曲线

3. Staccato 尿流率曲线　指排尿过程中尿流曲线出现快速波动而始终未中断,可见于各个年龄段儿童,包括正常儿童。它是由儿童排尿时逼尿肌收缩的同时尿道括约肌间断性地收缩引起的。Wereecken 等认为 Staccato 尿流曲线是尿道和逼尿肌不稳定的结果。Yeung 等在对下尿路正常的婴幼儿进行膀胱测压研究中发现,在被测儿童出现 Staccato 尿流时,膀胱逼尿肌压力出现不同程度的上下波动,认为 Staccato 尿流曲线与逼尿肌 - 括约肌协同失调有关。小儿断奏曲线应结合残余尿是否增多来考虑其临床意义。

在儿童的尿动力学检查中,有研究显示 Staccato 尿流率曲线在下尿路正常的婴幼儿中的发生率为 20%~70%,随着年龄增长逐渐下降。Bower 等研究了 98 例排除各类泌尿系疾病及神经系统损害和畸形住院小儿的尿流曲线,其中钟形曲线 63%、断奏曲线 30%、间断尿流率曲线 6%。作者总结了 8~13 岁儿童 169 例,断奏曲线的总体发生率为 31.9%,其中男性 29.6%,女性 34.1%,无性别差异。男性儿童中,Staccato 尿流率曲线的发生率随年龄增长呈下降趋势,年龄差异大时发生率与年龄相关性更紧密。女性儿童中,Staccato 尿流率曲线发生率与年龄相关性不明显,女性 Staccato 尿流率曲线发生率在 8~13 岁儿童中常见。

Staccato 尿流率曲线的发生率跟尿量有显著相关性,随着尿量增加发生率明显升高。这可能与尿量较多时儿童不能长时间维持尿道外括约肌稳定和逼尿肌括约肌的协同有关,也提示儿童下尿路神经肌肉排尿调控尚未发育完善。研究结果显示 Staccato 尿流曲线中儿童的尿流率参数与光滑尿流率曲线组相比,最大尿流率、平均尿流率和残余尿量没有显著差异,但尿量明显大于光滑曲线组,排尿时间较光滑曲线组长,达最大尿流率时间短。尿流率参数男女之间无差异(图 15-1-7)。

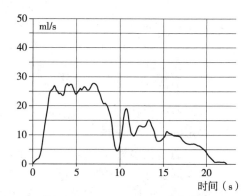

图 15-1-7　Staccato 尿流率曲线

4. 间断尿流率曲线　间断尿流率曲线(intermittent uroflow curve)表现为独立的波峰,而在独立的波峰之间尿流可完全中断,同断奏曲线相似,但又有区别。一般提示膀胱收缩力下降,是通过收缩膈肌和腹肌进行排尿,每次增加腹压可引起每个排尿高峰,停止增加腹压则尿流中断;也可见于生理性排尿,如部分女性习惯性增加腹压排尿,也可以是病理性的,如严重的膀胱出口梗阻或神经源性膀胱(逼尿肌 - 括约肌协同失调)。在不规则或间断尿流率曲线中,最大尿流率作为评判尿液流出尿道阻力指标是不可靠的,因为即使是逼尿肌收缩力下降的患儿通过腹压排尿,最大尿流率也有可能是正常的。尿流率曲线模式在 85% 的患者可以被重复,异常的尿流率曲线需要重新测定(图 15-1-8)。

5. 低平尿流率曲线　是一种低平、延长的尿流率曲线。一般是由膀胱出口梗阻引起的,分解剖型(后尿道瓣膜和尿道狭窄)和动力型(持续性地尿道括约肌收缩);也可以是由持续地增加腹压引起的,在测量尿流率同时进行肌电图测量可以对膀胱出口梗阻进行分型。排尿过程中逼尿肌收缩力的变化、腹肌收缩、尿道括约肌活动等均可使尿流率曲线模式更加复杂化。逼尿肌收缩功能不全时可出现低平梗阻型尿流率曲线,随程度不同可呈低丘斜坡曲线、不规则低平曲线或重度低平曲线(图 15-1-9)。

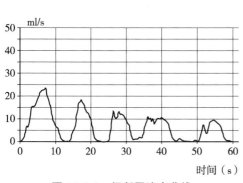

图 15-1-8　间断尿流率曲线

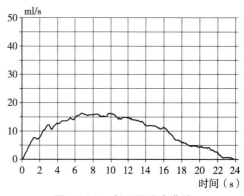

图 15-1-9　低平尿流率曲线

　　文建国等(1990)对 88 名正常儿童尿流率测定进行分析,发现尿流曲线可以分为 4 种类型:高尖曲线、圆丘曲线、柱丘曲线和高丘斜坡曲线。高尖曲线多见于尿量小于 150ml 时;圆丘曲线和柱丘曲线在尿量大于 150ml 时多见;高丘斜坡曲线少见(图 15-1-10)。

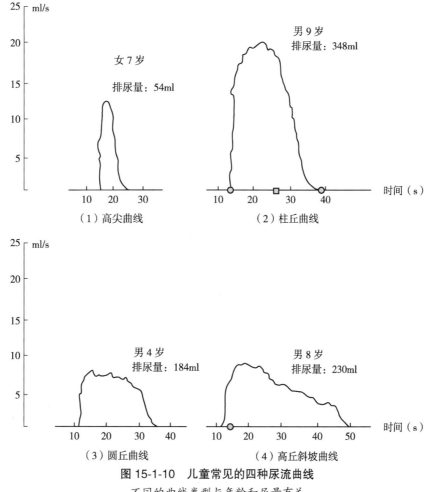

图 15-1-10　儿童常见的四种尿流曲线

不同的曲线类型与年龄和尿量有关

五、尿流率测定的临床意义

尿流率测定可以帮助了解膀胱尿道的功能。临床主要应用于：①预测下尿路梗阻。尿流率由膀胱逼尿肌的收缩力和尿道阻力共同决定，尿流率的下降可以是膀胱逼尿肌的收缩力下降的结果，也可以是尿道阻力增加的结果，如果排除神经源性膀胱等引起膀胱逼尿肌收缩力下降的因素，可以用来诊断尿道梗阻。②评价各种下尿路疾病治疗方法的疗效。许多作者认为最大尿流率和尿量曲线形状是衡量下尿路功能的最重要指标。尿道狭窄、膀胱过度膨胀或神经源性逼尿肌功能衰竭均可以使最大尿流率降低，同时产生低丘长斜坡形尿流曲线、不规则低平曲线。当尿道狭窄，逼尿肌有一定收缩力时，多产生低平曲线，狭窄的程度越严重，平台高度越低。借助腹肌排尿或有逼尿肌 - 括约肌协同失调时，间断的尿流曲线常见于逼尿肌反射低下的神经源性膀胱。

尿流率也有其局限性，它是逼尿肌收缩力和尿道阻力相互作用的结果，最大尿流率降低并不能直接反映排尿异常的原因究竟是逼尿肌减退还是尿道阻力升高。有时尿道梗阻时，逼尿肌代偿肥厚可有正常尿流率，因此，尿流测定应结合临床或其他检查结果，如测定膀胱压力容积、尿道压力及括约肌肌电图等方能作出正确诊断。此外，尿流测定受年龄、尿量、精神紧张及排尿体位等因素的影响。排尿时突然用力可造成尿流曲线升高，而内裤未完全松解，压迫阴茎可引起尿液排出受阻，又使尿流曲线低平。所以，判断尿流测定结果时，应排除这些因素的干扰。尿流率测定前应嘱患儿多饮水，以保证有足够尿量。如果尿量少（如50ml），尿流曲线形状正常，尿流率即使偏低也不能诊断膀胱尿道功能异常。因此应结合临床或联合其他检查，如膀胱测压、肌电图等作出诊断。尿流率测定虽有局限性，但仍为客观评定排尿功能的简便方法，可以帮助诊断。

六、尿流率联合 B 超测定残余尿

残余尿（post void residual，PVR）是指在排尿刚刚完成后膀胱内剩余液体的体积，是排尿期膀胱和尿道出口相互作用的结果。常用于区分膀胱出口梗阻的代偿期和失代偿期，以及决定是否进行手术治疗。残余尿通常用以下方法估计：①导管或膀胱镜（经尿道或耻骨上）；②放射学检查（顺行尿路造影、排尿膀胱造影）；③超声检查；④放射性同位素检查（清除率）。

经导管导尿法曾被视为残余尿测定的金标准，但其仍有很多不精确之处。因导尿法为侵入性操作，仅在随后有尿动力学测试时才使用。B 超检查由于其无创性、相对准确性和方便经济等优点，作为单纯尿流率测定后残余尿测定的普遍方法。通常采用腹部经耻骨上超声测量膀胱的长度、宽度和高度，采用相应的数学公式来计算和估计膀胱残余尿量（图 15-1-11）。

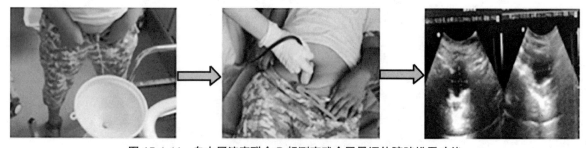

图 15-1-11 自由尿流率联合 B 超测定残余尿量评估膀胱排尿功能

将 B 超与尿流率结合能提供关于膀胱功能更详细的信息，与单独测定尿流率相比能更全面地评价下尿路功能。新生儿白天每次排尿量约为正常的 30%~100%，原因为新生儿膀胱多不能完全排空，但连续观察 4 小时至少有 1 次可完全排空。残余尿量从新生儿期到 2 岁前较恒定，平均 4~5ml，3 岁以后获得尿控能力，多可以完全排空膀胱，此时正常情况应该无残余尿（残余尿量为 0）。如果重复测定，每次残余尿在20ml 以上就是病理性的。最近有一项对 1 128 例年龄在 4~12 岁的健康儿童进行残余尿量测量，这些儿童排尿量均大于 50ml，而且有正常的钟形尿流率曲线，测量结果如下：

1. 4~6 岁儿童　单次测量残余尿量大于 30ml,或者大于预测膀胱容量的 21%;重复测量时,PVR 大于 20ml 或大于预测膀胱容量的 10%,提示残余尿量增多。

2. 7~12 岁儿童　单次测量残余尿量大于 20ml,或者大于预测膀胱容量的 15%,重复测量时,PVR 大于 10ml 或大于预测膀胱容量的 6%,提示残余尿量增多。

测量残余尿量时注意事项:排尿前膀胱容量大于预测膀胱容量的 50%,同时小于预测膀胱容量的 115%;残余尿量应该在排尿后 5 分钟内测量。持续残余尿量增加一般提示膀胱出口阻力增加、膀胱收缩力减弱或两者同时存在。过去的研究显示婴儿残余尿量一般小于膀胱容量的 10%,但个体变异较大。在一项对年龄在 2~12 个月健康婴儿的排尿观察研究中发现,排尿后残余尿量范围在 0~13ml(平均 4.6ml),占膀胱容量的 0~22%。研究证实,除新生儿外正常婴儿的膀胱几乎可以完全排空。当小儿残余尿量在 5~20ml 时应重复测量,如果重复测量结果不一致应进行第三次测量。小儿残余尿量大于 20ml 提示排尿功能异常,且与年龄、性别和膀胱最大容量无关。测定 PVR 的时间应控制在排尿后的 5 分钟以内。没有残余尿并不能排除膀胱梗阻和膀胱括约肌功能障碍。

第二节　排 尿 日 记

排尿日记(voiding diary,VD)是指在一定时间内(至少 24 小时)采用特定的表格连续记录自然状态下的排尿相关数据,包括每次排尿时间、尿量及其他参数等。VD 是一项特殊的尿动力学检查项目,可简单、客观、无创地评估各种排尿异常症状的严重程度,有助于制订治疗计划和随访治疗效果。由于儿童和青少年排尿异常多为功能性障碍,进行 VD 检查尤为重要,但很多临床医生对排尿日记了解和重视不够。

一、定义及分类

排尿日记是一项特殊的尿动力学检查项目,指在医生指导下实时记录患儿一定时间的排尿相关数据,可准确反映自然状态下的下尿路功能状况,增加病史客观性。排尿日记历史上表达方式众多。

排尿日记目前尚无统一的表达方式,国际尿控协会依据记录参数的不同将其分为三种:①排尿时间表(micturition time chart,MTC),单纯记录排尿时间,至少持续 24 小时;②频率 - 尿量表(frequency-volume chart,FVC),记录白天和夜间的排尿时间及排尿量,至少持续 24 小时;③膀胱日记(bladder diary,BD),用于评估膀胱功能的标准表格,至少记录排尿时间、每次排尿量、液体摄入量、夜尿、遗尿和尿失禁发生情况,必要时附加尿垫使用情况、睡眠及早起时间、大便情况等信息,一般要求记录时间至少为 48 小时(可以是非连续两天)。此外,临床医生可根据诊断疾病的需要,按照排尿日记原理设计个体化的表格形式。

二、适应证

目前排尿日记已广泛应用于各种排尿功能障碍的研究,是评估下尿路功能状况简单无创的方法之一,有助于确定症状的严重程度并且增加病史的客观性,减少回忆偏倚。排尿日记适用于已获得膀胱控制能力(5 岁及以上)的儿童,而对于尚未获得膀胱控制能力的婴幼儿,国际小儿尿控协会推荐使用 4 小时排尿观察进行评估。排尿日记的适应证有以下几个方面:

1. 下尿路症状评估　排尿日记对下尿路症状(lower urinary tract symptoms,LUTS)患儿的评估非常重要,国际尿控协会和国际小儿尿控协会(International Children's Continence Society,ICCS)均将其推荐为 LUTS 的无创检查项目。任何 LUTS 如尿频、尿急、夜尿增多和排尿困难等,都可以使用排尿日记评估疾病的类型、严重程度等。排尿日记需要在微创尿动力学检查或制订治疗方案前进行,可将症状病因大致归类,有助于临床医生诊断和评估病情;排尿日记还可用于评估 LUTS 治疗效果和了解排尿异常的病情进展情况;排尿日记对于临床症状相近的不同疾病也可起到一定的鉴别作用,Kim 等将临床确诊的间质性膀胱炎和膀胱过度活动症患者分别记录 3 天排尿日记,结果发现两者在排尿频率、最大尿量、平均尿量等参数方面存在显著差异。目前关于记录时间尚无定论:Ku 等将 162 名患有 LUTS 的患者随机分为三组,分别完成 2、3、7 天的排尿日记,结果发现三组在数据准确度之间并无显著差异,但随着记录天数增加,患者负担随之增加;Yap 等对 13 篇 FVC 评估 LUTS 的相关文献进行分析,认为目前的专家共识即记录时间≥3 天可能最为合理,但需要高质量研究证实。

2. 尿失禁评估　尿失禁(urinary incontinence,UI)的主观评价通常难以解释,也不代表其功能障碍的严重程度,可通过排尿日记量化记录尿失禁发生及严重程度,所使用和更换的尿垫或尿布的数目也可作为评估尿失禁的指标。可测定在确定的测量时间内尿垫增加的重量精确测定漏尿量,必要时配合尿垫试验共同评估。Martin 等对 1966—2002 年发表的 129 篇研究尿失禁评估的文献进行系统综述,认为排尿日记是除询问病史以外诊断尿失禁的最合适的初步检查方法。目前评估尿失禁的排尿日记记录时间同样存在争议,主要集中于如何兼顾数据准确性和患者依从性。ICCS 推荐记录时间为 14 天,但很多学者对此提出质疑:Nygaard 研究发现对于压力性尿失禁女性患者,排尿日记记录 7 天具有较好的可重复性,且前 3 天的记录数据与后 4 天明显相关($r=0.887$),提示排尿日记记录 3 天同样为一种合适的评估方法;Groutz 等提出24 小时尿垫试验和排尿日记能可靠地评估漏尿程度和尿失禁发生次数。

3. 遗尿评估　在遗尿(enuresis)患儿病史资料不甚详细时记录排尿日记尤为重要。遗尿患儿记录排尿日记的意义包括:①评估膀胱容量和是否存在夜间多尿的主要依据;②单症状性夜遗尿治疗策略选择的基础;③临床医师可根据排尿日记的数据信息判断夜遗尿类型来指导治疗。

遗尿的类型、病因和相关因素很多,治疗方案强调个性化治疗。在病因诊断、分型和选择治疗方案及随访治疗效果等方面,VD 都可以提供客观依据和起到至关重要的作用。例如,VD 提供了排尿次数(包括尿失禁的次数)和夜尿的尿量,可以帮助诊断单症状还是非单症状遗尿,是不是存在夜尿增多现象。夜尿增多是应用醋酸去氨加压素治疗的适应证。

VD 客观准确,提供的数据信息可发现诊疗依从性不好的家庭,并帮助患儿获得更多的治疗措施。还有利于发现烦渴儿童,并推测导致其发生的原因,避免烦渴症患儿因误服去氨加压素而出现不良反应的风险。此外,VD 不仅提供患儿排尿相关客观数据的支撑病史、发现非单症状性遗尿阳性症状和可提供预后信息,还可以根据结果决定是否需要进一步检查和帮助制订治疗方案,如根据晚上遗尿时间规律确定闹铃叫醒时间,帮助建立排尿反射等。ICCS 在 2014 年指南中推荐连续记录 7 夜遗尿发生次数和遗尿量以评估遗尿严重程度,如伴有白天症状,则同时记录 48 小时 FVC。

VD 现已被《国际小儿尿控协会 ICCS 遗尿症治疗实践指南》《英国国家卫生研究院和临床优化中心NICE 儿童夜遗尿管理指南》《日本儿童夜遗尿专家共识》等推荐使用。通过 VD 不仅可简化诊断流程,还可以避免不必要的检查,有效提高诊断的准确性和治疗的针对性。

用于遗尿症诊断的排尿日记形式不定。主要内容应包括:至少 3~4 天的饮水时间、饮水量,以评估患儿每天液体摄入量;至少 3~4 天的排尿时间、排尿量、漏尿量,以评估排尿次数及最大排尿量(白天日记);至少 7 晚夜尿量、夜尿时间、晨起尿布增重(夜间日记),以评估患者膀胱容量及夜遗尿程度,同时记录排便情况,以提供关于存在便秘的信息。

日记中反映夜遗尿发病的重要参数有 EBC、MVV 及夜间总尿量(TVV)。其中 TVV 为夜间尿布增重(或夜间排尿量)与清晨第 1 次尿量之和。当 MVV<65%EBC 时提示膀胱容量偏小,TVV>130% EBC 提示夜间多尿。出现夜间遗尿,伴有日间下尿路症状者为非单症状性夜遗尿,反之,则为单症状性夜遗尿。

根据 VD 的信息可鉴别出 4 种 MNE 亚型:夜间尿排量正常且膀胱容量正常型,低于年龄相应的预期膀胱容量,NP 且膀胱容量正常,尿排量过高且膀胱容量偏小。

去氨加压素和遗尿报警器是公认的儿童夜遗尿一线治疗方法,可有效治愈大部分儿童 MNE。在治疗前应向患儿及家长详细讲解不同治疗方法的利弊,治疗策略的选择应由患儿具体病情(包括 VD 结果)及治疗意愿等共同决定。根据不同 MNE 亚型选择合适的治疗方案。患有夜尿增多且膀胱容量正常的儿童对去氨加压素更敏感。

4. 指导膀胱训练和行为治疗并评估效果　为了有效控制膀胱,患儿必须学习如何锻炼膀胱以控制漏尿。可通过尽可能长时间的憋尿、让膀胱储存更多尿液来达到这一目的,例如憋半小时后排尿,记录所排尿量和发生尿失禁的次数,然后逐渐延长排尿间隔时间,直到达到一个可以接受的水平,这对于膀胱容量小引起的尿频和急迫性尿失禁患儿的膀胱功能锻炼尤其有效。排尿日记记录排尿频率和排尿量可以协助制订膀胱训练细节。此外排尿日记可通过生物反馈识别患儿何时饮水过量以指导行为治疗。

三、应用方法

如儿童已具备独立生活能力,记录表由儿童本人填写,特殊情况也可由家长、保姆或医务人员帮助填写,在家或学校就可以完成。目前排尿日记主要包括排尿时间表、频率－尿量表和膀胱日记。

1. 排尿时间表　单纯记录全天的排尿时间。表格简单,仅能获知日间排尿次数、夜尿次数和24小时排尿次数等参数信息。

2. 频率－尿量表　提供信息较多,目前已作为研究方法被广泛应用于验证药物或手术疗效和流行病学研究:Kojima等通过FVC证实坦索罗辛可减少伴有夜间多尿的BPH患者夜尿产生;Kim等使用48小时FVC对298例韩国儿童调查发现其最大尿流量与年龄呈线性关系。关于FVC最佳记录时间尚不确定,van Haarst等认为FVC记录3天最为合适,但记录时间可根据研究目的调整。ICCS推荐的72小时FVC见表15-2-1。

表 15-2-1　72 小时频率－尿量表

第一天					第二天					第三天				
日期	排尿	是否漏尿	液体情况	排便	日期	排尿	是否漏尿	液体情况	排便	日期	排尿	是否漏尿	液体情况	排便
	记录尿量		记录摄入量			记录尿量		记录摄入量			记录尿量		记录摄入量	
时间					时间					时间				
夜晚					夜晚					夜晚				
05:00					05:00					05:00				
06:00					06:00					06:00				
07:00					07:00					07:00				
08:00					08:00					08:00				
09:00					09:00					09:00				
10:00					10:00					10:00				
11:00					11:00					11:00				
12:00					12:00					12:00				
13:00					13:00					13:00				
14:00					14:00					14:00				
15:00					15:00					15:00				
16:00					16:00					16:00				
17:00					17:00					17:00				
18:00					18:00					18:00				
19:00					19:00					19:00				
20:00					20:00					20:00				
21:00					21:00					21:00				
22:00					22:00					22:00				
23:00					23:00					23:00				
24:00					24:00					24:00				

考虑到中国儿童上学的时间安排,周一到周五上学时间很难保证记录 VD。因此,从周五晚上开始记录排尿日记到周一早上第一次排尿结束(3 晚和 2 白天)也取得不错的效果,和完整三天记录的排尿日记没有显著区别。

3. 膀胱日记　记录内容包括每次排尿时间及尿量、液体摄入情况、尿垫使用情况、有无尿急、有无尿失禁发生及尿失禁程度等。液体摄入情况应考虑液体类型、三餐液体摄入量等信息。目前应用于排尿日记的尿急症状评分量表众多,均有助于尿急症状的量化(表 15-2-2)。漏尿量评估可大致分为 4 个等级,等级数可在排尿日记漏尿项目中注释(表 15-2-3)。如具体测定漏尿量,则需尿垫或尿布辅助。尿垫试验指反复测量衬于内裤里面尿垫重量以评估白天尿失禁患儿的漏尿量,适用于 5 岁及以上尿失禁患儿。同理,可通过测量尿垫重量测量夜遗尿量。膀胱日记对于不同症状记录时间不尽相同,最佳记录时间存在争议,需要进一步研究证实。

表 15-2-2　UPS 尿急评分量表

尿急评分	尿急情况
0	随意排尿:无尿急
1	轻度尿急:产生尿意时可再憋尿 >1h
2	中度尿急:产生尿意时可再憋尿 10~60min
3	重度尿急:产生尿意时可再憋尿 <10min
4	极度尿急:产生尿意时必须排尿

表 15-2-3　漏尿等级评价

漏尿等级	漏尿情况
1	滴沥几滴
2	漏湿内裤,但尚未湿透
3	湿透外层衣服
4	漏尿滴落地上

四、参数分析

通过排尿日记可以得到很多重要信息,如排尿频率、24 小时尿量、日间尿量、夜间尿量、平均尿量、最大和最小尿量、24 小时尿量分布、漏尿情况等。必要时可将这些数据输入计算机中使用软件进行更详细分析,从而计算出平均尿量、平均每分钟尿量、平均排尿间隔时间、每一特定时期尿量等信息,并可输出一份 24 小时的时间尿量图,同时在分析过程中列出对应正常人群的数据和标准差(SD)。目前儿童排尿日记的标准值很难获得,且理论上的数据多不可靠,尚需要高质量研究证实。常见参数分析如下:

1. 排尿频率　即全天排尿次数,受膀胱容量、年龄、多尿和液体摄入量影响。ICCS 将排尿次数增多定义为排尿频率持续性≥8 次 / 天,排尿次数减少定义为排尿频率≤3 次 / 天为排尿次数减少。排尿次数增加常见原因有膀胱感觉敏感、膀胱容积减小、烦渴症、失眠症诱发夜尿等。对于≥5 岁儿童,排尿频率持续性≥8 次 / 天是诊断 OAB 的参考指标之一。

2. 最大排尿量　单次最大排尿量(maximum voided volume,MVV)可通过排尿日记观察到,如果把晨起第 1 次排尿考虑在内,则 MVV 较为不固定,因此推荐观察 MVV 时应注释是否包含晨起第 1 次排尿。预测膀胱容量(expected bladder volume,EBV)常用来作为参考或比较标准,计算公式为［30×(年龄 +1)］ml,但需除外晨起第 1 次排尿,适用于 4~12 岁儿童(12 岁儿童 EBC 即可达 390ml)。MVV(除外晨起第 1次排尿)如发现 <65% EBC,则认为偏小,如 >150% EBC,则认为偏大。

3. 夜间尿量　夜间尿量简称夜尿量（nocturnal urine volume，NUV），指儿童从晚上上床睡觉到次日早晨自然醒来的时间段，包括次日早晨起床后的第1次排尿的尿量。对于儿童和青少年，ICCS将夜间多尿症（nocturnal polyuria）定义为夜间尿量大于130%相应年龄的预期最大膀胱容量（expected bladder capacity，EBC）。但也有文献报道将之定义为夜间尿量大于20×（年龄+9）ml更符合实际，但其临床意义尚待进一步验证。

4. 夜尿次数　即晚上睡觉期间起床排尿的次数，每次排尿都是醒来自然排尿。在这里需要阐释两个术语：夜尿指数（nocturia index，Ni）和夜间膀胱容积指数（nocturnal bladder capacity index，NBCi）。Ni为夜间尿量与功能性膀胱容积的比值，和实际夜尿次数相关，可作为评估夜尿严重程度的指标。Ni减去1为预期夜尿次数（predicted number of nightly voids，PNV），例如NUV=540ml，FBC=300ml，Ni=540/300=1.8，PNV=0.8≈1。NBCi为实际夜尿次数与预期夜尿次数的差值，其意义为NBCi值越大，夜尿越有可能由膀胱过度活动症引起。

5. 24小时尿量　是指连续收集24小时的尿量之和，收集时间从早晨醒来排第1次尿之后开始到第2天早晨起床排完第1次尿结束。多尿症诊断标准为24小时尿量>40ml/kg。

6. 日间排尿频率　日间排尿频率（daytime voiding frequency）是指日间清醒状态下排尿次数，包括睡觉前最后1次排尿和早晨起床后第1次排尿。儿童特殊性日间尿频见于进行排尿训练的儿童，其诊断标准为至少每小时排尿1次，且平均尿量（average voided volume，AVV）<50% EBC，此症状平均持续时间约6个月。

7. 漏尿情况　根据国际疾病分类（ICD-10）和美国精神病协会《诊断与统计手册》（DSM-V）的定义及标准，满足尿失禁诊断需要以下条件：①年龄≥5岁；②每月至少发生1次不自主尿液外漏；③症状至少持续3个月。可根据排尿日记中漏尿频率、漏尿量和等级评估尿失禁严重程度，并结合病史判断尿失禁类型。

8. 遗尿情况　遗尿（enuresis）据排尿日记中有无LUTS可分为单症状性遗尿和非单症状性遗尿，尤其是对于非单症状性遗尿患儿，可找出其潜在的下尿路功能障碍类型，进而采取不同的治疗措施。此外，排尿日记可反映遗尿病因的参数包括功能性膀胱容量和夜间尿量。ICCS在2014年下尿路功能障碍标准化术语中建议，根据每周遗尿发生次数将遗尿分为频繁性遗尿（≥4次/周）和非频繁性遗尿（<4次/周），其中频繁性遗尿治疗预后较差。

五、发展方向

随着社会科技日新月异的发展，排尿日记也朝着标准化、方便化、准确化的方向发展。Bright等人采用国际尿失禁标准问卷（International Consultation Incontinence Questionnaire，ICIQ）的心理验证方法学首次验证并提出了标准排尿日记（ICIQ-BD），记录时间为3天，可通用于伴有泌尿系统症状的成人患者，至于是否通用于儿童和青少年则需要研究证实。Salvatore认为ICIQ-BD可作为膀胱日记的金标准。Mangera等报道了两种新型排尿日记：①可机读的纸质排尿日记，使数据分析更为准确便捷（图15-2-1）；②新型电子排尿日记（electronic voiding diary），使用户操作更加方便（图15-2-2）。

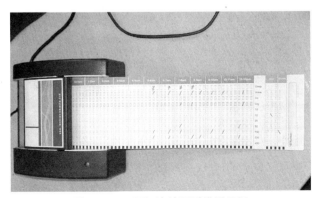

图15-2-1　可机读的纸质排尿日记

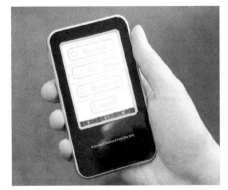

图15-2-2　新型电子排尿日记

排尿日记可联合新型便携式尿流率计,使患者排尿相关数据更为翔实可靠;必要时排尿日记可联合动态尿动力学监测,了解膀胱尿道压力等实时信息。近年远程医学方兴未艾,远程排尿日记应运而生。利用远程网络和便携式尿流计等,患儿可以在家里实施排尿日记的远程实时监控和电子记录。

膀胱通常是"不可靠的证人",而排尿日记记录了患儿在自然状态下和日常生活中的排尿状况,提供了一个自然膀胱容量下膀胱功能的尿动力学记录,比患儿和家长的记忆更加精确。排尿日记简单无创,可有效降低额外诊疗费用,不但可以作为最初评估各种排尿异常的工具,还可以用来观察治疗效果及随访,值得临床广泛推广(图 15-2-3)。

请完成此为期 3 天的膀胱日记,填写信息应及时。

时间:如有需要,可修改表中"时间"一栏中的特定时间;"时间"一栏中应注明起床和睡眠时间。

液体摄入:记录摄入的液体量和液体类型。

排尿:在"排尿"一栏中填写每次排尿量,包括白天和晚上;可以使用量杯测量尿量;如无法测量某次排尿量,则在相应表格中打勾;如发生漏尿,在表格中标注漏尿。

膀胱感觉:可分为以下 5 个等级

0—无尿意,仅因为"社会原因"排尿。如出门之前或不知道下个卫生间在什么地方。

1—正常尿意排尿,无尿急。尿急不同于正常膀胱感觉,指突然产生难以控制的强烈尿意或突然感觉必须排尿,否则尿湿内裤。

2—出现尿急,尿急症状在去卫生间之前消失。

3—出现尿急,尿急症状在到达卫生间后仍然存在,但没有漏尿。

4—出现尿急,在赶到卫生间之前发生漏尿。

尿垫使用:如在某一时间更换尿垫,则在相应表格中打勾。

举例:

时间	液体摄入		排尿（ml）	膀胱感觉	尿垫使用
	液体量	类型			
6am（起床）			350ml	2	
7am	300ml	茶			
8am			√	2	
9am					
10am	1杯	水	漏尿	3	√

姓名 _____

第 ___ 天 日期 _____ / _____ / _____

时间	液体摄入		排尿（ml）	膀胱感觉	尿垫使用
	液体量	类型			
6am					
7am					
8am					
9am					
10am					
11am					
正午					
1pm					
2pm					
3pm					
4pm					
5pm					
6pm					
7pm					
8pm					
9pm					
10pm					
11pm					
午夜					
1am					
2am					
3am					
4am					
5am					

注:第2天、第3天同上表格填写

图 15-2-3 标准排尿日记

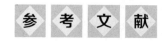

1. 文建国,童尔昌. 小儿尿流测定及其临床意义. 华中科技大学学报(医学版),1990(3):29-31.

2. 裴宇,文建国. 正常儿童 Staccato 尿流曲线分析. 中华小儿外科杂志,2004,25(6):538-541.

3. 王庆伟,文建国. 儿童夜间遗尿症分类和诊断研究进展. 中华小儿外科杂志,2009,30(1):50-55.

4. 文建国,朱文. 动态尿动力学检查的临床应用进展. 中华泌尿外科杂志,2013,34(4):317-320.

5. SHAPIRO E. Urodynamics in children. Reviews in Urology,2012,14(1-2):36-40.

6. NAKAJIMA T,WATANABE S. The standardization of terminology of lower urinary tract function in children and adolescents:

report from the Standardisation Committee of the International Children's Continence Society. J Urol,2015,26(1):90-93.

7. BETH A. DRZEWIECK I,STUART B. Bauer. Urodynamic Testing in Children:Indications,Technique,Interpretation and Significance. J Urol,2011,186:1190-1191.

8. WEN JG,LU YT,CUI LG,et al. Bladder function development and its urodynamic evaluation in neonates and infants less than 2 years old. Neurourology & Urodynamics,2015,34(6):554-560.

9. PAUL F. The Standardization of Terminology of Lower Urinary Tract Function in Children and Adolescents:Update Report from the Standardization Committee of the International Children's Continence Society. The Journal of Urology,2014,191(6):1863-1870.

10. KOJIMA Y,SASAKI S,IMURA M. Tamsulosin reduces nighttime urine production in benign prostatic hyperplasia patients with nocturnal polyuria:a prospective open-label long-term study using frequency-volume chart. Neurourol Urodyn,2012,31(1):80-85.

11. RITTIG S. Age Related Nocturnal Urine Volume and Maximum Voided Volume in Healthy Children:Reappraisal of International Children's Continence Society Definitions. J Urol,2010,183(4):1561-1567.

12. BRIGHT E,COTTERILL N,DRAKE M,et al. Developing and validating the international consultation on incontinence questionnaire bladder diary. European Urology,2014,66(2):294-300.

13. MANGERA A,MARZO A,HERON N. Development of twoelectronic bladder diaries:a patient and healthcare professionals pilot study. Neurourol Urodyn,2014,33(7):1101-1109.

14. JOHNSON EK,ESTRADA CR,JOHNSON KL. Evaluation of a mobile voiding diary for pediatric patients with voiding dysfunction:a prospective comparative study. J Urol,2014,192(3):908-913.

15. MOSIELLO G,DELPOPOLO G,WEN JG,et al. Clinical Urodynamics in Childhood and Adolescence. First edition. Cham,Switzerland:Springer International Publishing AG,2018.

第十六章

膀胱压力测定和尿道压力测定

第一节　膀胱压力测定

膀胱压力测定（cystometry）是一种测定储尿期与排尿期的膀胱尿道功能，并通过这些测试再现排尿症状，找出造成这些症状的原因，以便对下尿路功能障碍疾病进行诊断及治疗的方法。膀胱测压检查包括储尿期膀胱压力-容积测定（cystometrograms，CMG）和排尿期压力-流率测定（pressure flow study，PFS）两个部分。储尿期膀胱的主要功能是储存尿液，在这个阶段，膀胱随尿液充盈而逐渐扩张，膀胱张力发生变化，因而产生膀胱压力的变化。充盈期膀胱测压就是用人工方法充盈膀胱，模拟生理状态下膀胱的充盈，观察储尿期膀胱容量与压力变化的关系，与排尿期膀胱压力的变化，来判断储尿期和排尿期逼尿肌的功能。压力-流率测定主要是同步测定排尿期逼尿肌压力和尿流率，并分析两者之间的相关性以确定尿道阻力。临床尿动力测定中一般将这两个阶段的测定连续完成，用以完整、充分地反映下尿路功能。

ICS 在 1988 年的标准化报告中定义：膀胱压力-容积测定是指测定膀胱压力与容积之间关系的一种方法；测定时所有的系统均在大气压中调零，对于外部传感器来说参考点为耻骨联合上缘水平，而对于精密换能传感器来说参考点为传感器本身。

一、膀胱压力-容积测定

（一）原理及常用参数

膀胱压力-容积测定即在膀胱的匀速充盈过程中记录压力与容积的关系以反映膀胱功能的方法，通常用膀胱压力容积曲线表示。它用于评价膀胱在充盈过程中的膀胱容量、顺应性、逼尿肌功能、中枢神经系统对逼尿肌反射的控制和膀胱的感觉功能。结合排尿期压力-流率测定更有临床价值。

膀胱可看作一个具有一定伸缩能力的中空球体，膀胱壁具有弹性物质的基本力学特征，膀胱容量增加与膀胱壁张力增加成正比。但是我们不能直接测量膀胱壁张力的大小，而是通过测量膀胱内压力间接反映张力变化。在标准的膀胱压力测定中，膀胱内压力（intravesical pressure，P_{ves}）与腹腔压（intra-abdominal pressure，P_{abd}）被同步监测，P_{abd} 通常以直肠压力来代替。P_{ves} 与 P_{abd} 的同步测定用以判断膀胱腔内压力的变化是由逼尿肌收缩所致还是腹肌收缩所致。由测压导管及传感器可测出 P_{ves} 和 P_{abd}，逼尿肌压力（detrusor pressure，P_{det}）由两者之差而得，即 $P_{det}=P_{ves}-P_{abd}$。

膀胱储尿期功能可以从膀胱感觉、逼尿肌活动性、膀胱顺应性和膀胱容积等方面进行描述。以下介绍几个 ICS 推荐的膀胱压力-容积 EMG 联合测定参数（图 16-1-1）。

1. 逼尿肌压力（P_{det}）　是指膀胱本身固有力量产生的压力，由膀胱内压减去腹内压获得（图 16-1-2）。腹内压指膀胱周围的压力，一般用记录直肠内压力来表示。偶尔情况下采用阴道内压、腹膜外压或肠造瘘口内压。逼尿肌压力若为负压应认为是直肠收缩活动引起的假象。焦虑和痛苦引起的腹部紧张能刺激或产生膀胱收缩的假象。

2. 膀胱感觉　可以通过充盈期膀胱测压过程中语言交流或肢体活动方式进行判读，并通过膀胱容积以及患者症状、主诉之间的关系来加以评估。年龄较小的婴儿很难测定其膀胱的感觉。

（1）初次排尿感（first desire to void，FD）：指膀胱充盈到患者刚刚开始有排尿感觉的程度。较小的婴幼

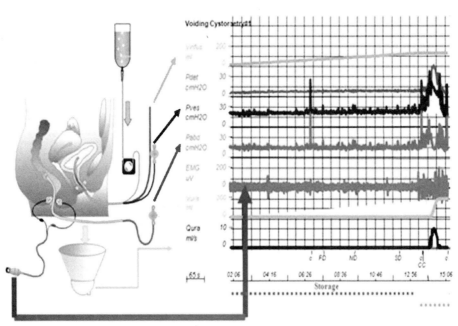

图 16-1-1　膀胱压力 - 容积 EMG 联合测定:设置和记录曲线

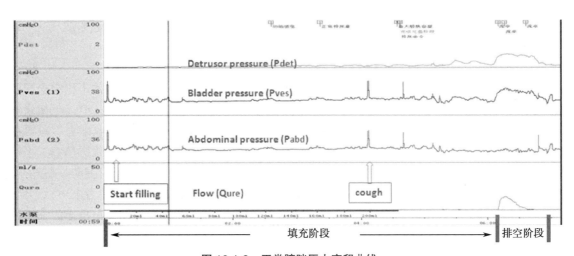

图 16-1-2　正常膀胱压力容积曲线

显示充盈期压力无明显升高与排尿期逼尿肌压力明显升高(P_{det})

儿因为表达不清楚或不会口头交流,该项检查不易判断。可以通过观察患儿的肢体动作来判断。

(2)正常排尿感(normal desire to void,ND):指膀胱充盈到患者可以随时排尿但排尿可以根据需要被延迟的程度。在小婴儿可能表现为不安静,如脚趾伸屈活动;在较大儿童第一次膀胱测压时排尿可能发生在较小膀胱容量时。因此,儿童尿动力学应至少进行两次膀胱测压。

(3)强烈排尿感(strong desire to void,SD):指膀胱充盈到患者产生持续排尿欲望但又没有担心尿液漏出的程度。在配合检查的 3 岁以上的婴幼儿可以记录该项参数。

(4)尿急(urgency):指膀胱继续充盈到患者产生强烈的排尿欲望并伴有尿液漏出或下腹疼痛的恐惧。在配合检查的 3 岁以上的婴幼儿可以记录该项参数。

3. 膀胱容积

(1)最大膀胱容量(maximum cystometric capacity,MCC)或测定膀胱最大容量(cystometric bladder capacity,CBC):即儿童开始排尿(或漏尿)时的膀胱容量或膀胱充盈到最大压力时的容量,包括排出的尿量和残余尿量之和。在膀胱感觉正常的患者中,CBC 指在 CMG 中膀胱充盈到患者感到其不能再延迟排尿时的容积;在感觉障碍的患者中指测试者决定终止膀胱充盈时的容积。对于儿童,可根据年龄计算最大膀脱容量,一般采用公式 y(ml)=30+[30×年龄(岁)]。其中男孩为 y=24.8x+31.6,女孩为 y=22.6x+37.4。

(2)功能性膀胱容量(functional bladder capacity,FBC):与临床更为相关,被定义为排出的尿量。除了用 CMG 测定外,也可用排尿日记(排尿频率/尿量表)来判断。

(3)最大麻醉膀胱容量(maximum aesthetic bladder capacity,MABC):指麻醉情况下测定的膀胱最大容量。

4. 膀胱顺应性　膀胱顺应性(bladder compliance,BC)指逼尿肌压力变化后的相应体积改变,计算方法为容积变化($\triangle V$)除以相应的压力改变:BC=$\triangle V/\triangle P_{det}$,以 ml/cmH$_2$O 表示。

5. 膀胱活动性　是指 CMG 过程中逼尿肌所表现出来的活动性,包括正常、过高与过低等变化。

(1)膀胱活动正常:也称稳定膀胱(stable bladder)。

(2)膀胱活动性过高:也称逼尿肌过度活动(detrusor overactivity,DO),是指膀胱充盈过程中出现的逼尿肌收缩波,又称逼尿肌不稳定(detrusor instability,DI),此收缩波如不能被抑制,则压力继续增高,诱发排尿。多数患者有症状,称为运动性急迫性尿失禁,但也可无症状。患者有尿急迫的症状,但未检出无抑制性收缩波,可能是感觉性尿急迫,感觉性及运动性尿急迫可能是一种症状的两个阶段,感觉性尿急迫需要与膀胱超敏状态相区别,后者的尿急是由于局部不适所致。后一种情况也可能是由于尿道不稳定(urethral instability,URI)所致。神经源性膀胱患者出现无抑制性收缩,称为逼尿肌反射亢进(detrusor hyperreflexia),非神经源性膀胱(如梗阻、感染)患者出现无抑制性收缩,称为不稳定膀胱或膀胱过动症。

(3)膀胱活动性过低:在尿动力学检查过程中如不能诱发逼尿肌收缩,且除外心理性抑制,在神经源性膀胱患者称为逼尿肌无反射(detrusor areflexia);在非神经源性膀胱则称为逼尿肌无力(detrusor hyporeflexia)。

6. 膀胱收缩性　尤其是收缩的潜力可以在 CMG 过程中通过测定等容逼尿肌收缩的方法进行判断。逼尿肌等容收缩实验(detrusor isovolumetric test,DIT)是指在膀胱容量保持不变的条件下测定逼尿肌的收缩力,是评估逼尿肌功能的金标准。逼尿肌等容收缩压(detrusor isovolumetric pressure,P$_{iso}$)是衡量逼尿肌收缩力最可靠的参数。根据定义,DIT 是膀胱容量保持不变的条件下测定逼尿肌的收缩力。只要在排尿过程中采取措施使得膀胱容量保持不变,就能测得 P$_{iso}$。目前,常用主动收缩外括约肌法(VIT)、手指或阴茎夹压迫阴茎部尿道法(MOT),以及持续牵引气囊导尿管堵塞膀胱颈法(COT)。VIT 主动收缩外括约肌,可反射性抑制逼尿肌的收缩,使测得的 P$_{iso}$ 值偏低。MOT 同样会因突然的刺激造成患者不适,致会阴部肌肉收缩,从而反射性抑制逼尿肌收缩导致测得的 P$_{iso}$ 值偏低。因此,这两种方法已经不再作为临床测试逼尿肌收缩力的方法。

(二)适应证

1. 膀胱功能障碍性疾病的诊断、鉴别诊断及病因分析　充盈性膀胱测压能反映储尿期和排尿期的膀胱功能,因此有排尿功能异常者均能行此项检查。适用于各种类型的尿失禁及遗尿症、非尿路感染性尿频尿急、神经系统疾患及精神心理障碍等引起的膀胱尿道功能障碍、各种伴有膀胱排空障碍的非神经源性疾患、各类盆腔脊柱手术后引起的膀胱排空障碍。

2. 指导治疗膀胱功能障碍的方法和评估治疗效果　对膀胱功能的准确评估是确定膀胱功能障碍治疗方案的主要依据。

3. 膀胱生理学、膀胱疾病的病理生理学、与排尿相关的药理学,以及神经生理学研究。

(三)禁忌证

1. 近期有急性尿路感染、急性尿道炎等。

2. 为防止检查意外,患有重病者,如严重心脏病禁行检查。

3. 检查前 1 周内禁行膀胱镜及其他经尿道的微创检查。

4. 因其他原因,如严重的自主神经反射亢进,不能行导尿者,均禁忌该检查。

(四)检查前准备

1. 检查前评估膀胱尿道功能,详细询问患者病史　有无遗传性及先天性疾病史、神经系统疾病史、外伤史、代谢性疾病史、治疗史(包括既往用药及手术史)、有无尿路感染及出血、月经情况等;详细询问患者相关症状:有无尿频、尿急、尿痛、尿失禁(尿失禁发生时具体情况)、排尿困难、夜尿增多、尿潴留等;收集患者检查前泌尿系相关检查结果:B 超、IVP、CT、MRI、膀胱尿道造影、膀胱尿道镜检查等。

2. 膀胱尿道准备　检查前 3 天停止服用影响膀胱尿道活动性的药物,如 α- 受体拮抗剂、托特罗啶、抗抑郁药等;有肉眼血尿、泌尿系感染者应在出血停止、感染控制后再预约检查;女性患者应清洁外阴,避开月经期,减少感染发生的概率;检查前 2 小时适量饮水并憋尿至有正常尿意;对于留置尿管患者应提前1~2 小时夹闭尿管。严重尿道狭窄患者,经耻骨上膀胱穿刺造瘘管测压。

3. 肠道准备　检查前不限制饮食,务必排空大便,保证直肠空虚;必要时戴涂有润滑剂的橡胶手套用手指把阻塞直肠下部靠近肛门口处的粪便抠出;结肠造瘘患者,应提前嘱咐进流质饮食,并用戴手套的手指反复刺激造瘘口,使大便排出;不建议清洁灌肠,禁止口服泻药,避免直肠蠕动波对压力流率检测造成干扰,大便失禁患者除外。

4. 心理护理　护理人员简要告知患者及家长检查过程及注意事项,减轻或消除其恐惧心理,争取患者及家长的积极配合。

5. 儿童心理护理　根据患儿不同的年龄、个性特点,采取不同的方式进行说服引导。如对年龄稍大、表现坚强、勇敢的患儿,强化其自尊心;对好奇心强的患儿,尽量使其参与到检查的各个环节中;对荣誉感强的患儿不断地给予表扬对女孩则赞扬她服装及容貌很漂亮等;对年龄小的患儿则以逗引为主,用讲解壁画、阅读画册、玩手机游戏等方法分散其注意力;对特别任性、爱哭闹的患儿,先使其适应检查室的环境,用成功的例子激励患儿,增强其自信心,此外可适当应用镇静剂。

(五) 测定方法

1. 检查前的准备　准备消毒包及各种导管,膀胱灌注介质用生理盐水。安装泵管、测压管、灌注管及肌电接收装置。等渗盐水作为介质作膀胱灌注时的速度对膀胱功能有一定影响。成人膀胱灌注速度分为慢速(10ml/min)、中速(10~100ml/min)和快速(>100ml/min)三种。灌注速度快则膀胱应力性舒张不完全,逼尿肌的敏感性较高,易产生低顺应性膀胱和膀胱高压,灌注速度慢则需要较长的检查时间,成年人一般情况推荐采用中速灌注(50~60ml/min)。神经源性膀胱患者、怀疑有低顺应性膀胱者以及婴幼儿应采用低速灌注(10ml/min)。快速灌注可以用于诱发排尿或可能存在的逼尿肌过度活动的检查。婴幼儿膀胱灌注速度一般为预计膀胱最大容量的 5%~10%。例如,1 岁的幼儿,根据预计最大膀胱容量的计算公式[最大膀胱容量(ml)=30+30× 年龄(岁)],计算出该幼儿的最大膀胱容量为 60ml。膀胱每分钟充盈速度为(5~10)%×60=(3~6)ml/min。膀胱充盈用的生理盐水的温度对膀胱测压有一定的影响,一般选用 37℃最为适宜。但是临床实践工作中,用室温生理盐水(20℃左右)比较方便,检查结果影响不大。

2. 测压前行尿流率测定,嘱患儿尽量排空膀胱,排尿后即刻导尿或 B 超进行残余尿测定。受检者取截石位或坐位,婴儿可由家长抱在手臂里,无菌技术及良好润滑下按照导尿术经尿道置入 6~8F 双腔测压管,婴幼儿一般用 6F 双腔测压管,放置肛门测压管,在充盈膀胱前,把传感器调至在耻骨水平对膀胱压力通道置零,与外在大气压保持一致(图 16-1-3)。连接相应的测压管、灌注管,注意排空气泡。正式开始记录前可按压下腹部或咳嗽来测试压力是否相应升高,帮助判断导管和传感器功能是否正常。在导管涂抹少量麻醉剂虽然能减少疼痛,但可能会影响排尿感觉,因此不建议使用。若联合 EMG 测量,表面电极对称地放在外肛门括约肌的左右两侧来记录盆底肌的反应性(图 16-1-4),最近有人用三腔导管来同步测量膀胱和尿道压力,以诊断膀胱和尿道功能是否协调,这在未来可能代替 EMG。

3. 启动测压仪,开始膀胱灌注,仪器即自动记录膀胱压、腹腔压、逼尿肌压及肌电图曲线,记录患者出现的初尿感、强烈排尿感及急迫排尿感,做好事件标记,注意逼尿肌与外括约肌的协调性。前者收缩后者松弛谓之协调,两者皆收缩谓之不协调。

4. 灌注中嘱患者咳嗽、大笑等,以诱发逼尿肌无抑制性收缩,并加标记,出现急迫排尿感时停止灌注。嘱患者收缩逼尿肌排尿,有尿液排出时的逼尿肌最大收缩力为等压性或等张性逼尿肌收缩压,排尿时以带小气囊的导尿管阻塞膀胱出口或嘱患者停止排尿后的逼尿肌最大收缩压为等容性逼尿肌收缩压。前者表示逼尿肌克服出口阻力用的力,后者表示逼尿肌收缩功能,正常参考值 50~100cmH$_2$O,高者为收缩功能亢进,低者为收缩无力。在仰卧位、坐位或立位引发逼尿肌收缩排尿的发生率分别为 66%、90% 和 80%,必

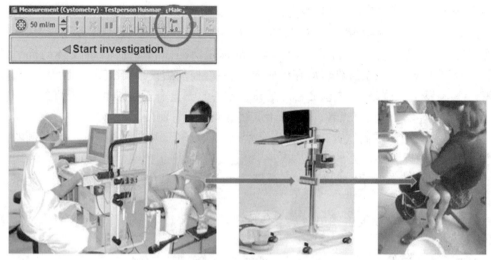

图 16-1-3 测定方法

受检者取截石位或坐位,婴儿可由家长抱在手臂里,在充盈膀胱前,把传感器放在耻骨水平使膀胱压力通道调零,与外在大气压保持一致

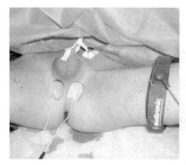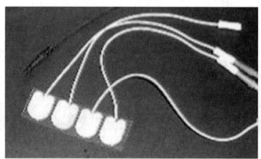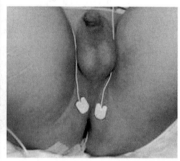

图 16-1-4 电极放置

表面电极对称地放在外肛门括约肌的左右两侧来记录盆底肌的活动

要时须改变体位以利排尿。

5. 测定结束,记录残余尿量、不同事件时膀胱容量、逼尿肌压、顺应性、是否有无抑制性逼尿肌收缩,以及逼尿肌-括约肌协调情况。

6. 准备行排尿期压力流率测定。

(六)注意事项

1. 操作过程注意无菌操作。

2. 检查前,受检者应排空膀胱以保证膀胱容量的准确性,膀胱憩室也可导致残余尿量增多,排尿环境和心理因素常会影响膀胱排空。

3. 检测前,护士应仔细检查整个检测系统管腔是否通畅,并确保管腔内无气泡且系统的传导性良好,将测压连接导管末端与传感器置于受检者耻骨联合上缘等高水平面后调零,调零后再分别与已插入并充满液体的相对应测压管相接。

4. 严格按照无菌操作规范放置膀胱测压管。操作前,护士向患者交代可能出现的疼痛或不适,使其有一定的思想准备,在放置直肠内测压管时,动作应轻柔,并巧妙分散患者的注意力,防止损伤黏膜组织,分别固定好导管。

5. 检测过程中,需主动和患者交流,以便及时准确地记录患者的膀胱感觉。嘱患者尽量减少体位改变,以免干扰信号测定。排尿时因尿道内测压管的刺激常可导致排尿疼痛,加上排尿环境和体位的不适宜,患者常不能排尿或排尿时间延长,护士应有足够的耐心,并鼓励患者持续排尿。

6. 检查中,青少年患者每灌注 50~100ml 或婴幼儿每灌注 20ml,可嘱受检者咳嗽或按压腹部验证膀胱压和腹压传导是否正常。咳嗽或按压腹部时膀胱压和腹压上升幅度应基本一致，如无明显反应或差异过大，表明测压系统传导不良，可能原因有导管中存在气泡、连接处封闭不良、导管受挤压或弯折、测压管堵塞等。

7. 检查中如发生明显逼尿肌不稳定收缩引起的自主排尿将会影响膀胱容量的判断。此时应减慢或暂停灌注，等待曲线恢复基线水平。如出现大量排尿，应采用慢速灌注重新检查。

8. 充盈期严格控制灌注速度，尤其对小容量低顺应性膀胱多采用低速灌注，即按照每分钟灌注膀胱预测容量 5%~10% 的量灌注膀胱。有时，为了方便记忆，统一按照婴幼儿 5~10ml/min，成人约 20ml/min 的速度灌注膀胱。灌注速度过快常引起膀胱内压快速增高致膀胱顺应性降低，使膀胱测压容量减小，甚至诱发逼尿肌过度活动而发生漏尿。检查中怀疑因灌注速度过快引起膀胱顺应性降低时，应暂停灌注，如膀胱压力明显降低即可确定。此时可采用慢速灌注。

9. 记录膀胱容量时要实时联合超声测定，避免因膀胱输尿管反流导致假性膀胱测压容量增大。同时，在保证准确测定逼尿肌高压状态的严重程度及逼尿肌漏尿点压的同时，要尽可能缩短膀胱内高压状态的持续时间和减少重复检测的次数。

10. 检查中由于腹压测压管的刺激，可出现直肠收缩，由于对膀胱压影响很小，可出现 P_{det} 曲线波动，这并非 P_{det} 活动的结果，分析时应注意鉴别。腹压测压管还可能受肠道粪便阻塞或向下移位的影响导致腹压下降，因膀胱压无明显变化，而出现逼尿肌压异常增高的赝像。

11. 充盈期膀胱压力 - 容积测定多与压力 - 流率联合测定，单独检查可见于脊髓损伤所致神经源膀胱患者。

12. 高位脊髓损伤、病态肥胖或其他严重疾病，检查中要注意自主神经过反射的发生，避免意外发生。

13. 对于有大量残余尿和膀胱低顺应性者，建议检查结束后应及时留置导尿管持续引流尿液至少 3~5 天，并加强对导尿管的护理；行清洁间歇导尿患者，根据饮水量的多少，适当增加导尿次数，以有效防止膀胱输尿管反流。

14. 预防性使用抗生素。若发现患者体温超过 38℃，有发冷、寒颤等症状应及时通知医生，在尿细菌培养和药物敏感试验的基础上选择有效抗生素治疗。密切注意患者的病情变化，防止肾功能损害加重。

（七）正常和异常膀胱压力 - 容积测定结果分析及意义

膀胱压力 - 容积测定通过所测定的参数来估计与判断膀胱的以下功能：膀胱感觉、逼尿肌活动性、膀胱顺应性、膀胱容积、尿道功能，并阐明其临床意义。

1. 膀胱感觉

（1）正常膀胱感觉：正常膀胱的第一次排尿愿望（FD）出现在膀胱充盈达到约 50%MCC 时，正常排尿感（ND）出现在约 75%MCC 时，而强烈（SD）出现在约 90%MCC 时。

（2）异常膀胱感觉

1）膀胱感觉增高：也称膀胱感觉过敏（bladder hypersensitive，BHS），定义为提前出现的 FD（低于膀胱最大容量的 1/3 时）、正常的 ND、降低的 MCC、BHS 可能是尿频、尿急及急迫性尿失禁等症状的原因。常见于各种 OAB 和特发性感觉过敏，其表现为 MCC 降低而 MABC 正常，后者又包括精神感觉性尿频症。

2）膀胱感觉减退：指延迟出现的 FD 与 ND，但不会出现 SD 与尿急或膀胱疼痛等症状。常见于糖尿病性膀胱功能障碍、骶髓下神经源性膀胱、膀胱出口梗阻所致的慢性尿潴留等疾病。

3）膀胱感觉缺乏：指患者完全丧失膀胱感觉，常见于急性脊髓病变、感觉麻痹性神经病变等。

2. 逼尿肌活动性

（1）正常：在膀胱充盈过程中逼尿肌稳定，不出现无抑制性逼尿肌收缩，可以抑制由激惹试验诱发的逼尿肌收缩。

（2）逼尿肌过度活动：指充盈期尿动力学检查观察到的自发或诱发出来的逼尿肌无抑制收缩，包括两种模式：

1）期相性逼尿肌过度活动：指膀胱充盈过程中逼尿肌压曲线上出现的波形改变，其可以或者不会导致尿失禁。

2）终末性逼尿肌过度活动：指膀胱充盈过程中逼尿肌压力曲线上出现的单一、发生于最大膀胱测压容积处的无抑制性逼尿肌收缩（图 16-1-5），其不能被抑制，并常导致膀胱完全排空性尿失禁。

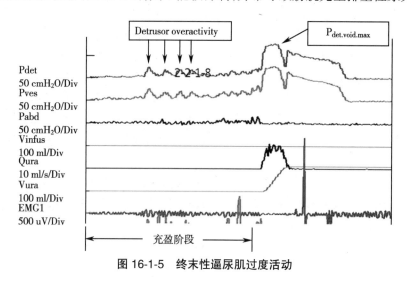

图 16-1-5　终末性逼尿肌过度活动

（3）逼尿肌活动低下：指充盈期逼尿肌无收缩或收缩力低下，多发生于梗阻后的膀胱，有过度充盈膀胱的危险。

3. 膀胱顺应性

（1）正常膀胱顺应性（bladder compliance，BC）：在正常膀胱，从空虚到充盈状态逼尿肌压力仅经历较小变化（10~15cmH$_2$O），如果一个正常膀胱从空虚到充盈经历了 400ml 的容积变化，其压力变化应该小于 10cmH$_2$O，那么正常膀胱顺应性应该在 40ml/cmH$_2$O 左右，过高或过低均属于异常。不同人群的膀胱顺应性正常值范围是不同的，目前还没有正常膀胱顺应性的范围。有文献建议的正常值范围为 20~40ml/cmH$_2$O。

膀胱顺应性的计算方法：$\triangle BC=\triangle V/\triangle P_{det}$（$\triangle V$：膀胱充盈量或容积，$\triangle P_{det}$：在膀胱充盈量的情况下逼尿肌压力增加的值）（图 16-1-6）；可见，$\triangle BC=\triangle V/\triangle P_{det}$ 用于衡量膀胱的可扩张性，即反映膀胱的弹性。正常情况下，低速灌注模式时，充盈末期逼尿肌压力一般小于 <15cmH$_2$O。膀胱顺应性受膀胱充盈速度的影响，也与膀胱容量有关，还随年龄而变化。至今，小儿膀胱顺应性仍无可靠参考值。充盈到根据年龄计算的最大膀胱容量时，逼尿肌压 ≤10cmH$_2$O 提示膀胱顺应性正常。由于膀胱容量从出生时的 30ml 增加到 10 岁时的 300ml，顺应性有随年龄增加的倾向，婴幼儿较低的顺应性可以是正常的。但是，$\triangle C<10ml/cmH_2O$ 表明顺应性降低，可能是因为膀胱容量减少或者是 P_{det} 升高，或是两者都存在。

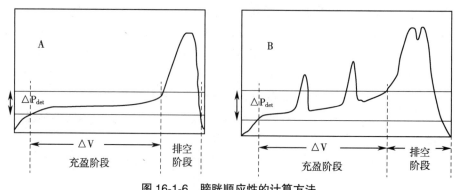

图 16-1-6　膀胱顺应性的计算方法

（2）低顺应性膀胱：许多疾病可以影响膀胱顺应性，而膀胱顺应性的改变也是产生 LUTS 的原因。膀胱顺应性低可由三个指标来确定：①较小的膀胱容量变化伴随着膀胱压力的显著增加；②膀胱顺应性值 <10ml/cmH$_2$O；③充盈末期压力 >15cmH$_2$O。但若注水速度过快，则可人为地造成低顺应性膀胱，形成假象,若要鉴别可停止注水,若压力下降则为假象,若压力无变化,则为低顺应性膀胱。出现低顺应性膀胱表示膀胱壁胶原纤维增加和 / 或弹力纤维减少,逼尿肌的黏弹性作用降低。可由于膀胱出口梗阻、局部刺激、久置留置导尿管、尿流改道膀胱久未储尿、膀胱结核或神经源性膀胱所产生。

（3）高顺应性膀胱:若膀胱容量 > 膀胱预测容量的 2 倍以上且膀胱内压始终处于低水平则称为高顺应性膀胱,与膀胱无收缩相比,高顺应性膀胱逼尿肌可以收缩,而后者逼尿肌无收缩。可由于糖尿病、恶性贫血并发症、脊髓损伤脊休克、感觉神经受损或反复延迟排尿所产生。

4. 膀胱容量　膀胱容量通常指功能性膀胱容量(FCC),指在 CMG 过程中膀胱充盈到最大容量时排出的尿量和残余尿量之和。FCC 正常值的范围很大,婴儿膀胱容量随年龄增加的公式为:膀胱容量(ml)=38+2.5× 年龄(月)。1~2 岁以后儿童的膀胱容量可用 Koff 公式表示:膀胱容量(ml)=［年龄(年)+1］×30;Houle 在 1933 年提出根据年龄估计膀胱最小容量公式:膀胱容量(ml)=［年龄(年)×16］+7。新生儿和婴幼儿的膀胱容量、残余尿量、排尿期最大逼尿肌压力随年龄变化值见表 16-1-1。

表 16-1-1　新生儿和婴幼儿的膀胱最大容量、残余尿量、排尿期最大逼尿肌压力

年龄	膀胱最大容量(ml)	残余尿量(ml)	排尿期最大逼尿肌压力(cmH$_2$O)
早产儿(0.5~7 周)	13.2 ± 4.9	1.5 ± 1.0	
足月儿(1 周)	24.6 ± 10.9	1.4 ± 1.0	
3 个月婴儿	53 ± 13	5.7 ± 4.5	50~75
12 个月婴儿	70 ± 30	7.1 ± 6.3	41~46
24 个月婴儿	79 ± 31	6.6 ± 7.0	38~60
36 个月婴儿	128 ± 72	3.3 ± 5.3	38~55

低于膀胱容量测定值的 65% 提示其为小膀胱容量,而高于膀胱容量测定值 150% 则提示为大膀胱容量。最大膀胱容量小可以提示高度敏感膀胱(须与感觉性尿急迫区别),常见于间质性膀胱炎、女性特发性尿频综合征等患者,其顺应性良好、逼尿肌稳定,可随意起始排尿,压力流率测定无膀胱出口梗阻表现。

5. 逼尿肌漏尿点压　在膀胱充盈过程中,膀胱腔内压随着充盈量的增加而增高,当膀胱腔内压增高超过尿道压或尿道阻力时,即产生尿液漏出,此时测定记录的逼尿肌压力即为逼尿肌漏尿点压(detrusor leak point pressure,DLPP)。DLPP 测定是一种被动地测试膀胱储尿期压力和膀胱出口阻力、膀胱顺应性、神经源性膀胱患者上尿路损坏危险性的简单方法,40cmH$_2$O 作为 DLPP 的参考界值,压力 >40cmH$_2$O 表示发生肾脏损害的风险高。一个较高的 DLPP 意味着较高的储尿期膀胱压,长期的高膀胱压最终可以导致上尿路的损害,较高的储尿期膀胱腔内压和肾盂积水及肾功能受损之间有密切关系。

二、压力 - 流率测定

压力 - 流率研究(pressure-flow studies,PFS)包括膀胱压力和尿流率的同步测定,是贮尿期膀胱压力 - 容积测定的继续,是排尿期膀胱逼尿肌压力及尿流率对应关系的研究。其可以了解排尿过程中有关逼尿肌功能和尿道功能的信息,可同时加上括约肌肌电图 EMG,还可以评估逼尿肌功能与括约肌活动之间的协调性。

压力 - 流率测定可以对排尿功能障碍进行详细的评估,可以诊断膀胱出口梗阻、逼尿肌收缩力收缩,以及各种神经源性膀胱功能障碍,可作为充盈期膀胱测压的后续测定项目,也可以同步进行影像尿动力学测定。

（一）原理及常用参数

根据流体力学的原理,并假定尿流是匀速排出的,膀胱逼尿肌的潜能即其收缩力,即膀胱逼尿肌的功率,仿照电功率 = 电压 × 电流强度,逼尿肌排尿功率 = 排尿压力 × 尿流率 =P×Q,可知功率一定前提下 P 与 Q 互逆,成反比例,在 P-Q 坐标图上成反比例曲线,功率越大,P-Q 乘积曲线偏离 0 点越远。排尿压力

是用以克服排尿阻力的力,在功率一定的前提下,阻力小则尿流大,阻力大则尿流小,换言之,尿流大不是逼尿肌用力大,而是阻力小的结果。但在排尿过程中,尿流不是匀速的而是变速运动。对于膀胱逼尿肌压力而言,对应于尿流率有一定量关系,经研究符合以下公式:

$$P_{det}=Pvb+cQ^2$$

Pvb 为排尿起步压,是曲线的截距,即能排出尿液的最低压力,Q 为即时尿流率,C 为常数,C=$P_{detQmax}$/Q^2max,单位为 $cmH_2O·S^2/ml^2$,即此次排尿的最小尿道阻力。

排尿期由于膀胱壁内逼尿肌的收缩产生膀胱压的升高,逼尿肌收缩和其他肌肉收缩一样遵循希尔平衡定律,该定律为肌肉收缩力与肌肉缩短速度互为纵坐标与横坐标,两者为反比关系,曲线上升为阻力增加,呈双曲线方程图,又称反比函数曲线方程图。对膀胱来说,希尔平衡定律可解释为膀胱出口相关性,肌肉收缩力即为逼尿肌压力,而肌肉缩短速度可用尿流率来反映。肌肉收缩力相当于逼尿肌压力,而肌肉缩短速度相当于尿流率。根据希尔平衡定律,如果膀胱出口无梗阻,尿液排出所需的逼尿肌压力必定很低,产生的尿流率一定很大,如果膀胱出口存在明显梗阻,尿液排出所需的逼尿肌压力一定很大,尿流率相应降低。逼尿肌功能的变化会影响膀胱出口相关性,如逼尿肌出现失代偿,逼尿肌压力不能随着阻力增加而升高,希尔曲线即会相应减低。

排尿期观察指标同充盈性膀胱测压。排尿期主要观察指标:最大尿流率(Q_{max})、逼尿肌开口压力($P_{det-open}$)、膀胱开口压力($P_{ves-open}$)、最大尿流率时逼尿肌压力($P_{det-Qmax}$)、最大逼尿肌压力($P_{det-max}$)。

1. 最大尿流率(Q_{max}) 最大尿流率的平均水平要低于单纯尿流率测定的值。

2. 膀胱腔内压(P_{ves}) 膀胱腔内压及膀胱腔内的总体压力,是排尿的驱动力所在,膀胱腔内压同时取决于逼尿肌压和腹压。

3. 腹压(P_{abd}) 在排尿过程中,腹压通常会有轻微下降。虽然在排尿过程中腹压不应该升高,但在排尿初始和结束时会出现暂时性腹压上升;只有一小部分受试患者可通过收缩腹肌来增加最大尿流率。

4. 逼尿肌压(P_{det}) 逼尿肌的收缩必须维持到膀胱完全排空,正常的逼尿肌将使压力的上升与尿道阻力的增高相适应。当膀胱出口梗阻时,逼尿肌收缩力上升至最大幅度;当膀胱出口开放时,逼尿肌收缩力相应减弱。

5. 后收缩现象 在尿流率曲线终末时刻发生的或再次发生的逼尿肌收缩,可视为正常现象。

6. 尿流延迟 指从膀胱压力变化开始到测得相应的尿流率变化之间的时间延迟。产生此现象一部分为生理原因造成(尿道长度和尿流速度),另一部分为患者体位及设备原因所致。典型值为 0.5~1 秒。

7. 开口压 即在尿流开始出现时的膀胱压和逼尿肌压,代表膀胱出口开放时所克服的阻力。

8. 最大压力 为压力 - 流率测定中所测得各项压力的最高值。

9. 闭合压 指尿流率测量末期所测得的各压力值。

婴儿排尿时最大逼尿肌压力显著高于成人。此外男性婴儿排尿时最大压力显著高于女性。作者对 83 名小儿(男 52 名,女 31 名)进行膀胱测压,结果发现逼尿肌最大收缩压均数分别为(6.48 ± 1.29)kPa 和(5.55 ± 1.45)kPa。膀胱最大充盈量随年龄和体重的增加而增加,12 岁时接近成人。无排尿异常症状的新生儿膀胱多可完全排空,少数可有较多的残余尿,可能与新生儿间断性排尿有关。新生儿最大逼尿肌排尿压与成人相似,如 >100cmH_2O 常提示尿道括约肌活动增强或膀胱出口梗阻。

(二)适应证

压力 - 流率测定原则上适用于膀胱压力 - 容积测定的适应证,主要适用于无明显诱因造成的残余尿过多;无创检查发现异常者,如隐性脊柱裂造成的神经源性膀胱逼尿肌 - 括约肌功能障碍,后尿道瓣膜造成的梗阻;严重的非神经源性膀胱逼尿肌 - 括约肌功能障碍(如输尿管扩张、高级别膀胱输尿管反流、瓣膜膀胱综合征),经保守治疗无效的急迫性尿失禁,严重的压力性尿失禁,反复泌尿系感染引起发热者;下尿路先天性畸形者(如膀胱外翻、尿道上裂、输尿管疝、多发膀胱憩室)。膀胱出口梗阻可发生于仅有贮尿期症状者,无论性别或有无神经源性膀胱,均可发生。因此膀胱压力 - 容积测定后均应尝试压力 - 流率测定。压力 - 流率测定在以下有下尿路功能障碍症状者中尤为重要:有神经系统病史(如脑卒中、帕金森病)者、尿流率正常但症状重者、尿流率差的年轻人、有不稳定膀胱表现者及内镜检查无阳性发现者。

（三）测定方法

1. 准备工作同上,膀胱压力 - 容积测定后进行,记录仪上除记录膀胱压、腹腔压、逼尿肌压、肌电图 4 条曲线外,增加同步记录的尿流率及尿量两条曲线。

2. 移动尿流率计靠近患者尿道口,开启尿流率计,在患者尿意急迫时嘱其排尿,行多道程同步测定。标记排尿开始逼尿肌压、最大尿流率时逼尿肌压、排尿期最大逼尿肌压(该值即等压性逼尿肌收缩压)、排尿结束逼尿肌压及肌电图结果,排尿结束后须继续记录 2~3 分钟,待诸压力曲线回归基线、肌电图恢复贮尿期表现才结束记录。

3. 记录上述压力值,注意有无逼尿肌 - 括约肌协同失调等异常表现,并出报告。

（四）注意事项

1. 储尿期注意事项同充盈性膀胱压力 - 容积测定。

2. 避免在逼尿肌活动过度状态下排尿,否则可能由于盆底肌肉收缩导致逼尿肌压力偏高,而非自主排尿的结果。

3. 受检者未排尿不一定是逼尿肌无反射,可能因心理因素或不习惯体位影响排尿。

4. 检查中发现带管尿流率明显低于自由尿流率,应结合病史及自由尿流率判断。

5. 压力 - 流率检查中理想的排尿量应 >150ml,否则可能因尿流率过低导致假性梗阻。

6. 对于阴茎回缩明显或阴囊较大的患者,要尽量使尿流能够直接进入集尿器,防止尿液外溅,影响数据采集。

7. 高位脊髓损伤、病态肥胖或其他严重疾病,检查中要注意自主神经过反射的发生,避免意外发生。

（五）压力 - 流率分析的临床意义

排尿时逼尿肌可能分为正常、活动低下或无收缩。正常的排尿通过自发逼尿肌收缩实现;一旦开始就持续收缩,不容易被抑制。在没有膀胱出口梗阻的情况下,正常的收缩会导致完成排空。高压力伴低尿流率指示梗阻;低尿流率伴低压力表明膀胱本身问题,如肌肉或神经功能障碍等。尽管尿流率检查有助于下尿路梗阻的诊断,但尿流率降低并不能确定是尿路梗阻还是逼尿肌收缩力降低所致,而压力 - 流率分析是唯一能判断是否存在膀胱出口梗阻的检查手段。因此对于需要确定是否存在下尿路梗阻或保守治疗无效需要进行手术的患者,作该检查是有必要的。

（六）压力 - 流率图的分析方法

压力 - 流率测定结果的分析可用于不同的目的,如对尿道梗阻的客观判断、对不同患者组间尿道阻力差异性的统计学分析、对逼尿肌收缩力的判断等。可以通过压力 - 流率图的位置、斜度、曲率等对图形进行定量的分析。根据希尔平衡定律和大量临床资料所得的经验公式,目前常用的压力流率图分析方法有 A-Q 列线图、Shaffer 列线图、棋盘法、梗阻指数等,但这些分析方法多用于成人,儿童少见,目前还没有专用的儿童压力流率图。

1. **Abrams-Griffiths 图（A-G 图）** 是一种膀胱出口梗阻的定性诊断方法(图 16-1-7),利用 $P_{det-Qmax}$ 所在区域位置判断膀胱出口是否梗阻(图 16-1-8)。如 $P_{det-Qmax}$ 位于可疑区可以有以下三种情况:①下降支斜率(最大尿流率时逼尿肌压力与逼尿肌开放压差值 / 最大尿流率)≤2,且最小排尿期逼尿肌压(P_{muo},或称最小尿流率时逼尿肌压力,有时两者有差异)≤40cmH₂O,表示无梗阻;②下降支斜率 >2,表示梗阻;③无论下降支斜率如何,如 P_{muo}>40cmH₂O 则表示梗阻。另外一个能定量判断膀胱出口梗阻的指标是 AG 值。AG=$P_{det-Qmax}$−2Q_{max}。AG>40,表明膀胱出口梗阻,AG 数越大表示梗阻越严重;AG 在 15~40 之间,表示可疑;AG<15,表示无梗阻。

2. **压力 - 流率图（P/Q 图）** 该图是从 A-G 图演变而来,早期的 A-G 图将图中灰色区域归为可疑梗阻区,而 ICS P/Q 图则将其划入无梗阻区。其他判断标准与 A-G 图相同。

（七）常见的膀胱压力 - 容积图像

逼尿肌过度活动、排尿期无收缩或收缩力下降、膀胱顺应性降低等是临床上常见的异常膀胱测压图(图 16-1-9,图 16-1-10)。

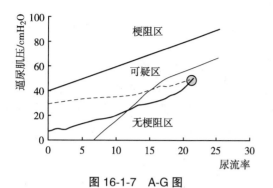

图 16-1-7　A-G 图

最重要参数为最大尿流率时逼尿肌压（$P_{det-Qmax}$，图中圆点），根据 $P_{det-Qmax}$ 所在的位置判断膀胱出口是否梗阻

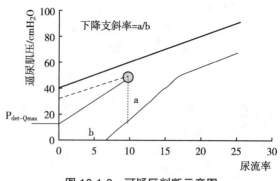

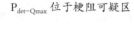

图 16-1-8　可疑区判断示意图

$P_{det-Qmax}$ 位于梗阻可疑区

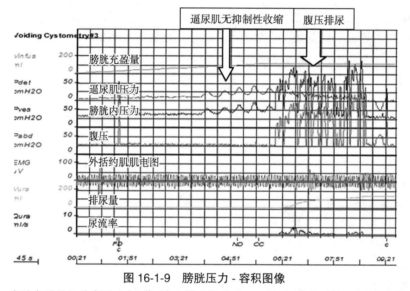

图 16-1-9　膀胱压力 - 容积图像

充盈期逼尿肌过度活动（小箭头）和排尿期逼尿肌无收缩，靠腹压排尿（大箭头）

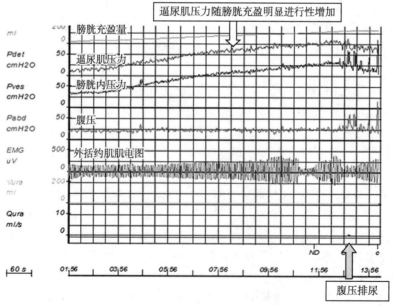

图 16-1-10　膀胱压力 - 容积图像

神经源性膀胱，顺应性降低和逼尿肌无收缩

第二节　尿道压力测定

　　1872 年,Schatz 在行腹腔穿刺时误将穿刺针刺进入膀胱,从而开创了膀胱测压的先例。DuBoris 在 1876 年发现排尿时膀胱内的压力升高,膀胱内的压力随着体位的变化时也会相应的改变。Rehfish 在 1897 年发明了用于测量下尿路功能的专门的仪器,用于测量膀胱内压和尿流率,但是最初的仪器存在很多的不足,临床应用价值有限。1922 年,Rose 开始用记纹鼓连续描绘膀胱压力曲线。在很长的一段时间内,临床上多采用水压计行间断膀胱压力测定。直到 1939 年,Lewis 用记录仪行连续膀胱测压描绘出膀胱压力曲线。20 世纪 40 年代,简单的尿流率已经用于临床,后经过不断改进和发展,各种各样灵敏的尿流率测量仪应用于临床。而关于尿道压力测定的研究发展较晚,Bonney 最早于 1923 年报道尿道压力测定,但直到 1958 年才开始有对动物尿道压力测定的实验研究报道;Enboring 在 1961 年报道了在人体上进行定点尿道压力测定的方法,推动了尿道压力测定的发展。到 1969 年 Brown 和 Wickham 研制成现代化的可连续进行尿道压力测定的仪器后,尿道压力测定开始在临床广泛运用,目前已经有多种不同的尿道测压方法。时至今日,将尿动力学与影像学、电生理学检查等结合起来,实现了如压力流率、尿动力学并膀胱尿道造影、压力流率肌电图等多个项目的联合同步检查,使尿流动力学检查在评估膀胱尿道功能中发挥越来越重要的作用。

　　尿道压力(urethral pressure)是指尿液刚好要开放一个关闭的尿道所需要的压力。目前已经有多种尿道压力测定的方法;然而小儿单纯尿道压力测定临床应用较少,一般采用膀胱尿道造影进行联合检查,判断膀胱尿道的功能。小儿因压力性尿失禁发生率较低,逼尿肌 - 尿道括约肌协同失调和括约肌无活动性发生率较高,导致其静态尿道压力测定的临床意义较小,临床研究资料也不多。膀胱尿道压力同步测定可同时测量膀胱逼尿肌压力及尿道压力的改变,尤其适用于小儿膀胱尿道功能异常的诊断,对上述疾病的诊断率显著提高,近年来已越来越多应用于临床。

一、尿道的解剖特点和神经支配

(一)尿道解剖特点

　　1. 成年男性尿道长 18~20cm,常被分为三段:近端(前列腺部尿道)、膜部尿道和阴茎部(海绵体部尿道)。第一段(3~4cm)主要是一个衬以黏膜的狭窄平滑肌管道,从膀胱颈穿过前列腺到前列腺尖。在前列腺部尿道的起始部,围绕膀胱颈的平滑肌明显呈环形排列,向远端与前列腺背膜延续。第二段称括约肌部尿道,外括约肌呈"Ω"形围绕尿道,后部中线处为纤维部分。第三段为海绵体部尿道,包含在阴茎的尿道海绵体中,由膜部走向尿道外口。其起始部扩张,为尿道球部,阴茎头部扩张,为舟状窝。整个尿道有大量的小黏液腺(尿道腺)开口于内腔。男性新生儿尿道长 5~6cm,尿道外口直径约 5mm,新生儿尿道黏膜发育较差,黏膜上皮易脱落及受伤。黏膜腺体、弹力纤维和结缔组织的发育较差。男孩到性成熟期尿道长度约为 12cm,常因包皮过长、包茎污垢积聚引起上行感染。

　　2. 成年女性尿道长 4cm,直径 6mm。起于膀胱开口,在耻骨联合向后下,向前走行,终止于阴蒂后方约 2cm 的尿道外口。尿道黏膜周围是丰富的黏膜下血管丛,成激素依赖,海绵状,包绕于纤维弹性组织和肌组织中。女性尿道的外层近端 2/3 被横纹肌覆盖,为尿道括约肌,其最大直径位于尿道中部。尿道外括约肌有两个明显的部分:上部沿尿道环形排列,相当于横纹括约肌,而下部组成弓状的肌环。许多小的黏膜腺开口于尿道,形成所谓的尿道旁腺,常位于尿道外口的侧缘。女性新生儿尿道较短,仅为 1cm,以后可增加到 3~4cm,尿道外口暴露且接近肛门,易被粪便污染,上行感染较男婴多。

(二)尿道的神经支配

　　尿道压力的维持离不开正常的尿道解剖和神经支配。用现在的尿道测压方法没有发现儿童和成人尿道压力的区别。新生儿尿道关闭压和儿童的尿道关闭压也基本相同。除了尿道长度外,最大尿道关闭压男女无性别差异。但是小儿尿道的神经支配,男女胎儿的发育各有其特点。正常胎儿男女膀胱尿道神经分布有其特点,发育过程不同。女胎儿无髓神经纤维分布在尿道近段 1/3 后面,支配平滑肌并与有髓神经纤维相伴行;神经纤维分布走行与阴道前壁和侧壁解剖关系密切,无髓神经纤维主要在尿道4和8点位置渗透至平滑肌表面,有髓神经纤维多在3和9点位置渗透至尿道横纹肌中。男胎儿无髓神经纤维从5和7点位置分布在尿道平滑肌表面,有髓神经纤维从9和3点位置分布在前列腺和尿道括约肌表面的横纹肌。在膀胱颈部支配尿道,膀胱外侧面和直肠前侧面自主神经和躯体神经解剖关系紧密。

二、尿道压力产生相关组织结构

1. 黏膜下层 在尿道黏膜下层内有丰富的血管窦及动静脉,据 Staskin 的估计约30% 尿道关闭压是由黏膜下层组织产生的。黏膜下层具有可塑性和传导压力的作用,可以把外部压力传至尿道腔内。Raz把黏膜下层称为压缩区。储尿期,在尿道外层压力作用下,黏膜下层将尿道腔封闭,使尿液不能由尿道通过或渗出。

2. 平滑肌组织 在女性尿道近端及男性后尿道,平滑肌组织是组成尿道的主要组织。储尿期平滑肌组织在神经支配下呈收缩状态,肌肉的张力将尿道区压缩,它们产生的压力经压缩区的传导作用,传至尿道腔。由于平滑肌在尿道分布不均,所产生的压力各部也不均匀。平滑肌所产生的压力,约占关闭压的40%~80%。

3. 横纹肌组织 一般认为尿道横纹肌由尿道周围横纹肌和尿道外括约肌两部分组成。也有学者认为盆底肌也是远端尿道括约肌的组成部分。在女性尿道终端及男性膜部尿道横纹肌组织最发达,是构成最大尿道压的主要组织。储尿期随膀胱容量增加上述肌肉呈持续收缩,这主要由慢收缩纤维的收缩引起;在腹压突然增加时,尿道横纹肌及盆底肌肉中的快收缩纤维收缩,可使尿道关闭压迅速上升。

4. 胶原纤维及弹力纤维 在尿道壁内有胶原纤维及弹力纤维,具有一定的张力,产生一定的压力。它们不受神经的支配,在外力作用下伸缩,其张力与外力呈正比。尿道平滑肌、尿道横纹肌及尿道胶原纤维和弹力纤维在尿道的外层,构成了张力区,尿道黏膜及黏膜下层构成了压缩区。尿道压力形成的基本要素:①内层必须具备柔软性;②内层具有可塑性;③外层一定要有收缩力。张力区产生的压力通过压缩区,构成了尿道压力。

三、静态尿道压力描记

静态尿道压力描记(resting urethral pressure profile,RUPP)是一种在膀胱及其周围处于静止状态下描记沿尿道长度各点的压力及其分布图的方法。尿道内各点的压力高低不一,将尿道内各点压力连接起来形成的曲线称为尿道压力图,在机体静止状态下测得的尿道压力图称为静态尿道压力图,静态尿道压力图反映的是机体在静止状态下尿道控制尿液的功能。尿道压力曲线的测定在评价尿道控尿功能、诊断控尿功能障碍性疾病方面有重要价值,如压力性尿失禁患者的分类和分级诊断、下尿路梗阻部位的定位诊断等。尿道压力曲线因其能够提供客观的有价值的检查数据,在临床疾病诊断、疗效预测、疾病预后判断,以及科学研究等方面有广泛应用。

(一)测定方法与原理

常用于进行 RUPP 的方法主要有灌注测压法(infusion pressure measurement)、气囊导管测压管(air charged catheter,ACC)、微型尖端传感器测压法(microtip/fiberoptic catheters)、逆行压力测定法(retro-resistance pressure,URP)、袖状感受器测压方法(perfused urethral sleeve sensor or dent sleeve,USS)及尿道阻力测量(urethral resistant measurement,URT)。所有系统都应在大气压条件下调零。对于外置转换器,参考点应为耻骨联合上缘;而对于放置导管的转换器,则参考点为转换器。

(1)灌注测压法:灌注测压方法是被广泛认可的评估尿道功能的方法,这种测压方法是通过测压管末端不远处侧面的孔来测量尿道压力,目前最为常用的是 Brown 和 Wickham 在1969年报道的水灌注测压方法(water infusion technique),另一种则是1976年 Raz 等报道的应用气体灌注(gas infusion technique)测压的方法,气体灌注测压现在已很少使用。

1)液体灌注测压法:该法的基本原理是测定液体恒定速率灌注导管所需的压力。导管在距末端5~10cm 处开一个或多个侧孔(一般开两个同一平面的侧孔),测压过程中通过侧孔恒速灌注液体保持侧孔的开放。测压时先将导管插入膀胱内,然后在导管自动拖出器(或导管拉出器)的作用下,恒速(一般以1mm/sec)将测压管退出尿道,同时水泵以一恒定速度(2ml/min)向测压管持续灌注生理盐水,通过导管连接的压力传感器把尿道压力(尿道壁对液体的压力)连续记录到电脑中(描记出沿尿道长度的压力分布图)(图 16-2-1)。使用时应严格排除导管内系统内的气泡,否则测定结果不准确。因为该方法简单易行,多在膀胱测压结束时,退出膀胱测压管的同时进行 UPP,完全利用膀胱测压用的导管完成尿道压力测定,没有明显增加耗材和时间。许多尿动力学检查室常规膀胱测压后进行 UPP。下面对 UPP 使用导管、设备及相应方法进行详细介绍。

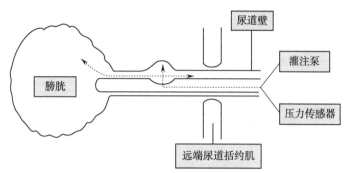

图 16-2-1 定点尿道压力测定

测压管:这种方法的测压管有三个通道,其中一个开口于导管的顶端,为灌注膀胱进水的通道;另两个为测压通道,一个开口于离末端不远处导管的侧面,用来测量膀胱内的压力,还有一个距离膀胱测压开口5~10cm 的侧孔用来测量尿道内压力(图 16-2-2)。所使用的测压管,价格比较便宜,可一次性使用,重复性及准确度均较高,不会造成交叉感染。这种测压方法的不足之处,是在测压之前需进行复杂的系统调试。外部的压力换能器的位置对测压的结果会造成影响,一般应使外部换能器的高度与耻骨联合的高度相同;这种测压管内容易有气泡,在有气泡的情况下影响压力的传导,对测量结果容易造成较大的影响;另外这种测压方法测压过程中所使用的压力传达介质是液体,其反应速率可能不及微型传感器灵敏,在压力快速变化如咳嗽等压力快速变化时,其测量的结果存在一定延迟,所以在用于测量应力性尿道压力图时存在一定的误差,但这些误差都在接受的范围内。由于尿道测压开口位于导管的侧面,每次尿道压力测定中只能测量一个方向的尿道压力图,因为尿道内压力分布的不均一性,所以所测尿道压力图受侧孔开口方向的影响(即方向性变异)较大。小儿一般选用 6F 或 4F 侧面开孔的测压导管。导管过粗测得的压力偏大,导管过细测得的压力又小于实际压力。此外,由于尿道是一个弯曲的而不是一个直的通道,硬度较低的测压管获得的尿道压力图会更接近于真实状态。

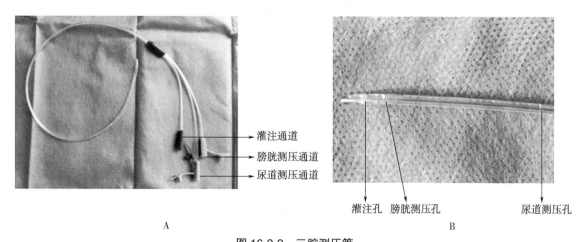

图 16-2-2 三腔测压管

A. 尿道压力测定使用的三腔测压管;B. 三腔测压管的 3 个侧孔开口位置

灌注装置:灌注泵一般都采用可调节的恒流泵。灌注速度必须适中,灌注速度过慢,测得的压力将低于实际压力。随着灌注速度增加尿道压力将明显升高,当压力达到一定程度后压力不再显著升高。常用的液体介质为等渗盐水,灌注速度为 2~3ml/min。液体温度要求与膀胱测压相同。尿道测压灌注液体时的速度由调速器控制(图 16-2-3)。

导管牵引装置(或导管拉出器):导管牵引装置以恒速由膀胱内拉出,向外牵引导管的速度应与灌注速度相适应,才能充分显示尿道的压力。若灌注速度慢、牵引速度快则测得的压力值偏低,而灌注速度快、牵引速度慢则测得的压力值偏高。Edwards 和 Malver 发现测压管外拉的速度及水灌注的速率对测压的质量没有明显影响;王庆伟等通过比较退管速度为 0.5mm/s、1mm/s 和 2mm/s 对静态尿道压力图的影响研究,发现对于 10F 的测压管,外拉速度为 1mm/s 时结果最为可靠。Hirst 等通过实验发现对于单孔测压管来说,外拉速率为 0.5mm/s 和灌注速率为 1ml/s 得到的结果最好,同时他们的研究发现,多侧孔灌注测压管的重复性明显低于单个侧孔的测压管。Ghoneim 等通过犬类动物实验对这类测压管进行质量评估,发现在同样的实验状态下,测压侧孔的直径为 1mm 时可能获得压力图更好,他们还发现随着膀胱容量的增大,所测得尿道压力也逐渐增大(图 16-2-4)。

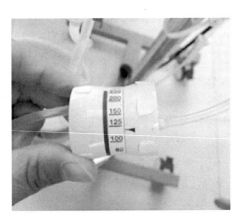

图 16-2-3　尿道测压灌注液体时的调速器

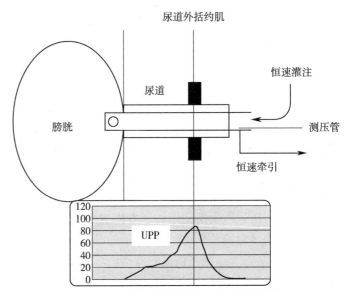

图 16-2-4　灌注测压法尿道压力测定原理

2)气体灌注测压法(air perfused manometry):气体灌注测压法所用的测压导管和水灌注测压法所用的测压管类似,不同的是这种方法运用 CO_2 等气体作为灌注介质以代替液体灌注测量尿道压力。因为气体具有可压缩性,相比液体灌注测压法,这种方法存在以下几个方面的不足:①由于 CO_2 本身对尿道存在一定的刺激,容易产生不适感,部分患者不易接受;②在检查过程中为保证测量结果的准确性需要使用大量的气体,这有可能使得膀胱快速膨胀,由于膀胱的扩张引起不适以及膀胱容量的改变影响测量结果;③这种方法易导致尿道压力图失真,压力传导也不如液体。由于相比于液体灌注测压法,存在诸多的缺点,气体灌注测压法并没有得到广泛应用,甚至一开始就遭到质疑。

(2)气囊导管测压管:气囊导管测压管(air charged catheter)是由高分子聚乙烯材料制成的一种一次性使用的测压导管,这种测压导管顶端周围包绕一个充满空气的小气囊,外部压力作用小气囊上通过测压管内的通道传导至外部的半导体压力换能器上,并通过计算机将压力信号记录下来。在测压管上制作两个气囊(double-balloon catheter)就可以同时测量膀胱和尿道内的压力。通常这种测压导管为 7F 导管,包含三个通道,其中一个开口于测压管顶端为进水通道,另外两个连接测压管的顶端不远处有两个小气囊,小气囊环绕导管一周,一个用于测量膀胱压,另一个用于测量尿道压,两个气囊的距离通常为 6cm。这个球囊技术系统测量记录的尿道内的压力是整个球囊周围的压力,是在很短的一段距离上整个尿道横截面的平均压力,气囊的最大直径为 6.73mm、长度为 6.35mm。小儿动态尿动力测定多使用此种测压管。

（3）微型尖端传感器测压管（microtip/fiber optic catheters）：是指在测压管的侧边连接有两个灵敏的微型压力传感器,用于同时测量膀胱和尿道的压力,测量压力时,通过一个机械牵引装置均匀的将测压管拉出尿道,就能描计完整的尿道压力图,尿道压力作用于微型压力传感器,使压力感受器产生表面压力,即尿道组织与传感器相互作用力,通过电子传感器传导至计算机将结果记录下来。这种测压管有高达2000Hz的快速响应频率,可以准确记录压力的急剧快速变化,可以很好地记录咳嗽等应力状态下压力的快速变化,具有良好的重复性;但是这种测压管相对其他方法来说,制作工艺更为复杂,价格昂贵,不适合作为一次性使用产品,而清洁消毒过程复杂且费时费力,多次使用后沉积在压力感受器周边的蛋白沉积物可能会影响其测量结果。和单孔灌注测压管一样,这种测压管每次测量的是尿道一个方向的尿道压力图,对于尿道这个各个方向压力分布不均一的器官而言,所测量的尿道压力图受方向的影响较大。这一类型测压管有微型电子感受器（microtip）和光纤压力感受器（fiberoptic）两种,曾有学者比较这两种类型测压管发现后者的MUCP和PTR较前者低,两种测压方法在FUL上没有明显区别。相比微型电子压力感受器测压管,光纤压力感受器测压管价格相对便宜,可用于一次使用或重复使用;而微型电子压力感受器测压管较光纤压力感受器测压管更容易损坏。

（4）逆行压力测定（retro-resistance pressure,URP）：在尿道压力测定早期研究时,就有学者提出了逆行尿道压力测定（retrograde urethral measurement）的概念,但是这种评估尿道功能的方法当时并没有得到临床推广和广泛使用。2004年Slack等对这种方法进行改进,重新详细阐述了这种测量尿道功能的方法,是采用一个圆锥形的空心导管置于尿道外口并封闭尿道外口固定,采用恒速逆行灌注的方式,当压力刚好达到并维持尿道开放时的压力即为尿道压。在达到尿道开放的压力之前,曲线呈上升趋势,当压力足以使尿道开放时,曲线呈水平恒定,此时的压力为开放整个尿道所需克服的阻力。

这个尿动力学系统可以用来测量逆行尿道阻力（URP）、漏尿压力点和单通道的膀胱压力测定,一项多中心研究显示,URP与尿失禁的严重程度具有良好的关联,随着尿失禁严重程度的增加,URP逐渐降低,而相比较而言MUCP和LPP与尿失禁的严重程度并无显著关联。URP这种测压方法创伤小,避免了测压过程中尿道内测压管对测压结果的影响,更接近于生理状态,而且这种测压管价格便宜。Kuhn等的研究表明URP与压力性尿失禁的诊断具有良好的关联,与传统的尿道压力测定相比更为微创,与MUCP具有良好的关联。Tunn等进行的一项48例患者前瞻性研究发现,患者在手术前和术后URP并无显著变化,说明抗压力性尿失禁手术并不改变URP,认为URP测量并不能预测手术的预后。目前这种方法还不能用来测量应力状态下的尿道压及尿道压力图,不能描计尿道压力在尿道中的分布,对压力性尿失禁诊断的敏感性和特异性还有待进一步研究。

（5）袖状感受器测压法（perfused urethral sleeve sensor or dent sleeve,USS）：液体灌注袖套感受器测压导管（perfused sleeve sensor technology,简称Dentsleeve）是一种特殊类型液体灌注测压导管,这种类型的测压管最早是用来测量食管括约肌及肛门括约肌的功能,Tan-kim等将这种方法引入泌尿外科,用于测量尿道压,称为袖套感受器测压法。测压管的袖套感受器长5cm,内为一模床,模床外覆硅胶薄膜。检测时,液体从薄膜一端流入,另一端流出。由于袖套的长度大于功能性尿道长度,检测时可将袖套感受器固定于尿道,无须反复移动导管即可长时间测量尿道的最大尿道压。

由于测压过程中不需要移动测压管,患者的耐受性较外拉移动式测压管的方法更好。Tan-Kim等研究发现,袖套感受器测压法所测得的尿道压具有良好的敏感性和特异性,由于尿道测压过程中不需要拉动测压管,其舒适度至少是传统方法的两倍,他们还比较了3点、6点、9点及12点四个方向的USS值,发现四个方向的USS值存在差异,以12点的方向也就是腹侧测量USS值最高,说明用于测压的硅胶薄膜的方向对测量结果有一定的影响,而这些结果是由于尿道各个方向尿道压力分布不相同造成的。这种方法同样可以用来评估静息状态和应力状态下的最大尿道压,但是由于是液体灌注测压法,和灌注测压方法类似,对快速变化的压力变化测量存在一定的误差,而且这种方法不能用于测量尿道长度,不能用来描记整个尿道的压力分布图。目前暂时缺乏有关袖状压力感受器测压法的多中心大样本的研究,这种方法在临床中的运用价值还有待进一步研究。

（6）尿道阻力测量：2004年Herrmann等报道了尿道阻力测量（urethral resistance measurement,URT）

的新方法,将一个金属小球系在一个引导线上并置入尿道中,并以均匀的速度拉出尿道,记录外拉过程中的尿道阻力,他们的研究结果表明最大尿道阻力和MUCP具有良好相关性,测量的是小球外拉过程中尿道对小球的阻力,这种方法简单易行、价格便宜。目前文献有关这种方法的报道并不多见,不同直径的金属小球所测得值存在差异,直径越大阻力越大。关于此法患者的耐受程度、各种参数指标及临床运用价值有待进一步研究。

（二）具体测定步骤

1. 告知和体位 在进行测压前应告知患儿测定的内容,消除其对检查的恐惧。平卧位、坐位及立位均可,应根据检查目的选用。最常用者为平卧位,特殊情况下也可用不同体位进行比较。立位时最大尿道压比平卧位增加30%以上,真性压力性尿失禁患者立位尿道压将进一步降低。患者体位最好使用同一平面两个以上侧孔的导管。在书写报告时,应注明检查时的体位。因患儿对检查高度紧张,导致尿道括约肌痉挛也可致测得的尿道压偏高,故医护人员应嘱患儿在检查过程中尽量放松,避免哭闹及增加腹压的动作,会使结果更加准确。

2. 置入测压导管 测压导管插入方法与一般导管法相同。插入深度必须保证两个测压孔均在膀胱腔内。插入测压管后应先排空膀胱内尿液,在需测定膀胱充盈状况与尿失禁关系时膀胱内可预注入适量液体。测压导管置入膀胱内应固定导管位置,确保测压导管和牵引器不能发生位置改变。

3. 连接导管前准备 在连接各管道系统以前,彻底冲洗排出P_{ves}与P_{ure}测压管系统内的气泡和液体灌注管道系统内的气泡。选择尿动力仪的UPP项,进入设定准备状态,设定水泵灌注速度与牵引器退管速度;例如可以将水泵灌注速度设定为2ml/min,牵引器退管速度设定为1mm/s。研究表明不同的退管速度所测得的静态尿道压力也不同,而使用1mm/s的退管速度进行尿道压力测定时结果会更可靠。

4. 测量尿道压力 将P_{ves}与P_{ura}测压管系统以及灌注管道系统的远端同时暴露于大气压中,液面与患者耻骨联合上缘平面平齐,对P_{ves}与P_{ura}两个压力传感器进行调零。完成零点标记、导管连接等工作后开始检查,同步行注水、牵引和压力记录,测量尿道压力时导管拔出的速度一定要恒定,否则不能精确地计算尿道长度和尿道压力的关系,在放置及拉出双腔导管的过程中应防止双腔导管旋转,使双腔导管在一条线上匀速拉出,这样才能反映尿道一条线上连续点的尿道压力分布。拉出尿管时直至尿道口有液体流出时完成检查。

（三）RUPP的测定条件与影响

RUPP测定的变异性较大,可重复性较差。其原因是测定条件及多种因素均可影响测定结果。下面以导管侧孔灌注法为例,阐述测定条件与影响因素。

1. 导管粗细 4~10F导管的差异似乎对测定结果影响不大。但因儿童尿道较细,一般选用4~6F的导管,以免因测压管太粗引起患儿较大的痛苦,或太细阻力太大引起测量压力假性升高。

2. 导管的侧孔 用导管末端单一的侧孔来测定尿道压力是不准确的,原因是侧孔不能充分与尿道黏膜接触。一般使用距导管末端5cm处相对的两个侧孔即可满足测定的准确度。如果测压管顶端有2个或2个以上的测压孔,测压孔应该在同一个平面,否则,测得的尿道压力将不是尿道某一点的压力,而是几点压力之和。

3. 灌注速度和退管速度 灌注速度必须恒定,一般在2~3ml/min,液体灌注速度必须与退管速度相匹配,一般推荐采用1mm/s的退管速度配合2ml/min的液体灌注速度进行RUPP。

4. 体位 不同体位所测得的尿道压也不一致,卧位时尿道压力最低,坐位时略为增高,立位时则明显增高。尿道测压时由卧位变为直立位可以使最大尿道压平均增高23%;若尿道功能不全时,尿道压力增高将会超过基础值的50%以上。

5. 腹压 腹压的变化可以传递到膀胱和后尿道,腹压升高时也可以导致膀胱压和尿道压上升;因此测量尿道压力时一定要避免患儿哭闹。

6. 膀胱收缩 膀胱逼尿肌收缩可以明显影响尿道压力测定结果。通常在进行RUPP时可以向膀胱内灌注少量液体,一般不会导致逼尿肌的无抑制性收缩。若在尿道测压的过程中出现逼尿肌收缩,即可导致膀胱颈开放、功能性尿道长度缩短、尿道压力下降。

7. 膀胱内液体量　膀胱内液体量过多导致膀胱内压升高,可以引起尿道压力相应升高。因此,测定尿道压力时,应注明测压时的膀胱容量。

（四）RUPP 测定的适应证

尿道压力图主要用以反映储尿期女性近端尿道和男性后尿道的尿液控制能力,因此各种尿失禁和遗尿患儿均可行此检查。尿道压力图通过检查储尿期可以间接地反映排尿期尿道的功能,为各种近端尿道和膀胱颈梗阻的诊断及梗阻定位提供参考。如器质性及功能性膀胱颈梗阻、逼尿肌尿道括约肌协同失调等;确定储尿期其他症状,如尿频、尿急、耻骨上级会阴部疼痛等与近端尿道和膀胱颈功能的关系;先天性畸形如尿道瓣膜的功能。同时可以用于测定尿道外伤后的狭窄或尿道下裂手术后狭窄的诊断和评估;有关尿道功能的药理学、神经支配、排尿生理等试验研究。

（五）RUPP 测定的标准化名词参数定义及其临床意义

1. 最大尿道压（maximum urethral pressure,MUP）　指尿道压力描记过程中出现的最大压力值。一般位于尿道外括约肌的位置。其正常范围随性别、年龄的不同而不同。压力性尿失禁、尿道括约肌缺陷等会使 MUP 降低,尿道狭窄、膀胱颈口梗阻、后尿道瓣膜和膀胱颈口痉挛时 MUP 值会增加。

2. 最大尿道闭合压（maximum urethral closure pressure,MUCP）　是最大尿道压与膀胱压之间的差值,为临床上评估尿道尿液控制功能重要的参数。膀胱尿道压力同步测定时同步测量膀胱压力和尿道压力,可以区别尿失禁是由内源性括约肌缺陷引起还是由尿道过度活动引起,这将决定下一步对患儿的治疗方式。患儿在进行膀胱尿道压力同步测定时,平静或增加腹压时最大尿道闭合压力为正值均提示患儿控尿能力良好。

3. 功能性尿道长度（functional urethral length,FUL）　指在尿道压力描记过程中尿道压力高过膀胱压的一段尿道长度。从理论上讲,功能性尿道长度是具有尿液控制功能的尿道长度。一般尿失禁的患者功能性尿道长度会缩短。

4. 控制带　是指从膀胱颈至最大尿道压力之间的尿道长度,为评估尿液控制功能的重要指标。

最大尿道闭合压、最大尿道压和功能性尿道长度是反映尿道功能的重要指标。根据尿道狭窄、膀胱颈痉挛或外括约肌痉挛处的高压区位置,可以推断尿道梗阻的部位。尿道压力降低、功能性尿道长度缩短可发生尿失禁。

第三节　膀胱尿道压力同步测定

膀胱尿道压力同步测定（simultaneous bladder and urethral pressure measurement）是尿道压力测定的一种方法,是在给定的时间段内同时测定膀胱压力和尿道某一点（膀胱颈和外括约肌处）的压力,此检查方法最大优点是能够显示逼尿肌 - 尿道外括约肌的协同性,了解膀胱充盈过程中是否有尿道压力突然下降（图 16-3-1）。

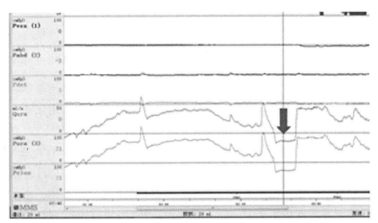

图 16-3-1　膀胱尿道压力示尿道不稳定（箭头显示膀胱充盈过程中尿道压力突然下降）

一、测定方法及临床意义

患儿平卧位置入 6F 膀胱三腔测压管和直肠腹压测压管。取半坐位,常规测量静态尿道压力以确定最大尿道压位置,用文森导管固定器固定导管,其最大尿道压处即尿道外括约肌部位。三腔测压管有两个独立的腔,导管顶端有两个侧孔开口用于膀胱灌注和膀胱压力测定,第三个腔道开口于距导管顶端 10cm 处,用于测量尿道压力。使用三腔测压管可同步进行尿道压测定、膀胱压测定和膀胱灌注。同步膀胱尿道压力测定过程中测压管随着膀胱的充盈容易向外移位,尤其是排尿时更容易移出。文森测压管固定器可以解决这一问题。

此法可以在记录膀胱压力的同时记录尿道压力,不同参数在不同的通道上显示。压力性尿失禁患者还可以测 Valsaval 动作时的尿道闭合压,并计算腹压传导率;继续充盈至正常尿意时自然排尿,观察排尿时膀胱逼尿肌和尿道外括约肌的协同性。此检查患儿的体位改变会影响压力的传导和测量,因此在进行检查时一般选择半坐位:一是可以更好地固定测压管;二是方便患儿排尿。其临床意义主要为能够直观地显示充盈及排尿期尿道括约肌的功能状态,与逼尿肌压力结合,显示逼尿肌 - 尿道括约肌的协同性。正常尿道功能为逼尿肌收缩达到正常压力和尿流时尿道可以正常开放并持续松弛,从而排空尿液。神经系统正常的儿童排尿功能障碍的特点为间断或波动的尿流率曲线,一般是由于儿童在排尿时尿道周围横纹肌或肛提肌间断收缩引起。逼尿肌 - 括约肌协同失调(detrusor sphincter dyssynergia,DSD)是儿童在排尿时逼尿肌和尿道外括约肌(如逼尿肌和尿道周围横纹肌)不协调收缩引起。DSD 膀胱尿道同步测压表现为逼尿肌收缩的同时尿道压力同步上升,此时尿流率曲线明显降低,见于伴有神经系统障碍的儿童。这种 DSD 也可以在 OAB 儿童的膀胱尿道同步测压中见到,患儿在出现逼尿肌无抑制性收缩时,为了不让尿液排出患儿习惯性地憋尿,尿道外括约肌突然收缩也表现为尿道压力同步上升。

二、膀胱尿道同步测压诊断压力性尿失禁

Dietz 和 Clarke 提出支撑尿道周围组织的解剖结构松弛和尿道括约肌功能不全,以及尿道高活动度和骨盆支撑系统能力下降是压力性尿失禁独立的致病因素。McGuire 提出固有括约肌功能障碍的概念(最大尿道闭合压力小于 $20cmH_2O$)以及尿道测压可以评估尿道功能。他提出,当增加腹压时逼尿肌过度活动和压力性尿失禁的女性均可以表现为尿液不自主漏出。尿动力学检查是目前临床诊断和鉴别各种尿失禁的客观方式,包括膀胱测压和监测外括约肌肌电图。研究表明,对准备进行压力性尿失禁手术的女性患者进行尿动力学检查可以明显改变临床医生的术前诊断。监测尿道外括约肌的肌电图常受环境因素或尿液的干扰不能准确反映尿道括约肌功能,特别是女性患儿。膀胱尿道压力同步测定可模拟患者腹压增加时膀胱逼尿肌压力和尿道压力的改变,当尿道压力的升高小于等于膀胱压力的升高,尿道闭合压力为负值时会发生漏尿。通过因腹压改变引起的尿道压力变化与膀胱压力变化之间的比值,还可以来计算压力传导率。儿童伴有尿急、尿频,可有真性压力性或急迫性尿失禁的表现,尿动力学可表现为逼尿肌过度活动或尿道不稳定。其中尿道不稳定通过膀胱尿道同步测压显示,在膀胱压力无变化的情况下,尿道压力一般波动在 $15cmH_2O$ 以上。尿道压力的波动不受体位、腹压及膀胱容量的影响。完全性尿道关闭功能不全的患者,膀胱尿道压力同步测定显示尿道关闭压力为 0,膀胱内无残余尿量,膀胱失去储尿功能。

三、膀胱尿道同步测压诊断膀胱出口梗阻

排尿期尿道压力描记(micturiation urethral pressure profile,MUPP)可以用于测定尿道梗阻和判断梗阻部位。得到准确的结果依靠同时进行膀胱内测压和定位于尿道某一点的测压;或者可以在导管上使用不透射线标记物使尿道某一点测压时可视化。

MUPP 使用与膀胱尿道同步测压相同的三腔测压导管进行测量,可以进行排尿期尿道压力描记。患儿戴着测压导管进行排尿,在尿流稳定阶段,将导管以一定恒定速度匀速拉出,记录出尿道压力分布曲线。MUPP 实质上就是测定排尿期的尿道阻力。儿童最常见的膀胱出口梗阻的神经性原因是 DSD。一般在自主排尿之前,括约肌先松弛。DSD 可导致功能性阻塞,影响膀胱排空,最终引起膀胱顺应性降低,储尿压力

增高,并且出现残余尿量。因此对于排尿困难的患儿,建议常规进行膀胱尿道同步测压。

四、加压尿道压力描记

加压尿道压力描记(stress urethral pressure profile,SUPP)是在尿道压力描记过程中嘱患者不断增加腹压(如咳嗽或 valsalva),进而分析膀胱压及尿道压的变化,判断尿道闭合功能的方法。压力性尿失禁患者增加腹压时尿道压力的上升幅度小于膀胱压力的上升幅度,尿道闭合压力为正值才能保证尿道的控尿能力。

(一)方法及原理

在尿道测压时,测压管退出尿道的过程中嘱患者做多次咳嗽,直至 UPP 完成。正常控尿的女性尿道具有较好的收缩闭合功能,能够抵抗腹压增高造成的压力传递。女性尿道作为控尿的重要结构,其本身的组成部分及周围结构的支撑作用是良好控尿的解剖基础。尿道上皮的黏膜封闭作用和近端尿道、膀胱颈部的黏膜下血管丛也有维持控尿的作用。手术、放射治疗及雌激素缺乏,均可破坏尿道黏膜及黏膜下血管丛的闭合作用。当患者由于某种活动(如大笑、咳嗽、紧张等)造成腹压升高,膀胱压自然也会升高,当由于某种原因患者的尿道压若不能同时升高,或者升高的幅度小于膀胱压升高的幅度,导致膀胱压力大于尿道压力,从而产生一个压力差,这时尿液将会在压力差的作用下进入尿道并漏出,产生尿失禁现象。测压管牵引速度为 1mm/s,泵水速度为 2ml/min,咳嗽频率为尿道长度每 2mm 咳嗽 1 次,体位为半卧位。

(二)测定参数与临床意义

1. 尿道闭合压(urethral close pressure,UCP) 指咳嗽时的尿道压与膀胱压的差值,$UCP=P_{ura}-P_{ves}$;在正常女性,UCP 应 >0,而在压力性尿失禁患者中 UCP 可以≤0。

2. 压力传导率(pressure transmission ratio,PTR) 指咳嗽时尿道压增高值与膀胱压增高值的比值再乘 100%($PTR=\triangle P_{ura}/\triangle P_{ves}\times 100\%$)。PTR 可以在尿道的任何点获得,在尿道的某一点获得的 PTR 必须标明;而沿尿道多个点获得的 PRT 可以形成一条"压力传导描记图",在咳嗽加压中,咳嗽的压力增幅应该被注明。在正常女性,PTR 应 >100%,而在女性压力性尿失禁患者中,UCP 可以≤0,PTR 则可以≤100%。

(三)影响因素

SUPP 除具有 RUPP 的缺陷外,其咳嗽时导致导管侧孔在尿道内移位,针对尿道内某一点来说,所测得的尿道压缺乏准确性与稳定性。

第四节 尿道测压评价

起初尿道压力测定很受重视,但测量尿道括约肌功能的检测技术总不能令人满意,以至于它的临床意义受到质疑;因此,大多数专家把尿道压力测定当成科研工具,而不能广泛用于临床。尿道测压技术也取得了新发展,如导管侧孔灌注法、精密换能导管法及球囊导管法使尿道压力测定逐渐受到重视,这些新技术不但增加其结果的真实性,也易于临床应用。但我们必须认识到这些技术仍然是研究工具,因为各种尿道测压技术在尿道压力测量值能够在日常实践中使用前仍需要标准化。

1. 测定条件及多种因素均可以影响测定结果。

2. 该检查在进行过程中使患儿感到非常不舒服,尤其是男性患儿。

3. 测量尿道压力本身(过程或测定方法)就能改变尿道内压力和产生赝像。

4. 患儿在休息时尿道呈关闭状态,因此认为尿道压力测定和尿道闭合压力测定是代表阻止尿液漏出的能力是非常理想化的。

5. 目前尿道压力可以通过多种不同的技术与方法来测定,而这些方法并不能产生一致的结果。即使同一种方法,不同的测定也经常产生不一致的结果。

6. 这些技术仍然不能明确区分固有括约肌缺失和其他功能障碍。

7. 这些技术仍然不能诊断疾病的严重程度。

8. 这些技术仍然不能提供一个可靠的指标提示外科手术是否成功,以及成功治疗后是否恢复到正常功能。

9. 尿道轮廓总长一般不视为 UPP 中的一个有用参数。

10. 充盈期进行尿道压力测定在诊断排尿功能障碍方面存在一定的局限性,而排尿期 UPP 至今仍是一项未完全发展成熟的技术。

第五节 漏尿点压力测定

漏尿点压力(leak point pressure,LPP)为尿液自膀胱漏出时的压力。LPP 测定是指测定尿液漏出时的腹腔压力或膀胱腔内压力,以及逼尿肌压力的方法。漏尿可通过肉眼观察尿道外口、尿流计测定、X 线透视等手段进行观察。LPP 可用做评估压力性尿失禁或评估下尿路梗阻性病变对上尿路的危险。LPP 进一步可以分为腹压漏尿点压力测定(abdomianl leakpoint pressures,ALPP)和逼尿肌漏尿点压力测定(detrusor leak point pressures,DLPP)。

一、腹压漏尿点压力测定

腹压漏尿点压力测定即测量造成漏尿所需的腹腔压力的大小。ALLP 是指患者在进行各种增加腹腔压力的动作过程中出现尿液漏出时的膀胱腔内压(等于腹压与逼尿肌压之和)。ALPP 能够定量反应尿道的闭合功能,因此 ALPP 是一种稳定的可重复的诊断 SUI,并能判断 SUI 程度的方法。ALPP 测定又可以分为 valsalva 漏尿点压力测定(valsalva leak point pressure,VLPP)和咳嗽诱导漏尿压力测定(cough-induced leak point pressures,CLPP)。

(一)VLPP 测定原理

ALPP 是一种动态的激发试验,目的是模拟 SUI 发生条件并诱发之。在正常人体,静止状态下正常膀胱颈和后尿道是闭合、密封的;突然增高的腹腔压力可以被膀胱颈和尿道固有括约肌压力的相应代偿性增高所抵抗。一些 SUI 患者的膀胱颈和后尿道缺陷,在静止状态下膀胱颈处于开放状态,尿道上皮不能密封尿道;因此当腹腔压力增高时膀胱颈和尿道固有括约肌不能完全代偿抵抗之,尿液漏出,因而发生 SUI。

(二)VLPP 测定方法

1. 女性患儿可采取半坐位,两腿分开,将阴唇分开,露出尿道外口;男性患儿采取站姿,保证尿道外口可视。也可使用 X 线影像透视、尿流计测量、预警尿布或电导测量等方法来代替尿道外口直视法。

2. 向膀胱内灌注 37℃生理盐水(若使用 X 线透视则可注入造影剂)达到所需容量。

3. 要求患儿进行多次咳嗽或 valsalva 动作,直到最终发生尿液漏出。测量和记录漏尿发生时的压力。若有尿液漏出,则测定完成;若无尿液漏出,则要求患者反复咳嗽,以诱发尿液漏出。以造影剂灌注膀胱时,漏尿点可以在同步影像记录中确定,并选择该点膀胱腔内压的最低值为 VLPP 值;若以盐水灌注膀胱,则漏尿点可以通过视觉观测估计,也可通过尿流计记录。

(三)VLPP 的参考值范围

VLPP 是对尿道病理程度的测定,是一个连续参数,不存在正常值范围,但存在与尿道固有括约肌功能缺陷(intrinsic sphincter deficiency,ISD)程度与尿道移动程度共同决定的相对应的参考值。在不考虑膀胱功能与尿道位置的前提下,VLPP 值可用以判断尿道固有括约肌功能,一般认为其参考值范围如下:

(1)VLPP>90cmH$_2$O:尿道固有括约肌功能基本正常。

(2)VLPP<20cmH$_2$O:尿道固有括约肌功能缺陷。

(3)VLPP 为 20~90cmH$_2$O:尿道固有括约肌功能处于正常与异常的交界区。

(四)VLPP 的影响因素

1. 尿道内测压导管的粗细 Bump 和 Payne 等学者认为尿道内导管带来的梗阻人为地提高了 VLPP 值,更为准确的测定是单独使用直肠球囊导管测定 VLPP。然而,后者不能检测出逼尿肌不稳定收缩或其他的膀胱压力改变,因此使用直肠导管所测得的 VLPP 值总是较低。

2. 膀胱容量 以往有多项研究报道 VLPP 随着膀胱充盈量的增加而进行性下降,这种改变在具有尿道移位的患者中更为明显。因此,现大多数学者推荐进行 VLPP 测定的膀胱充盈容量应为 150~250ml,或者是达到由膀胱日记获得的功能膀胱容量的一半。

3. 体位　患者体位也可影响 VLPP 测定,通常应采用站立位或半卧位,并加以标注。

4. 逼尿肌稳定性　VLPP 测定应去除逼尿肌无抑制性收缩的影响。

5. 膀胱憩室　大的膀胱憩室患者不适合进行 VLPP 或 ALPP 测试。

(五)ALPP 对压力性尿失禁的评估及其价值

ALPP 用来测量膀胱颈及尿道括约肌抵抗腹压增加的能力。ALPP 在诊断是否伴有导致压力性尿失禁的固有括约肌缺陷时有非常大的价值。而 MUP 更多的代表了尿道外括约肌功能。因此对于压力性尿失禁患者可将 UPP 与 ALPP 联合使用,以全面反映患者控尿能力。

VLPP 和 CLPP 是用来描述增加腹压的两种方法。CLPP 认为是最有临床相关性的检查,但是因咳嗽时速度非常快所以检查有些困难。VLPP 相对速度较慢操作起来较为简单,但因其指导患者进行重复操作时比较困难,导致临床相关性较差。

二、逼尿肌漏尿点压力测定

逼尿肌漏尿点压力(DLPP)是指在无增高腹压的应力动作及无逼尿肌收缩的膀胱充盈过程中出现尿液漏出时的最小逼尿肌压力(图 16-5-1)。它与腹压漏尿点压(ALPP)的意义截然不同。DLPP 反映膀胱出口的梗阻状态,它并不表示维持尿道闭合的能力,相反它可以使近端尿道开放,导致尿液漏出。实际上许多尿失禁患者虽然具有很低的 ALPP,但其 DLPP 却非常高,甚至高到足以损毁上尿路的程度。因此 DLPP 用来预测一些患者的上尿路功能障碍,这些患者通常是伴有膀胱顺应性降低及排尿功能障碍的神经源性膀胱患者。

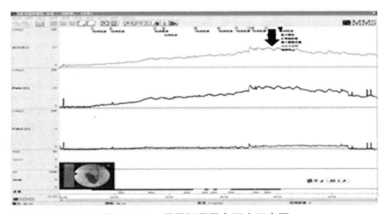

图 16-5-1　逼尿肌漏尿点压力示意图

腹压增高到箭头处开始漏尿,此时的压力为漏尿点压力

(一)DLPP 测定原理和参考值

膀胱充盈过程中,膀胱腔内压随着充盈量的增加而增高,当膀胱腔内压增高超过尿道压或尿道阻力时,即产生尿液漏出,此时测定记录的逼尿肌压力即为 DLPP。DLPP 测定的最初目的是预示上尿路损害的危险度,当 DLPP 超过 $40cmH_2O$ 时,就有可能导致上尿路积水、上尿路功能受损。因此一般将 $40cmH_2O$ 作为 DLPP 的参考界值。

(二)DLPP 的意义及临床价值

DLPP 测定是一种被动地测试储尿期膀胱压力与膀胱出口阻力、有效地预测神经源性膀胱患者上尿路损害危险性的简单方法。逼尿肌压力增高和 DLPP 升高可能提示上尿路危险。尽管 DLPP 应该在逼尿肌没有收缩时测量 DLPP,但是许多患儿都伴有逼尿肌过度活动。DLPP 超过 $40cmH_2O$ 被认为是导致上尿路损害的界限,但是这个不是绝对值,因为膀胱内压力低于 $40cmH_2O$ 也可能导致上尿路损害。当出现 DSD 时,排尿期逼尿肌收缩的同时伴随有尿道不随意收缩,可能尿流率相应降低,出现功能性尿道梗阻,尿道内压升高,而漏尿在膀胱内压超过尿道内压时发生,因此膀胱漏尿点压也随之升高。因此对于神经源性膀胱的患者,必须进行仔细的尿动力学检查,了解膀胱漏尿点压,确定上尿路功能损害的危险性,以便提出合理的治疗方案,避免上尿路进一步损害。

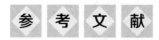

1. 文建国,郭先娥,童尔昌.正常小儿膀胱尿道压力测定.中华小儿外科杂志,1989,10(6):347-349.

2. 文建国.新生儿膀胱压力和肌电图联合检查.中华泌尿外科杂志,2003,24(7):472-475.

3. 黄书满,文建国.尿动力学检查在小儿排尿功能障碍诊断中的应用研究进展.中华实用儿科临床杂志,2014,29(5):380-384.

4. 文建国,袁继炎,郭先娥,等.肛门成形术对膀胱尿道功能的影响.中华小儿外科杂志,1993,14(4):223-226.

5. 王庆伟,文建国,齐艳,等.测压管退管速度对静态尿道压力测定的影响.郑州大学学报(医学版),2004,39(6):940-943.

6. 陈真,杜广辉,蔡丹,等.女性尿道中静态尿道压力分布特点的研究.临床泌尿外科杂志,2013,(3):189-192.

7. 韩中将,冯锦锦,李云龙,等.压力性尿失禁伴可疑逼尿肌收缩乏力术前性逼尿肌等容收缩试验的效果,实用医学杂志,2018,34(3):390-392.

8. WEN JG,TONG EC. Cystometry in infants and children with no apparent voiding symptoms. Br J Urol,1998,81(3):468-473.

9. WEN JG,YEUNG CK,DJURHUUS JC. Cystometry techniques in female infants and children. Int Urogynecol J Pelvic Floor Dysfunct,2000,11(2):103-112.

10. WEN JG,YU TL,CUI LG. Bladder function development and its urodynamic evaluation in neonates and infants less than 2years old. Neurourol Urodyn,2015,34(6):554-560.

11. ELLIOTT CS,COMITER CV. Maximum isometric detrusor pressure to measure bladder strength in men with postprostatectomy incontinence. Urology,2012,80(5):1111-1115.

12. WEN JG,DJURHUUS JC,PFWM R,et al. ICS educational module:Pressure flow study in children. Neurourology & Urodynamics,2018.

13. HUA C,WEN Y,ZHANG Y,et al. The value of synchro-cystourethrometry for evaluating the relationship between urethral instability and overactive bladder. International Urology & Nephrology,2018,50(3):1-9.

14. WEN JG. Cystometry,Pressure Flow Study and Urethral Pressure Measurement. See:Clinical Urodynamics in Childhood and Adolescence. Edited by Giovanni Mosiello,Giulio Del Popolo,Jian Guo Wen,et al. First edition. Cham,Switzerland:Springer International Publishing AG,2018.

第 十 七 章

肌电图检查应用

肌电图(electromyography,EMG)指用适当的方法将骨骼肌兴奋时发生的电位变化导出、放大并记录所得到的图形。当记录的对象为括约肌时,称为括约肌肌电图(sphincter electromyography,sp-EMG)。医护人员对"心电图"的检查和临床意义比较熟悉,但是对"尿道外括约肌肌电图"的检查和临床意义常感陌生。心电图是利用生物电记录心肌电生理活动从而诊断心脏疾病的一种方法。尿道外括约肌肌电图则是记录尿道外括约肌所产生生物电的方法从而诊断尿控括约肌功能。骨骼肌兴奋时,会由于肌纤维动作电位的传导和扩布而发生电位变化,这种电位变化称为肌电。尿道外括约肌肌电图通过直接或间接描记括约肌的肌电活动来判断其功能,常配合尿流动力学检查以了解下尿路的功能状态,是一项非常有价值的检查方法。

下尿路的正常功能是在神经系统的支配下由膀胱和尿道相互协调实现的。排尿异常患者常因存在器质性病变和 / 或功能性病变,有时明确诊断难度较大,但这常对疗效产生关键的影响。EMG 诊断技术是诊断排尿异常的方法之一,但由于对设备与技术的要求较高而未得到广泛运用。随着电诊断技术的发展,特别是盆底肌电检测技术的进步与完善,EMG 对排尿异常的诊断已有了较大的进展。

在尿动力测量的同时进行肌电图检查可以为诊断下尿路功能障碍提供更多的信息。正常的排尿过程中离不开膀胱和尿道的协调运行。EMG 可检测膀胱充盈和排空期间尿道外括约肌与逼尿肌的运动协调性,以及评价肌肉的神经支配完整性,对括约肌损害的定性、定位、治疗、康复和预后均有指导意义,在盆底肌肉训练和生物反馈治疗中也有一定作用。

第一节 概 述

17 世纪中期,Francesco 发现鳍刺鱼的能量来源于一种特殊的肌肉。1773 年 Walsh 发现鳗鱼肌肉收缩可以产生电火花,但是到了 18 世纪 90 年代,Galvani 才证明了电活动与肌肉收缩之间的关系。19 世纪初,电流计问世。1849 年,DuBois-Reymond 首次证实人的肌肉收缩时存在电活动。20 世纪 20 年代 Gassert 和 Newcomer 使用一种新发现的阴极射线示波管显示了来自肌肉的电活动,因此获得了 1944 年的诺贝尔物理学奖。

伴随着针式肌电图的发展,20 世纪 30 年代开始出现了表面肌电图(surface EMG,sEMG)。sEMG 记录的肌电活动电流非常小,只能以微伏计算,需要使用敏感的放大器对其进行放大,事实上 sEMG 本身就是一个非常敏感的电流放大器。研究早期使用的放大器十分容易被环境中的其他电磁波干扰,因此需要在铜罩的屏蔽下进行。19 世纪 50 年代差分放大器(又叫差动放大器)的发明是 sEMG 历史上的一个重大突破,使得 sEMG 不再需要在铜罩的屏蔽下进行,sEMG 渐渐地从研究领域进入临床工作中,并逐渐开始普及。20 世纪 60 年代 sEMG 开始进入治疗领域,生物反馈技术(biofeedback technology)就是在肌电图的基础上发展而来。1969 年 ElmerGreen 首次使用生物反馈技术进行肌肉的放松训练和心理治疗。之后 sEMG 广泛地应用于康复医学、神经病学和泌尿外科相关疾病的治疗。sEMG 的应用变得越来越广泛,研究也越来越深入。为了适应不同部位肌电活动记录的需要出现了不同形状的记录 EMG 的电极,如记录尿道括约肌的固定于尿管上的环形电极、肛塞式电极和记录盆底肌电活动的皮肤贴片电极等。特别是随着计算机技术的发展,EMG 有了更大的进步,相继出现了单纤维肌电图(single fiber electromyography,SFEMG)、扫描肌电图和运动单位计数(motor unit number estimation,MUNE)等技术。

20 世纪 50 年代末期,EMG 开始传入我国,但是未能推广,直到 1984 年北京协和医院汤晓芙教授翻译了国外著作并成立了全国肌电图和临床生理学组之后 EMG 才开始在中国推广。我国 EMG 虽然起步较晚,但是发展迅速,多项技术都已达到国际先进水平。

在尿动力学检查中,EMG 主要与尿流率、膀胱压力测定联合同步检查,判断逼尿肌和尿道外括约肌的协调性,可用于尿失禁、逼尿肌 - 括约肌协同失调等的诊断。常用的电极有表面电极、针状电极(单导丝电极、同心轴电极)等。由于尿道括约肌与肛门括约肌由同一神经支配,常用肛门括约肌的肌电活动反映尿道外括约肌的肌电活动和支配神经的功能。

第二节　设备和工作原理

一、设备

现代 EMG 的记录主要依靠 EMG 记录仪等相关设备进行。肌电图记录仪的主要构成部件包括:电极、导线、放大器、滤波器、显示屏。此外,先进的 EMG 仪一般还配有电脑、数据卡、专门的处理软件和打印机等。

电极和导线主要用于收集并传输监测部位的肌电信号。它可以把机体内的粒子流转换为电路中的电子流。此时收集到的电位只有几十微伏特到几毫伏特,需要经过放大器的处理才能变为直观的 EMG 图像。在小儿尿动力学检查中常用针状电极和皮肤贴片电极等记录尿道括约肌和盆底肌肉的肌电活动信号。

肌肉的活动电位通过电极 - 皮肤界面后,则将进入差分放大器和共模抑制过程。在放大过程中,信号被增大(增益),增益量决定视觉显示时的信号大小。放大器需要将收集到的电信号放大上百万倍,总的增益达 120dB,需用多级运算放大电路,还要求动态范围大而不失真。它采用拆分放大器,具有高增益、低噪声、高输入阻抗、合适的通频带、电器隔离和保护的特点。其构成包括前置放大器、高通滤波器、隔离放大器、低通放大器和高压保护电路。在差分放大过程中,记录电极置于肌肉,而参考电极则简单地于身体某处良好接触即可,抵达两个记录电极的生物学信号与参考电极相比较,每一记录电极独有的能量信号被进一步处理和显示。工作原理:肌肉收缩时的能量可随肌纤维从运动终板至两端肌腱附着处释放,当记录电极平行于肌纤维置放并略微离开肌腹中央(运动终板密度最大处)时释放的动作电位以不同的时间抵达两个记录电极,这一过程可使共模电位消失。典型的共模电位来源于外在的电磁噪声,如 60Hz 的灯、计算机等。因此,差分放大器只放大与记录电极相连的两个输入终端之间的电位差,从而有效地排除共模电位(后者产生于两输入终端和地线之间,不但包括来自电缆线的干扰,还包括来自远处的肌肉动作电位的伪差)。

肌电信号经差分放大器"增益"后,进入的下一个程序为滤波。大部分 sEMG 仪具有 60Hz 的记数刻痕滤波器。滤波器可以是 sEMG 仪线路中本身具有的硬件(模拟滤波器),也可以应用软件实现滤波器功能(数字滤波器)。记数刻痕滤波器为波段抑制滤波器,滤波的范围极窄(59~61Hz),有极高的斜率,目的是消除记录环境中共模抑制所不能去除的 60Hz 电磁噪声。但是,这一滤波器并非十分完美,过强的噪声则较容易通过。下一个基本的 sEMG 滤波器是波段通过滤波器,它的作用是仅允许通过某一频率范围的需要进一步量化和显示的肌电信号。一般的波段通过滤波器的通频带高于 20Hz,低于 300Hz。低限频率有助于消除与导线摆动有关的电子噪声和与缓慢流动的直流电电位有关的混杂生物学伪差;高限频率有助于消除电极部位的组织噪声。滤波器是由电感器和电容器构成的网路,滤波器的功能是允许某一部分频率的信号顺利通过,而另外一部分频率的信号受到较大的屏蔽或抑制,可使混合的交直流电流分开。它实际上是一个选频电路,有筛选肌电信号的作用。最基本的滤波器,是由一个电容器和一个电感器构成,称为 L 型滤波器。所有各型的滤波器,都是集合 L 型单节滤波器而成。基本单节式滤波器由一个串联臂及一个并联臂组成,串联臂为电感器,并联臂为电容器。滤波器中,把信号能够通过的频率范围称为通频带或通带;反之,信号受到很大衰减或完全被抑制的频率范围称为阻带;通带和阻带之间的分界频率称为截止频率;理想滤波器在通带内的电压增益为常数,在阻带内的电压增益为零;实际滤波器的通带和阻带之间存在一定频率范围的过渡带。选择sEMG滤波器在某种程度上可视为表面肌电图操作的一种"艺术",因为不同的检查部位、检查目的,所选择的滤波器有所不同。

当sEMG信号被放大、滤波后,就可进入视觉显示和量化表达程序。示波器大多采用双线或三线示波器,由于肌电图的持续时间为2~10毫秒、频率范围为20~5 000Hz、振幅为20~50mV(随肌肉的解剖部位、电极种类、大小及位置不同而异),因此示波器必须预先设置好灵敏度、扫描速度等。该系统还附有相匹配的扬声器、录音机、连续或单片照相机,以便对荧光屏上的肌电图进行描记和拷贝。微型计算机已广泛应用于肌电图机中,用来对观察结果进行多种处理,如肌电波频率分析、波的间隔叠加、神经传导速度,以及肌电图存档、回放与重显等。

一些sEMG仪具有听觉显示的功能,有些甚至可听到原始sEMG信号,这一特点与针电极EMG仪一样,提供了一些指导检查的线索和进行肌电反馈的帮助。在sEMG原始信号声类似白噪声,当沾染了60Hz干扰时,可听到明显的嘀嘀声。sEMG波幅越高,则音高越高。音调常与阈值有关,阈值可用于确定sEMG信号的高低。

二、工作原理

肌电图的原理与心电图相似。肌细胞存在静息和除极两种状态,当上级神经元传来一次冲动,肌细胞膜表面形成动作电位,电信号沿着肌细胞进行扩布,形成一个既有大小又有方向的肌电向量。肌电活动既有大小也有方向,根据平行四边形法则,电极放在肌细胞的不同部位可以记录到不同形状的肌电信号,置于两端的电极可以记录到一次电活动。不同的肌细胞产生的肌电向量可以按照平行四边形法则进行总和。在尿动力学检查中,针状电极记录到的电活动为电极所在区域的所有肌细胞电活动在两个电极方向的总和;表面电极记录到的电信号是靠近电极下方的所有肌肉电活动在该方向上的总和。肌电图仪两个电极记录到的电信号通过处理即得到临床上的EMG图像。正常情况下,骨骼肌处于静止状态时,肌电图上无肌电活动。在膀胱储尿期时,尿道外括约肌呈收缩状态,EMG图像上可见持续电流。排尿期时,尿道外括约肌松弛,电流消失,尿液排出。膀胱逼尿肌和尿道外括约肌的协调运动是完成正常排尿功能的必要条件。

三、尿动力学检查中肌电检测相关的肌肉和神经

储尿及排尿活动的完成需要支配排尿器官的自主神经与躯体神经的共同协调。支配膀胱、后尿道的自主神经包括交感神经和副交感神经。构成尿道外括约肌的横纹肌由阴部神经支配,其运动神经元位于S_2~S_4节段前角,这些神经元也有拓扑分布结构,即支配尿道外括约肌、盆底横纹肌和肛门括约肌的神经有相对集中现象,而且这些运动神经元在特性与大小上与自主神经元很相似。基于尿道外括约肌这种神经支配的特点,除了某些神经系统疾病,我们可以通过测量盆底横纹肌和肛门括约肌的肌电图来判断尿道括约肌的活动。

肛门外括约肌为不成对的环形肌,位于肛管周围,属横纹肌。形态为前后呈条索状,两侧成板状的肌环。肛门外括约肌一般分为3部,即皮下部、浅部和深部。皮下部由一环形肌束构成,围绕肛管最下端的皮下,约宽1.5cm。浅部位于皮下部深面,为一椭圆肌束。深部位于浅部之上,为最厚的环形肌束,环绕肛管周围的肛门内括约肌的外上部,并直接与肛提肌和肛门内括约肌相接,最深部肌纤维同耻骨直肠肌相愈合。Scharil认为耻骨直肠肌是肛门自制作用的关键,肛门外括约肌对肛门自制仅起辅助作用,并非绝对必需。但大多数学者认为肛门外括约肌深部纤维对肛门自制有重要作用。成人肛门外括约肌宽约2~3cm,厚约0.5~0.1cm。浅部和深部厚均为(0.1±0.10)cm。肛门外括约肌高度成人为(2.30±0.65)cm,儿童为(1.21±0.20)cm。在患者排空膀胱仰卧时,静息EMG呈低频(通常为20~60Hz)低振幅波(20~100pv),如果患者咳嗽或用力,EMG频率幅度显著增加。在膀胱充盈过程中,EMG的频率波幅逐渐增加。

第三节　记录方法和电极类型

由于尿道括约肌和肛门括约肌由同一神经支配,两者同步工作,测定其中一个括约肌的电活动被认为可以反映另外一个的电活动。多数患者选择记录肛门括约肌诊断尿道外括约肌的功能(图 17-3-1)。盆底肌肉常都参与正常尿液的储存和排出过程。因此,了解盆底的肌肉的活动对了解尿液的控制机制很有意义。但是在某些神经疾病如脱髓鞘疾病中,有时会出现尿道括约肌和肛门括约肌肌电活动不同的情况。对于怀疑有脱髓鞘疾病或脊髓部分损伤的患者只能用尿道括约肌来评估下尿路的功能。

根据记录电极的形态和记录方法可以将电极分为针状电极和表面电极两大类。在 EMG 仪器中还需要有接地电极(参考电极),通常为表面电极,贴于大腿内侧。皮肤贴片电极通常贴于肛门两旁,参考电极贴于一侧大腿,经肛门括约肌肌电活动变化来间接判断逼尿肌 - 括约肌的协调性。单导丝电极通过针头插入肛门两侧,旁开 1cm,导线柔软,患者无明显不适,参考电极为表面电极贴于一侧大腿。同心轴电极只插入肛门旁一侧即可,旁开 1cm,参考电极贴于大腿一侧。记录电极应按照被检查肌肉的走行安放,两个电极的距离尽量近。置于阴道内或肛门内的表面肌电图和针状肌电图可以提供相同的信息。

一、针状电极

针状电极是肌电图仪器中重要的一部分,通过收集肌细胞的电活动可以提供神经肌肉传导电信号的信息,可以用于分析肌肉组织中运动单位的病理变化。常用的针状电极有同芯针式电极、单极针式电极、单纤维电极。针状电极记录的肌电活动较为精细,可记录电极所在部位一个或数个运动单位的肌电活动。检查时需要将电极针插入尿道括约肌、肛门括约肌、盆底肌肉或球海绵体肌中。

针状电极(图 17-3-2)的优点是可以记录括约肌急性或慢性去神经支配的肌电信号,定位准确。但是对于单个运动单位肌电活动的解释需要神经生理学的知识,且不能反映整块肌肉电活动的情况;本检查为微创检查,不易为一些患者和家长接受。针状电极在泌尿外科患者中使用不如表面电极普遍。

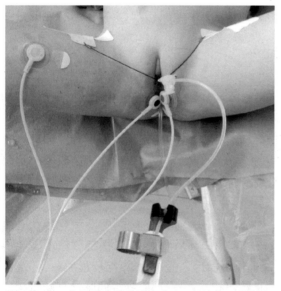

图 17-3-1　小儿尿动力学检查中,EMG 电极记录的位置通常为肛周 3 点钟和 9 点钟,接地电极贴于大腿内侧

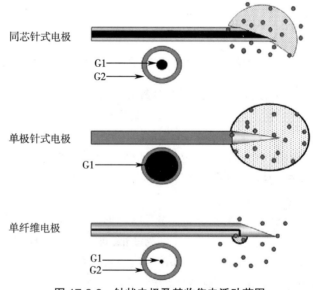

图 17-3-2　针状电极及其收集电活动范围

二、表面电极

表面电极(surface electrode)有皮肤贴片电极、导尿管电极、肛塞式电极、阴道塞电极等。使用时只需要贴附于皮肤或置于相应的部位即可。表面电极的优点是可以反映整块肌肉的电活动;除导尿管电极

之外均为无创检查,容易接受;但是表面电极更容易被污染,检查过程中干扰因素较多。导尿管式电极、肛塞式电极和阴道电极由于操作技术原因和易受干扰,不能可靠记录 EMG,这些电极在临床上使用都不普遍。

(一)皮肤贴片电极

电极贴片(electrode patch)以高分子材料如塑料、泡沫、橡胶等为基材,上涂医用胶粘剂,本电极贴片中间有一凹孔,可将医用电子仪器的探头牢牢地固定。尿动力学 EMG 检查多采用类似于心电图电极的皮肤贴片电极记录肌电信号。该方法能准确记录贴附部位皮肤所覆盖的横纹肌肌电活动的综合肌电活动,也允许患者有相当的活动度,便于尿动力学的检查。该电极因无创性,尤其适合于儿童的肌电图检查。检查前要保证与皮肤接触良好,需使用到粘胶,两根电极分别放在肛门周围 3 点钟和 9 点钟方向,尽量接近肛门。将电极连接到记录仪上之后指导患者缩紧和放松盆底肌肉,EMG 信号会提示电极位置是否正确,同时也提供患者随意控制括约肌的信息。对于不配合或无法配合的患儿,用手按压耻骨联合上方可以引起膀胱内压力升高,尿道外括约肌也会收缩以应对增加的膀胱内压力,从而引起 EMG 的变化;通过此方法也可以检验连接和传导效果。

(二)导尿管电极

导管电极(catheter electrode)又称导尿管环状电极,其实是导尿管和表面电极的组合,将表面电极在导尿管特定位置环绕一周然后外接记录仪即可(图 17-3-3)。儿童通常使用 6F 或 7F 导尿管,电极固定于距离球囊相当于膀胱出口到尿道外括约肌的距离,一般小于 1cm。待尿管进入膀胱后,充盈球囊,然后向外退出直到球囊位于膀胱出口位置即可。本电极还可以与神经刺激器相连用来测量其感觉阈值。从理论上来说,导尿管表面电极更容易准确地测定尿道横纹肌肌电活动,但是临床上很难除外盆底横纹肌对这种肌电活动的影响。由于人为误差较大,插入过程中对患儿刺激强烈,加之这种电极的易损性,尿管表面电极并未在小儿尿动力学检查中得到广泛应用。

(三)肛塞式电极

肛塞式电极(analplug electrode)又称肛门塞电极,类似于活塞状,常由海绵制成,电极贴附于肛塞的表面,置入肛门内,使电极贴附于肛门内黏膜表面,通过肛管黏膜测定环绕肛门周围横纹肌的肌电活动。原理与导尿管式电极相同。肛塞中间可以有一孔供直肠测压管通过,以同步测量直肠内压力(图 17-3-4)。但是在肛门内插入肛塞式电极会引起不舒服,且患者常不自主收缩肛门以防止电极脱落。这样可能产生基础肌电图活动增加的人为误差,肛塞式电极刺激会阴肌也可导致逼尿肌的反射性抑制。

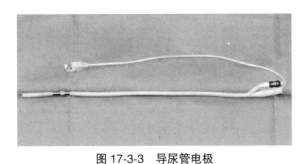

图 17-3-3　导尿管电极

导尿管电极将表面电极固定于导尿管上和距离球囊相当于膀胱出口到尿道外括约肌的距离处

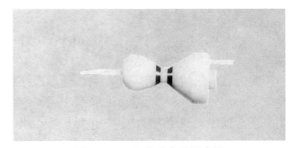

图 17-3-4　肛塞式电极示意图

(四)阴道塞电极

阴道塞电极(vaginal plug electrode)也类似于活塞状,置入阴道前壁中尿道之后,通过阴道黏膜测定盆底肌肉的肌电活动(图 17-3-5)。由此获得的肌电图信息与经尿道周围的针型电极所获得的信息大致相同。阴道塞电极在儿童中应用较少。成人使用海绵制成的阴道塞电极不妨碍正常的排尿,但是不适用于某些有妇科疾病的女性患者,如阴道脱垂和阴道入口狭窄者。

三、尿动力学检查中电极的选择

运动单位任何一部分出现病变均可导致肌电图的异常，如影响到脊髓前角细胞、轴突等的病变均可测定异常肌电图信号。捕获肌电信号需要将电极置入离信号源最近的部位，临床中采用插入肌肉的针状电极或贴附于覆盖在所需测定的肌肉表面的皮肤或黏膜的表面电极，以捕获肌电信号。针状电极和表面电极各有长短。

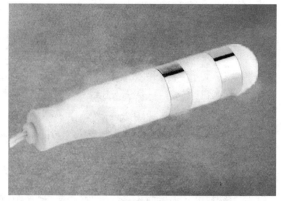

图 17-3-5　阴道塞电极示意图

针状电极的优点是特别敏感，记录单个肌肉的活动，可以到达深部肌肉组织进行检测，对于放大通道间的干扰（串音）影响小。缺点是极端敏感；需要经过医疗训练并取得证书的专门人员操作；几乎不可能重复精确测定同一部位；检查的区域可能无法代表整个肌群；检查为有创性，不仅增加患者的痛苦，还有可能引起创口感染。

表面电极的优点是简便、快捷、使用方便；不需要专业医学证书的人员也可操作；无创，给患者带来不适感最少。缺点是仅能检测表浅的肌肉；有"串音"影响；没有十分标准的电极定位；可能影响被测者的运动模式；记录动态运动时肌肉活动时有局限性；虽然无创，测定的信号是该区皮肤黏膜所覆盖的所有肌肉电信号的总和，并不能测定某一块肌肉的肌电活动。

表面电极所测量的肌电图为肌肉活动的平均肌电活动信号，而针状或单导丝电极所测定的范围在针尖周围的 $0.5mm^2$，因此能测定少数甚至单个运动单位的肌电活动。因此与表面电极比较，针状或单导丝电极可评估单个运动单位功能的完整性。但是针状或单导丝电极需要经验和技术，使患者感到不适，容易产生肌肉取样误差。肌肉取样误差有时会影响到临床判断，而且单个运动单位的异常并不能完全代表整条肌肉的功能。从理论上说，多个针状电极同时测量不同部位的运动单位可克服针形或单导丝电极的取样误差。

进行肌电图测定时，电极的选择应考虑多个因素，如希望取得信息的种类，了解逼尿肌括约肌协同性选择表面电极，而需要了解肌肉的神经分布情况时应选择针状或单导丝电极；还应考虑患者的年龄和是否合作，儿童最好采用表面电极，尤其是表贴电极；而活动不方便的老人也可考虑用表面电极。同时进行的尿动力学检查项目也影响到电极的选择，但是尿动力学检查中最常用的肌电图检查是了解逼尿肌 - 括约肌的协同性，一般的表面电极即可满足临床需要。

第四节　相关参数及结果分析

表面肌电图的肌电信号有四种表现形式：原始信号墨迹图、平均曲线图、频谱图、振幅矩形图。

原始信号墨迹图是最常用的一种方式。它的峰 - 峰值表示波幅或电活动强度的大小。墨迹越浓密表明电活动越强。原始信号墨迹图包括了原动肌运动过程中所有的肌电信号，但同时也包括了心电信号、呼吸肌的肌电信号、拮抗肌的肌电信号等干扰信号，可能还有 50Hz 的动力电的干扰信号。正因如此，造成了分析复杂。原始信号墨迹图可以通过计算转化为平均曲线图、频谱图和振幅矩形图。墨迹图信号峰 - 峰值与时间的曲线图就是平均曲线图。将肌电信号的频率进行分析，得到频谱图。所检查肌肉的最大峰 - 峰值用矩形图表示，就是振幅矩形图。

静息状态下的原始信号墨迹图像为一围绕基线上下震荡的曲线，且密集程度和高度随膀胱充盈时间变化。尿道括约肌和肛门括约肌与普通骨骼肌电活动不同，静息状态为持续的收缩，开放时括约肌舒张无明显的电信号。分析 EMG 图像常用的指标是频率和振幅，其他指标如功率、变化率等实用性较小。但是在尿动力学检查中对 EMG 电活动的振幅和频率进行量化意义不大，实际操作中大多根据主观来大致判断括约肌的电活动。最重要的是观察括约肌有无电活动，以及括约肌电活动与逼尿肌的收缩是否协调。需要时可将 EMG 图像的电活动分为 0~4 级。0 级表示无电活动，1 级表示较弱程度的电活动，2 级表示中等程度的电活动,3级表示较大程度的电活动,4级表示较强程度的电活动。

　　EMG单独使用多用来进行生物反馈治疗。通过电极进行一系列训练和治疗步骤,帮助受试人逐步了解原来并不为他所感知的肌体状况的变化过程,通过学习与控制仪器所提供的外部反馈信号,从而学会自我调节内部心理生理变化,最终达到控制排尿的目的。

　　在尿动力学检查中,EMG通常与膀胱压力测定、尿流率测定联合进行,记录到的EMG图像可以有以下几种模式:

　　1. 正常模式　即插入导管后,被检查者括约肌有随意收缩和相继的松弛。灌注过程中(膀胱充盈期),尿道外括约肌EMG活动随灌注量增加而轻微增强,产生初始尿意之后增加变快。在非随意的逼尿肌收缩过程中,告知被检查者抑制逼尿肌收缩后可发现EMG活动显著增强。最后逼尿肌压力升高,EMG活动减弱,开始排尿。膀胱排尿期尿道外括约肌EMG活动减弱(图17-4-1)或持续处于低活动或静息状态。排尿接近结束时,EMG活动开始增加,排尿结束后,EMG活动完全恢复。

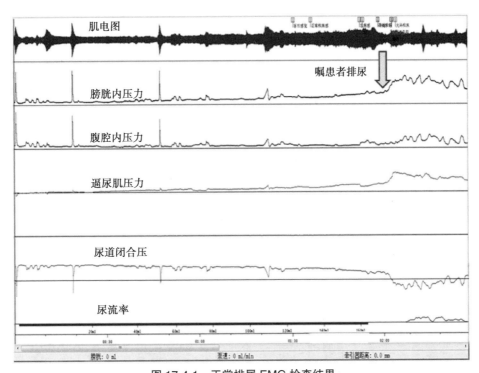

图 17-4-1　正常排尿 EMG 检查结果

箭头上方显示排尿启动的同时 EMG 活动减弱

　　2. 逼尿肌-括约肌协同失调(DSD)　根据膀胱充盈、排尿期逼尿肌压力变化和括约肌收缩或松弛的关系,以及排尿特点,把DSD分为五型。①膀胱充盈期DSD,指膀胱充盈过程中尿道括约肌不能随着膀胱的充盈收缩逐渐加强,而是出现括约肌静止无收缩或括约肌突然松弛;②排尿期逼尿肌压力开始升高的情况下尿道外括约肌活动继续增强,逼尿肌收缩最强时达到峰值,紧接着括约肌忽然松弛,开始排尿;③排尿期逼尿肌收缩的同时括约肌间断收缩,导致间断排尿(interrupt voiding);④排尿期逼尿肌收缩的同时括约肌持续收缩,对抗排尿,无排尿发生或排尿很少(图17-4-2);⑤排尿期随着逼尿肌排尿压力的升高,EMG活动无变化,当排尿压力升高到一定程度时发生排尿。其中第2种类型见于脊髓不完全损伤,其他几种类型多见于脊髓完全损伤。SaraSpettel等人研究发现,单独使用EMG检查发现DSD的概率大概为76%,联合使用EMG和排泄性尿道造影发现DSD的概率要比单独使用两者的概率大。另外,逼尿肌完全瘫痪的患者,腹压排尿时括约肌随着腹压的升高发生收缩对抗排尿,也是一种特殊类型的DSD。随着逼尿肌排尿压力的升高,EMG活动逐渐增加,当逼尿肌压力升高到一定程度时,括约肌突然放松,发生排尿无抑制性松弛模式,其特点为括约肌突然无意识的松弛,表现为突然的漏尿。这种情况见于一些神经病变的患者,也可见于神经系统完好的逼尿肌反射发生的随机变化。

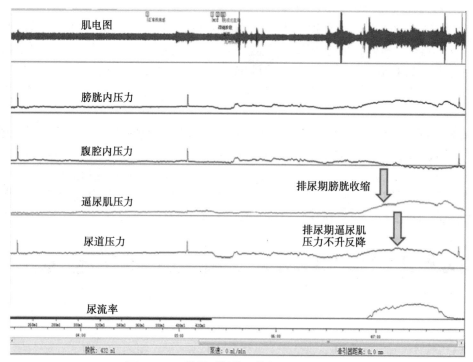

图 17-4-2　排尿时括约肌收缩增强对抗排尿

EMG 主要反映监测部位肌肉组织的肌电信号,但是会受其他信号的干扰,如肌电图仪的电活动、心电活动等。在尿动力学检查中,心电活动的影响较小,而仪器电活动的影响可以通过增加受试者与仪器之间的距离来减少。解读 EMG 结果时,若发现实际结果与预期结果差别较大应考虑到这些因素的影响。

第五节　影　响　因　素

一、肌电信号源

针状电极 EMG 的信号源是单个肌细胞电位。表面电极 EMG 的信号源是运动单位电位,大量的运动单位同时兴奋,电位募集,电流通过人体组织到达皮肤,再通过记录电极、放大器后显示。记录电极距产生运动单位电位的肌纤维的距离越远,动作电位越小,对振幅的贡献就越小。人体组织主要对电流的高频成分吸收,人体又是一个低频滤过器。

二、肌电图的主要干扰源

1. 心电信号　心电信号是肌电图最常见的干扰源。心电信号持续存在且较肌电信号强,在任何靠近躯干的部位均可被清晰地拾取,最常见于身体左侧,并常导致静息状态下的 RMS 值不对称,但少见于肢体。将电极靠近放置或用 100~200Hz 波段通过滤波器可使其最小化。

2. 运动伪差　为直流电变化和 / 或原始 sEMG 记录中电位的巨大偏差,可因电极在皮肤表面周围滑动产生自身电位差所致。由于在处理过的曲线中运动伪差单一地显现为向上的偏差,因此很难将其与真正的 sEMG 信号相鉴别,仅能从原始 sEMG 信号中辨别。降低运动伪差方法包括用漂浮电极替代直接接触的电极、皮肤和电极之间的糊状垫吸收电极的滑动和良好地固定电极。

3. 60Hz 电流产生的噪声　另一主要的噪声源是 60Hz 的灯具、办公电器、sEMG 仪配备的计算机等电流。特殊的记数刻痕滤波器可去除这种靠近 sEMG 仪的噪声源。但电极连接不良时,60Hz 噪声则很容易通过记数刻痕滤波器,使之泄入 sEMG 的视觉显示或量化过程中,这一类型的伪差更多地见于原始 sEMG。此外,应注意,60Hz 电流的谐波很难被滤过,在频率谱分析的 120Hz、180Hz 和 240Hz 可见到这一被称为

"电话杆"（telephonepoles）的现象。其他降低 60Hz 噪声的方法包括电极放置部位皮肤的擦伤处理、尽可能降低电极导线作为天线拾取噪声的措施（如拧紧单股导线、尽可能缩短导线长度、应用屏蔽导线），以及尽可能消除记录环境内的 60Hz 噪声源（如尽量将计算机等离开患者远些，至少为 1m）。

4. 电台频率　是可能出现的伪差，来自区域性电台，由电极导线的天线效应所拾取。但这一伪差相对较少发生。一旦发生，可将 sEMG 仪转移到另一个检查房间或建筑的另一侧。改变记录环境是解除电台噪声的唯一途径。检查过程中手机通话也会产生类似的影响，因此，在给患者进行检查时应避免使用手机。

5. 串扰　为远端的另一处肌肉的肌电活动抵达电极所致。仔细地选择电极放置的位置和大小可相对限制交调失真的伪差。

三、电阻

信噪比是指记录的信号大小和噪声大小的比。信噪比越大，记录的信号越好，说明仪器的性能越佳。皮肤的表面有死细胞、分泌物等增加了皮肤的电阻，使信噪比下降。在使用表面肌电图时需尽量降低皮肤的电阻，并尽量平衡两个记录电极之间的电阻，要求差值在 20% 以内。常用的办法是用 75% 的酒精脱脂，酒精挥发后再粘贴记录电极，牢固固定。同时尽量缩短导线的长度。皮下脂肪组织是影响信噪比的另一个因素。脂肪层越薄，信噪比越高，获得的图像效果越好。脂肪组织对结果的影响在肌肉放松时较肌肉运动时大，但是不影响双侧的对称性。

记录电极和放大器是主要的电阻，如果两者电阻大小相等，则只有电位来源的一半可以在输出终端显示。如果加大放大器的电阻，使之大大超过记录电极的电阻，就可以使损失减小。要求记录电极的电阻需 $<500\sim1\,000\,\Omega$。放大器的输入电阻要求为皮肤电阻的 10~100 倍。

四、采样时的姿势和电极的位置

不同的姿势肌肉收缩的程度不同，EMG 中电活动的频率、振幅存在差异。不管是在等长收缩时采样还是在运动过程中采样，结果均会受姿势的影响。建议各种采样均建立在解剖中立位的基础上。在尿动力学检查中被检查者通常取截石位仰卧于检查床上，姿势变化时肌电活动会发生变化。姿势变化时静息电位也将发生变化。

肌电图仪器本身提供常用的电极安放位置。电极安放位置偏差可以造成结果的偏差。因此应按肌肉的走行安放电极，两个记录电极的连线尽量与肌纤维平行。在尿动力学检查中，通常记录肛门括约肌的电活动来反映尿道外括约肌的情况，表面电极安放于靠近肛门 3 点钟和 9 点钟方向或双侧大阴唇，参考电极安放于大腿内侧。在儿童中，尤其是女性儿童，排尿时尿液非常容易污染电极或导致电极滑落而影响记录的结果。开始记录之前可以加强电极的固定。

五、导管的使用

在尿动力学检查中，EMG 通常与膀胱压力测定、尿流率测定联合进行，导尿管和腹压管都会对尿道括约肌及肛门括约肌产生一定的影响。插入导管后可导致有意识的逼尿肌反射性抑制，EMG 图像可见肌电活动随灌注量的增加而增强，被检查者排尿时肌电活动持续保持较强的水平，无排尿活动。此种情况可视为正常模式。

此外，被检查者的性别和年龄、不同个体之间肌肉解剖位置的差异、选择的电极等都可能对 EMG 的测定产生一定的影响。

第六节　检查注意事项

盆底肌电检测在排尿异常中主要的应用是对尿道外括约肌功能进行检测，在正常情况下，尿道外括约肌维持一定张力，参与控制排尿，故肌电图可见持续肌电活动。括约肌运动单位呈稀疏的张力性发放形式。1957 年,Faneiullacei 测得的运动单位电位(motor unit potential,MUP)时限为(3.7 ± 0.1) ms,波幅为(256 ± 7.1) μV;而 1990 年 Chantraine A 等人测得其时限则为(5.6 ± 0.19) ms,波幅为(59 ± 7) μV,差异较大。嘱受检查者做排尿动作时,可见逼尿肌收缩时盆底肌电图或肛门外括约肌肌电图呈肌电活动静止,肌电图上为一直线,一旦尿毕肌电活动重新恢复。盆底肌电检测可以帮助对排尿异常进行病因诊断。但是对于一些诊断比较明确的疾病,如神经源性膀胱、压力性尿失禁等,进行 EMG 检查意义不大。神经源性膀胱一旦确诊,虽然没有较好的治疗方法,但是根据尿动力学检查进行膀胱尿道分类可以为正确选择治疗方案提供参考,如残余尿多膀胱充盈压力高者常须进行清洁间歇导尿。压力性尿失禁患者进行膀胱颈部吊带手术效果确切。对这些患者无须反复进行 EMG 检查,因为其对诊断和预后并无帮助,反而会增加患者的花费。

逼尿肌 - 括约肌协同失调即排尿时括约肌松弛不完全或收缩加强,逼尿肌与括约肌同时收缩而发生排尿障碍,表面电极所获的盆底肌电图可见其肌电活动不消失或持续增强,但对其明确诊断意见不一。当分别进行膀胱尿道排泄造影和肌电图检测时,盆底肌电图诊断 DSD 仅有 60% 与实际相符,故对个别患者若作联合检查将能增加诊断的准确性。EMG 是通过记录肌电活动来反映肌肉收缩的情况,并不是直接记录肌肉收缩情况。近年,膀胱 - 尿道同步测压用于记录逼尿肌 - 括约肌协调功能的检查越来越受重视。该检查可以同步测定逼尿肌和括约肌的活动,能实时地反映括约肌的活动,比静态尿道压力测定能更准确地诊断尿道的功能。现在 8F 的三腔测压管能满足该检查的需要。但是该检查的难点在于位于尿道内的尿道测压管在测压过程中容易移位。现在已经有同步测压管固定装置开始临床试用。有望不久的将来解决尿道测压管移位问题。同步逼尿肌 - 括约肌压力同步测定有望替代现在广泛使用的逼尿肌 - 括约肌 EMG 同步测定技术。

下尿路症状(lower urinary tract symptoms,LUTS)不必进行 EMG 检查,但是对于一些原因不太明确的 LUTS,进行 EMG 检查可以帮助诊断疾病的病因,对疾病的预后也有一定的帮助。

生物反馈治疗中,EMG 仪器是必需的设备。通过电极进行一系列训练和治疗步骤,可以帮助受试者逐步了解原来并不为他所感知的肌体状况的变化过程,通过学习与控制仪器所提供的外部反馈信号,学会自我调节内部心理生理变化,最终达到控制排尿的目的。使用电极对阴部神经和盆腔神经进行反射性刺激或神经肌肉的直接刺激,使壁内或尿道周围横纹肌收缩,增加对尿道的钳制作用,使尿道压力提高可以用来治疗尿失禁。作者曾经报道一组病例盆底肌电刺激治疗女性真性压力性尿失禁的疗效显著,可作为治疗的一线方法。

对于年龄小于 2 岁的幼儿,应当选择适当的电极。成人常用的电极对于他们来说太大而不利于准确记录目标肌肉组织的电信号。婴幼儿可以在父母的怀抱中检查,父母坐于凳子上,但是检查室内不可拥挤。若单独进行本检查可告知被检查者及其家长此检查无痛,以消除其紧张情绪。怀疑去神经支配引起肌电活动变化时一般在神经损害症状出现 2 周后进行 EMG 检查,因为去神经支配后出现 EMG 变化需要 2 周时间。EMG 的报告应包含患者检查时的体位、电极类型、记录的装置、检查过程中口头指令及其时间。

肌电图的出现为临床提供了一种安全、简单、有效的有关肌肉功能状况的检查手段。它可以对所查肌肉进行工作情况、工作效率的量化,指导患者进行神经、肌肉功能训练。但是 EMG 也有自身的缺点。首先,针状电极 EMG 为有创检查,且不能反映整块肌肉的活动状况。表面肌电图所用的电极较大,可以记录整块肌肉的电活动,事实上采集的是电极附近与排便动作有关肌群的肌电情况,分析的也是肌群的肌电情况,而不是单纯括约肌的放电。其次,肌电图并非直接测定肌肉的肌力,而是测定运动过程中肌肉的电活动,振幅的不同仅代表参与肌肉收缩肌纤维的数量不同,而非肌肉所产生的力量不同。也就是说表面肌电图无法直接量化肌肉收缩所产生的力量大小。再次,检查过程中容易受外界干扰而产生赝像,需要较好的检查环境。最后,缺少简单明确的标准化方法,不利于个体之间、肌肉之间的比较。

随着尿流动力学的发展及下尿路神经解剖学、排尿生理学、神经电生理学的进展,人们对功能性排尿异常的认识与理解不断深化,盆底肌电检查已成为必不可少的辅助检查,通过各项指标的检测分析对相应疾病的诊疗有着非常重要的作用,此外,MUP 的正常值报道中相差较大,还需进一步统计;尿道内括约肌以外的肌电有待测量;还有逼尿肌活动过度分为逼尿肌不稳定和逼尿肌反射亢进,其中后者有神经损伤证据但病理生理机制不明。因此,盆底肌电还有很多方面值得研究,随着更多的研究的开展,对各种检测技术的改进,其在临床上的应用也会越来越广泛。

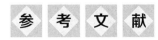

1. 文建国 . 尿动力学检查的临床应用 . 郑州大学学报(医学版),2003,38(2):149-151.

2. 文建国,陈悦,王贵宪,等 . 膀胱测压及括约肌 EMG 检查小儿膀胱功能障碍结果分析 . 郑州大学学报(医学版),2003,38(2):155-153.

3. 苏静,文建国,王庆伟,等 . 盆底肌电刺激治疗女性真性压力性尿失禁的近期疗效 . 中国临床康复,2006,10(13):131-133.

4. RUBIN DI. Needle electromyography:basic concepts and patterns of abnormalities. Neurologic Clinics,2012,30(2):429-456.

5. GRAY M. Traces:making sense of urodynamics testing-part 3:electromyography of the pelvic floor muscles. Urologic Nursing,2011,31(1):31-33.

6. PITT MC. Nerve conduction studies and needle EMG in very small children. European Journal of Paediatric Neurology,2012,16(3):285-291.

7. WHITTAKER RG. The fundamentals of electromyography. Practical Neurology,2012,12(3):187-194.

8. MOSIELLO G,POPOLO GD,WEN JG,et al. Clinical Urodynamics in Childhood and Adolescence. First edition. Cham,Switzerland:Springer International Publishing AG,2018.

第 十 八 章

影像尿动力学检查

影像尿动力学(video uordynamics,VUDS)是指尿动力学检查的过程中同时用 B 超或 X 线透视影像设备动态显示和摄录尿路形态变化,获得膀胱尿道压力等功能参数的同时记录泌尿系形态及形态变化的信息。影像尿动力学是在普通尿动力学和影像设备发展基础上出现的一种全面的下尿路功能和形态相结合的检查方法。

尿动力学(urodynamics)技术已经成功应用于尿路功能障碍性疾病的诊断,UDS 就是将患者尿路症状用图和数字表现出来,并为患者的痛苦提供病理生理的解释,为临床制订正确治疗方案和评估疾病转归提供客观依据的一种新型技术,并且已经成为泌尿外科学的一个分支学科,在尿路功能障碍性疾病的诊断和治疗中发挥着越来越重要的作用,但是 UDS 检查只是功能性的诊断技术,缺乏在形态学上的诊断依据,这就造成了 UDS 技术在复杂膀胱尿道疾病的诊断中容易出现假象或漏诊的问题。随着科技的发展,同步影像学引入了尿动力学设备,这已成为尿动力学仪的发展潮流,它的出现极大地提高了尿动力学仪的检测功能及准确性。VUDS 将膀胱测压显示和记录尿动力学参数的模拟信号转成数字式信号,以及影像设备记录的下尿路动态变化图形同时传输于计算机,并对影像进行同步处理及储存。早在 20 世纪 80 年代 Barton EJ 等就已将影像尿动力学检查成功地运用于排尿困难患者的临床诊断,并协助医生同步了解膀胱、尿道及盆底在充盈期、储尿期和排尿期解剖及生理方面的改变。

近年来以 X 线和超声为辅助的 VUDS 技术已经开始得到泌尿外科医生的认可,随着检查技术的革新和完善,VUDS 日趋成熟,已经逐渐成为诊断下尿路梗阻和复杂膀胱功能障碍的主流技术。X 线 - 影像尿动力学检查,属动态放射检查技术,下尿路尿流动力学联合同步影像检查目前已成为检查的金标准,可为原因不明或极为复杂的泌尿科疾病提供更加详细的信息,最大限度减少人为误差,供以后回顾和讨论不同检查阶段特定压力变化。检查时需先向膀胱内注入造影剂,然后于患者排尿时在屏幕上直接观察膀胱颈、尿道外括约肌相应的动态变化。膀胱 B 超 - 尿流率测定是将超声检查和尿流率测定相结合,从而提供膀胱功能相关信息。此检查是所有排尿功能障碍患者的门诊常规检测方法。对门诊随访患者尤其有用,例如对逼尿肌收缩无力的患者解除梗阻术后或压力性尿失禁患者修复术后怀疑有排尿功能受损者的随访。下面分别介绍 X 线和超声 VUDS 检查的设备要求和适应证。

第一节 X 线影像尿动力学检查

一、设备和技术

VUDS 利用影像透视同步进行压力测定,可减少人为的误差,避免了操作者对结果的错误判断;由于检查数据用录像的格式被记录下来,可以将透视图像一帧一帧的回放,进一步研究不同阶段特定压力变化与当前记录影像资料之间的联系。

理论上讲各种基于 X 线产生影像的设备都可以用于 VUDS 检查,C 型臂 X 线机为最佳搭配(图 18-1-1),胃肠 X 线机也可使用。CT 和 MRI 也有用于 VUDS 检查的报道,但因成本太贵或受磁场的限制不能临床普及。本章以 C 型臂 X 线机为例讲述 VUDS 的原理和适应证。

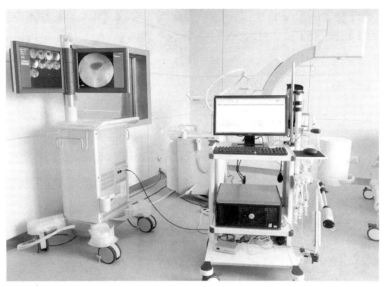

图 18-1-1　尿动力学检查设备和 C 型臂 X 线机

（一）C 型臂 X 线机

C 型臂 X 线机特点是拥有数字高频主机，射线输出稳定可靠，可以以最小的剂量获得最清晰、层次丰富的画面。对于尿动力学检查而言，C 型臂 X 线机拥有很好的全平衡设计，C 型臂 X 线机运动的所有位置都能得到完全的平衡，便于倾斜，能使被检查者处于更合理及舒适的生理排尿体位，操作方便，使用也很安全。C 型臂 X 线机调整拍照方向可以记录男患者站立排尿的过程。用于图像观察的显示设备也足够大，图像清晰，有助于检查者发现更多的细节。摄片过程应间断进行，尽量避免长时间暴露于射线环境中，并且透视时间尽量缩短，尽可能降低射线对医护人员及患者的危害。

（二）影像记录设备

C 型臂 X 线机具有采集图像的影像增强器和 CCD 摄像机，以及专用高清医用液晶显示系统。行尿动力学检查时利用全数字、无失真图像采集，数字化的成像技术，使拍摄出的膀胱尿道结构和功能有高亮度、高对比度的临床图像，对比自然，图像细节显示更加清晰、层次更加丰富。影像记录设备还应具备良好且充足的储存介质，能够储存更多清晰的视频及图像，以便后期回顾调查研究。

（三）图像分析软件

C 型臂 X 线机具有完备的图像处理系统和非凡的处理能力，内置先进图像自动优化处理、增强模块，实时显示自动优化后的清晰膀胱、尿道结构及功能的临床影像。视频图像的记录对应于膀胱测压过程中压力的变化，分析软件快速及清晰地记录储存并实时回放。

二、检查原理

曾经有学者采用三腔导管（成人 10F，儿童 7F）同时记录膀胱和尿道压力。导管尖端是灌注通道，孔径最大，距离尖端 1cm 处的通道用于膀胱压力测定，距离尖端 7cm 处的通道用于尿道压力测定，用于膀胱压力测定和尿道压力测定的通道开口处均有不透 X 线的标记。但是当今的 ICS 定义了 UDS 检查的新方法为采用双腔测压管（推荐用 7F）进行膀胱灌注和测压，同时放置直肠测压管，记录腹压变化。关于是否应用腹压测压管，早期时曾存在一些争论，问题主要在于可能会出现：①由于不适造成的应激，直肠压力通道干扰了其他膀胱、尿道压力测定；②直肠的不随意收缩造成的压力变化，可能对膀胱压力造成影响，作出膀胱逼尿肌不稳定的判断。这些争论在 ICS 的历次报告中已经得到了统一，对逼尿肌压力重新定义为记录到的膀胱压力和腹压之差。括约肌肌电图并非常规的检查，因为 X 线透视的方法可以评价横纹肌的功能，在一些病例中，肌电图对于逼尿肌-括约肌协同失调有良好的诊断效能。VUDS 系统记录膀胱充盈期的膀胱压力、直肠压力，以及排尿时的尿流率，X 线透视和灌注同时进行，所有数据被记录、数字化、显示并储存到该系统。在行 X 线透视检查中，距离 X 线发射器距离不同会出现不同的放大率，为了解决这个问题，距离的计算是用一个确定直径的金属管放置于患者腹部作为对比,相对于患者体内放置的不透 X 线的膀胱测压管,得出一个放大倍数,然后可以通过 X 线透视仪上测定距离或宽度乘以该方法倍数就得到了实际值。

三、检查步骤和方法

(一)告知流程

进行检查时应常规询问病史,在检查前告知患者检查的实质和意义。

(二)尿流率及 B 超残余尿量测定

憋尿至有正常尿意时,行自由尿流率[让患者(不包括留置尿管的患者)将尿排到尿流计中,检测自由尿流率]及 B 超残余尿量测定。

(三)压力 - 流率 - 肌电图测定

1. 膀胱压减直肠压得到逼尿肌压力,这样就去除了腹部用力引起的赝像。

2. 经尿道或耻骨上膀胱造瘘口放置膀胱测压管,抽取和记录残余尿量。经直肠、结肠造瘘口或阴道放置腹压测压管[留置直径 2mm 的导管(充满生理盐水)其末端套上一个指套防止粪便堵塞测压孔影响检查结果],在靠近肛缘的位置(肛门和尿道口之间的会阴部)粘贴肌电图电极片,并妥帖固定,根据病情采用相应的体位:平卧位、坐位、站立位或半卧位。

3. 将膀胱内的尿液通过测压管导出,彻底排空膀胱。

4. 严格按照 ICS 推荐的标准方法,以周围大气压为零点压力,以耻骨联合上缘平面为参考平面,将各压力通道置零。

5. 充盈介质为生理盐水 500ml+ 碘佛醇 50ml,成人常规采用中速或快速灌注速度(50~100ml/min)。儿童灌注速度 20ml/min。神经源性膀胱患者必须采用较慢的速度 10~20ml/min。婴幼儿膀胱灌注速度为预计膀胱最大容量的 5%~10%。例如,2 岁的幼儿,根据预计最大膀胱容量的计算公式[最大膀胱容量(ml)=30+30× 年龄(岁)]计算出该幼儿的最大膀胱容量为 90ml。膀胱每分钟充盈速度为(5~10)%×90=(4.5~9)ml/min。

6. 充盈期记录初始排尿感觉、正常排尿感觉、强烈排尿感觉(当患者达到最大耐受容量时,停止灌注,在膀胱灌注过程中,要求患者持续地抑制膀胱收缩,也可以要求患者咳嗽以便确诊是否存在约肌无力),标记相对安全膀胱容量、漏尿、OAB 等相关事件,同时拍摄采集输尿管、膀胱、尿道的图像并储存。

7. 排尿期同步连续拍摄(或定时拍摄膀胱尿道和 / 或上尿路形态的变化),观察排尿期膀胱颈口、尿道形态及开放显影情况,观察有无膀胱阴道瘘、膀胱直肠瘘等泌尿畸形,发生膀胱输尿管反流者应同步显示膀胱输尿管及肾脏的形态并储存。

8. 在检查的最后,让患者直立以判断是否有排尿后的逼尿肌不稳定。

9. 整个检查过程中注意隐私陪护,严禁无关人员随意进出影像检查室。

四、检查适应证

小儿排尿功能障碍多见,主要类型有神经源性、非神经源性排尿功能障碍和遗尿。排尿功能障碍的临床表现为尿频、尿急、排尿不全、懒惰性膀胱综合征、泌尿系感染和尿失禁等,多数排尿功能障碍的病因和发病机制不清。VUDS 应用于常规方法或普通 UDS 不能得出明确诊断的情形,在以下疾病的诊断中 VUDS 检查显得尤为重要。

(一)尿失禁

尿失禁在排尿功能障碍中占有很大的比例,可发生于不同性别和年龄。ICS 将其定义为"构成社会和卫生问题,且客观上能被证实的不自主的尿液流出"。小儿尿失禁和遗尿多见。X 线 VUDS 检查是小儿尿失禁适应证,因为该项检查效果是普通体格检查难以达到的。膀胱储尿功能和排尿功能丧失导致的尿失禁,表现为内括约肌缺失(无尿道活动度)或低膀胱顺应性,X 线 VUDS 方法都能进行可靠的诊断。

（二）小儿排尿功能障碍

尿急综合征和排尿功能紊乱是常见的现象,归类为功能性尿失禁,以女孩多见。以上两种情况可能是疾病发展的不同阶段,从逼尿肌反射亢进和姿势控制排尿开始逐渐发展成为部分或不全排尿。几种排尿功能紊乱有共同的特点,即在排尿过程中盆底肌肉活动亢进。间断排尿指排尿过程中盆底肌肉突发收缩引起一种特殊的节奏性排尿,表现为膀胱压力出现峰波和间断排尿相对应,超过某一尿流率限值时激发盆底肌肉收缩导致尿流率下降,盆底肌肉松弛,尿流率又增加。结果导致排尿时间延长和膀胱排空不完全,VUDS 都能进行可靠的诊断。部分排尿指间断少量排尿伴膀胱排空不全,由逼尿肌反射低下引起。排尿过程包含几个不持续的逼尿肌收缩,伴有相应的尿流率变化。常伴有腹压增加,尿流率不规则。每次腹压增加引起的盆底肌肉反射性活动增加。临床常表现为排尿次数少、膀胱容量大和尿床,实质上是一种充盈性尿失禁,这些患儿在行 X 线 VUDS 检查中可观察到膀胱颈开放情况,进一步明确诊断。偶见排尿次数少可无部分间断排尿。在特殊情况下或由于排尿困难,排尿被尽可能地延迟直到不可避免发生尿失禁。

懒惰性膀胱综合征继发于逼尿肌失代偿、逼尿肌无收缩和靠腹压进行排尿,是长期膀胱功能紊乱的结果。常表现为残余尿增多、复发性泌尿系感染、有间断部分排尿的症状和体征。

对小儿排尿功能障碍的正确诊断要有可靠的诊断依据。除了病史、排尿日记和体检外,X 线 VUDS 检查越来越受到重视。该检查能将排尿异常的症状用图像及数字表现出来并为排尿障碍提供病理生理解释,为临床制订正确的治疗方案和评估治疗效果提供客观依据。X 线 VUDS 检查适用于小儿:①可能合并有膀胱尿道功能异常的神经病变患儿;②有下尿路症状和 / 或功能异常的患儿;③尿路部分梗阻引起的各种排尿异常的患儿;④非神经系统各种疾病,并可能伴有膀胱尿道功能异常的患儿,如尿床的患儿通过该检查可查清病因并得到有效治疗;⑤各种先天性膀胱功能异常的患儿。

（三）小儿夜间遗尿症

小儿夜间遗尿症指年龄≥5 岁的小儿入睡后仍有不自主的排尿,遗尿频率≥1~3 次 / 月。文献报道 3 岁儿童夜间遗尿症的发生率为 45%,5~7 岁为 23%,7 岁为 20%。遗尿可不同程度地伤害小儿的自尊心,带来极大的社会不便,因此需要积极治疗。

夜间遗尿症目前病因仍不清楚,可能和许多因素有关:①睡眠觉醒功能障碍,睡眠觉醒功能发育迟缓、睡眠过深,不能接受来自膀胱的尿意而觉醒,发生骶部神经反射性排尿。②膀胱发育延迟、功能异常,不能安全行使自主控制能力而出现储尿期的无抑制性收缩,使膀胱容量小、敏感性高、顺应性差;膀胱充盈期和收缩期感知能力不高,对大脑皮层的刺激强度低于睡眠觉醒阈值;膀胱压力感受器功能异常,不能提供预警信息等,使之未醒先尿。膀胱内脏神经功能紊乱,逼尿肌不稳定,严重者导致昼夜尿频、尿急、尿失禁,即膀胱过度活动症。③抗利尿激素(antidiuretic hormone,ADH)分泌减少,正常人 ADH 分泌白天比夜间少(1∶2.5),尿量随 ADH 的分泌而发生相反的变化(白天和夜间尿量比约为 3~4∶1),部分遗尿的孩子因夜间 ADH 的分泌不足(1∶1.4)致夜间尿量增多,产生稀释尿,加重膀胱的负担而遗尿。因此行 X 线 VUDS 检查尤为重要,该检查可以了解膀胱的形态功能,确定症状的原因和排除器质性病变,为确定治疗方案提供客观依据。有人将尿动力学诊断称为"权威性结果",该检查可为患儿的症状做出正确的诊断,如果临床表现和检查结果不相吻合,应重复检查。因此有专家建议,若患儿可以配合检查,无论是单症状的遗尿,还是复杂性遗尿,都应该做影像尿动力学检查。

（四）小儿神经源性膀胱

神经系统疾病,如脊髓损伤、脊髓脊膜膨出、多发性硬化症造成的复杂排尿功能障碍通过 VUDS 检查效果也很好。VUDS 可以快速诊断出顺应性降低(膀胱输尿管反流),逼尿肌 - 括约肌协同失调,逼尿肌无收缩性排尿。在神经源性膀胱和梗阻性疾病的诊断中,评价膀胱顺应性显得尤为重要,因为膀胱顺应性的降低可以严重影响输尿管甚至肾脏的功能。在单一的膀胱测压过程中,未被发现的漏尿和反流都会影响逼尿肌顺应性的判断,使得测定的顺应性比实际的高,而同步进行 X 线透视可以避免这些问题。某些病例中膀胱和括约肌功能障碍同时存在,VUDS 可以反映出各自的功能状态,而这一点在单一的 UDS 检查技术中是难以实现的。

尿动力学检查是诊断和治疗神经源性膀胱的重要依据,也是随访神经源性病程变化和治疗效果的重要手段。影像尿动力学检查可了解膀胱形态,是否存在膀胱憩室、膀胱输尿管反流,后尿道显影提示膀胱颈口开放。神经源性膀胱的诊断特征为膀胱长轴变垂直、壁增厚和憩室形成。如果神经源性膀胱患者尿道括约肌张力高,后尿道常显示自动开放;如果括约肌松弛,可考虑应用能封闭膀胱出口的导管进行膀胱测压,当膀胱充盈压达到 $40cmH_2O$ 时停止灌注,以了解膀胱实际容量。辅助检查的基本目的是评估上尿路损害的危险因素和随访治疗效果。逼尿肌压≥$40cmH_2O$ 是预测上尿路损害的因素之一。膀胱高压(排尿周期均处于高压状态(高张力膀胱)、一过性膀胱压力升高(膀胱过度活动)、高充盈压(排尿前膀胱压力)、逼尿肌-括约肌协同失调、慢性尿潴留等均是危险因素。尽早对这些因素采取治疗措施至关重要。但是高膀胱压和膀胱输尿管反流并没有直接相关性。尿失禁症状,对上尿路损害的预测价值有限。

(五)小儿膀胱输尿管反流

因许多原发性膀胱输尿管反流的患儿发生反流与膀胱功能障碍有关,因此了解患儿有无排尿异常非常重要。对于同时存在排尿异常的原发性膀胱输尿管反流患者,需要同时治疗膀胱功能障碍,以助于使反流消失。对于诊断膀胱输尿管反流,一般建议初次检查首选 X 线 VUDS,因为该检查不仅能显示有无反流及其严重程度,还可以显示膀胱、尿道的精细解剖结构,以排除引起继发性反流的重要病变。但需强调的是,在膀胱输尿管反流的初次诊断及动态监测过程中,选择何种影像学检查方法应综合考虑其敏感性、特异性、优缺点,以及每个患儿的不同需求,进行恰当安排。在明确诊断的前提下,应尽可能减少检查方法对患儿的各种伤害(如放射线暴露、放置导尿管增加泌尿系统上行感染的可能性)及医疗花费,以获得患儿及其家长较高的依从性。另外,对于单侧膀胱输尿管反流的患儿,需严密随访,监测对侧输尿管的情况,因为单侧反流患儿常同时存在对侧膀胱输尿管反流。

(六)小儿尿道直肠瘘

先天性及后天性小儿尿道直肠瘘临床多见于男性。先天性尿道直肠瘘常并发肛门直肠闭锁,部分表现为瘘管与前列腺部相通,部分与膜部尿道相通,有时很难确定瘘口的位置,从而无法确定手术方式。患儿常有尿失禁或其他排尿异常的表现,需要和脊柱裂引起的神经源性膀胱进行鉴别诊断,或了解是否同时存在神经源性膀胱。我们曾为 1 例先天性肛门闭锁行肛门成形术后并发尿道直肠瘘患儿行 VUDS 检查,可清楚显示瘘口的位置,排除了神经源性膀胱和输尿管反流,为制订合理的手术方案提供了依据。

五、图像分析

1. 男,13 岁,自幼夜间尿床、白天尿裤。VUDS 发现左侧双套肾盂相应输尿管于中段汇合为一支,双侧输尿管走行迂曲,局部管腔明显扩张,双侧输尿管下端膀胱入口管壁增厚,膀胱体积缩小,边缘毛糙。影像尿动力学检查显示患儿膀胱顺应性差,双侧膀胱输尿管反流、扩张,马蹄肾和左侧重复肾(图 18-1-2)。

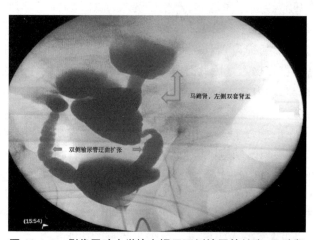

图 18-1-2　影像尿动力学检查提示双侧输尿管扩张、马蹄肾

2. 男,10 岁,出生后即因"先天性肛门闭锁"行手术治疗,半年前排尿时尿液自肛门漏出。初次进行影像尿动力学检查时,发现造影剂充盈显影与正常膀胱不同,继续灌注发现呈肠管样显影。估计膀胱测压管经膀胱瘘管进入乙状结肠所致。待患者排空肠道中的造影剂后,再次插管进行影像尿动力学检查,在留置膀胱测压管之前,先行尿道造影但并未显示瘘口位置。膀胱充盈良好,排尿期可见造影剂经瘘口进入直肠和乙状结肠(图 18-1-3)。

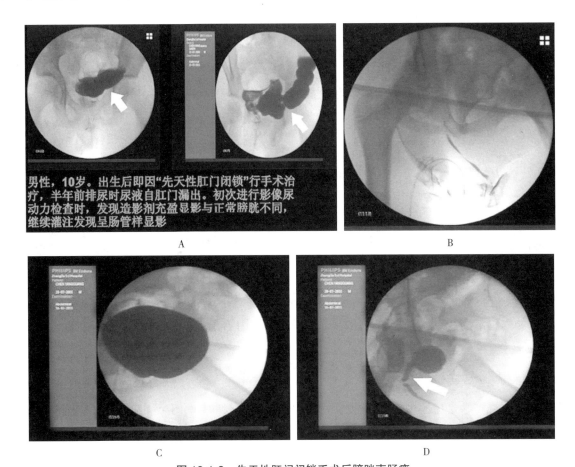

图 18-1-3　先天性肛门闭锁手术后膀胱直肠瘘

A. 肠管样显影;B. 尿道造影但并未显示瘘口位置;C. 膀胱充盈良好;D. 排尿期可见造影剂经瘘口进入直肠

第二节　超声影像尿动力学检查

超声在人体内传播,由于人体各种组织有声学的特性差异,超声波在两种不同组织界面处产生反射、折射、散射、绕射、衰减,以及声源与接收器相对运动产生多普勒频移等物理特性。应用不同类型的超声诊断仪,采用各种扫查方法,接收这些反射、散射信号,显示各种组织及其病变的形态,结合病理学、临床医学,观察、分析、总结不同的反射规律,可对病变部位、性质和功能障碍程度作出诊断。

用于诊断时,超声波只作为信息的载体。把超声波射入人体通过它与人体组织之间的相互作用获取有关生理与病理的信息。一般使用几十 mW/cm^2 以下的低强度超声波。当前超声诊断技术主要用于体内液性(膀胱)、实质性病变的诊断,而对于骨、气体遮盖下的病变不能探及,因此在临床使用中受到一定的限制。

一、超声 VUDS 设备和方法

(一)超声影像学设备

超声诊断仪有各种档次,先进的高档仪器结构复杂,具有高性能、多功能、高分辨率和高清晰度等特点。它们的基本构件包括发射、扫查、接收、信号处理和显示等五个组成部分,分为两大部件,即主机和探头。行 VUDS 检查时,使用 B 超或彩超均可,能够进行视频输出,具有较高的分辨率和较快的采集速度即可(图 18-2-1)。

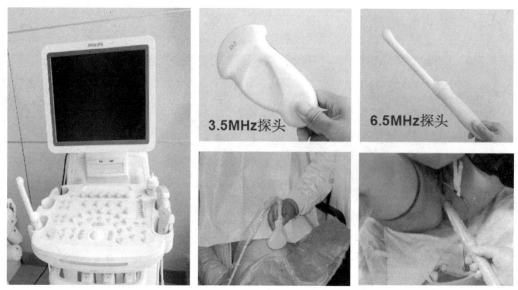

图 18-2-1　用于尿动力学检查的 B 超设备

(二)UDS 检查设备

具备视频采集卡,能够进行同步的视频采集;UDS 软件中内嵌图像分析软件,可实时分析影像采集结果与 UDS 检查数据的关系。

二、超声影像检查技术

超声影像检查技术是指使用超声影像方法与 UDS 项目进行联合同步测定的方法,能够清楚、直观地显示储尿期和排尿期膀胱颈和尿道外括约肌关闭与开放状态,以及后尿道和膀胱底部的解剖位置,也能及时显示漏尿点的发生。B 超 VUDS 检查时还应关注逼尿肌过度活动(detursor overactivity,DO)和逼尿肌 - 括约肌协同失调(detursor-sphincter dyssynergia,DSD)的发生。在对小儿进行检查时还要注意其特殊性。努力使患儿配合,使用较细的导管,一般采用 6F 双腔膀胱测压管,调整灌注泵的充盈速度应根据小儿年龄计算,大龄儿童采用 8~10ml/min 低速灌注。

B 超检查采集图像的途径介绍:

(一)耻骨上途径

患儿平卧位或半卧位,暴露耻骨上区,探头对膀胱做矢状面和横断面扫描。膀胱充盈时观察膀胱形态、膀胱壁厚度,甚至膀胱颈口形态。排尿后主要观察残余尿量。适合在膀胱充盈期检查,主要观察膀胱形态、壁厚度等。排尿后可测定残余尿量。

(二)会阴部途径

膀胱测压充盈期和排尿期可进行。患儿取仰卧截石位,充分暴露会阴部。探头套无菌橡胶手套(探头内外均放适量耦合剂),紧贴会阴部(以会阴体为中心位置)分别纵切和横切,对膀胱及尿道做矢状、冠状、横断切面扫查,以清楚显示膀胱近端尿道为准。重点观察膀胱颈口及尿道的形态,记录尿道宽度及回声强弱等,必要时嘱患儿憋气或咳嗽增加腹压,观察膀胱颈口及尿道的声像图变化情况。重点观察充盈末期膀胱颈的形态及近端尿道形态。膀胱颈活动度是指膀胱颈口到耻骨联合的距离在患者应用腹压后较静止期的变化。

(三)经阴道或直肠途径

主要观察排尿期膀胱尿道形态。检查时患儿取仰卧截石位,消毒会阴及肛周,探头套避孕套(内放适量耦合剂),先将其置入肛门,再缓慢将探头贴近直肠前壁并逐渐向膀胱颈口方向滑动,同时通过旋转、倾斜探头以清楚显示膀胱底、膀胱颈口及近端尿道,重点观察排尿期膀胱颈形态变化及尿道的全程。进行此项检查时要取得患儿的配合,避免增加患儿痛苦,对于年龄较小或不能配合的小儿一般不进行直肠操作,只进行耻骨上和会阴部 B 超检查,个别患儿需要 10% 水合氯醛(0.3~0.5ml/kg)镇静。Nihsizawa 等在 20 世纪 80 年代提出了联合应用经直肠内超声进行多通道的 VUDS 检查,之后有许多学者应用这种方法评估排尿功能障碍。

三、超声影像检查的优点

1. 不需要专门的 X 线检查室。
2. 具有无创性、无放射性等特点,可以进行重复检查,适合对儿童患者进行检查。
3. 灌注液为生理盐水,不需使用对比剂,减少了检查成本并避免出现对造影剂过敏的发生。
4. 检查没有 X 线辐射,更好地保护了患儿和医务人员,扩大了检查适应证。
5. 超声检查仪器相对便宜且普及,也不需要在特定的 X 线检查室中进行,进一步降低了检查成本,并有利于 VUDS 的推广。

四、超声 VUDS 评价成年膀胱尿道功能障碍

下尿路功能障碍在成年男性和女性中的发病率较高。大量的研究表明,随着年龄的增加,下尿路功能障碍的发病率随之增加。尿失禁是最常见的问题,在公共社区和疗养院的调查中,比例分别占到了 15%~35% 和 22%~90%,这还不包括有些患者由于害羞或者不重视而没有到医院救治的。在临床实践中也存在一些临床医生由于不认真而导致未能检查出患者存在下尿路功能障碍,因而丧失了治疗的良机,使病情更加复杂化,如发展为尿潴留、反复的尿路感染,甚至上尿路损害。

1. 尿失禁的超声影像学 常见女性尿失禁的类型可分为真性尿失禁、急迫性尿失禁、压力性尿失禁和混合型尿失禁。

(1)真性尿失禁:指膀胱失去控制尿液的能力,膀胱空虚。

(2)急迫性尿失禁:伴有强烈尿意的不自主漏尿,分为两种类型:①运动型急迫性尿失禁:不自主漏尿是由于逼尿肌不自主收缩引起;②感觉型急迫性尿失禁:有强烈的排尿感但不伴有逼尿肌收缩。

(3)压力性尿失禁:由于各种原因引起盆底肌肉和筋膜等组织松弛,膀胱及尿道解剖位置改变及尿道阻力降低,致使控制排尿功能障碍。在正常状态下无尿液溢出,而在腹压增加时尿液溢出。分为两种类型:①解剖型压力性尿失禁:是由于盆底松弛,膀胱尿道下移所致;②尿道固有括约肌缺失型压力性尿失禁:指尿道括约肌张力明显减弱所致的压力性尿失禁。

(4)混合型尿失禁:为压力性尿失禁和急迫性尿失禁同时存在。超声可通过腹部、阴道、会阴、直肠途径对女性泌尿疾患进行观察,重点观察膀胱形态、膀胱壁厚度、膀胱颈部、尿道长度、厚度、尿道内口形态,测量尿道斜度、膀胱尿道后角、膀胱角至耻骨弓的距离、膀胱颈的活动度等。经腹部超声检查需充盈膀胱,重点观察膀胱形态、膀胱壁厚度及尿道内口、膀胱尿道后角情况;经会阴超声重点观察尿道长度、尿道壁厚度、斜度、膀胱尿道后角角度、膀胱角至耻骨弓的距离;经阴道超声显示则较会阴超声显示更加清晰,可清楚显示尿道、阴道、直肠的关系及其周围病变;经直肠超声检查可观察直肠周围情况,以及盆底肌肉的厚度,为测量盆底肌肉松弛提供客观的指标。

2. 排尿困难 女性排尿困难是排尿障碍的常见类型。根据症状学判断,女性排尿功能障碍的发生率为 68%~61.7%,而且随着年龄增加有升高的趋势。引起排尿困难的原因很多,在 UDS 检查中可以表现为膀胱逼尿肌收缩功能障碍和膀胱颈梗阻。逼尿肌收缩无力导致尿液排出的驱动力低下,而膀胱颈或尿道的梗阻则造成尿液流出道开放障碍。膀胱逼尿肌功能障碍可以是神经性的,也可以是非神经性的。女性排尿功能障碍至今没有一个通用的分类标准,Stnaotn 建议任何分类标准不仅要考虑解剖、功能和神经方面的因素,还应该包括盆底肌的情况。ICS 的分类侧重于排尿功能方面,主要关心膀胱和尿道在排尿期的功能状态,膀胱功能状态包括逼尿肌功能低下、逼尿肌无收缩;尿道功能状态包括膀胱出口梗阻、尿道周围

横纹肌间断不随意收缩、逼尿肌 - 括约肌协同失调和尿道括约肌不松弛等。而逼尿肌 - 括约肌协同失调和尿道括约肌不松弛常见于神经因素的影响。

五、超声 VUDS 评估小儿排尿功能障碍

（一）检查的意义

小儿膀胱尿道功能障碍主要有神经源性膀胱、遗尿、尿道瓣膜等。小儿的排尿障碍与形态学联系的更为紧密，一些复杂的病例很难用常规的 UDS 解释。应用超声 VUDS 检查可以有效地避免单纯 UDS 检查在解释复杂排尿功能障碍中的不足，帮助检查者区别一些假象，能准确了解膀胱尿道功能改变与形态改变的关系。

（二）适应证

Cvitkovic-Kuzmic A 等应用 B 超测定膀胱逼尿肌厚度和传统的尿动力学检查进行比较，想通过单纯测定逼尿肌厚度（detrusor wall thickness，DWT）来评估膀胱逼尿肌功能，Ukimura 等尝试应用"超声评估膀胱重量"（ultrasound Estimated bladder weight，UEBW）评价下尿路梗阻的程度。但是，无论 DWT 还是 UEBW 都无法精确地评估膀胱逼尿肌和尿道功能，这也就说明仅有形态学的资料对于膀胱尿道功能的评价仍是不足的，如果能在尿动力学检查的同时进行 B 超影像记录和分析，则更有助于准确判断。

1. 后尿道瓣膜（posterior urethral valve，PUV）　患儿尿动力学表现为膀胱逼尿肌收缩压显著增高，存在 DO 和 DSD。患儿存在 DSD 容易出现残余尿量增多，膀胱输尿管反流，较早地出现肾损害。B 超影像可见到明显的后尿道扩张，PUV 患儿应该早期手术，但有报道即使及时发现并手术，仍有较大比例的患儿上尿路积水和肾功能恶化不能改善。UTI 患儿往往残余尿量较多，有一部分尿路感染的患儿继发于其他疾病，如脊髓栓系、PUV 等。但是也有患儿没有明显解剖异常，仅表现为排尿期逼尿肌压力很高，在这类患儿中一般静止期测定的尿道压力并不高，B 超在排尿期记录到尿道不开放提示 UTI 患儿与可能存在的 DSD 有关。ICCS 的报告中也提到频繁出现的尿路感染与患儿存在的不稳定膀胱和排尿功能障碍有关。Dacher JN 等也认为膀胱和括约肌的不协调也是患儿频繁尿路感染的因素。

2. DSD　是常见的小儿下尿路功能改变，NB 患儿同时存在 DSD 则可加重肾积水，也有研究证明遗尿与 DSD 有关。压力流率测定结合盆底肌电图诊断 DSD 虽然很有意义，但在实际操作中这一方法也存在较高的假阳性率，如电极位置不当、外部电磁信号干扰等都会出现误差，特别是在患儿排尿时由于尿液容易打湿电极，此时采集到的肌电图信息就是不可靠的。但是 B 超影像尿动力学可以通过观察排尿期颈口和后尿道的开放情况协助诊断 DSD，避免了肌电图容易受干扰的假象。

（三）注意事项

UDS 检查是一种微创检查，对小儿进行该检查时，不仅要充分争得家长同意，还要最大程度地消除可能对患儿心理产生的负面影响。在进行 B 超影像检查时，一般 4 岁以上的小儿可以耐受直肠内操作，对于不能耐受的患儿可以单纯观察经会阴的图像。4 岁以下较小的患儿如不能配合，可以给予 10% 水合氯醛镇静，对于该年龄段小儿不推荐直肠 B 超检查。

较耻骨上 B 超和会阴部 B 超而言，经直肠内 B 超可以更好探测尿道，但是因为小儿盆底组织较薄弱，直肠、阴道、尿道解剖位置邻近，经直肠操作可能人为增加小儿排尿阻力，需要在实际操作中不断摸索改进检查手法，小儿排尿时直肠内探头稍向外拉出至尿道远端，可以在清楚显示尿道的同时最大程度地减少排尿的阻力。耻骨上 B 超和会阴部 B 超对患儿影响较小，但也要注意在实践中减少检查时间。

六、图像分析

1. 女，8 岁，脊髓脊膜膨出，肾积水。超声影像尿动力学检查显示低顺应性膀胱，逼尿肌收缩乏力，膀胱壁增厚，可见气囊导尿管（图 18-2-2）。

2. 使用微泡造影剂显示的膀胱形态（图 18-2-3）。

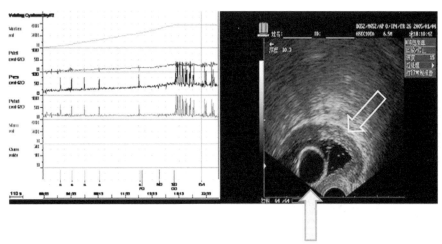

图 18-2-2　脊髓脊膜膨出患儿
膀胱壁增厚(上方箭头),可见气囊导管(下方箭头)

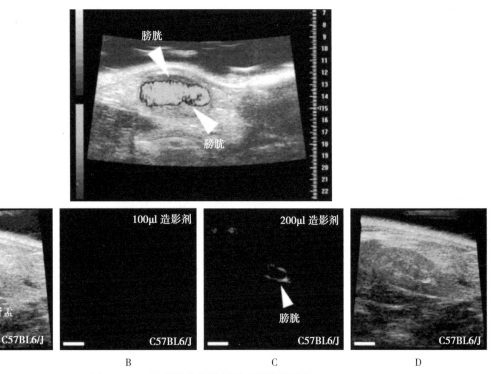

图 18-2-3　使用微泡造影剂显示的膀胱形态
A. 未使用造影剂显示肾脏情况;B. 膀胱内注入 100μl 造影剂时,肾脏情况(次谐波成像);C. 膀胱内注入 200μl 造影剂时,可见肾盂内微泡显影(次谐波成像);D. 肾盂显影及肾脏成像

3. 六种临床常见的输尿管喷尿的多普勒波形。其中 A 提示为不成熟型波形[4 岁以内小儿常见,膀胱输尿管反流发生率高(91%)],B、C、D 均为成熟波形,而 E、F 多为使用利尿药或大量饮水时的波形(图 18-2-4)。

总之,UDS 检查技术在诊断排尿功能障碍疾病中的地位已经被广大临床医师所认可。但是常规 UDS 方法对疾病的解释只能依据其检查中发现的功能异常,在复杂的疾病诊断中显得证据不足,不能适应当前对疾病诊断的更高要求。VUDS 技术结合形态学表现,能够较大程度上弥补常规 UDS 检查只能发现功能异常的不足,从形态学和功能表现两方面互相印证,共同解释疾病的病理生理过程。国外开展 VUDS 检查时间较长,结合 X 线的 VUDS 检查进行的较为深入,而国内在这方面的研究相对较少,在设备和检查手段上相对落后。采用超声作为辅助手段后,检查的设备条件降低了,检查的危险性和成本都达到了易于临床

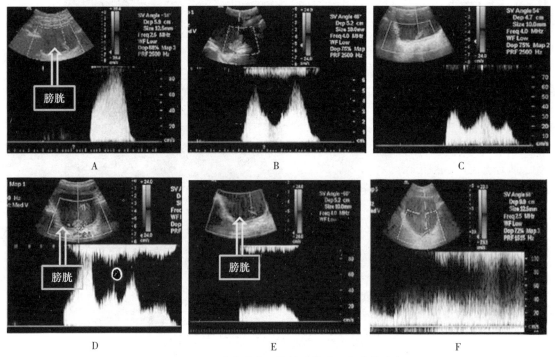

图 18-2-4 6 种临床常见的输尿管喷尿多普勒波形

医生和患者接受的程度,操作也更为方便。积极开展超声 VUDS 研究,扩大其检查适应证,对于女性尿失禁、小儿排尿障碍、TVT 术后评估尿道功能、女性盆腔手术后及男性根治性前列腺切除术后评估排尿障碍等,超声 VUDS 技术还需要进一步的提高和规范。

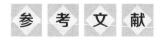 参 考 文 献

1. WEN JG,YEUNG CK,DJURHUUS JC. Cystometry Techniques in Female Infantsand Children. Int Urogynecol J Pelvic Floor Dysfunct,2000,11(2):103-112.

2. MOSIELLO G,POPOLO GD,WEN JG,et al. Clinical Urodynamics in Childhood and Adolescence. Cham,Switzerland:Springer International Publishing AG,2018.

3. ANDING R,SMITH P,DEJONG T,et al. When should video and EMG be added to urodynamics in children with lower urinary tract dysfunction and is this justified by the evidence? ICI-RS 2014. Neurourol Urodyn,2016,35(2):331-335.

4. BAUER SB,NIJMAN RJM,DRZEWIECKI BA,et al. International Children Continence Society standardization report on urodynamic studies of the lower urinary tract in children. Neurourology and Urodynamics,2015,34(7):640-647.

5. SERDAR T,RIEDMILLER H,HOEBEKE P,et al. EAU Guidelines on Vesicoureteral Reflux in Children. European Urology,2012,62(3):534-542.

6. IDZENGA T,PEL J,MASTRIGT RV. Response to the future of urodynamics:Non-invasive ultrasound videourodynamics. International Journal of Urology Official Journal of the Japanese Urological Association,2010,17(3):241-249.

第 十 九 章

动态尿动力学检查

第一节 概　　述

尿动力学自 20 世纪 60 年代开始应用于临床,主要用于下尿路功能的检查和评估。常规尿动力学检查(conventional urodynamic study,CUDS)经过多年的发展和应用,已经成为高度标准化、规范化的评估下尿路功能的工具。CUDS 使用生理盐水或造影剂作为充盈膀胱的介质,通过记录容量、压力、形态等参数反映下尿路功能状况。然而 CUDS 有许多不足之处,例如该检查是通过人工灌注的方法充盈膀胱,再现膀胱的功能,而不是通过膀胱自然充盈检查膀胱功能。人工灌注的速度明显影响了膀胱的顺应性,有时甚至会诱发人为假象,使其诊断精确性受到很大影响。检查中由于医护人员在场会影响患者排尿,导致结果不准确。Schafer 等人认为,在尿动力学检查结果与患者临床症状吻合较好时,进行一个周期的膀胱充盈、排空的尿动力学评估,即可以充分反映下尿路功能;当一个周期的评估结果可能引入手术等微创干预治疗措施时,通常需要重复两个周期,以确定检查结论。但是,Schafer 等人并未对两个周期结果不一致进行论述,而这种情况在小儿患者中是非常常见的。欧洲泌尿协会关于尿失禁的指南中也提到,CUDS 的结果重复性较差,有时误差可能达到 15%,影响了 CUDS 在部分情况中的应用。20 世纪 80 年代末,Kulseng-Hanssen 等发明了动态尿动力学检查(ambulatory urodynamics monitoring,AUM),患者随身携带一个便携式记录设备,在检查中可以自由活动,通过记录患者日常生活中多个排尿周期的膀胱压力变化,来了解生理性的膀胱功能。然而,其结果的准确性受到各种因素的影响且耗时明显,因而 AUM 未能在临床广泛使用。近年来,随着科学技术的进步,AUM 在无线传输、便携存储,以及对膀胱尿道压力测量和膀胱功能评估的准确性方面均有了很大改进。研究表明,AUM 可以比较准确地检查膀胱过度活动症、尿失禁和神经源性膀胱,对膀胱出口梗阻的评价也更为确切。成人 AUM 检查的报道较多,儿童文献缺乏。本文结合成人 AUM 的临床应用进展阐述儿童 AUM 的临床应用,供临床参考。

一、动态尿动力学检查方法

目前常用的膀胱测压方法主要为经尿道膀胱测压及耻骨上膀胱穿刺造瘘法测压。经尿道膀胱测压具有创伤小、检查方便快捷等特点,成为目前尿动力学检查的主要方法。然而由于 AUM 检查耗时长,经尿道留置测压管会造成儿童依从性较差,多周期的排尿会加重儿童的不适感,也会发生检查过程中导管脱出的现象,因此,对于儿童检查 AUM 可使用耻骨上膀胱穿刺造瘘法测压。耻骨上途径可在门诊手术室诱导麻醉下进行,虽然置管过程中的创伤相对于经尿道途径稍大,但随后测量记录过程中没有更多的损伤,可综合考虑患儿的情况适时开展。

(一)物品准备

下面以 Luna 动态尿动力学检查仪(图 19-1-1)为例说明 AUM 的检查准备和操作过程。

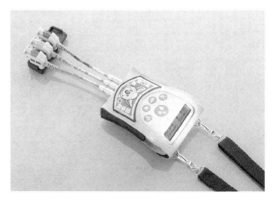

图 19-1-1　动态尿动力学设备 Luna

对于经尿道膀胱测压检查,需要按泌尿外科导尿进行常规物品准备。另需备一次性尿垫、宽胶带、AUM专用膀胱测压管(分为气囊测压管及压力传感器测压管),对于耻骨上膀胱穿刺造瘘法测压还需准备相关穿刺手术器械等。打开尿动力学检查仪器,为便携式检查仪更换电池,集尿杯和漏斗分别放置于尿流传感器上及便桶座的金属柜或架式金属柜上,集尿杯一定要放在基底部,位于中线上,检查中不能与漏斗接触。责任护士和医生检查前先详细询问病史,侧重排尿、排便情况及诊疗经历。归纳整理为主诉输入电脑,建档保存。

(二)患者准备及家长宣教

患者泌尿系感染常见,故在AUM检查前可通过导管向膀胱内预防应用抗生素。嘱患者排净大便,如使用开塞露自行灌肠。如果效果不佳,可以使用一次性手套用手指抠出直肠内的大便,尽可能降低腹压的测量误差。严禁患者在检查前自行使用泻药,以免造成放置直肠测压管时引起患者便意。为保证检查顺利进行,以及排尿日记的顺利完成,需要对患者及其家长进行宣教。通过图片、录像及讲解等方式,使其了解排尿基本生理和AUM检查的过程,明确检查的必要性、安全性,克服恐惧心理,争取家长的理解和合作,辅助患者做好检查前的准备工作,以消除检查中不必要的主观因素,以免影响结果的客观记录。最后,签署知情同意书,准备开始检查。

在经尿道或经耻骨上途径置管之前,需要患儿的监护人记录患儿3日的排尿日记,同时在置管过程中也需要监护人或患儿本人记录下尿路相关事件,以便于对记录结果进行分析。

(三)检查过程及方法

先常规进行自由尿流率检测,患者排空膀胱后B超检测残余尿量。

嘱患者取截石位,常规消毒铺巾。测压管有两种选择:一种是AUM专用TDOC 7F三腔气囊膀胱测压管和AUM专用TDOC 7F气囊直肠测压管。这种测压管使用空气作为压力传导介质,借助AUM设备终端向膀胱和尿道测压管两个管腔内充气并监测气体压力;另一管腔则用于引流膀胱,抽取残余尿,此种测压管优点在于压力传导比较敏感,容易侦测到微小幅度的压力变化,缺点是气囊仅能一次充气,如操作不当需要更换位置再次充气,有可能造成测压不准确。三腔气囊测压管(图19-1-2)前端为气囊式压力传感器,两个气囊分别位于测压管尖端和距尖端5cm处,可分别用于膀胱压力和尿道压力的测定,测压管尖端侧壁有一灌注口,与测压管灌注接口相通,可用于膀胱内灌注与排空。将AUM专用TDOC 7F三腔气囊膀胱测压管插入膀胱,AUM专用TDOC 7F气囊直肠测压管(图19-1-3)插入直肠。将尿动力学检查仪器的各个传感器与测压管连接好,三腔测压管分别与膀胱测压管和尿道测压管相连接,将三腔测压管的另外一个灌注口封闭。直肠测压管与腹压测压管相连接,然后于大气压下置零。连接好后嘱患者咳嗽或做Cread动作,观察腹压与膀胱压力信号是否正常和稳定。

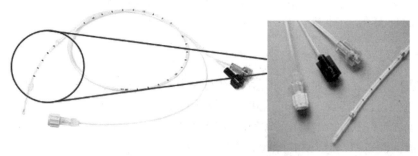

图 19-1-2　TDOC 三腔气囊膀胱测压管

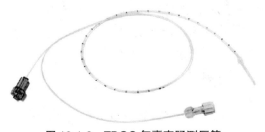

图 19-1-3　TDOC 气囊直肠测压管

　　另外一种测压管与常规尿动力（CUD）测压管相似，使用液体作为压力传导介质，需要手动向膀胱测压管腔内注入液体。此种测压管压力传导敏感度与 CUD 常用的测压管相同，比较稳定，可在长时间检测过程中根据需要使用。

　　待信号稳定后，调整膀胱测压管位置。将膀胱测压管测量尿道压力的气囊置于最大尿道压位置。具体方法：先将膀胱测压管插入膀胱（插入深度根据检查对象的年龄而定，女性患儿 5~10cm，男性患儿 10~15cm，青少年女性患者 10~15cm，男性患者 20~25cm，测压管置入的长度超过尿道长度），后逐渐向外拔出测压管同时观察尿道压力变化，此时可见尿道压力逐渐升高，待尿道压力升高到一定数值并开始下降时，此位置即为最大尿道压处，此时固定测压管即可同时检测膀胱和尿道压力。测压管一般固定在左侧会阴部，末端向左侧腹股沟方向盘曲拉伸。取出预先剪裁好的宽胶带 1 条，11cm×7cm，以导管为中线，先固定尿道口处导管，纵向包裹测压管 3/4 周后沿腹股沟方向固定，并粘贴至腹股沟两侧皮肤，使其沿腹股沟方向不能活动。直肠测压管的插入深度为 10cm，插入后，在距肛缘处将导管折弯 90°，沿与膀胱测压管相同方向整理排列，并用同样方法取另一条宽胶带，使两根测压管末端位于同样水平，最后用宽胶带将两个测压管沿腹股沟方向粘贴固定（图 19-1-4）。

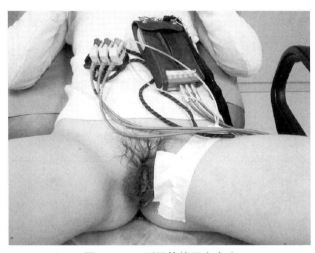

图 19-1-4　测压管的固定方法

　　固定好后，嘱患儿穿好衣服，分别为患儿或患儿家长讲述记录仪器上"走动""饮水""如厕""尿急""漏尿"这五个记录按键的用法，以及在什么情况下按下按键进行记录（图 19-1-5）。并嘱患儿或家长在检测的同时记录排尿日记，主要内容包括饮水时间、饮水量、急迫尿意发生时间、次数、有无漏尿、漏尿发生时正在从事的运动方式、是否伴随尿急感、正常尿意时间、排尿时间等。主要作用：结果分析时通过排尿日记，结合 AUM 便携式记录仪上的事件记录以及尿动力曲线，即可在结果中的相应时间点准确地判断漏尿是否发生，漏尿产生的原因，漏尿的伴随症状，尤其是漏尿时各压力曲线变化，进一步正确地判断尿失禁的类型、严重程度，提高 AUM 检查的精确性，为治疗提供客观的依据。最后，嘱患儿戴上一次性护垫，携带便携式记录仪器离开尿动力学检查室。

　　另外测压管也可以经耻骨上途径留置，但经耻骨上途径测压管无法记录尿道括约肌压力变化，因此可选用两腔测压管。同时皮肤表面的瘘口周围需要使用无菌的敷料覆盖，避免污染。其余的参数调整过程与经尿道途径相同，患者正常饮水，于诱发尿失禁前后分别称量尿垫重量，精确到 0.1g。如果某个时间点患儿的排尿日记、便携式记录仪器都记录有漏尿，且称量该时间点前后尿垫的重量有变化，则确有尿失禁。如果仅有记录漏尿，但是尿垫前后重量没有变化，则为假阳性结果。可根据该时间点的压力曲线变化判读是

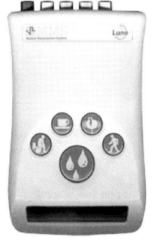

图 19-1-5　Luna 设备面板的事件记录按钮

上方从左至右依次为排便、饮水、尿急、步行，下方为漏尿

否存在漏尿。待患儿有正常尿意时,再次回到检查室,利用尿流计测量尿流率,测量后检查和校准导管的位置及信号质量等,待检查完毕后患儿方可离开检查室,进行下一个排尿周期的监测。在进行 SUI 检查时,根据检查前患儿的主诉,嘱患儿做 ICS 规定的动作,如咳嗽、快走、慢跑、坐下起立、上下楼梯等,具体方法的选择应根据年龄、尿失禁严重程度、身体状况的不同而不同,以能还原患儿日常生活中尿失禁发生为宜。多数患儿会担心运动时导管脱出移位影响检查结果的准确性,并对运动时导管刺激引起的疼痛产生恐惧心理,不愿主动运动或拒绝运动,医护人员应了解其思想顾虑,有针对性地进行耐心解释、沟通,取得患儿的信任和合作,争取获得客观准确的检查结果。由于经尿道途径置管对尿道的刺激,AUM一般监测三个周期:第一个周期为静止周期,即嘱患儿静坐或站立,进行模拟日常生活的交谈、咳嗽、大笑等;第二个周期为走动周期,即嘱患儿在检查室周围走动、弯腰、下蹲等,模拟日常生活轻度活动;第三个周期为剧烈活动周期,即嘱患儿进行跑动、上下楼梯、搬重物、跳跃等,模拟日常生活剧烈活动。通过以上三个排尿周期的监测,能够充分代表患儿的日常行为,达到 AUM 监测的目的。而经耻骨上途径置管对患儿没有额外的刺激,可检测更长时间,甚至超过 24 小时。长时间的记录下尿路功能并结合排尿日记,能够反映患儿 LUTS 的相关尿动力学事件,尤其有助于分析夜间下尿路功能障碍,例如遗尿等。长时间的记录过程中,如果患儿需要排便,可事前嘱患儿监护人,在需要排便时拔出直肠测压管,患儿排便结束清洗直肠测压管后重新插入直肠。整个记录过程中,患儿不需要限制体位和活动事项,按照日常习惯饮食饮水。

　　检查完毕时,将 AUM 便携式记录仪器的数据传输到电脑中。通过患儿使用便携式记录仪器记录的漏尿事件,以及患儿或家长记录的排尿日记进行比对,寻找漏尿事件发生前后对应的膀胱压力曲线变化值,记录所有压力数值并取平均值。最后,记录并分析整个排尿周期的尿动力曲线。AUM 检查流程见图 19-1-6。

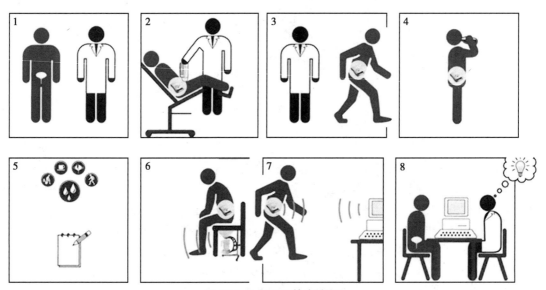

图 19-1-6　AUM 检查流程

1. 询问病史;2. 排尿后测量残余尿量并置管调整设备;3. 患儿携带设备离开;4. 正常饮水;5. 记录佩戴设备过程中排尿日记,并按下设备上的相应事件按钮;6. 在尿流计上记录排尿;7. 返回检查室;8. 医生分析数据并得出诊断结论

(四)检查内容

　　检查内容包括:自由尿流率、残余尿量、膀胱测压(膀胱测压、逼尿肌测压、腹腔测压)、漏尿次数、漏尿量、排尿量、腹压漏尿点压、尿道压等。同时,检查中还应该要求患儿标记:开始自行排尿、结束自行排尿、体位及状态改变、增加腹压等诱发刺激的活动、摄入液体的时间和量、漏尿的时间和量、尿垫更换时间等。经耻骨上途径长时间记录时,还需要记录入睡时间和起床时间。

二、动态尿动力的临床应用

（一）膀胱过度活动症

膀胱过度活动症（overactive bladder，OAB）指尿急，伴或不伴有急迫性尿失禁，通常伴有尿频和夜尿的一种症候群。

导致成人 OAB 发生的主要原因为膀胱出口梗阻，该现象在男性患者中常见，尤其是良性前列腺增生的患者，当膀胱出口梗阻后，逼尿肌所含的交感神经受体增加，而交感神经受体受到刺激后则会导致逼尿肌的收缩，因此，这些患者的逼尿肌活动更敏感，常会出现尿频、尿急等症状。导致 OAB 发生的另一个原因是由于膀胱颈周围手术造成的，一些女性压力性尿失禁患者在没有进行治疗尿失禁的吊带手术之前没有 OAB 的症状，但是在手术之后反而出现了 OAB 的症状并且伴随有急迫性尿失禁，该现象出现的原因可能是由于膀胱的自主神经受到了影响。但是，目前大多数 OAB 患者找不到病因，有学者将逼尿肌离体培养，发现不稳定膀胱在不接受刺激的时候，肌肉的收缩张力就比正常膀胱逼尿肌的张力高，且细胞主动收缩的频率也比正常的膀胱平滑肌细胞要活跃，因此，他认为 OAB 可能是由逼尿肌细胞本身兴奋性的改变引起。另外，雌激素的缺乏也可能是导致女性 OAB 发生的原因，缺乏雌激素会导致排尿反射的感觉更加敏感，从而出现尿频、尿急的症状。当给予雌激素时这些症状均可以得到改善。

与成人不同，小儿 OAB 病因较为复杂，在没有 AUM 前，CUDS 常很难明确所有就诊 OAB 患儿的病因。Frank 等人的研究发现，健康的年轻男性（18~26 岁）进行 24~48 小时的 AUM 记录时，多数会记录到 DO，然而几乎所有受检者都没有提到尿急感。目前的观点认为，DO 与 OAB 并不完全一致，无感觉的 DO 不是 OAB 的病因。我们的近期研究也发现，DO 的数量、逼尿肌压力的波动幅度与 OAB 的症状严重程度相关性不大，甚至有些尿急感发生在没有逼尿肌压力变化的时候。尿急感是 OAB 的核心症状，患者感到尿急常是后尿道黏膜上皮受到刺激向神经中枢发出有尿液进入的信号，从而使患者感到尿急。膀胱逼尿肌异常活动，尿道括约肌异常松弛，或者两者同时出现都会造成尿急感。因此使用 AUM 较长时间的同步测定膀胱尿道压力对于小儿 OAB 患儿很有意义，可明确病因以便治疗。

依照国际尿控协会制定的诊断标准，充盈期膀胱压力测定中，如果发现有充盈期的不自主逼尿肌收缩，即 DO 的诊断成立。或者在充盈期没有不自主逼尿肌收缩，但是，发现受试者无法抑制逼尿肌收缩，同时伴有尿急、尿失禁等症状时，也可以成立 DO 的诊断。但是，目前 CUD 检查中，仅靠充盈期膀胱压力曲线判断是否存在 OAB，会有部分患者漏诊，即患者存在尿频、尿急的症状，但是 CUD 的充盈期膀胱压力检测不到 DO。因此，可以使用一些方法诱发 OAB 的发生，例如改变患者的体位、加快灌注的速度、咳嗽、冷水洗手、听水声等。但这些方法不仅给医生和患者在检查时带来了不便，还使检查的准确性受到质疑。

AUM 检查则克服了这些困难，患者在检查时可以携带便携式记录仪器，离开检查室自由地活动，并且，AUM 检查为患者饮水产生尿液，是生理性灌注膀胱而非人工灌注，更贴近生理状态，重现了患者日常生活中的下尿路功能变化，因此，测量的结果更加准确。有研究显示 AUM 比 CUD 逼尿肌的活动显著增强，但是原因仍不十分清楚。有研究对 CUD 怀疑逼尿肌过度活动（detrusor overactivity，DO）的患者进行 AUM 检查，发现 DO 的概率为 40%~84%。Gommert 等对 32 例怀疑 OAB 但是 CUD 无法检测到阳性结果的患者进行 AUM 检查，发现 16 例患者通过 AUM 检查监测到了逼尿肌不稳定。

由于 AUM 的灵敏度高，容易导致诊断结果假阳性的出现。Robertson 等对 16 例健康的志愿者行 AUM 检查，发现有 38% 出现了逼尿肌不稳定。因此，在行 AUM 检查前，必须系统地询问患者的基本病史及体格检查，并且需要对患者的症状进行评估，例如，针对尿失禁患者进行 ICI-Q-SF 问卷调查，在了解患者的病情及症状严重程度之后，再进行 AUM 检查，这样才能够提高患者的诊疗效果。Doom 等利用逼尿肌收缩的频率和振幅来量化逼尿肌过度活动，逼尿肌活动系数定义为 0~1，越接近 0 逼尿肌越不稳定，越接近 1 逼尿肌越稳定。这样就可以把逼尿肌的收缩程度和尿失禁的发生建立联系，使诊断结果更加准确。

有学者提出 AUM 阳性结果增多的原因可能为以下几个方面：因为检查的时间过长导致某些受试者出现 DO 的表现；检查时膀胱内留置膀胱测压管刺激膀胱；阳性受试者将来会发展为 DO。Jurgen 等认为，AUM 在诊断膀胱过度活动方面灵敏度最高，特别是对于那些 CUD 后没有发现 DO 但仍怀疑 DO 的患者，可以通过 AUM 来诊断。但同时需要注意,并非所有的 DO 都与病理现象有关,反过来讲,尿急等下尿路症状也可能不都是 DO 造成的。

（二）急迫性尿失禁

当有强烈的尿意又不能由意志控制而尿液经尿道流出时,称为急迫性尿失禁(urge urinary incontinence,UUI)。

UUI 可分为感觉性急迫性尿失禁和运动性急迫性尿失禁。感觉性急迫性尿失禁除了尿急和自感憋胀以外,还会感到会阴部和腰背部的疼痛不适,但是,在排尿之后症状会缓解。主要的发病原因为由各种原因导致的膀胱炎症,炎症的刺激导致膀胱的感觉敏感。常见的原因有细菌引起的膀胱炎、结核性膀胱炎、间质性膀胱炎、膀胱结石等。运动性急迫性尿失禁常常在患者活动时诱发,或者在患者咳嗽、用力等腹压增加的活动时诱发,患者的尿液突然漏出,并伴随有急迫感,临床上常与压力性尿失禁相混淆。常见原因为膀胱出口梗阻、神经系统疾病,以及不明原因的原发性疾病。

UUI 的诊断必须经过尿动力学检查确定。CUD 检查主要通过膀胱压力测定对 UUI 进行诊断。对于运动性急迫性尿失禁,可见膀胱的顺应性降低,最大膀胱容量减少,充盈期自发或诱发的逼尿肌无抑制性收缩波。由于膀胱出口梗阻而导致的运动性急迫性尿失禁的患者,当膀胱处于代偿阶段时,一般存在逼尿肌的收缩亢进,充盈期受试者的逼尿肌压力波形逐步上升,直至逼尿肌强烈收缩,患者不可抑制地进入排尿期。然而,运动性急迫性尿失禁的患者进行 CUD 检查往往检测不到逼尿肌的无抑制性收缩,这在膀胱过度活动症中已提及。因此,AUM 可以对那些 CUD 后没有发现 DO 但仍怀疑 DO 的患者行进一步的检查。对于感觉性急迫性尿失禁,患者的膀胱对温胀的感觉极度敏感,因此,在膀胱充盈到一定阶段时,患者不能忍耐,强烈的排尿欲望可导致尿失禁。该类尿失禁的检查,CUD 为人工灌注,灌注速度较快且灌注的介质为外界存放的生理盐水,由于灌注过快或灌注液温度较低会引起 DO 的发生,从而影响检查结果的准确性。AUM 检查则避免了以上条件的影响,通过患者自我饮水产生尿液,灌注速度为生理灌注,灌注液为尿液,温度也为体温,因此,能够更加准确地对感觉性尿失禁的患者进行诊断。

由于运动性急迫性尿失禁常在患者活动时诱发,或者在患者咳嗽、用力等腹压增加的活动时诱发,患者的尿液突然漏出,并伴随有急迫感,临床上其常与压力性尿失禁相混淆。因此,在进行该类尿失禁的检查时,需要进行尿道压力的同步测量,UUI 的患者一般尿道压力均正常,而压力性尿失禁患者往往表现为尿道压力的降低。

虽然目前已经能够通过 CUD 检测到 UUI 的发生,但利用 CUD 诊断 UUI 容易导致假阴性结果的出现。患者在进行 CUD 检查时,由于人工的灌注和陌生的检查环境,并且患者固定在检查室中无法活动,因此,CUD 检查往往无法模拟日常生活中的尿失禁症状。而 AUM 则能够通过便携式记录仪器使患者离开检查室自由的活动,模拟日常的一些行为,因此,AUM 能够更准确地反映患者尿失禁的情况。

对于 AUM 检查中记录尿失禁的方法,通用的方法为尿垫法,即在检查前准备一次性尿垫并称重,检查时患者使用尿垫并模拟日常的行为,即静止、走动、运动等,当患者有强烈尿意不能抑制或尿液不自主的从尿道漏出时,患者回到检查室,取出一次性尿垫进行称重,差值即为漏尿量。但是,这个方法有许多缺点,例如,有些患者在运动中具有强烈尿意,但不清楚自己是否存在漏尿,而由于没有一个客观的反馈信息证实漏尿的存在,因此,无法准确地记录患者真实的漏尿时间。近年来,AUM 在诊断 OAB 合并 UUI 方面有了较大进展,特别是电子尿布和温度感应装置的使用。电子尿布是一个内含网格状电线的尿布,当发生漏尿时部分网格会短路。通过对记录网格电阻的变化,漏尿发生的时间和程度都可以被记录下来。温度感应装置是一个被植入在尿垫上的感温二极管,常规的会阴温度是 35℃,当患者发生漏尿时,尿垫的温度就会上升到体温温度。当患者自行排尿时,由于感温二极管离开人体暴露在空气中,温度便会下降。这些技术的应用使 AUM 可以识别单次发作的尿失禁,并且能够精确地记录漏尿发生的时间和程度,100ml 以下漏尿量的尿失禁都可以被测量到,每次测量的精确度为 0.5~10.0ml,为患者诊断提供了客观依据。

患者通过 AUM 检查使用便携式记录仪器记录漏尿的时间,并且通过新型的电子尿布客观地记录漏尿的量,这样便可以更敏感地发现漏尿并测量漏尿点压,能够更准确地诊断 UUI 的患者。

（三）压力性尿失禁

压力性尿失禁（stress urinary incontinence，SUI）为正常状态下不漏尿，而在咳嗽、喷嚏、用力、活动等腹压增加时尿液不自主地从尿道内流出的现象。在腹压增加时，无逼尿肌收缩，腹压传入膀胱使膀胱内压增高，当膀胱压大于尿道压，尿道关闭压呈负值时发生的尿失禁称为真性压力性尿失禁（genuine stress urinary incontinence，GSUI）（图 19-1-7）。功能性尿道长度缩短、最大尿道压及最大尿道关闭压下降是诊断真性压力性尿失禁的主要指标。

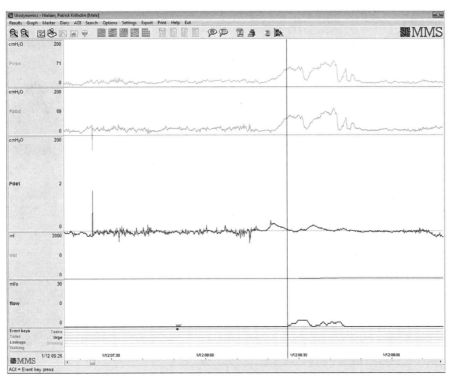

图 19-1-7　真性压力性尿失禁

膀胱和腹部的压力同时上升，逼尿肌压力增加的幅度很小或没有增加，患者发生漏尿

导致 SUI 的原因很多，常见的原因为尿道闭合功能损伤，即 SUI 的患者在尿动力学检查时出现最大尿道压力和最大尿道闭合压力的降低，并且功能性尿道长度也缩短。这些现象均表明，SUI 患者的尿道闭合功能不全，提示尿道关闭功能有损伤。另外一个常见的原因为外伤导致的 SUI，即女性患者难产导致的盆底肌损伤，或由于骨盆骨折、摔伤导致的盆底神经肌肉的损伤，都会引起盆底肌肉收缩功能受损和盆底神经反射迟钝，从而导致尿失禁的产生。而盆底较大创伤的手术，例如经阴道子宫全切术和阴道前壁手术等均可破坏膀胱壁及尿道支持组织，减弱尿道关闭功能，从而发生尿失禁。

目前 CUD 检查方法为膀胱尿道同步测压及影像尿动力学检查。膀胱尿道同步测压是同时测量尿道压力和膀胱压力。在储尿期，女性的近段尿道和男性的后尿道任何一点的压力都应该大于膀胱内压力，这样才不会导致尿失禁的发生。而在排尿期，尿道压力降低，直到等于或低于膀胱压力时，才能将尿液排出，否则将出现排尿困难。因此，同步膀胱尿道测压在储尿期主要用于尿失禁的诊断，而在排尿期主要用于排尿困难的原因分析和尿路梗阻的定位诊断，其可同步观测膀胱和尿道压力变化，更好地反映了膀胱与尿道的相互关系。但是，Patravali 发现 AUM 在对 CUD 检查结果正常的尿失禁女性患者诊断出尿失禁的概率明显增加。Fulya 等对 44 例压力性尿失禁的患者进行 CUD 和 AUM 检查的比较，发现有 56% 的患者通过 AUM 检查检测到 SUI，而 CUD 却检测不到。而压力性尿失禁同时合并逼尿肌过度活动的患者中，有 72% 的患者通过 AUM 检查检测到异常，而 CUD 仅有 9% 发现异常。因此，得出结论，CUD 在诊断 SUI 伴或不伴 OAB 时，假阴性率高于 AUM。

导致 CUD 检查假阴性结果高的原因，首先可能是人为因素，比如医生不断地注视受检者的会阴部，使受检者紧张,从而抑制了尿液的漏出。CUD 检查时,患者处于一个陌生的检查环境中,由于情绪紧张而导致了机体保护性反射机制启动,典型的表现为盆底肌和括约肌的高度紧张,从而增加了膀胱出口的阻力,抑制了尿液的漏出。而 AUM 检查时间长,患者在正常的环境以自然的方式充盈膀胱,因此,AUM 能够更好地模拟日常的下尿路症状,患者的紧张情绪会因此得以缓解。我们通过对患者尿动力学检查的情绪反应的调查发现,患者在行 CUD 检查时比行 AUM 检查更加紧张。此外,如果在 CUD 检查中有男性检查人员参与检查,会使女性患者更加紧张,从而会无意识地避免漏尿。

导致 CUD 检查假阴性结果高的另外一个因素,可能是由于患者在 CUD 检查充盈期间的仰卧体位导致的。有学者根据 CUD 检查患者不同体位对检查结果的影响研究表明,在站立位时,CUD 检查检测到 SUI 的概率更高,并建议在 CUD 检查时尽量使用站立位诱发尿失禁。但是,由于技术的原因,我们无法在患者站立位时对患者行 CUD 检查。因此,所有的患者在检查初期都为仰卧位,充盈至一定程度后,患者被要求改为坐位,医生嘱患者进行一些诱发的刺激活动进而观察尿失禁的产生,如果没有检测到阳性结果,患者仍被要求继续保持坐位,一直进行诱发刺激直到检查结束。尽管如此,仍有一部分女性患者没有检测到阳性结果。

此外,在腹压漏尿点压(abdominal leak point pressure,ALPP)测定时,CUD 的常用方法是嘱患者做 Valsalva 动作,使患者腹压增高,从而诱发患者漏尿。但是,由于人为的因素,会导致每次诱发的 ALPP 结果不一致,无法准确地找到最低漏尿点压力。AUM 可以记录患者日常活动中每次漏尿时的腹压变化,能够准确地记录患者日常行为中漏尿点压力的最低值。但是目前还没有关于 AUM 测定的 ALPP 和 CUD 测定的数值差异的相关研究。

(四)不稳定尿道

CUD 检查在对膀胱储尿功能障碍的诊断和治疗评估方面的作用已经被广泛接受。充盈期膀胱测压是模拟自然充盈膀胱时下尿路的一些生理现象。在这个过程中,不仅涉及膀胱的活动,也涉及尿道的活动。目前,充盈期只有膀胱功能的变化活动得到了广泛研究,然而,尿道功能可能在影响膀胱功能方面起到更重要的作用。例如,尿道外括约肌在排尿中的作用可以看做是"开关"的作用,当外括约肌松弛时能够启动排尿,而外括约肌收缩时则能够抑制膀胱逼尿肌的收缩。

同步膀胱尿道测压能够通过检测逼尿肌和尿道的正常生理功能,对其在充盈和排尿时的情况进行测量和评估。正常的膀胱功能是在充盈期逼尿肌压力稳定,且不存在或仅存在较小幅度的逼尿肌压力波动(波动振幅 <15cmH$_2$O),同时尿道压力也处于一种相对稳定的状态。当进入排尿期时,逼尿肌压力开始升高,由于尿道外括约肌的松弛,尿道压力也同步降低,最终膀胱压力大于尿道压力,尿液排出,完成排尿。然而,有些患者可出现充盈期尿道压力降低并导致漏尿的情况,伴或不伴逼尿肌压力的增高。当尿道压力降低导致尿失禁同时伴随着逼尿肌压力增高时,我们将该类患者定义为急迫性尿失禁;而尿道压力降低导致漏尿不伴随逼尿肌收缩时,定义为不稳定尿道。ICS 标准化术语委员会将不稳定尿道(unstable urethra,UU)定义为在储尿期无逼尿肌收缩,尿道压自发性或诱发性降低引起的尿失禁。

在膀胱尿道压力同步测定中,部分 OAB 患儿虽然没有 DO 发生,但在储尿期记录到尿道压力的不稳定,甚至下降。尿道压力下降可造成膀胱出口控尿能力下降,少量尿液进入后尿道并刺激尿道上皮,从而使患者产生尿急感觉。尽管尿道压力不稳定并不是 OAB 的主要原因,但常规应用抗胆碱能受体药物治疗效果不佳时应当考虑尿道因素。经尿道监测 AUM 可以同步记录膀胱尿道压力,也是评估 OAB 患儿尿道功能的有效手段。

UU 的 CUD 诊断为使用膀胱尿道同步测压检查,当充盈期膀胱充盈至一定容量时(例如充盈至 100ml 或 200ml 时)停止灌注,将膀胱测压管的测量尿道压力的侧孔移动至最大尿道压处,进行尿道定点压力检查。一般持续观察 5 分钟,如果观察过程中发现尿道压力降低,尿道的压力变化不受膀胱容量、腹压及体位的改变而改变,且降低幅度超过 15cmH$_2$O,同时不伴随逼尿肌压力的升高时,UU 的诊断即可成立。另外可以使用三腔测压管在不停止膀胱灌注的同时,持续同步监测膀胱、尿道压力。优点是可以持续监测,缺点是对患儿体位限制要求更为严格,如有体位变化可能造成尿道测压孔移位,此时所记录的尿道压力变化不能等同于尿道括约肌活动变化。

由于 CUD 检查时间有限,且患者被固定在检查室里,无法自由活动,因此 CUD 检查 UU 具有一定的局限性。AUM 检查同步测量尿道压的置管方法与 CUD 的类似,即膀胱测压管测量尿道压力的侧孔置于最大尿道压处并固定,患者生理充盈膀胱并自由活动,长时间监测尿道压力的变化。因此,AUM 对 UU 的检查更加详细,并能够反映日常活动中尿道压力的变化。特别是能够对于那些由于运动(例如快走、慢跑或上下楼梯等)导致尿道压力不稳定的患者进行同步记录。

(五)神经源性膀胱

任何神经病变或损害引起膀胱功能障碍称之为神经源性膀胱(neurogenic bladder,NB)。NB 发病率很高,成人多见于脊髓外伤、脑性瘫痪和可能影响支配膀胱尿道神经的手术(如盆腔手术和骶尾部畸胎瘤术等)。早期可发生各种膀胱功能异常的表现。晚期则出现膀胱壁增厚、纤维组织增生、膀胱输尿管反流、肾脏损害。无张力膀胱或括约肌去神经化、膀胱压力低下,即使膀胱完全排空,有时也会出现膀胱输尿管反流。

NB 最重要的两个并发症是上尿路损害和尿失禁,正常情况下,控制逼尿肌和括约肌舒缩的中枢位于脑干。肾脏损害是逼尿肌收缩和尿道括约肌松弛配合失调的结果。逼尿肌和括约肌的配合失调导致膀胱输出道功能性梗阻,造成膀胱内压力升高、膀胱壁增厚和小梁形成、膀胱输尿管反流及上尿路功能受损,且通常伴有泌尿系感染。

NB 主要包括逼尿肌括约肌协调障碍,逼尿肌活动性及顺应性异常,以及逼尿肌漏尿点压过高,这些病理改变是导致患者上尿路损害的原因。通过尿动力学检查可以客观反映神经源性膀胱和尿道功能障碍的类型及严重程度,是制订正确治疗方案的基础,能预测上尿路的损害,同时也是评估术后疗效和长期跟踪随访的主要依据。

目前,NB 的诊断主要依靠尿动力学检查。研究显示,CUD 测量储尿期的膀胱压力值普遍高于 AUM 的测量值,在排除了不同检查时由于膀胱容量不同导致的差异之后,两者差异仍然存在。这样的结果可能是由于 CUD 中,膀胱的非生理性充盈和大容量灌注导致的膀胱顺应性降低,造成了在诊断 NB 时 CUD 可能会误诊。

在 CUD 诊断 NB 时,人工充盈使膀胱压力快速增高被解释为膀胱顺应性低所造成,但是,在 AUM 检查时,通过自然充盈却没有出现膀胱压力快速增高的现象,取而代之的是逼尿肌活动增加。CUD 检查人工充盈膀胱显示上尿路扩张的患者与残余尿量增多、静止期压力增高和低顺应性有关。然而,AUM 检查自然充盈膀胱时,显示患者的上尿路扩张与残余尿量增多、静止压力增高和逼尿肌活动增加有关。

由于人工充盈膀胱往往比生理性充盈速度快,所以不能排除神经源性膀胱顺应性降低有时可能是一种观察假象。AUM 检查不使用人工充盈介质,对患者心理影响小,反映了真正的膀胱生理状况。

此外,许多患者在 CUD 检查中无法检测到逼尿肌的收缩,或者检测到逼尿肌收缩的幅度很低。然而,这些患者在家中或在如厕时却能够正常的排尿。如果我们对这些患者仍然按照 CUD 的检查结果进行诊断,将这些患者诊断为逼尿肌无收缩或逼尿肌收缩功能受损,那么,这些患者将在以后的日子里通过清洁间歇导尿的方式排尿,而不能像正常人一样自然的排尿,从而加重了患者的负担。如果使用 AUM 对这些患者再进行检测时,往往可以检测到逼尿肌收缩。Gommert 等通过对研究结果分析表明,如果对 CUD 诊断为逼尿肌无收缩或逼尿肌收缩功能受损的患者不再进行 AUM 检测,那么,将会有 84% 的假阳性率。产生该现象的原因可能是由于患者在 CUD 检查过程中情绪紧张导致的。在 CUD 检查中,患者由于紧张导致盆底肌和括约肌的收缩亢进,而逼尿肌的收缩受到抑制。而在 AUM 检查中,由于自然充盈和自然环境,更接近日常生活,消除了患者的紧张情绪,从而减少了该现象的产生。因此,当患者通过 CUD 检查检测到逼尿肌无收缩或逼尿肌收缩功能受损时,特别是那些检查结果与日常症状不相符的患者,应该再给予 AUM 检查。如果 AUM 检查结果也未发现逼尿肌收缩,才能给予明确诊断。同时,对于那些由于盆底肌过度活动而逼尿肌收缩力减弱的患者,可以通过生物反馈的方法改善患者的症状。

(六)膀胱出口梗阻

膀胱出口梗阻(bladder outlet obstruction,BOO)是指发生于膀胱颈部至尿道外口的任何部分的尿道管腔狭窄所引起的排尿功能障碍性疾病,包括机械性梗阻和功能性梗阻。机械性梗阻的可能原因有肿瘤、慢性炎症或其他良性病变(如前列腺增生等)、膀胱颈病变、尿道其他病变(如尿道憩室、巴氏腺囊肿等)。功能性梗阻不是由于异常解剖因素导致的,产生功能性梗阻的原因为在逼尿肌收缩时膀胱颈不能有效地开放。功能性梗阻在一些年轻的患者中发病率较高,当患者表现有严重的下尿路梗阻症状时,经检查排除了解剖性梗阻因素及神经源性因素后,可以诊断为功能性梗阻,原因可能为逼尿肌-括约肌协同失调和尿道括约肌痉挛等。功能性梗阻临床也常见,Nitti 等报道在具有下尿路症状的年轻男性中,其发病率可高达 47%。

男性膀胱出口机械性梗阻最常见的疾病就是 BPH,BPH 术后排尿症状未改善者约占 10%~21%。针对 BPH 患者的不同特点,根据尿动力学检查结果合理选择治疗方法,科学制订治疗策略等个性化方案将有效提高疗效,获得良好的治疗满意度。对于功能性膀胱出口梗阻的男性患者,联合应用尿动力学检查、排尿期膀胱尿道造影及尿道扩张器探查尿道等方法可准确诊断。经尿道内括约肌切开术及应用 α 受体拮抗剂是有效的治疗方法。

尿动力学检查对男性 BOO 患者具有重要的诊断价值,能够对排尿状况进行量化评估,用具体的数据体现排尿的症状性描述。同时,它能够直观记录下尿路梗阻的曲线和图像,为下尿路梗阻的定位诊断提供依据,预测上尿路是否发生损害。目前,CUD 检查是评估男性 BOO 最可靠的办法。对于可疑有膀胱下尿路梗阻的患者,均应当行自由尿流率检查,然后对残余尿量进行 B 超监测,从而对患者的排尿情况作出初步的评估。膀胱下尿路梗阻的基本特征是在足够强度和足够时间的逼尿肌收缩过程中产生低尿流率,而残余尿量越多,最大尿流率也越低,残余尿量与最大尿流率呈负相关。但是,尿流率是由逼尿肌收缩力和尿道阻力共同决定的,因此,不能单纯依靠自由尿流率和残余尿量对患者的梗阻状况作出评估。排尿期压力-流率测定是最准确的诊断方法,通过压力-流率曲线,我们可以得到以下几种结果从而间接反映尿道阻力。

1. 高压低流曲线　表现为逼尿肌压力增高,但是尿流率低,是最典型的梗阻曲线,也是判断下尿路梗阻的金标准。

2. 低压低流曲线　逼尿肌压力降低的同时尿流率也降低。这种曲线往往提示有逼尿肌无力。

3. 梗阻的可疑曲线　可以存在高压正常的尿流率曲线或低压低流率的曲线等。

AUM 检查对膀胱出口梗阻的检查方式与 CUD 类似,也是通过排尿期的压力-流率曲线对膀胱出口阻力进行推测。然而,Webb 等发现 AUM 测定时排尿期的逼尿肌收缩压比 CUD 高,并对 AUM 诊断 BOO 提出质疑。推测是 CUD 的快速灌注致使逼尿肌过度扩张,减低其收缩功能,体位不同也可能是原因。Rosario 等对 69 例采用了 CUD 而不能排除 BOO 的男性患者,经 AUM 再诊断后,有 6 例(10%)患者诊断为 BOO,7 例(11%)患者诊断为非 BOO。2 例(3%)患者由 BOO 诊断转为非 BOO。可见,AUM 对 BOO 的评价更具优势,尤其对 CUD 检查提示可疑梗阻,但是临床具有 BOO 症状的患者可以通过 AUM 检查诊断。

女性 BOO 病因复杂,如果在判断女性 BOO 时,依然采用男性 BOO 的诊断标准,有可能致漏诊、误诊率高。CUD 检查只能确定膀胱出口是否存在梗阻,如果存在梗阻,则不能对梗阻的部位进行定位,只能知道梗阻的状态。影像尿动力学检查不仅能了解患者逼尿肌的功能和形态,还能了解患者排尿时膀胱尿道的形态变化,从而有效评估女性 BOO 下尿路功能,并对梗阻部位进行精确定位,指导临床治疗。因此,女性 BOO 患者需要借助尿动力学检查及影像表现,综合评估下尿路功能,明确诊断。

(七)动态尿动力的其他应用

1. 肠道膀胱扩大术前后的评估　对于严重的逼尿肌过度活动、膀胱挛缩、逼尿肌严重纤维化、膀胱顺应性差合并膀胱输尿管反流损伤肾功能的患者,应行肠道膀胱扩大术。肠道膀胱扩大术前往往需要行尿动力学检查,对患者的膀胱以及膀胱出口功能进行测定,从而确定患者是否需要做膀胱扩大术。而术后也需要定期测定膀胱功能,从而了解手术是否促进了膀胱功能的恢复。Sethia KK 等使用 AUM 对 11 名先天性逼尿肌不稳定的患者进行了肠膀胱扩大术术后的评估,从而了解患者术后的膀胱功能。McInerney PD 等对 26 名尿失禁患者进行白天使用 CUD、夜晚使用 AUM 的方法进行筛查,从而确定哪些患者适合进行肠膀胱扩大术。

2. 贮尿排尿生理的评估　由于 AUM 检查更能反映生理性排尿,因此,它是对无症状的正常人贮尿排尿生理评估的理想工具。有学者曾对健康的志愿者行 AUM 和 CUD 的逼尿肌不稳定性发生率比较研究，发现正常无症状的志愿者 AUM 也能检出逼尿肌不稳定。说明 AUM 对逼尿肌不稳定检查更灵敏。Schmidt 等利用 AUM 发现水摄入量和尿产生速率可以影响正常人尿动力学参数。加倍的水摄入量使尿道开放压、最大逼尿肌压和最大尿流率升高。

3. 药物治疗膀胱功能障碍效果评估　由于 AUM 能够对膀胱功能做出正确的生理性评价，因此，可以利用 AUM 对服用不同药物的患者进行膀胱功能测定，从而比较药物的药效。Chapple 等通过 AUM 对 65 名 OAB 患者服用达非那新和奥昔布宁的药效进行历时 1 周的评估，发现所有的治疗都使尿流参数有所改善。因此得出结论，两种药物的药效相当。在对新药物的疗效评价上，AUM 是一种新型的有效的检测手段。Oh 等通过 AUM 检测，对 40 名 OAB 患者服用抗胆碱药物的疗效进行研究。所有患者都按照要求完成一个历时 3 天的排尿图表。并且患者要服用抗胆碱药物两周，每日一次。在服用药物两周后，所有的患者都接受相同的重复实验研究。经过两周的药物处理后，大多数患者的 AUM 结果、排尿图表和自身感觉都有了改善。因此，AUM 有可能成为长时间连续监测评估药物对下尿路作用的工具。

4. 上尿路尿动力学评估　由于各种原因引起的急性尿路梗阻，梗阻位置往往位于肾脏和输尿管，从而使梗阻上方的压力升高，甚至发生肾盂积水，肾实质持续受压致肾盂内高压力，从而导致肾功能急剧下降。目前测量上尿路压力的方法主要为经皮肾盂穿刺灌注测压法（Whitaker 试验），也是近年来临床上认为有价值的检查方法之一。Whitaker 试验最大的缺点就是有创性，并且灌注的速度为非生理灌注。Cisternino 等首创了通过 AUM 检查对上尿路压力进行测定的方法和技术，研究结果表明，通过 AUM 对上、下尿路同时测定的方法更接近生理情况，并且 AUM 能够检测到 Whitaker 试验无法检测到的日常行为中的压力变化。

第二节　临床应用

儿童动态尿动力学检查与成人相似，但无论检查方法、临床应用及检查结果的解释，都并非成人尿动力学检查的缩影。

一、儿童动态尿动力学检查技术问题

（一）儿童准备及家长宣教

儿童行动态尿动力学检查时，由于陌生的环境和检查的刺激导致检查不配合经常发生。这常对检查结果造成严重的影响。例如：儿童检查时哭闹会不适当的增加腹压，从而干扰了尿动力曲线的分析；尿管的疼痛刺激及排尿初期的疼痛会使其不排尿或不用逼尿肌收缩排尿，从而被误诊为逼尿肌收缩无力或逼尿肌无收缩；收缩尿道括约肌可导致静态尿道压力异常升高；尿流率异常，甚至误诊为逼尿肌 - 括约肌协同失调；不随意的排尿或随意的提前排尿，可被误诊为逼尿肌不稳定，对膀胱容量及顺应性判断也有影响。因此，我们需要与儿童及家长进行详细的沟通及感情交流，并且改善检查室的环境气氛，努力争取儿童的配合。

在检查过程中，由于儿童无法对排尿事件、排尿日记进行记录，并且直肠腹压测压管脱落时经常被忽视，导致最后尿流曲线结果分析的不准确。因此，我们需要对儿童及家长详细地讲解检查流程和相关注意事项，获得理解与支持。

由于 AUM 检查是通过自然饮水产生尿液充盈膀胱，因此，我们鼓励儿童检查过程中多饮水，但是严禁通过利尿剂等药物促进排尿。可以通过 1~2 个排尿周期检查反映儿童的膀胱尿道功能，从而缩短检查时间，减轻儿童的痛苦。

（二）镇静与麻醉

在 AUM 检查中，尽量使儿童在完全清醒的状态下完成，但是，对于检查无法合作且哭闹严重影响检查结果的，需要采用镇静、止痛及麻醉等方法。

经尿道置入测压管时，可以使用利多卡因乳膏涂抹测压管及尿道口，能够减轻部分儿童尿管置入时的疼痛;当儿童仍哭闹无法配合时,可给予咪达唑仑药物镇静,该药对尿动力学结果无明显影响;如果儿童剧烈哭闹导致检查无法进行,即在儿童清醒状态下无法完成检查,可以使用挥发麻醉剂氟醚,该药对膀胱容量影响不大,对逼尿肌尿道括约肌的协调性无影响。

(三)膀胱压力测定

膀胱压力测定需要行膀胱测压管的置入。目前常用经尿道测压管置入方法,可以选用5F或6F号双腔或三腔气囊管。对于尿道感觉敏感者,可以选用局部麻醉加耻骨上膀胱造瘘置管法,减轻测压管对尿道的刺激。

检测膀胱容量以儿童出现强烈尿意为度。对婴儿不能用语言表达者,以出现尿液流出或出现膀胱充盈压力呈线性上升时为度,此时膀胱容量即为最大尿意容量。当儿童达到膀胱最大容量时,可以诱导其排尿,完成一个完整的排尿周期。

(四)腹压测定

行直肠腹压测定时,由于儿童常不配合,需要直肠测压管固定牢靠,并且需要家长配合定期观察,当直肠测压管脱出时及时纳入或通知医护人员。

此外,可以通过腹壁肌电图检查,间接反映腹压变化。

(五)彩超 - 自由尿流率检查

儿童的自由尿流率检查往往不准确,与儿童检查时欠合作、不能良好地控制排尿有关,并且年龄越小准确性越差。因此不推荐单独进行儿童自由尿流率检查来推测膀胱功能。对于膀胱残余尿量的测量,正常儿童残余尿量应小于膀胱容量的10%~15%,残余尿量增加的原因除尿道梗阻外,还可因紧张、焦虑、膀胱输尿管反流引起。

二、儿童动态尿动力学的临床应用

(一)膀胱过度活动症

儿童膀胱过度活动症(overactive bladder,OAB)是发生在儿童的一种以尿急症状为特征的症候群,常伴有尿频和遗尿症状,可伴或不伴有急迫性尿失禁,不包括有急性尿路感染或其他形式的膀胱尿道局部病变所致的症状。

儿童OAB多表现为尿失禁及夜间遗尿。1987年,Ruarte等对3~14岁尿失禁儿童进行研究,发现超过半数者存在OAB,于5~7岁出现高峰。因儿童不能清晰描述症状,为提供准确的症状信息需要记录排尿日记。对患儿病史的询问要注意排尿方式、尿失禁的细节(时间、频率、严重程度),以及便秘诊疗史。括约肌功能失调在诊疗中往往被忽视。其可以导致尿液漏入近端尿道从而导致尿急,甚至尿失禁。除此之外,患儿的用药史会对诊治产生很大的影响,如抗胆碱药、镇静安眠药、利尿药、抗精神病药、肾上腺素能受体激动药、酒精、咖啡因等。

与成人类似,儿童OAB的诊断需要通过尿动力学检查,然而AUM检查比CUD检查逼尿肌不稳定的发生率高。并且,AUM检查充盈期膀胱压力升高值明显低于CUD检查。在CUD检查中,典型表现为储尿期出现压力大于$15cmH_2O$的压力波动,但期相性压力波动值常达不到$15cmH_2O$,有的表现为低顺应性膀胱。而AUM检查充盈期压力波动则较小,膀胱顺应性也较高。可能是由于人工的快速充盈降低了膀胱的顺应性。而对于低顺应性膀胱与逼尿肌不稳定的鉴别,可以使用抗胆碱能药物,使用药物后膀胱压力明显降低,则可诊断为逼尿肌不稳定。

婴幼儿逼尿肌不稳定发生率高,但通常不被认为是异常的,尤其是只有单项逼尿肌不稳定而排尿正常者。可能是由于儿童情绪不稳定等原因导致。只有以下情况才能被认为是异常的逼尿肌不稳定:儿童与检查者配合良好,逼尿肌收缩并非排尿引起;有多项膀胱尿道异常并存;有相应的临床表现。

OAB病因的多样性也提示,逼尿肌不稳定只是OAB的病因之一,临床上也发现,并非所有患儿使用M受体拮抗剂控制逼尿肌过度活动都能有效控制OAB,只有明确病因后方能有效控制OAB。

(二)逼尿肌 - 括约肌协同失调

逼尿肌 - 括约肌协同失调为膀胱逼尿肌收缩时尿道外括约肌不开放甚至收缩,分为神经源性及非神经源性。神经源性逼尿肌 - 括约肌协同失调常见于神经源性膀胱儿童,可见病理性尿道外括约肌收缩。而非神经源性逼尿肌 - 括约肌协同失调常见于有逼尿肌不稳定的儿童,通过收缩尿道来防止逼尿肌收缩引起的尿失禁,这类儿童多数随着发育而转为正常。仅有少数将长时间存在,并干扰正常的排尿功能发育,即在排尿中仍有逼尿肌 - 括约肌协同失调,并可形成不同程度的尿道梗阻。但用浅麻醉消除大脑对尿道外括约肌的控制以后,逼尿肌尿道外括约肌可恢复正常的协调性,提示儿童功能性排尿异常是由排尿时不适当的收缩尿道括约肌而产生。

因此,非神经源性逼尿肌 - 括约肌协同失调的儿童行 AUM 检查时,可动态监测到储尿期逼尿肌不稳定收缩与尿道压、尿道闭合压力升高共存。尿道外括约肌肌电图测定有助于诊断。

(三)神经源性膀胱

任何神经病变或损害引起膀胱功能障碍称为神经源性膀胱(NB)。

小儿 NB 多以先天性脊髓疾病和脊髓发育不良为主,前者包括脊髓脊膜膨出、脊膜膨出、脊柱裂等,后者多为不同种类的脊柱畸形和神经发育异常。但也存在获得性因素,可因脑瘫、脑膜炎、中枢和周围神经系统损伤、神经系统肿瘤和盆腔手术损害神经等引起。出生时最常见的病因是神经管闭合不全导致的脊髓发育不良,包括脊柱裂、脊膜膨出、脊髓脊膜膨出等。不同的脊髓脊膜膨出(或任何其他神经源性病变)患儿下尿路功能异常的类型可能不同。早期可发生各种膀胱功能异常的表现。晚期则出现膀胱壁增厚、纤维组织增生,膀胱输尿管反流,肾脏损害。无张力膀胱或括约肌去神经化、膀胱压力低下,即使膀胱完全排空,有时也会出现膀胱输尿管反流。

NB 最重要的两个并发症是上尿路损害和尿失禁,肾脏损害是逼尿肌收缩和尿道括约肌松弛配合失调的结果,NB 患儿的尿失禁可因括约肌部分或全部去神经化、膀胱高反射或膀胱顺应性低下、慢性尿潴留或上述因素的综合所致。目前,NB 的诊断主要依靠尿动力学检查。

小儿尿动力学检查包括尿流率测定、膀胱测压、尿道压力描记、尿道外括约肌肌电测定及漏尿点压测定等。小儿 NB 的临床症状与神经系统损伤的水平和程度关系不大,因此通过尿动力学检查明确下尿路病理生理状况对于指导临床实践更有意义。尿流率配合超声测定残余尿量是无损伤性的尿动力学检查方法,尿流曲线作为尿流率测定的重要组成部分,可以比较敏感地反映不同类型的排尿特征,而残余尿量反映了排尿期膀胱和尿道相互作用的结果。影像尿动力学检查能够同时显示和记录下尿路的动态形态变化,使膀胱及尿道潜在的病理生理改变、尿失禁的发生、下尿路功能和形态变化的关系更加直观准确地记录下来。膀胱容量及顺应性减低、逼尿肌漏尿点压力高于 $40cmH_2O$ 则是病情进展的高危因素。

Jorgensen 等对 19 例 NB 患儿进行 AUM 和 CUD 的对比研究,发现逼尿肌漏尿点压力 $>40cmH_2O$($1cmH_2O=0.098kPa$)的患儿在进行 AUM 检查时能够发现 DO,而逼尿肌漏尿点压力 $<40cmH_2O$ 的患儿 CUD 检查和 AUM 检查均未发现 DO。经 CUD 检查膀胱顺应性差的患儿在 AUM 检查时可发现逼尿肌压力 $>10cmH_2O$ 的过度活动波。因此得出结论,AUM 监测的期相性逼尿肌活动和 CUD 监测的膀胱顺应性与逼尿肌漏尿点压力相关。然而,在 AUM 检查中,逼尿肌压力基线增加超过 $40cmH_2O$ 很少见,但它却是 CUD 诊断膀胱顺应性差的重要标志,且与上尿路扩张及肾功能损坏有关。

当儿童行 AUM 检查出现储尿期逼尿肌的主动收缩、括约肌收缩无力所致的尿失禁、不随意性逼尿肌 - 括约肌协同失调时,往往提示儿童存在神经源性膀胱的可能,尿道外括约肌肌电图有助于确定神经病变。

然而,在实际检查中,由于儿童不能按检查要求启动逼尿肌收缩,从而产生假性逼尿肌收缩无力,因此对儿童逼尿肌收缩无力诊断需要十分谨慎,通常严重的神经源性排尿功能障碍后期都可因大量残余尿和膀胱输尿管反流而表现出逼尿肌收缩无力。可以通过 AUM 长时间动态监测判断是否真正存在神经源性逼尿肌无力。

有的儿童有明显的排尿异常症状,但 CUD 可无异常发现。其原因可为逼尿肌不稳定,儿童发生提前排尿,即在尚未达到可出现明显尿动力学表现前即已排尿。因此,对于这类儿童,AUM 的动态监测能更好地捕捉出现逼尿肌不稳定的状态,并分析其产生的原因。

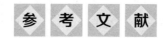

1. 文建国,朱文,杨黎,等.动态尿动力学与常规尿动力学检查评估女性压力性尿失禁的对比研究.中华泌尿外科杂志, 2013,34(2):116-119.

2. 文建国,朱文.动态尿动力学检查的临床应用进展.中华泌尿外科杂志,2013,34(4):317-320.

3. KOEVERINGE GAV,RAHNAMA IMS,BERGHMANS BCM. The additional value of ambulatory urodynamic measurements compared with conventional urodynamic measurements. BJU International,2009,105(4):508-513.

4. PANNEK J,PIEPER P. Clinical usefulness of ambulatory urodynamics in the diagnosis and treatment of lower urinary tract dysfunction. Scandinavian Journal of Urology & Nephrology,2008,42(5):428-432.

5. YAMANISHI T,MASUDA A,MIZUNO T,et al. Ambulatory Urodynamics in Asymptomatic,Young,Healthy Male Volunteers. Luts Lower Urinary Tract Symptoms,2009,1(1):29-34.

6. YEUNG CK. Continuous real-time ambulatory urodynamic monitoring in infants and young children using infrared telemetry. British Journal of Urology,1998,81(3):76-79.

7. LU YT,JAKOBSEN LK,DJURHUUS JC,et al. What is a representative voiding pattern in children with lower urinary tract symptoms? Lack of consistent findings in ambulatory and conventional urodynamic tests. Journal of Pediatric Urology,2016,12(3): 154-159.

第二十章

排尿功能的神经电生理测试

神经电生理测试（electrophysiological evaluation）是指用电生理仪器、微电极、电压钳和膜片钳等技术记录或测定器官、组织、神经和细胞膜电位改变、传导速度和离子通道的活动的方法。临床应用有肌电图（EMG）、诱发电位（evoked potential）和脑电图（EEG）等。这些检查常需要在屏蔽干扰的环境下进行。排尿是一系列复杂的生理过程，不是简单的机械学和动力学的综合，需要泌尿系统、盆底肌结构、周围神经系统、脊髓和大脑皮层等全身多个系统的紧密结合、相互协同才能完成，任何一个环节出现问题都有可能导致排尿障碍。目前排尿功能的神经电生理测试主要应用于盆底研究，也被推荐选择性地用于特定患者的常规诊断。世界卫生组织认为对某些尿失禁患者给予电生理评估是有效的，包括可疑的周围神经系统损害如下运动神经元（lower motor neuron，LMN）损害，同时也适用于多系统萎缩和尿潴留的女性患者。神经源性膀胱是常见的小儿排尿异常的原因，为了测试下尿路相关神经反射的完整性，为神经源性膀胱的诊断提供直接证据，常需要进行一些神经电生理测试。常见的泌尿系神经电生理测试包括：冰水试验、骶反射、括约肌肌电图等。

第一节　概　　述

一、神经电生理基础知识

影响膀胱的神经性疾病中有两种主要类型的异常：下运动神经元（lower motor neuron，LMN）异常和上运动神经元（upper motor neuron，UMN）异常，前者表现为前角细胞或 α 运动神经元、脊神经根和周围神经受损，后者表现为中枢神经系统上行通路损害。神经电生理检查对明确两者间差异是非常有价值的。一般而言，UMN 受损伴有逼尿肌过度活动，而 LMN 受损伴有膀胱张力减退（反射减退），但也不是一成不变的。骶反射弧包括骶髓、后面的感觉根（传入性）、前面的运动根（传出性），在脊髓下端（脊髓圆锥）的下面，腰、骶神经根在椎管内离开马尾之前下行（图 20-1-1）。

电生理学检查可理解为临床神经检查的延伸。这一检查在神经检查完全正常的患儿是毫无价值的，仅对疑有神经损害的患儿有帮助。当检查应用于盆底横纹肌时，其中一些特性就有意义。如常规临床神经检查和恰当的电生理检查提示神经完整性，应寻找引起盆底功能障碍的其他原因。在临床检查正常的情况下，发现电生理检查异常，就支持和证明了神经性受损的临床诊断。因而，电生理学检查通常能帮助提供有关损伤的严重性、部位和类型（机制）的信息。这些因素对预后的评估都很关键。

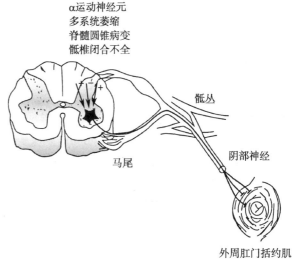

图 20-1-1　骶反射弧,同时显示易化（+）和抑制（-）上行效应的 α 运动神经元

同电生理学检查相比,其他评估膀胱疾病的生理学检查(残余尿量测定、尿流率、膀胱测压等)是测试膀胱功能的。所以,这些检查可作为一种补充。类似地,神经生理学检测是对下尿路影像学研究诸如超声、CT 和 MRI 检查的补充(表 20-1-1)。然而,神经生理学检测也有其局限性(表 20-1-2)。

表 20-1-1　电生理学检查提供的特殊信息

信息	结构	方法	结果
保留完整	下运动神经元	CNEMG	缺乏自发去神经活性;在松弛期间持续 MUP 激发
	下和上运动神经元	CNEMG	自主活动中的密集 IP
	骶反射弧	CNEMG	反射性活动中的密集 IP(触发)
		骶反射应答	正常潜伏期快速 BCR
	躯体感觉通路	阴部 SEP	反应的正常波形和潜伏期
局部受损	神经根 vs. 神经丛	CNEMG	邻近肌节脊柱旁去神经活性
		SNAP	受损(阴茎)皮肤感觉的正常(阴茎)SNAP
严重受损	完全 vs. 部分	CNEMG	大量的自发去神经活性;无 MUPs
	严重 vs. 中度	骶反射应答	无 BCR
受损类型	传导阻滞 vs. 轴索断伤	CNEMG	无 / 零星自发去神经活性
	轴索断伤 vs. 神经断伤	CNEMG	完全肌肉去神经后出现新生的 MUP

注:BCR:球海绵体肌反射;CNEMG:同心针肌电图;IP:干涉图样;MUP:运动单位电位;SEP:躯体感觉诱发电位;SNAP:感觉神经动作电位

表 20-1-2　神经生理学检测的局限性

局限性	原因	内容
不舒适		没有显著风险
定位困难	多重损害	同心针肌电图能记录最隐蔽的神经末梢改变
		最接近的感觉神经动作电位的测试
	最接近的周围骶椎受损	在下位骶椎节段椎旁肌肉缺失
研究的时间	在受伤后的几周前无明显异常	
	数月后无明显病理改变	
检测没有反映出整个研究结构的功能	与功能的相关性不大	没有与测定衰弱一致的电生理参数

二、电生理评估前的临床检查

在每个泌尿神经生理评估开始之前,需要重点获取患儿主诉、病史,包括尿路、肛门、直肠等。向腿部放射的下腰部疼痛,大腿后部、臀部和会阴区麻木和刺痛提示马尾受损。随时间和部位进展的神经症状(视力模糊、病态步伐、急迫性排尿和排便等)提示中枢神经系统脱髓鞘病变(多发性硬化)。推荐使用肛门直肠、尿路和性功能(障碍)的标准化问卷进行研究。

至少在每次电生理评估开始前进行简单的神经学检查,了解是否有椎体(UMN)和周围神经系统(LMN)受损的症状(尤其是下肢),也需寻找锥体外束和小脑体征。肛门生殖区检查包括评估肛门括约肌在静息时、做用力排便动作时及挤压肛门部位时的紧张性,会阴肛门周围区域触觉及痛觉,以及诱发球海绵体肌反射(bulbo cavernosus reflex,BCR)和肛门反射(双侧)。如果进行尿路神经生理学检查的话,应向患儿及家长详细解释检查的目的和方法。

三、盆底结构神经分布

神经系统分为两种运动系统(躯体神经和自主神经)和(躯体)感觉系统。在特定的解剖系统内,我们能区别出中枢部分和周围部分。中枢部分包括包含在脑和脊髓(中枢神经系统)内的运动和感觉通路。中枢神经系统也包括存在于不同水平神经元之间的连接系统,这些连接系统在神经"整合功能(integrativefunctions)"中是重要的(例如,在 BCR 反射弧中骶神经元之间的联系)。

运动系统包括 UMN(例如,所有参与脊髓上运动调控的神经元)、LMN(支配肌肉和腺体)和肌肉。UMN 胞体位于大脑(包括一些脑干神经核)运动皮层和灰质(神经核),它们直接或通过中间神经元间接连接到脊髓的 LMN(和脑干的颅内运动神经核);LMN 胞体位于脊髓灰质前角(躯体运动神经核)或脊髓侧角(自主神经核):前者支配骨骼肌,后者支配平滑肌及腺体。

躯体感觉系统可以分为周围(受体和传入脊髓的感觉)和中枢部分(脊髓及以上的上行通路)。皮肤的感觉神经和来自 α 运动神经元的伴随轴突称为躯体传入神经,与其伴行的自主神经(副交感或交感神经)称为内脏传入神经。

(一)骶髓躯体下运动神经元

括约肌神经核的 α 运动神经元比支配肢体和躯干骨骼肌的神经元稍小。像其他运动神经元一样,它们位于脊髓前角,支配横纹肌。它们的轴突直径大并有髓鞘,可以迅速进行冲动传导并到达周围神经中的马尾神经、骶丛神经和阴部神经。在肌肉中,运动神经轴突逐渐变细并分支到所支配的肌纤维中。每个运动神经元支配一定数目的肌纤维,这构成了运动单位。健康肌肉的神经支配是把纤维作为同一运动单位的一部分,彼此没有紧密连接,而是像棋盘样分布。每个低位骶下运动神经元支配的肌肉范围很可能小于肢体和躯干相应的肌肉范围。

(二)初级感觉神经元

感觉感受器是躯体和自主感觉神经元最外周的部分。感受器把机械或化学刺激编码成生物电活动即神经动作电位。它穿过周围轴突(在周围神经和骶丛中)、脊髓神经节细胞和周围感觉神经元的中心轴突(在马尾中)。在脊髓里这些中心轴突的分支除细小分支参与反射弧外,其主要分支(位于脊柱内)将感觉信息向大脑传递。感觉系统的躯体和内脏部分都以这种方式发挥作用。

(三)排尿控制神经

正常排尿过程在大脑皮层控制和周围神经支配下通过膀胱和尿道括约肌的互相协调而完成。排尿中枢包括高级排尿(延髓、脑桥、中脑、丘脑、小脑及大脑皮层)和低级排尿中枢(骶髓 2~4 节段)。

周围神经支配膀胱和尿道平滑肌的植物性神经有副交感神经及交感神经,而支配尿道外括约肌的阴部神经属躯体神经。两种周围神经都含有感觉神经纤维和运动神经纤维。

副交感神经的节前纤维,起自脊髓骶 2~4 节段灰质的中间外侧核,并从脊髓前根离去,组成盆神经,经下腹下丛、膀胱丛,在膀胱附近或壁内的神经节内交换神经元,节后神经纤维分布于膀胱和尿道的平滑肌。来自脊髓骶 2~4 节段的前根运动纤维,经盆神经分布于尿道外括约肌、提肛肌、坐骨海绵体肌、球海绵体肌。

交感神经的节前纤维,起自脊髓胸 11~ 腰 2 节段,经相应的交感于神经节后,下行至第 5 腰椎前,形成腹下神经丛,再向下延伸分为左右两支腹下神经抵达膀胱丛,最后分布在膀胱、尿道及其他盆腔脏器。尿道外括约肌的感觉由盆神经及阴部神经的感觉纤维传入脊髓中枢。

(四)排尿过程中大脑中枢及脊髓中枢的参与过程

正常排尿活动基本上是外周自主神经系统的一种功能,大脑皮层及皮层下中枢对它有促进及抑制作用,其支配方式是通过神经反射通路来实现的。婴幼儿期,虽然大脑已经参与排尿控制,但是由于排尿中枢尤其是大脑皮层发育不完善,正常抑制反射通路尚未完全建立。因此,2 岁左右小儿的排尿活动基本上属于反射性的,该神经反射通路存在于脊髓中枢和膀胱尿道之间。即当感受器受到刺激后,冲动沿传入神经传至脊髓排尿中枢,经信息转换,变成传出运动冲动,刺激副交感神经、交感神经及躯体神经传出纤维,分别作用于膀胱尿道的平滑肌及尿道的横纹肌,引起排尿反射。当脊髓排尿中枢失去控制时,该反射通路仍能独立调节排尿功能。随年龄增长,大脑皮层的发育,在脊髓排尿中枢与脑干、大脑皮层下的各排尿中枢之间,逐渐建立神经反射通路,使排尿功能日臻完善,在合适时间、地点下能够随意控制排尿周期的整个生理活动过程。小儿一般在 3~5 岁开始能完全有意识地控制排尿。

四、电生理测试的生理学原理

具有可兴奋膜和传导动作电位是神经及肌细胞的特征。这种生物电活动是神经组织功能(例如信息传导)和肌肉功能(例如收缩)的基础。正是这一电生理学活性才使应用电生理诊断方法成为可能。

为了获取肌肉、神经、脊神经根、脊髓和大脑的生物电活动信息,从这些结构记录信息是必要的。所有临床神经生理学记录结果都是从细胞外获得的。电极可能靠近(肌内电极或金属丝电极)或远离(例如应用于皮肤的表面电极)生物电活动源。电场从信号源经组织的传导遵循体积传导(volume conduction)的物理原理。肌肉中正在进行的(自发)和已经引发的(随意地、反射性地神经去极化)活动可被记录。对于其他大部分神经结构来说(神经、脊神经根、脊髓),自主生物电活动的记录是不能被测定的。为了探索这些结构,应用电刺激(较少应用磁力或机械刺激),沿着神经通路在一定距离上记录生物电活动的传播。刺激获得的电生理反应是生物单位群体(神经元、轴突及运动单位的肌肉纤维)同时激发产生的复合动作电位。

五、电生理测试分类

1. 评估躯体运动系统的试验　包括 EMG、终末运动潜伏期测定(terminal motor latency measurements)和运动诱发电位(and motor evoked potentials,MEP)。

2. 评估感觉系统的试验　感觉神经成像(sensory neurography)和躯体感觉诱发电位(somato sensory evoked potentials,SEP)。

3. 评估反射的方法　如海绵体肌反射(corpus cavernosum reflex,BCR)。

4. 评估交感神经的检查　包括交感神经皮肤应答(sympathetic skin response,SSR)和副交感神经等自主神经系统功能的试验。

六、骶运动系统的神经生理学

(一)运动神经传导研究

记录运动神经受到电刺激时的肌反应(复合运动动作或 M- 波)是评估肢体神经电生理的常规方法。通过在两个水平刺激神经,可以计算出运动神经传导速度,这可以用来区分导致运动无力的髓鞘和轴突病变。为了达到这一目的,需要刺激神经 2 个分离的位点,并测定它们之间的距离,然而,在骨盆中本操作不容易实现。因此,仅能在盆底测定的运动传导电生理参数就是阴部神经的终末运动神经潜伏期(pudendal nerve terminal motor latency,PNTML)。

潜伏期测定的是神经纤维的传导功能,但却很少甚至不能提供产生电流的生物学单位丧失的信息,而生物学单位是功能重要性的决定因素。然而,潜伏期很少依赖于不相关的生物学和技术因素,因此,与诱发电位或反射研究相比较,它是一种更可靠的方法。另一方面,复合电位幅度与被激发生物学单位数目相关(神经通路内传导阻滞和传导速率病理性分散也会影响幅度)。因此,幅度是更相关的生理学参数,但遗憾的是,刺激阴部神经后,肛门外括约肌(external anal sphincter,EAS)、尿道括约肌(urethral sphincter,US)或其他盆底肌肉的 M 波幅度仍然没有被证实有价值。

通常是通过固定在示指指套上的特殊表面电极 -StMark 来测量 PNTmL。这包括固定在指尖的双极刺激电极,和固定在手指基底部大约 8.0cm 的记录电极对。手指放置于直肠内,刺激接近于坐骨棘处的阴部神经,同时从 EAS 肌进行记录。通过使用刺激器,肛门括约肌 MEP 的 PNTmL 大约持续 2 毫秒。

通过 StMark 电极测定不同的患儿组均发现 PNTmL 延长,并可作为阴部神经受损的证据。这形成了结直肠专家经常使用的术语:阴部神经病变。一些不熟悉临床神经生理学理论原理的工作人员将 PNTmL 的延长等同于盆底去神经变化。这是错误的,因为潜伏期的延长不能准确反映去神经变化。由于没有任何相关的形态学研究,潜伏期延长提示什么类型异常尚不清楚。

患儿组 PNTmL 的延迟,即使存在的话也是短暂的,大约 0.1~0.3 毫秒,但这不代表功能上的改变。实际上,PNTmL 对于诊断骶功能异常的患儿是没有帮助的。在盆底肌诱发出复合运动动作电位(使用肛周刺激)可能对于合并有 UMN 和 LMN 损害的患者是有用的,因为这些人记录不到 MUP 活动。在复合运动动作电位存在的情况下,可以排除完全周围神经(轴突)受损。

(二)骶前根(马尾)刺激

随着特殊电场和磁场刺激器的发展,使得经皮肤刺激深部神经组织成为可能。当在椎管出口处刺激脊髓时,能刺激到脊髓根部,而且已经有应用于骶神经根的报道。用非选择性方式,电刺激或磁场刺激使潜在神经结构发生去极化,而且腰骶段神经支配的一些肌肉组织被同时激活。已经发现臀部肌肉组织的反应可能干扰括约肌,并可能产生误差。因此,括约肌表面电极是不太适用的。

与电刺激相比,通过标准线圈磁场刺激较少能成功地记录 MEP,而且通常存在较大的刺激假象。在记录电极和刺激线圈间放置接地电极可能会减少假象。

在刺激腰骶髓证实存在会阴 MEP 时,用 CNEMG 电极记录有时会有帮助,但缺乏应答时必需谨慎评估。相关检测的临床价值还没有确定。

(三)中枢运动通路评估

使用相同的磁场或电刺激,在刺激运动皮层和记录盆底反应方面已经表明是可能的。磁场刺激是无痛的,皮质电刺激目前仅用于术中监护。这些技术的目的是评估中枢运动通路的传导。

通过电刺激健康受试者运动皮层,已经检测到 EAS、US 和球海绵体肌的 MEP。如果没有使用简易手法,平均的潜伏期为 30~35 毫秒。然而,如果在目标肌肉轻微随意收缩期间进行刺激,那么 MEP 的潜伏期显著缩短(达到 8 毫秒),这已经在肢体肌肉研究中得到证实。

通过在头皮和背部进行刺激(L_1 水平),除去两者 MEP 的潜伏期,就可得到中枢传导时间(例如,运动皮层中枢运动通路的传导时间)。据报道:没有易化作用的中枢传导时间大约为 22 毫秒,有易化作用大约为 15 毫秒(如轻度随意收缩作用)。

实际上,多发性硬化症和脊髓损伤患儿较正常对照组有更长的中枢传导时间,但是由于这些患儿具有临床认定的脊髓疾病,所以这一技术的诊断作用仍然值得怀疑。在功能紊乱患者或法医学病例中,一个具有正常潜伏期形态良好的括约肌 MEP 可能偶尔有所帮助,但是没有建立这类测试的临床应用。

七、骶感觉系统的神经生理学

(一)阴茎背神经的神经电描记方法

阴茎背神经的神经电描记方法被用于评估低位骶段感觉神经的传导。理论上讲,感觉迟钝阴茎的阴茎背神经感觉神经动作电位(SNAP)的幅度,能区分出背侧脊神经节近端(中枢通路,马尾)感觉通路的损害与神经节远端的损害(骶丛,阴部神经)。在龟头放置一对刺激电极,同时在阴茎根部放置一对记录电极,就能记录到 SNAP(幅度大约 $10\mu V$)。阴茎背侧神经的感觉传导速度为 27m/s。这一方法被认为在诊断为感觉性阴茎神经病变引起的神经源性勃起功能障碍方面是有帮助的,但是测定传导距离仍有相当大的困难,而且这一检测方法很少应用。

更实际的方法看起来应该是经直肠用 StMark 电极来刺激阴部神经,从阴茎给予记录。

(二)骶髓背根的神经电描记

当术中暴露骶神经根部时,可以记录刺激阴茎和阴蒂背侧神经产生的 SNAP。在进行脊神经背根切断术的痉挛性脑瘫儿童(spastic children)中发现保留与会阴感觉相关的神经根是有帮助的,而且可能会降低术后排泄功能障碍的发生率。在低胸段和上腰段水平,能通过表面电极记录到低幅度($<1\mu V$)的脊髓 SEP。它是平均峰潜时约为 12.5ms 的单相负向电位,且很可能由脊髓的突触后活性引起。

(三)电刺激尿道、膀胱和肛管的大脑体感诱发电位

与阴部 SEP 相比较,这些应答被认为与神经源性膀胱功能障碍更密切,因为来自膀胱和近端尿道的 $A\delta$ 感觉传入神经(传递这些区域的神经冲动)在盆神经中伴随有自主神经纤维。

大脑 SEP 能通过刺激膀胱上皮获取。当进行检查时,在膀胱或近端尿道使用双极刺激是非常重要的,因为如果不这样,电流扩散就能使躯体传入神经去极化。这些脑部 SEP 已经显示具有超越中线(Cz -2cm:Fz)的最大幅度,但是即便如此,仍可能有低幅度(JLV 和更低)和形态变异,这使得在一些对照组受试者中鉴定应答是困难的。大多数显著负向电位(N1)的典型潜伏期大约是 100 毫秒。但这些记录的临床价值仍未明确。

八、自主神经系统测定

到目前为止,探讨的所有评估神经源性膀胱的神经生理学方法仅用来评估较粗的有髓鞘神经纤维。自主神经系统,尤其是副交感神经与膀胱功能最为相关。虽然大多数情况下骶神经系统的局部病变(例如创伤和压迫)通常会涉及躯体神经和自主神经,但也有一些只引起自主神经系统损害的局部病理变化,例如因癌症行直肠系膜切除或前列腺根治术。此外,一些周围神经病变主要影响较细的自主神经。因此,直接评估副交感和交感神经系统的方法是非常有帮助的。膀胱的副交感神经分布信息在一定程度上可通过膀胱测压获取,但是,它是一种全器官功能的测试,通常不能确定损伤部位。热感觉试验虽然并不是严格意义上的电生理测试,但是其在评估骶节段较细感觉神经纤维方面是有用的,因为它们同时受到较细自主神经纤维的影响。

(一)皮肤交感神经反应

交感神经系统调节皮肤的汗腺活动。在应激刺激下,电位变化能通过手掌和足底皮肤上的表面电极记录,据报道这在评估无髓鞘神经纤维病变方面是有用的参数。SSR 的反应也能通过会阴皮肤和阴茎进行记录。SSR 是一种包括有髓鞘感觉神经纤维、复杂的中枢整合机制和交感神经传出支(神经节后无髓鞘C 神经纤维)的反射。临床应用的刺激通常是用于上、下肢电脉冲(混合神经),也可以用于刺激生殖器官。报道显示通过刺激腕部的正中神经后,阴茎处 SSR 的潜伏期在 1.5~2.3 秒,这能从所有正常受试者身上获取,且具有很大的差异。这一反应迅速习惯(habituate),并依靠许多内源性和外源性因素,包括皮肤温度应在 28℃以上。只要交感神经皮肤反应缺失即可认为异常。SSR 检测对骶神经功能障碍的临床价值尚没有一致意见。

(二)海绵体肌肌电图描记法

骶副交感神经功能的电反应测试,例如海绵体 EMG 也称为海绵体自主运动,能够作为骶器官神经性损害的最确定指标。验证这一方法或其他有用方法如逼尿肌 EMG 的进一步研究将阐明它们在研究和诊断的地位,当前这些测试尚未推荐用于儿童的诊断。

第二节 神经源性膀胱

泌尿神经生理检查技术对诊疗和研究至关重要,它证明了部分存在骶功能障碍患儿的假设,诸如压力性尿失禁和原发性大便失禁的患者涉及神经系统损害;确定骶上损伤患儿的骶神经系统功能;证实了特定外科手术的效果。

一、周围神经病变

全身周围神经病变,尤其是影响到较细神经纤维时,也能引起神经源性膀胱。引起这些神经病变常见的原因是青少年型糖尿病和急性炎性脱髓鞘性多神经根神经病(AIDP 或吉兰 - 巴雷综合征)。这些神经病变大多数与神经纤维长度相关,越长的纤维受影响越重。因此,电生理检查应用于下肢末端神经时通常比应用于支配会阴区/盆底区的神经更敏感。

二、中枢神经系统疾病

作为膀胱测压的一部分,运动功能检查通常在通过中枢神经系统症状诊断为神经源性膀胱的患者中有用。中枢神经系统损伤患儿偶尔需要进行传导的电生理诊断检查。在多发硬化症患儿初始诊断中,

PSEP 的发现能提供相关诊断信息,也可作为这类人群膀胱测压的筛选检查。CNEMG 不用于中枢损害的检查,除非怀疑有节段性脊髓受损(脊髓圆锥)。

三、常见神经电生理测试

(一)冰水试验

冰水试验(ice water test,IWT)是指在膀胱测压过程中用冰盐水快速灌注膀胱,以诱发逼尿肌收缩的试验。该试验用于区分骶髓上脊髓损伤患者出现的逼尿肌过度活动和骶髓下神经损伤,以及脊髓休克期患者出现的逼尿肌无反射。

1. 检查方法 插入导尿管 6~8F,排空膀胱,根据患儿的年龄计算理论的膀胱最大容量 $V_{EPC}=30 \times$(年龄 +1)ml,然后在膀胱内注入($V_{EPC}/5$)ml 温度为 4℃的生理盐水。

2. 结果判断与分析 若导管在最开始的 1 分钟内随着尿液一起喷出或者膀胱压力测定图显示诱发一次逼尿肌收缩,则测试结果为阳性。

对于成人,IWT 结果阳性可以较为肯定有神经病变,即使没有任何的神经症状。但是对于年龄低于 4~6 岁的正常儿童,测试结果也可为阳性。腹肌收缩、尿道括约肌松弛或导管位置不当也有可能造成假阳性结果,因此应结合其他检查项目进行综合判断。

(二)骶反射

骶反射是指刺激会阴或生殖区出现盆底横纹肌结构反射性收缩,其中枢在 S_{2-4},主要用于评价骶中枢及骶以下外周神经传导功能,对判断骶部病变引起的神经性泌尿肛肠病变有重要意义。骶反射包括:①肛门反射:通过接触会阴部皮肤引起的肛门括约肌收缩;②球 - 体海绵体反射(bulbocavernous reflex,BCR):由挤压阴茎 / 阴蒂或者牵拉插入尿道的气囊导管引起的球 - 海绵体肌和肛门括约肌收缩。

肛门反射的检查方法:过去使用机械刺激不易掌握强度,肉眼也难以观察肛门括约肌轻微的收缩。现在一般都采用肌电图记录的电位代替肉眼判断肌肉收缩,可使该反射的观察更为精确。具体方法:将表面电极置于肛周皮肤,采用时限 500us 的方波脉冲作为常规电流,频率为 1Hz,每个电极的输出量以 2~10 000Hz 的带通频率导入放大器,引起外括约肌收缩,用针式电极记录。该反射的传入、传出通路均在阴部神经内,中枢为 S_{1-4}。观察和分析不同时期反应的潜伏期、波形。

球 - 体海绵体反射除了记录肛门括约肌的收缩外,还需记录球海绵体的的电位变化。该反射是反映阴部传入、传出神经及 S_{2-4} 反射弧的传导功能。记录球海绵体的电位变化时记录电极使用同心针,依次插入左右球海绵体肌,刺激强度为感觉阈的 7 倍,电极阻抗 <5kQ,以每秒 1.9 次方波刺激,扫描时间为每格 5 毫秒,分析时间为 100 毫秒,带宽 10~2 000Hz。记录 20 个反射波,取平均值,以波形离开基线开始计算潜伏期。

如果记录时将反射性收缩与肛门平滑肌的缓慢延长性收缩或臀部肌肉的收缩混淆,则可能出现假阳性结果,排便反射可引起假阴性结果。另外,痔疮、肛门括约肌裂伤引起的括约肌痉挛也可能影响测试结果。

在阴茎背侧和阴蒂神经刺激下,骶反射性应答被认为在马尾和其他 LMN 损害的患者中是有价值的,虽然有正常潜伏期的反射但并没有排除反射弧中轴突受损的可能。在神经源性膀胱患者的骶反射反应中,其敏感性和特异性是未知的。对糖尿病患者进行的四肢神经传导研究中发现,周围神经病变上要比骶反射潜伏期敏感。BCR 异常短的潜伏期提示脊髓栓系综合征患者存在低位脊髓圆锥的异常,或者骶上脊髓损害。

男女都可使用机械刺激来诱发 BCR,并且已证明有效。标准商业用反射锤(reflex hammer)或习惯上使用的电机锤(electro mechanical hammer)都能应用。这些技术是无痛的,并可用于儿童中。机械诱发 BCR 的潜伏期与电刺激诱发是相当的。差异的产生是由于机械诱发刺激(刺激受体而不是周围神经)需要更长的通路,以及机械刺激装置时程的差异。

近来,耻骨弓上机械刺激产生的球海绵体肌应答也有报道,因此猜测这是一个通过膀胱壁张力受体诱发的多突触反射,可能涉及神经源性膀胱患者逼尿肌 - 括约肌协同失调的发病机制。

骶反射检查是 CNEMG 检测盆底肌系列诊断的一部分,而且是最重要的一部分。与其他临床方法相比较,骶反射电生理评估是评估 S₂~S₄ 反射弧的定量、敏感、易重复的方法。应谨慎解读结果,且应留意其与临床的关联。

(三) 阴部体感诱发反射

体感诱发电位可有效反映感觉传导通路病变,从而提供一种评价马尾神经及脊髓传导功能的临床检测手段。在体感通路上的局部病变可以在体感诱发电位上表现出来,临床上可以应用此特性进行病变定位。

给予阴茎背侧神经或阴蒂神经电刺激后,阴部 SEP 很容易记录。一般来说,这一反应在中心记录位点具有最高幅度,而且有高度可重复性。P40 测定幅度为 0.5~12μV。使用比感觉阈值电流强度高 2~4 倍的电流刺激健康受试者后通常能清楚地看到首个正向峰值出现时间为(41±2.3)毫秒(称为 P1 或 P40)。之后出现的负向(大约 55 毫秒时)和进一步的正向波在幅度和表现上个体间有显著差异,其临床意义尚不清楚。

阴茎背神经体感诱发电位(somatosensory evoked potential,SSEP)的检查方法:用阴茎背神经来代替阴部神经做体感诱发电位检测。阴茎背神经为阴部神经的终末分支,作为感觉纤维分布于阴茎大部。在评价直肠、肛门、性功能异常时,此检查很有意义。但此检查仅限于男性患儿,所以有局限性。方法:采用国际 10/20 电极系统,将环状电极置于阴茎根部刺激,活动电极置于 Cz(Cz 中线顶点后方 2cm)点记录 P41、N50、P68 等度层电位,采用时限 500μs 的方波脉冲作为常规电流,频率为 1Hz,每个电极的输出量以 2Hz~10KHz 的带通频率导入放大器,以 FPz 为参考点。因神经行程迂曲,必须使阴茎充分拉直。观察和分析各个电位的波形、潜伏期,分析其临床意义。

在刺激阴茎/阴蒂时记录的阴部 SEP,有时在较低骶节皮肤区域感觉缺失的患者和快速 BCR 临床检查后怀疑 UMN 损害的情况下是有用的。由于多发性硬化,在神经源性膀胱功能障碍患者中能记录到阴部 SEP,但是现在已知在这一临床条件下,胫骨脑 SEP(tibial cerebral SEP)异常较阴部 SEP 异常更常见,只有一些罕见的病例是阴部 SEP 异常,胫骨脑 SEP 正常,提示单独的圆锥受累。阴部 SEP 测定也适用于检查脊髓受损和糖尿病导致的神经源性膀胱患者。在终丝紧张而被切除后,病理性阴部 SEP 似乎预示外科手术效果较差。

当研究泌尿生殖症状时,与在下肢寻找脊髓疾病体征的临床检查相比(例如下肢反射亢进和跛伸肌反射),应用阴部 SEP 来检查相关神经源性疾病价值较小。然而在某些情况下,例如当患者抱怨膀胱或阴道感觉缺失时,却能记录到正常的阴部 SEP,此时这种方法是有效和可靠的,但其临床价值很低,尤其在尿失禁研究方面。

阴部神经体感诱发电位的传导通路是刺激阴茎背神经,经脊髓后角至脊髓背侧柱,沿脊丘系上行到达大脑皮层。在此传导通路上发生病变,都会显示出来。由于此检查只有一导联至皮层,它无法辨别损伤的具体部位是在外周神经还是在脊髓或皮层,必须与其他电生理手段配合。但它可帮助了解病变的程度和预后。Eardleyt 认为反射亢进的膀胱与阴部神经 SSEP 潜伏期延迟之间存在良好的相关性,Halderman 发现在出现膀胱症状前,SSEP 即可显示有异常。耻骨直肠肌和肛门外括约肌肌电图,以及阴部神经体感诱发电位和肛门反射,从不同角度描述了 TCS 的神经损害和对肌肉的影响,三者具有较密切的相关性,即肌肉失神经支配越严重,体感诱发电位和肛门反射潜伏期越延长,Roy 临床评分下降。肌肉完全失神经则一般不能引出体感诱发电位和肛门反射。阴部神经体感诱发电位皮层电位潜伏期延长或消失还可以帮助我们对脊髓栓系的膀胱进行预测。当尿流动力学还未发生改变而体感诱发电位出现异常,则提醒我们需要对膀胱进行干预,防止病变进一步加重。

(四) 运动机能肌电图

运动机能肌电图(Kinesiological electromyography)检查的目的是评估在不同动作期间个体肌肉活动的类型(例如,在膀胱充盈和排尿期间盆底肌肉 EMG 活动类型)。不同类型的表面电极或肌内电极(针或金属线)可用于记录运动机能 EMG 信号。生物电活动可以从单个肌内检测点进行代表性取样。因为不用分析运动单位电位(motor unit potential,MUP)参数,尽管采用肌内电极来记录,但相对于其他肌电图而言,运动机能 EMG 的设备还是简单不少。目前还没有广泛接受的标准技术。当使用表面电极时,存在与信号可靠性相关的问题(例如,赝像和受到其他肌肉的干扰)。相反,对于在大块盆底肌肉中使用肌内电极来说,所测得的信号对整个盆底肌是否具有代表性是个问题。对于不同盆底和括约肌,比如尿道括约肌、尿道阴道括约肌、肛门外括约肌、肛提肌的不同部分等的正常活动类型知之甚少。这些括约肌通常都以协调形式活动(作为单一肌肉),但是在正常女性尿道括约肌内和括约肌周围已经证实存在生物电差异。通常在异常状况中各肌群丧失协调性运动,这已在肛提肌、尿道括约肌和肛门外括约肌中显示。

正常(运动机能)括约肌 EMG 显示静息状态下 MUPs 的持续活动,可能自发或反射性增加。这些低阈值的 MUs 活动被持续记录长达 2 个小时之久,甚至持续到受试者入睡后。这些活动也可能在许多但不是所有的肛提肌测位点和深部肛门括约肌检测到。尿道括约肌、肛门外括约肌及耻尾肌能自动维持活性大约 1 分钟。排尿过程中,在逼尿肌收缩之前尿道括约肌所有 EMG 活动消失。但在中枢神经系统疾病患者中,逼尿肌收缩可能伴有括约肌 EMG 活动增加。逼尿肌 - 括约肌协同失调很容易作为膀胱测压一部分的运动机能 EMG 来证实。

在依从性较差的患儿中,神经源性不协调的括约肌表现必须与随意收缩进行区分。被称为非神经源性排尿异常的盆底肌收缩可能是一种已知的异常活动,而且能在一些排尿障碍的女性患儿中遇到。

除了膀胱测压评估逼尿肌 / 括约肌协调性外,运动机能 EMG 的其他任何诊断价值尚没有建立。

自发和反射激活盆底肌的证据间接证明了各个神经通路的完整性,虽然后者主要用于诊断 LMN 的受损,但两者仍应成为 CNEMG 检测的一部分。相反,运动机能 EMG 主要用于诊断中枢神经系统,例如 UMN 受损。

(五)同心针肌电图

同心针肌电图(concentric needle electromyography,CNEMG)试验的目的是从正常神经支配的横纹肌中区分出异常情况。虽然检测到的 EMG 异常是由于许多不同损害和疾病导致的,但是基本上仅出现两种标准表现:肌纤维自身疾病和支配神经的改变。

同心针电极由一根插入钢套管且中央绝缘的铂丝线构成。这一类型电极可记录距电极端 2.5mm 肌肉组织的活动。

对于 CNEMG 检查来说,较为理想的是基于 MUP(多发 MUP)分析量化模板的先进 EMG 系统。CNEMG 通常使用的放大过滤器设置为 5Hz~10kHz。当编译参考值时这些设定参数必须统一,如果需要进行 MUP 参数测定的话,需要核对这些设置。

因为容易接近、肌束丰富且相对容易操作,EAS 是 CNEMG 在检测低位骶段时最常用的肌肉。为了检查皮下的 EAS 肌肉,需要从肛门周围大约 1cm 处进针,深度约 3~6mm。对于较深的 EAS 肌肉来说,需以与肛管轴线成 30° 角的角度插入 1~3cm。对于 MUP 分析来说,皮下和深部 EAS 的检查结果都可用于分析,但对于运动机能评估来说,皮下和深部肌肉必须分别检查。

左右两侧的括约肌均应被检查,这可以通过电极针插入 EAS 肌前后部分的中间来实现。针刺电极的方向可以全方位调整(每侧有 2 个插入点)。

EAS 的 CNEMG 检查能观察到插入活动和自发去神经活动,同时能评估 MUP 和干涉图型(interference pattern,IP)。此外,还能观察舒张期连续到达的 MUP 数目,以及在反射和自主活动中 MUP 的募集。

在正常肌肉,针状电极运动可诱发一个短暂的"插入活动"暴发,这是由于可兴奋膜受到机械性刺激所致。在每个分区为 50μV 增益下进行记录,也用于记录自发去神经活动(扫描速度为每个区域 5~10 毫秒)。在针状电极放入合适位置的情况下,如果没有插入活动,则提示肌肉完全萎缩。马尾受损后有 9% 的患者出现两侧 EAS 完全萎缩。

急性完全去神经支配后,所有 MU 活动立即停止,而且(除了插入活动外)记录不到生物电活动。10~20 天后插入活动变得更显著并延长,且出现以主要偏向正极(正向波峰)的窄双向波峰(纤颤电位)为形式的异常自发活动。这种类型活动指的是"自发去神经活动",起源于去除神经支配的单一肌纤维。

在没有完全去神经支配的肌肉中,一些 MUP 仍然残存并最终和自发去神经活动相融合。由于括约肌 MUP 短暂且多是双相或三相的纤维性颤动电位,因而需要有丰富的 EMG 检查经验才能将其相互区别。在这种情况下,检查球海绵体肌特别有用,因为同括约肌相比,在松弛情况下它缺乏低阈值 MU 进行性活动。

在长期部分去神经的肌肉中存在着被称为简单或复杂重复放电的异常活动,是通过重复激发成组的电位放电引起的。这一活动可能通过针刺电极移动、肌肉收缩等方式诱发,或者可能有节奏地自发产生。有时这一活动可能在无任何其他神经肌肉病变的患者 US 中发现,而且这些患者确实未发生下尿路问题,虽然异常活动在这些病例中并不是很明显。一种被称为"减速暴发和复杂重复放电"的活动能在一些年轻女性尿道外括约肌中发现。减速暴发产生的肌强直样声音,类似于水下记录到鲸鱼发出的声音。CRD 在 EMG 系统中听起来类似直升机轰鸣。这一活动非常多,以至于被认为是引起无抑制性肌肉收缩和尿潴留的原因。

与肢体肌肉相比(松弛状态下无电活动),括约肌的一些 MUP 持续放电。额外的括约肌 MUP 能反射性或自发性激活,而且显示出两种具有不同特征的 MUP 人群:反射性或自发性激发的高阈值 MUPs,比持续激活的低阈值 MUP 大。因此,为了增加 MUP 分析准确性,进行基于模板的多 MUP 分析时,在单一肌肉内抽取 3~5MUP 的抽样期间推荐进行活动级别的标准化。

部分去神经的括约肌中缺失 MU。为了明确定量,建议使用多 MUP 分析。通过这一方法,除了部分去神经后(例如马尾受损)保留的 MU 数目外,还可以评估阶段内和阶段上输入脊髓前角运动神经元的信号,以及运动神经元的激发水平。这一方法尤其在原发性大便失禁患者中有用,但是没有在神经源性膀胱患者中进行研究。

完全去神经轴突再生后,新生 MUP 首先出现,为持续期短、低幅度、双向和三向电位,以后迅速变为多向性、锯齿状、持续时间延长的电位。

由侧支神经再生引起的改变可通过 MUP 波形的延长来反映,表现为 MUPs 可能有小的延迟的组成部分。在新形成的轴突芽终板中,神经肌肉传递是不可靠的,导致 MUP 不稳定(个别组成部分颤动和阻滞)。经过一定时期后,假如没有进一步去神经化,再生的轴突芽直径增加,以至于所有再生神经 MU 的激活变得几乎同步,这增加了 MUP 幅度并缩短了持续时间。然而这一现象可能在诸如 MSA 等进行性变性病变的括约肌中是不同的,在 MSA 中,持续时间较长的 MUPs 似乎仍然是 MU 的显著特征。在神经再分布的括约肌中,MUP 幅度无显著性增加可能是由于在短棘波 MUP 的肌肉中(也存在于面部表情肌)个体肌纤维电位无效融合。

三种技术可用于系统检查个体 MUP。第一种 MUP 分析技术遵循类似于早期 Buchthal 及其学派测定肌电信号记录器的规则。他们首次进行了定量 MUP 评估,从 EMG 活动的纸质记录中测定 MUP 的持续时间和幅度,但现在 MUP 可以在屏幕上自动分析。通过使用这一改良的人工 MUP 分析方法,最高 MUP 数目(达到 10 个)可能从低水平活动度的肌肉位点获取(在较高水平活动中基线变得不稳定)。每个位点可能需要 2~3 分钟进行分析。这一技术需要专职的操作员,因为必须鉴别重复性 MUP 并选择具有最平滑基线的 MUP,在大多数情况下需人工设置持续时间,故而不可避免地会导致个人偏差。

触发和延迟装置的引入使它可以广泛用于个体 MUP 的分析中。通过应用这一技术,在 EMG 活性稳定水平期间,触发器单位设定在激活 MUP 的稳态。这一方法特别适用于检测 MUP 延迟的组成部分,该方法后来包含在 MUP 持续性测定中。每个位点的 MUP 数目与所用技术版本有关。在一些系统中,仅有最高幅度的 MUP 可以被激发,每个检测位点仅能抽样 1~3 个 MUP。单 MUP 分析很费时,与描述的其他两项技术比较只能提供较少的 MUP,而且它偏向于高幅度和高阈值的 MUP。进一步来说,它也容易产生个人偏差。

复杂的 CNEMG 技术仅适用于高级 EMG 系统。针状电极必须置于正确部位才能通过扩音器听到 EMG 活动的特殊声响,提示针状电极接近肌纤维。在适当的 EMG 活动水平,操作者启动分析,之后电脑将记录最开始(或最后)4.8 秒的信号。这些 MUP 信号将自动提取、定量分析并分为 6 种。除了一定的幅度偏离外,电脑程序自动设定游标,要求 MUP 轨迹以最小角度贴近基线。采集后,操作者必须编辑 MUP。这样从每个检测点可获取多达 6 个不同的 MUP。多 MUP 分析是实现上述 3 种定量 MUP 分析技术最快且最容易应用的方法。它能应用于在括约肌松弛状态下的连续 MUP,以及轻度到中度水平激发的 MUP

分析。多 MUP 技术(类似于单 MUP 分析)对于分析高度不稳定和 / 或多相性 MUP 是困难的。基线不稳定的 MUP(不能明确开始或结束)需要辨别并删除。与人工 MUP 技术相比较,多 MUP 技术在每块肌肉中 MUP 取样较少。

在小半部分括约肌中,收集 10 个不同 MUP 是单 MUP 分析技术的最低需要量。通过使用人工 MUP 和多 MUP 技术,在健康对照组和大多数患者中从每个 EAS 肌肉中抽取 20 个 MUP(肢体肌肉的标准数目)多无问题。从 EAS 肌肉中按照 3 种 MUP 分析方法的标准 EMG 技术获取的标准数据已经出版。通过使用平均值和异常值参考资料对相同 EMG 信号记录条带做出的分析显示,探测慢性马尾受损患儿 EAS 肌肉神经源性改变时人工 MUP、单 MUP 和多 MUP 分析有着相似灵敏度。

许多 MUP 参数被用于诊断神经肌肉性疾病。传统上,要测定 MUP 幅度和持续时间、记录时相数目。一个研究比较了个体 MUP 参数在区分正常与慢性马尾损伤患者神经病变括约肌时的灵敏度,发现面积是最敏感的指标,其次为转向数和大小指数。在同一研究中也显示 MUP 参数之间存在高度的一致性,这表明使用所有 MUP 参数很可能是多余的。

研究显示,MUP 分析很可能仅需要面积、持续时间和转向数目这几个参数。其他 MUP 参数(幅度、时相数目、负向峰持续时间、厚度和大小指数)是多余的,可能会降低 MUP 分析的特异性。

MUP 迹线和 EMG 信号基线间的全部界面作为 MUP 面积(msu,V)。它主要是由同心针电极 2.0mm 范围内肌纤维的活性来决定。

MUP 持续时间是从 MUP 波形首次偏离到最终回复到基线的时间,它依赖于 2.5mm 直径范围内特定 MU 肌纤维的数目,而且很少受记录电极与最近肌纤维距离的影响。测定持续时间的困难在于界定 MUP 的开始和结束。在手工定位持续时间游标时,放大器增益很关键:增益越高,MUP 看起来越长。MUP 持续时间是否应该包括延迟组成部分(卫星电位)还不确定。延迟组成部分被定义为在 MUP 主峰结束后至少 3 毫秒出现的 MUP 部分。虽然在 MUP 持续时间测定中不包括延迟组成部分,但至少在 MSA 方面,排除它们可能降低 MUP 分析的敏感性。但有效的规范 MUP 参数资料尚未出版。

转向定义为 MUP 迹线方向的改变,且大于特定幅度(100μV)。MUP 转向数目在神经病变性和肌病变性肌肉间不能区分,但这与 EAS 肌肉没有关系,因为严格局限于横纹括约肌的肌病尚不清楚。

除括约肌低阈值 MUP 持续激活外,高阈值 MUP 自动或反射性发生。正常情况下,当肌肉正常收缩和剧烈咳嗽时,MUP 将在示波器屏幕上混合产生密集的干涉图样。

干涉图样能通过自动定量分析来评估,最常用的是转向 / 幅度分析。然而,在区分正常和神经病变肌肉上,定量干涉图样分析的敏感性仅相当于 MUP 分析技术的一半。在自动或咳嗽诱发反射性肌肉收缩时,推荐应用同心针电极进行干涉图样定性评估。

总之,基于模板的多 MUP 分析和传统 MUP 分析技术一样敏感、快速(每块肌肉 5~10 分钟)且容易应用,不易产生个人偏差,是临床上一个有用的技术。在 EAS 肌肉中,它的应用通过正常标准数据而进一步推进,不受年龄、性别、阴道分娩的次数和特点、轻度慢性便秘或 EAS 检测(皮下或深部)的影响。所有这些特点使得多 MUP 分析技术用于定量分析 EAS 的神经再生是个不错的选择。

(六)单纤维肌电图

单纤维肌电图(single fiber electromyography,SFEMG)测试的目的类似于 CNEMG,可区分横纹肌的正常和异常。与同心针状电极相比较,SFEMG 电极有相似的外部比例,但是在尖端没有记录表面:一根良好绝缘的铂或银丝包埋在环氧树脂中,通过距离尖端 1~5mm 的侧面孔与外部相通。记录表面由铂丝构成,直径为 25μm。它将在直径 0.3mm 的半球形区域内进行采集活动,这比同心针电极从肌组织中采集信号的区域要小得多,记录区域达到 2.5mm 范围。按照正常 MU 中的肌纤维排列,SFEMG 针将在同一 MU 中仅记录 1~3 个单肌纤维。当使用 SFEMG 针记录时,设定放大器滤波器以便于排除低频率活动(500Hz~10kHz)。因此,每个肌肉纤维表现为短期双相性正负动作电位。

反映 MU 形态学的 SFEMG 参数是纤维密度。纤维密度是单个 MU 每个检测点的肌纤维平均数。为了汇集这些数据,记录 20 个不同肌内监测点是必要的。EAS 正常肌纤维密度低于 2.0。有报道纤维密度随年龄变化而改变,并显示女性较男性有更高的肌纤维密度。

在神经再生肌肉中,纤维密度增加。这一技术尤其适用于括约肌,目的是为了使失禁和纤维密度增加相联系。由于这一技术的特征,SFEMG 电极能记录神经再生后 MU 发生的细微改变,但是不太适于检测去神经本身引起的改变(例如,异常插入活动和自发去神经活性)。

SFEMG 电极不常规用于评估盆底肌来进行诊断,比较适于记录 MUP 的任何不稳定。不稳定以颤动的形式表现出来,这定义为属于同一 MU 的两个肌纤维动作电位间期连续放电的差异性。不稳定不但在影响神经肌肉传递的疾病中增加,而且在新近神经再生中也增加。

(七) 单纤维肌电图和同心针肌电图

在肌肉神经再生改变方面,定量 CNEMG 能提供和 SFEMG 纤维密度参数一样的信息,除此之外,CNEMG 还可显示自发去神经活性。在严重部分去神经肌肉中,纤维化区域在 EMG 检测时是静息的,但所获结果仅仅是基于保留的 MUP 活性得出的。有神经支配的肌肉易于获取 CNEMG,其可记录较大体积肌肉。进一步说,马尾受损后,CNEMG 检查能在同一诊断期内进行扩展,例如从腰部和上骶部肌节到下骶部肌节。同心电极在相同诊断期间也可用于记录诱发的直接性和反射性肌反应。SFEMG 电极更为精密,当然也更为昂贵。与 CNEMG 电极相比,还没有一次性 SFEMG 电极。

CNEMG 是骨骼肌常规检查的首选方法,而且在一般临床神经生理学实验室中都可适用,但 SFEMG 还没有广泛应用。因此,虽然 SFEMG 是一种已确立的电子诊断技术,但是不推荐用于神经源性膀胱患者的临床电生理评估。

几种电生理检查已经被建议用于评估盆底、括约肌及其运动和感觉神经分布。作为检测盆底肌肉神经病变的诊断方法,新的计算机辅助 CNEMG 分析技术有望提升这些检查的实用性。

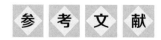

1. 文建国 . 神经源性膀胱的评估与治疗 . 北京:人民卫生出版社,2010.

2. 吕麟亚,李旭良,林涛,等 . 小儿阴部神经体感诱发电位、骶反射潜伏期正常值检测及影响因素评价 . 中华小儿外科杂志,2006,27(5):255-258.

3. PODNAR S. Utility of sphincter electromyography and sacral reflex studies in women with cauda equina lesions. Neurourol Urodyn,2014,33(4):426-430.

4. KAIHO Y,NAMIMA T,UCHI K,et al. Electromyographic Study Of The Striated Urethral Sphincter By Using The Bulbocavernosus Reflex:Study on Change of Sacral Reflex Activity Caused by Bladder Filling. The Japanese Journal of Urology,2000,91:715-722.

5. MOSIELLO G,POPOLO GD,WEN JG,et al. Clinical Urodynamics in Childhood and Adolescence. First edition. Cham, Switzerland:Springer International Publishing AG,2018.

第 二 十 一 章

视频脑电图检查应用

　　脑电图（electroencephalograph，EEG）是通过脑电图描记仪将人体脑部自身产生的微弱生物电放大记录而得到的曲线图，适用于神经系统疾病检查。与磁共振相比，EEG 有较强的时间分辨率及较简易的记录程序，且费用也低廉很多。但一些因素如运动、光线和声响不能通过常规脑电图检测手段记录，分析常规 EEG 时不宜排除这些因素的干扰。近年来，随着视频脑电图（Video-EEG）的发展，可实时记录身体活动，使研究数据分析过程中排除身体活动的影响成为可能。其具有操作简便、无创、敏感、可靠、无辐射、可动态随访复查等优点，值得临床推广应用。

　　Video-EEG 监测已经应用于小儿神经系统疾病的早期诊断，如新生儿癫痫、胎儿和新生儿脑梗死、新生儿期脑损伤及大脑发育情况，以及辅助检测麻醉深度。在小儿排尿方式的研究最早始于 1953 年，应用 EEG 与遗尿儿童排尿结合起来。新生儿睡眠期排尿大脑皮层是否觉醒是一种新的研究方向，HeinzZotter 等分别于 2006 年和 2008 年先后报道足月儿安静睡眠期排尿通过大脑皮层觉醒完成、早产儿安静睡眠期排尿不通过觉醒完成。在此研究基础上，国内文建国等分别于 2012 年、2013 年报道患有缺氧缺血性脑病或脑室周围白质损伤的早产儿，无觉醒状态情况下排尿。提示脑损伤早产儿安静睡眠期排尿大脑皮层无觉醒；2016 年又报道了正常早产新生儿，其中早期早产儿安静睡眠期排尿 Video-EEG 提示大脑皮层觉醒，晚期早产儿脑电波提示无觉醒，提示晚期早产儿膀胱感受器一定程度的成熟。本章 EEG 和 Video-EEG 在小儿神经系统及泌尿系统的应用进行总结及展望。

第一节　概　　述

　　常用盘状银-氯化银电极，用导电膏固定在头皮。新生儿头围小，可适当减少记录电极的数目。美国神经电生理协会推荐使用 16 导或 9 导记录电极，也可使用 12 导记录电极。9 导 EEG 电极定位根据国际 10~20 系统（Fp1，Fp2，C3，Cz，C4，T3，T4，O1，O2）：Fp2-T4，T4-O2，Fp2-C4，C4-O2，Fp1-T3，T3-O1，Fp1-C3 及 C3-O1。其中 Cz 用于记录中央区的正相尖波。按头部解剖部位"额、颞、中央、枕"等英文名称的第一个大写字母"F、T、C、O"等来表示。以阿拉伯数字的奇数代表左半球，以偶数代表右半球。

　　安放电极时应尽量避开颅骨未闭合部位（如囟门）、头皮水肿、头皮破损或头皮血肿区，并且要注意左右两侧的对称性。灵敏度可调至 7mm/cm，纸速 15mm/s。新生儿 EEG 记录常采用双极导联记录。

　　随着早产儿存活率增加，EEG 已经广泛用于检测大脑功能及成熟情况。EEG 操作过程中面临很多困难及挑战，源于早产儿头颅小及空间有限且潮湿的保温箱环境。另外，这些患儿经常需要呼吸机支持，应用头罩可保证呼吸设备安全。EEG 记录的最佳睡眠条件是在喂养后短时间内或在睡眠时最易获得。最佳的记录期包括一个完整的清醒-活动睡眠-安静睡眠期，大约 45~60 分钟。

　　Video-EEG 是普通 EEG 技术的延伸，可将脑电描记技术和摄像技术结合起来，该技术可以长程同步检测患者活动和脑电图的情况，做出精确观察分析并且可以回放记录到的临床事件发作情况和同步观察发作的脑电图情况。弥补了普通 EEG 的不足。Video-EEG 可以实时记录患儿体位变化、肢体动作、睁闭眼、面部运动、可疑发作等事件，因此在临床上得以广泛应用推广。

253

第二节　神经系统疾病

新生儿期,EEG 可以用于量化大脑皮层快速的生物电活动变化,这些变化反映大脑成熟进展的特点;或用于检测大脑损伤及功能异常。新生儿期脑的发育成熟速度非常快,几乎每相差 1~2 周左右,脑电图即可表现出可识别的发育进展。

在足月新生儿中,EEG 用于癫痫的检测和治疗、脑病严重程度分级及预后。随着早产儿生存率提高,EEG 被认为是一种极为有效的无创工具,用于检测神经系统情况和预测神经系统结果。尽管用于帮助确定中枢神经系统结构损伤的神经影像学技术已经发展了大约 40 年;但是 EEG 仍可继续提供有价值的洞察大脑功能、显示局灶性或弥漫性背景异常和痫样异常。EEG 用于检查疑似癫痫、伴有心理状况改变及昏迷的患者。EEG 使得鉴定癫痫类型成为可能;对于诊断无抽搐性电休克治疗状态、癫痫持续状态及从其他阵发性癫痫发作(非癫痫性)分离癫痫,EEG 是不可或缺的。一些 EEG 波形模式还可预测相应脑病的病因(如代谢性脑病出现三相波)或损伤定位(如大脑皮层下白质损伤出现局灶性 - 多形性 delta 波活动)。EEG 有助于确定大脑损伤严重程度及脑功能障碍的预后。新生儿 EEG 有助于评估其正常或异常大脑功能,因为在插管或辅助通气的新生儿,常规的神经系统检查严重受限。在这些情况下,EEG 可能是唯一可用于检测新生儿脑病进展或癫痫发作的工具。

新生儿期定义为足月儿生后 28 天,更精确的定义为 44 周受孕龄(post conception alage,PCA;受孕龄为孕龄加上出生后至脑电图检查时的日龄)。新生儿 EEG 反映大约 27~44 周孕龄大脑生长特点和发育情况。该阶段,在大脑半球间 EEG 逐渐变得更加连续及同步,揭示年龄相关的有序的波形出现和消失及显示觉醒 - 睡眠模式特点。简单地说,在围生期 EEG 从间断的模式逐渐变化为连续的模式,在极早产儿为电平静期、在接近足月儿出现连续的聚频活动。不同的头皮区域波形有特定的特点,在有序的发育中波形可出现和消失。在极早产儿短暂的超同步之后,大脑两个半球 EEG 变得相对异步,渐渐地两个半球同步性水平随着年龄增加而增加。在发育早期 EEG 没有变化,与觉醒 - 睡眠循环不相关,但是随着年龄增加 EEG 变化与睡眠觉醒阶段相关。

正常足月儿指胎龄(gestation alage,GA)≥37 周且 <42 周,2 500g≤ 出生体重 <4 000g,无畸形或疾病的活产婴儿。早产儿又称未成熟儿,GA<37 周,其中 GA<28 周者称为极早早产儿或超未成熟儿;34 周≤GA<37 周的早产儿称为晚期早产儿。

一、脑电图检测新生儿癫痫

新生儿 EEG 异常特征与癫痫综合征、背景活动特点、出现局灶性特点及癫痫发作相关。EEG 可提供关于新生儿大脑发育阶段及功能有价值的背景信息。背景活动可以用来评估婴儿孕龄、大脑功能障碍的程度及分布。孕龄通过特定的年龄相关的连续性特点决定,同步性、觉醒 - 睡眠循环及所谓的"图形元素"波形与不同的年龄相关。基于预期的正常的孕龄婴儿 EEG 表现,早产儿和足月儿新生儿 EEG 异常时,表现为年龄依赖性。"定时障碍"指新生儿 EEG 表现有发育的特点,但却与婴儿孕龄时期不匹配。背景活动典型特点通过以下术语描述,从正常到大多数异常渐变:正常,未分化(缺乏较高的频率部分及特定的节奏或预期的特定的孕龄波形),低电压(所有区域电压低),低电压和未分化,抑制 - 突发模式及等电位。

新生儿 EEG 一些异常的局灶性功能意义与大龄儿童和成年人 EEG 相似。例如,局灶性慢活动及振幅不对称表明局灶性颅内病灶或液体堆积。局灶性尖波活动可能有不同的意义。一些尖波活动可能是正常的,一些可能提示结构性变化,如脑室周围白质损伤或脑室出血及其他可能与脑损伤扩散相关的病变,而不是局灶性大脑损伤。新生儿、年长儿童和成年人 EEG 重要的区别是局灶性尖波与潜在的癫痫波相关的意义不同。在年长儿童和成年人提示电癫痫可能来自局灶尖波区域。在新生儿,这些波形不被认为是发作间期癫痫活动,因此在识别新生儿发展为癫痫的风险上是无用的。另一方面,大量的伴有电记录的新生儿癫痫,在发作间期有部分记录显示明显的背景异常及过多的尖波或尖棘波,有时出现短暂的暴发或运行。

在孕龄 34~35 周新生儿电癫痫活动罕见,尽管在不成熟的大脑还没有建立牢固的启动和持续性电活动。新生儿电癫痫被定义为有节奏的活动至少持续 10 秒。随着孕龄增加,癫痫放电的趋势持续时间较长。电癫痫活动可能出现在大脑所有的区域,最常见的发生在中央区或颞区。癫痫发作最常见的是单一发作,也可以是多灶性发作。当多灶性发作时,癫痫可能来自大脑不同的区域并且同时发作,但是该发作是异质性的。电癫痫波形可能在频率、电压和形态方面显示显著的变化。放电可能局限于某个特定的大脑区域,或是随着病灶区的逐渐扩大,逐步蔓延至其他区域。放电出现可能使癫痫模式不再单一或是仍保持相对单形性。此外,一些发作期 EEG 模式不同于新生儿期,通常与不良预后相关。低压大脑癫痫放电特点表现为低振幅、持续时间长且高度局部化,通常与 EEG 活动背景相关,其背景特点表现为抑制和未分化。α癫痫活动特点为在颞区或中央区突然出现有规律的 8~12Hz 活动。

二、脑电图检测胎儿和新生儿脑梗死

足月新生儿局灶性动脉脑梗死是围产期获得性脑损伤的主要原因。局灶性 EEG 的异常可证实:临床运动性癫痫是最常见的单病灶癫痫。在病理生理学中,最常见的是多因素影响,包括遗传和围产期环境因素。在过去的二十余年里,各种获得性或遗传性血栓形成倾向已经被认定为危险因素。几个参与的疾病机制中,兴奋性毒性级联反应可以属于常见的最终反应途径,该反应可导致神经细胞死亡。除此之外,新生儿脑卒中容易发展为学龄期偏瘫和相应残疾,而早期磁共振和 EEG 可帮助诊断新生儿脑卒中,保护人类胎儿大脑仍是比较困难的,因为很少观察到导致兴奋性毒性级联反应的触发因素。但对于癫痫的治疗仍有必要,在局灶性缺氧缺血动物模型中,癫痫可加速缺氧,诱导神经元死亡。

在妊娠晚期胎儿,常规超声检查可以观察到脑穿通畸形或肠管强回声。出生后,围产期脑卒中在足月新生儿中比较常见,但是仅仅通过临床检查往往难以识别。出生后首个数小时可以是不明显的。在一些情况下,对于早期迹象如围生期窒息伴有肌力减退、兴奋过度或警觉性降低的婴儿则需要呼吸支持。大多数足月新生儿在出生后第一个 24~48 小时表现为脑卒中合并重复单一的运动癫痫。癫痫发作后,神经学检查可能是正常的或显示音调不对称。尤其是在窒息婴儿中,可以观察到肌无力现象。脑梗死可通过 CT 或 MRI 检查到,而 EEG 可显示病灶性或单侧性功能异常。1989—2000 年,154 名新生儿患有新生儿癫痫,其中 22 例(14.5%)癫痫病因为围产期脑卒中。与足月新生儿相比,早产儿动脉脑梗死较少报道。大多数脑梗死患者是在重症监护病房通过常规脑超声扫描被发现。临床癫痫仅有少数报道。大多数癫痫患者表现为 EEG 癫痫及临床沉默。神经学检查通常是正常的。

三、脑电图检测新生儿期脑损伤及大脑发育情况

新生儿急性缺氧缺血过程中或之后,EEG 表现为不连续性增加,振幅下降,癫痫发作,睡眠 - 觉醒循环周期缺失。这些 EEG 表现也可出现在早产儿脑室内出血和脑室周围白质软化。中央颞区正的尖波(positive rolandic sharp waves,PRSW)与脑性瘫痪风险密切相关。Marret 等报道 300 例早产婴儿,在早产儿新生儿期 EEG 无 PRSW 出现的患儿,98% 有较好的运动预后,每分钟出现大于 2 次 PRSW 与脑性瘫痪有较高的相关性。PRSW 出现也支持婴儿脑室周围白质软化(peri ventricular leukomalacia,PVL)诊断的预后。若婴儿患有 PVL,EEG 表现为每分钟小于 0.1PRSW,婴儿很可能发展为正常或轻度损伤。

影响中枢神经系统发育的因素可以影响视网膜或大脑皮层。早产儿不成熟的大脑皮层反映视网膜不成熟,反之亦然。不成熟的视网膜较成熟的视网膜更敏感,因此更可能发展为早产儿视网膜病变(retinopathy of prematurity,ROP)。研究报道重度 ROP 早产儿与轻度 / 无 ROP 早产儿相比,Video-EEG 以暴发内部间隔时间百分数较高为表现,提示中枢神经系统发育成熟延迟。EEG 检查作为早产儿婴儿检查的有效工具,可用于预测 ROP 发育情况。

脑电图根据频率划分为 4 种:delta(0.5~4Hz)、theta(4~8Hz)、alpha(8~13Hz)及 beta(13~30Hz)。在早产儿,EEG 一些特定的波形被认为是脑电图成熟和大脑损伤的标记。如 delta 波随着 PCA 增加,其振幅不断增加。PCA 为 29~34 周的早产儿,EEG 主要表现为 theta 波活动为主,alpha 波和 beta 波不明显。低电压的 delta 波提示神经系统发育不良。

四、脑电图检测麻醉深度

麻醉由一些抑制剂的程序化作用引起,这些抑制剂交互作用可以导致意识丧失、记忆缺失、静止不动及镇痛。麻醉剂可作用于全脑皮层及皮层下区域。具体来说,意识过程在皮层神经元网络水平处理,非意识过程如伤害感受需要皮层下处理。评估这些不同的程序化作用需要能可靠监测麻醉深度。除了 EEG 监测提供皮层麻醉效果的主要信息外,EEG 对于评估伤害感受也有皮层下反馈。大多数检查均是基于评估自主神经对于伤害性刺激的反应而建立的。在这些新兴临床设备中,评估的方法包括血管交感神经反应(皮肤电导)、心脏和血管交感神经反应及瞳孔测量法。瞳孔测量法通过伤害感受刺激评估瞳孔反射扩张。基本上来说,皮肤导电最适用于评估觉醒或镇静的新生儿反应力,而 EEG 可提供关于皮层抑制剂意识丧失的主要信息。

到目前为止,检测麻醉深度主要基于 EEG 分析,借助应用 EEG 设备提供自动计算指数来改变催眠浓度。但就目前而言,EEG 预测运动对于伤害感受刺激的反应尚存在争议。在浅麻醉患者中,伤害刺激可以引起皮层 EEG 的变化,即产生一种皮层觉醒。同样的 EEG 及肌电图 EMG 变化增大似乎与成年人麻醉术中肢体事件的发生相关。基于神经外科患者皮层及皮层下记录的 EEG,可提供对应的麻醉深度。研究表明定量参数是来自皮层的 EEG,而不是皮层下 EEG,该参数可以预测意识与无意识。相反,定量参数来自皮层下 EEG 而不是来自皮层 EEG,可以预测运动。无意识主要涉及皮层大脑,但运动的抑制作为对伤害性刺激的反应,可通过麻醉药物对皮层下结构的作用被介导。

EEG 参数可以提高检测意识或无意识的能力。然而,运动的风险对于伤害性刺激的反应似乎很难评估,因为在大脑结构控制下运动的风险不能通过 EEG 进行检测。因此,我们需要检测指标来评估皮层下活动。最好的方法可能是应用皮层下电极,但该微创方法不能用于常规的临床实践。相反,观察对于痛苦刺激的运动反应是一种较为简单的用于评估疼痛反应的方法。

第三节　排尿方式观察研究

新生儿排尿模式特点为小且频繁变化的排尿量,间断排尿和残余尿,排尿状态清醒或睡眠。新生儿排尿模式尤其是大脑是否参与控制排尿,目前的研究仅仅局限于 8h 和 4h 足月儿和早产儿自由排尿,涉及的排尿参数有排尿频率、排尿间隔时间、排尿体积及残余尿等。传统的观念认为新生儿排尿通过膀胱充盈激发,完全不受大脑的影响,是膀胱功能发育不成熟的表现。最近,较多的研究者认为新生儿期大脑已经开始参与调控膀胱功能。一些研究显示小婴儿睡眠时排尿出现觉醒或呈现出觉醒信号如伴有肢体运动。脑电图用于记录大脑皮层是否参与控制排尿及大脑哪些部位参与排尿,为我们了解大脑是否参与排尿控制提供了依据。

一、视频脑电图联合排尿观察的方法

正常早产新生儿 Video-EEG 记录时间为上午 8 时至 12 时,人工喂养时间为奇数时间点。根据观察对象体重设置保温箱最适温度。观察过程中研究对象均未着衣物用于观察排尿。臀下放置自制闹铃(放于保温箱外侧靠近患儿足部 1m 外,以免大脑受铃声干扰)。根据 10~20 国际系统安放电极:Fp2-T4,T4-O2,Fp2-C4,C4-O2,Fp1-T3,T3-O1,Fp1-C3 及 C3-O1。脑电图纸速为 20mm/s,敏感度为 7μV/mm。一旦排尿发生,臀下放置的自制闹铃即响,排尿时间及状态(清醒 / 睡眠)通过点击提前设置的(清醒 / 睡眠)按键记录于脑电图仪。同时记录排尿时间,4 小时排尿观察结束后回放记录到的脑电图可以快速精确地获取排尿前、排尿中、排尿后脑电图波形。

(一)遗尿儿童排尿时 Video-EEG 表现

最早应用 EEG 与排尿结合起来,观察大脑参与排尿与否的研究始于 1953 年,Turton 和 Spear 报道了 100 例重度遗尿儿童 EEG 研究,其中男性 63 例,女性 37 例,年龄均大于 5 岁,泌尿系均无器质性病变。仅仅有 26 例 EEG 完全正常,23 例接近正常。28 例 EEG 不正常,表现为 EEG 不成熟。1 例追踪有泌尿系器

质性变化。其余的 22 例显示为癫痫,其中 14 例显示为典型的癫痫。

（二）新生儿睡眠期排尿 Video-EEG 表现

2006 年,HeinzZotter 等应用 EEG 研究足月儿睡眠期排尿大脑皮层是否觉醒,结果显示睡眠期足月儿排尿前 5 秒及排尿后 5 秒 EEG 频率显著高于排尿前 30 秒,提示足月儿睡眠期排尿通过大脑皮层觉醒完成。2008 年,HeinzZotter 等应用 EEG 研究早产儿睡眠期排尿膀胱是否通过觉醒完成,结果显示早产儿安静睡眠期排尿前、排尿后 EEG 频率无变化,提示早产儿排尿不通过觉醒完成。Wang 和 Wen 等报道早产儿患有缺氧缺血性脑病或早产儿患有脑室周围白质损伤,发现患儿无觉醒状态情况下排尿,EEG 频率较排尿前无变化。视频脑电图的优势是可以动态观察患儿在检查过程中是否有活动等可能干扰尿动力学记录的情况发生(图 21-3-1)。

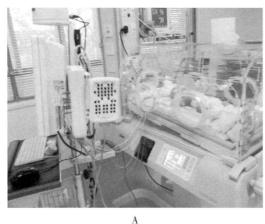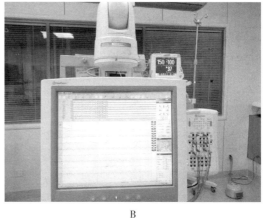

A   B

图 21-3-1 视频脑电图

A. 记录早产儿视频脑电图;B. 视频脑电图数据

2016 年 Wen 等研究报道不同 PCA 正常早产新生儿组内比较,睡眠期患儿排尿前 5 秒、排尿中及排尿后 5 秒,EEG 频率差异无统计学意义,但 Fp1-T3 和 Fp2-T4 导联振幅在早期早产儿(PCA:31~33 周;PCA:33~35 周)存在统计学差异,晚期早产儿(PCA:35~37 周)振幅差异无统计学意义。提示随着 PCA 增加,膀胱感受器可达到一定程度的成熟。不同 PCA 组间比较,结果显示 Fp2-C4 导联及 theta 波振幅有统计学差异,其他波形如 delta、alpha 及 beta 波无统计学差异。提示早产新生儿睡眠期排尿主要由右侧前脑和中央区启动。

二、不足及展望

Video-EEG 在检测过程中,尚存在不足之处。Video-EEG 观察新生儿排尿过程中,每次排尿后均更换尿不湿,并且新生儿间隔固定时间进行喂养,这些操作对研究对象的生理状态会产生干扰,虽然对研究而言干扰难以避免,对结果也会产生一定程度的影响,使研究有一定的局限性。

但 Video-EEG 联合排尿模式的应用,为临床研究提供了新的方向。如为小儿遗尿、夜尿、肾病等疾病的早期发现、干预及治疗提供简单易行的检查手段。应用 Video-EEG 监测手段,不同年龄婴儿睡眠期排尿发育进展情况的研究,以及新生儿神经系统疾病、新生儿泌尿系统疾病联合排尿模式的研究值得进一步探索。

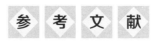

1. HELLSTRO-WESTAS L,ROSÉN T. Electroencephalography and brain damage in preterm infants. Early Human Development, 2005,81(3):255-261.

2. OKUMURA A,KUBOTA T,TSUJI T,et al. Amplitude Spectral Analysis of Theta/Alpha/Beta Waves in Preterm Infants. Pediatric

Neurology,2006,34（1）:0-34.

3. VERMEULEN RJ,LAFEBER HN. Predictive value of EEG in neonates with periventricular leukomalacia. Developmental Medicine & Child Neurology,2003,45（09）:586-590.

4. WANG YL,WEN JG,XING L,et al. Serious periventricular white matter injury has a significant effect on the voiding pattern of preterm infants. Acta Paediatrica,2014,103（3）:106-110.

5. WEN JG,YANG L,XING L,et al. A Study on Voiding Pattern of Newborns With Hypoxic Ischemic Encephalopathy. Urology,2012,80（1）:196-199.

6. ZOTTER H,GROSSAUER K,REITERER F,et al. Is bladder voiding in sleeping preterm infants accompanied by arousals? Sleep Medicine,2008,9（2）:0-141.

7. AXELIN A,CILIO MR,ASUNIS M,et al. Sleep-Wake Cycling in a Neonate Admitted to the NICU. The Journal of Perinatal & Neonatal Nursing,2013,27（3）:263-273.

8. ZHANG YS,HUANG CX,WEN JG,et al. Relationship between brain activity and voiding patterns in healthy preterm neonates. Journal of pediatric urology,2015,12（2）:113.

第 二 十 二 章

上尿路尿流动力学检查

第一节 概　述

上尿路动力学检查(pressure flow study of upper urinary tract,PFUUT)是指用流体力学的原理对上尿路功能进行评估,了解上尿路是否存在梗阻或梗阻程度的检查方法。常用的方法有肾盂压力/流率测定和排泄性尿路造影等,其他方法有同位素肾图和超声检查等。通过上尿路动力学检查,医生可以了解被检查者肾脏、肾盏、肾盂、输尿管的形态和功能。该方法在儿童患者主要用于肾盂输尿管连接处梗阻和膀胱输尿管连接处梗阻的诊断及判断治疗效果等。

20 世纪 50 年代 KillF 开始研究上尿路动力学,但是由于方法和检查仪器的不完善,很少应用于临床。60 年代末,许多学者利用肾盂穿刺插管,再向肾盂匀速灌注等渗盐水测定肾盂内压力,根据压力变化来了解上尿路输送尿液功能和判断有无梗阻。后经 Whitaker 发展完善,即形成了现在的肾盂灌注压力 - 容积测定(Whitaker试验)(图 22-1-1)。随后有人对 Whitaker 试验进一步改进,发展形成了肾盂恒压灌注试验(CPP 试验)。

顺行压力测定(antegrade pressure measurement, APM)也称灌注压力 - 流率测定,是上尿路顺行测压的一种方法,它是 Whitaker 于 1973 年设计用于诊断上尿路扩张是否由梗阻引起。该检查可以用于诊断肾盂输尿管连接处的可疑梗阻,或膀胱输尿管连接处的可疑梗阻。

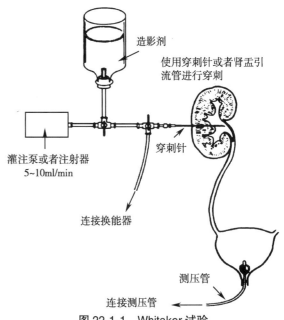

图 22-1-1　Whitaker 试验

Whitaker 曾经评价他自己的方法,"Whitaker 试验"并不是对所有类型的上尿路梗阻都有较高的诊断价值,它并不适合作为上尿路梗阻的筛查实验。之后 Whitaker 等人在 1984 年报道在所有上尿路梗阻患者中,有 39% 肾图不能发现,而 APM 检查可以发现。之后有人提倡将该方法作为诊断上尿路梗阻的一线方法。Wolf 等人 1996 年报道,在成人中尿路造影和动态核素显像诊断上尿路梗阻效果较好,之后 "Whitaker 试验"再次被认为不应当作为一线诊断方法。2010 年,Lupton 等人的研究中,将排泄性尿路造影作为诊断上尿路梗阻的金标准,他们发现,在以下情况下 "Whitaker 试验"价值较大:①无创检查怀疑上尿路梗阻但不能确诊;②肾功能较差且怀疑上尿路梗阻;③腰部疼痛但利尿肾图检查结果阴性(肾功能差时,如果利尿不能增加尿液量,利尿肾图可能会存在假阴性);④怀疑间断梗阻;⑤利尿肾图显示明显扩张。

上尿路动力学检查主要包括尿路造影、同位素肾图、超声、肾盂基础压力和灌注压力的测定等。检查方法有经肾或输尿管造瘘管的压力测量、经皮肾盂穿刺灌注测压法、经膀胱输尿管插管测压、术中肾盂输尿管穿刺测压、静脉尿路造影时的动态放射学观察等。但上述方法在临床应用过程中均存在明显的缺陷,限制了其使用。1994 年国际上尿路动力学协会出台了上尿路流体力学的标准术语,为规范上尿路动力学研究和论文写作奠定了基础。

第二节　检查的意义

一、评估上尿路是否梗阻及梗阻的程度

上尿路梗阻(upper urinary obstruction)可以发生在上尿路的不同部位,以部分梗阻多见。病因由梗阻部位而异,既可以因上尿路本身病变引起,也可以由来自下尿路的病变所致。上尿路病变包括:先天性肾盂输尿管连接部梗阻、结石梗阻、肾盂输尿管的肿瘤、畸形血管压迫、局部炎症造成的狭窄等。下尿路病变包括:神经源性膀胱、尿道狭窄等。在急性尿路梗阻时,出现类似应用利尿药后大量利尿时的尿流动力学改变:肾盏、肾盂收缩增加,输尿管蠕动加强,肾盂输尿管内压上升,随着梗阻时间的持续,将进入慢性尿路梗阻阶段,出现刺激冲动的失调,蠕动不规则,表现出压力波形幅度增高和时间的延长。由于梗阻持续存在且程度加重、蠕动将出现自主性节律,随着蠕动频率增加将导致上尿路压力升高,肾盂肾盏扩张积水。正常的肾盂压力通常小于 15cmH$_2$O,梗阻后肾盂内压力高于 20cmH$_2$O,甚至高达 90cmH$_2$O 以上,肾盂内尿液反流至肾脏有可能会造成不可逆性肾损害。长时间严重梗阻,上尿路肾盂输尿管壁弹力纤维及平滑肌退化、纤维化,肾皮质受压萎缩,肾功能损伤,上尿路输尿管蠕动功能完全丧失。在功能性肾积水与梗阻性肾积水不易区别的情况下,通过上尿路尿流动力学检查,压力测定可为临床明确诊断提供客观依据。上尿路尿流动力学可作为估计梗阻解除后肾功能能否恢复的预后评判,静脉肾脏造影及放射性核素肾图可反映肾脏器质性损害程度。损害越严重恢复就越困难,测定基础肾盂压力可判断肾修复能力。有人认为,肾穿刺测定肾盂基础压,如压力大于 10cmH$_2$O(0.98kPa),X 线肾盂造影显示肾盂肾盏有张力,则肾功能恢复可能性大;如压力小于 5cmH$_2$O(0.49kPa),则 X 线显示结构混乱。

二、评估先天性巨输尿管症

先天性巨输尿管症是原发输尿管神经肌肉结构发育不良引起的疾病。表现为输尿管增粗、延长,但并不曲张,蠕动减弱。由于肾盏、肾盂起搏功能及冲动传递功能的损害,动态影像学检查无法观察到输尿管蠕动及尿液流速缓慢,上尿路压力与正常基础压力相仿,约 5cmH$_2$O,不伴有逆流。先天性巨输尿管尿流动力学特点是输尿管明显增粗、扩张、不迂曲,输尿管内压力大致正常。

三、评估膀胱输尿管反流

由于膀胱输尿管本身的病变或下尿路梗阻均可引起膀胱输尿管尿液反流,如尿道狭窄、尿道瓣膜、膀胱颈梗阻、前列腺增生、膀胱肿瘤及神经源性膀胱等。由于排尿阻力的增加,为克服阻力膀胱内压力明显增加,膀胱壁代偿性增厚,长期则可破坏输尿管膀胱瓣膜作用,从而增加了上尿路的压力,致使输尿管平滑肌功能代偿性失调,导致上尿路积水。

四、其他

上尿路感染(upper urinary tract infection)会影响尿液的运输。肾盂肾炎可以降低输尿管的蠕动活性;一些细菌毒素可以抑制输尿管的收缩力,如大肠埃希菌内毒素等。有作者发现局部感染可以明显抑制输尿管的运动,在严重感染的病例发现输尿管会完全失去蠕动的能力。另外,Makker 发现继发于阑尾炎、溃疡性结肠炎或腹膜炎的后腹膜感染,常会并发输尿管扩张。

利尿药可直接影响上尿路尿流动力学的状态。试验证明,应用利尿药后,尿量增加,上尿路扩张,收缩强度、蠕动频率及幅度加强,肾盂及输尿管内压力增加,从而加速了尿液的输送。临床上应用利尿试验,在核医学或放射影像学的监测下,作为小儿功能性肾积水与梗阻性肾积水的鉴别诊断,可显示小儿先天性泌尿系统畸形的特征性改变。输尿管平滑肌细胞内存在自主神经受体,分为肾上腺素受体(即 α 受体与 β 受体)及胆碱受体。在动力学上也受到各种药物的影响,例如:组胺能强烈地刺激上尿路平滑肌收缩

与蠕动,促使肾盏、肾盂、输尿管内压力增高;麻黄碱可刺激 α 受体使上尿路平滑肌明显收缩,肾盂、输尿管蠕动加强;相反前列腺素 E₁ 可抑制上尿路收缩与蠕动;曲吡那敏(苄吡二胺)、苯海拉明对上尿路也起抑制作用。

临床上发现输尿管对病理状况的反应和年龄有一定的相关性。可以观察到较严重的输尿管扩张常发生在婴儿和儿童身上,而较少发生在成人身上。实验数据表明,这种临床现象主要取决于在相同的输尿管腔内压力负荷条件下,不同年龄层次的输尿管则表现出不同的变形能力。例如幼兔输尿管的变形能力明显大于成兔输尿管的变形能力。另外,肾上腺素可以使幼兔输尿管管腔直径变小,而在相同情况下对成兔输尿管没有影响。这个体外实验表明,幼兔输尿管对肾上腺素的反应能力较成兔敏感。年龄因素同时会影响输尿管对 β 肾上腺素能受体激动药的反应,该反应可以舒张输尿管,而随着年龄的增加,这种能力也逐渐减弱。实验证明,对输尿管的舒张作用很大程度上取决于 cAMP 的水平,随着年龄的增加,参与合成 cAMP 酶的活性降低,而降解 cAMP 酶的活性没有改变。在豚鼠中发现,从 3 周到 3 岁,其输尿管的环行肌不断增加。同样的结果也被 Cussen 所证实,其通过对 12 周至 12 岁不同人输尿管的活检发现,随着年龄的增加,输尿管平滑肌细胞的数量和体积都随着年龄的增长而不断增加。同时还发现,输尿管管壁弹性纤维的数量也伴随年龄的增长呈不规则的增加。输尿管的收缩能力也受年龄的影响。离体实验发现,从 3 周到 3 岁豚鼠输尿管的最大收缩能力不断增加。

第三节 检查的方法

上尿路(upper urinary tract)尿流动力学检查目前在临床上应用相对较少,在小儿中的应用更少,但其对上尿路病变的评估仍有一定的临床价值,因此本章中加入上尿路尿流动力学检查的相关知识,以方便读者更好地理解和掌握尿动力学知识。

一、超声检查

B 超检查因其检查方法简便、不受条件限制、普及率高,可作为上尿路梗阻诊断的首选方法,可清楚显示肾脏病变,肾盂、输尿管形态及扩张程度。若方法得当可观察到输尿管的蠕动率、动态变化等,为进一步检查作筛选。同时,由于其安全、无创,易被小儿及家长接受。

(一)患者准备

肾脏超声检查一般不需要做特殊的准备,若同时检查输尿管和膀胱,可以让受检查者在检查前 6 分钟饮水 500ml,并保持膀胱适度充盈,以使肾盂、肾盏显示更加清晰。

输尿管超声检查宜在晨间空腹检查,以排除肠气干扰。必要时,前一日禁食产气食物,服用缓泻剂、消胀片等。检查前大量饮水,适当充盈膀胱。必要时,饮水后服用呋塞米或肌内注射呋塞米 15~20 分钟后检查。

(二)检查仪器

通常用线阵式或凸阵式超声探头,频率 3.5Hz(消瘦者或新生儿用 5.0Hz)。其优点是视野广阔,容易获得整个肾脏的切面图像。有条件者采用彩色多普勒超声检查仪有助于区别扩张的输尿管与腹部血管,识别结石(常出现彩色快闪伪像)和观察输尿管口尿流喷射现象。

(三)检查方法

1. 肾脏扫查的体位及切面 ①扫查冠状切面:患者仰卧位或侧卧位,探头置于腋后线,纵向扫查,使声束指向内前方。以肝脏和脾脏为声窗,可分别获得右肾和左肾的最大冠状切面声像图。标准肾脏冠状切面呈外凸内凹的蚕豆形,此切面应显示肾门结构。②扫查矢状切面:患者取仰卧位或俯卧位,探头置于腰背部或季肋角部纵向扫查,并使声束向上倾斜,获得肾脏矢状切面图。冠状和矢状切面可统称为肾脏的长轴切面。③扫查横切面:在冠状扫查的位置,旋转探头 90°,可获得肾脏的横切面声像图。标准肾门部横切面似马蹄形。此切面应显示肾门结构,并使显示的前后径(厚度)和宽径最小。④利用冠状切面和 / 或横切面显示肾门部血管:使用彩色和脉冲多普勒诊断仪分别检测肾动脉、肾段动脉、叶间动脉的血流速度、阻力指数、加速时间。在上腹部横断扫查,检测肾动脉起始段的各种血流参数。

2. 输尿管扫查的体位及切面 ①受检者侧卧位冠状扫查输尿管长轴切面,以肾门和积水的肾盂为标志,显示肾盂输尿管衔接部,然后沿长轴追踪扫查,逐段显示输尿管。也可取仰卧位分别在下腔静脉和腹主动脉外侧 1~2cm 处纵向扫查,寻找扩张的腹段输尿管,向下追踪盆腔部输尿管。②以膀胱为声窗,在膀胱三角区显示输尿管膀胱壁段及两侧输尿管口。向上逆行追踪检查盆段输尿管。有条件时,使用彩色多普勒辨认输尿管出口并观察和对比双侧输尿管喷尿。③受检者取仰卧位,以髂总动脉末端及髂外动脉为标志加压倾斜扫查,在髂总动脉前方寻找到输尿管后,调整探头方向,显示输尿管第二狭窄部。若充盈的膀胱影响检查,可先检查盆段和膀胱壁段,排空膀胱后再检查第二狭窄部。④受检者取俯卧位经背部扫查,显示积水的肾盂后,向下追踪探测到肾盂输尿管连接部和上端输尿管,直到受髂嵴声影影响为止。在经腹部显示输尿管困难时,此切面作为补充,不必常规扫查。测量方法:测量肾脏长径,标准肾脏冠状切面或肾脏的最大矢状切面,从上极的上缘至下极的下缘;测量肾脏宽径,标准肾门部横切面,从肾门内上缘至外侧缘,肾窦宽径从肾窦高回声的内侧缘到外侧缘;测量肾脏厚度,标准肾门部横切面,从前缘至后缘。

(四)检查内容

1. 肾脏 ①肾脏的位置、形态、大小、包膜回声是否正常。如果一侧找不到肾脏,则应了解有无手术史,注意有无异位肾(盆腔、胸腔)、萎缩肾或先天性肾发育不全、肾缺如(单肾),并作仔细检查和鉴别。②注意肾皮质、髓质(锥体)的厚薄和回声强度有无异常改变,有无集合系统(肾盂、肾盏)扩张征象。③观察肾内有无弥漫性或局限性回声异常。④若发现局限性回声异常,应确定其部位(肾实质、锥体或肾窦区)、大小、形态和回声特征。⑤观察肾周有无积液或其他异常征象。⑥怀疑肾脏恶性肿瘤时,应常规检查肾门部及主动脉、下腔静脉周围有无肿大淋巴结,肾静脉和下腔静脉内有无瘤栓。

2. 输尿管 ①自肾盂开始向下扫查,观察输尿管是否扩张、扩张的程度及部位。②正常输尿管内径狭小,超声不能显示。大量饮水使膀胱高度充盈后检查,可能显示输尿管下段和膀胱壁段及其蠕动,其内径可达 2~4mm。③最易显示的部位为肾盂输尿管连接处和膀胱壁段(即第一和第三狭窄部)。通常先依次检查这两处输尿管,若能确定病变所在,可不必常规检查第二狭窄部。④输尿管走行是否正常,有无迂曲。⑤扩张的输尿管末端部位、形态;管壁有无增厚及增厚的范围;观察输尿管腔内有无异常回声及其大小和回声特征,如结石、肿物等。⑥尽可能找到输尿管开口的位置(膀胱壁段),观察开口处有无结石或肿物等异常回声。⑦有条件时,使用彩色多普勒观察输尿管口的尿流信号,也可利用彩色快闪发现微小结石。

(五)注意事项

超声检查虽然对肾脏疾病的诊断和鉴别诊断有重要价值,但是尚存在许多局限性,甚至是"盲区"。超声诊断医师必须对各种疾病的超声检查价值和局限性有足够认识。超声检查"无异常",不等于"无疾病",更不能称正常。必要时,建议进行其他检查。

1. 肾积水检查注意事项 ①轻度肾积水的超声诊断必须慎重,需与正常肾外肾盂鉴别。②单侧肾积水的梗阻部位必然在上尿路。双侧肾积水的梗阻部位可在上尿路,也可在下尿路,包括前列腺。但是肾积水和梗阻的病因诊断需结合其他影像检查。③超声不能根据肾实质变薄程度确定肾功能的有无。④有条件时,急性梗阻病例应检查肾内动脉阻力指数(resistive index,RI),患侧输尿管口尿流信号是否减弱或消失。

2. 肾结石检查注意事项 ①较小肾结石可能仅显示点状强回声而无声影。此类结石多积聚于肾小盏的后部,若不伴有积水,容易被肾窦回声掩盖。②应注意与肾内钙化灶、肾动脉钙化、肾乳头坏死钙化等鉴别。肾产气菌感染引起的肾内气团,也可能被诊断为肾结石。③超声检查肾结石病的价值有其局限性。超声对肾结石诊断的敏感性较高,但常规超声检查在判定结石空间位置方面不够精确。对数目很多且较大的结石和鹿角状结石,超声常不能整体显示。

3. 输尿管囊肿检查注意事项 ①本病可合并其他尿路畸形,如双输尿管、异位开口等。②需要与输尿管脱垂和输尿管憩室鉴别。前者顶部呈脐样凹陷,无囊肿特征。后者多发生在输尿管与膀胱的交界处,特点为不突入膀胱腔,而位于膀胱之外与输尿管相连。③合并结石,可在囊肿内显示强回声光团及声影。

4. 输尿管结石检查注意事项　①不伴输尿管扩张的中、上段小结石,尤其是在非急性疼痛发作期,声像图很难显示,需进行腹部 X 线检查。而临床有典型输尿管结石表现,即使声像图正常者,也不能排除输尿管结石。②部分透声好的结石可以不伴有声影,并注意与肿瘤鉴别。③膀胱彩色多普勒检查观察输尿管尿流减弱显著者和伴有快闪伪像者提示结石可能性大。

(六)利尿多普勒超声

利尿多普勒超声是传统超声技术的一项改进,最早由 Engelman 用于诊断成人肾盂输尿管梗阻,可反映梗阻与非梗阻肾脏对利尿剂的反应情况。部分性梗阻引起的肾积水患者肾脏形态与肾脏血流参数没有显著的异常,但如果不予治疗,积水肾脏的功能将会逐渐恶化。部分性梗阻的肾脏看似正常的原因可能在于肾功能的代偿性减退,即肾脏功能及肾盂扩张程度处于易受多种因素影响不稳定的平衡状态,从而引发形态学及血流参数的变化。利尿超声检查正是利用了这一原理。

鉴于单纯使用阻力指数评估小儿肾积水肾脏功能的误诊率高,越来越多的研究着重于改进多普勒超声的诊断方法。Rawashdeh 等行动物实验表明,使用呋塞米后,无梗阻肾脏的血流速度、尿量虽有明显的变化但 RI 没有显著差异,而梗阻肾脏的 RI 在使用呋塞米后明显增高,双侧 RI 的差异变大。更多的研究显示,利尿多普勒超声可以提高诊断不明显的肾盂扩张,加强肾脏功能受损病例的诊断准确性,并能在一定程度上预测积水肾脏的功能预后。

成年人和小儿应用呋塞米后可使梗阻肾脏的 RI 显著增高,而无梗阻的肾脏没有变化。给予患者一定的生理盐水负荷后再应用呋塞米,可引发分离变化,即梗阻侧的 RI 升高而非梗阻侧的 RI 则降低。鉴于小于 4 岁的小儿及新生儿采用成人的标准误诊率较高,尤其适合应用利尿多普勒超声检查。部分患者 RI 仅轻度升高,也适合采用。采用了这种改进之后,4 岁以内儿童的假阳性率及 4 岁以上儿童的假阴性率均有下降,使超声鉴别诊断小儿梗阻性肾积水与非梗阻性肾积水的准确率达 98%。

二、X 线检查

(一)X 线检查的特点

1895 年德国物理学家伦琴发现了 X 线,不久 X 线即被用于人体的疾病检查,并由此形成了放射诊断学。成像依据为人体不同部位组织密度的差异。

不用引入任何造影而拍摄的腹部 X 线照片称为腹部平片。腹腔内脏器的密度都属于软组织密度,缺乏自然对比。但是,当某种脏器因疾病而发生钙化或有不透 X 线的异物、结石,或腹腔内有游离气体出现,肠腔内气体、液体增多或肠管有扩张时,就会出现密度高低的差别而在照片上显示出来。另外,在正常情况下,腹壁脂肪层、肾脏周围的脂肪层和腰大肌阴影等也能在照片上显示出来。腹部平片包括直立前后位、直立侧位、仰卧前后位、侧卧水平位和仰卧水平侧位等。其中直立前后位可显示膈下游离气体、肠腔或腹腔的液平面、肾内或腹腔脓肿的气液平面。直立侧位适用于腹腔内肿块、脓肿、钙化、结石的定位。仰卧前后位可清晰地显示出扩张肠曲的分布、扩张的程度和肠壁间的距离。仰卧水平位适用于检查病情危重,不能站立而又需了解有无腹腔游离气体或肠腔内液平面,以及腹腔内有无积液的患者。仰卧水平侧位适用于危重不宜多翻动的患者,可以显示少量气腹及肠管气液平面,同时可以确定脓肿的位置等。

泌尿器官均由缺乏自然对比的软组织构成,X 线检查多需造影才能显示。肾有排泄含碘造影剂的能力,尿道又与外界相通,因而泌尿系统的造影为常用检查方法,且占重要地位。USG 和 CT 对泌尿系统疾病的检查优于 X 线,应用日益普及。

泌尿系造影前往往常规拍摄腹部平片。一般拍腹部平片准备工作较简单,但如有输尿管结石,由于大便的影响可能显影不明显,在拍平片前应给予清洁灌肠。在拍片前 3 天,不宜用 X 线显影的药物,如含铁、碘、钡钙等制剂,以及不易溶化的药物。检查前 2 天服用活性炭片,用来吸附肠道里的气体。检查前 1 天晚上服用番泻叶,帮助排便。检查当天早晨禁食,尽量排空大便。

(二)正常 X 线表现

腹部 X 线平片是泌尿系统 X 线检查的初步检查。平片可观察肾的大小、形状和位置,并可显示泌尿系统结石和钙化。摄影前应清洁肠道以免粪便和气体干扰。

腹平片上可看到两侧肾的轮廓。正常肾边缘光滑,密度均匀。肾影长 12~13cm,宽 5~6cm,其上缘约在第 12 胸椎上缘,下缘在第 3 腰椎下缘水平。一般右肾略低于左肾。肾有一定的移动度,但不超过 1 个椎体的高度。肾轴自内上行向外下,与脊柱纵轴形成一定的角度称倾斜角或肾脊角,正常为 15°~25°。侧位上,肾影与腰椎重叠,上极比下极稍偏后。

正常输尿管在腹平片上一般不显影,但是发生输尿管结石或其他输尿管梗阻性疾病时,可以看到高密度的结石和梗阻近端输尿管积水征象。

(三)上尿路疾病 X 线表现与诊断

上尿路结石可位于肾至输尿管的任何部位。结石的成分不同,形状、密度也不同。多数结石含钙,密度较高,能在 X 线平片上显影,称为阳性结石。少数结石如尿酸盐类结石含钙少,X 线照片上不能显影,称为阴性结石,需经造影诊断。结石的主要临床表现是肾绞痛、血尿、排尿困难,以及继发感染的症状。90%以上的结石可由 X 线平片显示,故平片是检查结石的首选方法。尿路造影可诊断阴性结石,能确定可疑影是否在肾内和输尿管内。阴性结石在造影上可显示为充盈缺损。造影还能了解患肾的功能,是否有继发感染和 / 或肾盂扩大。必须指出,结石的密度可以高于、等于或低于造影剂的密度,不少结石在尿路造影时反而不能见到,因此,必须强调平片对结石诊断的重要性。

泌尿系长期或反复发生的炎症可以引起肾脏瘢痕、纤维化、钙化,最后肾脏缩小。腹平片可看到肾内钙化。钙化可为云絮状、环形或花瓣状,有时可以描绘出脓腔的轮廓。全肾钙化,肾影增大或缩小。肾影缩小,有时见边缘略不规则,高低不平或有局部凹陷区。

尿路梗阻引起肾积水(hydronephrosis),常见原因是结石、肿瘤或炎性狭窄引起的阻塞。排尿功能障碍也是造成积水的原因之一。梗阻可引起其上方管腔内压力增高,肾盂肾盏扩大,并可使肾皮质逐渐萎缩。X 线检查能确定梗阻的部位和性质、积水及功能损害的程度。尿路造影是观察肾积水的有效方法。

三、CTU

(一)原理和方法

近年来多排 CT 的应用和普及日益广泛,亚秒级的 16 层和 64 层螺旋扫描及强大的后处理功能,使得重建图像达到了各向同性分辨率的效果,各种三维重建成像成为可能。MIP 技术可以显示高密度的钙化病灶及相关的信息;CPR 技术可以使走行迂曲的输尿管展示在一个平面上,直观显示输尿管全程,输尿管有无狭窄、扩张及程度,很好地显示结石部位,管壁或管内是否有肿瘤性病变及侵犯的范围,有利于对病变的观察;MPR 技术可进行冠状、矢状或任意方向重建,能从不同的角度观察病变,最大范围地显示出病变与周围组织器官的关系;VR 技术则能更直观立体地再现了肾盂、输尿管和膀胱的形态结构,清晰显示泌尿系统的各种畸形。

电子计算机断层扫描尿路造影(computed tomography urography,CTU)是在注射对比剂后 30 分钟开始行全尿路扫描,应用 MIP 技术、CPR 技术等行尿路系统三维重建,用于整体观察肾盂、输尿管和膀胱,显示突向腔内的病变。CTU 可同时显示肾实质、肾集合系统、输尿管及膀胱的立体图像(图 22-3-1),已成为一种新的无创检查方法。

(二)CTU 的优缺点

1. 优点　64 层螺旋 CT 扫描速度快、时间短,自肾上极至耻骨联合处扫描,一次屏气只需 6~10 秒即可完成。获得包括肾实质整个尿路的三维立体图像,可清楚地显示肾盂、输尿管及膀胱的全貌,对输尿管的变异、畸形、受压及扩张等改变显示清晰。能显示尿路的狭窄程度,管腔内有无充盈缺损,管壁有无增厚,是否光整等。对重复肾盂输尿管畸形,能显示重复肾盂的位置、重复输尿管的走行,以及重复输尿管开口于膀胱的位置或异位开口于何处。还可以根据重复肾盂输尿管的显影时间来推断肾功能情况。CTU 检查不用事先做肠道准备,不用腹部加压,为儿童和老年患者提供了更大的方便。CTU 的图像可以任意方向旋转观察,从而清晰地显示病变的范围和部位,给诊断和临床医师制订手术方案带来了方便。

2. 缺点　本检查排泄期的延迟时间有时较难确定,特别是对于肾功能较差的患者。此外,有时输尿管难以显示,尤其是下段输尿管常因其蠕动无法清晰显示。McTavish 等人认为排泄期追加注射 250ml

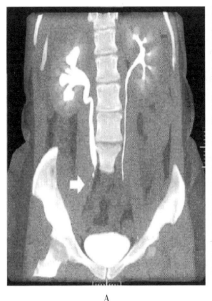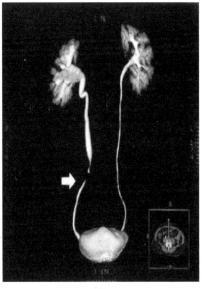

A　　　　　　　　　　　　　B

图 22-3-1　CTU 尿路图像

A. 排泄期 CT 扫描 MIP 图像主要显示输尿管结石梗阻造成上方的输尿管和肾盂积水,而结石(箭头)与输尿管内的对比剂因密度相近较难分辨;B. VR 图像显示右侧输尿管中段见充盈缺损区中央点状高密度影(箭头),其上方见输尿管扩张积水,对结石的诊断只能提供间接证据

生理盐水有利于下段输尿管的显示。此外,CTU 检查时患者所接受的射线剂量较大也是一个值得考虑的问题。

(三) CTU 与其他传统检查的比较

B 超检查对肾脏和膀胱病变诊断有其独到之处。但由于输尿管位于腹膜后,前后都有脂肪层,加之肠道气体的影响,给 B 超诊断带来很多困难。KUB 是发现泌尿系统结石最简便的方法,但由于图像重叠和肠管气体的影响,使得某些不明显的结石被遗漏,对阴性结石无能为力。IVP 是检查泌尿系疾病的重要方法,但与 CTU 比较有以下不足:①两者都能得到泌尿系统全程图像,但 CTU 是三维图像,可从不同方向来观察整个泌尿系统情况;而 IVU 则一次曝光只能获得一幅图像。另外,CTU 去除了骨骼、肌肉和腹腔脏器的叠加影响,使泌尿系图像显示更加清晰。②对于阴性结石,CTU 可结合轴位图像测得 CT 值,显示结石的位置、大小和形态;而 IVU 则难以显示阴性结石。③对输尿管肿瘤和狭窄,CTU 不仅能观察到与 IVP 相同的征象,还可观察病变的范围、肿瘤的大小、病灶与周围组织的关系,IVP 则难以做到。④在 CTU 检查的同时还可以对肾脏、输尿管和膀胱进行增强扫描,通过对病变实质期强化程度分析确定病变的性质。另外,IVP 摄片时需腹部加压,增加患者痛苦,儿童和年老体弱者不易接受。总之,CTU 与其他泌尿系检查方法比较,具有扫描时间短、图像分辨率高、多种成像方式、多方位观察病变、无须肠道准备和腹部加压等优点,是目前肾脏、输尿管、膀胱等多数解剖性疾病的首选检查。

(四) 注意事项禁忌证

以下患者禁止进行本项检查:①对碘过敏及甲状腺功能亢进者;②有严重的心血管病变;③肾功能严重损伤;④急性传染病及高热患者;⑤严重的尿闭、肾绞痛发作及全身衰竭者。

四、MRU

(一) 原理和方法

MR 水成像是利用重 T_2 加权成像技术直接显示含水结构的成像,其主要原理是用长重复时间及特长的回波时间来区分静态液体和周围软组织结构,从而突出含水器官影像,达到"造影"效果。磁共振尿路造影(magnetic resonance urography,MRU)是磁共振水成像的一部分,是利用尿液作为天然对比剂,清晰显示尿路全貌及梗阻情况和病理改变,对梗阻而致扩张积水者效果更佳。MRU 临床应用广泛,主要用于检查尿路梗阻性病变。

1986年,Henning等首先应用重T_2快速采集弛豫增强序列诊断尿路扩张,至1995年Rothperad等利用重T_2快速自旋回波序列加脂肪抑制技术改进了此技术后,MRU图像质量明显提高,因其简便、无创伤及适用范围广,在临床得到了迅速推广应用。MRU成像原理是根据尿路内液体具有长T_2弛豫值的特性,综合运用磁共振扫描序列和参数,主要是通过重T_2加权成像技术,可突出显示尿路中水的信号,抑制周围组织信号,然后将原始图像进行后处理,经三维重建和多角度旋转得到MRU图像,其中脂肪抑制和预饱和技术是MRU产生的关键。

MRU图像质量常受肠道潴留物、呼吸运动和血管搏动伪影等影响,检查前患者要求空腹禁食水,检查时口服5% GD-DTPA造影剂稀释液可抑制胃肠道液体信号,对婴幼儿则需要用镇静药使其能安静配合。因此,MRU必须满足以下条件:良好的液体背景对比度、较高的空间分辨率、良好的制动及呼吸运动伪影抑制,才能得到高质量的图像。

（二）MRU的优缺点

MRU作为一种新的泌尿系疾病检查方法有很大的优势,首先不需要使用造影剂和逆行插管即可清楚显示尿路情况,且安全、无创伤、无明显并发症,扩展了MRI的临床应用范围,对IVP不显影、不能耐受逆行尿路造影、肾穿刺造影和碘过敏患者也适用,尤其是婴幼儿和年老体弱者。MRU非常适合尿路梗阻性病变的诊断,显示尿路扩张的敏感性达100%,特异性达96%,既能显示尿路扩张的程度,又可显示梗阻的部位和梗阻的原因。MRU的三维图像可多角度、多方位旋转观察肾脏、输尿管和膀胱的病变情况及相互关系,为肾功能差或丧失、IVP使尿路不能显影或需延迟很长时间才能确定梗阻平面的患者提供了一个快速的诊断方法,而对于非尿路梗阻患者则侧重于观察肾脏输尿管本身疾病及有无肾积水情况,均具有较高的临床应用价值,可以作为先天性疾病的筛查方法,更好地指导临床治疗方案的制订。

MRU也有其局限性。MRU仅能在一定程度上反映肾功能情况,肾功能良好者MRU表现为肾实质高信号,肾功能低下者MRU表现为肾实质低信号、集合系统扩张积水肾皮质萎缩,而不像IVU那样直观显示肾功能,并且MRU无法评估肾功能。单纯依靠MRU影像对部分病例定性诊断较为困难,需结合常规磁共振影像。此技术不能发现膀胱输尿管反流,腔内外梗阻之间的区别也有一定困难。对于小结石、小肿瘤,在图像重建过程中可被尿液高信号掩盖而造成诊断假阴性。MR设备成本高,在基层医院还不普及,且MRU检查费用较高,还不能像IVU那样作为常规的泌尿系检查。

（三）MRU与CTU的比较

MRU也是一种泌尿系三维成像,优点是无辐射、无创伤,不需注射对比剂,对肾功能明显减退、肾盂积水而显影不良及碘过敏患者尤其适用。MRU能显示尿路梗阻的部位及梗阻程度,但与CTU相比,其图像分辨率低,不能了解肾功能状况,对梗阻不明显的输尿管疾病显示欠佳。由于MRU对钙质不敏感,故不能直接显示泌尿系统结石。另外,体内带有心脏起搏器或其他金属物者不能做MRU检查。

（四）注意事项

1. 检查前应向患者说明扫描过程中射频脉冲发出的噪声及振动较大,可以用棉球塞耳预防,并说明其他有关注意事项等,使患者保持良好的心理状态。

2. 检查前训练好患者在扫描过程中的屏气及呼气,这也是检查成功的关键。摆位时,将患者中腹部用腹带固定,减少因患者腹部呼吸幅度过大产生的伪影而影响图像质量。

3. 扫描前准备工作要充分,如患者一侧肾无功能而另一侧功能正常者,可在检查前2小时口服开水500~1 000ml充盈膀胱,以便于观察输尿管至膀胱入口显影。

4. 合理摆位,尽量让患者体位舒适,避免因扫描时间长而使患者移动体位后产生运动伪影。

五、尿路造影

（一）静脉肾盂造影

1. 原理和方法　排泄性尿路造影(excretory urography)又称静脉肾盂造影(intravenous pyelography, IVP),是泌尿系统常用的造影检查方法。本法是根据有机碘液如泛影葡胺在静脉注射后,几乎全部经肾小球滤过排入肾盏肾盂而使之显影,不但可以显示肾盏肾盂、输尿管及膀胱内腔的解剖形态,还可以了解两肾的排泄功能。

造影剂为三碘有机化合物,常用的有泛影葡胺等离子造影剂,以及碘苯六醇等非离子型造影剂。后者毒性与副作用低,效果较理想,但售价较为昂贵。有机碘液在静脉注射后,几乎全部经肾小球滤过而进入肾小管,最后排入肾盏、肾盂而使之显影,不但可以显示肾盏、肾盂及输尿管、膀胱内腔的解剖形态,还可以了解两肾的排泄功能。

(1)检查前准备:在进行IVP检查前,要详细了解患者的全身情况、过敏史及肾脏功能情况。检查当天早上禁食水,肠道准备同尿路平片检查。造影剂注射前必须先行尿路平片检查,排泄性尿路造影检查根据患者的情况及医生的需要选择不同造影剂用量(单剂量、双剂量或大剂量)、给予方式(静脉慢速滴注、快速注射)及摄片间隔(常规摄片、延迟摄片)等。摄影时应注意X线防护。

(2)方法:仰卧位,成人用60%的泛影葡胺20ml肘静脉注射,约2分钟内注完。注后于下腹加压,暂时阻断输尿管以使肾盂充盈满意。儿童由于肾浓缩功能不如成人,可用76%的泛影葡胺,剂量1~1.5ml/kg。

(3)显影时间:1~2分钟肾实质显影,2~3分钟肾盂、肾盏开始显影,15~30分钟肾盂、肾盏显影最浓。注射后收紧腹部压迫带或将检查床置于头低15°~30°,并注射低张药物(如654-2),以免造影剂过早流入膀胱而影响肾盂肾盏显影。在15、30分钟摄取两肾区片,如显影良好可除去腹压迅即摄影全腹照片,此片输尿管和膀胱迹充盈。如有肾盂积水而显影不清,可延长摄影时间于2~4小时,乃至6~8小时后摄片(在此期间患者可除去腹压,离开检查台)。儿童摄片应略早,可于注射后3、7、15分钟摄片。疑有肾下垂者,加摄立位全腹片一张。

对肾功能较差、肾盂积水和体重较大的患者,常规法显示不佳,可作双剂量法或大剂量静滴注法。前者用量加倍,操作方法同前;后者用量按1.5~2ml/kg计算,加入等量5%葡萄糖或生理盐水,5~10分钟滴完,滴完后1、3、5、10、20分钟各摄片一张。此法不必禁水,也不必腹部加压,肾盂、肾盏及肾实质显示均佳。

2. 静脉尿路造影片表现　排泄性尿路造影能对肾脏功能进行粗略的评估,确定肾积水的程度、残存的肾实质多寡,以及结石治疗后病变肾脏恢复的可能性等。在肾功能尚好时,排泄性尿路造影可准确显示结石梗阻部位。在严重梗阻时,造影剂常不能到达梗阻部位。在肾功能受损严重时需行双剂量或大剂量造影或延迟摄片才能确定。一些单剂量造影剂肾脏不显影的所谓"无功能"肾脏,加大造影剂剂量(双剂量或大剂量)或延迟摄片往往可以见到肾脏显影。

正常IVP图像肾小盏分为体部及穿窿部。顶端由于乳头的突入而呈杯口状凹陷,边缘整齐,杯口的两缘为尖锐的小盏穿窿。肾小盏位于不同平面且指向不同方向(主要指向外方),如果肾小盏恰好面向X线束,成横断面投影(或称正位投影),则形成一个环状影或圆形致密影,易误诊为结石。有时一个肾小盏可接受多个乳头伸入而表现为较大且不规则,多见于上、下盏。肾小盏体部较窄,又称为漏斗部。肾大盏边缘光滑整齐,略成长管状,可分三部分:①顶端或尖部,与数个肾小盏相连;②峡部或颈部,即为长管状部;③基底部,与肾盂相连。肾大、小盏的形状和数目变异较多,有的粗短,有的细长,两侧肾盏的形状、数目也常不同,但一般肾大盏常为3个。肾盂多位于第2腰椎水平,略呈三角形,上缘隆凸,下缘微凹,均光滑整齐。肾盂开头也有较大变异,多呈喇叭状,少数可呈分支状,即肾盂几乎被两个长形肾大盏所代替。有的肾盂呈壶腹形,直接与肾小盏相连而没有肾大盏。这种肾盂易误诊为肾盂扩大。肾盏和肾盂均有蠕动,有时其边缘可见到暂时性凹陷或狭窄,为蠕动波所成。肾血管有时可在肾盏或肾盂边缘造成小的压迹,均属正常。

输尿管长约25cm,上端与肾相接,在腹膜后沿脊椎旁向前下行,入盆腔后多在骶髂关节内侧走行,过骶骨后先弯向外下,再斜行进入膀胱。输尿管有三个生理狭窄区,即与肾盂连接处、越过骨盆边缘处、进入膀胱处。输尿管宽度常因蠕动而有较大变化,边缘光滑整齐有柔和感,也可有折曲。输尿管下端入膀胱处几乎横向,并与膀胱影像重叠。

在慢性不全性梗阻时,肾盂、肾盏显著扩张。根据梗阻时间的长短,肾脏功能可表现中至重度受损,严重受损侧肾脏功能恢复较差。在急性尿路梗阻发生时,由于肾小球有效滤过压下降,滤过率降低,肾近曲小管水及钠重吸收增高,导致造影剂在肾实质停留时间延长浓聚,梗阻超过1~2天可见到肾盏轻度扩张,有时可见到肾周造影剂外渗现象。若尽早解除梗阻,肾功能可较好恢复。

尿路梗阻时造影表现为肾盂或肾盂输尿管积水,应注意积水程度,寻找梗阻部位及可能的原因。在排除结石、肿瘤、结核及炎症狭窄等常见的原因后,肾盂输尿管连接部梗阻常要考虑先天性的原因,尤其是儿童或青少年。一侧性积水多为上尿路梗阻引起;下尿路梗阻所引起的肾盂输尿管积水大都为双侧性的。

在临床上,根据肾盏及肾盂的扩张情况,将肾积水程度分为轻、中、重三度。①轻度,即肾小盏杯口变平,肾大盏扩张增粗呈杵状;②中度,即肾盏继续扩张增粗、肾盂扩张体积增大,但各盏系分界清楚;③重度,即肾盂、肾盏扩张、增大,互相融合成球状,严重肾功能受损时,显影浅淡或不显影。

排泄性尿路造影对泌尿系统结石的主要价值并不在于诊断结石,而在于了解结石对患者肾脏功能的影响,查找容易发生结石和影响结石治疗的肾脏解剖异常,确定结石在尿道中的相对位置等。

先天性异常如独立肾时在一侧无肾阴影,无肾盂、肾盏显影,而另一侧肾呈代偿性肥大;肾发育不全除肾小外,肾盂数目也减少或缺如,肾盂呈茎突状;蹄铁肾可见肾盂肾盏输尿管的长轴上端向外倾斜,下端向内收,呈"倒八字"形,常合并肾盂积水;肾旋转失常可见肾盂和肾门位于肾的腹面,肾盏向后向内侧,也可合并肾盂积水。

肾结核可见干酪破坏性病变特征,早期结核时造影显示小盏顶端受侵蚀,边缘不整齐呈鼠咬状,与小盏相通的一团或多团边缘不整齐的造影剂积聚,肾盂、肾盏边缘不整齐及出现不规则狭窄变形现象;病变发展,肾实质及肾盂、肾盏广泛破坏,常不显影或隐约可见积脓的肾盂、肾盏同肾实质的脓腔相汇合而难于分辨。慢性肾盂肾炎的主要病理变化为肾间质炎症和纤维化,纤维化始于髓质,先发生肾乳头的瘢痕退缩,进而形成皮质凹陷或扁平瘢痕和肾的萎缩。反复尿路感染者可有肾损害表现。

3. 注意事项　对造影剂过敏、中重度肾功能不全者禁用 IVP 检查。检查前做碘过敏试验并备好急救药物,在注射过程中注意患者情况直至检查结束。肾衰竭患者,尿液内造影剂浓度低显影不佳,造影剂排出缓慢且可能会对肾脏存在毒性,加重肾损害,因此肾衰竭患者禁用此检查。多发性骨髓瘤患者、糖尿病患者除非已存在肾功能不全,一般不是 IVP 检查的绝对禁忌证。轻度肾功能不全及多发性骨髓瘤患者,在进行 IVP 检查前、后静脉补液治疗,或补液后应用呋塞米、甘露醇利尿可减轻肾脏损伤。有心力衰竭的患者,IVP 检查应在病情稳定条件下进行,并减少造影剂容量以减轻对心脏的负荷。本检查拍片时辐射对人体有伤害,应当注意对患者身体其他部位的防护,尤其是对性腺进行保护,并尽量缩小拍摄范围。

(二)逆行尿路造影

1. 原理和方法　对因各种原因使排泄性尿路造影时上尿路显影不满意或对造影剂过敏的患者,为明确诊断,需进行逆行尿路造影(retrograde pyelography),即通过膀胱镜向一侧或双侧输管内插入输尿管导管直到肾盂内,注入造影剂以显示病变的部位。一般每侧用 12.5% 碘化钠或 10%~25% 泛影葡胺 5~10ml,对肾盂积水患者酌情增加。

造影前进行的肠道准备同 IVP。检查开始先行膀胱镜检查,然后向输尿管内插入输尿管导管,拍摄一张尿路平片观察输尿管导管的位置是否合适,明确位置合适后,向输尿管导管内注入造影剂。一般以注药时患者腰部有酸胀感为度,摄片后应及时读片。

2. 优缺点

(1)优点:可以清楚显示尿路形态,观察尿路内各种结石,尿路内造影浓度较高,尤适于肾功能不全、顺行法显示不理想者。

(2)缺点:不能了解肾脏灌注和排泄功能;要求无菌操作,技术难度要求较高;尿路感染者不宜做此检查,对肾占位诊断局限与静脉造影相仿。

3. 注意事项　有下尿路急性感染、尿道狭窄、前列腺增生、新近的下尿路外伤或手术禁忌作膀胱镜检查的疾病时,不能作逆行造影。对造影剂敏感的患者,应用逆行肾盂造影比静脉肾盂造影安全得多,但少量的造影剂通过肾盏被吸收仍可造成部分人过敏。

逆行肾盂造影,如注射压力过高会造成造影剂回流又称逆流或反流,进入肾小管或血管周围等处,造成各种特殊的表现。应当避免造影剂回流。常见以下回流:①肾小管回流,造影剂经乳头进入肾小管,表现为由肾小盏中心向皮质方向散布的放射状致密影;②肾窦回流,肾小盏穹窿部撕裂,造影剂回流入肾窦,表现为穹窿周围不规则角状或带状致密影,显著者出现一片不规则毛糙影;③血管周围回流,造影剂沿静脉周围间隙散布,表现为自穹窿向外走行的拱门状细条状影;④淋巴管回流,造影剂进入淋巴管,表现为纤细蜿蜒迂曲的线条影,向肾门方向行走。

逆行肾盂造影可致肾功能紊乱,伴有急性肾衰,特别是有明显的肾盂回流时,可造成死亡。当用硫酸钡作膀胱造影时,可出现输尿管反流,而钡可在肾盏内浓缩致肉芽肿反应并伴有纤维化。

这种方法对尿道及膀胱黏膜有刺激作用并发生水肿。在动物实验中,这种变化在48小时达高峰,并持续至少1周。稀释造影剂并少量低压注入膀胱内,则可减轻膀胱内的炎症反应,临床上使用泛影酸的刺激性比醋碘苯酸为小。

逆行肾盂造影剂中常含有一些附加物,如表面活性剂、右旋糖酐、局麻药物及抗生素。有的造影剂中新霉素的浓度为2.5%,如与含有藻酸钠的导管滑润剂相混合时,偶可发生沉淀,并在膀胱内凝结成块。造影剂中的新霉素也可因为神经肌肉阻滞作用导致暂时性麻痹,致使有先天性缺损的患者发生造影剂在腹膜后外渗。

六、放射性核素显像

放射性核素显像(radio nuclide examination)是将放射性药物引入人体后,利用脏器和病变组织对放射性药物摄取的差别,通过显像仪器来显示脏器和病变的影像,根据病变部位摄取放射性药物是否高于或低于正常组织,分为热区显像和冷区显像。前者病变显示为放射性浓聚,后者病变显示为脏器影像中的放射性淡区。

放射性核素肾显像(radio nuclide renalgraphy)是利用能放射出γ射线的^{131}I-OIH作为示踪剂,经静脉注入,随血液循环至全身,用核探测仪器在体外探测发出的γ射线来测定脏器的功能或显示脏器形态的检查方法。用核探测仪器在体外肾区描绘^{131}I-OIH通过肾脏的时间-放射性曲线称为放射性肾图。它是反映肾脏功能的曲线,而不是肾脏形态的显像。功能正常的肾能将每次进入肾动脉血中的^{131}I-OIH清除90%以上,无肾小管重吸收。然后随尿液至肾盏、肾盂,经输尿管入膀胱。

放射性核素肾显像具有无创伤性、简便、灵敏、定量等优点,肾图对于尿路梗阻是一种可靠、简便的检查方法,诊断符合率可达到80%~90%,评价尿路梗阻时肾功能受损的程度比静脉肾盂造影灵敏。应用肾图,对于筛选肾性高血压,观察血尿、尿路感染及单侧性肾功能受损情况有一定意义。肾图对于肾性高血压的检出率达80%以上。慢性肾炎都为双侧性病变,慢性肾盂肾炎大多数为单侧性病变,部分肾功能测定对于两者鉴别有一定意义。

现在常用显像仪器有扫描机、γ照相机和发射型计算机断层照相机,后者又分正电子类型和单光子类型。它们不仅可以提供脏器或病变的二维平面静态和动态影像,还可给出三维图像或任选的断层图像,能显示深部组织和病变,进行真正的定量分析。

按显像方式可分为静态显像和动态显像。

(一)静态显像

静态显像是在放射性药物引入人体一定时间之后进行脏器或病变的显像,主要是观察脏器的形态、大小、位置,以及病变的有无、数量和大小。它不仅可反映器官的解剖形态变化,还可以反映器官的功能状态和生理变化过程。静态显像主要包括常规肾图、利尿肾图及肾动态功能显像检查。

1. 常规肾图　常规肾图采用^{131}I-OIH(^{131}碘标记邻碘马尿酸盐)示踪剂,反映肾脏有效血流量、肾小管分泌功能和上尿路通畅情况。肾图曲线分为a、b、c段,分别显示肾外尿液及肾内组织血流中示踪剂浓度。a段反映肾供血情况;b段反映肾小管及肾小球功能;c段反映示踪剂随尿排出肾脏的速度,与尿流量及上尿路通畅程度有关。因而可间接提示上尿路尿流动力学变化及有无上尿路梗阻及梗阻程度,以了解肾功能状态。因常规肾图检查经济、方便、迅速,可作为了解上尿路梗阻的首选检查方法,如出现可疑结果可进一步做其他检查,因而在临床中得到广泛应用。

2. 利尿肾图　当常规肾图出现可疑上尿路梗阻图形,或当肾盂扩张、肾盂内示踪剂排泄缓慢时,为鉴别上尿路梗阻原因,Oreilly提出在肾图检查时给患者注射利尿药,增加尿液的排泄,区别假性梗阻,获得了较好效果,对于上尿路梗阻的诊断率达85%。检查开始后10分钟肾图曲线无明显下降时,立即静脉注射呋塞米 0.5mg/kg，溶于 10% 葡萄糖溶液 2ml 内，保持体位与记录条件不变，继续观察 15 分钟。利尿肾图于 1978 年应用于临床，并作为比较常规的检查项目。其原理是当示踪剂滞留于肾盂内不易排出时，肾图 b 段持续上升，不出现下降的 c 段，与器质性上尿路梗阻肾图形态不易区别。给患者静脉注入呋塞米后，即迅速出现下降的 c 段图形，表示无上尿路梗阻存在。如注射利尿药后肾图仍持续上升，则提示存在器质性上尿路梗阻。利尿肾图就是利用利尿药来改变尿流动力状态，以此鉴别上尿路梗阻情况。

3. 肾动态功能显像　肾动态功能显像是利用 ^{99}Tc-DTPA（^{99}锝二乙烯三胺五乙酸）经静脉注入后被肾实质浓聚，并快速随尿液排出的原理，用 γ 相机及计算机从体外连续拍摄肾实质及尿路排泄过程的动态图像过程。

受试者饮食如常，显像前 30 分钟饮水 300ml，排尿后取坐位，背靠 γ 照相机探头采集肾后位影像，视野包括双肾和部分膀胱。"弹丸"式注射显像剂后立即以每帧 1~2 秒的速度动态采集 30~60 秒，得到肾动脉灌注显像；紧接着以每帧 1 分钟的速度采集 20~30 分钟，得到肾动态显像。

利用计算机感兴趣区技术，第一时相（前 30~60 秒）的时间 - 放射性曲线（time activity curve）为肾动脉灌注曲线，可得参数峰时（peak time）和峰值（peak value）。第二时相（20~30 分钟）的时间 - 放射性曲线即为肾图（renogram）。

肾动态功能显像检查方法安全、无创、可靠。可以显示肾脏形态和反映其功能状态，在上尿路尿流动力学方面，可用来临床诊断上尿路梗阻程度、梗阻类型及梗阻部位，显示肾功能状态及肾、输尿管、膀胱形态的变化。在诊断先天性泌尿系畸形，如小儿双肾盂、肾盂输尿管连接部狭窄、巨输尿管及肾积水等有重要意义。特别是在肾积水病例，由于肾功能受损、静脉肾盂造影肾脏不显影时，动态肾功能显像可显示肾形态，为临床提供有意义的参考资料。

注意肾脏定位对曲线形态和时值有重要影响，应保证探头对准肾脏中央部位；描记曲线期间，应保持体位不变；再次检查时，宜待肾区放射性接近本底后进行。

（二）动态显像

动态放射学检查是指在常规静脉肾盂造影检查时，通过监视器对肾盏、肾盂及输尿管在输送尿液过程中的收缩、舒张、蠕动情况作连续动态观察。通过系统地观察造影剂的显示与缺如，肾盂输尿管的收缩、蠕动情况，有无狭窄、扩张及逆流等，并通过计算机处理获得参数，为判断上尿路尿流动力学情况及解剖异常提供系统的临床资料。这种动态显像把生物化学、功能、血流和形态的信息结合在一起加以显示，具有明显的特点，有助于很多疾病的早期诊断和疗效观察。

七、上尿路压力 - 流率测定

上尿路压力 - 流率测定按照检查时的灌注方法可分为顺行压力 - 流率测定和逆行压力 - 流率测定。顺行压力 - 流率测定也叫 Whitakertest 或灌注压力 - 流率测定，可以用于诊断上尿路梗阻。由于其为侵入性，不易被患儿和家长接受，临床上该检查方法使用较少。最近 Paul 及 Patricia 等人的研究发现，顺行压力 - 流率测定安全、有效，对于以下情况下仍然具有使用价值：①无创检查结果示可疑梗阻；②肾功能损害的患者检查结果示可疑梗阻；③腰痛且利尿肾图结果阴性（肾功能差者利尿肾图结果可以出现假阴性，因为利尿剂可能无法增加尿液产生速率）；④怀疑间断梗阻；⑤上尿路明显扩张且利尿肾图结果阳性；⑥上尿路梗阻手术后上尿路持续扩张；⑦尿流改道后安全拔管；⑧评估原发性输尿管肌缺陷和膀胱容量、压力对输尿管动力学的影响。

（一）原理和方法

1. 经皮肾盂穿刺灌注测压　在上尿路扩张积水或怀疑有上尿路梗阻的病例适宜此项检查。检查时需要在超声波定位或 X 线透视观察引导下，经皮做肾盂穿刺，同时置入肾盂测压导管，一般在手术室内进行。检查前插入导尿管，测压仪在肾脏所处位置水平调零，然后将导尿管和肾盂测压管分别与测压仪相连，用等渗盐水以 10ml/min 的速度灌注肾盂，同时连续记录肾盂和膀胱内压力的变化。用 30% 泛影葡胺作灌注液并用 C 型臂 X 线机透视记录或摄片，可了解灌注液通过上尿路的情况、上尿路的形态、输尿管的蠕动情况和可能的梗阻部位。灌注开始后肾盂内压力缓慢上升，当肾盂被充满后，如灌入肾盂和流入膀胱的灌注液速度能达到平衡,肾盂内压力即变稳定,不再上升。如果有梗阻存在,肾盂内压力则持续上升。减慢灌注流速至 3~5ml/min 重复灌注,有助于了解梗阻的程度。肾盂和膀胱的充盈状态通过超声或 X 线透视进行控制,以保持两者适度的充盈并防止膀胱过度扩张。灌注完毕后即拔除肾穿刺测压管,如有梗阻存在则可带管引流。在体外对肾穿刺测压管进行灌注,测定其内在阻力所产生的压力,以便在计算肾盂灌注压力测定结果时加以校正。

本检查中对于不同年龄和体重的儿童一般使用相同的灌注速度或灌注压力。有些医生喜欢根据患儿体重调整灌注速度(如体重大的患儿使用较大的灌注速度),这只能导致更多的假阳性结果,降低该检查的稳定性。因此建议对不同体重的患儿使用相同的灌注速度或灌注压力。但是有研究发现,部分患儿当低速(10ml/min)灌注不能发现梗阻时使用高速(20ml/min)灌注可以有阳性发现。

由于 Whitaker 试验的再现性比较差,曾经受到了很多人的批评,而受 Whitaker 试验的启发,肾盂恒压灌注试验(constant pressure perfusion,CPP)从压力流速关系的另一方面考虑问题,将灌入肾盂的灌注液压力维持相对恒定,测定灌注液通过上尿路的速度来判定上尿路输送尿液的能力和上尿路是否存在梗阻。如以低于膀胱内压的压力来灌注肾盂,还可了解上尿路主动输送尿液的功能(即泵功能)和膀胱顺应性对上尿路功能的影响。接好灌注装置测压装置后,以 20cmH$_2$O 或 30cmH$_2$O 的恒压向肾盂内灌注等渗盐水,灌注开始 5~10 分钟后记灌注液流入肾盂的速度。将膀胱充盈至有明确尿意时重复灌注一次,以了解膀胱充盈对上尿路的影响。充盈膀胱并用低于膀胱内压(一般低于 15cmH$_2$O)的压力灌注,可测定上尿路主动输送尿液的能力。以 30% 泛影葡胺为灌注液,用 C 型臂 X 线透视或照片即恒压灌注肾盂造影,可以了解上尿路形态、蠕动情况、尿液输送方式和梗阻部位。

膀胱空虚或低压时以 20cmH$_2$O 的压力灌注,灌注液通过正常上尿路的速度为(21.0 ± 4.1)ml/min;以 30cmH$_2$O 的压力灌注,流速为(37.8 ± 15.2)ml/min。如果以 20cmH$_2$O 的压力灌注,流速总是小于 10ml/min,则考虑上尿路有梗阻;如流速总是小于 5ml/min,则梗阻严重,需手术解除梗阻以挽救肾功能;流速在 5~10ml/min 为轻度梗阻,可根据肾功能情况和膀胱及下尿路的功能状态考虑保守治疗或手术治疗。以 20cmH$_2$O 压力灌注,膀胱空虚时流速 >10ml/min,但膀胱充盈(至有明确尿意)时流速 <3ml/min,则应详细检查膀胱和下尿路的功能,上尿路的扩张积水可能与下尿路或膀胱功能障碍有关。

为了排除膀胱内压力对肾盂输尿管压力的影响,应同时经尿道插管测定膀胱内压。首先测定肾盂基础压,然后以 10ml/min 的速度灌注生理盐水至灌注压力相对平衡状态为止,记录灌注压力变化。所测得肾盂平衡压力减去肾盂基础压及膀胱内压,即为肾盂相对压力,肾盂相对压力 = 平衡压力 -(肾盂基础压 + 膀胱压)。

一般状态下肾盂相对压力应小于 12cmH$_2$O(1.17kPa),如果压力在 12~20cmH$_2$O(1.17~1.96kPa)之间为上尿路轻度梗阻,压力在 20cmH$_2$O(1.96kPa)以上为中度梗阻,压力在 40cmH$_2$O(3.92kPa)以上为严重梗阻(由于测量设备和条件影响,以上参数与简易染色蓝水测定数值略有一些差异)。另外,也可同时记录肾盂和膀胱的压力变化。如压力差小于 15cmH$_2$O(1.47kPa),提示无梗阻存在。当压力差大于 22cmH$_2$O(2.16kPa),可诊断为上尿路梗阻。Bratt 等提出测定利尿前后肾盂基础压力变化判断上尿路梗阻情况,如果肾功能存在,而注射利尿药后尿液排泄增加,肾盂基础压明显升高,应怀疑上尿路梗阻(图 22-3-2)。有时还需要通过改变灌注速度,观察压力与速度之间的比例关系,通过压力与速度的描记曲线,判断上尿路的功能状态及梗阻程度。

患者的体位变化及呼吸活动对肾盂测量结果均有一定的影响,必要时应采取固定的体位,或采用平均读数的方法进行观测。由于测试设备和测试具体条件的不同,所测得的结果可能不统一,或不能提供满意的诊断标准。目前尚没有

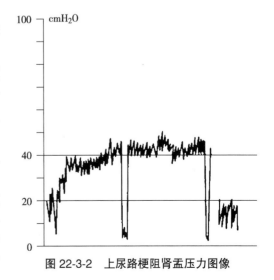

图 22-3-2　上尿路梗阻肾盂压力图像

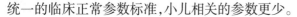

统一的临床正常参数标准,小儿相关的参数更少。

经皮肾穿刺方法:经皮肾穿刺术前患者镇静取截石位插入导尿管,然后转俯卧位,垫高腰枕,常用的部位是腋后线与第 11 肋间、第 12 肋间交叉点,这是因为第 11 肋间以上为胸腔,第 12 肋以下可能会导致工作通道由下向上的角度过大。常规消毒后嘱患者呼气末屏气,穿刺针经皮肤、后腹膜、肾实质和拟定的肾盏进入肾盂,可在透视或超声指引下进行。通过输尿管导管逆行注水造成人工肾积水可以增加手术的成功率。穿刺后置入导管可用于肾盂输尿管的灌注和测压。

2. 经肾造瘘管或输尿管造瘘管测压　此方法由于属于有创检查,在临床上儿童极少用到,适用于手术后留置肾造瘘管或输尿管造瘘管的病例。在具备实验设备的情况下,此检查操作比较简单,患者可取仰卧位或俯卧位,将测压管和造瘘管直接相连,操作步骤同经皮肾盂穿刺测压方法穿刺后的步骤。

牛山武久提出了简易肾盂压测定方法,其方案是肾盂积水患者通过肾盂造瘘管注入染色盐水(生理盐水 500ml 加亚甲蓝 1 支),观察染色盐水通过输尿管进入膀胱的情况,来判断有无上尿路梗阻及梗阻程度。具体方法:以 3.5~10ml/min 的速度经肾盂造瘘管内注入染色盐水,注入前测定肾盂基础压,根据染色液流出肾盂通过输尿管到达膀胱时相应的肾盂内压力变化,判断出尿路的梗阻程度,染色盐水流出肾盂的压力定为通过比。根据压力曲线划分为肾盂压力的三种类型。Ⅰ型:通过压在 20cmH$_2$O(1.96kPa)以下或通过压与基础压差在 10cmH$_2$O(0.98kPa)以下,表示无梗阻存在。Ⅱ型:通过压在 22~40cmH$_2$O(2.15~3.92kPa),通过压与基础压差在 12~30cmH$_2$O(1.17~2.94kPa),表示为中度通过障碍。Ⅲ型:标准肾盂压在 45~80cmH$_2$O(4.41~7.84kPa)仍未见染色蓝水通过,表示高度通过障碍,存在上尿路梗阻。此方法方便、可行,不需特殊设备及 X 线检查,是判断小儿上尿路梗阻的简便方法。尤其是在肾造瘘状态下的患者,可作为判断肾造瘘管拔除的标准。

3. 逆行输尿管插管测压　是采用膀胱镜下逆行输尿管插管的方法测量肾盂压力,并可在不同节段水平测量输尿管内压力。在输尿管导管的末端连接测压装置,由于输尿管导管的插入部位在病变部位以下,造成输尿管不全梗阻,改变了梗阻病变的原形及病变部位的功能状态,对观察及判断上尿路的功能有一定影响,所测得参数仅供临床参考。经皮肾盂穿刺测压与逆行输尿管测压均是一种侵入性检查,给患者带来一定的痛苦,同时干扰了正常的肾盂输尿管功能,并有损伤及继发感染的危险,一般在小儿中不用。此项检查的时机应选择在手术前较短时间内进行为妥,同时应注意给予必要的抗感染治疗。

4. 术中探查　术中给予利尿药,在利尿状态下,直视观察肾盂及输尿管的收缩蠕动功能、速率和形态变化,可以同时进行肾盂或输尿管穿刺灌注测压检查。

（二）缺点

上尿路压力 - 流率测定的缺点。

1. 该检查没有定义和测量梗阻　它只是在非生理高流率情况下测量肾盂内的压力。在正常流率情况下这些压力是不会发生的。在儿童中,肾盂和输尿管的顺应性较好,这种高流率的情况在生理情况下更是难以发生。只有少数肾脏浓缩功能严重受损的患儿中,流率可能会 >10ml/min。考虑到这些,有些医生倾向根据患儿体重调整灌注速度(例如,体重大的患儿使用较大的灌注速度),这可能会导致更多的假阳性结果,降低该检查的稳定性。此即我们不考虑体重对所有患儿使用相同灌注压力的原因。除此之外,该检查在肾盂肾盏系统或膀胱充盈至相应容量时有需要终止的风险。这意味着检查中需要使用超声或 X 线进行检测以确保稳定的测定环境。

2. APM 的侵入性　与 Whitaker 试验一样,CPP 试验对事先没有造瘘管的患者是一项创伤性检查,穿刺肾造瘘需要有一定条件的手术室中进行,这是限制 CPP 试验临床应用的主要障碍。在已有肾或肾盂造瘘管的患者中,如肾盂输尿管成形术后带有肾盂造瘘管的患者,CPP 试验是无创检查,而且在判断上尿路的通畅性、手术效果,以及是否可以拔造瘘管等方面,CPP 试验较传统的夹管试验和经造瘘管造影检查更准确可靠。

（三）注意事项

Whitaker 试验要求有性能良好的恒流灌注设备,如输出流量的脉冲太大,可引起肾盂内压的假性波动而影响计算结果,在灌注装置的输出端接一根阻尼管可以消除或减轻这一影响。检查过程中肾盂内压需连续描记,才能区别肾盂内基础压与蠕动收缩压。Whitaker 试验结果的计算考虑的是肾盂内基础压。肾穿刺测压管一般都较细,阻力较大,其阻力与灌注流速和灌注管的长度成正比,与灌注管内径成反比,计算结果时必须将此因素考虑进去并加以校正,不然会出现假阳性结果,实际应用中还发现,Whitaker 试验结果重复性差,轻度梗阻可能被漏诊,在确有梗阻者用 10ml/min 流速灌注可使肾盂内压很快上升达 80cmH$_2$O 以上,可导致肾内反流。此外,Whitaker 试验测定的是上尿路的通畅性,没有考虑到泵功能问题,因此由蠕动功能障碍所致的上尿路扩张即动力性上尿路扩张,Whitaker 试验结果会正常。Whitaker 试验考虑的是肾盂内相对压力(测得的肾盂内压减去膀胱内压),因此由下尿路梗阻或膀胱顺应性改变所致的上尿路扩张积水,Whitaker 试验结果也可正常。如果在检查过程中发现膀胱内压异常升高,应在持续引流膀胱即保持膀胱低压的情况下再作灌注试验,如肾盂相对压力小于 15cmH$_2$O,则上尿路通畅,上尿路扩张可能与下尿路或膀胱功能异常有关,对这种患者应作进一步详细检查。如肾盂相对压力大于 22cmH$_2$O,说明上尿路本身存在输送尿液功能障碍。Whitaker 试验是有创性检查,而且不能了解肾功能情况,是临床应用受限制的主要原因。

恒压灌注开始后,灌注液流入肾盂的速度有一变化过程,开始时速度较快,这与灌注液快速充盈原来被引流而陷闭的肾盂肾盏系统有关,继而灌注液由输尿管输送入膀胱,初时以尿小球形式输送,速度较慢。随后逐渐过渡至以长段水柱形式输送,流速增快。最后输尿管全段舒张,灌注液以连续水柱形式输送,流速最快并且稳定。在这一过程中输送速度由快变慢,再变快至稳定,整个过程约需 5~10 分钟。所以应读取灌注 10 分钟以后最大输送速度作为判断结果使用。即使是流速达到稳定状态,由于受呼吸的影响不同时间点的瞬时流速并不一样,为减少读取流速的误差,可以观察灌注 100ml 灌注液所需时间或 10 分钟时间灌入的灌注液量,据此来计算平均灌注流速。

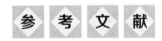

1. 文建国,姚亚雄,张国贤,等.小儿神经源性膀胱不同充盈期顺应性与上尿路扩张的关系研究.临床泌尿外科杂志,2012 (2):124-128.

2. 王庆伟,文建国,刘会范,等.儿童和青少年神经源性膀胱合并上尿路扩张的尿动力学特点分析.中华泌尿外科杂志, 2007,28(10):692-695.

3. 文建国,陈悦.肾盂压力 - 容积测定判断小儿上尿路梗阻.中国实用医刊,1993(3):3-5.

4. VEENBOER PW,TOM P. Antegra depressure measurement as adiagnostictool in modern pediatricurology. World J Urol,2011, 29:737-741.

5. JAFFE RB,MIDDLETON AW. Whitakertest:differentiation of obstructive from nonobstructive uropathy. AJR Am J Roentgenol, 1980,134(1):9-15.

6. WEN J,YEUNG CK,CHU WC,et al. Video cystometry in young infants with renal dilationora history of urinarytract in fection. Urological Research,2001,29(4):249-255.

第二十三章

尿动力学检查参数

尿动力学检查（urodynamic study，UDS）是评估膀胱和尿道功能最可靠的方法，能提供诊断各种排尿异常需要的客观依据。UDS包括无创检查和有创检查。要获得可靠的检查结果，除了应重视UDS检查技术的熟练掌握外，还不能忽视正确解读尿动力学检查获得的各种参数。如何正确解读各种尿动力学检查结果或参数，不仅是尿动力学检查医生和护士需要掌握的基本知识，也是诊治排尿异常的各级医师需要掌握的基本功。

临床患者可以有各种不同的排尿功能异常，对其进行尿动力学检查，解读排尿异常的病理生理，作出正确的诊断并非易事。正确的诊断除了受患者主诉和接诊医师经验影响外，不同病理情况有可能会表现为相近甚至相同的临床表现，最后多需要尿动力学检查给予客观支持。尿动力学检查包括尿流率、膀胱测压和尿道外EMG等几十个检查项目。了解每个检查项目和检查参数的定义对于各种排尿异常的正确的尿动力学诊断至关重要。本节内容将结合不同的尿动力学检查项目，讨论分析各个参数的意义。最后临床诊断需要结合具体受检对象的病史和临床表现。

第一节　无创尿动力学检查参数

无创尿动力学检查（noninvasiveurodynamicstudy，NIUDS）是指不需要微创操作，即无须留置膀胱尿道测压管而能进行的尿动力学评估手段。由于避免了留置测压管的操作，不会引起疼痛、血尿，能够获取生理状态下的尿路功能参数，也容易得到患者，尤其是小儿患者的配合。NIUDS可用于：初次进行检查的未明确诊断；已经过MIUDS明确诊断，但需要定期复查；经过手术或药物治疗后，需要长期复查的患儿。

一、排尿日记

排尿日记（voiding diary，VD）简单无创，常用于下尿路症状患儿的筛查，尤其适用于筛查储尿期症状，如尿急、尿频、尿失禁。可以帮助寻找排尿异常的病因和发病规律，有助于疾病的诊断和治疗。排尿日记又称频率-尿量表（frequency volume chart，FVC），指记录1~7天（3~5天多用）患儿液体摄入量和排尿的时间、排尿量，以及排尿症状（包括尿急、尿频、尿失禁等）发作的时间和次数。

（一）排尿日记记录参数

1. 平均每日液体摄入量　根据记录周期内患儿总液体摄入量计算得出每日平均摄入量，可作为排尿量波动的参考依据。一般来说，摄入量增多排尿量同样增多。

2. 每日总排尿量　使用容器将小儿24小时内排尿计量。分析总排尿量变化的临床意义时需要注意饮水量、排汗量，以及是否合并有腹泻的情况，避免单一考虑总排尿量造成误判。总排尿量增多可见于大量饮水、使用利尿药物等情况；减少可见于脱水、尿潴留等情况。

3. 最大排尿量（maximum voided volume，MVV）　使用容器记录每次排尿量，其中最大单次排尿量为功能性最大膀胱容量，也就是膀胱所能排出的最大尿量。分析最大单次排尿量时需要注意患儿的情绪因素，如紧张时可造成单次排尿量减少而排尿次数增多。最大排尿量（除外晨起第1次排尿）<65%预期膀胱容量，被认为偏小，若>150%预期膀胱容量，则认为偏大。病理情况下，最大单次排尿量增大可见于膀胱感觉迟钝,如神经源性膀胱、懒惰性膀胱等;减少可见于逼尿肌过度活动,如泌尿系感染、结石等情况。另外,最大排尿量可为下一步进行的压力/流率测试时估算膀胱充盈量,避免膀胱过度充盈。

4. 日间和夜间的排尿量 日间和夜间的排尿量可用于鉴别日间尿频及遗尿等疾病的原因。日间排尿量是指早晨起床后至晚间上床睡觉之间时间段的排尿量,但不包括起床后第一次排尿量。夜间排尿量是指儿童从晚上上床睡觉到次日早晨自然醒来的时间段的排尿量,包括次日早晨起床后的第 1 次排尿排出的尿量。日间、夜间尿液分泌量比例大约在(3~4):1,夜尿量增多可见于大量饮水、尿崩症等。

5. 排尿次数 小儿日间排尿次数波动很大,相关的研究也有一些差异,有调查发现 95% 的 7~15 岁小儿日间排尿次数在 3~8 次;3~12 岁的小儿日间排尿次数在 5~6 次;7 岁左右的小儿排尿次数在 3~7 次。综合各种调查研究,ICS 推荐的诊断标准为,3 岁以上小儿日间排尿超过 8 次,可诊断为尿频;日间排尿次数少于 3 次,可诊断为排尿次数减少。数据应来自完整的频率-尿量表或排尿日记才能可靠地反映真实的排尿次数。排尿次数也受液体摄入量的影响。尿频见于膀胱过度活动症、膀胱容积减小、烦渴症、膀胱感觉敏感、泌尿系感染、尿路结石、利尿的患儿等。排尿次数减少可见于懒惰性膀胱、尿潴留、脱水等。但是年幼小儿,尤其是幼儿,排尿次数波动很大,不宜采用单一标准判断膀胱功能,需要与其他参数及临床症状综合考虑。

6. 尿急次数 尿急是指突然出现的急迫强烈的排尿欲。记录发生尿急的次数,可反映尿急的严重程度。发生尿急时可伴有或不伴有尿失禁。年长儿童能用语言表达尿急感觉,年幼儿童通常有特殊的动作表现,如不断摸下体、拉扯尿布、夹紧双腿、下蹲等,甚至伴有异常的表情等。类似的情况发生在尿动力学检查过程中时,提示受检儿童出现尿急感觉。

7. 尿失禁 指尿液不自主地从尿道口流出,常由于膀胱括约肌损伤或膀胱功能障碍而丧失排尿自控能力所致。尿失禁按照症状可分为充溢性尿失禁、无阻力性尿失禁、反射性尿失禁、急迫性尿失禁及压力性尿失禁 5 类。小儿评估尿失禁需要记录发生尿失禁的次数,可包括更换尿垫的次数及尿量(称重)。由于小孩年龄较小,分辨尿失禁能力有限,尿失禁患儿体检时应注意尿液是自尿道口漏出还是其他部位漏出,例如阴道口和肛门。婴幼儿诊断尿失禁时要注意和漏尿的区别,典型的例子是输尿管异位开口的临床表现为除了正常排尿外,在两次正常排尿之间有漏尿发生。

8. 遗尿 是一种特殊类型的尿失禁,满足遗尿诊断需要以下条件:①≥5 岁;②每月至少发生 1 次不自主尿液外漏;③症状至少持续 3 个月。

排尿日记可提供很多排尿信息,如排尿方式、症状严重程度,并能了解患儿或家长所采取的对应措施(如夜间减少饮水、避免遗尿等)等。除了下尿路功能的评价外,肾源性疾病也可从排尿日记中初步判断,例如日、夜间尿量分泌的节律异常所造成的遗尿等。婴幼儿排尿日记需要家长帮助记录患儿尿垫使用情况、液体摄入的种类和数量、排尿量、尿急的频率和严重性,以及下尿路症状发生有关的活动等。为了将白天和晚上的症状区别开来,同样要求记录睡觉和起床时间。这些客观记录还可用于了解治疗效果,对于膀胱训练治疗尤为重要。推荐记录连续 3 天的排尿日记。

(二) 排尿日记作用

1. 下尿路症状评估 排尿日记对下尿路症状(lower urinary tract symptoms,LUTS)患儿的评估非常重要。排尿日记需要在微创尿动力学检查或制订治疗方案前进行;另外还可以用于评估治疗效果和了解排尿异常的病情进展情况。因此,任何下尿路症状,如尿频、尿急、尿失禁和排尿困难等,都可以用排尿日记评估疾病的类型、严重程度等,可以为制订治疗方案提供参考。

2. 尿失禁评估 可通过排尿日记记录尿失禁发生及严重程度,所使用和更换的尿垫或尿布的数目也可作为评估尿失禁的指标。

3. 遗尿评估 遗尿患儿完成排尿日记很有必要:①提供患儿排尿相关客观数据支撑病史;②发现非单症状性遗尿阳性症状;③提供预后信息;④根据结果决定是否进一步检查;⑤发现是否伴有烦渴症;⑥根据排尿日记完成情况了解患儿及家长的治疗依从性等。通过昼夜尿量的记录可以帮助判断是否伴有抗利尿激素缺乏等内分泌障碍。

4. 神经源性膀胱患儿的随访 神经源性膀胱患儿多数存在排尿障碍,包括排尿困难和尿失禁等,记录排尿日记可了解单次排尿量,发生尿失禁次数和漏尿量,对于进行清洁间歇导尿的患儿,还可以记录每次导尿量及导尿的时间,为后续治疗方案的调整与改进提供依据。

另外需要注意合理利用排尿日记评价尿路症状,需要结合其他类型的尿动力学检查或泌尿系统检查方能作出准确诊断。

二、尿流率测定

尿流率测定(uroflowmetry,UFM)是筛查排尿功能障碍的方法,主要评价排尿期症状,了解有无膀胱和尿道功能异常。尿流率可以记录到的参数详见图 23-1-1。

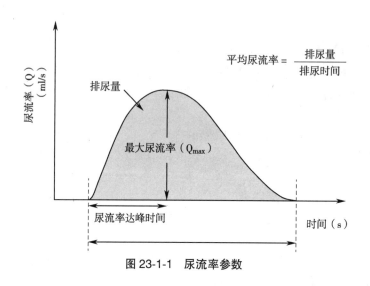

图 23-1-1　尿流率参数

(一)排尿量

排尿量(voided volume,VV)指经尿道排出的总尿量,是决定尿流测定是否成功的重要参数。排尿量过少时,各项尿流率参数的参考价值不大。成人一般排尿量 150ml 以上 UFM 才有意义。从新生儿到青少年,不同年龄尿量差别很大。研究显示,小儿尿量超过 45ml,测定的最大尿流率就有意义。正常小儿尿量超过 45ml,尿流率 >9ml/s 为正常。另外,结合尿流曲线,能获得较多的排尿功能信息。这样,UFM 在小儿膀胱功能筛查就有了更多的用武之地。由于小儿排尿量在不同年龄阶段和不同个体间差异较大,可结合排尿日记判断排尿量是否反映日常排尿情况。

(二)最大尿流率

测定最大尿流率(maximum flow rate,Q_{max})注意避免误读高尖伪差波形的尿流率数据,应采用符合尿流曲线的走行规律的最大数据。文建国等调查发现,2~5 岁男性儿童 Q_{max} 约为 11ml/s,女性约为 9ml/s;6~9 岁男性儿童 Q_{max} 约为 14ml/s,女性约为 19ml/s;10~12 岁男性儿童 Q_{max} 约为 17ml/s,女性约为 16ml/s。Gupta 等研究显示 5~10 岁儿童的 Q_{max} 和 11~15 岁儿童相比有明显差异。前者 Q_{max} 在男孩和女孩分别为(15.26 ± 4.54)ml/s 和(22.50 ± 7.24)ml/s。后者,男孩和女孩分别为(22.50 ± 7.24)ml/s 和(27.16 ± 9.37)ml/s。男性儿童 VV 为 50ml 时,Q_{max} 可达 20ml/s;100ml 时,约为 21ml/s;200ml 时,约为 23ml/s;400ml 时约为 25ml/s。而同龄的女性儿童在相应 VV 时的 Q_{max} 一般要略高 1~2ml/s(图 2-13-2)。在某些疾病状况下,例如一部分 OAB 女性患儿,Q_{max} 可达 50ml/s,而在尿道狭窄或包茎的患儿,Q_{max} 甚至可以降为 1ml/s。有时,临床不能仅凭 Q_{max} 诊断排尿异常,需要结合尿流曲线的形状和有无残余尿等综合判断是否有排尿功能障碍。

(三)平均尿流率

总尿量除以流率时间为平均尿流率(average flowrate,Q_{ave}),仅适用于连续排尿的患者。文建国等在中国儿童的调查中发现,2~5 岁男性儿童 Q_{ave} 约为 6ml/s,女性约为 5ml/s;6~9 岁男性儿童 Q_{ave} 约为 8ml/s,女性约为 10ml/s;10~12 岁男性儿童 Q_{ave} 约为 9ml/s,女性约为 8ml/s。Gupta 等研究显示 5~10 岁儿童的 Q_{ave} 在男孩和女孩分别为(7.68 ± 3.26)ml/s 和(9.19 ± 4.23)ml/s,11~15 岁 Q_{ave} 在男孩和女孩分别为(10.78 ± 4.03ml/s

和（13.48±5.21）ml/s。另一项关于儿童尿流率的研究表明，正常男性儿童（5~14 岁），VV 为 50ml 时，Q_{ave} 约为 9ml/s；100ml 时，约为 10ml/s；200ml 时，约为 12ml/s；400ml 时，约为 13ml/s（图 2-13-3）。而同龄的女性儿童在相应 VV 时的 Q_{ave} 一般要略高 3~5ml/s。

（四）尿流时间

尿流时间（flow time，Ft）指尿流记录的排尿时间总和。正常儿童尿流时间多在 8~20 秒之间，女性儿童略快。在某些膀胱出口梗阻患儿，例如严重的包茎或尿道会师术后的尿道狭窄患儿，尿流时间可长达 1 分钟。

（五）达最大尿流时间

达最大尿流时间是指从开始排尿至最大尿流率的时间，用于描述尿流率曲线的模式。

（六）残余尿量

排尿后立即（控制在 1 分钟以内）使用超声测定或膀胱插管抽出膀胱内的尿量为残余尿（postvoidedresidualvolume，PRV），反映了膀胱的排空能力及膀胱尿道的协调能力。残余尿测定是判断膀胱功能的一个主要参数。2~5 岁小孩残余尿量的意义有时高于最大尿流率的意义。但是年龄越小，测定 PRV 的准确性越容易受到质疑。因此，一般认为，反复测定 2 次或以上 PRV 仍然增多者，才可以报告 PRV 增多。如果有任何一次测定排尿功能，无 PRV，则被认为 PRV 无增多。4~6 岁小儿 PRV 超过 20ml 或大于 10% 膀胱容量，7~12 岁儿童 PRV 超过 10ml 或大于 6% 膀胱容量，都提示 PRV 增多。UFM 必须结合 PRV 测定，才更有意义，因为两者都是膀胱尿道总体功能的展现，可以相互补充信息，有利于确定膀胱、尿道或膀胱尿道的功能。

（七）尿流曲线形状

尿流曲线形状（urineflow pattern）可反映逼尿肌收缩功能和膀胱出口梗阻情况，主要有钟形曲线（bell-shaped curve）、塔形曲线（tower-shaped curve）、低平曲线（plateau-shaped curve）、断奏曲线（staccato curve）（提示逼尿肌 - 括约肌协同失调）和间断曲线（interrupte curve）五种尿流曲线（图 23-1-2）。

钟形曲线为健康小儿的正常排尿曲线，提示排尿期逼尿肌收缩能力和膀胱出口开放能力均正常，尿流迅速达到高点，达最大尿流时间不超过总尿流时间的 1/3。

塔形曲线与钟形曲线不同之处在于升高幅度更大，速度更快，多见于逼尿肌过度活动或严重压力性尿失禁患儿。

低平曲线表现为达最大尿流时间明显增大，且最大尿流率降低，尿流时间延长，尿流率曲线下降支明显长于上升支。常见于逼尿肌功能低下或膀胱出口梗阻患儿，如后尿道瓣膜、括约肌痉挛等。

间断尿流曲线常表现为与腹压增加相一致的间断尿流曲线，腹压停止时尿流率下降甚至停止。逼尿肌 - 括约肌协同失调也可出现这种尿流曲线。

平台型尿流曲线表现为最大尿流率明显降低，并呈平台样，常为膀胱功能正常伴尿道狭窄患儿尿流表现。

尿流率结果的分析：尿流率大小由逼尿肌收缩能力、腹压、膀胱出口通畅情况和尿量等共同决定。尿流率测定时，患儿排尿量应大于最大排尿量的 50%，测定结果才准确。Q_{max} 的平方（ml/s）^{2} 大于或等于总尿量（ml）提示最大尿流率正常。另外，需要注意尿流率读数伪差，应避免误判结果。例如增加腹压排尿、尿流方向改变均可造成尿流曲线和最大尿流率等参数的变化。作者研究显示婴幼儿尿量大于 45ml 测定的尿流率就有意义。只是尿量少时，最大尿流率变小和排尿时间相应减少。因此，判断尿流率是否正常时，要综合考虑尿量等相关因素。建立婴幼儿的尿流率正常值时，应该是尿量相关的正常值，即明确在何种尿量情况下尿流率在正常范围。

Q_{max} 降低时提示有膀胱出口梗阻，也可能是由于逼尿肌收缩乏力。因此，单纯使用 Q_{max} 诊断准确率差，应综合残余尿等多种尿动力学参数才能更准确地评估逼尿肌功能。

逼尿肌的平滑肌特点使其不能产生短暂快速升高的尿流率尖波，因此尿流率曲线所出现的尖波应作为伪差对待，而不应作为最大尿流率的数值。操作者应将所测尿流曲线平滑处理后以确定最大尿流率数值，而不应简单地以机器读数作为准确数值。

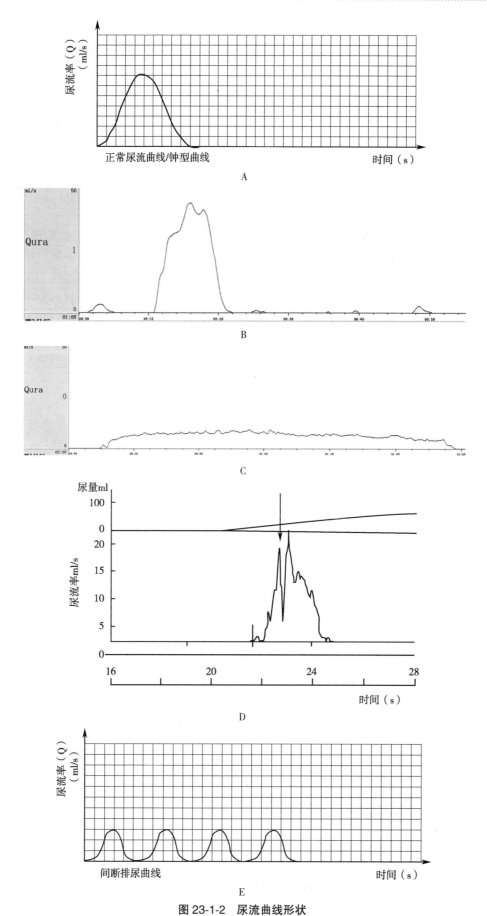

图 23-1-2　尿流曲线形状

A. 钟形曲线；B. 塔形曲线；C. 低平曲线；D. 断奏曲线；E. 间断曲线

残余尿指排尿结束后膀胱内残留的尿液,通常用超声测量。除新生儿外,正常小儿均能够完全排空膀胱。当发现小儿残余尿在 5~20ml 时应重复测量,如果重复测量结果不一致应进行第 3 次测量。4~6 岁小儿残余尿超过 20ml 或大于 10% 膀胱容量,7~12 岁儿童残余尿超过 10ml 或大于 6% 膀胱容量,均属于残余尿增多,提示排尿功能异常。残余尿增多需要排除上尿路积水。残余尿检查可用:①初筛膀胱尿道功能或排尿功能是否异常;②区分膀胱出口梗阻的代偿期和失代偿期,残余尿增多提示逼尿肌代偿能力下降或失代偿;③检测药物的治疗效果,如使用抗胆碱能药物治疗后也需要检测残余尿,了解药物是否损害逼尿肌的收缩功能;④随访检测排尿异常的手术和非手术长期治疗效果;⑤多次测量残余尿增多是进一步进行膀胱压力 / 流率测定等尿动力学检查的依据。

婴幼儿尿量少,测定尿流率容易出现误差,常需重复测定。早产儿尿量更少,往往得不到数据。该检查用于神经源性膀胱患儿也受到一定限制,因为神经源性膀胱患儿不能完成正常排尿。

20 世纪 50 年代出现小儿尿流率测量报道。Williot 等把尿流率和 B 超测量排尿后残余尿相结合,并认为尿动力学分析与准确的膀胱残余尿测量相结合既简便又可综合评价下尿路功能。这两个检查相结合的优点是无创、符合生理条件、可重复性强,并在小儿得到了广泛应用。新生儿尿量少,流率测定困难,方法少。家长或保姆可以抱着新生儿进行自由尿流率测定,即在尿流计上进行把尿来进行尿流测定。理论上虽可行,但实际上很困难。最近有文献报道通过超声尿流探头评估男性新生儿尿流。Olsen 等报道用特制的尿流超声探头与尿流计连接在一起,固定于 30 例男性新生儿的阴茎上,从其发出的信号至计算机,收集尿流率数据的信号,尿流曲线通过装置最大尿流率和排尿量来估计。结果显示在研究中 23 例适合的样本,61 例尿流曲线形状中钟形占 57%,间断占 18%,staccato 尿流曲线占 8%,平台型的占 5%,塔形的占 3%,陡立圆顶的占 8%,平均排尿量是 10.6ml(1.4~65.0ml),最大尿流率中位数是 2.3ml/s(0.5~11.9ml),发现 3 例新生儿排尿时处于觉醒状态。其他参数如尿流形态、排尿量、最大尿流率和清醒状态并没有显著的相关性。大概 30% 的婴幼儿尿流率曲线显示逼尿肌和盆底肌肉协同失调,表现为间断尿流率曲线、断奏曲线和低平曲线。尿流超声测定方法仅适用于男性新生儿,对于女性新生儿测定自由尿流率仍比较困难。

三、超声检查

泌尿系超声是常用的无创检查,可提供泌尿系统结构信息,目前,胎儿期评估膀胱功能的主要方法为超声检查。其目的是早期发现膀胱功能异常、疾病的类型及严重程度,为临床医生做出宫内处理、随访或适时终止妊娠提供依据。

一般在孕 20 周后,可在脊柱两侧清楚显示胎儿的肾脏回声,可检出多种泌尿系统畸形。尿动力学评估虽较超声更为准确,但因其有创性,在胎儿期技术操作困难较大,不易实现。B 超对胎儿泌尿系统异常的检查较敏感,对其泌尿系统形态学观察越来越准确、细致。异常形态的发现率也越来越高。随着孕周增加胎尿形成与肾单位增加一致,膀胱容量与胎龄和肾脏体积呈正比,已经逐渐成为评估胎儿发育的新指标。可用于诊断胎肾发育不全,早期发现泌尿系畸形。通过超声检测胎儿膀胱容量,可间接反映胎肾功能。如膀胱容量过小,则进一步检查肾脏形态、大小、数目和位置有无异常、有无肾积水;膀胱容量过大则提示膀胱病变和尿道梗阻。B 超可了解有无肾及输尿管扩张积水、膀胱颈口开放情况、膀胱壁厚度、残余尿量等。如巨膀胱胎儿每 1~5 小时排尿 1 次,如发现膀胱过大(膀胱纵径大于 10cm),对于此类情况应隔一段时间再复查。膀胱及尿道括约肌不协调收缩可引起非解剖学的膀胱异常增大,所以诊断此类疾病应仔细斟酌。研究发现 75% 的胎儿不能完全排空膀胱,残余尿量最高可达膀胱容量的 65%。目前认为,在孕早期,尿液排出体外是由膀胱平滑肌的自发运动完成的;在孕晚期,此过程由脊髓和脑干形成的原始反射协调完成。

针对儿童群体,泌尿系超声结合尿流率测量更有意义。超声测量的参数包括:

(一)膀胱壁厚度

在膀胱充盈或膀胱排空时均可测定膀胱壁厚度(bladder wall thickness,BWT),但在膀胱充盈 50% 预期容量时的测定结果变异度较小。通常可以采用经腹或经会阴部路径进行测量,由于小儿腹壁较薄,因此经腹测量多可达到较为满意的测量效果。由于受影响因素较多,小儿膀胱壁厚度尚没有正常值范围。结合以往的研究,膀胱壁厚度 ≥4mm 提示可能有下尿路病变。膀胱壁增厚可见于膀胱出口梗阻(尿道瓣膜)或逼尿肌过度活动患儿,长期反复的尿路感染也可造成膀胱壁增厚。

（二）膀胱容量

由于小儿配合程度较差,可在测量自由尿流率之前用 B 超测定膀胱容量(bladder capacity,BC),避免尿量较少影响测量结果。排尿后 B 超立即测定膀胱容量可用于评估残余尿量。

（三）膀胱憩室

正常情况下膀胱壁表现为光滑连续完整的形态,长期的膀胱内高压会造成膀胱憩室形成,常见于神经源性膀胱患儿。

（四）上尿路扩张

上尿路扩张(upper urinary tract dilatation,UUTD)分非梗阻性扩张和梗阻性扩张。前者找不到梗阻存在,是先天性的肾盂或肾盂输尿管扩张;后者有明显的梗阻因素存在,肾脏产生的尿液向下排泄不畅或反流将造成输尿管或肾盂扩张积水(图 23-1-3)。小儿肾盂和 / 或肾盏扩张而输尿管不扩张者多为先天性肾盂输尿管交界处梗阻(congential pelviureteric junction obstruction,CPUJO),肾盂和输尿管均扩张者多为输尿管膀胱交界处梗阻(ureteric bladder junction obstruction,UBJO)或巨输尿管症(mega-ureter),有时为严重膀胱输尿管反流所致。

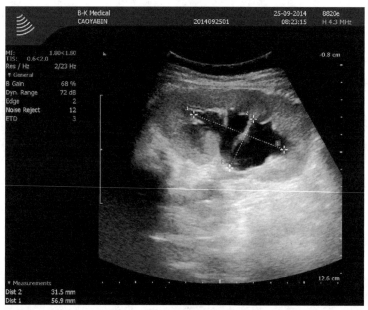

图 23-1-3　肾脏集合系统分离

（五）膀胱内结构

膀胱是储存尿液的器官,膀胱内如果出现其他异常的结构将会影响储尿和排尿功能。如膀胱内存在肿瘤或结石,在储尿期刺激逼尿肌活动产生无抑制性收缩,产生尿急,甚至导致尿失禁,排尿期如阻塞膀胱颈口将导致排尿困难。

（六）膀胱颈状态

储尿期膀胱颈口处于闭合状态,避免发生尿失禁;排尿期膀胱颈口开放,促使尿液排出,如果开放不完全,会造成尿液间断,排尿困难。神经源性膀胱常见膀胱充盈初期膀胱颈口处于开放状态(图 23-1-4)。

（七）排尿后残余尿量

泌尿系超声检查需要在膀胱充盈状态下进行,一般情况下至少需要预期膀胱最大容量的一半时检查。预期最大膀

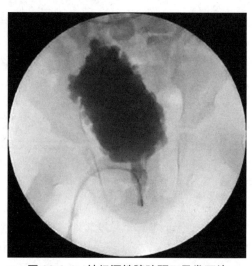

图 23-1-4　神经源性膀胱颈口异常开放

胱容量可按照以下公式计算:2 岁以上最大膀胱容量可用 Hjalmas 提出的公式计算,膀胱最大容量(ml)=30×(年龄 +1);脊髓发育不良的患儿膀胱容量(ml)=24.5× 年龄 +62;小于 1 岁婴儿的膀胱容量(ml)=38+2.5× 月龄。排尿后残余尿量(postvoided residual volume,PRV)测定是了解膀胱功能的一个重要参数。有学者认为 PRV 只要不超过膀胱最大容量的 10% 都属于正常范围。作者观察发现,正常儿童排尿后 PRV 多在 5ml 以下或没有残余尿。婴幼儿常会出现 PRV,但是 2 次或多次测定,只要有一次 PRV 小于 5ml 即为正常。

临床评估程序为泌尿系超声检查完毕后,进行尿流率测定,随后尽快进行 PRV 检查。通过测定 PRV 可初步判断膀胱排空能力。但 PRV 增多不仅发生在 BOO,也发生于逼尿肌收缩乏力的患儿。PRV 和尿流率联合测定评估排尿功能才有意义,可初步判断是否存在 BOO。

膀胱壁厚度增大提示下尿路功能障碍病程时间较长。逼尿肌厚度增加提示下尿路功能障碍。与最大尿流率、平均尿流率、残余尿量等参数结合能有效提高膀胱壁厚度诊断的灵敏度和特异度。

上尿路扩张常提示梗阻或反流,结合膀胱壁增厚、PRV 增多,常提示与下尿路功能异常有关。

四、排尿方式的观察

排尿方式的观察包括一定时间段内排尿次数、排尿量、间断排尿情况、觉醒排尿情况、脑电图变化。观察小儿排尿方式是研究 1 岁以内小儿下尿路功能的主要方法(4、8 或 12 小时观察),包括持续观察婴儿的活动、睡眠情况、排尿模式、排尿量(通过尿垫称重得出)、排尿后测量残余尿量,也可同时检测脑电图了解脑电活动。婴幼儿由于神经肌肉系统发育尚不成熟,常出现间断排尿方式,即 10 分钟内两次排尿。大约 60% 的早产婴儿会有此种排尿方式。随着小儿生长发育,排尿方式逐渐接近成人。足月儿的每次排尿量较早产儿多,但间断排尿方式较少。

与胎儿期相比,刚出生的新生儿排尿频率较之减少。有报道新生儿 24 小时尿液产生速度为 5ml/(kg·h),排尿平均每小时 1 次,12 小时 8~12 次,每次尿量约 23ml。尿量产生速度会随着年龄增加而有所降低,但 24 小时的总尿量增加。新生儿在白天时每次排尿量约为膀胱容量的 30%~100%。入水量会直接影响排尿次数,婴儿期较新生儿期总排尿次数减少。新生儿期的自由排尿特点是每次排尿量少、尿量不一、排尿频繁,常有残余尿。影像尿动力学研究显示正常新生儿存在膀胱间断排尿方式。间断排尿指 10 分钟内出现 2 次以上的排尿,排尿后常有一定的残余尿量。间断排尿并不影响膀胱排空,随年龄增加该排尿方式会逐渐消失。间断排尿是新生儿期的生理性不成熟的排尿表现。Olsen 等采用了 4 小时的自由排尿情况观察方法,评估测量了正常新生儿和婴儿的膀胱功能发育情况,之后对它们进行尿动力学检查,结果显示正常新生儿每次排尿量少、尿量不等、排尿频率高;其中 30% 的足月儿有间断排尿,而 60% 早产儿存在此种排尿模式。间断排尿在学龄前会完全消失。研究显示间断排尿与逼尿肌 - 括约肌协同失调有关,逼尿肌 - 括约肌协同失调会导致膀胱完全排空前尿流中断。新生儿和婴儿存在生理上逼尿肌 - 括约肌协同失调,这解释了他们为什么排尿后常可观察到残余尿的现象。在尿动力学检查的膀胱测压中,一些新生儿存在膀胱过度活动症;在进行少量充盈时,可呈现出不成熟的排尿收缩和漏尿。由此推测正常新生儿排尿特征是生理性的逼尿肌 - 括约肌协同失调,膀胱容量小,膀胱排尿压高,偶发的逼尿肌过度活动。按压健康新生儿的膀胱,无尿失禁发生。神经源性膀胱、膀胱输尿管反流、尿道瓣膜患儿的间断排尿发生率明显高于正常儿。

五、新生儿排尿的影响因素

(一)入奶量

对于刚出生的足月新生儿可于 30 分钟内开奶,母乳喂养。入奶量多少可按需哺喂。而对于早产的新生儿,吮吸能力差,胃肠道功能的不完善,入奶量较足月的新生儿少,喂养时应根据胃内残留量来决定喂养的奶量。如发现有胃肠道疾病则应停止喂养,补足液体需要量。早产儿入奶量应逐渐增加达到 150ml/kg,由于出生 1 周内入奶量的变化,其排尿量也会变化。入奶量多,相应的每次排尿量也多。

（二）静脉高营养液体输入量及液体速度、渗透压

对于早产儿或异常病理的足月儿给予补液,补液速度根据补液量来计算,预计总的入液体量除以 24 小时即为入液速度。液体的渗透压应为 1/4 张或 1/5 张。新生儿及幼儿由于髓袢短,尿素形成量少,以及抗利尿激素分泌不足,浓缩尿液功能不足,在应激状态下保留水分的能力低于成人和年长儿童。新生儿尿液稀释功能接近成人,可将尿液稀释至 40mmol/L。由于新生儿肾脏的浓缩功能差、肾脏功能不完善、膀胱的存储功能较小,液体速度过快、过多其排尿量相应的增加,但是其排尿量相对于产尿的速率小,容易造成水肿。

静脉营养是对长期不能经口喂养的患病新生儿和早产儿提供营养的重要方法。对不能经口喂养的小早产儿、低出生体重儿经口喂养不能满足生长需求的,应用静脉营养可以较快恢复出生体重,而且体重增长曲线与宫内生长曲线相似。

补液量依胎龄、日龄、体重而异。胎龄越小,体液占体重百分比越高,需水量越多。胎龄越小,相对体表面积越大,不显性失水量就越多。呼吸增快或加深时,呼出水蒸气增加。体温增高 1℃,代谢率增加 10%,不显性失水增加 10%,啼哭和大量活动时不显性失水增加 30%。体重 1 000g 早产儿总体液占体重的 85%,足月儿占 75%。新生儿正常情况下消耗的体液包括不显性失水和从尿液及粪便中排泄的液体。不显性失水受新生儿成熟程度、呼吸次数、环境湿度、啼哭和活动度(增加 30%)、光疗或在辐射保温台(增加 30%~50%)等因素影响。这些因素都会影响新生儿的尿液分泌,观察其排尿方式时需要注意。

（三）血糖水平

新生儿对于血糖水平的调节能力较差,容易产生高血糖及低血糖,其变化影响到血浆渗透压及各个脏器的葡萄糖代谢。大脑是消耗葡萄糖的主要器官,窒息缺氧、呼吸窘迫综合征等疾病更容易导致低血糖,低血糖时或糖相对不足时,大脑处于缺乏能量状态,影响神经细胞能量代谢,造成脑损伤时可能对排尿调控中枢造成影响,但目前尚未见相关文献的报道。对于轻度窒息的早产儿的排尿是否受到影响,文献报道也不多。由于肾脏糖阈低,容易产生尿糖。血糖增高明显或持续时间长的患儿可发生高渗性利尿,出现脱水、多尿。临床上应针对以上情况和病因做出相应的处理。

（四）暖箱的温度及湿度

从胎儿到新生儿其生存环境的变化,会对新生儿有一定的影响。有学者研究发现,暖箱的使用使新生儿体液蒸发较多,排尿量减少。另有学者发现,暖箱中湿度越高,相同规格尿垫的重量越重,提示湿度也是影响排尿量的因素之一。相应的湿度增高,不显性失水减少。应尽可能地避免这些外界因素对新生儿排尿方式的影响。

（五）激素

分娩或分娩促发的心血管和激素如垂体加压素、儿茶酚胺水平改变,可引起有效循环血容量减少,肾血管收缩和肾重吸收水等影响肾脏功能,进而导致尿量的改变。新生儿出生后第 1 天由于肾小球血管处于收缩状态,出现阻力高、GFR 低、尿量少等现象。早产儿和足月儿肾脏功能的差异,同样可导致排尿的不同。

第二节　微创尿动力学检查参数

无创尿动力学参数不需要插管等微创操作,一般用于尿路功能的初步评估。但是,通常意义的尿动力学检查常指的是同步膀胱压力和尿流率测定,即压力 - 流率测定(pressure-flow study,PFS)。该检查需要膀胱内置入测压管,故又叫微创尿动力学检查(minimally invasive urodynamic study,MIUDS)。该检查可评估较为复杂的尿路病理情况,同时测量膀胱压力和尿流率。因此,压力 - 流率测定能够确定下尿路功能异常是膀胱原因还是膀胱出口(尿道)原因。压力 - 流率测定可明确做出大多储尿期和排尿期症状的病理生理诊断。

一、压力 - 流率测定

压力 - 流率测定的主要目的是模拟患者症状与尿动力学发现相结合,做出临床诊断。合格的压力 - 流率测定需要在检查结束时能够达到以下目的:①确定排尿异常的诊断;②确定排尿异常的严重程度;③确定排尿异常的主要异常发现;④确定排尿异常的治疗方向;⑤确定排尿异常治疗后可能出现的问题;⑥确定排尿异常的继续随访需要注意的问题(如神经源性膀胱患者)。

正常情况下,储尿期膀胱逼尿肌完全松弛低压大容量储尿;排尿期收缩有力,有助于膀胱快速完全排空。通过压力 - 流率测定可以了解膀胱尿道的功能(表 23-2-1)。

表 23-2-1　尿动力(压力/流率)检查膀胱尿道功能变化一览表

项目	储尿期				排尿期			
	逼尿肌		尿道		逼尿肌		尿道	
功能状态	静息	收缩	静息	收缩	活动低下或静息	收缩	活动降低或静息	收缩
	正常	异常	异常(闭合功能不全)	正常	异常	正常	正常	异常
相应临床情况	正常储尿过程	逼尿肌过度活动常与 OAB 和急迫性尿失禁相关	常与压力性尿失禁相关	正常控尿功能	收缩功能受损或无收缩,常与神经系统病变或逼尿肌损伤有关	正常排尿过程	开放尿道,降低阻力,促进排空	常见于DSD

(一)腹压

腹压(abdominal pressure)是指使用直肠内测压管测得的压力,常作为排除腹压变化对膀胱压力影响的参照,以了解逼尿肌本身压力变化。静息状态下,平卧位时腹压在 5~20cmH$_2$O,坐位时腹压在 15~40cmH$_2$O,站立位时腹压在 30~50cmH$_2$O,但这些压力可能受患者体型等影响。实际膀胱测压开始前,膀胱和直肠内压力都可以置零,统一从零压力开始记录,方便比较和计算。记录的直肠压力要注意区别直肠本身收缩引起的压力变化和腹压增加引起的直肠内压力变化(图 23-2-1~ 图 23-2-6)。

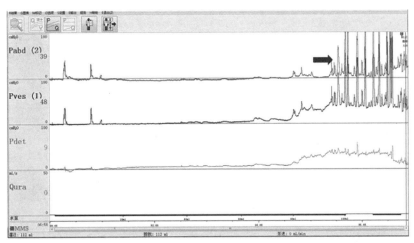

男性患儿,10个月,排尿时逼尿肌压力升高20cmH$_2$O,患儿通过间断增加腹压辅助排尿(箭头)

图 23-2-1　排尿期增加腹压辅助排尿

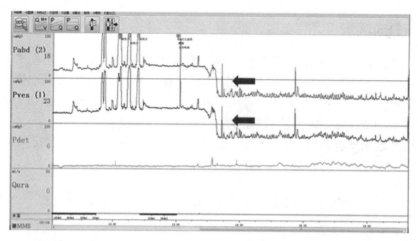

女性患儿，12岁，坐位时未见逼尿肌收缩波，改蹲位排尿时耻骨联合水平降低，腹压和膀胱压力同时随之降低，逼尿肌压力未见明显改变（箭头）

图 23-2-2　检查过程中体位变化造成的压力波动

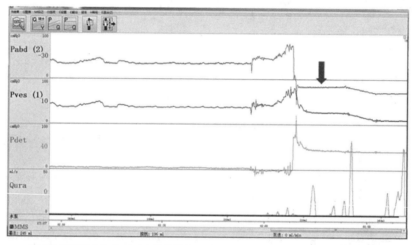

患儿在进行压力流率时无法控制排便，直肠管脱出，直肠压力下降引起逼尿肌压力假性升高，膀胱压力稳定（箭头）

图 23-2-3　排便腹压记录管脱落造成的假性逼尿肌压力变化

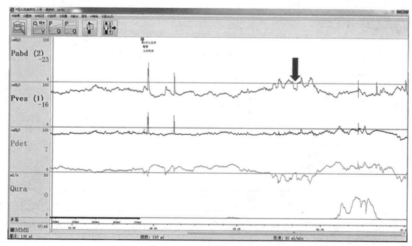

患儿在进行压力流率测定时，单纯的直肠蠕动波会造成逼尿肌压力假性波动的假象，所以在观察逼尿肌稳定性时要排除直肠蠕动的因素（箭头）

图 23-2-4　直肠蠕动波造成的假性逼尿肌压力变化

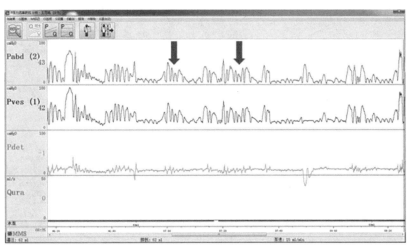

女性患儿，1岁，充盈过程中间断哭闹，腹压和膀胱压力同时改变，逼尿肌压力相对稳定（箭头）

图 23-2-5　哭闹造成的腹压和膀胱压波动而逼尿肌压力无波动

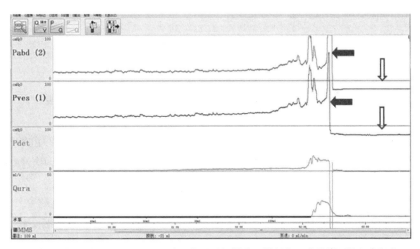

男性患儿，8岁，充盈至110ml时患儿不可抑制进入排尿期，膀胱测压管和直肠管同时脱落（实心箭头），直肠压和膀胱压同时变成了直线（空心箭头）

图 23-2-6　膀胱和直肠测压管脱落造成的假性压力波动

（二）膀胱压

使用尿动力测压管测得的膀胱内压力（intravesical pressure，P_{ves}）变化，腹压对膀胱压力的影响较大，膀胱充盈期膀胱内的压力常和腹压同步变化。记录的膀胱压减去腹压得到逼尿肌压力。静息状态下，膀胱压力正常范围与腹压相似。

（三）逼尿肌压

逼尿肌压（detrusor pressure，P_{det}）并非直接测量得出，而是通过膀胱压力减去腹压得到，反映逼尿肌收缩或松弛造成的压力变化。充盈期逼尿肌压力是指在充盈阶段记录的逼尿肌压力，压力波动可见于逼尿肌过度活动，也可能是由腹压变化（例如咳嗽、肠道活动等）造成的假象。排尿前逼尿肌压力是指在发出排尿命令前，停止向膀胱内灌注液体时的逼尿肌压力，也是膀胱开始等容收缩前的逼尿肌压力，与初始逼尿肌压力及灌注液体量一起可用于计算膀胱顺应性。排尿期逼尿肌压力是指在发出排尿命令后所记录的逼尿肌压力变化。根据需要可以分析排尿前、尿道开放时、最大尿流率和排尿后逼尿肌压力（图 23-2-7）。

（四）开放压

膀胱开放压（badder opening pressure，$P_{ves.\ open}$）是指刚记录到尿流时的逼尿肌压力，反映了排尿启动时的膀胱出口阻力。

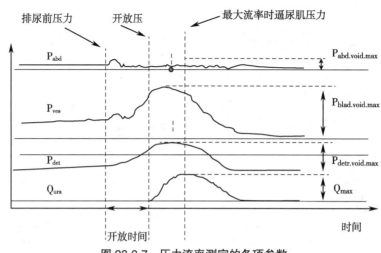

图 23-2-7 压力流率测定的各项参数

（五）最大逼尿肌压力

最大逼尿肌压力（detrusor maximum pressure，$P_{det.\ max}$）是指排尿过程中记录的逼尿肌压力最大值。

（六）最大流率时逼尿肌压力

最大流率时逼尿肌压力（detrusor pressure at maximum urinaryflowrate，$P_{det.\ flow.\ max}$）是指在记录到最大尿流率时的逼尿肌压力，如果最大尿流率的时间稍长，通常选择其中的最小逼尿肌压力。

（七）逼尿肌关闭压

逼尿肌关闭压（detrusor closing pressure，$P_{det.\ close}$）是指尿流终止时的逼尿肌压力。

（八）膀胱顺应性

膀胱顺应性（bladder compliance，BC）是反映充盈期膀胱升高单位压力增加容量的能力。逼尿肌压力增加相同，容量增加越多说明顺应性越好，顺应性（ml/cmH_2O）＝增加的体积（V）/增压的压力（P_{det}），顺应性越好说明膀胱的弹性越好。

（九）膀胱测定容量

压力-流率测定中所得到的膀胱容量与患者自行憋尿时的膀胱容量可能并不一致，受充盈速度、充盈介质、介质温度、情绪等多方面因素影响。在膀胱测压过程中，较大患儿诉憋胀难忍或发生漏尿，无法继续时测量的最大容量称为膀胱测定容量（bladder cystometric capacity，BCC）。

（十）膀胱感觉

膀胱感觉（bladder sensation）在较大年龄儿童才能测定。在较大儿童中可通过询问得知患儿的容量感觉、尿急等膀胱感觉，较小儿童可通过观察肢体活动或身体活动推断身体对充盈的膀胱产生了感觉。

二、尿流率

尿流率（urine flowrate，UF）结合同时测量的逼尿肌压力可判断逼尿肌和尿道（膀胱出口）的功能状态。压力-流率测定的尿流率和无创尿动力学检查中的尿流率测定的意义相同。但是，在测定尿流率的同时测定了膀胱压力，有助于理解和解释尿流率变化的机制。

三、盆底肌电图

盆底肌电图（pelvic floor electromyogram，PF-EMG）指通过各种电极记录的反映盆底肌电活动的参数，通常情况下使用表面电极。如果需要更精确地记录EMG，需要采用针式电极。

四、尿道外括约肌肌电图

尿道外括约肌肌电图指通过各种电极记录的反映尿道外括约肌电活动的参数，通常情况下使用针式电极才能精确记录尿道外括约肌肌电图（sphincter electromyogram，SEMG）。

五、膀胱压力 - 容积测定

（一）充盈期

从膀胱充盈开始至排尿之前都属于充盈期，检查过程中需要记录患儿不同感觉时相应的膀胱容量，以及各压力参数。需要注意膀胱充盈速度应是每分钟灌注正常最大膀胱容量的 5%~10%，灌注一般用室温或 21~37℃生理盐水。灌注速度的大小可能影响膀胱容量、膀胱内压力和膀胱顺应性。

膀胱顺应性的计算需要选择两个标准点，根据两点所在的逼尿肌压力变化和容量变化计算得到。根据 ICS 要求两点选择分别为：①充盈起始，通常此处逼尿肌压力为零，容量为零；②排尿期开始前或漏尿发生前，通常在此点之后膀胱容量由于尿液排出会减少。小儿膀胱顺应性目前仍没有正常值范围，但临床多认为应大于 10ml/cmH$_2$O，也有认为顺应性 <10ml/cmH$_2$O 为极差，11~20ml/cmH$_2$O 为较差，21~30ml/cmH$_2$O 为稍差。充盈阶段如逼尿肌压力升高较快，可暂停充盈，并调慢充盈速度，如果逼尿肌压力仍较快升高说明膀胱顺应性差，如果逼尿肌压力升高明显减缓或平稳，则说明之前的可疑顺应性差可能是假象（由充盈过快造成）。另外还可以根据不同阶段计算相应的膀胱顺应性。充盈早期△P$_{det}$升高（图 23-2-8）和充盈中期顺应性降低已经明显是并发上尿路损害的相关因素。通过连续描记曲线，发现充盈中期以△P$_{det}$>20cmH$_2$O 为指标预测上尿路损害准确度较高，且阳性预测值达到 80%。

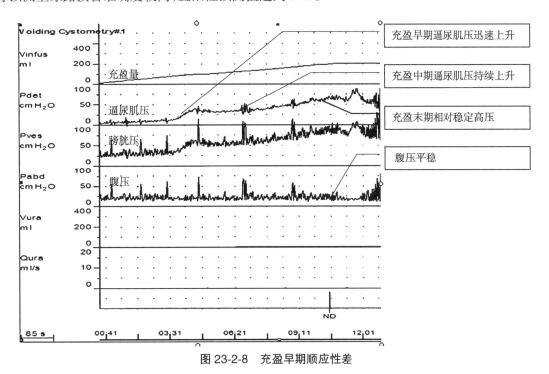

图 23-2-8　充盈早期顺应性差

膀胱感觉受患者主观因素影响，较难评价，尤其小儿患者理解能力和配合能力有限，通常过度强调膀胱感觉反而会诱发患儿不配合检查或膀胱感觉敏感，应根据患儿情况具体选择。膀胱感觉可分为感觉迟钝、感觉正常、感觉敏感三种。

充盈期逼尿肌功能应表现为无异常活动，正常顺应性。排尿期前出现的逼尿肌收缩都属异常。逼尿肌过度活动是最常见的充盈期逼尿肌功能异常，曾经称为逼尿肌不稳定或逼尿肌高反射。逼尿肌过度活动有以下几种表现：①自发性或诱发性，根据是否由于体位、充盈速度、咳嗽、流水声等因素诱发而区分；②期相型，规律出现且相似的逼尿肌收缩波形（图 23-2-9）；③终末型，逼尿肌过度活动不能被抑制，并且造成尿失禁或排尿（图 23-2-10）；④原发性，没有明确病因的逼尿肌过度活动，常与膀胱过度活动症相关；⑤神经源性，存在能造成下尿路功能障碍的神经系统病变。

终末型逼尿肌过度活动常会造成漏尿或由于憋胀不适而主动排尿，此时的压力 - 流率关系不能用于诊断膀胱出口梗阻，也不能用于判断患者是否存在主动排尿，也不能评估逼尿肌的收缩功能。应重复充盈

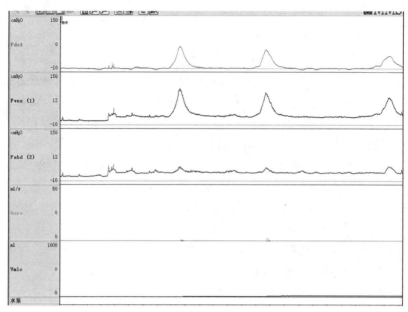

图 23-2-9　期相型逼尿肌过度活动

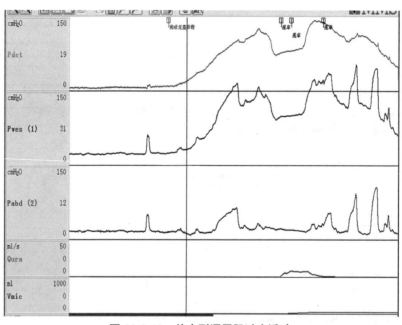

图 23-2-10　终末型逼尿肌过度活动

膀胱,在患者出现终末期逼尿肌过度活动之前让患者主动排尿,这时所记录的压力 - 流率数据方可用于排尿功能的评估。

充盈期尿道功能主要表现为闭合功能,以达到控尿目的。尿道功能可分为:①功能正常:在腹压增加时能够维持控尿,不发生尿失禁;②尿道闭合功能不全:在未出现逼尿肌收缩的情况下发生尿失禁;③压力性尿失禁:腹压增加时发生尿失禁,未出现逼尿肌收缩。

国际小儿尿控协会规定了两种漏尿点压:腹压漏尿点压(abdominal leak point pressure,ALPP)和逼尿肌漏尿点压(detrusor leak point pressure,DLPP)。腹压漏尿点压是腹压增加同时没有逼尿肌收缩的情况下,发生尿失禁时的膀胱内压力。腹压漏尿点压反映的是膀胱颈口及尿道在腹压增加时的控尿能力。根据增加腹压方式的不同,包括咳嗽漏尿点压(CLPP)和 Valsalva 漏尿点压(VLPP)。

逼尿肌漏尿点压是无逼尿肌收缩和腹压增加时,尿失禁发生时的最小逼尿肌压力。通常用于预测神经源性下尿路功能障碍患者发生上尿路损害的风险。逼尿肌漏尿点压反映的是膀胱颈和尿道阻力。高逼尿肌压和高逼尿肌漏尿点压可能造成上尿路损害，DLPP=40cmH₂O 常作为发生上尿路损害的阈值，但需要注意有时较低的逼尿肌压力也可能造成上尿路损害。

漏尿点压的操作并未规范化，因此在描述漏尿点压时需要同时说明以下内容：①压力测量的部位：包括直肠、阴道、膀胱；②增加腹压的方式：咳嗽、Valsalva 动作；③发生尿失禁的膀胱容量；④各个压力参数的基线压力；⑤明确漏尿的判定方法：肉眼观察、尿液染色（亚甲蓝）、尿流计记录等。

近期，有些中心已经开展同步测量膀胱尿道压力，可以在充盈阶段记录膀胱压力的同时，记录尿道压力的变化。正常小儿在充盈阶段，尿道压力应表现为无明显波动，达到控尿的目的。成人膀胱过度活动症患者尿动力学检查发现约 60% 的患者存在 DO，膀胱过度活动症患儿进行尿动力学检查也有部分没有发现 DO。这些患者的尿道压力测定时可表现为压力下降（图 23-2-11），常见于某些疾病状况下，例如脊髓损伤、脊柱裂等。

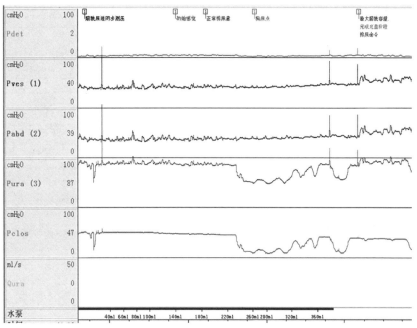

图 23-2-11　同步膀胱尿道测压发现充盈期尿道压力下降

（二）排尿期

受检患儿有排尿欲并得到检查者的排尿命令后即进入排尿期，然而有些患儿（非神经源性膀胱）达到最大膀胱测压容量时也会直接开始排尿期。后者出现时需要重复充盈膀胱，在发生自发排尿之前给予患儿排尿命令，记录排尿期各参数。排尿期开始时，逼尿肌主动收缩但仍无尿液排出，此时为膀胱"等容收缩"，待逼尿肌压力达到膀胱出口的"开放压"时，尿液排出，膀胱容量减小。排尿结束时，逼尿肌放松，压力下降至膀胱出口闭合。

逼尿肌开放压是出现尿流时的逼尿肌压力，需要根据尿流延迟调整读数。最大逼尿肌压是在排尿期所测得的最大逼尿肌压力，反映了逼尿肌的收缩能力，可用于判断膀胱出口梗阻和逼尿肌收缩功能受损。最大尿流时逼尿肌压力是最大尿流率时所测得逼尿肌压力值，成人的一些评价膀胱出口梗阻和逼尿肌收缩功能的量表多用此压力进行计算。

需要注意，以上压力 - 流率关系评判时需要注意流率测定存在一定的延时，而目前多数尿动力设备都具备调整延时的功能，在需要时调整即可，如不具备调整延时功能，则需要在分析时手动调整，多数延时在0.5~1 秒。

排尿期逼尿肌收缩功能可分为正常、逼尿肌收缩功能受损和逼尿肌无收缩。正常逼尿肌收缩功能可确保在较短时间内膀胱完全排空。由于小儿膀胱尿道及神经发育并不完善，多数情况下逼尿肌收缩压力升高幅度较成年人升高，男性高于女性。但随着小儿成长，逼尿肌压力逐渐接近成人水平，因此根据成人标准绘制的 PQ 图不适用于小儿患者。

　　排尿期正常尿道功能表现为开放并保持持续松弛，以保证适当逼尿肌压力下尿液排空。如有膀胱出口梗阻，则表现为逼尿肌压力升高幅度增高而尿流率降低（高压低流），儿童中常见于尿道狭窄。

　　排尿功能障碍见于无神经系统病变患儿，排尿期盆底肌发生持续或间断的收缩造成尿流波动或降低。

　　逼尿肌 - 括约肌协同失调见于神经源性膀胱尿道功能障碍患儿（骶髓上损伤），排尿期尿道未开放造成尿流率降低（图 23-2-12，图 23-2-13）。

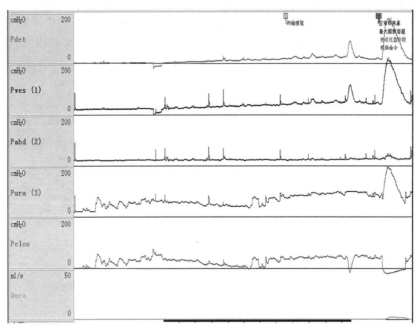

图 23-2-12　排尿期尿道压力升高

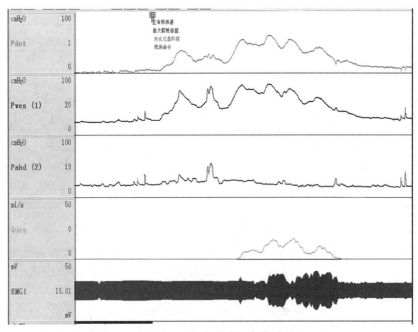

图 23-2-13　排尿期盆底肌电活动增加

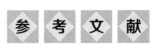

1. 吕宇涛，文建国，袁继炎，等 . 小儿尿动力学检查专家共识 . 中华小儿外科杂志，2014，35（9）：711-715.

2. 文建国,刘奎,邢璐,等 . 小儿尿动力学检查的特殊问题 . 临床泌尿外科杂志,2007,22(4):310-314.

3. 裴宇,文建国 . 正常儿童 Staccato 尿流曲线分析 . 中华小儿外科杂志,2004. 25(6):58-61.

4. WEN JG,YEUNG CK,DJURHUUS JC. Cystometry techniques in female infants and children. Int Urogynecol J Pelvic Floor Dysfunct,2000,11(2):103-112.

5. WEN JG,YANG L,XING L,et al. Astudy on voiding pattern of newborns with hypoxicis chemicence phalopathy. Urology,2012, 80(1):196-199.

6. WEN JG,WANG QW,CHEN Y,et al. Anepidemiological study of primary nocturnalenuresis in Chinese children and adolescents. EurUrol,2006,49(6):1107-1113.

7. WEN JG,LU YT,CUI LG,et al. Bladder function development and itsurodynamic evaluation in neonates and infants less than 2 years old. Neurourology & Urodynamics,2015,34(6):554-560.

8. WEN JG,LI Y,WANG QW. Urodynamic in vestigation of valve bladder syndrome in children. J Pediatr Urol,2007,3(2):118-121.

9. WEN JG,TONG EC. Cystometry in infants and children with noapparent voiding symptoms. BJU International,1998,81(3):468-473.

10. WEN JG,YEUNG CK,CHU WC,et al. Videocystometry in young infants with renaldilationora history of urinarytract in fection. UrolRes,2001,29(4):249-255.

11. MOSIELLO G,POPOLO GD,WEN JG,et al. Clinical Urodynamics in Childhood and Adolescence. Cham,Switzerland:Springer International Publishing AG,2018,73-95.

12. WEN JG,DJURHUUS JC,PFWM R,et al. ICS educational module:Pressure flow study in children. Neurourology & Urodynamics, 2018.

13. WEN JG,DJURHUUS JC,ROSIER PFWM,et al. ICS educational module:Cystometry in children. Neurourol Urodyn,2018,37(8):2306-2310.

第二十四章

小儿尿动力学检查的特殊性

小儿尿动力学检查(pediatric urodynamic study,PUDS)在我国开始逐渐普及,和成人相比 PUDS 有其特殊性。尿动力学检查是确定逼尿肌和尿道括约肌功能及其协调关系必不可少的检查手段,能将排尿异常的症状用图和数字表现出来,并为排尿障碍提供病理生理解释,为临床制订正确治疗方案和客观评估治疗疾病转归提供客观依据。PUDS 从检查的适应证、检查方法到检查结果的分析都有其特殊性。小儿适用于尿动力学检查和随访的疾病除了神经源性膀胱外,还有后尿道瓣膜等先天性泌尿系疾病。为了得到可靠的尿动力学结果,常需要在膀胱内置入测压管,可通过尿道或耻骨上穿刺置入,同时还需置入肛门测压管和肌电图,才能得到相关数据。但小儿处于生长发育过程中,从新生儿到青少年,其解剖结构也有自己的特殊性,在身体、心理发育不成熟的情况下,检查的配合程度也有其特殊性;使用的尿动力学设备与成人相同,但测压管等的使用与成人相比也有特殊性;小儿检查结果数据的分析与成人相比也有其特殊性。1998年,国际儿童尿控学会制定了第一个儿童下尿路功能障碍的定义和标准,为小儿尿动力学检查提供了重要的依据和参考。与成人相比,小儿尿动力学检查实施过程比较困难。但在了解小儿尿动力学检查的特殊性和采取相应措施后,小儿尿动力学检查也能取得满意检查结果。

第一节　小儿排尿功能障碍的特殊性

成人排尿功能障碍的病因多是前列腺炎、前列腺增生、机械性梗阻、泌尿系感染等。与成人相比,儿童多是先天性因素,也有部分与成人病因类似,但多数排尿功能障碍的病因和发病机制不清。主要类型有神经性、非神经性排尿功能障碍,原发性膀胱输尿管反流,后尿道瓣膜,逼尿肌过度活动和遗尿等。临床常表现为尿频、尿急、排尿不全、懒惰性膀胱综合征、泌尿系感染和尿失禁等。

一、神经源性膀胱

神经源性膀胱(neurogenic bladder,NB)是儿童常见的神经损伤引起的排尿功能紊乱。上尿路功能恶化是引起 NB 患儿死亡的主要原因。影像尿动力学检查在神经源性膀胱的诊断中具有重要的参考价值,其既有膀胱压力流率测定的优点,又可以同时观察膀胱尿道解剖结构,因此可以提供膀胱形态和大小、膀胱输尿管反流情况、膀胱颈功能和膀胱出口梗阻位置等相关信息。专门为婴幼儿设计的尿动力学检查可更精确地评估儿童膀胱括约肌功能异常。尿动力学检查不仅能精确描述 NB 的类型,还可以为随访监测研究提供重要的预后指征,有助于改善 NB 患儿的管理。

二、非神经性神经源性膀胱

非神经性神经源性膀胱(Hinman 综合征)是一种罕见的外括约肌水平膀胱出口梗阻疾病,无解剖结构和神经源性原因。自 1973 年以来,已经报道了数例该疾病的较大儿童患者。此综合征也被称为隐匿性神经源性膀胱或心理性非神经性神经源性膀胱。该病在婴儿期非常罕见,特征为无明确神经性疾病的外括约肌水平膀胱出口梗阻的尿动力学表现。逼尿肌过度活动合并盆底肌肉过度活动可导致逼尿肌 - 括约肌协同失调,最终导致逼尿肌失代偿。伴随膀胱成熟延迟的隐性神经性疾病或未确定的神经源性膀胱也属于此类疾病。

三、原发性膀胱输尿管反流

原发性膀胱输尿管反流（primary vesicoureteral reflux，PVUR）是儿童最常见的先天性尿路异常，通常大部分是在尿路感染一段时间或医学检查后确诊。研究表明，PVUR 是多因素、多基因引起的家族性疾病，PVUR 患儿同胞兄妹的发病率高达 30%。很多 PVUR 患儿有膀胱功能异常。Batinic 等研究表明 VUR 与膀胱过度活动症和逼尿肌 - 括约肌协同失调所引起的下尿路症状有关，治愈膀胱过度活动症和逼尿肌 - 括约肌协调失调可明显改善患儿的膀胱输尿管反流情况。Naseri 研究认为 VUR 与白天尿失禁有关。影像尿动力学检查将影像学和评估膀胱功能的尿动力学相结合，可在显示反流情况的同时评估膀胱功能，有利于判断反流的病因、程度，以及与逼尿肌功能的关系，从而有助于进一步的诊断和治疗。2012 年，欧洲泌尿外科协会制定的小儿 VUR 指南指出，出现下尿路症状和尿路感染的患儿更易出现 VUR，这类患儿的确诊应进行影像动力学检查。

四、后尿道瓣膜

后尿道瓣膜是引起男童下尿路梗阻的常见原因，也是双侧肾梗阻最常见的先天性原因，可导致 15% 的男童出现膀胱瓣膜综合征。后尿道瓣膜一直是导致婴幼儿肾损害（肾脏病理性增生和梗阻性尿路病）和死亡的主要原因。如果没有及时的评估和治疗预后非常差。尿动力学检查显示，80% 的后尿道瓣膜男童会出现膀胱功能异常，主要表现为逼尿肌过度活动和盆底肌肉活动受损所致的顺应性降低。尿动力学检查可客观评估治疗效果，并且可帮助制订进一步的治疗方案。因此无论选择哪种治疗方案，均应进行尿动力学随访评估。通过影像尿动力学检查能发现膀胱内高压、残余尿量增加、高排尿压、膀胱反射过度、小膀胱容量、顺应性差、膀胱形态改变、VUR 或肾盂积水等。

五、逼尿肌过度活动

逼尿肌过度活动（detrusor overactivity，DO）可出现也可不出现显著的临床异常，依患儿的年龄和自发排尿对过度活动的反应性而定。但是过度活动表现的强烈的排尿愿望被认为是正常的。通常 4 岁时开始成熟排尿，但常会更早些。成熟排尿前的排尿是不自主的，一般是在尿道括约肌松弛的协作下逼尿肌持续收缩完成。

六、遗尿

存在可疑非单症状性遗尿、继发性遗尿或治疗 1 年以上无效时，推荐进行尿动力学检查（自由尿流率联合残余尿量检查，必要时进行膀胱测压），以明确是否存在下尿路功能障碍（lower urinary tract dysfunction，LUTD）。其中自由尿流率联合残余尿量超声测定是筛选患儿是否存在 LUTD 的最常用方法，同时可判断是否需要微创尿流动力学检查。侵入性尿动力学检查主要包括膀胱压力 - 容积、压力 - 流率、尿道压力和影像尿动力学检查，其中影像尿动力学检查可准确形象显示遗尿患儿逼尿肌 - 括约肌协同失调、膀胱输尿管反流，以及膀胱尿道形态等。

第二节 检查前准备的特殊性

尿动力学检查包括无创和有创检查，儿童多首选无创检查，如尿流率加超声残余尿测定，在发现残余尿增多等不可解释的原因或无创检查不能解决问题的时候，可考虑有创检查。在这些检查前，有以下特殊的注意事项。

一、无创尿动力学检查

1. 无论患儿年龄大小，均应告诉家长尿动力学检查的过程和意义，较大儿童需要告诉其尿动力学检查的意义,争取获得配合和支持。

2. 多饮水保持膀胱充盈,便于进行尿流率测定。憋至正常尿意,但不可过度憋尿,有 50ml 以上尿液排出即可,以免影响尿动力学参数,严重尿失禁及留置导尿管者除外。

3. 检查前应让儿童熟悉尿动力学检查室、检查医师和护士(技师),可减少或打消其焦虑或恐惧感。检查过程中尽可能地取得患儿父母的配合,让患儿放松和安静。

4. 男孩排尿时不要挤压阴茎,以免影响尿流曲线;女孩排尿时坐于马桶上,双脚不可离地,可适当用脚垫,以免排尿时腹压变化影响尿流曲线。

二、微创尿动力学检查

1. 提供尿常规和传染病四项检查结果,对传染病结果阳性者,要安排在当日最后检查,以便进行终末消毒处理。

2. 为了准确检测腹压,检查前有必要让患者排空直肠内的大便,必要时用开塞露协助排便。严禁患者在检查前自行使用泻药,以免造成直肠敏感性增加,放置直肠测压管时引起患者便意。

3. 对不配合的婴幼儿可以适当应用镇静剂,如安定等,但是不能应用麻醉剂,书写报告时要给予注明,也不能用任何影响膀胱功能的药物,如不能按要求做,要给予特殊说明。

4. 检查过程中需要暴露身体,要注意保暖,尤其是婴幼儿,冬季时患儿进入检查室前,应提前将室温预热至 22~30℃。检查时间不宜过长。膀胱灌注液加温至 25~36℃为佳。

5. 所选测压导管要型号适宜、尽量细软并具有 2 个以上侧孔,以免损伤尿道黏膜,人为造成排尿期尿道阻力增加。

6. 经耻骨上路径测压,应于 24 小时前放置测压管。

三、影像尿动力学检查

1. 与微创尿动力学检查类似,检查前护士应询问患儿是否有碘过敏史,并和家长讲明造影剂的影响,使用后可能出现恶心、呕吐、流涎、眩晕、荨麻疹等不良反应。

2. 检查仪器是否正常,协助患儿摆好体位。

3. 行影像尿动力学检查者应去除影响图像的物品。

4. 高热、严重血尿、尿道狭窄、侵入性膀胱尿道检查术后应暂缓检查。

四、动态尿动力学检查

1. 动态尿动力学检查前需要准备好尿动力学检查机器与便携式记录仪。

2. 由于检查时间过长,随着时间增加,患儿对动态尿动力学检查的厌烦情绪也会增加,因此医师要提前与患儿及其家长沟通,使其了解排尿基本生理和 AUM 检查的过程,明确检查的必要性与安全性,克服恐惧心理,得到其充分理解后再实施检查。

3. 动态尿动力学检查中需要患儿填写排尿日记,从而监测患儿的排尿情况,这需要家长的配合执行,如实记录,以达到良好效果。

4. 为了预防泌尿系感染,可在 AUM 检查前通过导管向患儿膀胱内预防性注射抗生素。

5. 由于 AUM 检查是自然饮水通过尿液充盈膀胱,因此,鼓励儿童检查过程中多饮水,但是严禁通过利尿剂等药物促进排尿。

第三节　检查过程中的特殊性

根据 ICS 规定,凡可提供小儿有关膀胱尿道功能信息的检查都属于 PUDS 范围,包括排尿排便病史、排尿日记、体格检查、尿流率、泌尿系超声检查、压力、流率、肌电图检查和影像 PUDS 等。

一、操作人员的要求

从事 PUDS 的操作人员应当拥有小儿泌尿外科相关知识,并充分了解小儿泌尿系统发育、易患疾病,同时对小儿心理特点有一定了解,掌握 PUDS 相关知识和经 PUDS 规范操作培训。较小婴幼儿可根据具体情况允许家人抱着幼儿接受检查。检查前采集 PUDS 有关病史。

二、排尿日记的特殊性

排尿日记又称频率体积表(frequency volume chart,FVC),指记录 1~7 天(3~5 天多用)患儿液体摄入量和排尿的时间、排尿量,以及排尿症状(包括尿急、尿频、尿失禁等)发作的时间和次数,并计算出平均每日液体摄入量、每日总排尿量、最大单次排尿量(功能性膀胱容量),以及白天和晚上排尿量。婴幼儿需家长记录患儿尿垫使用情况、液体摄入种类和数量、排尿量、尿急的频率和严重性,以及下尿路症状发生有关的活动。为将白天和晚上的症状区别开来,同样要求记录睡觉和起床时间。这些客观记录还可用于了解治疗效果,对于膀胱训练治疗尤为重要。

三、尿流率测定的特殊性

尿流率测定是无损伤性的尿动力学检查方法,主要参数为最大尿流率(Q_{max})、尿流曲线形状和残余尿量(postvoided residual volume,PRV)。尿流测定结果由逼尿肌收缩能力、腹压和膀胱出口情况等共同决定。尿流率测定时,患儿排尿量应大于最大排尿量的 50%,测定结果才准确。Q_{max} 的平方大于或等于总尿量提示最大尿流率正常。对鉴别下尿路梗阻性疾病,了解逼尿肌、括约肌的总体水平有很大价值。尿流曲线作为尿流率测定的重要组成部分,可以比较敏感地反映不同类型的排尿特征。该检查非常受小儿欢迎,但婴幼儿尿量少或不能自主排尿限制了其应用。

根据临床经验,与成人相比小儿尿流率测定前憋尿达 50ml 以上即可测定,尿流率曲线比成人偏低,但曲线形状良好,可以反映膀胱功能。在检查室注意保护患儿的隐私,医护人员主动退至检查室外回避,通过特设的单向玻璃对患儿的排尿状况进行观察,关好门窗,给患儿一个相对私密的空间,类似自然如厕环境。以期获得更接近患儿真实情况的检查结果。

尿流曲线形状可反映逼尿肌收缩功能和膀胱出口梗阻情况,主要有钟型曲线、塔型曲线、低平曲线、断奏曲线和间断曲线 5 种。小儿的这些尿流曲线相比成人尿量偏少,高度偏低,排尿时间偏短,但形状与成人类似,仍具有较大参考价值。

四、泌尿系统超声检查的特殊性

超声是常用的无创检查,可评估膀胱壁厚度、膀胱容量、膀胱憩室、肾积水、膀胱内结构(肿瘤或结石)、膀胱颈状态(开放或关闭)和 PRV。通过测定 PRV 可初步判断膀胱排空能力。但 PRV 增多不仅发生在 BOO,也发生于逼尿肌收缩乏力患儿。PRV 和尿流率联合测定评估排尿功能可初步判断是否存在 BOO。膀胱壁厚度(bladder wall thickness,BWT)增大提示下尿路功能障碍病程时间较长。逼尿肌厚度增加提示下尿路功能障碍,常与最大尿流率、平均尿流率、残余尿量等参数结合提高诊断的灵敏度和特异度。上尿路扩张常提示梗阻或反流,结合膀胱壁增厚、PRV 增多,常提示与下尿路功能异常有关。

五、膀胱压力 - 容积测定的特殊性

小儿膀胱压力 - 容积测定有其特殊性。小儿膀胱测压尽可能用较细测压管,如 6F 双腔测压管。如进行尿道测压,导管侧孔应在同一平面上。经尿道测压,尿道适当应用少许黏膜麻醉剂可以缓解尿道内留置尿管带来的不适,但须注意的是,麻醉可能会导致排尿时膀胱的感觉,影响检查结果。膀胱充盈开始后,患儿咳嗽或用手按压患儿腹部,观察腹压曲线是否同步升高,保持腹压监测管的通畅。不同年龄采用不同的体位,新生儿多为仰卧位,较大儿童多为坐位。患儿测压过程中可以采用灵活体位,如家长抱着患儿的情况下也可进行膀胱测压。测压过程中患儿可以吃东西、玩耍、看书和看电视等。较小患儿可以观察其活动,

了解膀胱对充盈的反应,如在新生儿了解脚趾的卷曲等。充盈膀胱的方式与成人相比,小儿膀胱测压一般用慢速膀胱测压,充盈速度 <10ml/min。婴幼儿根据体重进行计算,如新生儿膀胱充盈速度为 0.25ml/kg。膀胱灌注速度应是每分钟灌注正常最大膀胱容量的 5%~10%,灌注一般用室温或 21~37℃生理盐水。灌注速度的大小可能影响膀胱容量、膀胱内压力和膀胱顺应性。婴幼儿容易发生焦虑和痛苦,引起的腹部紧张能刺激而产生膀胱收缩的假象。逼尿肌压力若为负压应认为是直肠收缩活动引起的假象。膀胱感觉:正常排尿愿望在小婴儿可能表现为不安静,如脚趾"伸屈活动";在较大儿童第一次膀胱测压时排尿可能发生在较小膀胱容量时,因害怕而不舒服,这就是为何儿童尿动力学应至少进行两次膀胱测压。两次测定结果一致方可证明所得结果的准确性。对膀胱没有感觉的神经源性膀胱患儿灌注 1 个周期即可。检查过程中应持续灌注,直至患儿出现强烈排尿感、不适、不自主排尿、逼尿肌压超过 40cmH$_2$O、灌注量超过估计膀胱容量 150% 或漏尿速率大于灌注速度时停止。一些患儿膀胱容量较大需要额外增加灌注量,观察他们能否在最大膀胱容量时排尿。

排尿期注意观察排尿方式,如是否间断排尿和有无 DSD 等。观察小儿排尿方式是研究 1 岁以内小儿下尿路功能的主要方法(4、8 或 12 小时观察),包括持续观察婴儿的活动、睡眠情况、排尿模式、排尿量(通过尿垫称重得出)、排尿后测量残余尿量,也可同时检测脑电图了解脑电活动。婴幼儿由于神经肌肉系统发育尚不成熟,常出现间断排尿方式,即 10 分钟内 2 次排尿。大约 60% 的早产婴儿会有此种排尿方式。随着小儿生长发育,排尿方式逐渐接近成人。足月儿的每次排尿量较早产儿多,但间断排尿方式较少。较大儿童不能排尿并不一定代表其有排尿困难。按常规应进行两次膀胱充盈和排尿,再次充盈前将膀胱内残余尿抽吸干净,排尿后残余尿要重复测定方能确定。在儿童,膀胱充盈期到排尿期的转变并不像成人那样明显。为了避免误诊,一般采用膀胱测压 / 尿流率 / 肌电图同时进行的尿动力学检查模式。

六、自然充盈性膀胱压力测定的特殊性

自然充盈性膀胱压力测定不同于传统的膀胱压力测定,允许患儿移动,利用利尿作用使患儿产生尿液充盈膀胱。检查结果不同于人工充盈方法。由于人工充盈速度相对较快,逼尿肌不稳定发生率低及排尿量高提示逼尿肌功能受到限制。自然充盈法在检测逼尿肌不稳定性方面比人工充盈法更灵敏。此外,自然充盈法能更真实地反映膀胱尿道功能。

自然充盈性膀胱压力测定结果与传统方法相比有以下特点:充盈期压力小幅上升,逼尿肌过度活动发生率较高,排尿期逼尿肌压力较高,排尿容量较少。儿童人工充盈性膀胱压力测定充盈期逼尿肌活动相对多,压力快速上升。自然充盈性尿动力学检查反映了膀胱的生理状况,对患儿心理影响较小。

七、肌电图检查的特殊性

肌电图(electromyography,EMG)检查小儿多采用表面电极记录 EMG。Boston 儿童医院就常规采用针状电极。国内多数尿动力学中心采用表面电极和肛门塞电极。EMG 记录过程中应确保没有任何其他机器的电干扰,如 X 射线机、手机等。

八、膀胱冰水试验的特殊性

膀胱冰水试验(ice water test)是通过膀胱的冷觉受体评估膀胱的特殊反射。反射通过骶神经通路,不同于排尿反射。正常 4 岁以下儿童的膀胱冰水试验是阳性,大于 6 岁儿童为阴性。小婴儿膀胱冰水试验阴性提示下运动神经元损伤,年长儿童和成人阳性提示皮质和脊髓下传通道受损。

九、影像尿动力学检查的特殊性

小儿可以和成人一样进行影像尿动力学检查,包括同步测定膀胱压力、尿道压力、括约肌肌电图、尿流率及膀胱尿道造影录像等。小儿由于其自制性较差,为防止检查过程中体位变动影响检查效果,可安排家长穿上铅衣在旁协助检查。影像检查不仅可以在尿道漏尿或 VUR 时实时测定准确的逼尿肌压力,还可显示充盈期、排尿期膀胱和膀胱颈的整体形状及轮廓。此外,对患有神经源性膀胱和动态功能障碍的患儿,

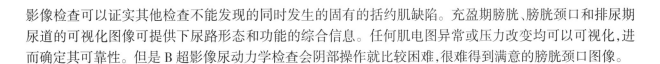

影像检查可以证实其他检查不能发现的同时发生的固有的括约肌缺陷。充盈期膀胱、膀胱颈口和排尿期尿道的可视化图像可提供下尿路形态和功能的综合信息。任何肌电图异常或压力改变均可以可视化,进而确定其可靠性。但是 B 超影像尿动力学检查会阴部操作就比较困难,很难得到满意的膀胱颈口图像。

第四节　检查结果分析的特殊性

一、儿童膀胱功能处于逐渐发育完善过程

成人尿动力学检查中异常的表现在小儿可能是正常现象,如逼尿肌不稳定性收缩(在成人可能诊断为膀胱过度活动)。研究结果显示,小儿逼尿肌不稳定性收缩并不多见,如有则多发生在膀胱充盈的晚期。因此,小儿膀胱充盈的早期出现逼尿肌不稳定性收缩应视为异常。临床上儿童逼尿肌过度活动的常见表现是尿急且不能完全控制。许多女孩常表现为蹲坐在脚后跟上压迫尿道口防止尿失禁。

儿童逼尿肌不稳定性收缩的发生率较成人高,尽管一些研究者认为胎儿或新生儿充盈期逼尿肌收缩是正常的,但是充盈期任何程度的逼尿肌收缩都应认为是病理性的,充盈期无论刺激与否,膀胱内压力应该是一定的。排尿压高时常提示存在逼尿肌和括约肌不协调收缩,影像尿动力学检查更易发现小儿的不稳定性括约肌收缩。

二、尿流率参数分析

钟型曲线为健康小儿的正常排尿曲线,塔型曲线为膀胱过度活动症患儿排尿时容易产生的快速高流率曲线,低平曲线为排尿时间延长,最大流率降低且流率波动不大的尿流曲线,多为逼尿肌功能低下或膀胱出口梗阻所致,如后尿道瓣膜、尿道狭窄、括约肌痉挛等。间断尿流曲线常表现为与腹压增加相一致的间断的尿流峰值,腹压停止时则无尿流。另外,逼尿肌 - 括约肌协同失调(detrusor sphincter dysnergia,DSD)也可出现这种尿流曲线。Q_{max} 降低时,也常提示有膀胱出口梗阻(bladder outlet obstruction,BOO)。但单纯使用 Q_{max} 诊断准确率差,应综合残余尿等多种尿动力学参数才能更准确地评估逼尿肌功能。

在儿童的尿动力学检查中,有研究显示 Staccato 尿流曲线在下尿路正常婴幼儿中的发生率为 20%~70%,随着年龄增长逐渐下降。Bower 等研究了 98 例排除各类泌尿系疾病及神经系统损害和畸形住院小儿的尿流曲线,其中钟形曲线占 63%,断奏曲线占 30%,间断尿流曲线占 6%。作者总结了 8~13 岁儿童 169 例(男 81 例,女 88 例),Staccato 尿流曲线的总体发生率为 31.9%,其中男性为 29.6%,女性为 34.1%,无性别差异。男性儿童中,Staccato 尿流曲线的发生率随年龄增长呈下降趋势,年龄差距大时发生率与年龄相关性更紧密。女性儿童中 Staccato 尿流曲线发生率与年龄相关性不明显,提示女性 Staccato 尿流曲线发生率在 8~13 岁儿童中常见。Staccato 尿流曲线的发生率跟尿量有显著相关性,随着尿量增加发生率明显升高。这可能与尿量较多时儿童不能长时间维持尿道外括约肌稳定和逼尿肌括约肌的协同有关,也提示儿童下尿路神经肌肉排尿调控尚未发育完善。Staccato 尿流曲线儿童的尿流率参数与光滑尿流曲线组(非 Staccato 尿流曲线儿童)相比,最大尿流率、平均尿流率和残余尿发生率没有显著差别,但尿量明显大于光滑曲线组,排尿时间较光滑曲线组长,达最大尿流时间短。尿流率参数男女之间无差异。

研究显示膀胱测压儿童出现 Staccato 尿流时,膀胱逼尿肌压力出现不同程度的上下波动。在尿流突然下降的同时伴有逼尿肌压力的急剧升高,而随着逼尿肌压力急剧下降尿流恢复,提示 Staccato 尿流曲线与 DSD 有关。我们在做膀胱测压检查时也发现 DSD 患者常出现 Staccato 尿流曲线,可以认为 Staccato 尿流曲线常提示有不全 DSD 发生。因正常儿童 DI 的发生率为 10% 左右,如果仅用 DI 显然不能解释本组正常儿童 Staccato 尿流曲线的发生率,一定与其他因素有关。在尿流测定过程中,影响尿流率的因素的确很多,如男孩排尿时用手挤压阴茎、尿线在集尿器中来回摆动、排尿时咳嗽及腹压排尿等都会造成检测结果不准确,尿流曲线出现假象。仅凭 Staccato 尿流曲线尚不能做出 DSD 的诊断,需进一步进行膀胱测压和同步肌电图检测来明确诊断。但是 Staccato 尿流曲线可用做初步筛查。因 Staccato 尿流曲线在正常儿童中比较常见,且残余尿均小于 5ml,提示正常排尿的儿童出现该尿流曲线时其膀胱尿道功能可能完

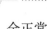

全正常。

PRV 指排尿结束后膀胱内残留的尿液,通常用 B 型超声测量。PRV 常用于区分膀胱出口梗阻的代偿期和失代偿期,以及决定是否进行手术治疗。除新生儿外,正常小儿均能够完全排空膀胱,当小儿 PRV 在 5~20ml 时应重复测量,如果重复测量结果不一致应进行第 3 次测量。4~6 岁小儿 PRV 超过 20ml 或大于 10% 膀胱容量,7~12 岁儿童 PRV 超过 10ml 或大于 6% 膀胱容量,都属于 PRV 增多,提示异常。

三、充盈期参数分析

尿动力学参数的分析应由经过培训的小儿泌尿外科医师、尿动力学检查专业护士或其他尿动力学医师进行。最好能亲自在检查的过程中实时观察患者整个排尿周期的行为和反应。患儿太小无法表达自身感受时,卷动脚趾和腹部紧绷可能是膀胱不适充盈的标志,这时排尿期即将开始。膀胱储尿功能应包括膀胱感觉、逼尿肌活动性、膀胱壁顺应性和膀胱容量。膀胱感觉只能在进行排尿训练且能够理解和清楚表达不同膀胱感觉的儿童中确定。膀胱感觉迟钝或无感觉可以在检查中灌注量超过估计膀胱容量而感觉无变化时确定。

四、膀胱容量和膀胱顺应性

膀胱容量和顺应性的解释是比较困难的。尽管膀胱容量和年龄的线性方程广泛地用于计算膀胱容量,但小儿膀胱容量和年龄并不成线性改变。膀胱顺应性表示储尿期膀胱壁的扩张性,单位为 ml/kpa,无论是儿童还是成人,没有确定的安全膀胱顺应性参考值。2 岁内儿童膀胱顺应性中位数为 71.43(20.41~357.14)ml/kpa,与年龄无明显相关性。相对于自然充盈的膀胱压力 - 容积测定,患有神经源性膀胱的患儿膀胱过快充盈会加速基础压力的升高,导致记录的顺应性较差。

五、排尿期参数的分析

具有排尿能力的患儿自发排尿后才可以认为完成了尿动力学检查。研究显示,婴儿排尿期逼尿肌压力高于年长小儿,男孩逼尿肌压力高于女孩约 5~15cmH$_2$O。婴儿期出现逼尿肌压力异常升高时常提示膀胱出口梗阻或 DSD 存在。高排尿压力伴随低尿流率提示解剖性或功能性尿道梗阻。功能性梗阻通常是由于排尿期盆底肌肉收缩(片状电极肌电图记录),其可导致断奏排尿,尿流曲线可能呈现为断奏曲线。排尿期持续性低尿流率很可能提示解剖性梗阻。整个排空膀胱的收缩过程中评估排尿压是否持续也是非常重要的。应该仔细分析通过针状电极监测获得的尿道外括约肌肌电图,以决定排尿过程中尿道外括约肌是否松弛。

六、与年龄有关的尿动力学参数

1. 排尿控制的发育过程　婴儿控制排尿的神经通路尚未完全发育成熟。婴儿的排尿曾被认为是自发性的脊髓反射引起的。随着生长发育,排尿控制中枢和周围神经系统逐渐发育成熟。第一次有意识地自主排尿通常发生在 1~2 岁时,只有在膀胱容量的增加、自主控制尿道外括约肌和凭意志控制的排尿反射建立后,才有可能成功训练小孩使用厕所和发育为成年人膀胱功能控制。排尿控制发育成熟后将具有自主抑制和激发逼尿肌收缩的能力。3 岁的儿童通常能够控制尿道外括约肌,4 岁儿童多能像成人一样控制排尿,保持白天和夜间均无尿失禁。膀胱控制的发育延迟可引起原发性遗尿、逼尿肌不稳定、功能性排尿异常和尿路感染。然而,最近的研究显示哺乳动物出生后膀胱控制的发育有关的神经通路已经存在。因此,膀胱控制涉及已经存在的中枢和周围神经系统相互融合有关,而不是简单的脊髓反射。

2. 排尿方式随年龄而变化　婴儿的排尿方式在出生后不久(数月)已经发生显著变化。证据显示,出生后的早期已经存在明显的与膀胱控制有关的突触联系和神经通路。睡眠新生儿脑电图记录显示膀胱的充盈可引起明显的大脑皮质放电增加。这些观察结果向传统认为婴儿靠简单的脊髓反射排空膀胱的概念提出了质疑。因此,新生儿出生就存在不稳定性膀胱的观念应该重新研究。正常新生儿可存在断奏或间断排尿。以后随年龄增加,这种排尿方式逐渐消失。

3. 排尿频率随年龄而变化　妊娠后期胎儿每天排尿约 30 次。出生后 1 年内排尿次数下降为每天 20

次或每小时一次,排尿次数变异较大。以后两年排尿次数下降为每天 11 次,但每次平均尿量增加 4 倍。12 岁儿童每天排尿 4~6 次。

4. 膀胱容量随年龄而变化　膀胱容量随儿童年龄的增加而增加。用年龄估算膀胱最大容量的方法很多而且变异较大。Hjalmas(1988)的研究结果显示,大于 1 岁的儿童正常膀胱容量的计算公式为 30+30× 年龄(岁),1 岁以内婴儿膀胱容量的计算公式为 30+2.5× 年龄(月)。这也是目前应用最为广泛的计算方法。

七、与年龄无关的尿动力学参数

1. 排尿后残余尿随年龄变化不大　PRV 反映排尿期膀胱和尿道出口相互作用的结果。持续 PRV 增加一般提示膀胱出口阻力增加、膀胱收缩力减弱或两者同时存在。婴儿 PRV 一般小于膀胱容量的 10%,但个体变异较大。有研究显示正常婴儿的膀胱几乎可以完全排空。正常儿童 PRV 一般小于 10ml,且与年龄、性别和膀胱最大容量无关。测定 PRV 的时间应控制在 4~5 分钟以内。缺乏 PRV 并不能排除膀胱梗阻和膀胱 - 括约肌功能障碍。

2. 排尿期的正常压力随年龄变化不大　儿童排尿的正常压力尚未定义。在正常婴儿(3~10 个月),自然充盈膀胱测压显示男孩平均最大逼尿肌排尿压(P_{det})为 107~117cmH_2O,女孩为 75cmH_2O。常规充盈膀胱测压显示平均最大 P_{det} 在男女儿童分别为 66cmH_2O 和 57cmH_2O,男女之间无显著性差异。显然婴幼儿最大 P_{det} 存在较大变异,这可能与使用的尿动力学方法不同及对检查结果不同解释有关。小儿高 P_{det} 可能与 DSD 有关。P_{det} 高常提示存在逼尿肌和括约肌不协调收缩,影像尿动力学检查更易发现小儿的不稳定性括约肌收缩。

第五节　排尿功能障碍分类的特殊性

一、国际尿控协会对尿动力学的分类

1. 膀胱充盈期逼尿肌的活动　①正常或稳定;②过度活跃,包括不稳定和反射亢进。
2. 膀胱感觉　①正常;②增加或高敏感性;③降低或低敏感性;④缺如。
3. 膀胱容量　①正常;②增加;③减少。
4. 顺应性　①正常;②增加;③降低。
5. 尿道功能　①正常;②低下。
6. 膀胱排尿期逼尿肌的活动　①正常或稳定;②低活跃;③无收缩性。
7. 尿道功能　①正常;②梗阻,包括功能性和机械性。

二、病因分类

儿童排尿功能障碍分类除了采用国际尿控协会的分类外,常采用病因分类。病因分类包括:
1. 与神经或精神控制相关的排尿功能障碍　①先天性中枢神经系统异常:包括脑脊膜膨出、隐性脊柱裂、尾部退化(如骶发育不良和某些肛门闭锁病例)和栓系综合征;②发育中的紊乱(developmental disturbance):有尿急综合征、排尿功能紊乱、智力退化和精神运动发育延迟、类 ADD 综合征;③获得性紊乱:有大脑性痉挛(新生儿窒息)、中枢神经系统的进行性变性疾病伴中枢性痉挛、多发性硬化征、脊神经根炎、横断性脊髓炎、脊髓损伤、脊索感染、脊索肿瘤、脊索血管异常、医源性盆神经丛损伤等。
2. 平滑肌和横纹肌功能异常引起的排尿功能障碍　①先天性异常:包括 Duchenne 肌肉萎缩、脊柱肌肉萎缩和神经发育不全;②获得性异常:慢性膀胱扩张、扩张过度损伤、逼尿肌和膀胱壁的纤维化。
3. 结构性异常引起的排尿功能障碍　①先天性异常:膀胱外翻、尿道上裂、尿道下裂、尾部退化、输尿管囊肿和其他膀胱异常,如膀胱三角和膀胱颈、后尿道瓣膜和其他尿道异常、腹肌发育缺陷综合征、外胚层发育异常、胶原异常;②获得性异常:损伤或医源性损伤。

4. 小儿膀胱过度活动症 小儿膀胱过度活动症（overactive bladder，OAB）指小儿尿急，伴或不伴急迫性尿失禁，通常伴有尿频和夜尿的一种症候群。多年来，OAB 被认为是膀胱过度活跃引起的，以前曾被称为不稳定收缩或膀胱不稳定。现在认为 OAB 可以是单纯的膀胱功能异常引起的，也可以是膀胱和尿道的相互作用所致，即膀胱逼尿肌无抑制收缩和尿道不稳定均可以引起 OAB。小儿尿动力学检查是诊断小儿OAB 的重要手段之一。

5. 其他异常引起的排尿功能障碍 如笑引起的尿失禁、Hinman 综合征和 Ochoa 综合征等。

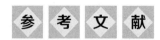

1. 文建国，刘奎，邢璐，等. 小儿尿动力学检查的特殊问题. 临床泌尿外科杂志，2007，22（4）：310-314.

2. 裴宇，文建国. 正常儿童 Staccato 尿流曲线分析. 中华小儿外科杂志，2004，25（6）：58-61.

3. 文建国，朱文. 动态尿动力学检查的临床应用进展. 中华泌尿外科杂志，2013，34（4）：317-320.

4. PRISCA RA，GOZAR H，PRISCA AM，et al. Parent compliance：a bad predictor of resolution and a problem in the application of EAU guidelines on vesicoureteral reflux in children. International Urology and Nephrology，2017，49（5）：741-745.

5. WEN JG，YEUNG CK，DJURHUUS JC. Cystometry Techniques in Female Infants and Children. International Urogynecology Journal & Pelvic Floor Dysfunction，2000，11（2）：103-112.

6. WEN JG，YANG L，XING L，et al. A study on voiding pattern of newborns with hypoxic ischemic encephalopathy. Urology，2012，80（1）：196-199.

7. WEN JG，DJURHUUS JC，PFWM R，et al. ICS educational module：Pressure flow study in children. Neurourol Urodyn，2018.

8. WEN JG，DJURHUUS JC，ROSIER PFWM. ICS educational module：Cystometry in children. Neurourol Urodyn，2018，37（8）：2306-2310.

9. WEN JG，LU YT，CUI LG，et al. Bladder function development and its urodynamic evaluation in neonates and infants less than 2 years old. Neurourology and Urodynamics，2015，34（6）：554-560.

10. Mosiello G，Popolo GD，Wen JG，et al. Clinical Urodynamics in Childhood and Adolescence. First edition. Cham，Switzerland：Springer International Publishing AG，2018.

第三篇

临床应用

第 二 十 五 章

小儿尿动力学检查的临床应用

在小儿生长和发育过程中,膀胱逼尿肌和括约肌功能会发生持续的变化。小儿膀胱功能障碍在不同年龄有不同类型,不同类型膀胱功能障碍之间常无明显的年龄界限。由于完整的正常小儿尿动力学参数尚未完全建立,小儿膀胱功能障碍的类型常难以判定。1998 年,国际儿童尿控协会规范了不同下尿路功能障碍的定义和尿动力学术语,为准确评估小儿膀胱括约肌功能障碍提供了科学依据。小儿尿路动力学检查包括上尿路和下尿路检查。尿流动力学检查目的是将患儿尿路症状用图和数字表现出来,并为患儿的症状提供病理生理解释,从而为临床制订正确的治疗方案和客观评估治疗效果和疾病转归提供依据。随着尿动力学检查仪器的不断创新发展和尿动力学检查技术的进步,小儿尿流动力学检查越来越多地应用于诊断小儿膀胱尿道功能障碍。

第一节　上尿路尿动力学检查

一、上尿路尿流动力学特征

正常儿童肾盂容量为 1~5ml。尿液在肾盏内汇集后,肾盏通过规律的舒张和收缩,将尿液挤入肾盂内,随之肾盏颈部闭合,防止尿液逆流入肾单元,保护肾实质免受肾盂压力作用。肾盂没有收缩时的压力称为肾盂内基础压力。正常肾盂基础压力约为 1~10cmH$_2$O。由于肾盂的充盈,压力增高,出现蠕动收缩活动,同时肾盂输尿管连接处及其下方 2~3cm 的输尿管一起开放充盈,形成动力学上的输尿管圆锥。当输尿管收缩推进尿液时,肾盂输尿管连接处闭合,防止输尿管收缩时的反向压力对肾盂的影响。一旦由于病理因素导致这种输送机制协调被破坏,则会导致肾盂内压力增高并出现肾积水。

输尿管收缩压取决于输尿管肌肉初长度及肌肉收缩负荷,当尿量过度增加,使输尿管肌肉初长度增加收缩负荷加大,输尿管收缩压反而下降。在急性梗阻时,输尿管收缩增强,但后负荷过重,收缩压下降呈无效收缩。输尿管是一个完整的肌肉管道,尿液在输尿管内形成尿小球,由输尿管平滑肌自上而下的收缩和蠕动将尿液一团一团挤入膀胱内。正常输尿管内压力为 0~5cmH$_2$O,收缩波出现时的压力为 20~60cmH$_2$O,高于肾盂内压力。尿量较少时,肾盏、肾盂和输尿管的蠕动比较稀少而微弱;如果尿量过大时,肾盏、肾盂和输尿管内压增高,扩张明显,蠕动频率及波幅随之增加。如果肾盂和输尿管出现过度扩张,平滑肌受到过度牵拉,收缩负荷过量,可导致收缩力减弱,输尿管收缩不能使管腔完全闭合,输尿管充满尿液,尿液有效排出量减少。从 Laplace 公式(压力 = 管壁张力 × 管壁厚 / 半径)可以看到管径的大小与排尿压力的关系:直径增大,排尿压力相对降低。尿液传送机制一旦被破坏,就会造成尿液排入膀胱障碍,引起肾脏积水。正常情况下,膀胱内压力随着尿液的增加而升高,无尿液时膀胱内压力为零,膀胱充盈至排尿前压力升高为 10~20cmH$_2$O,膀胱内压力可达 50~70cmH$_2$O。输尿管内最大收缩压力一般在 50cmH$_2$O 以下。输尿管压力与膀胱内压力相近时,输尿管蠕动减弱,输尿管内尿液不能顺利排入膀胱。位于膀胱连接处的输尿管,在膀胱内潜行,其长度为输尿管管径的 3~4 倍。此段输尿管围绕 Waldoyer 鞘结构,壁层具有逼尿肌的作用。膀胱排空时,内压下降,管口开放。膀胱充盈后,内压升高,管口关闭,起到抗尿液反流的作用。

二、上尿路尿流动力学检查

上尿路尿流动力学检查目前在临床上应用相对较少,在小儿的应用更少,但其仍是评估上尿路是否梗阻及梗阻程度的"金标准"。

上尿路尿流动力学检查方法可分为无创和微创两类。

(一)无创检查

应用无创上尿路尿流动力学检查方式一直是我们努力追求的目标。无创检查方法优点在于患者乐于接受,无痛苦,不干扰正常生理活动,便于临床应用。但由于上尿路特殊的生理解剖特点及技术水平限制,目前尚没有完全令人满意的检查方法。临床较为常用的无创检查方法主要是动态放射学检查。

1. 放射性核素诊断 放射性核素诊断不仅可反映器官的解剖形态变化,还可反映器官的功能状态和生理变化过程。应用适当的放射性药物,可以获得肾脏、输尿管及膀胱大体形态结构,计算分肾功能,了解尿液引流情况。泌尿系感染在儿童中发病率较高,其严重后果是导致肾脏瘢痕,出现高血压、蛋白尿和肾功能衰竭等严重并发症。膀胱输尿管反流、尿路梗阻及先天性泌尿系统畸形是小儿泌尿系感染的常见因素,因此对小儿泌尿系感染及其病因的早期诊断和治疗是预防肾脏瘢痕形成的关键,相关研究表明放射性核素显像是早期诊断小儿泌尿系感染的敏感且可靠的方法。放射性核素诊断主要包括常规肾图、利尿肾图及肾动态功能显像检查。

(1)常规肾图:常规肾图采用 ^{131}I-OIH 示踪剂,反映肾脏有效血流量、肾小管分泌功能和上尿路通畅情况。肾图曲线分为 a、b、c 段,分别显示肾内组织血流及肾外尿液中示踪剂浓度。a 段反映肾供血情况;b 段反映肾小管及肾小球功能;c 段反映示踪剂随尿排出肾脏的速度,与尿流量及上尿路通畅程度有关。因而可间接提示上尿路尿流动力学变化及有无上尿路梗阻及梗阻程度,了解肾功能状态(图 25-1-1)。因常规肾图检查经济、方便、迅速,可作为了解上尿路梗阻的首选检查方法,如出现可疑结果可进一步做其他检查,因而在临床中得到广泛应用。

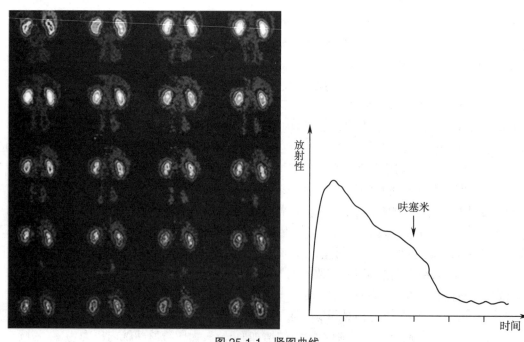

图 25-1-1 肾图曲线

(2)利尿肾图:当常规肾图出现可疑上尿路梗阻图形,或当肾盂扩张、肾盂内示踪剂排泄缓慢时,为鉴别上尿路梗阻原因,Oreilly 提出在肾图检查时给患者注射利尿药,增加尿液的排泄,区别假性梗阻,获得了较好效果,对于上尿路梗阻的诊断率达 85%。利尿肾图于 1978 年应用于临床,并作为比较常规的检查项目,其原理是当示踪剂滞留于肾盂内不易排出时,肾图 b 段持续上升,不出现下降的 c 段,与器质性上尿路梗阻肾图形态不易区别。给患者静脉注入呋塞米后,即迅速出现下降的c段图形,表示无上尿路梗阻存在。如注射利尿药后肾图仍持续上升,则提示存在器质性上尿路梗阻。利尿肾图就是利用利尿药来改变尿流动力状态鉴别上尿路梗阻情况(图 25-1-2)。

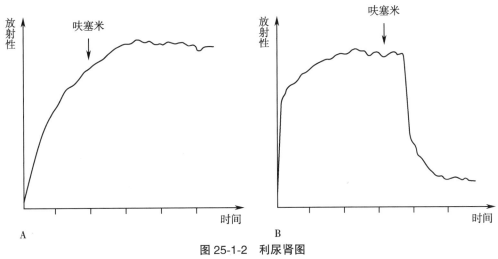

图 25-1-2　利尿肾图
A. 可疑梗阻;B. 非机械性梗阻(注射呋塞米后曲线迅速下降)

(3)肾动态功能显像:肾动态功能显像是利用 ^{99}Tc-DTPA 经静脉注入后被肾实质浓聚,并快速随尿液排出的原理,用 γ 相机及计算机从体外连续拍摄肾实质及尿路排泄过程的动态图像过程。检查方法安全、无创、可靠。可以显示肾脏形态和反映其功能状态,在上尿路尿流动力学方面,可用来临床诊断上尿路梗阻程度、梗阻类型及梗阻部位,显示肾功能状态及肾、输尿管、膀胱形态的变化。在诊断先天性泌尿系畸形,如小儿双肾盂、肾盂输尿管连接部狭窄、巨输尿管及肾积水等方面有重要意义。特别是在肾积水患儿,当肾功能受损、静脉肾盂造影肾脏不显影时,动态肾功能显像可显示肾形态,为临床提供有意义的参考资料。

2. 动态放射学检查　动态放射学检查是指在常规静脉肾盂造影检查时,通过监视器对肾盏、肾盂及输尿管在输送尿液过程中的收缩、舒张蠕动情况作连续动态观察。上尿路梗阻时,肾小球滤过率降低,可能显影不良,必要时可采用以下措施:

(1)静脉连续滴注造影剂,可以显示已有扩张的肾盂肾盏、变薄的肾实质及扩张的输尿管。

(2)Whitfiel 等提出,为了使上尿路尿流动力学特征显示更佳,可采用利尿性尿路造影(也称呋塞米静脉尿路造影)。检查前 20 分钟静脉内注射呋塞米 20mg,造影剂用量为 0.6mg/kg 静脉注射,临床上借此方法可将介于梗阻或非梗阻之间的患者鉴别清楚。目前认为理想的方法:以 500mg/kg 造影剂静脉滴注,注射 20 分钟后注入 40mg 呋塞米,观察肾盂、肾盏形态体积变化及输尿管充盈情况,如肾盂体积较利尿前增加 22%,说明肾积水并失去代偿能力,如小于 10% 则无肾积水存在。电子技术的发展,使电视录像系统在上尿路尿流动力学检查方面得到应用,对系统地观察造影剂的显示与缺如,肾盂输尿管的收缩蠕动情况,有无狭窄、扩张及逆流等,判断上尿路尿流动力学情况及解剖异常,提供了系统的临床资料。

3. 超声检查　B超检查因其检查方法简便,不受条件限制,普及率高,可作为上尿路梗阻诊断的首选方法,能清楚显示肾脏病变,肾盂、输尿管形态及扩张程度。方法得当可观察输尿管的蠕动率、动态变化等,为进一步上尿路尿流动力学检查作筛选。同时,由于其安全、无创,易被小儿及家长接受。

(二)微创检查

1. 经肾造瘘管或输尿管造瘘管测压　此方法由于属于有创检查,在临床上儿童极少用到,适用于手术后留置肾造瘘管或输尿管造瘘的病例。在具备实验设备的情况下,此检查操作比较简单,只需要将造瘘管连接测压装置,定时测量压力,记录压力变化曲线。受训者的体位变化及呼吸活动对肾盂测量结果均有一定的影响,必要时应采取固定的体位,或采用平均读数的方法进行观测。由于测试设备和测试具体条件的不同,所测得的结果可能不统一,或不能提供满意的诊断标准。目前尚没有统一的临床正常参数标准,小儿相关的参数更少。牛山武久提出了简易肾盂压测定方法,是在肾盂积水患者通过肾盂造瘘管注入染色盐水(生理盐水 500ml 加亚甲蓝 1 支),观察染色盐水通过输尿管进入膀胱的情况,判断有无上尿路梗阻及梗阻程度。具体方法:以 3.5~10ml/min 的速度在肾盂造瘘管内注入染色盐水,注入前测定肾盂基础压,根据染色液流出肾盂通过输尿管到达膀胱时相应肾盂内的压力变化,判断尿路的梗阻程度,染色盐水流出肾盂的压力定为通过比。根据肾盂压力曲线划分为肾盂压力的三种类型:Ⅰ型:通过压在 1.96kPa(20cmH$_2$O)以下或通过压与基础压差在 0.98kPa(10cmH$_2$O)以下,表示无梗阻存在。Ⅱ型:通过压在 2.15~3.92kPa(22~40cmH$_2$O),通过压与基础压差在 1.17~2.94kPa(12~30cmH$_2$O),表示中度通过障碍。Ⅲ型:标准肾盂压在 4.41~7.84kPa(45~80cmH$_2$O)仍未见染色蓝水通过,表示高度通过障碍,存在上尿路梗阻。此方法方便、可行,不需特殊设备及 X 线检查,是判断小儿上尿路梗阻的简便方法。尤其是在肾造瘘状态下的患者,可作为判断肾造瘘管拔除的标准。

2. 经皮肾盂穿刺灌注测压　上尿路扩张积水或怀疑有上尿路梗阻的病例适合此项检查。检查时需要在 X 线透视观察或超声波定位引导下,经皮做肾盂穿刺,同时置入肾盂测压导管。

为了排除膀胱内压力对肾盂输尿管压力的影响,应同时经尿道插管测定膀胱内压。先测定肾盂基础压,然后以 10ml/min 的速度灌注生理盐水至灌注压力相对平衡状态为止,记录灌注压力变化。所测得肾盂平衡压力减去肾盂基础压及膀胱内压,即为肾盂相对压力。

一般状态下肾盂相对压力应小于 1.17kPa(12cmH$_2$O),如果压力在 1.17~1.96kPa(12~20cmH$_2$O)之间为上尿路轻度梗阻,压力在 1.96kPa(20cmH$_2$O)以上为中度梗阻,压力在 3.92kPa(40cmH$_2$O)以上为严重梗阻(由于测量设备和条件影响,以上参数与简易染色蓝水测定数值略有一些差异)。另外,也可同时记录肾盂和膀胱的压力变化。如压力差小于 1.47kPa(15cmH$_2$O),提示无梗阻存在。压力差大于 2.16kPa(22cmH$_2$O),可诊断为上尿路梗阻。Bratt 等提出测定利尿前后肾盂基础压力变化判断上尿路梗阻情况,如果肾功能存在,而注射利尿药后尿液排泄增加,肾盂基础压明显升高,应怀疑上尿路梗阻。有时还需要通过改变灌注速度,观察压力与速度之间的比例关系,通过压力与速度的描记曲线,判断上尿路的功能状态及梗阻程度。

3. 逆行输尿管插管测压　采用膀胱镜下逆行输尿管插管的方法测量肾盂压力,并可在不同节段水平测量输尿管内压力。在输尿管导管的末端连接测压装置,由于输尿管导管的插入部位在病变部位以下,造成输尿管不全梗阻,改变了梗阻部位的形状及病变部位的功能状态,对观察及判断上尿路的功能有一定影响,所测得参数仅供临床参考。经皮肾盂穿刺测压与逆行输尿管测压均是一种微创检查,给患者带来一定的痛苦,同时干扰了正常的肾盂输尿管功能,并有损伤及继发感染的危险,较少应用于儿童。此项检查的时机应选择在手术前较短时间内进行为妥,同时应注意给予必要的抗感染治疗。

4. 术中探察　术中给予利尿药,在利尿状态下,直视观察肾盂和输尿管的收缩蠕动功能、速率和形态变化,可以同时进行肾盂或输尿管穿刺灌注测压检查。

三、检查意义

(一)药物对上尿路尿流动力学的影响

1. 利尿药的影响　利尿药直接影响上尿路尿流动力学的状态。试验证明,应用利尿药后,尿量增加、上尿路扩张、收缩强度、蠕动频率及幅度加强、肾盂及输尿管内压力增加,从而加速了尿液的输送。临床上应用利尿试验,在核医学或放射影像学的监测下,作为小儿功能性肾积水与梗阻性肾积水的鉴别诊断,可显示小儿先天性泌尿系统畸形的特征性改变。

2. 影响神经受体的药物　输尿管平滑肌细胞内存在自主神经受体,分为肾上腺素受体(α 受体和 β 受体)及胆碱能受体,在动力学上受到各种药物的影响。例如:组胺能强烈地刺激上尿路平滑肌地收缩与蠕动,促使肾盏、肾盂、输尿管内压力增高;麻黄碱可刺激 α 受体使上尿路平滑肌明显收缩,肾盂、输尿管蠕动加强;相反,前列腺素可抑制上尿路收缩与蠕动;曲吡那敏、苯海拉明对上尿路也起抑制作用。

(1)组胺和组胺受体拮抗药:组胺对平滑肌的作用主要通过两种途径:①可刺激交感神经末端释放儿茶酚胺;②可直接作用于平滑肌上的组胺受体。组胺对输尿管的兴奋作用已经被证实,且表现为种属特异性。组胺对输尿管膀胱连接点的兴奋作用主要是通过 H$_1$ 受体介导,因为这种兴奋作用可以被 H$_1$ 受体拮抗药所抑制。另外,这种兴奋作用可以被东莨菪碱所减弱,提示组胺通过兴奋输尿管黏膜下的副交感神经而起作用。

（2）钙拮抗药:因为钙离子是动作电位产生和输尿管收缩所必需的,凡是能阻止钙离子向细胞内移动的药物都能抑制输尿管的收缩。有实验已经证实了输尿管上电压依赖型钙离子通道的存在,且随着年龄的增大通道的数量逐渐减少。钙通道阻滞药维拉帕米已经被证实具有抑制输尿管功能的作用,且体外实验发现高浓度的维拉帕米可以使输尿管的电活动完全停止。

（3）内皮素:有三种同分异构体 ET-1、ET-2 和 ET-3。内皮素是一种强力的血管收缩药。有实验已经证明了输尿管上内皮素结合位点的存在。内皮素具有刺激离体的豚鼠输尿管收缩作用。

（4）抗生素:氨苄西林可以对抗组胺、5-羟色胺,起到舒张输尿管的作用,提示它是通过直接作用于输尿管平滑肌而起作用的。四环素有促进输尿管收缩的作用。

（二）梗阻对输尿管功能的影响

上尿路梗阻可以因上尿路本身病变引起,也可以由来自下尿路的病变所致。前者如先天性肾积水、结石梗阻、肾盂输尿管的肿瘤、畸形血管压迫、输尿管肾盂连接部狭窄、局部炎症造成的狭窄等。后者包括神经源性膀胱、前列腺增生、尿道狭窄等。在急性尿路梗阻时,出现类似应用利尿药后大量利尿时的尿流动力学改变:肾盏、肾盂收缩增加,输尿管蠕动加强,肾盂输尿管内压上升,随着梗阻时间的持续进入慢性尿路梗阻阶段,出现刺激冲动的失调,蠕动不规则,表现出压力波形幅度增高和时间的延长。由于梗阻持续存在,程度加重,蠕动出现自主性节律,蠕动频率增加,上尿路压力升高,肾盂肾盏扩张积水。正常的肾盂压力在 $1\sim10cmH_2O$,梗阻后可高达 $60\sim90cmH_2O$,将出现肾盂反流现象。长时间严重梗阻,上尿路肾盂输尿管壁弹力纤维及平滑肌退化、纤维化,肾皮质受压萎缩,肾功能损伤,上尿路输尿管蠕动功能完全丧失。在功能性肾积水与梗阻性肾积水不易区别的情况下,通过上尿路尿流动力学检查,压力测定可为临床明确诊断提供客观依据。上尿路尿流动力学可作为估计梗阻解除后肾功能能否恢复的预后评判,静脉肾盂造影及放射性核素肾图可反映肾脏器质性损害程度。损害越严重恢复就越困难,测定基础肾盂压力可判断肾修复能力。有人认为,肾穿刺测定肾盂基础压,如压力大于 $10cmH_2O$,X 线肾盂造影显示肾盂肾盏有张力,则肾功能恢复可能性大。

（三）感染对输尿管功能的影响

上尿路的感染会影响尿液的运输。肾盂肾炎可以降低输尿管的蠕动活性;一些细菌毒素可以抑制输尿管的收缩力,如大肠埃希菌内毒素等。在人类,有研究者发现人类局部感染可以明显抑制输尿管的运动,在严重感染的病例会发现输尿管会完全失去蠕动的能力。另外,Makker 发现继发于阑尾炎、溃疡性结肠炎或腹膜炎的后腹膜感染,常会并发输尿管扩张。

（四）结石对输尿管功能的影响

影响结石通过输尿管的因素主要有结石的大小和形状、局部输尿管是否合并有狭窄、输尿管的蠕动能力、结石近端的静水压力、结石所在部位局部输尿管的水肿、感染及痉挛情况。

为了研究结石对输尿管功能的影响,Crowley 和同事在 1990 年通过球囊导管造成急性输尿管梗阻的模型,分别测量梗阻近端和远端管腔内压力及输尿管收缩力。发现梗阻近端输尿管收缩的频率和收缩力均增加;相反,梗阻远端的输尿管管腔内的压力降低,但输尿管收缩的频率没有明显变化,提示输尿管的收缩在梗阻处被隔断,这种观点还需要更进一步实验的证实。

结石近端静水压力的增加及结石所在部位输尿管的舒张均有助于结石的通过。有实验证实,在兔子和狗的输尿管中,人造带孔的结石在输尿管中的移动速度明显慢于不带孔的结石,原因是其降低了结石近端的静水压力。另有实验证实,结扎结石近端输尿管,通过减少尿液的流入从而减少结石近端静水压力,可以明显减弱输尿管的蠕动能力,从而阻碍结石向远端运动。实验发现,加入 α 受体拮抗药酚妥拉明可以扩张局部输尿管,从而增加结石近端的静水压力,有助于结石的运动。

（五）年龄对输尿管功能的影响

临床上发现输尿管对病理状况的反应和年龄有一定的相关性。可以观察到较严重的输尿管扩张常发生在婴儿和儿童身上,而较少发生在成人身上。实验数据表明,这种临床现象主要取决于在相同的输尿管腔内压力负荷条件下,不同年龄层次的输尿管表现出不同的变形能力。幼兔输尿管的变形能力明显大于成兔输尿管的变形能力。另外,肾上腺素可以使幼兔输尿管管腔直径变小,而在相同情况下对成兔输尿管没有影响。这个体外实验表明,幼兔输尿管对肾上腺素的反应能力较成兔敏感。

年龄因素同时会影响输尿管对 β 肾上腺素能受体激动药的反应,可以舒张输尿管,随着年龄的增加这种能力逐渐减弱。实验证明,输尿管的舒张作用很大程度上取决于 cAMP 的水平,随着年龄的增加,参与合成 cAMP 酶的活性降低,而降解 cAMP 酶的活性没有改变。

在豚鼠中发现,从 3 周到 3 岁,其输尿管的环行肌不断增加。同样的结果也被 Cussen 所证实。他通过对 12 周至 12 岁不同人输尿管的活检发现,随着年龄增加,输尿管平滑肌细胞的数量和体积都不断增加。同时还发现,随着年龄增加,输尿管管壁弹性纤维的数量也呈不规则地增加。输尿管的收缩能力也受年龄的影响。离体实验发现,从 3 周到 3 岁豚鼠输尿管的最大收缩能力不断增加。

(六)妊娠对输尿管功能的影响

肾盂输尿管积水常发生于怀孕中期,并且在分娩后的第一个月恢复正常。一般右侧较重,且输尿管扩张积水均发生在骨盆平面以上。Roberts 强调:①在孕期妇女输尿管梗阻平面以上,可发现输尿管管腔静止期压力增高;②孕期输尿管收缩力正常,提示由激素诱导的原发性输尿管收缩无力不是孕期输尿管扩张的主要因素;③异位肾如位于骨盆平面以下的妇女,孕期时不会发生输尿管肾盂积水;④四足动物在孕期通常不会发生输尿管肾盂积水,因为它们的子宫和输尿管有别于人类;⑤当胎儿及胎盘自子宫中取出以后,升高的输尿管管腔内压力将恢复正常。

研究表明,孕酮对输尿管功能起到抑制作用,在孕期可以加重输尿管扩张的程度,并且在产后延缓输尿管积水的恢复。而更多的研究表明孕酮和雌激素对输尿管的功能没有任何影响。因此,梗阻是导致怀孕期妇女肾盂输尿管积水的主要因素。

(七)先天性巨输尿管症

先天性巨输尿管症是原发输尿管神经肌肉结构发育不良引起的疾病,表现为输尿管增粗、延长,但并不曲张,蠕动减弱。由于肾盏、肾盂起搏功能及冲动传递功能的损害,动态影像学检查无法观察到输尿管蠕动,尿液流速缓慢,上尿路压力与正常基础压力相仿,约 $5cmH_2O$,不伴有逆流。先天性巨输尿管尿流动力学特点是输尿管明显增粗、扩张、不迂曲,输尿管内压力大致正常。

(八)膀胱输尿管反流

由于膀胱输尿管本身的病变或下尿路梗阻均可引起膀胱输尿管尿液反流,如尿道狭窄、尿道瓣膜、膀胱颈梗阻、前列腺增生、膀胱肿瘤及神经源性膀胱等。由于排尿阻力的增加,为克服阻力膀胱内压力明显增加,膀胱壁代偿性增厚,长期则可破坏输尿管膀胱瓣膜作用,从而增加上尿路的压力,致使输尿管平滑肌功能代偿性失调,导致上尿路积水。

第二节 下尿路尿动力学检查

小儿下尿路尿动力学检查包括尿流率测定、膀胱和尿道测压、尿道外括约肌肌电图检查等。如果这些检查使用造影剂做膀胱充盈剂并在 X 线或 B 超电视监视下进行,则称为影像尿流动力学测定。

儿童下尿路功能处于发育状态,排尿神经控制中枢直到 4 岁才发育完善。儿童的特殊性决定了制定儿童下尿路功能标准术语的必要性。术语和诊断方法的标准化有利于比较儿童尿流动力学的检查结果,避免了尿动力学报告和相关文献中有关尿失禁类型和各种相关综合征的混淆,也有利于治疗研究和效果评估。

一、尿流率测定

尿流率测定(uroflowmetry)是指利用尿流计(uroflowmeter)测定并记录由尿道排出尿液的速度、时间及相应的排尿曲线(尿流模式)的方法。尿流形成是以下过程的最终结果:逼尿肌收缩,膀胱颈开放,尿道传输尿液和盆底活动。广义上来说,对尿流(urinary flow)描述应该从尿流的速率与尿流的模式两个方面来进行。尿流模式（flow pattern）既可以是连续的，也可以是间断的。而尿流率（flow rate）是指单位时间内尿液通过尿道流出体外的体积，单位以毫升/秒（ml/s）表示。应注意排尿量、患者环境和体位（仰卧位、坐位或站立位）、充盈方式、使用利尿药及使用的导管（经尿道或耻骨上）等对尿流率的影响。排尿量是经尿道排出的总尿量；最大尿流率是指测量值最大的尿流率；平均尿流率是指排尿量除以排尿时间。只有在尿流连续且无终末尿滴沥时，计算平均尿流率才有意义。尿流时间是指可测尿流实际出现的时间，最大尿流率时间是指排尿开始到最大尿流率的时间。当测量尿流时间和平均尿流率时，应该对尿流形式加以说明。由于尿流率测定的无创性，该检查深受小患儿欢迎。但小儿尿量少，尿流率容易出现误差，常需重复测定。

作者在一项正常儿童（2~13 岁）尿流率研究中发现，平均尿量男、女分别为 153ml 和 132ml 时，男、女最大尿流率分别为（14±4.55）ml/s 和（15±7.52）ml/s；而另一项正常儿童（8~13 岁）尿流率研究发现，平均尿量男、女分别为 198ml 和 243ml 时，男、女最大尿流率分别为（26.9±10.5）ml/s 和（25.9±9.3）ml/s。可见儿童最大尿流率受年龄和尿量的影响较大。一般情况下尿流率随年龄和尿量增加而逐渐增加，具体各年龄段正常儿童尿流率的参考范围应根据年龄和尿量来确定。在尿量大于 50ml 时，最大尿流率应在 10ml/s 以上。

判断尿流率是否正常除了依据最大尿流率外，还要参考尿流曲线形状。正常儿童尿流曲线可分为高尖曲线、柱形曲线、圆锥曲线、高丘斜坡曲线，并以高丘斜坡曲线为主。值得注意的是正常儿童常发生间断和不协调的排尿方式，如断奏尿流曲线表现为连续型，但曲线中段出现较多快速的上下波动。年龄越小这种间断尿流或断奏尿流曲线发生率越高。作者的研究资料显示断奏尿流曲线在 8~13 岁正常小儿中发生率仍为 31.3%。但断奏曲线的出现并不恒定，常在一次测定中出现而在另一次测定中不出现。断奏尿流曲线发生率随尿量增加而增加，这可能与尿量较多时儿童不能长时间稳定维持尿道开放状态有关。该类儿童残余尿的发生率为 9%，但残余尿量多在 10ml 以下。无症状儿童出现断奏尿流曲线提示儿童神经肌肉协同功能可能尚未发育完善，与尿道外括约肌不稳定、逼尿肌 - 括约肌协同失调有关。虽然尿流曲线中段出现较多快速波动，但主要尿流率参数表现仍正常。

尿流率测定是一种简单无创的检查，可以客观地反映下尿路的排尿过程；尿流率代表了膀胱的整个排空过程，反映了排尿期膀胱、膀胱颈、尿道和尿道括约肌的功能，以及它们相互之间的关系。单纯尿流率测定简单、无创、费用低，因此可作为门诊对下尿路症状患者进行一线筛选的手段。

由于单纯尿流率测定在反映下尿路病变的部位上缺乏特异性，使其临床应用价值受限。若尿流率不正常，则表明排尿过程受到了影响，但暂时还不能确定具体是哪一部位出现功能障碍。在尿流测定的过程中，患者配合是至关重要的，要尽量减少患者的心理不适感，以使得测定的数据能够代表患者的真实情况。测量过程是无创的，患者可在隐秘环境下完成排尿过程。在紧急的状况下或是在下尿路经历了操作之后，排尿可能不具有代表性，由此测得的数据也不可靠，所记录的尿流率可能过高或过低。因此，单纯尿流率测定必须被作为最初的测定项目来完成。尿流率测定也可以与尿动力学测定的其他项目进行同步联合测定，获得一些其他参数，如膀胱压力、腹部压力、逼尿肌压力、括约肌肌电图及下尿路影像学，通常还要测定排尿后的残余尿量。

一般来说，尿流率测定具有以下指征：

1. 作为下尿路症状患者门诊初诊或筛选的诊断方法，以及首先进行的尿动力学检查，尤其适用于下尿路梗阻性疾病及神经源性膀胱尿道功能障碍患者的初步诊断。

2. 作为下尿路功能障碍疾病的手术疗效评价指标，如在目前一些经尿道的前列腺增生侵入治疗的术前与术后进行尿流率测定，比较尿流率改善程度，可以为疗效判断提供客观指标。

3. 作为下尿路疾病药物疗效的评价指标。

4. 与其他尿动力学检查项目的同步联合测定，如压力 - 流率测定、尿流率、括约肌肌电图测定等。

二、残余尿量测定

残余尿量（post void residual，PVR）是指当排尿结束的瞬间膀胱内残留的尿液容量，反映排尿期膀胱和尿道出口的相互作用。测定残余尿量的时间应控制在排尿后 4~5 分钟以内。持续残余尿量增加多提示膀胱出口阻力增加或膀胱收缩力减弱，或者两者同时存在。缺乏残余尿量并不能排除尿道梗阻和逼尿肌 - 括约肌功能障碍。婴儿残余尿量一般小于膀胱容量的10%，但个体变异较大。正常儿童残余尿量一般小于10ml，且与年龄、性别和膀胱最大容量无关。多数正常小儿的膀胱可以完全排空。

在开始测量残余尿量前的排尿必须做到：患者尽可能感到舒适，具有正常的尿意，采用最理想的排尿姿势，隐秘的排尿环境（以便患者能接受此次排尿是在完全自然、习惯的情况下进行的）。残余尿量可以通过导管或 B 超等方法测定。其中经尿道导尿法被视为残余尿测定的"金标准"，为保证膀胱完全排空，需将导尿管缓慢插入和退出尿道，也可轻轻旋转，但是导尿法毕竟为侵入性操作，且仍有很多不精确之处，应只在有必要的情况下才施行，例如随后要进行尿动力测试。而 B 超测定残余尿量具有无创性、相对准确性、方便经济等优点，最适合用于单纯尿流率测定后的残余尿测定。

残余尿的形成原因乃由逼尿肌功能活动低下和 / 或膀胱出口梗阻引起，因此单纯残余尿测定缺乏特异性，不能区分残余尿是来源于逼尿肌功能异常还是来源于膀胱出口梗阻。逼尿肌功能活动低下既表现为收缩能力的下降（肌源性失代偿），更多情况下还表现为维持收缩能力差。此种情况可为原发性和特发性，但也经常继发于膀胱出口梗阻、排尿次数过少或神经源性膀胱功能障碍。尿流率曲线可以是完全正常的，但通常随膀胱排空逐渐减弱或消失。膀胱黏膜和尿道内的感觉阈值经常异常增大，表现为首次排尿感和膀胱测压容积值的增加。感觉阈值、首次排尿感、膀胱测压容积和残余尿量这几者之间通常具有较弱的相关性。尿道括约肌肌电图通常表现异常，而骶神经反射的应答时间通常为正常。

残余尿量只有在影响肾功能或引起症状的情况下才具有临床意义，最常见的症状有尿频、尿流弱、排尿踌躇、急性尿潴留、尿失禁和复发性尿路感染。逼尿肌收缩力正常或增强的患者通常合并膀胱出口梗阻，如果不进行治疗，将有出现上尿路扩张和肾功能受损的危险。另一方面，如果解除梗阻，患者有望恢复正常排尿、消除梗阻症状。相反，逼尿肌压力低的患者在恢复正常排尿方面的预后能力差，但肾功能受损的风险较小。可以通过膀胱测压和漏点压力测定来评估肾功能和上尿路损毁的风险。

在患有下尿路症状的男性中，若增加的残余尿量同时合并排尿期逼尿肌压的增高、功能膀胱容积减少，那么此残余尿与膀胱出口梗阻有关。在膀胱出口梗阻患者中，即使逼尿肌收缩力正常，但逼尿肌维持收缩的能力减弱，也将产生大量残余尿。在无膀胱出口梗阻的 LUTS 男性患者中，即使逼尿肌收缩力减弱，但逼尿肌维持收缩的能力正常，也不会产生残余尿。总之，增高的残余尿量与膀胱出口梗阻有一定关联，但相关性并不特别强。多种因素与残余尿产生有关，膀胱出口梗阻只是其中一个因素。因此，以残余尿来诊断膀胱出口梗阻缺乏特异性，也就是说不能单以残余尿量来诊断膀胱出口梗阻。

三、充盈期膀胱压力 - 容积测定

广义上讲，膀胱压力测定（cystometry）是一种研究排尿过程储尿期与排尿期的膀胱尿道功能，以便对下尿路功能障碍疾病进行诊断及有效治疗的方法。膀胱压力测定应包括充盈期膀胱压力 - 容积测定及排尿期压力 - 流率测定两部分。前者可以测试储尿期膀胱逼尿肌的功能，后者可以测试排尿期的流出道阻力，两者连续测定可以测试逼尿肌与尿道括约肌的协同性。临床尿动力学测定中一般将两阶段的测定连续完成以完整、充分地反映下尿路功能。充盈期膀胱压力测定记录了膀胱在充盈灌注过程中压力与容量的关系，此方法提供了有关膀胱适应逐渐增加的容量的方式、中央神经系统对逼尿肌反射的控制、膀胱感觉等方面的信息。

（一）膀胱压力 - 容积测定方法

膀胱压力 - 容积测定为一种测定膀胱压力和容积关系的方法，通常用膀胱压力容积曲线表示。它用于测定逼尿肌活动、感觉、膀胱容量和顺应性。盆底肌电图评估尿道外括约肌充盈期和排尿期的活动。测压前，系统以大气压为参照置零。外置传感器以耻骨联合上缘为参照平面置零。微端传感器导管（microtip-transducer catheter，MTCs）参照点是传感器；这些导管有一个内参照通道对大气压开放，开始测压时的膀胱压力作为零点。检查过程中无论何时患者改变体位，如从仰卧位到坐位，外置传感器要随着耻骨联合上缘变化而调整位置，以便保持以前的参照平面。

小儿膀胱测压的路径主要有经耻骨上膀胱穿刺置管或经尿道膀胱内置管两种。国内多采用经尿道膀胱内置管测压。充盈介质一般使用 25~36℃生理盐水做膀胱充盈剂。X 线影像尿流动力学测定时使用造影剂做充盈剂。测压体位主要有仰卧位和坐位。充盈膀胱的方式有利尿充盈和经导管逆行充盈。经导管充盈膀胱应详细说明充盈速度。根据充盈速度不同,可将膀胱压力 - 容积测定分为慢、中和快三种,充盈速度分别为 <10ml/min、10~100ml/min 和 >100ml/min。小儿膀胱测压一般用慢速膀胱测压。新生儿则根据体重计算充盈速度或膀胱充盈量。膀胱顺应性可随膀胱充盈速度的变化而发生显著变化。只有用相同的充盈速度计算出的膀胱顺应性才有可比性。这一点在小儿膀胱测压中应予以重视。

应根据小儿膀胱感觉表达的特点,尽可能记录小儿膀胱感觉。由于小儿常不配合检查或有时年龄太小无法表达,特别是有时膀胱测压需要在小儿睡眠状态和镇静情况下测定。膀胱充盈到一定体积时可产生正常排尿愿望,在小婴儿可能表现为不安静,如脚趾"伸屈活动"。此外,在较大儿童因害怕不舒服第一次膀胱测压排尿可能发生在较小膀胱容量时,因此儿童尿流动力学检查应至少进行两次,以增加检查结果的可靠性。

(二)正常小儿膀胱压力 - 容积测定参数

考虑到伦理以及对小婴儿进行尿流动力学检查技术上有许多困难,不能对正常儿童进行尿动力学检查,从而难以获得和建立不同年龄段正常儿童尿动力学参数标准。目前多数正常小儿尿动力学参数都是从上尿路存在疾病的患儿中获得,这些患儿排尿期膀胱尿道造影证实下尿路正常。

1. 膀胱容量 研究表明,不同年龄功能性膀胱容量可以准确估计,并可用年龄表示,男女无显著性差异。但用年龄估算膀胱最大容量的方法有很多且变异较大,存在争议。Hjalmas(1988)的研究结果显示,正常膀胱容量为[30+30× 年龄(岁)]ml。对我国儿童正常膀胱容量的研究显示,该公式可用于我国儿童正常膀胱容量的评估。Holmdahl 等研究显示婴儿膀胱容量(ml)的计算公式为38+2.5× 年龄(月)。很明显,膀胱容量和年龄之间(并不是在所有年龄之间)都有线性关系。

2. 逼尿肌不稳定 正常小儿膀胱多数是稳定的,但也可出现逼尿肌过度活跃,多为控制排尿的神经尚未发育成熟而导致的生理性改变。逼尿肌不稳定性收缩可因刺激引起,也可自发,表现为典型的逼尿肌无抑制收缩波,也可表现为剧烈的无抑制收缩而诱发排尿。但正常儿童逼尿肌过度活跃多发生于膀胱的充盈后期接近于排尿时,8 岁以下发生率为 11.5%。发生逼尿肌稳定性收缩时,尿道的闭合功能良好,一般不会发生漏尿。

3. 膀胱顺应性 随着年龄的增加,正常儿童充盈期逼尿肌对充盈体积适应性不断增加,膀胱顺应性增大,膀胱内压力保持不变的能力逐渐增强。但小儿膀胱顺应性更易受充盈速度和充盈介质温度等因素的影响,所以要求在进行小儿膀胱压力 - 容积测定时,充盈速度应依据小儿的年龄进行调整,使计算出的顺应性具有可比性。

4. 逼尿肌排尿压力 儿童正常的排尿压力尚未被定义,文献报道不一。有研究显示,正常 3~10 个月婴儿自然充盈膀胱测压,男孩平均最大逼尿肌排尿压力(P_{det}) 为 107~117cmH$_2$O,女孩为 75cmH$_2$O。常规充盈膀胱测压显示平均最大逼尿肌排尿压,在男、女儿童分别为 66cmH$_2$O 和 57cmH$_2$O,男女之间无显著性差异。婴幼儿最大逼尿肌排尿压存在较大变异,可能与使用不同的尿流动力学方法及对检查结果解释不同有关。研究显示,小儿高逼尿肌排尿压可能与逼尿肌 - 括约肌不协调有关。使用电视膀胱测压联合自然灌注尿流动力学和同时描记会阴部肌电图研究证实,婴儿正常排尿和间断排尿时的高逼尿肌压力是由于逼尿肌 - 括约肌协同失调造成的。这种现象 1 岁以内多见,而且随年龄增加进行性下降。

作者的研究资料显示,男女平均最大膀胱排尿压为(74 ± 17)cmH$_2$O、(63 ± 16)cmH$_2$O,平均最大逼尿肌排尿压为(66 ± 13)cmH$_2$O、(57 ± 115)cmH$_2$O。虽然正常小儿排尿期可存在括约肌不能完全开放,导致高排尿压,但多数状态下尿道是可以并维持开放的。

膀胱压力测定的目的是定义充盈与排尿期的逼尿肌与尿道功能,通过膀胱测压可能对下尿路功能异常作出诊断,如充盈期逼尿肌功能正常而尿道功能不全产生的尿失禁、排尿期逼尿肌功能不全而尿道功能正常产生的排尿困难,临床医生必须将主观症状、体征与膀胱测压的诊断相结合,估计这些膀胱测压结果的临床相关性,若膀胱测压不能解释这些临床问题,应进行其他检查。

四、压力 - 流率测定

压力 - 流率测定（pressure-flow study，PFS）包括膀胱压力和尿流率的同步测定，通过分析膀胱压力和尿流各参数的关系判断膀胱尿道的功能。在尿动力学研究的早期，尿流率与排尿压力之间的关系以尿道阻力系数表示。尿道阻力系数的概念源于刚性管道流体力学。尿道与刚性管道不同，因为它是一个不规则、可膨胀的管道，尿道壁和周围组织有主动或被动活动，因而可对经过的尿流产生影响。所以尿道阻力系数不能作为不同患者之间有效比较的参数。采用 ICS 推荐术语压力 - 流率测定记录的膀胱出口梗阻，可以是解剖或功能性的。解剖性梗阻因尿道存在管腔狭窄排尿时不能扩张，尽管尿道括约肌松弛，尿流曲线仍为持续的低平曲线。功能性尿道狭窄时，排尿期尿道括约肌呈收缩状态使尿道狭窄，可为间断或持续性尿道收缩。因此，为了区别解剖性或功能性尿道狭窄，应同时记录尿道压力或尿道外括约肌肌电图。压力记录通常包括膀胱腔内压测定和腹压测定，也可同时记录括约肌肌电图；逼尿肌压力由仪器自动计算压力差，即膀胱腔内压减去腹压后所得的值。此种方法可以了解排尿过程中有关逼尿肌功能和尿道功能的信息，若加上括约肌肌电图，还可以评估逼尿肌功能与括约肌活动之间的协调性。

压力 - 流率测定可以对排尿功能障碍进行详细的评估，可诊断膀胱出口梗阻、逼尿肌收缩力受损，以及各种神经源性膀胱功能障碍。压力 - 流率测定可作为充盈期膀胱测压的后续测定项目，也可以同步进行放射或超声影像学检查，即影像尿动力学测定。

压力 - 流率测定的指征：

1. 当无创测试表明病变位于下尿路，有可能存在膀胱出口梗阻或逼尿肌收缩力受损，两者需要进一步鉴别时。

2. 当期望获得的诊断对病变的预后及治疗效果具有提示作用时，应对下尿路症状患者行压力 - 流率评估，如考虑施行外科手术等不可逆的治疗手段时，其显得尤为重要。

3. 对治疗效果进行评估和随访治疗效果。

五、括约肌肌电图描记

括约肌肌电描记术是指记录参与主动控尿机制的横纹括约肌除极化所产生的电位的方法。通过这种方法，可以了解括约肌的随意控制以及膀胱充盈与排尿过程中逼尿肌与括约肌复合体的协调性。括约肌 EMG 可用于记录尿道横纹括约肌、肛门括约肌或盆底肌肉的活动，也可同步记录上述所有括约肌活动。

膀胱测压过程中连续记录 EMG，常用的方法有四种：①针形电极；②肛门塞电极；③表面电极；④导尿管环行表面电极。不同的电极有不同的适应证，儿童首选表面电极。使用表面电极检查，电极应放置在离肌肉尽可能近的表面。

在充盈期 EMG 可以监测盆底肌肉反射，在排尿期可以监测尿道括约肌的活动。膀胱测压可以采用平卧和坐位进行。

针式电极被直接放置到肌肉中，可以观察到个别运动单位的动作电位。表面电极所记录的动作电位，是在记录表面之下的一组邻近的运动单位的电位，应该根据患者的症状、体检发现、泌尿系统以及尿动力学检查结果解释肌电图。用逼尿肌 - 尿道括约肌失协调来描述排尿过程中尿道括约肌肌电图活动的增加，同时伴有具有某种特点的逼尿肌压力和尿流率变化的现象。在这种情况下，逼尿肌的收缩与尿道或尿道周围的横纹肌的异常收缩同时出现。在神经系统正常的儿童，这种情况最好描述为功能障碍性排尿（dysfunctional voiding）或逼尿肌 - 尿道括约肌协同失调（detrusor/sphincter dyscoordination，DSD）。正常小儿在不正常的排尿环境，或排尿过程中突然受到异常干扰可以出现 DSD 和间断排尿。但反复测压过程中均出现 DSD 就不正常。DSD 常出现在泌尿系感染、神经源性膀胱等引起的排尿功能异常的患儿中。

肌电图检查指征：

1. 可疑或已确定存在外周神经系统疾病。

2. 脊髓损伤、病变或脊髓其他疾病。

3. 功能性排尿障碍。

4. 法医学诊断。

5. 生物反馈治疗的评估。

相对禁忌证有凝血性疾病或出血体质。伴有心血管疾病或人造物植入者在进行检查前应预防性使用抗生素。患者检查的姿势应感到舒服和放松,如仰卧且两腿外展等。室温环境不能太冷,否则患者因过冷寒战而影响肌电图结果。为减少患者紧张和焦虑,检查室内不宜有过多的工作人员。

六、漏尿点压测定

漏尿点压(leak point pressure,LPP)为尿液自膀胱漏出时的压力。漏尿点压力测定是指测定尿液漏出时的腹腔压力、膀胱腔内压力及逼尿肌压力的方法。该压力可以通过使用单导程或多导程的常规尿动力仪来测量膀胱、直肠和/或阴道压力加以表示。漏尿可以通过肉眼观察尿道外口、尿流计测定、X线透视等手段进行观察。LPP可用于评估压力性尿失禁或下尿路梗阻性病变对上尿路的危害,该测试方法在国际上尚未被标准化。Houser等(1994)用膀胱漏尿压结合膀胱顺应性测定,对有脊髓受压表现的脊髓脊膜膨出患儿进行手术前后对比及预后评价,发现仅有不到1/4的患儿尿流动力学指标有改善,而且这些改善多为暂时性的。LPP进一步可以分为两类。

(一)腹压漏尿点压测定

腹压漏尿点压(abdominal leak point pressure,ALPP)指患者在进行各种增加腹腔压力的动作过程中出现尿液漏出时的膀胱腔内压(等于腹压与逼尿肌压力之和)。ALPP测定即测量造成漏尿所需的腹腔压力的大小。压力性尿失禁(stress urinary incontinence,SUI)是指由腹压增高诱发的尿液漏出的病理现象,ALPP能够定量反映尿道的闭合功能;因此ALPP测定是一种能够稳定的、可重复的诊断SUI,并能判断SUI程度的方法。按照增加腹压的不同动作方式,ALPP测定又可以分为以下两类:

1. 屏气漏尿点压(Valsalva leak point pressure,VLPP)测定。

2. 咳嗽诱导漏尿点压(cough-induced leak point pressure,CLPP)测定。

(二)逼尿肌漏尿点压测定

逼尿肌漏尿点压(detrusor leak point pressure,DLPP)指在没有应力动作的膀胱充盈过程中出现尿液漏出时的逼尿肌压力;逼尿肌漏尿点压在意义上与ALPP截然不同,逼尿肌漏尿点压测定实质上是测量膀胱出口的阻力状态,而并不反映尿道的闭合功能。

屏气漏尿点压(VLPP)是指在进行瓦尔萨尔瓦动作增高腹腔压力出现漏尿时所测出的最低膀胱腔内压(腹腔压与逼尿肌压之和),其实质是测量造成漏尿所需的腹腔压力的大小。其用以代表与定量反映尿道固有括约肌功能的完整性,并为SUI的诊断与分类提供标准。

屏气漏尿点压对压力性尿失禁的评估及其价值。

1. 用于定量评估尿道固有括约肌功能。

2. 用于SUI的分类与Ⅲ型SUI的诊断。

3. 用于SUI治疗手段与方法的选择与预后估计。

4. 用于SUI治疗效果的评价。

5. 用于分析治疗失败的原因。

咳嗽诱导漏尿点压(CILPP)是指患者在不断咳嗽的过程中出现尿液漏出时的膀胱腔内压。CILPP测定可以用于临床评估SUI及其治疗效果,单独应用CILPP判断尿道功能、诊断SUI的临床应用研究还有待进一步开展。

总之,目前对尿道闭合功能的测定尚缺乏一种完美的方法,在此背景下LPP是一种评估尿道功能、临床诊断SUI的有效方法,但在临床应用时应注意结合尿道压力描记(UPP)等其他方法与手段综合判断。

逼尿肌漏尿点压(DLPP)是指在无增高腹压的应力动作以及无逼尿肌收缩的膀胱充盈过程中出现尿液漏出时的最小逼尿肌压力;它与腹压漏尿点压(ALPP)的意义截然不同。ALPP或VLPP可以评价尿道抵抗腹压增加的能力或反映控尿能力;而DLPP则反映了膀胱出口的阻力状态,它并不表示维持尿道闭合的能力,相反它可以使近端尿道开放,导致尿液漏出。实际上许多尿失禁患者虽然具有很低的ALPP,但其

DLPP 逼尿肌漏尿点压却非常高,甚至高到足以损毁上尿路的程度。因此 DLPP 逼尿肌漏尿点压测定具有重要的临床意义。DLPP 测定是一种被动地测试储尿期膀胱压力与膀胱出口阻力、有效地预测神经源性膀胱患者上尿路损毁的危险性的简单方法。较高的 DLPP 逼尿肌漏尿点压意味着较高的储尿期膀胱压,长期的膀胱高压状态最终可导致上尿路损毁;高储尿期膀胱压与肾盂积水和肾功能受损之间的相关关系已建立。DLPP 逼尿肌漏尿点压是评价这种损害危险程度的重要指标,一般认为 DLPP≥40cmH$_2$O 为造成上尿路损害的危险因素,其异常多见于脊髓损伤、脊髓栓系综合征等神经源性疾病导致膀胱壁顺应性降低的患者。

膀胱出口阻力状态很大程度上决定了逼尿肌漏尿点压的高低,因此不难理解逼尿肌漏尿点压可能为尿道闭合功能测定提供一些有用资料,但这一点在临床上却完全相反。在临床上,逼尿肌漏尿点压经常不能反映尿道抵抗尿失禁的能力。例如,在脊髓发育异常的患者中经常发现其虽然具有很高的逼尿肌漏尿点压,但同时还出现压力性尿失禁。逼尿肌漏尿点压在这种情况下对于诊断尿失禁是没有任何帮助的,原因是逼尿肌漏尿点压是一种被动测试。正常膀胱颈和近端尿道是抵抗腹腔压力快速增高的结构,该部位对腹压增高的代偿能力要远远大于膀胱本身的内在力量。而尿道外括约肌才是抵抗逼尿肌压力增高的有效结构。

七、尿道压力测定

尿道压力测定是指在不同阶段及不同条件下,应用不同方法,对不同部位的尿道内压力进行测量并记录。测定方法有灌注法和顶端压力传感器法。严格地说,尿道压力描记(urethral pressure profile,UPP)与尿道压力测定是两个不同的概念,前者是后者的一种测定方法,在过去一段时间内 UPP 被临床广泛用于评价尿道功能和诊断尿失禁。尿道压力和尿道闭合压都是人们针对尿道阻止尿液漏出能力所提出的理想化概念。在目前的尿动力学实践中,尿道压力可以通过多种不同的技术与方法来测定,而这些方法并不能产生一致的结果。即使是同一种方法,不同的测定也经常产生不一致的结果。如使用放置导管的转换器测量尿道压时,尿道旋转会影响压力。测量方法可以在尿道内一点测量一段时间,或沿着尿道的几点连续测定形成一个尿道压力图。单纯小儿尿道测压现在应用较少,一般采用膀胱尿道造影进行联合检查,判断膀胱尿道的功能。小儿因压力性尿失禁发生率较低,逼尿肌 - 括约肌协同失调和括约肌无活动性发生率较高,导致其静态尿道压力测定的临床意义较小,临床研究资料也不多。

1. 尿道腔内压测定　可以在下列状态下进行:①在静止状态(膀胱充盈至给定的容积);②在加压状态(咳嗽或腹肌收缩);③在排尿过程中。

2. 尿道压力测定　可以通过以下方式进行:①在一定的时间段内测定尿道内某一点的压力(膀胱 - 尿道压力同步测定);②沿尿道腔连续测定多个点的压力并形成一条连续的尿道压力描记图(尿道压力描记)。

上述不同的状态和方式又可以进行不同的组合,产生不同的方法,如静态尿道压力描记、加压尿道压力描记等。

(一)静态尿道压力描记

静态尿道压力描记(resting urethral pressure profile,RUPP)是指一种在膀胱及其周围处于静止状态条件下描记沿尿道长度各点的压力及其分布图的方法。

在女性急迫性尿失禁患者中,通常无异常的 RUPP 曲线出现,而在压力性尿失禁患者中 RUPP 测定则有一定价值。RUPP 在女性尿失禁的评估的意义具体如下:

1. RUPP 能够为女性压力性尿失禁诊断提供有价值的信息,但不能作为诊断压力性尿失禁的唯一标准。

2. RUPP 能够为女性压力性尿失禁的疗效评估提供有价值的信息,但这一点也是相对的。有学者研究表明,术前尿道压力低的患者术后并不完全出现尿道压力上升,这可能与压力性尿失禁的不同机制与类型有关。

3. RUPP 可以有助于一些抗压力性尿失禁手术方式的选择,有学者认为如果最大尿道闭合压(urethral

close pressure,UCP）过低（<20cmH₂O），那么一些简单的手术方式（如各种中段尿道吊带手术）就很难达到满意的效果。

（二）加压尿道压力描记

由于静态尿道压力测定缺乏压力性尿失禁机制中的动态特征，人们对其进行了改进，产生了相应的加压尿道压力描记（stress urethral pressure profile,SUPP）。SUPP 即在尿道压力描记过程中嘱患者不断咳嗽，进而分析膀胱压及尿道压的变化，判断尿道闭合功能的方法。

临床意义：SUPP 有助于诊断女性压力性尿失禁。在正常女性，SUPP 所得的 UCP 应 >0，压力传导率（pressure transmission ratio,PTR）应 >100%。而在女性压力性尿失禁患者，UCP 则可以≤0，PTR 可以≤100%。

（三）膀胱 - 尿道压力同步测定

膀胱 - 尿道压力同步测定的优点是能够显示逼尿肌 - 括约肌的协同性。膀胱 - 尿道压力同步测定的临床意义主要为能够直观地显示充盈期及排尿期尿道括约肌的功能状态，与逼尿肌压力及 EMG 结合可显示逼尿肌 - 括约肌的协同性，使得对下尿路功能障碍的分类变得容易。

（四）排尿期尿道压力描记

排尿期尿道压力描记（micturiation urethral pressure profile,MUPP）是在排尿期进行尿道压力描记的方法，用以诊断膀胱出口梗阻及判断梗阻部位。

临床意义：排尿期尿道压力描记作为压力 - 流率测定以外诊断膀胱出口梗阻的途径，为膀胱出口梗阻诊断与量化提供了又一方法。

总之，通过尿道压力测定可以了解到最大尿道压力、最大尿道闭合压、功能性尿道长度、排尿控制带及其面积等重要参数，这些都是诊断及评价疗效的重要指标。尿道压力分布测定本身不能作出流出梗阻的诊断，但可以推断梗阻的部位，尿失禁患儿尿道压力区压力降低可能提示其病因。

八、影像尿动力学检查

影像尿动力学是指以常规尿动力学与 X 线或超声影像相结合的手段来诊断与研究下尿路功能障碍的方法。常用于小儿神经源性膀胱、压力性尿失禁等复杂病例的研究、临床诊断、治疗指导及随访等，可分为同步与非同步影像尿动力学检查。

影像尿动力学检查（video urodynamic study,VUDS）指在膀胱测压（充盈期和排尿期）显示和记录尿动力学参数时，同时显示和摄录 X 线透视或 B 超的下尿路动态变化图形。在影像尿动力学检查中所测定的尿动力学参数包括膀胱压、直肠压、尿流率和尿道括约肌肌电图，通过同时显示和记录膀胱尿道形态的动态变化，能更准确地了解下尿路潜在的病理生理改变，从而揭示膀胱尿道功能及其形态变化的关系，以及判断人为因素产生的误差。

影像尿动力学检查的指征取决于可能存在的膀胱尿道功能障碍的性质和针对该尿动力学检查所要达到的目的。如患者有尿频、尿急和急迫性尿失禁，静脉肾盂造影和超声未见明显异常，为证实是否为不稳定膀胱或逼尿肌反射亢进是造成尿失禁的病因，一般尿动力学检查足以达到目的。但是如怀疑有膀胱出口梗阻，而该梗阻可能是不稳定膀胱的病因，行影像尿动力学检查不但能了解逼尿肌不稳定是否是产生急迫性尿失禁的原因和有无膀胱出口梗阻，还能通过同步影像形态的变化了解膀胱出口梗阻的解剖水平，因而得到患者病理生理及解剖形态的完整资料。

作者用 6F 双腔尿管经尿道充盈记录膀胱压力，用表面电极记录 EMG，成功地用电视录像记录了新生儿正常排尿过程。测压过程中新生儿保持安静、无哭闹，电视录像显示排尿期膀胱颈开放，与之相对应可见逼尿肌收缩（排尿前收缩），然后可视逼尿肌 - 括约肌协同排尿，逼尿肌收缩排尿的同时 EMG 活动减弱，录像可见尿道全程开放，排尿结束后尿道关闭，EMG 活动增强，可见微小排尿后收缩波，尿管保留在原位，无残余尿。

此外，电视录像尿流动力学检查还显示约 50% 的新生儿排尿方式为间断排尿（interrupted voiding），但这种排尿方式在新生儿并不影响排尿效率，膀胱仍可排空，无残余尿。

临床应用:

（一）下尿路梗阻

对于下尿路梗阻的患者来说影像尿动力学检查的目的:①了解逼尿肌功能;②了解有无膀胱出口梗阻;③了解膀胱出口梗阻的部位。

（二）复杂的神经源性膀胱

神经源性膀胱患者行尿动力学检查的目的:①确定产生正常的原因,如排尿困难是逼尿肌无力引起还是下尿路梗阻所致;如尿失禁是逼尿肌反射亢进还是充盈性尿失禁等。②得到神经系统疾病对膀胱尿道功能影响的客观证据,如是否有无抑制收缩、顺应性大小、逼尿肌反射强度、逼尿肌收缩力和逼尿肌外括约肌的协调性等。③证实排尿功能障碍为神经系统受损所致。④评估所存在的尿动力学危险因素。

（三）膀胱输尿管反流

对膀胱输尿管反流患者采用尿动力学检查能更为准确地了解产生膀胱输尿管反流的原因。

（四）压力性尿失禁

压力性尿失禁分为解剖型压力性尿失禁和尿道固有括约肌缺失型压力性尿失禁。对于解剖型压力性尿失禁行常规尿动力学检查即可,主要是除外逼尿肌不稳定所致的急迫性压力性尿失禁,但如果影像尿动力学检查能了解更多信息,如在行完全性膀胱测压同时结合同步影像检查,不但能除外急迫性尿失禁,还能同时测定膀胱尿道后角、尿道倾斜度、尿道耻骨角和耻骨联合口距离等。对于尿道固有括约肌缺失性压力性尿失禁影像尿动力学检查有其特征性表现,如典型者逼尿肌静止时膀胱颈即处于开放状态。还可以同步影像腹部漏尿点压力测定,表现为造影剂进入尿道时腹压小于 $60cmH_2O$ 或有尿液从尿道口滴出。

压力性尿失禁的尿动力学检查另一个目的是了解患者逼尿肌的功能状态,如有无逼尿肌活动过度(可以引起急迫性尿失禁)、有无逼尿肌反射低下(评估术后患者排尿的能力)等。了解有关压力性尿失禁的影像尿动力学表现,能更好地理解和掌握压力性尿失禁影像尿动力学检查技术。

（五）女性排尿困难

女性排尿困难最常见的原因是逼尿肌功能障碍,多数与潜在的神经系统疾病有关。尿动力学检查的主要目的:①了解逼尿肌功能状态,多数为逼尿肌收缩力低下;②了解有无下尿路梗阻;③了解梗阻的解剖水平。

（六）可控性尿流改道

可控性尿流改道尿囊应符合以下三点要求:①低压;②高容量;③控尿。可控性尿囊的尿动力学检查目的是了解尿囊储尿期的稳定性、尿囊顺应性(储尿期压力的高低)、有无尿囊输尿管反流等。影像尿动力学检查还可以了解尿囊输出道的控尿能力。

总之,影像尿动力学检查是目前尿动力学检查中最为准确的方法。由于影像尿动力学检查不但需要昂贵的尿动力学设备,还需要 X 线检查台,因此并非一般泌尿外科部门所能承受。

九、动态尿流动力学监测

动态尿流动力学监测是最近发展起来的一项检查,可以更好地反映生理状态下的自然排尿过程。1963 年,Warrell 等试图使用无线电及红外线遥测技术进行完全无创动态尿流动力学监测,但试验未完全成功。因此,发展至今的动态尿流动力学监测仍需使用一根较细的导管插入尿道及膀胱内,但与常规尿流动力学检查相比,已经大大减少了对受检者的干扰。动态尿流动力学监测指标主要有三个方面:①压力监测,包括膀胱内压、尿道压及直肠内压等;②逼尿肌稳定性监测,包括无抑制收缩的次数、持续时间及幅度等;③尿道外括约肌肌电图监测。动态尿流动力学检查是在近乎生理状态下实施的,其结果能更客观地反映下尿路功能。有人将其与常规尿流动力学检查相比较,发现使用动态尿流动力学检查所测得的逼尿肌无抑制收缩次数较多,顺应性较好,逼尿肌排尿压较高,膀胱总容量较少,排空更完全。动态尿流动力学监测侵入性较小,对无抑制收缩及尿失禁等比较敏感,更适用于婴幼儿乃至新生儿的检查。Yeung(1995)等通过对正常婴儿及新生儿的动态尿流动力学监测,观察到正常婴儿及新生儿仅在清醒或被唤醒时排尿,膀胱排空彻底,无抑制收缩少见,提示在新生儿和婴儿阶段膀胱功能已经比较稳定,即使在新生儿阶段,充盈的膀胱也能唤醒大脑皮层,这一发现否定了婴儿阶段膀胱无抑制的传统观念。

动态尿流动力学监测的出现与发展、应用,对以常规尿流动力学为基础发展起来的某些传统尿流动力学观点与学说提出了挑战,可能会改变人们对排尿过程的某些传统认识,但是,动态尿流动力学检查也有其耗时长、人力投入较多等不足之处,只有将其与常规尿流动力学检查相结合,在实际应用中相互补充、相互推进,才能进一步提高对排尿障碍疾病的认识与诊断水平。

十、神经生理测试

为了测试下尿路相关神经反射的完整性,为小儿神经源性膀胱的诊断提供直接证据,可进行一些神经生理测试,包括电诊断试验、神经传导测定、体感诱发电位测定、电敏感性测定、交感皮肤反应测定等。

十一、生物反馈和行为调节

生物反馈是将有关正常的无意识生理过程的信息作为一种视觉、听觉或触觉信号呈现给患者的技术。来自下尿路和盆底肌肉的信号被测量并显示给患者,重要的是信号要无任何延迟地呈现给患者,并使他们易于观察。通过所记录参数变化的引导,患者对于功能/功能障碍的意识会有所增强。通过一系列的教育训练,患者可以学习如何改变和控制某些生理过程,进而改善相应症状。

进行生物反馈测试的装置可与进行尿动力学测定的装置一样,并且通常容易将诊断装置转换为治疗装置。对于那些特发性或组织学及神经学病因不明确的病例,生物反馈的效果最好。通过对患儿提供视觉和听觉信号的方法,传递本体感觉使患儿肌肉松弛,此法也可用于患儿流涎症的治疗。

行为调节同时包括患者行为改变和环境变化,其目标在于通过纠正基础疾病,更正不合适的生活环境和习惯来减轻下尿路症状。在一些非残疾的 LUTS 患者中,不适应的排尿习惯很常见,纠正不良习惯是成功进行药物和手术治疗的先决条件。

十二、小儿尿动力学在下尿路评价中的临床应用

下尿路包括膀胱和尿道,应将其视为一个功能性的膀胱尿道单位。它能够储存足够的尿液及有效地排空尿液。

上述基本功能的任何紊乱都可导致排尿功能障碍和多种症状:①尿频/尿急的储尿症状;②尿失禁;③排尿症状(如尿流缓慢);④尿潴留。膀胱就像一个"不可靠的证人",其症状通常没有特异性,既不能提示诊断,也不能提示潜在疾病的严重程度。

临床上对储尿和排尿功能障碍患者的评价应基于以下检查:①深入的病史询问和体格检查;②合适的实验室检查;③如果临床需要,用内镜和放射学手段提供有用的结构信息;④如果合适的话,行尿动力学检查。

尿动力学检查是提供有关膀胱尿道功能的检查方式,对下尿路功能障碍患者的研究有辅助价值。如果尿动力学的选择恰当,并得到了准确地解读,就可以提高诊断能力,有助于制订治疗方案、培训患者,并改善治疗效果。

对尿动力学检查结果的解读只能结合临床表现。大多数情况下,进行尿动力学检查的适应证是明确的,并且尿动力学检查在现代泌尿外科学、妇产科学和其他相关专业中发挥着至关重要的作用。只有个别情况下,解读较为复杂。

在尿动力学实践中,在临床应用或实验研究中需要进行准确地信息交流和比较,这时使用标准术语是必需的。因此,本书全部采用了 ICS 推荐的官方命名。下面就尿动力学在排尿功能障碍、遗尿、神经源性膀胱、膀胱流出道梗阻等相关疾病中的应用作简单描述。

(一)排尿功能障碍

排尿功能障碍(voidingdys function)是指存在异常排尿的临床表现,包括尿频、尿急、尿滴沥、尿失禁、排尿困难、排尿不全(fractional voiding)、懒惰性膀胱综合征(lazy bladder syndrome)、泌尿系感染等。多数排尿功能障碍的病因和发病机制不清。排尿异常的主要类型有神经源性排尿功能障碍和非神经源性排尿

功能障碍。有明显神经源性病变的排尿功能障碍被称为神经源性排尿功能障碍,否则称为非神经源性排尿功能障碍,两者均常有下尿路尿动力学的特征变化。尿流动力学检查能帮助揭示排尿功能障碍的病理生理变化,还可帮助确定已经存在的排尿异常是否会引起上尿路功能损害。分析尿动力学检查各种参数的异常表现时应注意,儿童膀胱功能处于逐渐发育完善过程中,不同年龄的小儿正常尿流动力学的参数不同。

尿动力学检查对于存在尿失禁和排尿习惯异常的健康儿童作用不大。有时对于患有尿频、急迫性尿失禁而治疗失败的学龄儿童,需进行尿动力学检查来确诊膀胱过度活动症。

在评价具有下列情况的儿童时,必须进行尿动力学检查:①获得性功能性排尿功能障碍,包括 Hinman 综合征;②脊柱异常;③脊髓损伤引起的神经源性膀胱。

排尿日记又称频率/尿量表,指在不改变生活状态和排尿习惯的基础上,连续记录(一般 72 小时)摄入液体和排尿时间、每次尿量、尿失禁次数及失禁量等指标。它较为客观地反映患者的排尿状态,记录尿急和漏尿的次数,这些记录对评估排尿异常和随访治疗效果是非常有用的。

总之,尿流动力学检查越来越多地被用于儿童排尿功能障碍的检查,能将排尿异常的症状用图和数字表现出来,并为排尿障碍提供病理生理解释,为临床制订正确治疗方案和评估治疗疾病转归提供客观依据。膀胱压力-容积测定可用于测定逼尿肌活动、感觉、膀胱容量和顺应性。儿童膀胱充盈期到排尿期的转变并不像成人那样明显。为了避免误诊,一般采用膀胱测压-尿流率-肌电图同时进行的尿流动力学检查模式,对神经源性排尿障碍时的括约肌协同失调和压力性尿失禁等有更大的诊断价值。

(二)遗尿

儿童夜间遗尿症(nocturnal enuresis)指年龄≥5 岁的儿童入睡后仍有不自主排尿,遗尿频数≥1~3 次/月。自幼遗尿并持续存在者称原发性遗尿(primary nocturnal enuresis),占 75%~80%。原发性遗尿停止至少 6 个月以上再次出现夜间遗尿,称继发性遗尿(secondary nocturnal enuresis)。根据遗尿是否伴有白天症状,又可分为单症状性遗尿(monosymptom enuresis)和复杂性遗尿(complicated enuresis)。15%~20% 的夜间遗尿患者有白天遗尿(diurnal enuresis)。遗尿是一种特殊类型的排尿功能障碍,发病率高,严重影响儿童自尊心,产生继发性的心理障碍,带来极大的社会不便,需要积极治疗。

夜间遗尿的病因目前仍不清楚,可能和许多因素有关,如排尿控制功能发育迟缓、睡眠-觉醒障碍、抗利尿激素分泌异常、遗传因素、精神因素等。

对于单症状性遗尿患者,是否进行尿流动力学检查存在争议。尿动力学检查需要经尿道膀胱内放置导管,年龄小的儿童不配合需给镇静药和/或耻骨上膀胱穿刺。这限制了尿动力学检查的普及应用。但有泌尿专家发现,尽管临床医师对遗尿各种主诉症状的判断能力不断提高,但并不能完全根据症状作出尿动力学诊断。Wearasinghe 对 57 例遗尿儿童进行尿动力学研究,32 例(56%)是不正常的,其中 26 例逼尿肌不稳定或膀胱顺应性降低,3 例膀胱的敏感性增加,2 例逼尿肌括-约肌协同失调,1 例括约肌功能减弱。根据排尿症状、尿检结果和 B 超结合在一起预测尿动力学检查结果,25 例正常中 5 例预测正确,32 例不正常中 18 例预测正确。1998 年,Medal 对 33 例 5~14 岁的单症状性遗尿儿童进行尿流动力学检查,结果显示 16 例出现典型的逼尿肌不稳定收缩,1 例有膀胱顺应性下降;在 47 例 5~12 岁的复杂性遗尿儿童中,35 例显示逼尿肌不稳定,2 例膀胱顺应性降低。复杂性遗尿的膀胱功能改变显然较重。

尿动力学检查可以了解膀胱功能,确定症状的原因和排除器质性病变,为确定治疗方案提供客观依据。有人将尿动力学诊断称为"权威性的结果",即尿动力学检查能对患者的症状作出正确诊断,如果临床表现和检查结果不相吻合,应重复尿动力学检查或选用其他方法进一步检查。因此,有专家建议,若患儿能够配合检查,无论是单症状性遗尿还是复杂性遗尿,都应该做尿动力学检查。

(三)神经源性膀胱

由神经病变或损害引起的膀胱功能障碍,称为神经源性膀胱(neurogenic bladder,NB)。其对生命的主要威胁是引起上尿路损害。在 19 世纪 70 年代以前治疗神经源性膀胱功能障碍(neurogenic bladder dysfunction,NBD)比较困难,患儿 10 岁前上尿路损害发生率可达 50%~90%。近年随着对 NB 的深入了解以及婴幼儿尿动力学检查等新技术、新药物和新手术方法的出现,显著降低了小儿 NB 的死亡率。

小儿 NB 常为先天性,主要因脊髓脊膜膨出、脊膜膨出或脊柱异常所致。脊髓先天性疾病或脊髓发育不良,多为不同类型的脊柱畸形和神经发育异常,包括隐性脊柱裂、脊膜膨出、脊髓脊膜膨出等。脊柱发育障碍为胚胎第 4 周时中胚层发育不良,导致椎管未完全闭合,出现棘突及椎板缺陷。因脊髓的获得性病变和外伤所致的 NB 少见。脑瘫、中枢神经系统肿瘤及其手术、盆腔手术,如高位肛门闭锁的腹会阴肛门成形术和骶尾部畸胎瘤切除等,可导致支配膀胱和括约肌的神经损害。

所有存在上述引起 NB 神经损害因素的患儿都应该进行尿动力学和影像尿动力学检查,并且首选后者,以便能准确地描述逼尿肌和括约肌失常的特点,识别可能因下尿路异常而有导致肾功能损害危险的患者。

（四）膀胱流出道梗阻

梗阻性排尿症状可由多种疾病造成,包括:①膀胱出口梗阻(bladder outlet obstruction,BOO)、尿道狭窄、膀胱颈失调;②膀胱逼尿肌收缩无力;③膀胱逼尿肌 - 括约肌失协调引起的功能性梗阻。可以通过尿动力学,如合理地应用尿流率、压力 - 流率和影像尿动力学,帮助诊断潜在的病理过程。

尿动力学检查联合排尿后超声测定残余尿量是对 BOO 症状性男性患者极好的筛查手段。尿流率正常并不能排除由膀胱代偿性改变引起的梗阻(15%),诊断还需要测定压力 - 流率。其他可划入上述组群的患者也会从压力 - 流率尿动力学检查中获益。

（五）瓣膜膀胱综合征

后尿道瓣膜(posterior urethral valve,PUV)是男性患儿下尿路梗阻中最常见的原因,其后果严重甚至可致患儿夭折。即使及时发现 PUV 而行切除术后,仍有部分患儿膀胱功能异常不能改善,致使上尿路扩张加重和尿失禁,Mitchell 对此提出瓣膜膀胱综合征(valve bladder syndrome,VBS)的概念。

PUV 患儿早期发生肾衰是由于双肾发育不良,后期是因为膀胱功能障碍。Parkhouse 等将 PUV 术后患儿主要的尿动力学表现总结为逼尿肌不稳定、低顺应性和无收缩。

VBS 膀胱功能异常多发。文建国曾对 16 例 VBS 患儿进行尿动力学研究,发现年龄较大患儿逼尿肌功能较较小患儿差,可表现为最大逼尿肌压力、膀胱顺应性下降和残余尿、最大膀胱容量增多。尿动力学检查能及时发现膀胱功能异常和指导下一步治疗。因此,所有 PUV 患儿均应行该检查了解膀胱功能,保护上尿路。

（六）膀胱过度活动症

膀胱过度活动症(overactive bladder,OAB)多见,是发生在儿童的一种以尿急症状为特征的症候群,常伴有尿频和遗尿症状,可伴或不伴有急迫性尿失禁,不包括有急性尿路感染或其他形式的膀胱尿道局部病变所致的症状。成人 OAB 有相对成熟的诊疗规范,而儿童诊疗方法及其疗效尚存争议。

1997 年,Palmer 等对 OAB 患儿进行尿流率联合会阴部和腹部 EMG 检查以诊断括约肌功能失调。最近 Combs 等通过 EMG/ 尿流率测定了解到内括约肌功能失调 EMG 滞后时间(EMG 记录时间比尿流率记录时间延迟的时间)超过 4 秒,Franco 建议这样的患儿应该行影像尿动力学检查以确定是否真的有内括约肌功能障碍,若有则加用 α 受体拮抗剂治疗。

儿童 OAB 诊断方法包括病史的查询、典型的体征、细菌学、细胞学及超声、CT、MRI 等检查。影像尿动力学检查则作为 OAB 诊断的金标准,可诊断逼尿肌过度活动和 / 或逼尿肌 - 括约肌协同失调。综合各项检查结果后,在排除了感染、结石、膀胱原位肿瘤等状况后,才可作出 OAB 的诊断。

同步膀胱尿道压力测定显示 OAB 不仅与逼尿肌过度活动有关,还与尿道括约肌不稳定有关。因此,同步测定膀胱尿道压力是精确诊断 OAB 患儿逼尿肌和括约肌异常的最好方法。尿道不稳定的患儿单纯应用 M 受体拮抗剂治疗 OAB 效果常不理想,需要应用电刺激疗法。

（七）脊柱裂

小儿脊柱裂是一种常见的多发的先天畸形,主要是由于胚胎发育期中胚层发育障碍引起椎管闭合不全。最常见的表现形式为棘突及椎板缺如,神经管背侧不能正常闭合,椎管向背侧开放,以骶尾部多见。病变可以涉及一个或多个椎体,也可同时在脊柱的两个部位发生同样的病变。在出生缺陷性疾病中占有较大比例,以女性居多。

脊柱裂容易导致死胎、新生儿产后感染死亡,常并发脊神经和脊髓发育异常或其他畸形。存活的患儿即使经过手术治疗,术后仍可遗留严重的后遗症,如神经源性膀胱、双下肢瘫痪等,造成患儿精神压力沉重,生活质量降低,并且给社会和家庭带来严重负担。目前其发病原因仍不十分清楚。

根据病变的程度不同,临床上大体可分为隐性脊柱裂与显性或囊性脊柱裂两类。对于隐性脊柱裂,尿动力学检查能帮助确定膀胱功能异常的类型、有无 DSD 等;对于显性脊柱裂,应常规进行尿动力学和括约肌 EMG 检查,确定膀胱尿道功能改变类型。对于脊髓和神经受损患儿应仔细检查双下肢感觉和运动功能,检查马鞍区感觉,肛门括约肌功能是否正常,有条件可做尿动力学检查和肌电生理学检查确定脊髓及神经受损程度。

十三、小儿尿动力学检查应注意的问题

小儿尿流动力学检查与成人相比有许多特点。要使小儿尿流动力学检查成功还应注意以下事项。

1. 测压检查前应让儿童熟悉尿流动力学检查室、检查医师和护士(技师),减少或打消其焦虑或恐惧感,努力使患儿配合。

2. 检查过程中尽可能地取得家长的配合,让患儿放松和安静,鼓励母乳或给小儿玩具等。

3. 检查过程中尽可能保持患儿清醒,不用麻醉和镇静,也不能用任何影响膀胱功能的药物。如不能按要求做,要给予特殊说明。

4. 在不影响压力传导的情况下,尽可能采用较韧的测压导管,新生儿一般用 6F 双腔测压管,较大儿童使用 8F 测压导管。

5. 使用较细的导管和侧孔为两个以上的导管,测尿道压的侧孔应在同一平面上。

6. 尽可能采用无损伤检查,如采用表面电极等。

7. 充盈速度应根据小儿年龄计算。

8. 常规应进行两次膀胱充盈利排尿,验证检查结果的可靠性。

9. 残余尿的多少往往需要反复测定方能确定,排除小儿检查过程中不配合造成残余尿增多的假象。

10. 新生儿膀胱测压常因小儿哭闹不配合无法进行或影响检查结果的正确性。如果采用正确的引导方法,也可使小儿保持安静并取得满意的检查结果。

11. 膀胱测压时应注意同时监测腹压或腹肌肌电活动,应特别注意肛门测压管通畅性,监测腹压对正确判断尿流动力学检查结果很重要。

12. 小儿逼尿肌不稳定性收缩的发生率较成人高,可能是正常现象。

13. 小儿排尿压异常增高常提示存在逼尿肌 - 括约肌不协调收缩。

14. 在个别小儿,膀胱充盈期到排尿期的转变并不像成人那样明显。为了避免误诊,一般采用膀胱测压 - 尿流率 - 肌电图同时进行的尿流动力学检查模式。

15. 影像尿流动力学检查能更准确地发现有无输尿管反流和小儿异常的排尿方式,如 DSD 等。

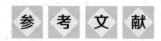

1. 文建国,李真珍,张红 . 儿童排尿功能发育及其中枢神经调控的研究进展 . 中华小儿外科杂志,2007,28(6):330-332.

2. 文建国,刘奎,邢璐,等 . 小儿尿动力学检查的特殊问题 . 临床泌尿外科杂志,2007,22(4):310-314.

3. 黄书满,文建国 . 尿动力学检查在小儿排尿功能障碍诊断中的应用研究进展 . 中华实用儿科临床杂志,2014,29(5):380-384.

4. 文建国,杨珂,王庆伟,等 . 新生儿膀胱功能发育及其异常的尿动力学诊断 . 实用儿科临床杂志,2007,22(23):1824-1827.

5. 王庆伟,文建国 . 正常和神经源性膀胱括约肌功能障碍小儿尿动力学研究进展 . 中华小儿外科杂志,2005,26(12):666-668.

6. 裴宇,文建国 . 正常儿童 Staccato 尿流曲线分析 . 中华小儿外科杂志,2004,25(6):58-61.

7. 吕宇涛,文建国,袁继炎,等 . 小儿尿动力学检查专家共识 . 中华小儿外科杂志,2014,35(9):711-715.

8. 王庆伟,文建国.神经源性膀胱功能障碍尿动力学改变与上尿路损害.中华小儿外科杂志,2005,26(6):328-330.

9. 文建国.小儿正常排尿和排尿功能障碍.郑州大学学报(医学版),2004,39(6):925-929.

10. 文建国,杨黎.儿童尿动力学检查.临床小儿外科杂志,2011,10(3):228-228.

11. 文建国,黄书满,吕宇涛.小儿膀胱功能的发育及排尿特点研究进展.中华小儿外科杂志,2014,35(3):224-227.

12. MOSIELLO G,POPOLO GD,WEN JG,et al. Clinical Urodynamics in Childhood and Adolescence. Cham,Switzerland:Springer International Publishing AG,2018.

13. WEN JG,LU YT,CUI LG,et al. Bladder function development and its urodynamic evaluation in neonates and infants less than 2 years old. Neurourology and Urodynamics,2015,34(6):554-560.

14. WEN JG,DJURHUUS JC,ROSIER PFWM,et al. ICS educational module:Cystometry in children. Neurourology and Urodynamics,2018,37(8):2306-2310.

第二十六章

神经源性膀胱

任何神经病变或损害引起膀胱和括约肌功能障碍称为神经源性膀胱（neuropathic bladder, NB）。神经源性膀胱是神经源性膀胱功能障碍（neuropathic bladder dysfunction, NBD）的简称，由神经本身的病变、外伤或手术等对神经损害所引起，特征为膀胱逼尿肌和 / 或尿道括约肌的功能障碍导致储尿和排尿异常，最后引起肾功能损害。

儿童 NB 是一进展性疾病。在过去的 50 年里对它的认识和治疗的进展一直缺乏显著进展。在 20 世纪 50 年代中期，对儿童 NB 了解甚少，治疗除应用尿垫或带集尿器外没有其他方法。随着一系列新的诊断和治疗技术的相继出现，如 X 线影像学、清洁间歇导尿术、人工括约肌术、可控性尿管、多种调节下尿路功能的药物和多种外科康复技术，以及了解到更多小儿 NB 的病理生理机制、病理学机制，从而发展了更多的以循证医学为依据的治疗方法。自从对脊柱裂儿童进行积极有效治疗以来，NB 进展至终末期肾脏疾病的概率显著下降。如果不予治疗，逼尿肌 - 括约肌协同失调的新生儿在出生的第一年就出现上尿路损伤。患儿出生后不久即开始出现肾脏积水，部分在胎儿期即开始有肾积水。如果不积极治疗，在出生第一年由于肾功能衰竭死亡率可高达 20%。从婴儿早期即开始严密监控可能导致终末期肾病的上尿路扩张是非常必要的。

在小儿泌尿外科中，由神经病变引起的下尿路功能障碍性疾病至少占到 25%。在 20 世纪后 50 年中，随着小儿泌尿外科的发展，不论是不是顽固性尿失禁，也不论上尿路是否正常，尿流改道均是最初治疗这类患儿的主要方式。此后，20 世纪 70 年代出现的清洁间歇导尿、尿流动力学检查技术的改进，手术配合 CIC 治疗尿失禁的处理方式，都使这类患儿的处理原则有了很大改变。同时，我们对许多影响儿童的疾病有了更深的认识。尤其是小儿尿动力学的发展使对 NB 的深入了解成为可能。现在大多数的小儿泌尿外科研究治疗机构都很重视尿流动力学检查。尿流动力学检测可对下尿路功能进行评估，根据尿流动力学参数可及时发现上尿路可能受损的患儿，然后积极采取相应的预防和治疗措施。随着尿动力学的临床应用，NB 引起上尿路受损的发生率明显减少，需要行膀胱扩大术的病例也在减少。另外，对 NB 细胞内分子改变的认识使得早期的预防性治疗成为可能。

1970 年影像尿动力学诞生更使 NB 的诊断治疗有了大的发展和进步。影像尿流动力学可在进行下尿路功能检查的同时，观察充盈期和排尿期的膀胱体、膀胱颈和尿道的形态，即将形态和功能异常评估结合起来，可直接观察到膀胱颈闭合不全、盆底肌或其他任何后尿道梗阻等病变，并同时测量括约肌的压力和外括约肌的 EMG 活动。

一、概述

所有可能影响储尿、排尿神经调控的疾病都可能造成膀胱和 / 或尿道的功能障碍，NB 的临床表现与神经损伤的位置和程度可能存在一定相关性，但并无规律性，目前尚缺乏大样本 NB 的流行病学研究进展。

排尿反射除受骶髓排尿中枢外，还受脑干、小脑、基底神经节、边缘系统、丘脑、视丘下部和大脑皮层高位中枢调节（图 26-0-1）。膀胱受躯体神经和自主神经共同控制，除乙酰胆碱和去甲肾上腺素外还受其他多种神经递质控制（图 26-0-2）。最近动物实验和初步人体研究发现 nitricoxide（NO）是调节尿道外括约肌重要的神经递质，可调节外括约肌紧张性。膀胱和括约肌的激活和协调通过三路周围神经发挥作用：骶副交感神经（盆神经）、脊柱胸腰段交感神经（下腹神经和交感干）和骶躯体神经（主要是阴部神经）（图 26-0-3）。胚胎第 4 周中胚叶形成椎管，呈环形完全包绕神经管；此时中胚叶发育障碍可致椎管未完全闭合，脊突及椎板缺陷，出现脊柱裂。从胚胎第 6 周神经管末端发育成脊髓终室起，椎管生长速度就快于脊髓。出生时脊髓末端位于第 3 腰椎椎体平面，成人时位于第 1 腰椎椎体平面。若腰骶部脊柱裂、手术等原因引起终丝粘连固定，可导致脊髓圆锥和马尾神经功能受损，引起脊髓栓系综合征。

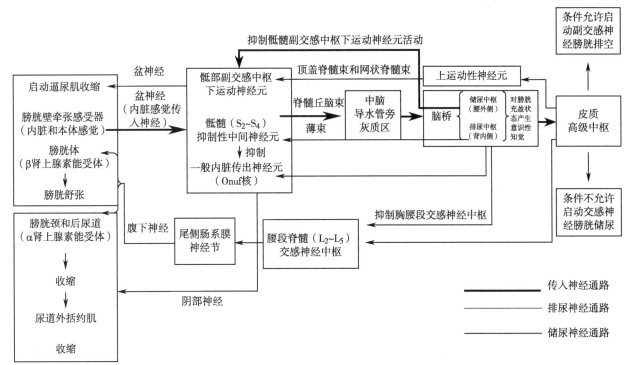

图 26-0-1 正常排尿反射和反射通路示意图

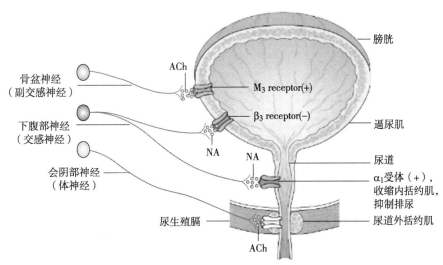

图 26-0-2 下尿路神经调控

尿控机制涉及如下器官和神经解剖知识。

1. 三个靶器官 膀胱、膀胱颈和后尿道、尿道括约肌。

2. 三个外周神经和一个盆丛 ①盆神经包括骶 2~4 副交感神经节前纤维和内脏感觉传入神经，支配膀胱；②腹下神经为腰 1 和 2 交感神经节后纤维，支配膀胱颈和后尿道；③阴部神经为躯体运动神经，为传出纤维，支配尿道括约肌；④盆丛为腹下神经 + 骶交感干节后纤维 + 骶部副交感神经节前纤维 + 内脏感

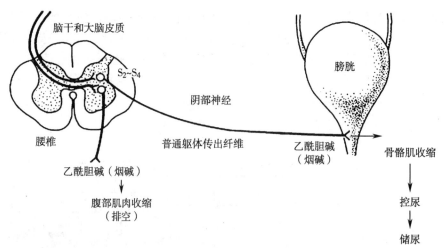

图 26-0-3 排尿体神经通路

觉传入纤维在第 3 骶椎高度直肠两侧相互交织成神经丛,沿髂内动脉分支伴行成膀胱丛,支配膀胱。

3. 三级中枢 ①大脑皮层负责整合信息,感知膀胱充盈,决策排尿还是储尿;②脑桥负责协调;③骶髓负责具体执行。

4. 副交感运动神经核又称逼尿肌神经核,经盆神经启动膀胱收缩。

5. Onufs 神经核经阴部神经,保持尿道括约肌收缩。

6. 每个器官均存在收缩和舒张两个效应状态。

7. 无论储尿和排尿神经指令均通过协调三个神经通路,最终由三个靶器官协调完成。

二、病因

(一)中枢神经系统因素

1. 先天性椎管发育畸形 85% 的 NB 患儿是由脊柱裂引起的脊髓发育不良所致(图 26-0-4),8% 患儿由隐性脊柱裂引起。其他原因包括脊髓脂肪瘤、脂性脑脊膜膨出、脊髓纵裂、马尾终丝增粗、脊膜前突、骶骨发育不全、脊髓相关相关综合征等。

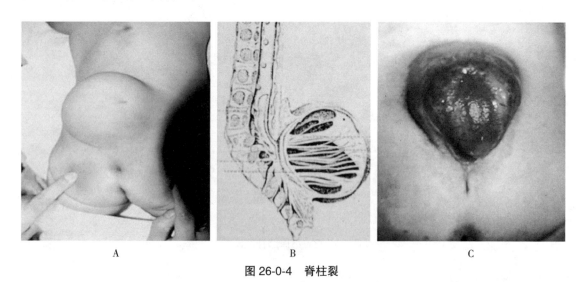

图 26-0-4 脊柱裂

A. 腰骶部脊膜膨出,外观显示包块和色素沉着;B. 横断面示意图;C. 开放性腰骶椎脊柱裂(脊髓膨出)

2. 颅脑肿瘤 患有脑胶质瘤的儿童尿潴留的发病率高达 71%。

3. 脑积水和脑血管意外 尿失禁是脑血管意外后常见症状。

4. 脑瘫 脑瘫是其中非进展性的大脑紊乱性疾病。脑瘫患儿中发生 NB 十分常见,1/4 的脑瘫患儿存在功能障碍问题。

5. 智力障碍　智力障碍也是造成 NB 的原因之一。感染、中毒、围产期损伤、畸形（脑积水、小头畸形等）、遗传疾病（唐氏综合征）和脑瘫都可以导致智力障碍。小儿智力障碍主要为先天性精神发育迟滞。

6. 脊髓病变　创伤、血管性病变、先天性发育异常、医源性及药物等原因均可能造成脊髓损害,几乎所有脊髓损伤性病变都可以影响膀胱尿道功能。

7. 椎管狭窄　多与马尾神经受压有关,伴有难治性下肢疼痛的腰椎管狭窄的患儿中约 50% 有可能发生 NBD。

（二）外周神经系统因素

如药物滥用以及卟啉病、结节病等不常见的外周神经病变。在小儿泌尿外科中,由神经病变引起的下尿路功能障碍性疾病至少占到 25%;引起神经源性排尿功能障碍的最常见原因是椎管与脊髓之间的发育异常。脊髓脊膜膨出占开放性脊髓发育不良的 90% 以上。脊髓发育不良引起的神经病变多种多样,骨性脊柱的病变平面几乎不能用来确定神经病变的平面。

三、病理生理

儿童骨盆较浅,婴幼儿膀胱为腹腔内脏器,具有储尿和定期排尿双重功能。储尿功能由逼尿肌和膀胱出口共同决定。逼尿肌由平滑肌束网组成,具有主动舒张能力,可以较低压力存储来自上尿路的尿液。在控尿方面括约肌起着重要作用,对尿道外括约肌自然形成过程和具备随意有效控尿能力机制了解甚少。大量证据表明正常小儿出生后逼尿肌 - 括约肌协调性未发育完好,导致不同程度功能性膀胱出口梗阻,表现为逼尿肌高收缩性和间断排尿,在 1~2 岁尤为常见。是否存在尿道内括约肌目前仍存在争议,普遍认为在排尿时膀胱底、膀胱颈和近侧尿道同时收缩成漏斗状,膀胱开放启动排尿。

排尿反射除受骶髓排尿中枢调节外,还受脑干、小脑、基底神经节、边缘系统、丘脑、视丘下部和大脑皮层高位中枢调节。膀胱受躯体神经和自主神经共同控制,除乙酰胆碱和去甲肾上腺素外还受其他多种神经递质控制。最近动物实验和初步人体研究发现 nitricoxide（NO）是调节尿道外括约肌重要的神经递质,可调节外括约肌紧张性。膀胱和括约肌的激活和协调通过三路周围神经发挥作用:骶副交感神经（盆神经）、脊柱胸腰段交感神经（下腹神经和交感干）和骶躯体神经（主要是阴部神经）。胚胎第 4 周中胚叶形成椎管,呈环形完全包绕神经管;此时中胚叶发育障碍可致椎管未完全闭合,脊突及椎板缺陷,出现脊柱裂。从胚胎第 6 周神经管末端发育成脊髓终室起,椎管生长速度就快于脊髓。出生时脊髓末端位于第 3 腰椎体平面,成人时位于第 1 腰椎体平面。若腰骶部脊柱裂或手术等原因引起终丝粘连固定,可导致脊髓圆锥和马尾神经功能受损,引起脊髓栓系综合征（图 26-0-5,图 26-0-6）。

正常小儿的尿动力学研究表明,小儿的膀胱功能与成人大不相同。在 2~3 岁期间,小儿的排尿会从不加控制的婴幼儿排尿模式发育成有意识的与社会行为相符的成人排尿模式。这需要一个主动的学习过程,使他们获得主动控制或避免在社会条件不允许时排尿的能力。膀胱功能的正常发育需要完整的神经系统和至少同时具备以下三个条件:①膀胱容量不断地增长;②对尿道横纹括约肌的主动控制发育完善,可能是最重要的条件;③对膀胱 - 括约肌的直接主动控制,才可随意启动和抑制排尿。这个学习过程还受到小儿在接受排尿训练时家庭和社会规则的影响。小儿神经源性膀胱括约肌功能障碍（neurogenic bladder sphincter dysfunction,NBSD）发病率很高,仅脊髓脊膜膨出发病率为 1‰~2‰,5 岁前 MMC 患儿死亡率高达 14%,主要死因为肾功能衰竭。最近小儿 UDS 技术的进步以及小儿下尿路功能障碍术语的标准化使得可以更加准确评估小儿 NB 括约肌功能,使其对上尿路影响有了更新认识。过去认为新生儿或小婴儿膀胱无抑制排尿能力,膀胱被充满后通过简单脊髓反射自动排尿,极少通过高级神经中枢调节。目前研究认为足月胎儿和婴儿排尿有高级中枢参与。利用动态膀胱压监测技术联合多导睡眠描记,对新生儿苏醒和睡眠状态时排尿方式进行评估,发现新生儿膀胱通常是静息和稳定的,睡眠状态下无排尿发生;其总是在排尿发生之前出现瞬时苏醒,表现为排尿前短暂时间内哭闹或肢体活动,之后又重新睡去。这种膀胱膨胀苏醒机制在新生儿期已经建立,提示婴儿期排尿控制已涉及复杂神经通路和高级神经中枢。在 2~3 岁时,发育朝着有社会意识的控制排尿方向发展:通过有效学习,当社会环境不方便排尿时,能自主抑制和延迟

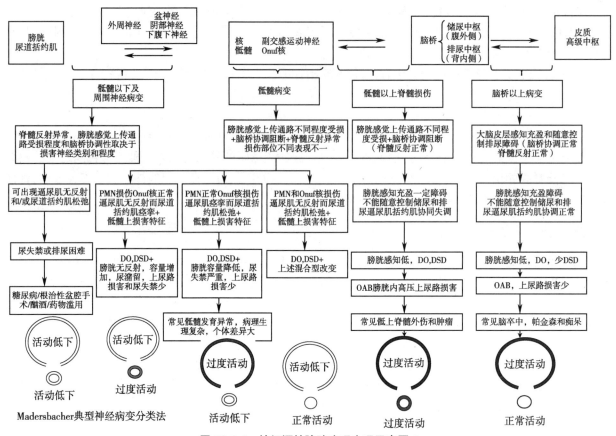

图 26-0-5　神经源性膀胱病理生理示意图 1

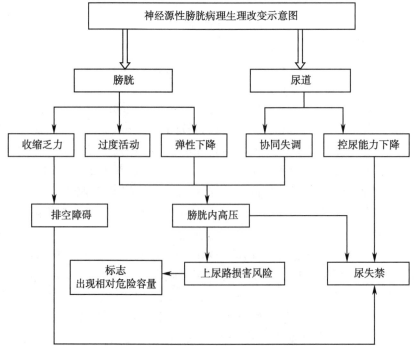

图 26-0-6　神经源性膀胱病理生理示意图 2

排尿;当环境允许时,即使膀胱未完全充满也能启动排尿,并可以完全排空。这种排尿模式受排尿训练影响同时,还依赖三个因素:功能性膀胱容量逐渐增加,逼尿肌 - 括约肌协同能力成熟,对整个膀胱 - 括约肌 - 会阴联合体自主控制能力进行性发育。最后到大约 3~4 岁时,才具备成人的排尿模式。

进入幼儿期后,机体发育的速度减缓,发生脊髓栓系及病情恶化的可能性也会降低。对于处在这个年龄阶段患儿的随访,建议每年或每两年进行一次超声检查,观察残余尿、肾积水程度或膀胱壁厚度的变化。如果发现上述变化,应考虑再次行 UDS 检查。在这段时间内,如果出现步态或下肢功能障碍变化都是行 UDS 检查的指征,以寻找下尿路动力学的变化,这可能会提示脊髓栓系的改变。随着年龄的增长,患儿进入青春期生长发育的高峰期,增加了发生脊髓栓系的可能性,所以必须密切监测临床症状。应行每年 1 次的超声检查,以寻找肾脏扩张和 / 或膀胱壁增厚程度的变化。新发尿失禁、反复发作的尿路感染都是下尿路功能障碍变化的表现,这些临床症状都是进行 CIC 的指征。在这种情况下,前两种情况需要行 UDS 检查,而后三种情况则应行 RNC 检查。青春期生长速度降低时,超声检查随访可以调整为每 2 年进行 1 次。对于医生来说,考虑到青春期性激素的变化可能会影响到下尿路的功能是很重要的。已经证明,在青少年时期,膀胱出口阻力可能会增加,在男孩是因为前列腺增大,在女孩是因为雌激素的作用。在经历青春期后,45% 尿失禁的患者会有自制能力,这并不是因为上尿路功能发生退化。

一般来说,对于已经发育成熟的成年患者,其脊髓不再可能发生生长变化,发生脊髓栓系的可能性也不会太大,据此,泌尿系超声随访频率可延长至每 3 年 1 次,只要膀胱尿动力学状态没有发生变化就不需要再次行尿动力学检查。进行密切随访是必要的。

四、临床及尿动力学表现

(一)小儿神经源性膀胱临床表现

1. 脑桥上损伤 人的高级中枢位于大脑皮质,丘脑、基底节、边缘系统、下丘脑和脑干网状结构参与排尿调控过程,而协调排尿反射的中枢位于脑桥。脑桥以下发生的疾病均可能出现排尿障碍。脑桥以下的神经通路受到损害,可能会出现逼尿肌过度活动、逼尿肌 - 括约肌协同失调等改变,对上尿路损害较大。而脑桥以上的神经通路受到损害,尽管下尿路神经反射通路完整,但大脑皮质无法感知膀胱充盈,逼尿肌过度活动,不能随意控制排尿,往往会出现尿失禁症状;逼尿肌 - 括约肌协同通常正常,很少发生失调,因此上尿路的损害通常较小。

2. 脊髓损伤 脊髓是控制逼尿肌和尿道内、外括约肌功能活动的初级排尿中枢所在,也是将膀胱尿道的感觉冲动传导至高级排尿中枢的上行神经纤维,以及将高级排尿中枢的冲动传导至脊髓初级排尿中枢的下行神经纤维的共同通路。脊髓的排尿中枢主要位于 3 个部分,即交感神经中枢、副交感神经中枢和阴部神经核,分别发出神经纤维支配膀胱和尿道。不同阶段的脊髓损伤导致的 NB 具有一定的规律性,但并非完全与脊髓损伤水平相对应。同一水平的脊髓损伤、不同的患者或同一患者在不同的病程,其临床表现和 UDS 结果都可能有一定差异。由于 95% 的隐性脊柱裂患儿有皮肤中线下脊髓病变或异常臀裂等异常表现,因此该病往往是在新生儿期被检测到。在小于 3 个月的儿童中,怀疑有神经管闭合不全的患儿可进行脊髓超声和 MRI 检查。随着年龄的增加,这些病变可能导致下肢活动受限及下尿路功能障碍。标志性表现包括:无法养成稳定的排尿习惯,持续的或新发大小便失禁,下肢肌肉萎缩无力或步态变化。

3. 外周神经病变 外周神经病变,如小儿盆底神经损伤、免疫性神经病变等,累及支配膀胱的交感和副交感神经或同时累及支配尿道括约肌的神经,导致逼尿肌收缩力减弱和 / 或尿道内外括约肌控尿能力减低,出现排尿困难或尿失禁。

神经系统不同平面损伤引起不同的病理生理变化,详见图 26-0-7。

(二)尿动力学评估

Michel A 等对 151 例高位脊膜膨出患儿研究发现,有一半以上患儿可保留骶髓功能,表现为存在尿道括约肌活动性和膀胱反射能力,是否保留骶髓功能与病变位置水平高低无关。其神经病变特点随年龄变化显著,具体表现为 1 岁前因保留骶髓功能会增加流出道阻力和逼尿肌漏尿点压而导致上尿路损害;在 1~2 岁时患儿多逐渐失去骶髓功能,长期可导致膀胱纤维化和顺应性下降,流出道阻力增加而发生上尿路

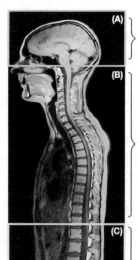

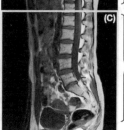

(A) 脑桥上病变
病史：以膀胱储尿期症状为主
超声：残余尿增加不明显
尿动力学：逼尿肌过度活动

过度活动　正常

(B) 脊柱（桥下骶上）病变
病史：膀胱储尿和排尿期症状
超声：残余尿量通常增加
尿动力学：逼尿肌过度活动，副尿肌-括约肌协同失调

过度活动　过度活动

(C) 骶部/骶下病变
病史：排尿期症状为主
起声：残余尿增加
尿动力学：逼尿肌收缩能力低下或无收缩

活动低下　活动低下　正常　活动低下

图 26-0-7　神经系统不同平面损伤引起不同的病理生理变化

损害。Van Gool 在 1976—1994 年对 188 例 MMC 患儿从出生开始进行一系列随访，发现虽然膀胱顺应性、最大膀胱容量、尿流率发生改变，但膀胱括约肌功能障碍类型保持不变。Tarcan T 对 204 例 MMC 新生儿中 25 例外科修复术后 UDS 检查正常患儿进行了平均长达 9.1 年的随访，发现有 32%（8 例）的患儿会因脊髓粘连导致继发脊髓栓系综合征，导致膀胱括约肌功能障碍类型发生改变。Palmer LS 等对 20 例无泌尿系症状被确诊为脊髓栓系患儿进行外科松解治疗，术前患儿都存在尿动力学异常，术后 75% 患儿尿动力学参数有所改善。上述研究提示仅依据临床症状和神经系统检查对评估，不能准确了解 NB 患儿膀胱括约肌功能障碍特点，而 UDS 是评估小儿 NB 膀胱功能障碍类型、预测上尿路损害和为临床治疗提供依据的首选检查。即使一次 UDS 正常，也要坚持对 NB 患儿进行长期评估，尤其是在脊柱裂修补术后开始 6 年内，才能准确掌握患儿膀胱括约肌功能特点。对 NB 患儿进行夜间睡眠状态下检测尿动力学变化更能准确反映逼尿肌括约肌功能状态。

对于闭合不全的脊髓病变的儿童，可通过自发或瓦尔萨尔瓦动作提供儿童排尿能力的评估，在儿童排尿之后利用超声或导管进行残余尿测量。但其不能提供关于实现排空的膀胱内压力或膀胱出口阻力程度的信息。如果一个孩子不能自发性排空膀胱可行无菌间歇导尿术，直至 UDS 检查结果无明显高危因素存在，通常在出生的 2~3 个月，来测量逼尿肌顺应性和逼尿肌漏尿的压力。由于在新生儿体内较难维持一个直肠探头，使得漏尿点压的测量较困难，一些临床医生认为逼尿肌漏尿点压比腹压漏尿点压更准确。高压逼尿肌过度活动收缩和 / 或升高的逼尿肌灌注 / 或排尿压力，保证抗胆碱能药物药效，以确保在低压力下减少尿储存同时在高压力下排尿。除了 UDS 外，泌尿系超声检查也是必要的。如果超声检查提示肾积水，输尿管扩张，肾大小、形态异常或膀胱壁厚度增加，或 UDS 提示膀胱出口梗阻或顺应性差，逼尿肌漏点压力升高和逼尿肌 - 括约肌协同失调，排尿膀胱尿道造影能够有效检测膀胱输尿管反流及膀胱出口梗阻。重度反流必须行清洁导尿和抗胆碱能药物治疗。而对于轻度反流，尤其是当 DLLP 低并且膀胱顺应性良好，期待疗法往往可以达到满意效果。

UDS 包括残余尿测定和膀胱测压。当幼儿发育到直肠括约肌足以维持直肠压力测压管时，DLLP 的测量结果才较为准确，其与超声及泌尿系造影的检查结果可共同提示脊髓发育不良。

UDS 结果提示异常时可行尿道外括约肌的肌电活动检查，该检查对于儿童受到骶反射刺激后协同失调的诊断及动作电位脱失及反射活动的记录比贴片电极更精确可靠。EMG 能够记录到尿道出口阻力的大小、括约肌失神经支配、骶髓排尿中枢的改变或逼尿肌 - 括约肌协同失调，这些都是神经外科介入的指征。

（三）神经源性膀胱功能障碍与上尿路损害

随着联合监测膀胱内压、腹压、盆底肌电图、尿流率、影像学和动态尿动力学仪出现,可以对 NBD 患儿更准确地进行膀胱括约肌功能障碍诊断,有效预测 NBD 括约肌功能障碍对上尿路的影响。

1. 逼尿肌 - 括约肌协同失调与上尿路损害　2002 年 ICS 将逼尿肌 - 括约肌协同失调定义为逼尿肌收缩同时伴有尿道和 / 或盆底横纹肌不随意收缩,可伴有尿流的中断(图 26-0-8)。研究显示 DSD 主要是由骶上排尿反射协调中枢发生病变引起,也可在正常健康儿见到,表现为轻度高排尿压和间断尿流,对膀胱排空无明显影响,而在 NBSD 患儿中表现出更显著的活动。Bauer(36 例婴幼儿)和 Sidi(30 例新生儿)研究发现 DSD 与上尿路损害关系密切;Mc Lorie 等对 215 例患儿研究发现膀胱容量、膀胱壁厚度和 DSD 及肾积水的程度密切相关。Salvaggio 等研究发现 MMC 患儿膀胱排空障碍和 DSD 会导致膀胱壁分泌糖胺多糖量增加,认为 5 岁以上 MMC 患儿 GAG 分泌量增加是膀胱壁开始损害的标志。小儿 UDS 提示大约 50%MCC 患儿发生 DSD,导致功能性膀胱出口阻力显著增加,为尿道过度活动主要问题,类似于尿道机械性梗阻,引起排尿压增高,损害膀胱输尿管抗反流机制,造成高压力膀胱输尿管反流;长期引起进行性逼尿肌代偿肥大和胶原沉积,膀胱顺应性下降,导致小容量挛缩低顺应性膀胱,出现储尿期和排尿期持续高膀胱内压;出现失代偿,膀胱容量和残余尿量增加时可导致反复尿路感染、高膀胱内压、VUR、UTI 给上尿路带来高压力和致病菌,在相对较短的时间内导致进行性上尿路损害。

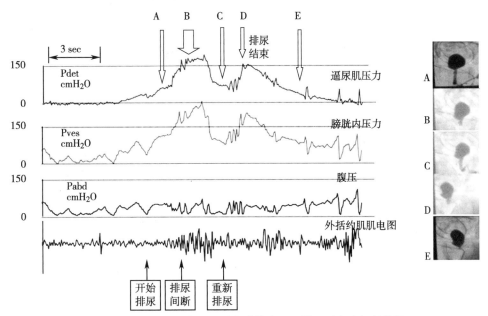

图 26-0-8　电视录像尿流动力学检查显示排尿过程为间断排尿

A. 显示排尿初期逼尿肌 - 括约肌协同开始排尿;B. 排尿期括约肌活动突然增加引起尿流中断,逼尿肌压力同步增加达 170cmH_2O;C. 很快括约肌活动减弱排尿恢复;D. 排尿后可见逼尿肌排尿后收缩;E. 尽管该收缩压力很高仍未排空膀胱留下较多残余尿

DSD 应依据患者具体情况进行个体化治疗。对于 NBSD 婴幼儿尤以 3~4 个月,应将间歇导尿术教于患儿父母开始间歇导尿,可有效阻止梗阻性改变,保护上尿路。如患儿尿动力学异常表现稳定后,可采用外括约肌切开术,尿道内注射 botulinum-atoxin(BTX)或进行骶神经刺激手术治疗。最近,动物实验和初步人体研究发现 nitricoxide(NO)是调节尿道外括约肌重要的神经递质,可调节外括约肌的紧张性,有望成为治疗 DSD 的理想药物。还可采用经皮神经调节或生物反馈治疗,但疗效有待探讨。

2. 逼尿肌活动性和顺应性异常与上尿路损害　NBD 患儿可出现各种逼尿肌功能障碍,如逼尿肌无收缩(瘫痪)(图 26-0-9)、膀胱不稳定或反射亢进、膀胱纤维化引起顺应性下降,输尿管反流(图 26-0-10),最后上尿路损害。

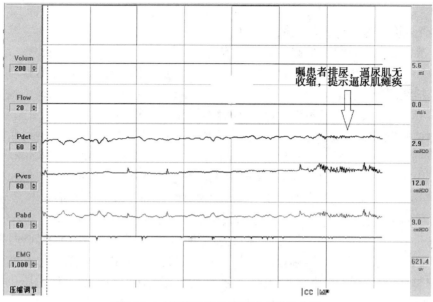

图 26-0-9　逼尿肌瘫痪的尿动力学检查图

1965 年 Durham Smith 首先对 MMC 患儿进行全面膀胱压力 - 容积测定,发现该类患者逼尿肌多为无活动性,多伴有上尿路损害。Gordon Stark 最先发现逼尿肌无反射不是 MMC 患儿的唯一表现,40% 患儿可出现逼尿肌高活动性。Schulman 等在对 188 例脊膜膨出患儿从出生开始的一系列尿动力学研究中发现逼尿肌过度活动、无收缩、正常各占 55%、38% 及 7%。神经源性逼尿肌过度活跃与其他原因导致逼尿肌功能过度活动一样,超微结构表现为细胞间连接紊乱。Brown 对 100 例 MMC 患儿研究发现 39% 的患者存在肾损害,且多伴有 VUR。Willemsen 对 102 例 VUR 患儿随访 5 年,进行影像尿动力学研究发现,40% 存在逼尿肌过度活跃;Ghoniem 等(61 例 MMC 患儿)和 Kurzrock EA 等(90 例脊柱裂患儿)研究均发现逼尿肌顺应性降低与上尿路损害关系密切。上述研究提示患儿神经源性逼尿肌功能过度活动,充盈期可导致膀胱内处于高压状态,膀胱壁出现胶原沉积,顺应性下降。值得注意

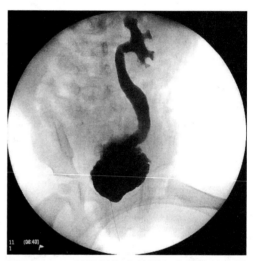

图 26-0-10　膀胱低顺应性引起上尿路扩张影像尿动力学检查图

的是,NBSD 患儿因高压反流直接造成肾脏损害的同时,会将病原菌带到肾脏组织,导致肾盂肾炎和肾脏瘢痕。Soygur 研究发现单侧反流患者中 28% 存在不稳定膀胱,而双侧反流患者中 78% 患者存在不稳定膀胱,其中 55% 双侧反流者发现存在肾瘢痕。

因 NBSD 患儿 NVUR 多继发于有害的膀胱尿动力学因素而非原发疾病,要求治疗应注重膀胱功能障碍而非反流自身。Simforoosh N 等对保守治疗失败后具有高压低顺应性膀胱的 NB 患儿仅进行膀胱扩大术,对 NVUR 未行处理,术后随访 85.4% 的患儿 NVUR 可完全消失。

五、诊断

(一)病史

重点了解神经系统病史、既往脊髓和盆腔手术史、下尿路症状和下肢症状出现的年龄及其缓解和加重情况。如果排尿异常反复治疗失败,提示有神经损害的因素存在。

(二)临床症状

1. 排尿异常　包括尿频、尿急、尿失禁,以及排尿困难,甚至尿潴留。

2. 反复的泌尿系感染。

3. 排便异常　部分患儿可以表现为不同程度的便秘和大便失禁,其特点为便秘和大便失禁同时存在。

4. 下肢畸形及步态异常　严重者表现为肢体发育不对称或运动障碍。

（三）体格检查

1. 耻骨上包块　导尿后包块消失。

2. 腰骶部包块、皮肤异常或手术瘢痕　提示有脊膜膨出或曾行脊膜膨出修补术。

3. 骶髓反射、肛门外括约肌和会阴部皮肤感觉异常。

4. 神经病变体征　脊髓畸形、异常步态、异常腱反射。

5. 下肢畸形和功能障碍　出现下肢和足部畸形、高足弓或槌状趾、双下肢不对称、下肢或足萎缩,相应去神经病变和顽固性溃疡。

（四）辅助检查

1. 行血检查、尿常规检查、尿细菌培养和药物敏感实验等,以便确定是否并发尿路感染和指导抗生素的应用。血液生化检查可以明确肾功能状态。

2. 影像学检查　①超声和 X 线检查能发现肾脏形态变化、尿道内口开闭状态,测定残余尿量和膀胱壁厚度等,发现脊柱畸形;②泌尿系磁共振水成像和放射性核素肾脏扫描:用于显示肾盂输尿管迂曲扩张状态,评估肾脏功能、肾脏瘢痕化及肾脏输尿管排泄情况;③膀胱尿道造影:能清晰地显示 VUR 及反流程度,典型 PNB 膀胱形态成“圣诞树”样改变。

理想的 NB 分类标准应包含以下内容:①尿动力学结果应是 NB 分类的基础;②分类应反映临床症状;③分类应反映相应的神经系统病变。目前尚无理想的 NB 分类方法。1998 年,世界儿童尿控协会基于尿动力学结果针对患者储尿期和排尿期的功能提出了小儿膀胱功能障碍分类方法,将 NB 括约肌功能障碍按储尿期和排尿期进行分类。储尿期逼尿肌活动性可分为正常、过度活动;尿道功能可分为正常、功能不全。排尿期逼尿肌活动性可分为增强、正常、活动低下、无收缩;尿道功能可分为正常(逼尿肌括约肌协调)、过度活动(逼尿肌括约肌不协调)、无活动。该分类可以较好地反映膀胱尿道功能的临床症状,但需要补充相应的神经系统病变的诊断。最后综合充盈期和排尿期进行诊断。Schulman 等在对 188 例脊膜膨出患儿从出生开始的一系列回顾性尿动力学研究中报道,逼尿肌过度活动、无收缩、正常各占 55%、38% 及 7%,外括约肌活动性过度活动、无活动性、正常各占 59%、34% 及 7%。小儿神经源性尿路功能障碍分类,见表 26-0-1。

表 26-0-1　小儿神经源性尿路功能障碍分类

时期	部位		分类
储存期	膀胱功能	逼尿肌活动性	稳定,过度活跃(过度活跃是指以期相型逼尿肌无抑制收缩为特征,可自发也可由刺激如体位改变、咳嗽、散步、跳跃等触发。神经源性逼尿肌过度活跃被定义为逼尿肌过度活跃是由神经控制机制障碍引起的,临床有确切相关神经系统受损害的证据)
		膀胱感觉	正常、增强、降低、缺失
		膀胱容量	正常、增高、降低
		膀胱顺应性	正常、增高、降低
	尿道功能		正常、功能不全
排尿期	逼尿肌功能		增强、正常、活动低下和逼尿肌无收缩(活动低下定义为逼尿肌收缩不够高和 / 或不能持续以至于影响到在正常时间内的膀胱排空)
	尿道功能		正常 / 逼尿肌括约肌协调、过度活跃 / 逼尿肌括约肌不协调,无活动性(过度活跃定义为逼尿肌收缩同时伴有尿道和 / 或盆底横纹肌不随意收缩,可伴有尿流的中断)

近年来随着联合监测膀胱内压、腹压、盆底肌电图、尿流率、影像学和动态尿动力学仪的出现,对 NBSD 患儿可进行更准确地诊断,尤其是可以更准确地了解膀胱充盈期逼尿肌稳定性和排尿期逼尿肌和尿道外括约肌之间的协同性。这有益于准确描述小儿 NB 功能障碍类型,并通过小儿 UDS,有选择地应用尿动力学参数可以预测上尿路损害,有效降低 NBSD 患儿并发症的发病率和死亡率,也为临床医生提供了重要的预后线索和更好的随访研究。

六、尿动力学评估 NBDP 的意义

过去认为新生儿或小婴儿膀胱无抑制排尿能力,膀胱被充满后通过简单脊髓反射自动排尿,极少通过高级神经中枢调节。目前研究认为足月胎儿和婴儿排尿有高级中枢参与。利用动态膀胱压监测技术联合多导睡眠描记,对新生儿苏醒和睡眠状态时排尿方式进行评估,发现新生儿膀胱通常是静息和稳定的,睡眠状态下无排尿发生;其总是在排尿发生之前出现瞬时苏醒,表现为排尿前短暂时间内哭闹或肢体活动,之后又重新睡去。这种膀胱膨胀苏醒机制在新生儿期已经建立,提示婴儿期排尿控制已涉及复杂神经通路和高级神经中枢。在 2~3 岁时,发育朝着有社会意识的控制排尿方向发展:通过有效学习,当社会环境不方便排尿时,能自主抑制和延迟排尿;当环境允许时,即使膀胱未完全充满也能启动排尿,并可以完全排空。这种排尿模式受排尿训练影响同时,还依赖三个因素:功能性膀胱容量逐渐增加,逼尿肌 - 括约肌协同能力成熟,整个膀胱 - 括约肌 - 会阴联合体自主控制能力进行性发育。最后到大约 3~4 岁时,才具备成人的排尿模式。

胎儿出生后最初几天,排尿频率从出生前每天 30 次左右迅速减少。1 周以后排尿频率快速增加,2~4 周达到高峰,平均每小时 1 次。随后下降,并在 6 个月到 1 岁之间稳定于每天 10~15 次。2~3 岁时排尿频率减少至每天 8~10 次,排尿量增加 3~4 倍。12 岁时和成人相似,减少至每天 4~6 次。出生后排尿频率减少主要与和身体增长平行的膀胱容量增加有关。研究表明一定年龄功能性膀胱容量可用年龄准确估计,男女无显著性差异。

因为 UDS 技术局限性和伦理角度,不能了解健康婴儿逼尿肌排尿压力。在对一些肾盂输尿管连接处梗阻行离断式肾盂输尿管成形术或因肾脏发育异常行肾切除术,经膀胱尿道造影证实为下尿路正常的婴儿进行自然灌注膀胱测压时,发现婴儿排尿时最大逼尿肌压力显著高于成人,男婴儿排尿时最大压力显著高于女婴儿(分别平均为 118cmH$_2$O、75cmH$_2$O)。使用荧光透视的电视膀胱测压联合自然灌注和描记会阴部肌电图,对有尿路感染病史婴儿进行研究,证实婴儿高逼尿肌排尿压是由于逼尿肌 - 括约肌协同失调造成的。在其他研究中发现 20%~70% 下尿路正常婴儿升高的逼尿肌排尿压力显示出不同程度波动高峰和低谷,与间断型或 staccato 型尿流有关,表现为尿流突然停止或降低同时伴随逼尿肌压力急剧升高,这也提示逼尿肌 - 括约肌协同失调。婴儿期排尿时高逼尿肌压力和这种间断尿流或 staccato 尿流主要在 1 岁以内多见,随年龄增加将进行性下降或消失。对 169 例(8~13 岁)无排尿异常正常儿童尿流曲线进行研究发现,30% 左右儿童仍存在 staccato 尿流曲线;但该类儿童残余尿发生率为 9%,多在 10ml 以下。正常小儿膀胱多是稳定的,在充盈后期可出现逼尿肌无抑制收缩,但多发生在 8 岁以下小儿,发生率为 11.5%。

脊髓占位的患儿可表现为持续性尿和大便失禁等 NBD 的表现。部分早期未表现出明显尿路功能障碍的患儿随着年龄增长患脊髓栓系的风险也相应增加,如果不能及时发现,将会对机体产生永久性的损害。因此,UDS 应作为基本的检查项目对患儿病情进行动态随访评估,相应的 MRI 影像学检查确定是否存在可处理的脊髓病变。但脊髓发育不良患儿中能表现出脊髓病变相对应的典型的下肢神经功能障碍或皮肤病变是极为罕见的。

UDS(包括膀胱和括约肌 EMG)检查要在脊髓损伤后至少 6 周进行,3 个月后检查最佳,因为在损伤早期阶段,神经学检查结果是在不断变化的。初步的临床状况稳定后,患儿应尽早行清洁间歇导尿。自发性排尿可能会在此后不久出现,但即使患儿能够排空膀胱,也有必要监测其漏尿点压力情况。

正常儿童在 2~3 岁逐渐发展为能主动控制排尿的成人意识,即虽然有尿意仍然可以控制一段时间,但是急迫性尿失禁患儿可能出现强烈的尿意而无法忍住,尿液不受控流出的情况,往往是因膀胱逼尿肌过度活动、膀胱容量过小所引起,或继发于尿路感染。如果存在尿路感染,需行泌尿系超声及残余尿量、尿流率

测定。当超声检查显示膀胱壁增厚伴或不伴有肾积水或大量残余尿时，需加做 UDS 检查，因为泌尿系感染的患儿往往伴有 DO，但是很少（<10%）出现 DSD，但如果 UDS 提示 DSD，有必要行 VCUG（男性）和放射性核素泌尿系造影（RNC；女性）来诊断反流和 / 或其他病理征。如果尿失禁和 / 肾积水反复发生，需长期的后续治疗。最近的研究表明，足量的液体摄入可明显改善尿失禁症状。

七、治疗原则及方案

目前在治疗小儿 NB 时，主张以降低小儿储尿期和排尿期膀胱内压力，保护肾脏功能为治疗目的，并尽可能地使膀胱在低压足够容量条件下具备控尿和自主有效排尿功能。在治疗原发病的同时，结合临床症状、神经系统和影像学检查，综合小儿尿动力学，甚至影像 UDS 结果，对小儿 NB 进行分类。依据患儿膀胱括约肌功能障碍类型进行针对性的治疗。同时无论有无泌尿系症状、UDS 结果是否正常，都应对小儿 NB 长期进行神经系统评估和尿动力学监测，准确了解患儿膀胱括约肌功能状态，才能有效防止膀胱输尿管反流、反复尿路感染和上尿路损害。

（一）NB 括约肌功能障碍尿动力学分类治疗

随着联合监测膀胱内压、腹压、盆底肌电图、尿流率、影像学和动态尿动力学仪的出现，使得我们可以对 NB 患儿进行更准确地膀胱括约肌功能障碍诊断，尤其是可以更准确地了解膀胱充盈期逼尿肌稳定性和排尿期逼尿肌和尿道外括约肌之间协同性。这不仅有益于准确描述 NB 功能障碍类型还可提高 NB 疗效，使 NB 患儿可以按照具体特点进行个体化治疗，并为临床医生提供重要预后线索及随访研究。

（二）神经源性逼尿肌过度活动

1. 药物治疗　神经源性逼尿肌过度活动（neurogenic detrusor overactivity，NDOA）患儿主要表现为尿急、尿频和尿失禁。症状严重程度取决于逼尿肌无抑制收缩的频率和幅度，同时也与尿道功能状态有关。在 UDS 证实为 DSD 后，可先口服抗胆碱能药物盐酸奥昔布宁或曲司氯铵（12 岁以下儿童禁用此药）来抑制膀胱的无抑制收缩，疗效显著；但副作用如口干、便秘和耐热性等使其应用受到限制。Youdim 对 25 例患儿应用盐酸奥昔布宁缓释剂治疗（14 例为神经源性），发现治疗结果优于口服立即吸收的盐酸奥昔布宁，但仍有 48% 患者出现副作用口干等。酒石酸托特罗定片虽然与盐酸奥昔布宁有相似的膀胱选择性，但其对腺体的选择性要低于后者。对 22 个 NDOA 患儿应用酒石酸托特罗定片治疗，发现效果类似于盐酸奥昔布宁，但副作用要显著少于后者。上述抗胆碱能药物在儿童的使用参考药物说明书。

有学者对 NDOA 患儿采用直接膀胱内给盐酸奥昔布宁，发现膀胱内直接给药时药物大部分被吸收，药物浓度高于口服给药，且代谢慢排出延迟。每天 0.3mg/kg 剂量给药时有效率可达 66%，增加剂量时可达 87%，但会出现认知能力障碍等副作用。

Igawa Y 等对成人 NDOA 患者采用膀胱内灌注辣椒素阻断传导膀胱痛觉的无鞘 C 型神经纤维，调节排尿反射，治疗神经源性逼尿肌功能过度活动疗效显著，但灌注时会出现局部疼痛。Giannantoni A 等采用树脂毒素代替辣椒素对 NDOA 患者进行膀胱灌注治疗时，发现灌注期刺激症状减小，无局部副作用，起效快。RTX 药理作用是辣椒素的 1 000 倍，且不会导致神经去极化。在小儿类似研究较少，Seki 对 1 例不能忍受口服盐酸奥昔布宁副作用以及对膀胱内灌注盐酸奥昔布宁疗效不满意的 9 岁 MMC 患儿，进行了膀胱内灌注 RTX 治疗。结果显示低顺应性膀胱有很大改善，膀胱输尿管反流消失。提示膀胱内灌注 RTX 阻断感觉传入神经治疗 NDOA 患儿值得进一步探讨。

逼尿肌注射 botulinum-atoxin（BTX），可抑制胆碱能神经突触前膜释放乙酰胆碱囊泡，导致更持久的阻断神经传导。Schulte BH 等对 17 例继发于脊膜膨出 NDOA 患儿在抗胆碱能药物和 CISC 治疗失败后，采用逼尿肌散状注射 BTX，临床效果显著。治疗前尽管应用大剂量抗胆碱能药物，但全部患者逼尿肌漏尿点压均超过 40cmH$_2$O。治疗后 2~4 周发现最大膀胱容量、逼尿肌顺应性和漏尿点压均有很大改善，并可逐渐降低抗胆碱能药物剂量，没有发现明显的副作用，但部分患儿需要重复注射治疗，其长期疗效有待探讨。

2. 电刺激治疗　Bower 报道应用表面电极代替肛门塞电极对急迫性尿失禁患儿在家里进行经皮神经调节治疗，73% 的患者尿失禁可以改善，有近半数（7/15）达到完全控尿。但经皮神经调节治疗主要应用于神经系统正常的急迫性尿失禁患儿，在小儿 NDOA 类似研究较少。

骶神经刺激技术因恢复兴奋和抑制排尿控制系统之间正常关系,对尿潴留和急迫性尿失禁两种截然相反的排尿功能障碍疾病进行治疗。目前成人采用骶神经刺激技术单侧选择性刺激第3骶神经根可增强尿道外括约肌的关闭能力和抑制逼尿肌无抑制收缩,改善膀胱储尿和排尿功能,有效率达50%;我国学者近年对脊柱裂所致的排尿功能障碍进行了骶神经刺激研究,有较好的疗效。

(三)盆底肌和括约肌瘫痪

盆底肌和括约肌瘫痪患儿主要症状是尿失禁。漏尿程度取决于逼尿肌活动性和残存流出道阻力。如果伴有逼尿肌过度活动,则漏尿与不稳定逼尿肌收缩也有关,可导致功能性膀胱容量急剧减少。如果伴有逼尿肌无活动则将会导致持续尿滴沥的充盈性尿失禁。盆底肌和括约肌瘫痪患儿高压力VUR和反复UTI很少存在,短期内不会有对上尿路造成损害的风险。因为尿道阻力降低,任何逼尿肌收缩和膀胱内压增加都会导致漏尿,所以保持膀胱内低压尤为重要。

括约肌无活动合并逼尿肌无活动的治疗原则为膀胱完全排空,主要靠清洁间歇导尿(clean intermittent catheterization,CIC)。实践证明对于婴幼儿尤以3~4个月,将CIC技术教于患儿父母开始间歇导尿,是安全可行的当有充足的膀胱容量时,仅CIC就可改善尿失禁,保护肾功能。随着技术进步,目前已生产出针对小儿摩擦力更小管径更细的导尿管,但因价格昂贵主张仅在尿道过度紧张或狭窄时应用。通过耻骨上压迫排尿时会将膀胱颈移动,近端尿道弯曲而导致不能完全排空,所以Crede动作多不能满足临床要求。对通过CIC膀胱可完全排空,顺应性良好的患儿也可同时采用增加膀胱出口阻力手术改善尿失禁。尿道内注射药物,如胶原质、透明质酸、聚糖酐治疗尿失禁,近期有效但可增加逼尿肌漏尿点压,长期效果不理想;Nguyen HT等采用腹直肌筋膜悬吊术,而Colvert JR等采用肠黏膜下层悬吊术,通过增加腹压漏尿点压而不改变逼尿肌漏尿点压和膀胱顺应性治疗尿失禁,临床近期和远期效果均有较好的疗效。对335例MMC患儿进行膀胱内电刺激治疗,发现16%患儿有效,在有效的患儿中53%膀胱容量增加,25%逼尿肌压力降低。膀胱内电刺激治疗为运动刺激疗法,其疗效目前仍存在争议,需要进一步研究。

对于诱发自主排尿,许多学者进行了大量的研究:在NB儿童,Van Savage JG进行了腹直肌瓣包裹膀胱刺激研究,发现可增加膀胱内压,有效排空膀胱;采用SNS治疗骶神经功能正常的NB患儿也产生了有很好的疗效,但仍不能完全建立自主排尿,且可以增加膀胱出口阻力。是否同时进行膀胱扩大术取决于是否有足够的膀胱容量。

括约肌无活动性伴随逼尿肌过度活动患儿可先进行药物治疗,例如抗胆碱能药物来消除不稳定收缩。如果效果不行可采用其他增加膀胱容量的方法,如对于低顺应性高逼尿肌压力NB患儿进行联合清洁间歇导尿和膀胱扩大术治疗;而结肠浆膜肌膜层与膀胱黏膜层缝合的膀胱扩大术与标准的膀胱扩大术相比,前者膀胱结石、代谢紊乱等并发症发病率少。Medel R研究发现膀胱扩大术前逼尿肌压是预测术后控尿状况最可靠的指标。其他方法有联合进行外科手术增加膀胱出口阻力治疗低顺应性、小容量和低出口阻力膀胱。

UDS检查可判断脊髓发育不良或脊髓损伤的患儿是否需要行持续性CIC的候选人或者可自行排尿。如果存在膀胱过度活动症,则需开始使用抗胆碱能药物和持续CIC。必要的UDS复查可确定当前治疗是否有效地减少了膀胱压力和尿道出口阻力,如果以上症状没有改善,尤其是初诊时伴有肾积水和上尿路反流,则应行泌尿系超声检查动态观察病情变化。如果一开始的检查并没有发现反流,则没有行排泄性膀胱尿道造影(VCUG)和放射性核素泌尿系造影(RNC)检查的必要。重复VCUG或RNC检查的适应证包括上尿路扩张性变化、肾脏发育不良、肾实质破坏及肾盂肾炎。据了解,大多数发展到终末期肾病的儿童,将会伴有不同程度的反流性肾脏病。如果患有NB的儿童初诊时便提示出现尿液反流,并且随着病情的进展伴有高压力性膀胱,则加速终末期肾病病情的恶化。

(四)逼尿肌括约肌协同失调

在NB患儿中DSD表现为逼尿肌收缩同时伴有尿道和/或盆底横纹肌不随意收缩,可伴有尿流的中断。DSD在正常小儿中也可见到。然而在NB患儿中DSD表现更显著的活动,显著增加流出道阻力,出现排空障碍,引起排尿压增高和高压力的VUR。长期还可引起挛缩小容量低顺应性膀胱或逼尿肌失代偿出现残余尿量大容量膀胱。出现尿潴留后若没有实施CIC,将会导致反复UTI。高膀胱内压、VUR、UTI将给上尿路带来高压力和致病菌,导致肾损害。

DSD 患儿治疗多采用 CIC,也可采用外括约肌切开术治疗,但可导致膀胱内压增高,反复的 UTI 和逼尿肌漏尿点压增高。成人还可采用支架、气囊扩张,但出现镶嵌和继发结构形成;对于难治性患者还可采用尿道内注射 BTX 或 SNS 手术,但对小儿类似研究较少。动物实验和初步人体研究发现 nitricoxide(NO)是调节尿道外括约肌重要的神经递质,可调节外括约肌的紧张性,有望成为治疗 DSD 的理想药物。

有报道通过记录盆底肌肌电图和采用图像、声音信号形式,指导患儿进行正确收缩和松弛盆底肌的生物反馈疗法治疗 DSD 效果显著。对 77 例 DSD 患儿进行生物反馈治疗,61% 患儿尿动力学参数和排尿症状改善。但其中 6 例 NB 患儿中仅有 1 例改善。提示生物反馈疗法也为运动刺激疗法,多适用于非神经源性排尿功能障碍,而小儿 NB 因神经系统病变,疗效受到限制。

(五)NB 输尿管反流

伴有 VUR 的 NB 患儿因高压反流直接造成肾脏损害,同时反流将病原菌带到肾脏组织,导致肾盂肾炎和肾脏瘢痕。现已经认为高膀胱内压力会导致减弱支持输尿管膀胱连接部的逼尿肌组织,而该处逼尿肌组织对正常的抗反流机制尤为重要。

很明显 NB 患儿的 NVUR 多继发于异常的尿动力学改变而非原发疾病。因此治疗应注重膀胱括约肌功能障碍而非反流自身。Haferkamp A 等在内镜下进行输尿管黏膜下注射胶原质治疗神经源性 VUR,长期疗效差;而 Simforoosh N 等对保守治疗失败后具有高压低顺应性膀胱的 NB 患儿仅进行膀胱扩大术,对NVUR 未行处理,术后随访 85.4% 的患儿 NVUR 可完全消失。

(六)小儿 NB 括约肌功能障碍终末阶段治疗

小儿 NB 终末阶段膀胱括约肌主要表现为无活动性,其主要死亡原因为上尿路损害导致的肾功能衰竭,仅 MMC 患儿出现肾功能损害就达 30%~40%。出现进行性肾功能衰竭的原因除了膀胱括约肌功能障碍引起的 VUR 外,还包括反复的 UTI 和继发性肾结石。预防性应用抗生素对于防止发生 UTI,避免诱发急性肾功能衰竭,阻止残存的肾单位进一步减少非常有意义,但抗生素的选择应考虑残存肾功能。肾功能衰竭的 NB 患儿终末阶段需要进行透析,其特点为腹膜透析较为复杂,血液透析的血管途径难以建立。

Serikaly 等回顾分析 1987—1998 年 5 958 例小儿患者 6 534 例肾移植,发现 5 年生存率及移植肾存活率分别为 93.5%、72.5%,且下尿路异常的患儿与下尿路正常的患儿移植疗效一样好。这提示肾移植可以作为小儿 NB 终末阶段肾功能衰竭的治疗方法。Surange RS 报道 54 例下尿路功能障碍导致肾功能衰竭进行59 个肾移植,年龄 1~63 岁(13 例儿童)。1 年、5 年、10 年和 15 年患者存活率为 95%、83%、69%、69%,移植肾存活率为 90%、63%、52% 及 52%。小儿 NBD 患儿肾移植术后最常见的并发症为 UTI,发生率为 29%~83%,发生移植肾肾盂肾炎为 7%~56%,代谢性酸中度发生率为 14%~70%。

八、预后

Mc Guire 对 42 例脊髓脊膜膨出患儿进行尿动力学评估和平均长达 7.1 年的随访发现,逼尿肌漏尿点压≤40cmH$_2$O 例患者中仅有 2 例出现上尿路扩张,无一例出现膀胱输尿管反流;而逼尿肌漏尿点压>40cmH$_2$O 的 22 例患者中有 18 例存在上尿路扩张,15 例存在膀胱输尿管反流,后随访发现该组所有患者均发生上尿路损害,提示 DLPP>40cmH$_2$O 与上尿路损害发生联系密切。

DLPP 反映了膀胱流出道阻力,可以预测 NB 患者发生上尿路损害的风险。漏尿时膀胱内压为直接阻止输尿管向膀胱内输送尿液压力,输尿管内尿液可传导膀胱内压到肾实质。虽然 Teichman 等对 MMC 患儿研究发现 DLPP,顺应性等与肾损害之间无联系,认为肾积水和肾皮质受损是持续进行性加重;但大量研究支持应用 UDS 可以预测上尿路损害风险。Ghoniem 等研究了 61 例 MMC 患儿研究发现逼尿肌顺应性,DLPP 与上尿路损害之间存在密切联系。Kurzrock EA 等对 90 例脊柱裂患儿进行平均随访时间为 11 年研究,发现具有膀胱输尿管反流和上尿路损害组与无反流损害组之间膀胱顺应性、DLPP、DSD 之间有显著性差异。主张有选择或联合应用尿动力学参数有助于鉴别肾损害的高危患者。控制 DLPP 在 40cmH$_2$O 以下可阻止上尿路损害进展,形成基于降低小儿储尿期和排尿期膀胱内压力为治疗目的的治疗理论。它的重要性在于可以通过保守治疗阻止上尿路损害发生,同时鉴别出需要早期手术治疗患者。要求 CIC 期间开始导尿时膀胱容量应为 40cmH₂O 以下时膀胱容量；对保守治疗效果差的严重反流和肾积水患者多提示存在严重不可逆损害膀胱，应手术治疗膀胱功能障碍，而不是延长保守治疗；外科膀胱扩大术在于改善逼尿肌顺应性，膀胱在安全状态下排空；而外括约肌切开术在于直接降低流出道阻力而降低 DLPP。

NB 患儿的 NVUR 多继发于异常的尿动力学改变而非原发疾病。因此治疗应注重膀胱括约肌功能障碍而非反流自身。Haferkamp A 等在内镜下进行输尿管黏膜下注射胶原质治疗神经源性 VUR，长期疗效差；而 Simforoosh N 等对保守治疗失败后具有高压低顺应性膀胱的 NB 患儿仅进行膀胱扩大术，对 NVUR 未行处理，术后随访 85.4% 的患儿 NVUR 可完全消失。

九、小结

UDS 是确诊小儿 NB 括约肌功能障碍类型和实施全面合理化治疗的前提。通过小儿 UDS，有选择地应用尿动力学参数可以预测上尿路损害，并形成基于降低小儿储尿期和排尿期膀胱内压力为治疗目的的治疗理论，有效降低了小儿 NB 括约肌功能障碍患儿并发症的发病率和死亡率。

小儿 UDS 是准确了解小儿 NB 类型、实施全面合理化治疗的前提。近年来婴幼儿和儿童 UDS 技术进步，使我们获得了部分正常和异常膀胱功能障碍尿动力学参数。但从新生儿到婴幼儿和大龄儿童的控尿发育确切神经机制，以及导致 NB 括约肌功能障碍的病理生理学机制还有许多不清楚；ICCS 虽已提出功能性尿动力学分类的标准化术语，但儿童下尿路功能障碍的术语依然较为混淆，急需提出更加清楚准确的分类；UDS 过程需要进一步标准化。

总之，小儿 NB 治疗原发疾病同时应依据膀胱括约肌功能障碍类型，以降低小儿储尿期和排尿期膀胱内压力防治上尿路损害为治疗目的，治疗措施有进行 CIC 和 / 或口服药物治疗，有选择地应用膀胱内灌注药物、生物反馈或骶神经刺激等治疗方法。保守治疗失败时选用外科治疗，肾功能衰竭末期进行肾移植。这些治疗显著降低了 NB 患儿死亡率。早期诊断和依据膀胱括约肌功能障碍类型进行针对性治疗是预防上尿路损害，获得良好疗效的关键，而神经系统和尿动力学监测是早期诊断和科学治疗的前提。

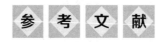

1. 王庆伟，文建国 . 小儿 NBD 括约肌功能障碍治疗现状与进展 . 中华小儿外科杂志，2005（04）：215-218.

2. 王庆伟，文建国 . NBD 功能障碍尿动力学改变与上尿路损害 . 中华小儿外科杂志，2005（06）：328-330.

3. 文建国，李云龙，袁继炎，等 . 小儿神经源性膀胱诊断和治疗指南 . 中华小儿外科杂志，2015，36（3）：163-169.

4. LI Y, WEN Y, HE X, et al. Application of clean intermittent catheterization for neurogenic bladder in infants less than 1 year old. Neurorehabilitation, 2018（1）：1-6.

5. BAUER SB. Neurogenic bladder：etiology and assessment. Pediatric Nephrology, 2008, 23（4）：541-551.

6. AUSTIN PF, BAUER SB, BOWER W, et al. The Standardization of Terminology of Lowe rurinary Tract Function in Children and Adolescents：Update Report from the Standardization Committee of the International Children's Continence Society. J Urol, 2014, 191（6）：1863-1865.

第二十七章

遗尿

夜间遗尿（nocturnal enuresis，NE）是指在已达到应控制排尿年龄而睡眠中仍不能控制排尿而发生漏尿的现象。顽固性遗尿（refractory nocturnal enuresis，RNE）通常是指遗尿经过行为治疗、遗尿警铃和去氨加压素等正规治疗3个月后疗效欠佳或停药后复发。国际上，遗尿的诊断标准仍不完全统一。国际小儿尿控协会和世界卫生组织把遗尿定义为儿童5岁以后，每月至少发生1次夜晚睡眠中不自主漏尿症状且持续时间>3个月。中国儿童遗尿疾病管理协作组采用美国《精神障碍诊断与统计手册》（第5版）的定义，将儿童NE定义为年龄≥5岁儿童平均每周至少2夜晚不自主排尿，并持续3个月以上。2006年，ICCS将遗尿分为原发性遗尿（primary nocturnal enuresis，PNE）和继发性遗尿（secondary nocturnal enuresis，SNE）两种类型。PNE指≥5岁的遗尿患儿从未获得超过6个月的夜间尿控能力，没有明显尿路或神经系统器质性病变，占NE患者的70%~80%；SNE指先前持续获得夜间尿控能力超过6个月后再次发生遗尿症状。此外，依据是否伴有其他下尿路症状（lower urinary tract symptoms，LUTS）又将遗尿分为单症状性遗尿（monosymptomatic nocturnal enuresis，MNE）和非单症状性遗尿（nonmonosymptomatic nocturnal enuresis，NMNE）。其中单症状性遗尿为除夜间遗尿外不伴有其他LUTS，且没有膀胱功能异常病史，约占NE患儿的68.5%，而非单症状性遗尿定义为夜间遗尿同时伴有其他LUTS或有膀胱功能异常病史，约占31.5%。单症状性遗尿又可根据发病机制分为夜间多尿型（night time polyuria）和膀胱容积减小型（reduced bladder capacity）。遗尿常影响儿童的身心发育，如果不予治疗，1%~2%患儿可能终身尿床，可以导致患儿自卑、焦虑、孤僻、暴力倾向等，影响儿童性格发育、学习能力、社交能力，甚至影响儿童的身体发育。早期诊断和治疗，有助于遗尿患儿正常发育。

第一节 流行病学

遗尿是儿童最常见的疾病，发病率高。遗尿在社会经济地位低的群体和社会福利院中成长儿童中的发生率更高。在患儿生长发育期每年有14%~16%的遗尿儿童自愈。据流行病学研究报告，婴幼儿几乎均有遗尿，随着年龄的增长遗尿率逐渐降低。由于定义不同，世界各地调查的NE发生率并不统一。北美5~17岁人群NE总体发生率为10.6%，其中5岁儿童NE发生率为33%，17岁人群中仍有1%左右患有NE；英国6岁儿童NE发生率为15.7%，澳大利亚为18.9%，马来西亚和韩国7岁儿童遗尿发生率为10.3%~20.4%，非洲尼日利亚6~2岁儿童NE发生率为17.6%。2005年，我国一项针对11 799名儿童（5~12岁）和青少年（13~18岁）PNE流行病学调查示儿童和青少年PNE发病率为4.07%，男孩PNE发病率高于女孩，分别为4.57%和3.56%；5岁、12岁、15岁PNE发病率分别为11.83%、1.72%、1.21%。

根据调查方法的不同，PNE流行病学调查主要分为3类：

1. 横断面调查　由于文化传统、地理环境、调查实施方法的不同，不同国家地区PNE流病学调查结果存在较大差异。Bakhtiar等调查显示：伊朗儿童（5~10岁）PNE发生率为8%，其中男孩PNE发生率为10.7%，女孩PNE发生率为5.4%。Dolgun等调查显示：土耳其儿童（5~13岁）PNE发生率为8.3%，韩国儿童（5~10岁）PNE发生率为6.8%。我国儿童PNE发生率低于上述国家，马骏等对中国九城市PNE流行病学调查显示：我国儿童PNE发生率为4.6%，男女比例为1.51∶1。

2. 纵向调查研究 指对调查人群长期随访,调查 PNE 发病率随年龄变化的趋势。目前此类调查较少。PNE 是一种典型的自限性疾病,随着年龄增长发病率显著下降。Butler 等对英格兰 13 973 名儿童进行长达 10 年随访观察,结果发现 5 岁儿童 PNE 发生率为 30%,10 岁儿童 PNE 发生率为 9.5%。

3. PNE 自然病程研究 指对 PNE 患者长期随访,调查 PNE 转归和预后。Ferrara 等对 75 名 PNE 患儿(5~10 岁)随访 10 年,发现 5 年后仍有 25.3% 患儿有遗尿症状,10 年后患儿均无遗尿症状,且 9~11 岁期间 PNE 缓解率显著提高,此年龄段 48.2% 的患儿均自发痊愈,其具体机制尚需进一步研究。上述各个国家、地区流行病学数据虽存在较大差异,但总体存在一定相似性,PNE 在不同国家、地区均为儿童常见疾病,应引起临床医生足够重视。中国 PNE 发病率明显低于欧美等国家,可能原因是相比于欧美儿童,我国儿童夜间睡眠常与父母一起,故父母能及时发现儿童排尿前异常行为并提醒排尿,这相当于早期进行排尿训练。尽早进行排尿训练有利于儿童获得夜间尿控能力,避免遗尿发生。

第二节 病因及发病机制

遗尿确切的病因及发病机制目前仍不清楚,一般认为是多种因素共同作用的结果,如排尿控制功能发育迟缓、睡眠 - 觉醒障碍、抗利尿激素分泌异常、遗传因素、精神和行为因素、高钙尿症等有关。某些器质性疾病可直接引起遗尿。治疗遗尿有时需要泌尿外科、肾病科及精神科等医生的共同参与,找到其发病原因进行精准治疗是成功的关键。

一、排尿控制功能发育延迟

早在新生儿时期,儿童的大脑就已经参与排尿过程,而控制排尿的中枢神经系统、储存和排出尿液的膀胱及尿道发育延迟均可引起 NE。多数 MNE 可以随着年龄增大而自行缓解,提示 NE 患者排尿控制能力的发育延迟。NE 儿童身高、骨龄和性成熟较非 NE 儿童发育晚,其运动和语言发育完成也较晚,这也提示发育延迟是 NE 的原因之一。Schulz-Juergensen 等研究显示:PNE 儿童前脉冲抑制水平(prepulseinhibition,PPI)较正常儿童明显降低,提示大脑皮层及脑桥成熟延迟。近年来随着功能磁共振等影像技术的进步,PNE 患儿大脑功能、解剖研究逐渐增多。Lei 等通过磁共振质子波谱研究 PNE 患儿大脑代谢变化,结果发现 PNE 患儿左前额叶和脑桥 N 天酰冬氨酸(NAA)与总肌酐比值、NAA 与胆碱比值均明显降低,提示这些区域功能障碍或发育不全。反应抑制指大脑抑制由某一刺激引起的动作反应能力,在控制排尿过程中发挥重要作用,但 PNE 患儿在执行反应抑制任务如停止信号任务(stop-signal task)时,额前皮质活动异常且在休息时出现自发脑电活动改变;弥散张量成像技术显示 PNE 患儿下丘脑、额中回、前扣带皮层、脑岛等存在微小的结构改变。左前额叶是控制和调节认知活动的最高控制中枢且儿童左前额叶成熟较右侧额叶延迟,因此 PNE 患儿排尿控制中枢功能异常可能是由于左前额叶发育延迟引起。排尿控制中枢随着年龄增长逐渐成熟,解释了 PNE 发病率随着年龄增长逐渐降低这一现象。另外,作者对 PNE 患儿研究发现:合并隐性脊柱裂的 PNE 患儿治疗较为困难,隐性脊柱裂可预测 PNE 的治疗效果。提示隐性脊柱裂可影响腰骶区的神经发育,使排尿控制功能发育迟缓而引起膀胱功能障碍,如夜间膀胱低容量、逼尿肌过度活动等。目前对于排尿控制中枢发育不全,可通过警铃治疗强化膀胱充盈的刺激引起觉醒,加速患儿夜间正常排尿反射形成。

二、遗传因素

遗尿是一种与遗传相关的儿童常见疾病。许多学者对夜遗尿进行了分子遗传学的研究,Hollmann 对 42 例遗尿儿童进行基因分析,发现 13q、12q 和 8q 有明显异质性,而非遗尿儿童无染色体异质性。另一项报告通过对 392 例遗尿患者进行基因分析,结果 52.4% 表现为常染色体显性遗传。16 个多代家庭的染色体分析,有 3 个家庭与 13q 有关,6 个家庭与 12q 有关,1 个家庭既与 13q 有关也与 12q 有关。以上结果提示,夜遗尿与 8q、12q、13q 等多个基因有关,其中 13 号染色体得到了较为深入的研究,位于该染色体长臂上的 13~14.2 序列片段被命名为 *ENUR1* 基因,研究者推测该基因上的神经受体位点对平滑肌的收缩、睡眠和 ADH 作用可能有一定关系。文建国等对 94 例阳性家族史夜尿患者进行家系研究,其中 49% 父亲、9% 母亲、6% 父母、6% 同胞兄弟姐妹、30% 祖父母和外祖父母存在 PNE 病史;14% 家系符合常染色体显性遗传,其中 3% 为高外显率,11% 为低外显率,2% 符合常染色体隐性遗传,84% 遗尿家系为散发,提示遗尿的遗传模式为多种遗传方式共存。

三、抗利尿激素分泌异常

抗利尿激素(antidiuretic hormone,ADH)是由下丘脑视上核与室旁核神经内分泌细胞产生和分泌的一种肽类激素,即血管升压素(argininevasopressin,AVP)。

目前多认为夜间 ADH 分泌不足导致的夜间尿量增多(ICCS 和国内儿童 NE 联盟均将夜间多尿定义为夜间尿量 > 预期膀胱容量的 130%)和膀胱功能性容量减小是 MNE 的主要病因,同时睡眠 - 觉醒障碍是发病的前提,也就是说遗尿症发生是由于夜间尿量与夜间膀胱容量之间不匹配导致的,并且发生这种不匹配时患儿不能觉醒。早在 1985 年就有研究发现,在部分遗尿症儿童中,其血浆 ADH 浓度存在不正常的节律性变化。正常儿童 ADH 的分泌存在日少夜多的周期性节律,在遗尿儿童中这种节律存在紊乱甚至颠倒,从而导致遗尿症患儿尿渗透压显著低于正常儿童,夜间 / 白天尿渗透压比率明显下降。

Geoge 研究正常人 ADH 24 小时的分泌变化,表明正常人夜间 ADH 分泌增加,使夜间尿量少于白天。随后的研究均显示夜遗尿儿童夜间的 ADH 分泌未增加,即 ADH 分泌缺乏正常人的节律变化;遗尿儿童分泌的尿液比正常儿童在夜间产生的尿液更稀释,夜间睡觉时产生大量稀释的尿液超过白天膀胱功能容量,导致了遗尿的发生。Fatouh 等通过检测 PNE 患儿和年龄、体重相匹配的正常儿童的 ADH 昼夜分泌水平发现:部分 PNE 患儿 ADH 昼夜分泌节律紊乱,由于夜间 ADH 分泌较低,使患儿产生大量夜间低渗尿液,是 PNE 的重要发病机制之一。有研究表明肾小管髓袢升支粗段离子排出的增加与局部前列腺素活性增高有关,在肾小管上皮细胞内,前列腺素可以拮抗 ADH 的作用,抑制肾小管对离子的重吸收,增加肾小管对离子的排出。也有人提出夜遗尿儿童可能没有 ADH 夜间的分泌不足,但存在 ADH 受体和信号传导途径缺陷。

鉴于上述发现,人们开始尝试将抗利尿激素应用于治疗儿童遗尿症,取得了较好的疗效。Taokawa 等还对遗尿症儿童和正常儿童进行了 24 小时血浆 ADH 浓度的动态变化观察,结果显示遗尿症儿童血浆 ADH 水平明显降低。总之,大多数学者认为 ADH 分泌缺乏正常节律性变化在某些夜遗尿患者起一定作用,这些患者对去氨加压素治疗效果良好。

四、膀胱功能紊乱

主要包括功能性膀胱容量(functional bladder capacity,FBC)减少、夜间逼尿肌过度活动(nocturnal detrusor overactivity,NDOA)、尿道不稳定(urethral instability,URI)等。

1. 功能性膀胱容量减少 是指白天膀胱充盈至最大耐受程度时的膀胱充盈量或取排尿日记记录期内最大排尿量。可以分为真性小膀胱容量和假性小膀胱容量。前者是指膀胱容量本身发育较小,后者是指各种原因如残余尿量增多、膀胱输尿管反流等引起的功能性膀胱容量减小。临床上顽固 NE 患者多存在膀胱容量小,也从侧面证实了膀胱的发育延迟与 NE 有关。Kim 等通过排尿日记比较 70 例 PNE 患儿(5~10 岁)和年龄、性别相匹配的正常儿童功能排尿量,结果发现 PNE 患儿功能排尿量明显小于正常儿童。

2. 夜间逼尿肌过度活动 可能与患者睡眠时排尿中枢抑制效应有关,导致储尿期膀胱不能完全松弛,膀胱壁紧张度增加,导致储尿期容量降低,在较小的膀胱容量即启动排尿收缩。Yeung 等对 PNE 患儿进行研究发现:35% 患儿白天 FBC 和膀胱压力 - 容积测定结果均正常,但睡眠时却均存在 NDOA,常伴有夜间 FBC 显著降低和小容量排尿。另外,Hodges 等研究发现儿童直肠疾病,如隐性巨结肠可能会使膀胱容量减少且易激惹,治疗后能改善遗尿症状。杨合英等对 120 例 PNE 患儿进行尿动力学检查发现:56.7%(68 例)PNE 患儿伴有逼尿肌不稳定收缩;3.3%(4 例)PNE 患儿伴有膀胱顺应性下降;7.5%(9 例)PNE 患儿最大膀胱容量 / 正常膀胱容量 ≤80%。对于存在继发性遗尿或治疗 1 年以上无效时,推荐对患儿进行尿动力学检查(自由尿流率联合残余尿量检查,必要时进行膀胱测压),以明确是否存在 FBC 减少或 NDOA,

若存在则给予相应药物治疗。膀胱容量小是 NE 的发生原因之一，NE 反过来可以延缓膀胱容量的发育，两者相互影响。

五、睡眠 - 觉醒功能障碍

多数 MNE 儿童伴有夜间唤醒困难，且唤醒后意识不清楚，夜间多尿和膀胱功能障碍并不能解释 PNE 患儿晚上遗尿时不能醒来自行排尿，针对觉醒困难的患者进行觉醒治疗，可以明显提高 NE 的治愈率，提示觉醒障碍是 PNE 发病机制重要的发病机制之一。流行病学调查及脑电图监测均证实 PNE 患儿存在睡眠深度增加和觉醒能力降低。PNE 患儿夜间异相睡眠（paradoxical sleep，PS）显著高于正常儿童。多数尿床发生在前半夜，常出现心动过速。van Herzeele 等通过研究发现 PNE 患儿夜间睡眠过程中周期性肢体运动较正常儿童明显增多，睡眠质量明显下降，清晨唤醒较困难。Hunsballe 对 PNE 患儿及正常儿童用多导睡眠图描记仪进行连续 4 夜描记观测，发现 PNE 患者的慢波睡眠 Ⅲ 期 δ 波显著多于正常儿童。Kawawchi 报道与 Hunsballe 研究结果相似，且提出睡眠 - 觉醒功能障碍是由于中枢神经系统某些神经核团功能的成熟延迟引起的，随着年龄的增加，睡眠 - 觉醒障碍有消退趋势，更证明觉醒功能障碍是由于神经系统功能延迟成熟所致。夜间唤醒困难的 NE 儿童促肾上腺激素释放激素分泌减少，促肾上腺激素释放激素水平可能与膀胱排尿功能或夜间唤醒有关。位于脑桥背侧大脑背盖的排尿中枢巴林顿核紧邻与睡眠 - 觉醒有关的去甲肾上腺素能蓝斑核、胆碱能蓝斑下核，而且蓝斑核有神经元延伸到分泌去氨加压素的下丘脑并形成连接。排尿中枢与睡眠中枢的这种紧密联系是睡眠异常导致 NE 的解剖基础。有报道治疗下尿路症状可以改善睡眠 - 觉醒异常，提示睡眠 - 觉醒异常与下尿路症状之间存在联系。

六、精神因素

遗尿患儿常有紧张、焦虑、自卑心理，对遗尿现象过于焦虑，怕父母惩罚，怕人耻笑，遗尿发生后极为痛苦和内疚，自尊心受到一定程度的伤害。在膀胱发育的关键阶段（2~4 岁），紧张和焦虑对控制排尿的发育常有影响，使原发性遗尿的发生机会增高。精神因素对年长儿童和继发性遗尿有一定影响。遗尿导致患儿出现精神、心理、行为异常，而后者又将成为部分年长儿童及成年人持久的难治性遗尿的原因。

七、高钙尿症

研究发现高钙尿症可能导致 PNE。Civilibal 等对 83 例 PNE 患儿尿钙浓度进行测定发现：18 例（21.6%）患儿有高钙尿症，明显高于正常儿童，且 PNE 患儿尿钙浓度、24 小时尿钙总量均明显升高。另外，PNE 患儿尿钙浓度的变化与年龄无相关性。Korzeniecka 等对 120 例 PNE 患儿（7~14 岁）和年龄、性别相匹配的正常儿童研究发现：21.69% 的 PNE 患儿有高钙尿症，明显高于健康儿童，且 PNE 患儿 24 小时尿钙总量也明显升高。目前对于高钙尿症引起 PNE 机制尚不清楚，钙离子浓度增高可能会引起逼尿肌过度活动，但尚需要进一步研究证实。

八、尿路器质性病变

常见的尿路器质性病变有膀胱下尿路梗阻、神经系统疾病、先天或后天性病变所致的尿道关闭功能不全。遗尿患儿中尿路器质性病变的发生率仅为 1%。

九、尿不湿依赖与把尿训练

尿不湿（disposable diaper）是婴儿常用的日用品，是纸尿片、纸尿裤、拉拉裤、尿不湿短裤的统称，由于吸水性强，被称为"尿不湿"。把尿训练是指当观察到婴幼儿有排尿排便的信号时，照顾者用一种特殊的姿势帮助婴儿排尿排便，包括双腿朝上，屁股朝下，背靠着大人，让宝宝屁股坐在马桶或尿盆上方；同时给予口哨或嘘声提示开始排尿，排尿后给予亲吻等鼓励。早在 2006 年，郑州大学第一附属医院的小儿尿控团队的专家就发现欧美等国家儿童遗尿发病率高于中国的发病率，推测原因之一是我国小儿从出生后就开始把尿训练，使用尿不湿较少，当儿童有尿意时家长采用把尿的方式进行排尿，有助于儿童较早获得排尿控制的能力,而西方国家小儿普遍使用尿不湿,且使用时间较长,有的甚至到了学龄前,更容易使儿童养成随时排小便的习惯;而近年的研究发现尿不湿使用的时长与遗尿的发生率有必然关系,尿不湿使用时长增加会导致遗尿发生率的升高,而把尿训练则会有助于减少遗尿发生的可能性。这是因为在新生儿时期大脑就已经参与排尿控制的过程,早期及时对婴幼儿进行排尿训练可以促进婴幼儿尽早建立起大脑与膀胱之间的反射,从而更快获得排尿控制能力。作者针对尿不湿和把尿训练对遗尿的影响开展了流行病学调查。通过1万多家庭的调查,发现尿不湿的长期使用和把尿训练的延迟是遗尿发生的高危因素。

第三节 临 床 表 现

遗尿多发生在睡眠的前1/3~1/2时间段内,次数不一,每晚≥1~3次或数晚1次,每晚数次的很少。遗尿多在梦境中发生,遗尿之后惊醒,也可无梦遗尿,晨起方知夜间发生了遗尿。多数患者为单症状性夜间遗尿,不伴日间其他排尿症状。少数患者伴有白天症状,包括尿频、尿急、紧迫性尿失禁等。器质性遗尿者多伴有相应的临床症状和体征。遗尿的临床表现特征对于鉴别其病理生理机制、鉴别诊断和确定治疗方案具有重要意义。

第四节 诊 断

夜遗尿的诊断并不困难,目前多主张年龄在5岁以上(此年龄已获得正常的排尿控制),1个月至少有1~3个夜晚睡眠中排尿且不存在先天性或后天性的尿道疾病,以及无明确的神经系统疾病。根据上述标准诊断并不困难,关键是进行完整准确的诊断和排除器质性疾病并确定造成遗尿的原因。

一、病史

详细的病史是诊断遗尿的关键,病史采集应询问:①白天排尿异常症状;②是原发性遗尿还是继发性遗尿;③遗尿频率和类型(包括遗尿夜晚数、每晚次数、时间点、每次遗尿量)及睡眠情况,如夜晚能否叫醒排尿等;夜间唤醒困难尚缺乏统一的诊断标准,目前主要通过让家长唤醒儿童和让儿童进行简单的计算来判断其唤醒的难易程度和是否清醒,诊断主要通过询问患儿监护人进行,具有较大的主观性;④每天液体摄入量和产尿量(一般通过排尿日记完成,可以判断患者饮水是否过量、饮水是否多数发生在下午或夜晚,白天尿频症状,夜间多尿可能提示糖尿病、肾病或精神性烦渴症);⑤排便情况(包括便秘、腹泻和大便失禁);⑥其他相关的病史(如呼吸睡眠暂停、贫血、糖尿病、反复尿路感染、步态异常或神经泌尿系统疾病);⑦既往遗尿治疗史;⑧遗尿家族史;⑨社交情况并了解患儿有无行为异常,如孤僻等。根据病史可鉴别原发性遗尿和继发性遗尿;了解症状严重程度和判断预后,如每周遗尿≥3晚,是预后较差的一个指标。

二、体格检查

单症状性遗尿患儿体格检查通常是正常的,如病史发现伴有其他排尿障碍,如尿无力、严重尿失禁等,则需要全面体格检查,其中腰背部及生殖器检查很有必要。①神经病变体征,如脊柱畸形、异常步态、异常腱反射、不对称性足萎缩和高足弓等;②腰骶部是否存在脊髓发育不良体征,如背部包块、小凹、多毛、色素沉着和臀裂倾斜(SBO的体征)等,了解是否有神经因素引起的膀胱功能异常;③生殖器是否存在包皮过长、包茎、包皮龟头炎;④如有慢性便秘病史,则直肠触诊很有必要。

三、实验室检查

有文献报道称尿常规、尿培养可能是单症状性遗尿唯一必要的辅助检查。用以检查有无蛋白尿、糖尿或泌尿系感染的存在,进而排除继发性遗尿。推荐使用晨尿进行尿常规检查,晨起首次尿的密度有助于判断去氨加压素治疗NE的疗效。

四、特殊检查

包括影像学（B超、X线、CT和MRI等）、肌电图、脑电图检查等。大多数儿童遗尿为功能性，诊断明确无须进行特殊检查。有明显的白天症状或神经系统检查不正常，顽固性遗尿久治不愈，应做进一步的特殊检查排除器质性遗尿。其中B超可检查遗尿患儿泌尿系统情况，排除器质性疾病；还可安全无创地检测患儿的FBC、膀胱壁厚度、残余尿量等参数，了解其膀胱功能，指导制订用药方案。研究表明FBC增大、残余尿量增多等超声发现与非单症状性遗尿有关。X线腰骶椎平片能够筛查隐性脊柱裂并了解隐性脊柱裂部位。隐性脊柱裂可显著影响遗尿治疗预后，伴有隐性脊柱裂者治疗效果较差。为筛查遗尿患儿有无隐性脊柱裂及了解预后情况，推荐X线检查作为遗尿常规检查项目。脊髓栓系综合征和其他椎管内异常患者常伴有其他LUTS和下肢症状，建议行MRI检查。

五、尿流动力学检查

尿流动力学检查可以了解膀胱功能、确定症状的原因和排除器质性病变，为确定治疗方案提供客观依据。自由尿流率联合B超测定残余尿量是判断患者是否存在下尿路功能障碍的常用方法，并可用于判断是否需要微创尿动力学检查；存在可疑NMNE、SNE或正规治疗半年以上无效时，推荐进行微创尿动力学检查，以明确是否存在下尿路功能障碍。

（一）自由尿流率联合残余尿量超声测定

自由尿流率联合残余尿量超声测定是筛选NE患儿存在膀胱功能障碍的常用方法，同时可判断是否需要微创尿动力学检查。最大尿流率是评估尿液流出重要参数，随年龄变化。尿流曲线形状由逼尿肌收缩能力、腹压和膀胱出口情况共同决定，正常为光滑钟形曲线。膀胱过度活动症可产生暴发性排尿收缩，出现持续时间短、高幅度曲线，即塔形曲线。器质性流出道梗阻或括约肌强制性或痉挛性收缩产生低平尿流曲线，即平台形曲线。逼尿肌-括约肌协同失调可产生高低起伏状，不规则或断续型连续性波动性尿流曲线。逼尿肌活动低下或无收缩患儿表现为与腹压增加相一致间歇性尿流，即间断尿流曲线。这些特征性曲线类型不是确诊的根本依据，但可为疾病诊断提供参考。原发性遗尿患儿尿流率多表现为正常尿流率和无残余尿。合并白天尿频、尿急者可见每次排尿量减少。有患者因膀胱功能低下残余尿增多引起"充盈性尿失禁或充盈性遗尿"，这类患者应注意检查有无脊柱裂等神经源性膀胱因素存在。

很多遗尿患儿是在全日制学校上学，大部分家长对儿童的排尿方式也无法了解。因此，在对遗尿患儿进行体格检查以及询问病史时，临床大夫很容易忽略膀胱功能的异常，这导致在遗尿治疗前无法对患儿的膀胱功能进行准确评估，通过自由尿流率联合残余尿量超声测定不仅能够反映膀胱的基本功能，还对遗尿患儿病因的发现有着不可或缺的作用。因此，所有就诊的遗尿儿童应进行自由尿流率联合残余尿量超声测定。

（二）排尿日记

指在一定时间内（至少24小时）采用特定的表格连续记录自然状态下的排尿相关数据，记录内容包括平均每日液体摄入量、每日总排尿量、平均尿量、最大单次排尿量（功能性膀胱容量），以及白天和晚上的排尿量。

若通过排尿日记对遗尿症做出评估，需掌握以下几个相关术语：夜间多尿（nocturnal polyuria，NP）指夜间尿量超过同年龄段儿童预期膀胱容量130%；预期膀胱容量（expected bladder capacity，EBC），计算公式为$[30×（年龄+1）]$ml；最大排尿量指24小时内出现的单次最大排尿量（早晨第1次排尿除外），该排尿量需在膀胱日记中保持记录超过3~4天；夜间总尿量，为夜间尿布增重（或夜间排尿量）与清晨第1次尿量之和。膀胱容量较小，指最大膀胱容量（除去晨起首次排尿量）<预期年龄最大膀胱容量的65%或尿床夜晚平均产尿量小于预期年龄最大膀胱容量的130%，至少50%的遗尿夜晚如此。膀胱过度活动症是一种以尿急症状为特征的综合征，可伴或不伴有急迫性尿失禁。并发症因素：增加遗尿症发病率或增加治疗抵抗的相关因素。

用于遗尿症诊断的排尿日记记录的时间可以根据具体情况确定。一般至少3~4天的饮水时间、饮水量,以评估患儿每天液体摄入量;至少 3~4 天的排尿时间、排尿量、漏尿量,以评估排尿次数及最大排尿量;至少 7 晚的夜尿量、夜尿时间、晨起尿布增重(夜间日记),以评估患者膀胱容量及夜遗尿程度,同时记录排便情况,以提供是否存在便秘。日记中反映夜遗尿发病的重要参数有预期膀胱容量、最大排尿量及夜间总尿量。其中夜间总尿量为夜间尿布增重(或夜间排尿量)与清晨第 1 次尿量之和。当最大排尿量 <65% 预期膀胱容量时提示膀胱容量偏小,夜间总尿量 >130% 预期膀胱容量提示夜间多尿;出现夜间遗尿,伴有日间下尿路症状者为非单症状性夜遗尿,反之则为单症状性夜遗尿。

　　丹麦诊治遗尿时,会要求患儿父母进行 4 天 24 小时的排尿日记(表 27-4-1),以及 2 周的夜尿产生量的记录(内容包括:睡觉前尿垫质量、早起时尿垫质量、晨尿的容积;若有起夜,则需要记录排尿量;记录哪一个夜晚遗尿,表 27-4-2)。ICCS 在 2014 年指南中推荐连续记录 7 夜遗尿发生次数和遗尿量以评估遗尿真实情况,从而了解发病机制和调整治疗方案。如伴有白天症状,则同时记录 48 小时频率尿量表(frequency volume chart,FVC)。排尿日记可反映遗尿病因的参数,主要包括功能性膀胱容量和夜间尿量。丹麦的经验值得参考和推广。对所有遗尿患儿记录排尿日记很有必要:①提供患儿排尿相关的客观数据支撑病史;②发现 NMNE 患儿阳性症状;③提供治疗预后信息;④可根据结果决定是否需要进一步检查;⑤发现是否伴有烦渴症;⑥根据排尿日记完成情况了解患儿和家长治疗依从性。

表 27-4-1　4 天 24 小时的排尿日记

连续记录 4 天			
饮水		排尿	
时刻	量 /ml	时刻	量 /ml

表 27-4-2　夜尿产生量记录表

	夜晚睡前尿不湿的重量(a)	起夜排尿量(b)	发生遗尿的夜晚用 X 标记	早上起床后尿不湿的重量(c)	晨起第一次排尿量(d)	夜晚产尿量 =(c-a)+b+d
周一	g	ml		g	ml	ml
周二	g	ml		g	ml	ml
周三	g	ml		g	ml	ml
周四	g	ml		g	ml	ml
周五	g	ml		g	ml	ml
周六	g	ml		g	ml	ml
周日	g	ml		g	ml	ml

　　排尿日记与其他尿动力学检查相比有其优越性,且无创,能够让患儿和家长更容易接受。在临床上治疗遗尿症时,我们不难发现很多患者有不良的生活习惯,比如熬夜、睡前仍然饮用大量水等。在临床问诊

的时候,一些家长会由于对患儿疏于照顾无法具体回答这些问题,而排尿日记恰好能够弥补这些细节,对患儿的进一步诊疗提供重要的参考。不仅如此,排尿日记所提供的数据对是否是 TVV、小膀胱等的判断很有参考价值,对儿童遗尿的诊断具有普适性。

排尿日记客观准确,通过其提供的数据信息可发现诊疗依从性不好的家庭,并帮助患儿获得更多的家庭关怀,提升患儿的社会心理健康;如果发现烦渴儿童可以推测其原因,避免烦渴症患儿因误服去氨加压素而出现风险。正因为具有以上特点,排尿日记现已被《国际小儿尿控协会 ICCS 遗尿症治疗实践指南》《英国国家卫生研究院和临床优化中心 NICE 儿童夜遗尿管理指南》《日本儿童夜遗尿专家共识》等推荐使用。通过排尿日记不仅可简化诊断流程,避免不必要的检查,还可有效提高诊断的准确性和治疗的针对性。为确保排尿日记记录质量,提前应与患儿及家长沟通,详述排尿日记的重要性及使用方法,以确保记录数据的真实准确,尤其是保证患儿的依从性。部分患儿在记录排尿日记的期间由于紧张导致记录不准确。记录期间要求患者睡前 2 小时限水,于睡前排空膀胱之后进行记录。

(三)微创尿动力学检查

微创尿动力学检查主要包括膀胱压力 - 容积测定、压力 - 流率测定、尿道压力和影像尿动力学检查。对于微创尿动力学检查,年龄小的儿童不配合需要镇静和 / 或耻骨上膀胱穿刺,这限制了微创尿动力学检查的普及应用。但是否对所有的遗尿儿童均行微创尿动力学检查,尚存争议。单症状性遗尿缺乏白天症状,体格检查正常,尿液分析正常,尿流率正常,B 超测定残余尿不多,不需常规进行微创尿动力学检查。顽固性遗尿和非单症状遗尿常需进行微创尿动力学检查,明确是否存在膀胱尿道功能障碍。

在不同时期评估内容也有所不同:①储尿期主要评估遗尿患儿膀胱感觉、逼尿肌活动性、膀胱顺应性和膀胱容量。遗尿患儿常见的膀胱功能改变有逼尿肌不稳定、功能性膀胱容量减少和逼尿肌 - 括约肌协同失调等,而逼尿肌不稳定性收缩(图 27-4-1)在遗尿患者中最多见。有学者同步检测遗尿患者的脑电图和尿流动力学改变,发现不稳定膀胱仅发生在夜间睡眠时,日间觉醒时则没有,导致夜间功能性膀胱容量明显减少。遗尿患儿夜间逼尿肌不稳定性收缩可能是中枢神经系统功能发育成熟延迟,随意性和 / 或无意识性逼尿肌抑制功能不全,而出现逼尿肌不稳定性收缩。长期逼尿肌不稳定性收缩,可导致膀胱功能容量缩小及敏感性增高,顺应性降低。据统计,60%~85% 的患儿在白天清醒状态和夜间睡眠状态都有不稳定性膀胱,部分遗尿患儿则无明显变化。所以逼尿肌不稳定性收缩是遗尿发生的一个主要原因,膀胱功能容量减少,顺应性降低,是逼尿肌不稳定收缩的结果。②排尿期是指无梗阻情况下在正常时间内持续逼尿肌收缩导致膀胱完全排空。在本阶段主要是评估逼尿肌的功能,部分患儿出现逼尿肌活动低下或无收缩。逼尿肌活动低下是逼尿肌收缩强度降低或持续时间缩短,导致膀胱排空延长或正常时间内不能完全排空。逼尿肌无收缩指排尿期始终没有逼尿肌主动收缩。部分遗尿患儿存在逼尿肌 - 括约肌协同失调(图 27-4-2):逼尿肌收缩同时伴随尿道和 / 或尿道周围横纹肌不随意收缩。逼尿肌 - 括约肌协同失调常引起同步高逼尿肌压力和间断性或 Staccato 尿流曲线。从婴幼儿排尿模式向成人排尿模式的转变过程中,逼尿肌 - 括约肌协同失调可能是一个正常的暂时现象,并且会随排尿训练的进行而缓解。Staccato 尿流曲线为无神经源性疾病儿童排尿时习惯性收缩尿道括约肌或盆底肌横纹肌肉不连续收缩,需经重复测定尿流证实 Staccato 尿流曲线存在。③排尿后收缩(post-voiding contraction,PVC)在遗尿患儿中发生率较高,是指排尿时在逼尿肌收缩的下降阶段或在其结束后逼尿肌压力再升高(图 27-4-3)。PVC 的临床意义仍有争议。有人认为是膀胱灌注末期的赝像,临床意义不大。

在部分遗尿患儿微创尿动力学检查中,膀胱功能正常,仅发现尿道压力升高,甚至高达 $160cmH_2O$,这种现象很难解释。Yeung 等研究发现该类遗尿患者在夜间熟睡排尿时仍然以小容量高压梗阻状态排尿,且其梗阻原因仅有一小部分是由尿道损伤引起,多数未发现尿道压增高的原因。但这种长期慢性流出道梗阻必然导致功能性膀胱容量降低。

膀胱功能紊乱是导致顽固性遗尿的一个重要病因,需要进行压力 - 流率测定,必要时进行同步膀胱尿道测压,以确定是否患有 DSD 或尿道压不稳定。影像尿动力学检查可更准确直观显示有无膀胱输尿管反流,以及膀胱尿道形态异常等。

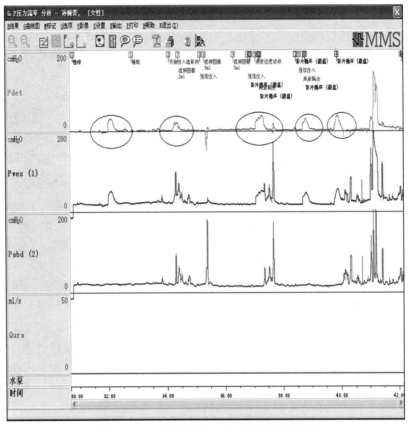

图 27-4-1　充盈期可见多个无抑制性收缩波

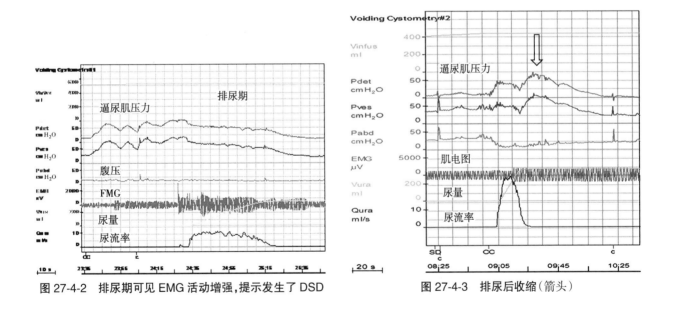

图 27-4-2　排尿期可见 EMG 活动增强,提示发生了 DSD

图 27-4-3　排尿后收缩(箭头)

第五节　治　疗

目前遗尿的发病机制尚不完全清楚,诊断标准尚未完全统一,而且不同患儿的发病机制也不尽相同,这就决定了遗尿治疗的难度及复杂性。治疗遗尿时应根据患儿症状和遗尿类型制订最佳的治疗方案。对于简单病例,除了常规治疗外,目前有两种已被证实的首选治疗:遗尿警铃和去氨加压素,两者治疗效果无差异。对于难治病例,即对两种首选治疗均无效的患儿,需要先确认是否正确应用了首选治疗,其完成排尿日记是非常有必要的。在开始治疗前应了解患儿和家长最关心的问题及期望值。ICCS 对 NE 的治疗效果分类：①无效，指遗尿夜晚数的减少少于50%（治疗最后2周与治疗之前2周相比）；②部分有效，指遗尿夜晚数减少50%~99%；③痊愈，指 NE 完全停止。

可供选择的治疗方法包括心理治疗、行为治疗、药物治疗、中医治疗、手术治疗等。强调治疗方案的个体化，根据患者的情况可以选择一种或同时选择多种治疗方法。

一、心理治疗

由于很多遗尿患儿具有羞愧自卑的心理，家长应设法减轻患儿的心理压力，避免批评患儿。有研究报道惩罚患儿会对治疗产生负效果。诊断遗尿后，应先告知患儿及家长遗尿的可能病因，并进行思想教育和心理安慰，使其树立遗尿是可以治愈的信心。如发现患儿伴有心理行为障碍如多动症，应同时给予积极治疗。心理治疗可提高治疗依从性，最好配合其他治疗同时应用。

二、行为治疗

（一）膀胱训练

主要通过记录排尿时间和排尿量，以此延长排尿时间间隔。有文献报道过度训练（使用遗尿警铃治疗同时睡前饮用更多液体）可提高疗效，可能会降低复发率。将小孩从睡眠中唤醒排尿是防治遗尿的有效方法：可根据遗尿发生的时间规律及时唤醒患儿，使其在清醒的状态下排尿，由此逐渐建立起患儿膀胱扩张和大脑觉醒之间的联系，渐渐地患儿膀胱扩张到一定程度时就可以自行觉醒，如果患儿被唤醒后意识仍然不清醒，家长可以使用沾有温水的毛巾擦拭患儿额头，待其清醒后再去排尿。此方法和对照组相比可显著减少遗尿频率，降低复发率。

（二）警铃疗法

警铃/报警器疗法（enuresis alarm）可作为遗尿的一线治疗方案，是治疗唤醒困难的最佳治疗形式，但对患儿和家长的治疗依从性要求较高，推荐应用于治疗意愿强烈、膀胱容量小但夜间尿量正常的患儿。有研究者报告，治疗10~20周后，成功率达到66%，持久治愈率达43%。遗尿警铃与奖赏机制联合应用可增强治疗效果。其作用机制可能为强化膀胱充盈的刺激引起觉醒，加速正常排尿反射形成。Schulz-Juergensen S 研究发现遗尿患者应用遗尿报警器疗法治疗后，前脉冲抑制水平（prepulse inhibition，PPI）由20%增至46%，每周尿床次数平均由7次降至2次。这提示遗尿报警器治疗可能参与相关神经反射从而抑制膀胱活动。提示报警器治疗遗尿预后良好的因素包括：家庭和谐、不伴有情感和行为障碍、膀胱容积较小、频繁尿床（每周尿床≥4次），尤适于年龄较大、治疗愿望强烈且行为治疗失败的患儿。ICCS 推荐警铃最长使用时间为16周或直至连续14天不尿床。文献报道，冬季与报警器治疗失败相关，夏季治疗效果更为理想。一项研究回顾分析了总样本量为3 257例儿童（其中2 412例使用报警器疗法）的56项随机对照试验，治疗时程各异，其中16项试验的治疗时程在2~8周，22项试验的治疗时程超过12周。发现如下：①报警器治疗组相较于未治疗组：大约2/3报警器治疗组患儿达到了夜间干燥，报警器治疗中止后大约50%治疗失败或复发，而对照组患儿几乎均仍夜间遗尿；②报警器治疗组相较于安慰剂对照组：前者在治疗期间和治疗后更能减少遗尿发生；③报警器治疗组相较于去氨加压素治疗组：尽管在整个治疗过程中两者疗效似乎没有区别，但去氨加压素起效更快，报警器治疗复发率更低；④报警器治疗组相较于三环类抗抑郁药治疗组：治疗过程中报警器与三环类抗抑郁药的疗效并无明显区别，但是报警器疗法复发率更低；⑤对于报警器疗法联合去氨加压素治疗：单独采用报警器疗法和报警器疗法联合去氨加压素相比，两者在治疗成功率方面并无差异。另外，Glazener 等发现不同类型报警器的治疗效果并无明显差异，包括闹铃。警铃治疗后应进行强化训练（如睡前多喝水以增加膀胱逼尿肌的张力），在停止使用前应隔天使用 NE 警铃间断强化。警铃疗法是目前治疗 NE 长期疗效最好、复发率最低的方法。

三、饮食治疗

鼓励患儿食用润肠通便的食物，如蔬菜、香蕉等，避免食用易使大便干结的食物，无须限制饮食量；晚餐后如果无体育锻炼或社会活动应减少液体摄入；避免饮用含咖啡因的饮料，尤其是晚上。如遗尿患儿伴有慢性便秘病史,治疗便秘也可能减少遗尿发生。

四、其他治疗

干床训练(dry bed training)将警铃治疗、奖励强化、膀胱训练、心理治疗作为一个治疗整体,疗效略优于单独使用警铃疗法,并可降低复发率;生物反馈对治疗排尿功能障碍有效且疗效持续时间较长。Ebiloglu 发现生物反馈对 NMNE 治疗成功率达 64%;如患儿或家长依从性较差,拒绝接受相关治疗,可使用尿垫以保证睡眠质量。

五、药物治疗

(一)去氨加压素

去氨加压素(desmopressin)为 PNE 的一线治疗。国际尿失禁咨询委员会将其推荐为 I a 级证据。其作用机制为减少夜尿产生量,使其低于 FBC。若排尿日记提示患者夜间多尿且无睡前摄入过多水分,尿常规显示夜间低比重尿液,提示可能存在抗利尿激素分泌节律异常。由于国内医院尚无法检测血液中 ADH 水平,临床可实验性给予去氨加压素对症治疗。去氨加压素对夜间多尿、膀胱容量正常、尿床次数不多的患儿最为有效。初次治疗的疗程至少要 2~4 周以保证其抗利尿作用,如果治疗有效则需要继续治疗至3 个月。如果治疗过程中排尿日记显示夜间尿量没有较治疗前减少,则需要增加剂量。口服剂量为每晚0.2~0.6mg,舌下含服剂型为 120~360μg,鼻腔喷雾给药为 10~40μg。停药时逐渐减量可以降低复发率,推荐达到疗程后 2 周药量减半 1 次,减药至半片后维持 2 周;或者减量至每晚 1 片后改为隔日 1 次,维持两周。有研究发现对于夜间多尿患儿,睡前口服去氨加压素(200~400μg)治疗有效率达 70%,但停药后复发率较高为 62%~82%。药效可持续 8~12 小时,不良反应很少且多轻微。舌下含剂和口服片剂相比,可提高治疗有效率和患儿依从性。目前已不推荐使用喷鼻剂,因其服药过量风险较大,更易发生低钠血症和水中毒。去氨加压素疗效和剂量呈正相关的循证医学证据尚不充分,为减少不良反应发生,应使用去氨加压素最低有效剂量。如按照初始剂量治疗 1~2 周后患儿仍遗尿,可考虑增加去氨加压素剂量。治疗 1 个月后评价药物治疗效果,如存在改善迹象继续治疗 3 个月;如无改善迹象考虑停止用药。治疗改善迹象包括:①遗尿量减少;②每夜遗尿次数减少;③遗尿频率减少。之前去氨加压素治疗失败或复发后再次使用去氨加压素治疗仍然具有治疗效果,结构性减药可以有效降低遗尿的复发率。

去氨加压素常和遗尿警铃疗法联合应用,是公认的儿童夜遗尿一线治疗方法,可有效治愈大部分儿童MNE。但在治疗前应向患儿及家长详细讲解不同治疗方法的利弊,治疗策略的选择应根据患儿具体病情及治疗意愿等共同决定。夜尿增多且膀胱容量正常的儿童对去氨加压素治疗更为敏感;尿量过多且膀胱容量偏小的儿童,可联用去氨加压素和警铃疗法进行治疗。

(二)抗胆碱能药物

抗胆碱能药物(anticholinergics)包括奥昔布宁、托特罗定和普鲁苯辛等。这些药物通过增加膀胱容量,抑制逼尿肌过度活动(detrusor overactivity,DO)发挥药效作用,对伴有 DO、膀胱容量较小或肠道功能治疗失败的遗尿患儿最为有效。此类药物常见副作用有口干、视力模糊、头痛、恶心、胃肠不适等。不可单独应用抗胆碱能药物治疗 MNE;不可联合应用抗胆碱能药物和丙咪嗪治疗遗尿;对于伴有 DO 的遗尿患儿,抗胆碱能药物可作为一线治疗方法,同时联合警铃疗法或去氨加压素。目前关于选用何种抗胆碱能药物治疗遗尿尚无明确标准:托特罗定比奥昔布宁相比,副作用发生率更低;而新一代抗胆碱能药物索利那新治疗 DO 比托特罗定具有更好的疗效和更高的安全性。

(三)肉毒素 A

肉毒素 A(botulinum toxin-A)治疗 DO 的安全有效性已被广泛证实。如患儿证实患有 DO 且对抗胆碱能药物治疗无效或不能耐受,则注射肉毒素 A 可以作为替代治疗方案。肉毒素 A 治疗机制可能包括两个方面:外周通过抑制乙酰胆碱、P 物质的释放,减少轴突辣椒素及嘌呤受体的表达,从而减少 DO 发生;中枢则通过减少 P 物质、神经因子的摄取发挥中枢脱敏作用。此外有文献报道注射肉毒素 A 对治疗逼尿肌外括约肌协同失调同样有效。目前,肉毒素 A 治疗 PNE 在国内尚未普及开展。

（四）三环类抗抑郁药物

三环类抗抑郁药物对睡眠过深患儿治疗效果较佳。其中最广泛应用于遗尿的药物是丙咪嗪,其治疗确切机制尚不清楚,可能与改善睡眠使患儿易于觉醒有关。对于≥6 岁患儿,丙咪嗪初始剂量为 25mg,睡前 1 小时服用,如治疗 1~2 周后效果不佳,7~12 岁患儿可增加剂量至 50mg,年龄更大患儿可增至最大剂量 75mg。20%~33% 的服药患儿连续 14 天无遗尿发生,但在停药 3 个月后约 2/3 患儿症状复发。丙咪嗪存在潜在与剂量相关的不良反应,如嗜睡、口干、恶心、呕吐,严重者可发生癫痫、心律失常,以及服用过量导致的死亡,故推荐治疗前行心电图检查,以确定患儿是否存在潜在的心律失常。三环类抗抑郁药物治疗遗尿的地位因其副作用和去氨加压素的应用而降低,目前仅用于 6 岁及以上的难治性遗尿患儿。

Lundmark 研究发现瑞波西汀(一种抗抑郁药物)对治疗难治性遗尿有独特疗效,治疗成功率为 52%。舍曲林对去氨加压素治疗无效患儿治疗成功率较高,且无不良反应发生,但缺乏大样本研究证实。

（五）盐酸甲氯芬酯

盐酸甲氯芬酯适用于伴有夜间唤醒困难的 NE 患儿。治疗剂量为 100mg,睡前半小时口服。盐酸甲氯芬酯能促进脑细胞氧化还原代谢,增加对糖类的利用,清除体内多余氧自由基,起到觉醒、振奋精神、兴奋呼吸等作用。此外,盐酸甲氯芬酯可明显增加大脑皮层、丘脑、基底节、脑干等的供血,激活脑干上行网状结构系统功能,增加网状结构的单位放电量,有效提高大脑皮层对排尿反射的敏感性。此外,有研究报道甲氯芬酯、奥昔布宁联合心理治疗和膀胱训练治疗伴有隐性脊柱裂的遗尿患儿,治愈率可达 93.3%,且随访 3 个月无复发。

（六）其他药物

主要包括非甾体抗炎药,如布洛芬、吲哚美辛、双氯芬酸,其原理为抑制前列腺素合成或拮抗其与膀胱的前列腺素受体结合,从而减少夜尿产生,增大膀胱容量。这些药物可提高治疗效果,但疗效却不如去氨加压素等一线治疗措施,且药物副作用更多,停药后易复发。

六、中医治疗

中医治疗对于遗尿的诊断治疗有其独特的理论。近年有许多中医治疗遗尿的文献报道,其中采用针灸治疗遗尿的疗效比较确切,其原理为通过刺激特定穴位,调节中枢神经系统的兴奋性,加强其与自主神经及周围神经的联系,使之功能协调并调节膀胱功能,从而达到治疗目的。一项系统性综述将针灸治疗和其他治疗措施对比,发现针灸治疗有效率和去氨加压素似乎相同,但缺乏治愈率报告。目前中药治疗遗尿的文献均样本量较少且未设对照组,疗效需要进一步证实。

七、手术治疗

手术治疗包括自体回肠膀胱扩大术、膀胱颈修复、包皮环切手术等。但手术治疗效果不确切且并发症较多,如尿失禁、附睾炎、无精症等,和其他治疗比较尚未有文献报道。因此手术治疗尚不认为是治疗遗尿的合适方法。

此外还有催眠疗法、感应电流疗法、脊椎按摩疗法,但均缺乏治愈率报告。遗尿的预后多种多样,从治愈到完全无效,约 1% 的患儿遗尿症状持续至成人时期;流行病学调查显示在没有治疗的情况下,每年约 15% 患儿自愈。目前尚无随机对照试验证实治疗遗尿的最佳年龄。

八、其他

遗尿患者伴有下述症状者应当先治疗下述疾病,部分患者在下述疾病得到治疗后遗尿也不再发生:①便秘;②泌尿系感染;③呼吸睡眠暂停综合征;④打鼾;⑤高钙血症。

遗尿是一种多因素共同作用所致的儿童疾病,其诊断和治疗强调根据患儿的病史、体格检查和必要的尿动力学检查等资料,找出其病因或相关发病机制,并考虑患儿年龄、遗尿类型和治疗意愿等因素制订个体化的治疗方案。此外,排尿日记简单无创,可有效降低额外的诊疗费用,不但可以作为遗尿最初的评估工具,还可以用来观察随访治疗效果。对于顽固性遗尿患儿,推荐进行压力 - 流率测定,必要时进行同步膀胱尿道测压。强调治疗方案不能千篇一律,要个体化。随着对发病机制的深入研究,相信越来越多的研究成果和临床实践会进一步提高遗尿的治愈率,降低复发率。

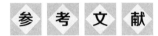

1. 文建国,牛建华,吴军卫,等.隐性脊柱裂对儿童原发性夜间遗尿症治疗的影响.中华小儿外科杂志,2016,37(11):851-855.

2. 文建国,王庆伟,文建国,等.411例遗尿症儿童和青少年的家族史和家系分析.中华泌尿外科杂志,2007,28(5):316-318.

3. 文建国.遗尿症的发病机制及诊断和治疗新进展.郑州大学学报(医学版),2017,52(6):661-667.

4. 汪玺正,文一博,王庆伟,等.使用尿不湿对夜间遗尿症发病率的影响.郑州大学学报(医学版),2018(2):1-46.

5. 杨合英,文建国,王庆伟.原发性夜遗尿症尿动力学检查评估.中华小儿外科杂志,2005,26(2):78-82.

6. 王庆伟,文建国.儿童夜间遗尿症病因及发病机制研究进展.中华泌尿外科杂志,2008,29(1):86-88.

7. 文建国,贾智明,吴军卫,等.儿童遗尿的评估和治疗进展.现代泌尿外科杂志,2015,20(1):4-9.

8. 王庆伟,文建国.儿童夜间遗尿症分类和诊断研究进展.中华小儿外科杂志,2009,30(1):50-53.

9. WEN JG, WANG QW, CHEN Y, et al. An Epidemiological Study of Primary Nocturnal Enuresis in Chinese Children and Adolescents. European Urology, 2006, 49(6):1107-1113.

10. KIM JM, PARK JW, LEE CS. Evaluation of nocturnal bladder capacity and nocturnal urine volume in nocturnal enuresis. Journal of Pediatric Urology, 2014, 10(3):559-563.

11. MOSIELLO G, POPOLO GD, WEN JG, et al. Clinical Urodynamics in Childhood and Adolescence. Cham, Switzerland:Springer International Publishing AG, 2018.

第二十八章

后尿道瓣膜

第一节 概 述

后尿道瓣膜（posterior urethral valve，PUV）通常位于前列腺尿道的远端，瓣膜为黏膜皱褶形成，外形很像一层很薄的膜，尿道黏膜皱襞肥大、粘连或发育异常，凸入尿道腔内致尿流排出障碍，是男童最常见的先天性下尿路梗阻性疾病（图 28-1-1）。每 8 000~25 000 个男婴中约有 1 例。最早 1769 年 Maorgani 和 Benjamin 曾报道 PUV，1919 年 Young 详细描述了本症，并做了合理分型。1937 年 Campbell 报道了 55 例后尿道瓣膜。但实际上真正被广大医师认识是在 60 年代初期因为排尿性膀胱尿道造影作为常用诊断方法以后。在国内，施锡恩、谢元甫（1937）曾报道 PUV5 例。Henneberry 和 Mirshemnira 等学者曾提出"瓣膜膀胱综合征"（valve bladder syndrome，VBS）的概念，即解除梗阻后的后尿道瓣膜患儿仍存在膀胱功能受损，最终造成上尿路梗阻变化和尿失禁综合征。其原因目前尚不清楚。因为该病多见于小婴儿、新生儿，症状常表现为生长发育迟滞、营养不良、呼吸困难、尿路感染等，易被误诊为内科系统疾病，故须与内科医师密切合作，做出正确的诊断及治疗。后尿道瓣膜的病因尚不十分明确，家族倾向不明显，但有同卵双胞胎均发病的报告。

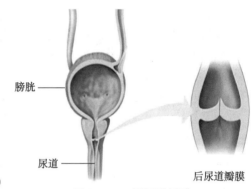

膀胱

尿道

后尿道瓣膜

图 28-1-1　后尿道瓣膜

近年来，虽然该病的发病率一直保持稳定，但是由于新生儿 ICU 治疗水平的提高及产前超声的广泛应用，产前可进行 PUV 的早期诊断，显著降低了 PUV 新生儿的死亡率。早期诊断 PUV 主要得益于对胎儿产前肾积水的评估。胎儿持续的肾积水和膀胱的扩张常提示 PUV 的存在。PUV 起源于妊娠早期，下尿路梗阻逐渐引起膀胱和上尿路压力升高，从而导致膀胱功能的改变和肾损伤。通过留置尿管尿路梗阻的症状能够迅速得到缓解，引起代谢紊乱也可以及时得到纠正，从而避免婴儿死亡。然而，生存下来的儿童，早期的诊断对其长期预后并没有太大的影响，30% 的儿童在青春期前仍会发展为肾功能不全。

虽然有关后尿道瓣膜的书籍文献很多，但是如何全面使用尿动力学来检查评估后尿道瓣膜的书籍甚少，本书特在此加以总结。

一、病理分型及胚胎学

大量的动物实验提供了 PUV 胚胎起源和分类理论依据。PUV 由尿生殖窦或中肾管发育不全造成，可分为三型，但仅 I 型和 III 型造成梗阻，II 型类似于尿道内褶皱而非梗阻性瓣膜。

1. I 型（90%~95%）　形态为类似一对大三角帆形状的瓣膜，起自精阜的远端，走向前外侧膜部尿道近侧缘，两侧瓣膜汇合于后尿道的背侧中线，中央仅留一个空隙。逆行插入导管不受阻，但排尿时瓣膜如风帆样张开突入膜部，甚至球部尿道，阻碍尿液排出。瓣膜的结构为单一的膜状组织，不排尿时皱缩成膜条状隆起物。

2. II 型　黏膜皱褶从精阜走向后外侧膀胱颈，目前认为不造成梗阻，甚至有人否认其存在。

3. **Ⅲ型**　位于精阜远端膜部尿道,与精阜不相连,呈环状隔膜样,中央有一空隙。能逆行插入导尿管,但排尿时瓣膜会展开膨出突入后尿道或至球部尿道,阻碍尿液排出。

各种类型瓣膜的病理结构是不相同的,但其临床表现、治疗及预后大体相似。

关于 PUV 形成的胚胎学仍有争论,一种观点认为 PUV 是中肾管的发育、整合异常进入尿道形成的,另一种则认为是尿道形成过程中正常褶皱增长过大造成的。最近有研究显示Ⅰ和Ⅱ型 PUV 代表同一种疾病,即先天性梗阻性后尿道瓣膜(congenitally obstructing posterior urethral membrane,COPUM)。该病之所以有不同的分型完全是由于应用不同的影像检查设备和不同检查的角度造成的。

二、病理生理

后尿道瓣膜造成下尿路梗阻,在胎儿期所引起的主要危害是原肾组织在腔内高压环境下发育势必导致尿路发育的异常,包括膀胱、输尿管平滑肌和肾实质的结构及功能的损害。后尿道瓣膜在胚胎早期就已形成,可引起多器官系统的发育异常及功能障碍(图 28-1-2)。

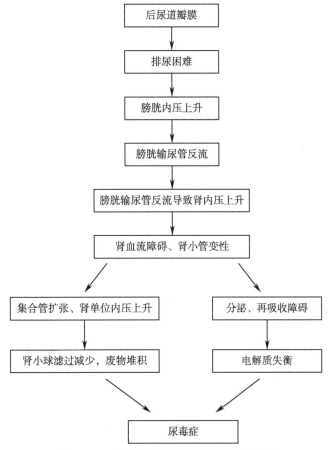

图 28-1-2　后尿道瓣膜病理生理改变示意图

(一)膀胱功能异常

原来发现后尿道瓣膜患儿有膀胱功能异常者约占 25%,后来随着尿动力学检查的普及,发现后尿道瓣膜患儿中大部分有不同程度的膀胱功能异常,一般表现为尿道瓣膜切除术后尿失禁、上尿路扩张。大量资料表明尿道瓣膜切除术后经过尿动力学检查约 75% 有膀胱功能异常,包括膀胱低顺应性、逼尿肌不稳定、膀胱反射亢进、非抑制性收缩增多及肌源性衰竭等。后尿道瓣膜切除术后的膀胱功能异常,称为瓣膜膀胱综合征。膀胱功能异常可使膀胱内压增高、残余尿量增多,导致肾功能恶化。Parkhouse 随诊尿道瓣膜患儿至青春期,发现膀胱功能异常严重的患儿肾功能更低下。

（二）膀胱输尿管反流和肾积水

由于反流、输尿管扩张、肾盂积水逐渐加重，肾集合系统受损，肾的尿液浓缩渐差，引起多尿、多饮、夜尿。肾实质渐变薄，瘢痕纤维化。易合并反复的泌尿系感染，加速病理进程，后期出现肾性高血压、肾功能衰竭。膀胱输尿管反流是仅次于肾积水的常见并发症。Lopez Pereira 等学者报道 50%~70% 的后尿道瓣膜合并有膀胱输尿管反流，而其中 30% 可在解除梗阻后缓解。膀胱输尿管反流的存在还是基于膀胱内压力的升高，包括储尿期和排尿期，当膀胱内压力高于 $40cmH_2O$ 时会对上尿路造成损害，即上尿路引流困难，甚至反流出现，反复泌尿系感染，进一步加重肾脏损害，出现瘢痕肾或肾衰竭。Henneberry 等和 Mirshemnira 等学者曾提出"瓣膜膀胱综合征"的概念，即解除梗阻后的后尿道瓣膜仍存在膀胱功能受损，最终造成上尿路梗阻变化和尿失禁综合征。其原因目前尚不清楚，有学者指出是由于膀胱颈及后尿道瓣膜附近膀胱肌肉发育不良导致膀胱容量相对小，膀胱括约肌功能差；Glassberg 等指出胎儿期 PUV 患儿发生下尿路梗阻早期反应是平滑肌细胞增生增粗，以利于尿液排出；后期逼尿肌层纤维化，胶原沉积，Ⅲ/Ⅰ型胶原比例增加，膀胱壁增厚，顺应性和收缩力下降。患儿出生后行瓣膜手术治疗后，膀胱组织学异常不会逆转，从而导致膀胱功能和尿动力学检查表现异常，众多学者在研究其原因，但尚无定论。

（三）肾小管功能异常

后尿道瓣膜造成上尿路压力升高，可破坏肾的集合管系统，造成肾小管浓缩功能障碍，尿量增多，尿比重下降，其尿量可以是正常尿量的 2~4 倍，即获得性肾性多尿症或肾性糖尿病。无论液体摄入量多少及有无脱水，尿液排出均增多，从而使输尿管逐渐扩张，同时也增加了膀胱容量。膀胱内压增高加重了上尿路的损害，形成恶性循环。在新生儿、婴儿期由于胃肠功能紊乱及高热极易引起水电解质失衡。由于肾性多尿症是因为肾集合管的功能失调，所以抗利尿激素治疗无效，在某种程度上低盐饮食可控制多尿。

（四）肾小球滤过功能不良

据试验结果推测，在原始肾胚基生成时，因尿路梗阻、反流导致肾小管内压升高，造成肾发育异常，肾质地变硬，表面有许多小囊泡，肾小球的发育及滤过功能差。出生后，由于后尿道瓣膜造成的尿潴留及膀胱输尿管反流均存在不同程度的泌尿系感染，产生肾瘢痕的病理进程及肾功能恶化不易逆转。

三、临床表现及诊断

由于年龄和梗阻程度不同，临床表现各异。随着产前超声的普及和技术水平的提高，相当一部分 PUV 患儿可于产前诊断出来或拟诊。生后及时复查，即使无临床表现也可确诊。怀孕中期进行超声检查已经是孕检的常规手段，PUV 的胎儿通常表现为双肾积水和膀胱壁增厚，以及男性胎儿膀胱颈出现锁孔样改变（keyhole sign）。部分 PUV 胎儿仅表现为双肾积水，在出生后进一步检查确诊。事实上，25%~50% 在出生时就可以确诊，50%~70% 的婴儿在 1 岁以前确诊。尽管广泛使用产前超声检查，仍有很多患儿出生后才被发现。10% 产前诊断为肾积水的患儿可能是 PUV 患儿。

通过产前超声没有检测出来的 PUV 在出生以后常因排尿费力、尿线细和间断排尿、尿路感染、发育延迟等而被怀疑 PUV（虽然大部分后尿道瓣膜患儿在一般检查时可以表现为尿流正常，但是这并不能排除梗阻的存在）。较大儿童可能表现为白天遗尿（diurnal enuresis）、感染和严重的排尿异常，如尿滴沥（尿失禁）、尿潴留或血尿。

因此，新生儿期可有排尿费力、尿滴沥，甚至急性尿潴留。可触及胀大的膀胱及积水的肾、输尿管。有时即使尿排空也能触及增厚的膀胱壁，也可有因肺发育不良引起的呼吸困难、发绀、气胸或纵隔气肿。腹部肿块或尿性腹水压迫横膈也可引起呼吸困难。胎儿或新生儿腹水可有不同的原因，但约 40% 属于尿路梗阻的尿性腹水，其中后尿道瓣膜更是常见和梗阻的原因。

虽然尿性腹水可引起水电解质失衡，甚至危及生命，但由于尿液被分流至腹腔，减少了肾脏的压力，患儿预后较好。其临床表现可以归纳为：

1. 排尿障碍　稍年长儿童可被亲人发现有排尿困难症状，排尿时需加腹压，有尿频及尿流滴沥，甚至充溢性尿失禁，遗尿症状比较严重而顽固，但年龄幼小者自己不能陈述而易被亲人忽略。

2. 耻骨上或腰部肿块　为常见体征，因排尿障碍致膀胱尿潴留及继发肾积水；又因儿童腹壁及腰部肌肉较薄弱,充盈的膀胱及积水的肾脏易于触及,排尿时腰部胀痛提示膀胱输尿管反流。

3. 发育及营养不良 因肾功能障碍导致发育及营养不良,患儿身高、体重及智力发育均迟于实际年龄,常有贫血及低蛋白血症。

4. 肾功能障碍 肾功能检查浓缩功能减退,严重者血 BUN 及 Cr 升高,有代谢性酸中毒及电解质紊乱表现。

5. 尿路感染症状 常因继发肾盂肾炎而出现高热、寒战、脓尿及血尿等。

6. 其他 有些新生儿表现为呼吸窘迫综合征或不能解释的气胸或纵隔气肿,常由于后尿道瓣膜伴肺发育不良所致。

产前超声是诊断胎儿 PUV 的重要手段。在产前超声检出的尿路畸形中,PUV 约占 10%。PUV 被检出的概率位于肾盂输尿管连接部梗阻、巨大输尿管之后,居第三位。产后诊断,除临床表现外,可用超声作初步筛选。排尿造影(voiding cysto urethrography,VCU)、尿道镜检是最直接可靠的检查方法。VCU 可见前列腺尿道伸长、扩张,梗阻远端尿道变细;膀胱颈肥厚;膀胱边缘不整,有小梁及憩室形成。有研究表明 50% 病例有不同程度的 VUR,也可反流入生殖道。经 TUR 后需复查 VCU,必要时做尿动力学检查,了解膀胱功能。术前、术后测定尿流率有重要的临床意义。膀胱尿道镜于后尿道可清晰看见从精阜两侧发出的瓣膜走向远端,于尿道背侧汇合,在膜部尿道呈声门样关闭。IVU 可发现肾、输尿管积水;肾核素扫描能了解肾功能。此外,在诊断儿童 PUV 的过程中,应注意应用超声评价肾积水程度及膀胱壁厚度。超声能辨别出良好的肾脏皮质和髓质分化是肾功能好的一个可靠依据,肾脏回声增加及肾脏皮质下出现囊肿则是肾功能变差的迹象。超声发现膀胱壁增厚可能意味着膀胱顺应性差,灌注压在 $40cmH_2O$ 以上时会引起上尿路损害。低顺应性并不是厚膀胱壁导致肾脏功能不好的唯一因素。但是,当膀胱充满时低顺应性膀胱往往也会阻碍输尿管的排空。在没有膀胱镜检查的情况下,排泄性尿路造影是诊断的唯一手段。

如果有 PUV,排泄性尿路造影会显示扩大的后尿道,有小梁的膀胱,输尿管反流,还有瓣叶。为了完全评估 PUV,进行排尿造影时,经尿管注入膀胱造影剂后应去除尿管,观察患儿整个排尿过程及尿道全貌。超声是 PUV 儿童评估的重要手段,但是超声并不能做出确切的诊断。主要是评估肾脏和膀胱的形态等,为 PUV 引起的膀胱和肾脏改变提供支持。

第二节 后尿道瓣膜的尿动力学检查

一、后尿道瓣膜导致膀胱形态改变

正常膀胱胚胎发生于妊娠 21 周左右,在妊娠的后半期,膀胱壁的胶原总量和 III/I 型胶原比例下降,平滑肌细胞增生,而后肌细胞张力降低,顺应性增加。膀胱顺应性与平滑肌、胶原和弹性纤维的数量及比例有关。胶原主要是 I 型和 III 型胶原,前者较粗而后者较细,任一型含量增加都会使顺应性降低。胎儿期后尿道瓣膜患儿发生下尿路梗阻,早期是平滑肌细胞增生增粗,以利于尿液排出;后期逼尿肌层纤维化,胶原沉积,III/I 型的比例增加,膀胱壁增厚,顺应性和收缩力下降。患儿行瓣膜手术治疗后,膀胱组织学异常不会逆转,从而导致膀胱功能和尿动力学检查表现异常。

二、尿动力学改变

(一)新生儿或婴幼儿期

后尿道瓣膜是男性患儿下尿路梗阻中最常见的原因,其后果严重,甚至可致患儿夭折;即使及时发现后尿道瓣膜而行切除术后,仍有部分患儿膀胱功能异常不改善,致使上尿路扩张加重和尿失禁。

传统的标准认为在 1 岁以内是否有持续的膀胱输尿管反流、症状出现年龄的大小及血清中肌酐的水平是后尿道瓣膜预后的指标。产前诊断的普及显著改善了这些患者的结局,但是迟发型肾脏恶化的案例已有报道。迟发型肾脏恶化的原因未知,但是有证据表明,80% 的后尿道瓣膜患儿据报道是残余尿增多的

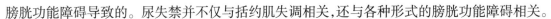

膀胱功能障碍导致的。尿失禁并不仅与括约肌失调相关,还与各种形式的膀胱功能障碍相关。

尿动力学已经被用于不稳定及低顺应性膀胱和逼尿肌收缩无力(低张力膀胱)的诊断和分类。这三种情况各占 1/3,而且相互重叠。此外,这些情况出现在有症状的后尿道瓣膜男患儿中,排尿障碍占 13%~38%。文献报道,在不考虑是否有症状的情况下复检了 48 例 PUV 患儿的 65 次尿动力学检查结果,不同年龄的男孩做了尿动力学检查,了解上述三种尿动力学表现与年龄的关系,发现随着年龄的增大,低顺应性膀胱越来越常见。与年龄大的患儿相比,低龄患儿膀胱反射亢进(过度收缩或高张力膀胱)和低膀胱容量更为常见。随着膀胱反射亢进(过度收缩)的解决、膀胱容量的增加及有效的治疗,婴儿到儿童早期的尿动力学模式正在改变。

PUV 患儿早期发生肾衰是由于双肾发育不良,后期是因为膀胱功能障碍。Parkhouse 等将 PUV 术后患儿主要尿动力学表现总结为逼尿肌不稳定、低顺应性和无收缩。

PVR 为 UDS 检查后用测压管排尿后测得,不能正确代表患儿的 PVR 量。但当患儿皆为带管排尿,影响条件相同,则可以比较他们之间的 PVR 差异。

Holmdahl 等研究了 VBS 婴儿的 UDS 后提出,婴儿的 UDS 主要为逼尿肌收缩过强和 MBC 减小,但在出生后第一年这种情况就会改善;他们又对比了 15 岁以下和青春期后的 VBS 患儿的 UDS 结果,发现 DI 发生率下降,同时逼尿肌收缩无力,PVR 增多。De Gennaro 等认为 VBS 的膀胱活动性可由婴儿期的不稳定、收缩过强过渡到儿童期的收缩减低、PVR 增多、MBC 增大。

一般认为,为保护上尿路,膀胱功能应具备以下基本要素:低压、大容量、残余尿少或无。当患儿膀胱收缩力减低、PVR 增多和 BC 下降时,都可能导致肾积水加重。笔者认为,手术后初期,由于患儿排尿情况改善,尿线增粗,常给人以梗阻解除或治愈的假象。但是有研究证实由于 VBS 组织学改变随年龄增长而加重,致使膀胱功能逐渐恶化,出现相应的异常尿动力学表现。

当患儿逼尿肌收缩波不光滑,收缩压力偏低,不能一次持续收缩排空膀胱,笔者认为这是逼尿肌受损的表现,是逼尿肌持续收缩向不能收缩的中间过程。

婴幼儿的 UDS 检查难度较成人大,笔者在留置测压管 1~2 小时后待患儿平静再开始测定,并且允许家长陪同,可以用乳汁、玩具等转移患儿的注意力。每次进行 2 次以上检查,结果一致后检查结束。

患儿存在不同程度的膀胱功能异常,需根据 UDS 结果进行针对性治疗。如 MBC 减小不多,可应用抗胆碱类药物配合间歇导尿 + 夜间持续导尿;如 MBC 减小严重,可行膀胱扩大术;肾功能衰竭者可行肾移植术,但术后仍需定期行 UDS 随访膀胱功能。

(二)儿童期和青少年期

另一个观察显示连续监测 12 个 PUV 患儿,发现从童年早期开始,尿动力模式随着年龄增长一直在改变;随着早期不稳定膀胱的解决及随着时间推移出现更多的间断排尿(不能排空膀胱)情况,以致青春期后表现为过度扩张的膀胱。随着儿童接近青春期,张力亢进和反射亢进减弱。青春期后肌源性障碍更为常见,其原因似乎为肾源性糖尿病、尿崩症伴大量残余尿。Koff 阐明了在瓣膜消融后,多尿症、膀胱感觉损害及残余尿量增多会阻止膀胱恢复正常,渐渐地膀胱功能容量减少,导致膀胱扩张。后来,有作者报道即使在无症状或标准的压力 - 流率测定显示尿动力学正常的患儿,分析压力 - 流率测定可以发现青春期前的膀胱收缩力低下(hypocontractility)。超过 60% 的 PUV 患儿逼尿肌收缩力下降,并随着时间的推移恶化。

PUV 膀胱功能异常多发。年龄较大患儿逼尿肌功能较年龄较小患儿差。可表现为 $P_{det \cdot max}$、BC 下降和 PVR、MBC 增多。尿动力学检查能及时发现膀胱功能异常和指导下一步治疗。因此,所有 PUV 患儿均应行该检查以了解膀胱功能,保护上尿路。根据尿动力学结果针对性治疗。

尿动力学随访研究将膀胱功能障碍归为三大类:反射亢进(不稳定)、张力亢进(无顺应性)、肌源性障碍(过度扩张)。当有不受抑制的逼尿肌收缩和 / 或 $P_{det \cdot max}>90cmH_2O$ 为膀胱收缩功能亢进(过度收缩);当充盈阶段是正常的且 $P_{det \cdot max}<50cmH_2O$ 或 $Q_{max}<5ml/s$ 为膀胱收缩功能低下(低收缩性);当低顺应性膀胱伴有膀胱容量大于同龄儿童最大膀胱测定容量时即为过度膨胀膀胱;当膀胱充盈末压 $>40cmH_2O$ 时为低顺应性膀胱。

Holmdahl 对 PUV 患者从 1 岁到青春期进行了尿动力学随访,并和青春期后患儿的尿动力学结果进行了比较,结果显示尿动力学随成长而改变,其中张力亢进随时间减轻,而反射亢进持续存在。膀胱容量是正常的,在3岁前很少超过正常。尽管梗阻解除,排尿后残余尿仍然存在,甚至增加。在早期阶段,尿动力学变化主要是膀胱顺应性降低及膀胱容量减少。小于4岁儿童64%有膀胱容量减少,大于4岁则有50%;4岁以下57%的儿童出现膀胱顺应性减低,大于4岁则41.6%的儿童存在这种情况。

(三)瓣膜切除术后合并排尿异常

研究表明,瓣膜切除后约13%~38%的患儿仍会出现排尿功能障碍,在梗阻解除后仍不能逆转。例如Kajbafzadeh等曾报道后尿道瓣膜切除术后约75%~80%的患儿存在膀胱功能异常,且其中约1/3的患儿最终都发展成为肾衰竭。北京儿童医院泌尿外科梁海燕等回顾性分析2002年7月至2012年2月收治的行尿道镜电灼后尿道瓣膜术后获得的58例患儿的随访病例资料,归纳总结其临床症状、影像学异常及尿动力学检查结果。病例资料中临床症状可分为排尿正常组(10例)和排尿异常组(48例):尿失禁18例,反复泌尿系感染8例,排尿费力、滴尿15例,尿频4例,尿不尽5例,肾功能衰竭3例,无明显症状10例;尿动力学检查结果显示56例存在不同程度的尿动力学异常,膀胱顺应性异常者49例;逼尿肌过度活动占16例;逼尿肌收缩无力者6例;残余尿量>10ml者25例;腹压参与排尿者23例,两组尿动力学参数,两组膀胱顺应性都低于正常值(30ml/cmH$_2$O)。排尿异常组逼尿肌漏尿点压力高达(50.4±4.8)cmH$_2$O,明显高于40cmH$_2$O。影像学检查结果:排尿异常组与排尿正常组相比,排尿异常组肾积水比例达90.2%,而且多为双肾积水,而排尿正常组肾积水仅占50%,两组统计学比较差异有统计学意义(P<0.05),说明排尿正常组肾积水情况明显好于排尿异常组。国外文献Mteta等研究中肾积水比例为94.6%。Holmdahl等报道亚特兰大乔治亚州的22例患儿全部存在肾积水,同时其研究发现,在一些患者中瓣膜膀胱功能障碍伴稳定性减弱和低顺应性的改变方式似乎会导致青春期后膀胱过度膨胀。随着时间推移不稳定性在降低,随着逼尿肌失代偿,膀胱过度扩张是青春期后期PUV患儿的主要问题。从而可见后尿道瓣膜患儿即便解除梗阻上尿路积水仍较难好转。

膀胱的持续高压可造成上尿路引流不畅,肾输尿管积水或膀胱输尿管反流,从而损害肾功能(图28-2-1,图28-2-2)。引起逼尿肌压力升高的原因可有:①逼尿肌不稳定收缩;②膀胱排空障碍,残余尿多。因此后尿道瓣膜患儿术后应关注患的排尿情况,定期做尿动力学检查,针对不同的问题对症处理,以更好地保护肾功能。此外不同的排尿异常与之对应的上尿路情况及膀胱功能也不同,尚需进一步研究。根据患儿的尿动力学检查结果可给予针对性治疗,若膀胱逼尿肌过度活跃,我们给予抗胆碱能药物颠茄片、奥昔布宁、特拉唑嗪等药物针对治疗,残余尿量多的给予清洁间歇导尿,对于安全膀胱容积小的患儿必要时行膀胱扩大术,扩大膀胱安全容积同时降低逼尿肌压力。

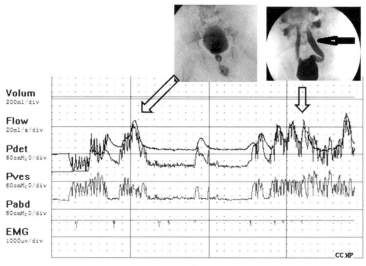

图28-2-1　后尿道瓣膜影像尿动力学检查

逼尿肌不稳定收缩(箭头)伴输尿管反流(实心箭头)

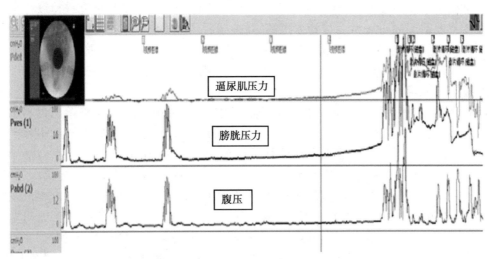

图 28-2-2 5 岁患儿术后 4 年影像尿动力学检查
充盈期膀胱顺应性尚可,排尿期逼尿肌压升高,膀胱形态正常

除了这些发现,IDC 在儿童 3 岁左右更普遍,而小于 1 岁的婴儿不存在 IDC。尽管有文献报道 5 岁后出现症状的患者伴有排空障碍且其上尿路保留完整,属于该类疾病谱系中较为轻微的一端,但在梁海燕的研究中却并非如此,该研究队列的 10 个膀胱容量小且顺应性低的患者中,有 4 例在随访期间需要行膀胱扩大术。

总之,后尿道瓣膜是一种严重影响上尿路和膀胱功能的疾病,在出生前或者出生后肾脏功能可能受到严重的损害,早期进行瓣膜消融也许不足以改变最后肾脏的结局,这主要依靠许多因素的累积效果。而且研究发现新生儿期患者无须行膀胱扩大术,有文献报道称根据临床和尿动力学检查发现在 2.5 岁以前治疗的患儿,即使有低膀胱容量和顺应性,所有的患儿也可通过保守治疗得到缓解,如抗生素预防、抗胆碱能药物和清洁间隙导尿。我们认为早期缓解膀胱出口部分梗阻能够改善膀胱功能,后者会随年龄的增长而改变。尿动力学结果可有助于设计合适的治疗方案。

三、PUV 尿动力学改变的机制

尽管上述三种膀胱功障碍重叠出现,但最应该引起重视的是肌源性膀胱功能障碍(并无张力膀胱或低收缩力膀胱)。有人建议出现肌源性障碍就意味着 PUV 患儿到了膀胱功障碍的最后阶段。Holmdahl 等系统研究了 PUV 患儿年龄与这三种经典尿动力学改变的模式联系,发现在 PUV 患儿中,开始表现为高收缩性和低张力膀胱,以后随着膀胱不稳定的解决以及膀胱容量的增加,更多的患者表现为不能持续地排尿,导致青春期后膀胱过度膨胀。对同一组不同年龄的 PUV 患儿进行尿动力学观察随访发现,在 4~7 岁尿动力学检查结果显示 40% 的膀胱不稳定,37% 表现为逼尿肌收缩力下降。当患儿在 8~12 岁评估时,33% 表现为不稳定膀胱,45% 表现为逼尿肌收缩力下降(低张力收缩)。PUV 患儿后期膀胱过度扩张的机制尚不清楚,Holmdahl 认为可能与肾功能损害引起的肾脏产尿量增加和前列腺的发育有关。然而,PUV 患儿膀胱功能障碍的自然发展过程仍然不清楚,因为没有研究从新生儿就用尿动力学的方法连续观察膀胱功能的变化。在新生儿和婴儿身上发现的膀胱过度收缩很可能是由于持续的尿道梗阻所致。高压力的膀胱严重地损害了上尿路。瓣膜切除后,膀胱高压的情况持续存在,这种情况妨碍膀胱功能的改善和膀胱输尿管反流的恢复。然而,目前大家更多地关注了 PUV 患儿发生的泌尿系统形态结构的变化而不是膀胱的功能状态。在瓣膜切除后,当上尿路扩张和反流得到解决后,如果患者没有提及排尿异常和不良的排尿习惯,很少有医生会继续关注患儿膀胱压力及逼尿肌的排尿压力(收缩力)。PUV 患儿随访过程中主要关注尿路感染,轻微的排尿障碍常被忽视。在 Gennaro 等观察的 30 例 PVU 患儿研究中,尽管许多患儿就诊时无临床症状,但是尿动力学检查显示膀胱功能异常者高达 70%。约半数患儿的膀胱功能亢进的尿动力学改变随着时间的推移会变成膀胱无张力或无收缩功能。这些患儿即使初诊时没有症状或只是轻微的排尿异常,如果没有医生随访、指导治疗或保健,PUV 患儿逼尿肌的损伤就会缓慢恶化,最后出现排尿困难及残余尿增多。因此,PUV 患儿瓣膜切除后,均应进行尿动力学检查随访。用尿动力学的方法,逼尿肌收缩力的任何损伤都能早期发现,即使患儿没有尿失禁或者排空困难的表现。膀胱功能障碍的早期治疗是否可以影响膀胱功能异常发展和转归仍需要更多的研究。因为膀胱不稳定(或高张力)使用肌松药并没有明显影响膀胱功能异常朝着逼尿肌瘫痪(无收缩功能)的方向发展。

此外,PUV 患儿梗阻早期解除后,梗阻引起的膀胱病理改变是否可逆仍然不清楚。当梗阻解除后,膀胱的不稳定在 1 年内应该消失。在婴儿时期膀胱不稳定性及逼尿肌高排尿压力的解决并不意味着膀胱功能紊乱在孩童时期会变得正常,但是这延缓了逼尿肌肌源性障碍或瘫痪发生的进程。研究显示第一次尿动力学评估后,随访显示 PUV 患儿的最大逼尿肌压力都是减少的。随着年龄的增加,前列腺的发育也许是膀胱出口梗阻、增加尿流阻力导致膀胱排空困难性和充盈性尿失禁的原因。在这种情况下,有慢性肾衰竭患者的高排尿量是这些功能性梗阻膀胱的发展成过度膨胀的决定性因素。所有随访的 PUV 患儿在青春期后都表现为逼尿肌无收缩或收缩力下降,仅是那些有慢性肾衰竭的患儿会有膀胱过度膨胀。总之,随访 PUV 患儿发现由早期的膀胱功能不稳定后反射亢进到后期的逼尿肌收缩功能低下或无反射(瘫痪)是一个自然发展过程。

第三节　后尿道瓣膜的其他检查

1. 肾功能检查　浓缩功能下降,血肌酐、尿素氮上升。

2. 产前超声检查　后尿道瓣膜在产前检出的尿路畸形中占 10%,被检出率位于肾盂输尿管连接部梗阻、先天性巨输尿管症之后,居第 3 位。超声特点:①多可见双肾、输尿管积水;②膀胱壁增厚,膀胱有尿潴留;③前列腺尿道扩张、延长;④母体羊水量少。由于常不典型,易与双侧中度膀胱输尿管反流等混淆,这些变化须于小儿出生后复查。

3. 尿流率测定　对儿童排尿困难有筛选意义。

4. 尿道造影　尿道造影对诊断有重要价值,排尿性膀胱尿道造影更有价值。最常见的第 I 型,可见到瓣膜处有很薄的一层充盈缺损,缺损的近端后尿道扩张,膀胱颈部肌肉突入,似有狭窄,后尿道极度扩张时与膀胱颈连在一起,形似葫芦。梗阻远端尿流极细,可见反流入生殖道,半数有膀胱输尿管反流(单侧或双侧);第 II 型及第 III 型(精阜近端有隔膜者)后尿道并不扩张。精阜近端有隔膜的第 III 型,当行逆行尿路造影时,造影剂于隔膜处受阻,造影剂停留在后尿道内把隔膜鼓向膀胱呈球状。逆行尿路造影及排尿性膀胱尿道造影对比检查,诊断价值更大。

5. 尿道镜检查　可直接看到瓣膜,对诊断有价值,但文献报道其检出率并不比膀胱尿道造影高。

6. 静脉尿路造影　除双侧肾、输尿管积水外,可见肾浓缩功能差。两侧积水的程度可不一致,也可为单侧。当肾功能丧失后,静脉肾盂造影可不显影,肾盂输尿管正常者并不能完全排除尿道瓣膜。

7. 核素肾图　可发现双侧或单侧梗阻性表现,对了解肾功能有价值。

8. 肾核素扫描　可了解双肾功能。

第四节　治　　疗

治疗措施的选择取决于肾功能的情况及患儿的年龄。对婴儿后尿道瓣膜引起的严重尿路梗阻的首要治疗是纠正水电解质失衡,控制感染及经尿道或膀胱置管引流,应尽可能保护肾功能并使肾功能最大限度地得到恢复,改善一般情况。一般来讲,导管引流 5~7 天,即可适当地恢复现存的肾脏功能。

由于内镜的应用使后尿道瓣膜较易得到早期诊断及治疗。在肾功能改善后,可经尿道或膀胱电灼瓣膜。可用 8F 内镜或输尿管镜观察尿道,了解外括约肌部位。如经尿道放入内镜,从膀胱内向外冲水则可见瓣膜向外张开,电灼 5 点、7 点及中间 12 点部位的瓣膜。对不能经尿道放入内镜者可经膀胱造口处放入内镜,顺行电灼瓣膜,此法的优点是在扩张的尿道中能清楚看到瓣膜,对尿道创伤小,若后尿道过分伸长,膀胱尿道镜不能抵达瓣膜部位,可选用可弯曲性膀胱尿道镜,也可经输尿管镜用 Nd-YAG 激光切除后尿道瓣膜。

对一般情况较差的小婴儿,新生儿或早产儿可先行膀胱造口(把膀胱前壁固定在腹壁上开窗,不带造瘘管)引流尿液,待一般情况好转后再电灼瓣膜,很少使用输尿管皮肤造口或肾造瘘。现已很少采用开放性后尿道瓣膜切除术和尿道扩张术治疗后尿道瓣膜。

凡经电灼瓣膜后应密切随访、观察膀胱是否能排空及肾功能恢复情况,有无复发性尿路感染。临床上,小儿一般情况的改善较快,但膀胱的恢复要慢得多,而扩张输尿管的恢复更慢。有些膀胱输尿管反流可能会缓解乃至消失。若仍有膀胱输尿管反流可行具有抗反流作用的输尿管膀胱再植术,使膀胱输尿管具有抗反流作用。若肾、输尿管积水无改善,仍持续有单侧严重反流,应鉴别输尿管有无梗阻,可考虑行输尿管成形术及输尿管膀胱再植术。若肾脏无功能,可能是严重发育异常肾,则考虑行患侧肾切除术。在随访中,部分小儿经电灼瓣膜后仍持续有排尿困难,则需行尿流动力学检查,可能合并膀胱逼尿肌功能障碍、膀胱颈肥厚、膀胱容量减小等,可采用相应的药物治疗、间歇导尿或膀胱扩大术来改善排尿困难症状。

后尿道瓣膜的并发症处理:

1. VUR 继发性 VUR 在电灼瓣膜后有 1/3 可自行消失;1/3 在给预防量抗生素的治疗下可控制感染;另 1/3 反流无改善,并伴反复尿路感染。尿动力学检查对了解膀胱功能很重要。因为膀胱功能不良导致的膀胱内压增高,残余尿量增多,也是 VUR 不能消失的因素。手术时机应在电灼瓣膜后 6 个月以上,待膀胱及输尿管条件改善后。对于单侧严重 VUR,可能因肾发育不良,肾功能低于 10%,如对侧肾功能较好可考虑做肾切除。单侧重度 VUR、肾发育不良而对侧肾脏正常者,预后较好。这是因为一侧积水的肾脏、输尿管容纳了大量尿液,缓解了对侧肾脏的压力,保护了肾功能。

2. 膀胱输尿管连接部梗阻 当瓣膜已切除,下尿路引流通畅后仍有严重的尿路感染,IVU 显示肾、输尿管积水,无 VUR,经过尿动力学检查排除膀胱功能异常,可行肾穿刺造影以确诊有无膀胱输尿管连接部梗阻。也可用利尿性肾核素扫描检查,如膀胱条件不良,患儿一般情况差,应先做肾造瘘或输尿管皮肤造口,待患儿状况好转再做抗反流的输尿管膀胱吻合术。无论反流还是梗阻,在做输尿管再植术前,都必须明确下尿路梗阻已解除,膀胱功能正常。

3. 膀胱功能不良 根据尿动力学检查结果制订相应治疗方案。对膀胱低顺应性、逼尿肌收缩不稳定可用抗胆碱类药物治疗;对膀胱肌肉收缩不良、排尿时腹压增高、残余尿量增多可用清洁间歇导尿。对经过以上治疗无效、膀胱顺应性差、安全容量低者,可用肠道扩大膀胱以改善症状。如术后残余尿量少,就不用清洁间歇导尿。PUV 患儿的膀胱功能不良随着年龄增长可好转,膀胱容量逐渐增大。尤其到青春期后很多患儿尿失禁好转,甚至完全正常。

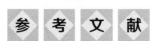

1. 张潍平,王朝旭,莫志强,等. 后尿道瓣膜的治疗. 中华实用儿科临床杂志,2017,32(11):801-804.

2. 梁海燕,张潍平,孙宁,等. 小儿后尿道瓣膜切除后合并排尿异常的尿动力学研究. 中华小儿外科杂志,2014,9(35):683-686.

3. 李源,文建国,王庆伟,等. 瓣膜膀胱综合征尿动力学研究. 中华小儿外科杂志,2005,26(04):192-194.

4. HOLMDAHL G,SILLÉN U,HANSON E,et al. Bladder dysfunction in boys with posterior urethral valves before and after puberty. J Urol,1996,155(2):694-698.

5. MOSIELLO G,POPOLO G,WEN JG,et al. Clinical Urodynamicsin Childhood and Adolescence. Cham,Switzerland:Springer International Publishing AG,2018:237-251.

6. JONKISZD P,REHANLR,FORNALCZYKK,et al. Valve bladder syndrome in children:On the trail of the best strategies to prevent chronic kidney disease. Adv Clin Exp Med,2017,26(8):1293-1300.

第二十九章

原发性膀胱输尿管反流

原发性膀胱输尿管反流（primary vesicoureteral reflux，PVUR）是指先天性膀胱输尿管连接部解剖异常所致尿液从膀胱反流至输尿管和／或肾盂，不伴有神经肌肉病变或膀胱出口梗阻。PVUR 多与先天性发育异常及泌尿系畸形有关。由于膀胱输尿管反流的存在，患儿易患泌尿系感染（urinary tract infection，UTI），感染的尿液反流入肾组织引起肾实质损害，可导致肾脏发育延迟、肾瘢痕形成，引起反流性肾病（reflux nephropathy，RN），最终导致继发性高血压和终末期肾脏病（end-stage renal disease，ESRD）。

1903 年，Wesson 通过研究证实输尿管和膀胱连接部异常是导致反流的原因。临床研究显示正常儿童的 PVUR 发生率为 0.4%~1.8%，婴儿为 16.2%，有家族史的儿童发病率为 35.7%。胎儿肾积水的发生率为 0.2%~1%，而其中 16% 在出生后存在 PVUR。PVUR 患儿常因发热或反复泌尿系感染而就诊，其中 30%~50% 通过影像学检查发现反流。正常输尿管末段斜行进入膀胱壁到膀胱三角区输尿管开口处，当膀胱充盈后，输尿管壁内段和黏膜下段受压从而阻止尿液反流。这种瓣膜的抗反流机制依赖于输尿管末段走行于膀胱壁内的长度，壁内段 - 黏膜下段过短时就增加了膀胱输尿管反流的可能性。正常的壁内段 - 黏膜下段长度随着小儿年龄的增长而增加，多数患儿的 PVUR 能自行缓解。PVUR 的严重度是预测疾病转归的重要指标，反流越严重缓解的可能性就越小。先天性膀胱输尿管瓣膜机制不全，常见原因包括先天性膀胱黏膜下输尿管过短或水平位、输尿管开口异常、膀胱三角肌组织变薄及无力、Waldeyer 鞘先天异常等。

第一节　病因及发病机制

原发性膀胱输尿管反流病因复杂，近年来研究者认识到 PVUR 的病因已不仅是输尿管口位置异常，还与多种因素有关。有文献报告反流存在种族差异和家族遗传倾向，发病机制涉及遗传、尿流动力学、感染、基因等方面。

一、遗传因素

原发性膀胱输尿管反流的遗传方式仍不清楚，常染色体显性遗传、性连锁遗传、多基因遗传、常染色体隐性遗传等遗传方式均有报告。研究表明，PVUR 是一种常见的家族性疾病。美国学者对 20 年期间接受诊治的 400 例 PVUR 病例的子女或同胞进行调查，结果发现 1/3 以上被调查者存在 PVUR。美国泌尿学会对 22 篇涉及同胞（$n=2\,957$）和子女（$n=244$）发病率的 PVUR 相关文章进行荟萃分析，结果显示 PVUR 患者与其同卵双生同胞发生 PVUR 的可能性完全一致，而异卵双生同胞的发生率为 35%~50%；100 例 PVUR 患者同胞的总体发病率为 27.4%，而 100 例患有 PVUR 的母亲所产子女的发病率达 35.7%；大部分患者的 PVUR 分级为 I ~Ⅲ级，并且患病率随年龄增长而下降，年龄每增长 1 岁患病率下降 4%。

二、尿动力学改变

近年来，有关 PVUR 发病与膀胱功能障碍相关的报告越来越多。有研究者提出，小儿 VUR 的病因已不再是单一的输尿管口位置异常的病理过程。反流有种族差异和家庭遗传倾向，且有男孩为婴儿期、女孩为儿童期发病的双峰型高峰,均提示小儿原发性 VUR 的病因属多源性。多数学者认为应根据有无排尿功能障碍(尿动力学改变)而分型,并提出不稳定性膀胱和非神经源性膀胱与小儿 VUR 发生有关。前者在膀胱充盈期而后者在排尿期分别发生逼尿肌收缩亢进,均使膀胱内压升高,改变了膀胱壁和膀胱输尿管交界处解剖关系,出现所谓的"获得性膀胱输尿管交界处畸形";加之膀胱内压增高对尿液的作用,导致形成反流。随着膀胱功能完善,无抑制性收缩波消失,功能性梗阻解除,反流也自然中止。另有研究者在对PVUR 婴儿进行尿流动力学检测时发现,97% 的男婴、77% 的女婴逼尿肌压力升高,膀胱排空不完全,而在 1~8 个月的随访中,其逼尿肌压力下降,残余尿减少。因而他们提出婴儿期下尿路神经发育不成熟,尿道括约肌、逼尿肌不协调的"婴儿期暂时性排尿功能障碍"反流机制。婴儿 PVUR 多属先天性,儿童 PVUR常由获得性排尿功能障碍引起。临床上对反流病例进行膀胱功能评估非常重要。

三、感染

有文献报告,健康儿童膀胱输尿管反流的发生率为 0.5%~1%,但在反复泌尿系统感染的患儿,反流发生率高达 30%~50%,提示 PVUR 的发生与泌尿系感染有关。一般认为 PVUR 和 UTI 互为因果,长期反复UTI 可导致膀胱输尿管三角区肌肉发育不成熟,导致 PVUR 发生;先天性膀胱输尿管三角区肌肉发育不成熟或输尿管开口异常可导致 PVUR,进而出现逆行 UTI。感染控制后随着年龄增长,膀胱三角区肌肉逐渐成熟,输尿管膀胱壁段延长,反流可自行消失。Bellinger 报告一组患儿 UTI 得到控制后,反流自消率为Ⅰ级 87%、Ⅱ级 63%、Ⅲ级 53%,提示 UTI 经抗感染治疗后半数患儿的反流症状可自行消失。

四、基因变异

PVUR 可以导致泌尿系统反复感染、高血压、反流性肾病等。PVUR 的家族性聚集现象提示基因因素在 VUR 的发病机制中起重要作用。目前大多数研究者了解到 PVUR 的发病机制与基因异质性有关,但是具体哪一段基因起作用尚未确定。提高基因扫描技术以及其他与基因相关的技术能够帮助我们进一步了解 PVUR 的发病机制。在对老鼠进行的实验中发现,肾和尿道的基因突变可以引起 PVUR,其中一些相同的基因在 PVUR 患者中也得到证实。通过发现 PVUR 相关性基因,最终将会建立新的假说,PVUR 和其并发症之间的关系将会更清晰。近年来,有研究者探讨了 PVUR 患者血管紧张素转换酶、血管紧张素原、血管紧张素Ⅱ的Ⅰ型受体基因多型性与 PVUR 易感性及疾病进展的关系。结果表明,患有 PVUR 伴终末期肾病患儿 ACE 的 T-A-T-A-A-I 等位基因出现频率明显增多($P<0.001$),提示 *ACE* 基因多型性与 PVUR 导致的肾损害进展有关。

第二节　病　理　生　理

一、反流的病理生理

输尿管膀胱连接部解剖生理特点与反流的形成有密切关系。正常输尿管肌层主要由疏松不规则螺旋形肌纤维组成,进入膀胱壁段才呈纵行纤维,外被一纤维膜称瓦耶(Waldeyer)鞘包绕下行附于膀胱三角区深层,该鞘起着输尿管膀胱连接部的瓣膜作用,当膀胱排尿时鞘膜收缩使输尿管口闭合,尿液不会向输尿管反流。当黏膜下段输尿管纵行肌纤维有缺陷时,致使输尿管口外移,黏膜下段输尿管缩短,从而失去抗反流的能力。正常无反流时,输尿管黏膜下段长度与其直径的比例为 5∶1,而有反流者仅为 1.4∶1。Lyon 等认为输尿管口形态异常时发生反流的原因,1969 年描述有四种形态,即火山口形、运动场形、马蹄形和高尔夫球洞形。除火山口形外,其他三型都是不正常的。

二、反流分型与转归

国际反流研究委员会(International Reflux Study Committee)根据排尿期膀胱尿道造影(voiding cysto-urethrogram,VCUG)将 PVUR 分为 5 级:①Ⅰ级:尿液反流仅限于输尿管;②Ⅱ级:尿液反流至输尿管、肾盂、肾盏,但无扩张,肾盏穹窿正常;③Ⅲ级:输尿管轻中度扩张和/或迂曲,无穹窿或轻度变钝;④Ⅳ级:输尿管中度扩张和迂曲,肾盂中度扩张,穹窿角完全消失,但大部分肾盏保持乳头压痕;⑤Ⅴ级:输尿管严重扩张和迂曲,肾盏严重扩张,肾盏乳头压痕消失。

有文献报告,PVUR属自限性疾病,可能会自然消退。随着小儿年龄增长,膀胱黏膜下的输尿管长度增加,多数患儿的PVUR症状能自行缓解。根据PVUR国际反流分级标准及美国泌尿学会制订的反流指南,得出PVUR等级、年龄及反流侧(单侧对双侧)等是影响PVUR自然消退的因素。PVUR严重程度是预测转归的最重要指标,反流越严重,缓解的可能性越小。Ⅰ、Ⅱ级PVUR的每年缓解率为10%~25%,80%以上的受累输尿管最终会停止反流,Ⅲ、Ⅳ级PVUR的缓解率分别为50%、30%,而Ⅴ级PVUR自行缓解的可能性小。国际反流中心欧洲分中心的报告指出,单侧和双侧的Ⅲ、Ⅳ级PVUR的缓解率存在明显差别。单侧Ⅲ、Ⅳ级PVUR的自行缓解率分别为60%和40%,而双侧Ⅲ、Ⅳ级PVUR的自行缓解率仅为10%。Skoog等认为,1岁以内被诊断为PVUR的小儿自行缓解率高,Huang等认为7岁以后被诊断为PVUR的患儿几乎不可能自行缓解。

三、反流与尿路感染、肾内反流与肾瘢痕

反流使部分尿液在膀胱排空后仍停留在尿路内,并为细菌从膀胱上行到肾内提供了通路,因此反流常并发尿路感染,表现急性肾盂肾炎的临床症状和无症状的慢性肾盂肾炎过程。Ambrose等(1980)复习病理学改变,63个中有反流的肾51个(81%)组织学改变与肾盂肾炎一致。Hodson(1959)首先认识肾瘢痕经常发生于泌尿系感染反复发作的小儿,并观察到肾瘢痕常发生在肾上极伴杵状扩张的肾盏。有肾瘢痕的小儿中,97%有膀胱输尿管反流,因此Bailey(1973)用反流性肾病一词描述这种异常。Rolleston等(1970)观察患重度反流的小婴儿更易产生肾瘢痕,32个严重反流的肾中,26个有肾损害,指出肾损害与肾内反流有关。新生儿及婴儿的集合管相对粗大,易于发生肾内反流。Wenberg等(1975)指出肾瘢痕是获得性的,4.5%女孩第一次尿路感染时有肾瘢痕,第二次尿路感染的女孩中17%有肾瘢痕。新瘢痕的发生总是在反复发作尿路感染的小儿,反流越严重发生进行性瘢痕或新瘢痕的机会越高。肾瘢痕发生可以很快,也可以在长时间之后出现。

四、肾瘢痕分级

VUR有30%~60%发生肾实质瘢痕,肾瘢痕的程度与反流的严重度成正比。Smellie等将肾瘢痕分成四级。第1级:仅有1~2个肾实质瘢痕;第2级:较广泛、不规则的瘢痕,部分区域有正常肾组织;第3级:全部肾实质变薄,伴广泛的肾盏变形;第4级:肾萎缩。

第三节　临　床　表　现

原发性膀胱输尿管反流的症状主要为肾积水和尿路感染。反流导致上尿路内的尿液无法排空到一定程度即会产生肾盂和输尿管的扩张,在超声检查中能反映出来。凡超声检查发现的肾积水者都应行VCUG,以排除反流。由于相当一部分患儿是无症状反流,在高危人群中用超声进行反流筛查有实际意义。PVUR患儿常因反复泌尿系感染而就诊。多存在与反流和UTI有关的非特异性症状,包括发热、嗜睡、无力、厌食、恶心、呕吐和生长障碍。伴有肾瘢痕的年长患儿可有高血压,婴幼儿患儿偶有无菌反流引起的肾绞痛,学龄期儿童可明确指出在膀胱充盈或排尿时有肋部疼痛,年长儿童在并发急性肾盂肾炎时也有肋部疼痛和触痛。Woodward等(1976年)对350例患UTI的小儿进行研究,发现在有反流的小儿中,90%的体温高于38.5℃,在无反流的小儿中仅40%有同样的体征。在晚期,会出现肾损害相应的临床症状。PVUR可以引起肾瘢痕,最终导致慢性肾病,主要由高血压、蛋白尿、尿浓缩功能下降、酸中毒和肾功能损伤引起,甚至最终发生终末期肾衰竭。

第四节　诊断与鉴别诊断

由于临床诊断 VUR 时症状多不明显或仅有非特异性表现,故确诊需依赖影像学检查。下列情况应考虑反流存在的可能性:①反复复发和迁延的 UTI;②长期尿频、尿淋漓或遗尿;③年龄 <2 岁和 / 或男孩 UTI;④中段尿培养持续阳性;⑤ UTI 伴尿路畸形;⑥家族一级亲属有 VUR、RN 患者;⑦胎儿或婴儿期肾盂积水。

一、实验室检查

UTI 时尿常规检查有脓尿、尿细菌培养阳性。RN 时尿检可发现蛋白、红细胞、白细胞和各种管型。肾功能检查正常或异常。

二、影像学检查

(一)排尿期膀胱尿道造影

迄今为止,VCUG 仍是临床诊断 PVUR 的金标准。优点为不仅能显示有无输尿管反流及其程度,还能显示膀胱、尿道的精细解剖结构;缺点为检查时对患儿性腺的 X 线辐射剂量偏大,并且需放置导尿管,会增加泌尿系统上行感染的可能性,虽然目前的消毒技术使发生感染的危险降至很低(低于 1%),但在心理上放置导尿管还是会给患儿带来不快的经历。影像尿动力学检查将影像学和尿流动力学检查相结合,除能获取经 VCUG 检查所获得的反流、膀胱形态及功能信息外,还可以了解尿动力学,获得各种膀胱和尿道的功能参数。即一方面可通过同步透视了解患儿是否存在反流,另一方面可了解开始出现反流时膀胱内的压力,以便能明确评估输尿管的抗反流能力。

(二)静脉尿路造影

静脉尿路造影(intravenous urography,IVU)的优点为可以同时了解双侧肾功能,有无梗阻、畸形及反流,并且不需要放置导尿管。其缺点包括等待造影剂完全进入膀胱的时间较长,年幼患儿不易配合,如果有造影剂滞留在肾盂、输尿管会干扰对反流的判断,并可能会出现 X 线暴露问题。

(三)直接放射性核素膀胱造影

直接放射性核素膀胱造影(direct radio nuclide cystography,DRNC)辐射剂量相当低,一般是 VCUG 所接受剂量的 1%~2%,还可通过排尿量和排尿前后膀胱区放射性活度计算出膀胱内残余尿量。但此项检查需放置导尿管,导尿管周围的溢尿会形成放射性污染,不能显示膀胱、尿道的精确解剖结构(如后尿道瓣膜等),从而无法排除导致继发性膀胱输尿管反流的重要病变。

(四)超声及排尿期超声

超声及排尿期超声(voiding ultrasound,VUS)广泛用于评估 PVUR。在欧洲,近年来通过在膀胱内注射稳定的超声造影剂,已经可以明确 PVUR 的诊断,从而使受检患儿的放射线暴露减少至零。欧洲一篇有关 568 例患者的病例报告指出,通过超声与通过 VCUG 诊断反流,具有很高的一致性(92%)。Duran 等总结了采用 VUS 诊断 307 例 PVUR 的经验,发现通过该技术可以获得高质量的膀胱影像,为准确诊断 PVUR 提供参考。随着超声替代部分放射学检查来评估反流情况,患儿由于接受定期检查所导致的放射线暴露会明显减少。

(五)其他影像学检查

原发性膀胱输尿管反流可造成不可逆性肾瘢痕形成、肾脏发育延迟,引起一系列后续肾损害(高血压、终末期肾衰竭),因此明确有无肾瘢痕、肾脏发育延迟对判断预后具有重要临床意义。肾脏超声、静脉肾盂造影可为发现肾瘢痕提供线索,但直至今日肾静态显像仍然是明确有无皮质肾瘢痕及动态监测肾瘢痕进展的首选方法。特别需要强调的是瘢痕并不全是真正的组织坏死后纤维化,缺血和炎症也可引起瘢痕征,因此如果有泌尿系统急性炎症,应至少在急性炎症期 5 个月后再复查肾静态显像,以避免因急性炎症造成皮质核素摄取障碍,干扰肾瘢痕判断。儿童肾脏处在不断生长发育的过程中,对于原发性膀胱输尿管反流患儿,通过定期进行二维肾脏超声检查双肾大小,仍是了解肾脏状况的常用方法。Roman 在 2003 年报告,可以通过磁共振成像和 CT 三维成像计算肾脏体积及肾皮质分数(肾皮质体积/肾脏体积),得出肾脏体积年龄生长曲线,从而更加精确地评估肾脏生长情况。

三、膀胱镜检查

在制订治疗方案前进行膀胱镜检查,可排除尿道病变,如下尿路梗阻、膀胱炎性囊肿、膀胱小梁化和膀胱憩室,还可直接观察输尿管开口的位置和形态,判断输尿管口旁憩室、输尿管口是否开口于膀胱憩室内或异位输尿管口,测量膀胱黏膜下输尿管的长度。通过膀胱镜检查,可以准确地评估哪些患儿的反流可能是永久性的,不会自然消失,需经手术治疗。

四、尿动力学检查

影像学检查曾经是 VUR 分级和预后评估的唯一方法。但是研究表明其他因素如性别、年龄、膀胱或肠道的功能异常及解剖异常都不同程度影响着 VUR 的预后情况。Batinic 等的研究表明 VUR 与膀胱过度活动症和排尿功能协同失调所引起的下尿路症状有关。Naseri 的研究认为 VUR 与白天尿失禁有关。2012 年欧洲泌尿外科协会制订的小儿 VUR 指南指出,出现下尿路症状和尿路感染的患儿更容易出现 VUR,这类患者的确诊应进行影像尿动力学检查。可见,尿动力学检查在小儿 VRU 发病机制的认识、疾病的诊断中已经开始发挥越来越重要的作用。

影像尿动力学检查作为先进的尿动力学检查方法,除能获取普通尿流动力学检查的所有参数外,还可以借助同步透视及图像同步录制技术了解患者灌注期及排尿期即刻的膀胱、尿道、输尿管形态(图 29-4-1,图 29-4-2)。采用影像尿动力学能在行膀胱测压检查同时对输尿管抗反流状态进行压力定量研究。

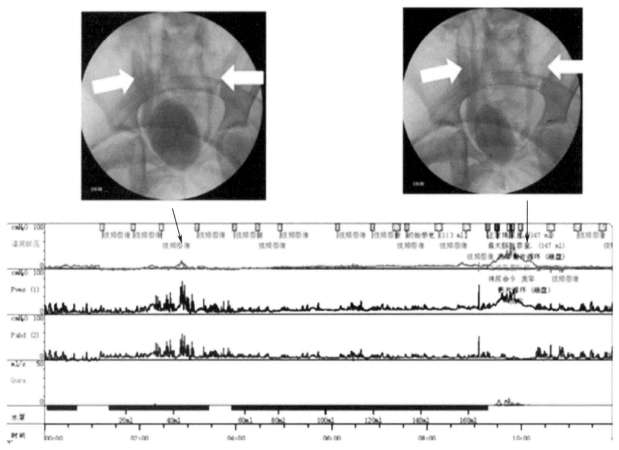

图 29-4-1　膀胱输尿管反流实例 1(白色箭头所示)

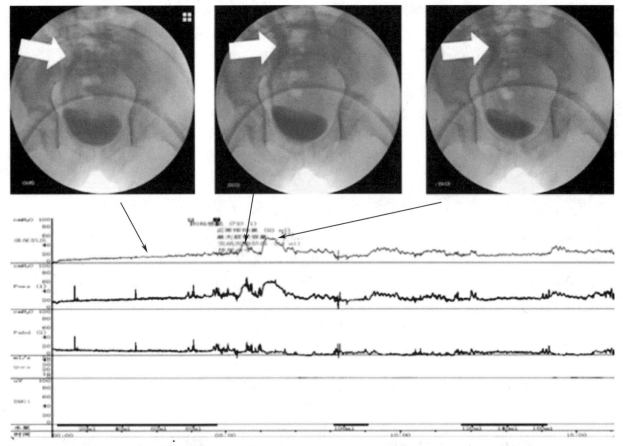

图 29-4-2　膀胱输尿管反流实例 2（白色箭头所示）

影像尿动力学检查可以鉴别膀胱输尿管反流形成的机制。VUR 分为原发性和继发性两种。PVUR 源于输尿管膀胱黏膜下段纵向肌肉不足。对此类患者，随着幼儿生长，总体自发消退率为 50%~60%，但 >2 岁者自发消退率仅为 10%。继发性 VUR 则源于膀胱内高压、逼尿肌反射亢进及膀胱顺应性降低。对于此类患者不缓解原发因素则 VUR 将逐渐加重。尿动力学检查若发现反流合并存在顺应性差、逼尿肌反射亢进、膀胱颈梗阻等，则考虑为继发性 VUR。若尿动力学检查提示膀胱顺应性和逼尿肌反射正常，膀胱颈也无梗阻，应考虑为 PVUR。

Griffiths 首先通过尿动力学检查和同步影像监测报道了 VUR 的两种尿动力学模式，即高压反流和低压反流。影像尿动力学检查对 VUR 的诊断具有独特的价值，对治疗具有重要的指导意义。我们认为高压 VUR 患者，即出现 VUR 时膀胱内压力 >3.92kPa，其输尿管抗反流能力相对较强，只要将膀胱内压力有效地控制在 3.92kPa 以下，VUR 就可以消失。对于那些低压 VUR 患者，其输尿管抗反流能力很差，促使反流产生的压力很低，通过上述方法虽然降低了膀胱内压力，但反流还是很难消失。所以，我们认为当患者出现高压 VUR 时，为使反流消失应着重考虑如何有效地控制膀胱内压力；而出现低压 VUR 时，为使反流消失应着重考虑实施抗反流手术，单纯应用降低膀胱内压力的治疗方法，输尿管反流会继续存在。因此，在了解 VUR 的同时，了解反流出现时的膀胱内压力，有助于医生选择合理的治疗方案。

因许多 PVUR 患儿发生反流与膀胱功能障碍有关，因此，了解患儿有无排尿异常非常重要。文建国等研究发现，最大尿流率降低、最大膀胱容量减小、残余尿量增多和膀胱顺应性差可能是 PVUR 发生的相关因素。对于同时存在排尿异常的 PVUR 患者，需要同时治疗膀胱功能障碍，以助于使反流消失。尿动力学检查是评价膀胱尿道功能障碍的金标准，普通尿动力学检查通过检测膀胱压力、尿流率及逼尿肌肌电活动可初步判断排尿障碍的原因，但对一些复杂排尿问题的诊断缺乏更直观的证据。而影像尿动力学检查可以在记录尿动力学参数的同时同步透视，更直观地揭示出膀胱尿道形态的动态变化，在明确输尿管抗反流能力、膀胱形态、是否存在下尿路梗阻及梗阻部位逼尿肌 - 括约肌协调性等方面均具有重要价值，是目前国际上应用最为广泛的尿动力学检查手段。尿流动力学检查包括充盈期膀胱测压、尿道外括约肌肌电图、尿道压力、尿流率和同步影像压力图。此检查用于手术前排除由神经源性膀胱引起的输尿管反流。高度推荐影像尿动力学检查。采用影像尿动力学检查能在行膀胱测压同时了解输尿管抗反流状态并进行压力定量研究。如果患儿存在不稳定性膀胱或逼尿肌-括约肌协同失调，需在抗反流术前应用抗胆碱能药物进行治疗，或者给予间歇导尿。对于排尿压力增高或膀胱顺应性降低的患者，在实施输尿管再吻合术的同时应行膀胱成形术，并给予间歇导尿或药物治疗。

五、鉴别诊断

PVUR 主要和继发性膀胱输尿管反流相鉴别。本症较常见的临床表现还有反复发热、腹痛、发育不良及肉眼血尿等，应与其他原因引起的感染、腹痛、发育不良和血尿等相鉴别。

第五节　治　　疗

原发性膀胱输尿管反流的治疗包括保守治疗及手术治疗。

一、保守治疗

研究结果表明，80% 的 I～II 级反流及 30%~50% 的 III～V 级反流在经过 4~5 年的保守治疗后可消失。因此，对于 I～II 级反流，应首选保守治疗。欧洲及美国泌尿学会指南都指出反流级别、年龄、性别、反流侧（单侧对双侧），以及排尿方式等都是影响 PVUR 消退的因素。对于 PVUR 治疗方案的选择，应考虑这些具体因素，以选择最佳治疗方案。

1. 预防性使用抗生素　治疗目的为保护患者肾功能及预防泌尿系统感染。随着年龄的增长，在输尿管壁段长度发育完善、膀胱三角区肌肉成熟后，许多患儿的反流症状可自然消退。无菌尿的反流绝大部分对肾脏无害，不影响肾功能和肾发育。因此，有人主张可长期使用预防剂量抗生素，促使反流消退。临床所选择的抗生素应为抗菌谱广、易服用、廉价、对儿童毒性小、尿液内溶解度高、体内正常菌群影响极小的药物。应使用能控制感染的最小剂量抗生素，感染发作时使用治疗剂量，感染控制后使用预防剂量（预防剂量应为治疗剂量的 1/2~1/3，预防剂量应在睡前服用）。常用的预防性抗生素包括年幼儿使用的阿莫西林、头孢氨苄，年长儿使用的呋喃妥因、甲氧苄啶。可以持续应用一种抗生素或轮换使用几种抗生素，服药时间一直持续到反流消失，也有文献报告应用一段时间后，在密切监测的条件下可以试停药。停药指征：①患儿年龄较大且反流级别低、排尿功能正常；②极少或无肾瘢痕。

保守治疗有一定的局限性，常见的问题是出现耐药。对于 PVUR 尤其是重度 PVUR，保守治疗常不能有效控制 UTI。研究表明，对比较严重的反流患儿（如 III～IV 级反流）进行长期随访，仍有一半患儿存在反流，而双侧反流的患儿仍有反流的比例高达 61%。此外，长时间使用小剂量抗生素预防 PVUR 合并感染，会出现细菌耐药的问题，甚至会发生严重 UTI。有文献报告，预防性使用头孢类抗生素的 PVUR 患儿，极易产生超广谱 β-内酰胺酶菌株或多重耐药的尿路病原菌，从而发生难以控制的严重 UTI。对长期使用头孢类抗生素的患儿进行普查，也发现耐药的概率明显增高。因此，采用保守治疗对重度反流患儿进行治疗常有局限性。此外，对于是否所有 PVUR 患儿均需接受常规预防性应用抗生素治疗仍有争议。美国儿科学会一项荟萃分析总结了 6 篇关于 PVUR 的文章，对 718 例（年龄 2~24 个月，包括轻度和重度 PVUR）接受或未接受预防性应用抗生素的患儿进行比较，发现发热性尿路感染和/或肾盂肾炎的复发率并无差异。

2. 观察随访　药物治疗期间，对患儿定期随访观察，每 3 个月进行一次体格检查，记录身高、体重、血压。每年进行一次肌酐清除率测定和生化检查（血液分析、白细胞计数等）。每 1~3 个月至少进行一次尿培养，根据培养结果调整治疗方案。若有 UTI，应在感染控制后每 1~2 年重复进行一次静脉尿路造影检查。在诊断后 6 个月进行 VCUG 复查，以后大概每隔 1 年重复检查 1 次。

3. 膀胱功能障碍的保守治疗　随着尿动力学的普及和新生儿尿动力学检查的开展，越来越多的专家认识到，膀胱功能障碍是引起儿童膀胱输尿管反流的重要相关因素。对于膀胱功能障碍的处理包括：对存在膀胱高反应性或膀胱容量减少者,给予抗胆碱药(如消旋山莨菪碱片,对较大儿童可以给予托特罗定、琥珀酸索利那新等高选择性 M 受体拮抗剂);对存在膀胱括约肌功能障碍或膀胱残余尿大于 20% 的较年长患儿,可给予 α 受体拮抗剂(如盐酸坦索罗辛胶囊等),指导患儿进行膀胱直肠功能训练,给予行为治疗,并让其及时和定时排空膀胱,注意让患儿摄入高纤维膳食以防止便秘,采用动画生物反馈行盆底肌训练,必要时,给予清洁间歇导尿及灌肠等。

二、手术治疗

1. 手术治疗的适应证　保守治疗不能控制的发热性泌尿系统感染(反复发作)、重度Ⅳ~Ⅴ级反流、肾小球滤过率下降、肾生长抑制显著、进行性肾瘢痕形成或新瘢痕形成、输尿管旁憩室较大或输尿管开口于膀胱憩室内或移位输尿管开口、反流和梗阻同时存在、异常形态的输尿管开口及反流一直存在的近青春期女性。

2. 常用的手术方法　抗反流手术主要为输尿管膀胱再吻合术(或称输尿管膀胱再植术),有多种术式,分为经膀胱外、经膀胱内和膀胱内外联合操作 3 大类。目前临床应用最多的为 Cohen 法或 Politao-Leadbetter 法输尿管膀胱再植术,手术成功率达 92%~98%。另外通过手术治疗可以解决同时并存的各种畸形情况,如膀胱憩室、输尿管膨出等,降低 UTI 风险。对于合并有下尿路功能障碍(例如膀胱挛缩的低顺应性神经源性膀胱)的膀胱输尿管反流患者,多主张在膀胱扩大术同期行输尿管膀胱再吻合术,否则容易残存反流及逆行感染。对于严重的 PVUR,应在行膀胱扩大术的同期行输尿管膀胱再吻合术,不主张在未行膀胱扩大术的情况下单独行输尿管膀胱再吻合术。

近年来,国内外在腹腔镜治疗 PVUR 方面进行了大量尝试与努力。事实证明,腹腔镜下输尿管膀胱再吻合术的效果与开放手术类似,且具有创伤小、康复快等优点。腹腔镜技术在保证手术效果的同时,能进一步降低手术创伤及费用,缩短住院时间,在 PVUR 治疗中具有广阔的应用前景。

输尿管旁注射聚四氟乙烯或胶原蛋白也是治疗 PVUR 的方案。文献指出,采用填充剂注射抗反流术有较好的疗效。对Ⅰ~Ⅱ级膀胱输尿管反流的有效率可达 78.5%,Ⅲ级达 72%,Ⅳ级达 63%,Ⅴ级达 51%。对于注射填充剂后效果不好者,可以在第一次注射后 6 个月再重复注射。重复注射无效可考虑开放手术,既往曾接受填充剂注射抗反流术并不增加开放手术难度。聚四氟乙烯为微小颗粒悬液,该小颗粒可迁移至其他器官,包括淋巴结、肺、脑,可能有致癌作用,使其应用受到限制。因此现在开始使用胶原蛋白,此药不引起器官栓塞,仅有轻微的异物反应。最近设计出了一种特制气囊,通过针将其导入输尿管黏膜下,可以避免微粒向远处扩散,并减少异物反应。

3. 术后并发症　①反流未能消除;②术后输尿管膀胱连接部梗阻(可能由于输尿管血液供应的破坏或输尿管穿入膀胱壁段扭曲所致);③术后反流和梗阻并存。有研究显示手术治疗 PVUR 仅是纠正了解剖异常情况,并不能阻止患儿肾功能损害的发生。

第六节　预　　后

反流自然消失与小儿的年龄和反流的程度有关,如果感染被控制反流自然消失率Ⅱ级为 63%、Ⅲ级为 53%、Ⅳ级为 33%,如静脉尿路造影显示输尿管口径正常原发反流 85% 可自然消失。即使是严重反流的小儿,完全消失也有一定比例。反流的自然消失与反流累及的范围也有关系,单侧反流自然消失率可达 65%;双侧反流,输尿管无扩张者自然消失率是 50%,有输尿管扩张者仅为 10%。感染及肾瘢痕并不直接影响反流的消失,但肾瘢痕多见于严重反流的病例,反流自行消失机会少。PVUR 在青年和成人中的发展趋势尚有争论。

综上所述,PVUR 病因复杂,临床表现多样,处理前应全面评估患者。除了检查泌尿系统,包括有无先天性肾发育不良等尿路异常、膀胱功能障碍、包茎,还需评估有无便秘等。许多患者在反流引起肾脏瘢痕后才被诊断出来,显然已经错过了治疗时机。因此,早期诊断很重要。近年,介入超声技术的临床应用为诊断 PVUR 提供了新手段。部分患者的 PVUR 与排尿异常有关。尿动力学检查的普及应用使诊断新生儿排尿异常成为可能。积极诊断和治疗小儿排尿异常有利于消除 PVUR。

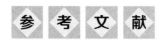

1. 吕宇涛,文建国,黄书满,等.影像尿动力学评估先天性膀胱输尿管反流患儿的膀胱功能障碍.中华实用儿科临床杂志,2014,29(17):1310-1313.

2. 黄书满,文建国,高新梅,等.小儿膀胱输尿管反流 87 例相关尿动力学因素研究.中华小儿外科杂志,2014,35(9):675-678.

3. 文建国.膀胱输尿管反流应强调个体化治疗.现代泌尿外科杂志,2014,19(3):201-202.

4. 王焱,文建国,黄书满,等.小儿遗尿与膀胱输尿管反流的相关性研究.中华小儿外科杂志,2016,37(10):775-778.

5. SLABBAERT K,BOGAERT G. Vesicoureteric reflux(VUR)in children:where are we now? Arch Esp Urol,2012,65(4):450-458.

第三十章

膀胱过度活动症

第一节 概　　述

2016年,国际儿童尿控协会把膀胱过度活动症(overactive bladder,OAB)定义为一种以尿急为主要特征,通常伴有尿频和夜尿症状,伴或不伴急迫性尿失禁,无尿路感染或其他明确的病理改变。尿动力学膀胱测压检查常发现膀胱过度活动症患儿表现有逼尿肌过度活动(detrusor overactivity,DO)或逼尿肌不稳定(detrusor instability,DI)。尿动力学膀胱测压检查时,部分患者在膀胱储尿期出现膀胱逼尿肌不自主收缩,引起膀胱内压升高,称为逼尿肌过度活动。两者既有联系,又有区别。膀胱过度活动症主要根据症状进行诊断,逼尿肌过度活动则根据尿动力学检查进行诊断。中华医学会泌尿外科学分会尿控学组发表的《膀胱过度活动症临床指导原则》,把膀胱过度活动症定义为由尿频、尿急、急迫性尿失禁等组成的症候群,症状可以单独出现,也可以任何复合形式出现。

膀胱过度活动症既可表达为膀胱过度活动症,也可描述为膀胱过度活动,虽然表现的症状相同,但仍需区别。膀胱过度活动症是以尿急为主要特征的症候群,属于临床诊断,而非病因学或病理学诊断;而存在膀胱过度活动症的患者经尿动力学的评估,在膀胱充盈期出现逼尿肌不稳定时,可诊断为膀胱过度活动。即前者属于临床诊断,而后者属于尿动力学的诊断。随着时间的推移,描述充盈期逼尿肌不自主收缩的术语也发生了改变。现在逼尿肌不稳定的定义基本已被弃用,取而代之是用逼尿肌过度活动描述充盈期逼尿肌不自主收缩。

儿童膀胱过度活动症多见,多发生于学龄期间儿童,尤以6~9岁多见。临床表现以尿急症状为主,常伴有尿频和遗尿症状,可伴或不伴有急迫性尿失禁,不包括有急性尿路感染或其他形式的膀胱尿道局部病变所致的症状。儿童OAB与成人OAB在诊断上基本一致,但又有其特殊性。患儿多仅有尿频、尿急症状,且出现于日间及入睡前,间隔数分钟至1小时不等。每次尿量不多,甚至仅数滴,总尿量正常。患儿玩兴正浓或注意力集中时,排尿间隔延长,入睡后尿频症状消失。

第二节 流 行 病 学

现在普遍使用的OAB的定义或术语经历了多年的发展过程。OAB过去有关名词的使用比较混乱,如逼尿肌不稳定、膀胱不稳定、膀胱反射亢进、逼尿肌无抑制性收缩。

20世纪70年代在尿动力学检查过程中发现一种现象,即在膀胱充盈期逼尿肌可以出现不自主的收缩。不同国家的研究者使用了不同专业术语来描述这一现象。2002年,ICS公布了标准化术语,正式定义OAB为尿急伴或不伴有急迫性尿失禁,通常伴随着尿频和夜尿增多。至此,OAB概念正式确立并运用于基础研究和临床实践。显然OAB的诊断不再依靠尿动力学检查。

OAB不是一个特定疾病。由于OAB常与尿失禁相混淆,不同的医生所使用的诊断标准又不同,因而所总结的发病率或流行性差异很大。但也有人认为不同的国家其流行性大致相同。在法国、意大利、瑞典、英国、西班牙等其发病率为11%~22%。而估计欧美国家大约17%的成年人罹患此病。全世界患病人数大约在5千万至1亿。患者中女性略多于男性,其发病率随年龄增加而上升。我国目前尚无本病的流行病学资料,不过北京大学泌尿外科研究所在北京地区显示:50 岁以上男性急迫性尿失禁的发生率为 16.4%,18 岁以上女性混合性尿失禁和急迫性尿失禁的发生率为 40.4%。国外在回顾性调查了 13 000 例下尿路症状的患儿(5 岁以上,平均 7.3~8.1 岁)后发现:3.3% 的患儿表现为尿急症状;7.9% 表现为尿频;2.2% 存在急迫性尿失禁;26.7% 有尿失禁。在儿童另一项大数据研究中发现,白天尿失禁的发病率为 4.9%~11.7%。而通过荟萃分析这几项大数据后,发现 OAB 的整体发病率为 6.4%。文献报道在 16~17 岁的青少年中,尿失禁的发生率仅为 0.5%,5~13 岁儿童 OAB 的发生率为 16.6%~17.8%,随年龄增长患病率逐渐降低。Israel Franco 研究发现儿童 OAB 的发病高峰为 5~7 岁。日本 2002 年的一项流行病学调查资料表明,儿童 OAB 发病率约为 17.8%。韩国问卷调查显示 5~13 岁儿童 OAB 的总体患病率为 16.59%。随着年龄的增长 OAB 的发病率下降,从 22.99% 到 12.16%。与正常儿童相比,OAB 儿童夜间遗尿、便秘、大便失禁、尿路感染、膀胱延迟控制和如厕差的发生率更高。目前国内尚缺乏小儿 OAB 的调查数据。

第三节　病　　因

目前关于儿童膀胱过度活动症的病理生理机制尚不完全清楚,现在认为可能与如下病变有关:①神经源性病变:包括周围神经病变如隐性脊柱裂、脊髓脊膜膨出等,中枢神经病变如脑瘫等;②解剖异常:膀胱出口梗阻、后尿道瓣膜等导致膀胱高敏状态;③功能异常:反复的尿路感染引起膀胱高敏、膀胱壁炎性改变导致期前收缩、排尿方式异常(如间断排尿等)发生尿失禁、尿道或盆底功能异常等;④其他原因:如精神行为异常、神经心理因素及遗传因素等。

对于小儿可能主要在于神经、精神性因素,小儿出现此类症状文献上多描述为神经性尿频或精神性尿频。人体的排尿活动是一个反射活动,受骶髓的排尿反射初级中枢及脑干和大脑皮层的排尿反射高级中枢控制,大脑皮层等排尿反射高位中枢对脊髓初级中枢可施予易化或抑制性影响,以控制排尿反射活动。正常排尿机制婴儿期主要由脊髓反射完成,3 岁后即由脑干、大脑皮层控制完成排尿。由于小儿中枢神经发育尚未完善,脊髓初级排尿中枢抑制排尿功能较弱,倘若外界环境和不良因素影响了患儿的神经生理功能,便会导致膀胱排尿失调出现尿频。有研究发现功能性尿失禁,包括 OAB 在学龄儿童的发病率达 8.4%,其中女孩占大多数。在以奥昔布宁、安慰剂和膀胱功能训练、盆底肌锻炼及认知治疗的多中心对照研究中发现,认知治疗较其他干预措施效果好。在治疗过程中也发现尿动力学结果与临床症状不相符,在认知治疗后尿动力学结果大大改善。这些说明由促肾上腺皮质激素释放因子信号通路介导的社会压力可能是导致这些症状的一个原因。

OAB 的定义容易让人误解为 OAB 的症状是由膀胱功能异常引起的。实际上 OAB 症状可以来自逼尿肌不自主收缩或尿道不稳定。在某些情况下,膀胱输尿管反流可能是由于逼尿肌过度活动,因为它的成功解决依赖于膀胱过度活动的解除。

第四节　分　　类

OAB 如何进行分类目前尚无统一的标准,根据目前的资料,有四种分类方法:

1. 根据病因分类　①无明确病因,病程半年以上者称特发性;②有明确病因者称继发性。

2. 根据发病机制分类　①膀胱感觉过敏;②非神经源性病因所致的逼尿肌不稳定;③神经源性病因所致的称为逼尿肌反射亢进。

3. 根据并发症分类　根据是否伴有急迫性尿失禁膀胱过度活动症可以分为:①干性 OAB;②湿性 OAB。

4. 根据影像尿动力学分类　2003 年 2 月,Flisser AJ 等人提出新的分型:Ⅰ型,影像尿动力学检查未发现逼尿肌的不随意收缩;Ⅱ型,影像尿动力学检查发现有逼尿肌的不随意收缩,但患者可以感知收缩并能够抑制它;Ⅲ型,影像尿动力学检查有逼尿肌的不随意收缩,患者也可以感知收缩并且能够使括约肌收缩,但不能抑制逼尿肌收缩;Ⅳ型,影像尿动力学检查有逼尿肌的不随意收缩,患者不能够感知,也不能够引起括约肌收缩和抑制逼尿肌不随意收缩。

以上多为成人 OAB 的分类标准,文献未见专门针对儿童 OAB 的分类标准。

第五节　诊　　断

早期诊断和及时治疗可以预防上尿路损害及改善膀胱功能。OAB 诊断包括详细标准的病史采集、评估性问卷调查、排尿日记(包括残余尿的尿流率测定)、尿动力学检查、肾脏和上尿路功能检查(肌酸测定和超声检查)。现在提倡无创检查,如尿流率测定和 B 超检查残余尿、测定血肌酐和尿素氮判断肾脏功能等。近年来,新的诊断方法成为研究热点,如测定尿液中生长因子和自主神经系统功能测定,同时尿动力学检查的应用也越来越受到关注。对初步判断膀胱尿道功能和肾脏损害有筛查的作用,能够为进一步做微创尿动力学检查提供参考。微创检查可提高梗阻和逼尿肌过度活动诊断的准确性。

如果患者无逼尿肌过度活动,尿急和尿频是由于膀胱出口梗阻引起,这时应用抗胆碱能药物是不合适的。如果发现神经损害的体征、尿液检查异常、尿流率降低伴有残余尿增多,以及上尿路功能障碍时,就需要行进一步的检查。建议 5 岁以上神经功能正常的孩子进行尿动力学评估,男孩结合排尿膀胱尿路造影,具有复发性尿路感染病史的女孩结合放射性核素膀胱造影。

一、病史采集

(一)典型症状
尿频、尿急及急迫性尿失禁等。

(二)相关症状
排尿困难,排便状况,有研究报道 OAB 儿童便秘的发生风险高于没有尿路功能障碍的儿童等。

(三)相关病史
泌尿系统疾病治疗史及神经系统疾病治疗史。

(四)家族史
研究发现母亲患 OAB 的儿童患 OAB 的概率增高了 4 倍,且其中 95% 的儿童尿失禁或夜间遗尿的症状会持续到成人;父亲患 OAB 的儿童尿床的时间平均会比正常孩子延长 2.5 岁,但残余尿没有明显的相关性。因此了解家族史,不仅对诊断有帮助,还对评估患儿预后有着积极的意义。

二、体格检查

(一)一般体格检查
包括腹部及肛门检查。

(二)特殊检查
1. 神经系统体征　如鞍区感觉消失、球海绵体肌反射亢进及肛门反射亢进等。
2. 下尿路梗阻体征　儿童尤应注意。
3. 残余尿测定　有残余尿者,提示可能为膀胱以下尿路梗阻。
4. 尿垫试验　定时称重尿垫,可估计尿失禁程度。

(三)实验室检查
尿液检查对感觉急迫性尿失禁的病因学诊断有重要参考价值,应根据情况进行尿常规、尿液分析、尿培养、细菌学检查及脱落细胞检查。血生化(包括激素水平测定)也很重要,还有神经生长因子(NGF)的测定。有研究者发现,OAB 儿童的 NGF 和 NGF/Cr 水平明显高于没有下尿路功能障碍的儿童,并且 OAB 儿童 NGF 和 NGF/Cr 水平在治疗开始前明显高于治疗后 6 个月。这表明 NGF 有望成为 OAB 儿童疾病诊断和病情监测的一个生物学指标。

（四）影像学检查

除泌尿系统超声检查（包括残余尿测定）外，怀疑泌尿系其他疾病者尚需行 KUB、IVU、泌尿系内腔镜、CT 或 MRI 检查。

（五）排尿日记

排尿日记（voiding diary, VD）是指在一定时间内（至少 24 小时）采用特定的表格连续记录自然状态下的排尿相关数据，包括每次的排尿时间、尿量及其他参数等。VD 是一项特殊的尿动力学检查项目，可评估各种排尿异常症状的严重程度，有助于制订治疗计划和随访治疗效果。VD 可以直观记录患者的尿急、尿频、尿失禁及夜遗尿等症状，并评估该疾病的类型和严重程度。VD 应在微创尿动力学检查前执行，可将 OAB 病因大致归类，有助于精确诊断和评估病情。韩国的一项研究发现，将临床确诊的 49 例间质性膀胱炎 / 膀胱疼痛综合征和 301 例 OAB 患者分别记录 VD 3 天，结果发现两组在排尿频率、最大尿量及平均尿量等参数方面存在显著差异。VD 简单无创，可有效降低额外的诊疗费用，可以作为最初评估 OAB 的工具，但国内很多临床医生对 VD 了解及重视不够（图 30-5-1）。

24 小时排尿日记（模板）

姓名：张三　（8岁）　　　记录日期：**2020-01-01**

	排尿 时间（时分）	排尿 尿量（毫升）	饮水 类型、量	有无尿急	有无漏尿	事件备注
起床后	第一次排尿量	200				
上午	07:30	150				
	08:00		300ml（粥）			
	10:40	120		√		
	11:30		200ml（水）			
	12:20	180	100ml（水）			大便干结
下午	13:00		300ml（粥）			
	14:30	220				
	16:10	160	300ml（水）	√		
	17:00	120	200ml（水）			
入睡时间	如：20:30（入睡）					
夜间	23:20	160			√（尿床）	不易唤醒
	02:30	110			√（尿床）	不易唤醒
	第二天起床后第一次排尿量	260				

最大排尿量 220ml　　白天尿量 1 050ml　　夜间尿量 530ml　　夜尿指数 2.41　　夜尿次数 2次

夜间尿床次数：　**2**　次　　　　　晚上入睡时间：　**20:30**

全天液体摄入总量：　**1 400**　ml　全天排尿量：　**1 580**　ml　单次最大排尿量：**220** ml

说明：排尿日记自每天早上起床开始，次日起床排尿后结束。请如实记录每天饮水和排尿时间，饮水量，排尿量，吃饭时间，大便时间，是否有便秘，是否发生尿急、尿失禁，如有请在该栏打"√"并记录发生时间。睡觉前2小时限制饮水。

夜尿量计算公式：儿童从睡眠后开始，夜间产尿量与晨起后第一次排尿量之和

图 30-5-1　排尿日记

（六）尿流率及残余尿测定

尿流率测定（uroflowmetry）是指利用尿流计测定并记录尿流速度、排尿量和排尿时间。如果结合残余尿测定（post void residual，PVR）能更好地判断膀胱排尿的功能，可以反映排尿期膀胱颈、膀胱、尿道的功能以及它们之间的相互关系。临床上，尿流率测定一直作为门诊对具有下尿路症状（lower urinary tract symptoms，LUTS）患者进行初检的手段，也可以同时联合其他尿动力学项目进行测定。复旦大学附属儿科医院通过对门诊 373 例膀胱过度活动症患儿进行尿流率测定，观察不同年龄组 OAB 患儿的尿流率参数和尿流曲线，结果发现 OAB 患儿的有效膀胱容量及最大尿流率均明显低于相应年龄段的正常儿童，但残余尿明显多于相应年龄段的正常儿童。另外在小儿尿流率检查中，数据发现 staccato 尿流曲线 56 例，占 15%。有文献报道，staccato 尿流曲线产生与逼尿肌 - 括约肌协同失调相关，能够引起尿急症状。但另有相关研究发现，8~13 岁正常儿童 staccato 尿流曲线的总体发生率为 31.9%，随着年龄增长逐渐下降。staccato 尿流曲线在本病的诊断中是否能够发挥作用，具体的机制需要进一步研究。

（七）膀胱压力容积 - 压力流率联合测定

膀胱压力容积 - 压力流率联合测定（pressure/flow study，PFS）指充盈期膀胱压力 - 容积测定及排尿期压力 - 流率测定的结合，用于测定逼尿肌活动，膀胱容量、感觉、顺应性及膀胱出口梗阻情况。用这些指标可以评价膀胱储尿功能、排尿时逼尿肌的收缩功能，以及逼尿肌的稳定性等。OAB 患儿临床表现的症状为储尿期的症状。因此，检测膀胱充盈期的压力容量变化就可以了解膀胱逼尿肌的功能变化和临床症状之间的关系。文献报道，在充盈期患儿出现逼尿肌无抑制性收缩，此时儿童患者表现出尿急症状，并在监测尿流曲线时偶尔出现漏尿。排尿期发现最大尿流率偏低、尿量偏少，多数出现残余尿增多。且在一项较大的多中心实验中发现，仅有 33% 的 OAB 患儿存在充盈期逼尿肌过度活动（图 30-5-2）。结果表明，并不是所有的 OAB 患儿都是因为 DO 而引起的 OAB 症状，其他因素也可引起尿急症状。由于 OAB 的尿动力学检查 DO 的阳性率并不高，已不再把尿动力学检查作为诊断 OAB 的常规手段。

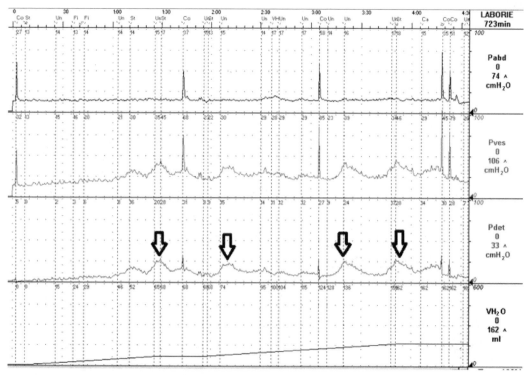

图 30-5-2 小儿逼尿肌过度活动

（八）同步膀胱尿道测压

有研究显示，OAB 除与逼尿肌功能异常有关外，也可能由尿道不稳定（urethral instability，URI）诱发（图 30-5-3）。膀胱压力测定同时监测尿道是否稳定也越来越受到重视。检查尿道不稳定的方法有括约肌肌电图和尿道压力测定。肌电图易受环境因素的干扰,且表面电极记录的是整个盆底肌肉的活动,缺乏精准诊断。而尿道测压直接记录尿道压力变化,能更好地反映尿道的实际情况。近年,对尿道不稳定引起的 OAB 研究开始受到重视。作者回顾性分析了 109 例临床诊断 OAB 患儿和 23 例非 OAB 患儿,研究发现在 109 例患儿中,仅出现 URI 有 12 例(占 11.0%),既有 DO 又有 URI 者 37 例(占 34%)。从研究结果中可发现尿道不稳定的确与 OAB 有关。同步膀胱尿道测压能够提高 OAB 的病因学诊断准确率。因此,应该提倡 OAB 患儿尿动力学检查时进行膀胱尿道同步测压。如果检查出患儿尿道不稳定,可针对性给予括约肌训练或电刺激治疗。同步膀胱尿道测压技术对 URI 引起的 OAB 是一种非常有效的诊断工具(图 30-5-4)。同时,随着同步膀胱尿道测压技术在临床的应用,更多的学者开始质疑 OAB 这个概念。

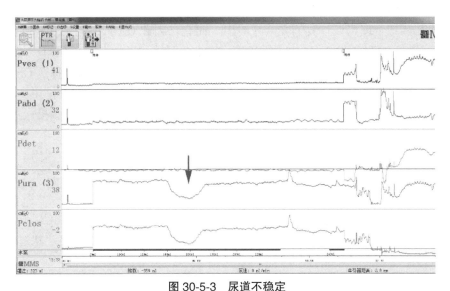

图 30-5-3　尿道不稳定

尿动力学表现为膀胱充盈过程中尿道压力突然下降(箭头)

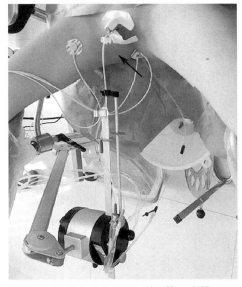

图 30-5-4　Wensen 测压管固定器

固定同步膀胱尿道测压管(箭头)

(九)影像尿动力学检查

影像尿动力学检查的优点在于能直观观察膀胱和尿道功能活动、膀胱颈口位置和活动,以及有无膀胱输尿管反流现象。影像尿动力学检查作为 OAB 诊断的金标准,不但能了解逼尿肌不稳定是否是产生急迫性尿失禁的原因和有无膀胱出口梗阻,还能通过同步影像形态的变化了解膀胱出口梗阻的解剖形态的完整资料。OAB患儿一般在接受膀胱训练、抗胆碱治疗无效后,选择影像尿动力学检查,根据检查结果指导下一步治疗。Spinoit A教授认为影像尿动力学检查对儿童是一种操作简单且安全的检查方法。有些患者虽然有明确的急迫性尿失禁症状,但普通尿动力学检查不能发现膀胱无抑制收缩,可考虑使用24小时动态尿动力学(ambulatory-urodynamics,AUD)检查,可长时间监测膀胱功能变化,得到膀胱无抑制收缩的证据,用于指导治疗方案的制订。

第六节　治　疗

小儿膀胱过度活动症的治疗包括行为治疗、药物治疗和神经电刺激治疗等。膀胱过度活动症的原因是多方面的,了解其病理生理可以让我们在治疗时因人而宜。因此OAB治疗前需评估患儿生活质量,从而决定是否进行治疗和进行何种治疗。治疗便秘是治疗小儿膀胱过度活动综合征的重要方法。电刺激疗法、行为疗法及肉毒杆菌毒素注射也是治疗OAB的方法。其中行为疗法应作为每例OAB患儿最初的治疗选择,包括膀胱训练、生活方式的改变、盆底肌肉训练等。膀胱训练是通过抑制排尿感觉和推迟排尿逐渐增加排尿间隔时间来增加膀胱容量和减少逼尿肌不稳定,从而提高患儿自行控制排尿的能力,可以通过记录排尿日记和绘制排尿图表来检验其效果。

一、行为治疗

标准的行为治疗是治疗儿童OAB的第一步:

1. 首先是从对患儿及家长的教育开始,大家更好地了解下尿路症状与排尿功能障碍的临床表现及相应的治疗措施。父母有较高水平的健康素养及健康认知能力,在治疗孩子下尿路症状过程中可有较高的治疗依从性。

2. 白天定时排尿(2~3小时1次)及有意识地完全排空膀胱,父母或老师制订排尿计划是至关重要的,必要时可以通过奖励措施或设置警铃等进行强化治疗。有文献报道通过这一简单的行为治疗,约50%的患儿尿频、尿急的症状得到改善。在一项随机对照实验研究中,定时排尿的患儿白天尿失禁次数显著减少,部分患儿的尿失禁症状完全缓解;随访7个月后定时排尿患儿中的60%白天仍然能够正常控制排尿。

3. 限制液体的摄入　白天液体的摄入应规律,应避免饮用碳酸饮料,因为碳酸饮料含有咖啡因、巧克力或柑橘类物质,可引起尿急、尿频等症状。

4. 盆底肌训练　通过盆底肌训练可增加盆底肌的力量,尤其是尿道外括约肌。最后通过控制盆底肌收缩抑制膀胱逼尿肌的异常收缩。进行盆底肌训练时,儿童应有意识地练习,进行有效收缩和放松,然后再进行特定任务的训练。Kulaksizoglu等对59例OAB患者进行6周的盆底肌训练,同时再进行一定量的有氧运动。结果发现通过盆底肌训练不仅可以提高有效膀胱容量,还使OAB症状得到明显改善,并建议盆底肌训练用于一线治疗或联合药物治疗严重的OAB患者。

5. 生物反馈　训练外括约肌的意识之后,接着应进行生物反馈训练。当儿童在排尿时,教会其尽量放松会阴和腹部的肌肉。儿童一般通过视觉和听觉反馈来训练骨盆带肌肉的收缩及松弛。Tugtepe等评价生物反馈治疗儿童难治性OAB与排尿功能异常的效果。在经过3个月的生物反馈治疗后,发现其是治疗儿童难治性OAB或排尿功能异常的有效手段。Turgay等也提议生物反馈可作为儿童难治性OAB标准治疗无效后的一线治疗方案。行为治疗对无排尿异常的儿童治疗无效时,应进行尿动力学检查,包括尿流率测定和膀胱测压。治疗时应给予药物治疗。

二、便秘管理

尽管儿童便秘与OAB之间存在流行病学联系,但是这种联系到现在还未完全解释清楚。目前存在几种不同的理论,如直肠扩张可能导致OAB的发生。有文献报道在儿童OAB中,便秘的发生率较高,而通过治疗便秘后患儿的OAB症状也得到改善,认为便秘与儿童OAB发生存在一定关联。宋红霞在研究治疗便秘后对儿童OAB症状的影响时发现,便秘的儿童中,OAB的发病率较高,且随着便秘纠正后OAB的症状也得到改善。Choi 等也通过治疗便秘发现 81.7% 患儿的 OAB 症状得到改善。简单的便秘治疗仅需要饮食调整便可以纠正,如增加饮水量、多食水果和蔬菜等。较严重的便秘可以通过渗透性缓泻剂(聚乙二醇)或灌肠等治疗缓解。有文献报道通过聚乙二醇对便秘的治疗,几乎 50% 患儿的尿急症状得到改善。因此建议存在便秘的 OAB 患儿应同时给予便秘和 OAB 的治疗,提高患儿的治疗率。

三、药物治疗

(一)抗胆碱能药物

经行为治疗无效后,抗胆碱能药物(抗毒蕈碱药物)可作为治疗儿童 OAB 典型的一线药物。很多经典的药物在临床上已用于治疗成人 OAB,然而治疗儿童 OAB 的药物却很少。目前临床上用于治疗儿童 OAB 且得到认可的药物包括奥昔布宁、托特罗定,以及中药提取的山莨菪碱(654-2)等抗胆碱能药物。在非神经源性病变的 OAB 患儿中,抗胆碱能药物的治疗作用主要通过与传入神经相互作用来介导,而并非传出神经。抗胆碱能药物作用的 M 受体主要存在于尿路上皮、Cajal 间质细胞及传入神经。在有膀胱病变的患儿中,当膀胱充盈和 / 或膀胱张力增加时,乙酰胆碱可从尿路上皮产生和释放,或从胆碱能神经末梢"漏出",然后再与 M_2 和 M_3 受体结合,从而导致膀胱过度活动的出现。M 受体一共有五种不同的亚型($M_1 \sim M_5$),其中膀胱平滑肌主要表达 M_2(70%~80%)和 M_3(20%~30%)两种受体。有研究已证实 M_3 受体激活可引起平滑肌收缩,这也是引起膀胱收缩的主要刺激。M_2 受体的激活也可引起平滑肌收缩,但目前对该机制知之甚少,且有研究发现尿路上皮 M_2 受体的激活可以逆转交感神经介导的平滑肌松弛。邓永继对 204 例确诊为 OAB 的患儿随机分为安慰剂、托特罗定和奥昔布宁三组,并评估各组之间的疗效及安全性。结果表明:托特罗定组和奥昔布宁组疗效相似,且疗效均明显高于安慰剂组。但托特罗定组治疗儿童 OAB 具有更好的安全性。近些年随着索利那新、丙哌维林及弗斯特罗定等抗胆碱能药物临床研究的相继出现,受到更多专家学者的重视,尤其是对传统的抗胆碱能药治疗无效的 OAB 患儿,是否可以考虑服用索利那新等药,值得临床上进一步探究。抗胆碱能药物对儿童有一定的副作用,因此儿童服用时应严格控制剂量。目前临床上应用的抗胆碱能药物不具有高选择性,除了作用于 M_2 和 M_3 受体以外,也同时作用于其他受体,如常见的 M_1 受体。M_1 受体存在于脑、腺体(如唾液腺)和交感神经节中,口服抗胆碱能药物可激活这些受体,从而导致不良反应的发生。其中嘴干是最常见的副作用,其次是便秘、胃食管反流、视物模糊及认知副作用等。在一项成人的临床试验中,通过定量的脑电图数据发现,与曲司氯铵和托特罗定相比,奥昔布宁对中枢系统的影响更大。因此应研究更长效、更新、更具选择性的抗胆碱能药物,以降低临床上严重的认知副反应的危险。目前政府药物机构要求对参加新抗胆碱能药物临床试验的儿童进行认知测试,以确定这些药物对儿童是否存在认知的影响。

(二)α 受体拮抗剂

早期研究 α 受体拮抗剂(α_1 肾上腺素能受体拮抗剂)对非神经源性排尿功能障碍有作用,并将 α 受体拮抗剂用作治疗儿童排尿功能障碍的药物。Franco 认为 α 受体拮抗剂也具有治疗儿童 OAB 的作用。有文献报道 α 受体拮抗剂除了治疗儿童和成人的膀胱颈功能障碍和尿潴留外,还可以改善儿童尿急和尿失禁等症状。在 α 受体拮抗剂治疗儿童下尿路症状时,非选择性 α 受体拮抗剂如特拉唑嗪一般是用于治疗尿急和尿频的一线药物。有文献报道,α 受体拮抗剂可能对膀胱颈远端的尿道功能障碍的患者有效。但非选择性 α 受体拮抗剂有一定的副作用,如可引起直立性低血压,应谨慎使用。

(三)抗抑郁药

丙咪嗪是一种三环类抗抑郁药,既可作用于 M 受体也可作用于 α 肾上腺素能受体,研究发现其对排尿反射具有一定中枢调节作用。丙咪嗪在治疗抑郁症患者时,发现患者的尿失禁症状有所改善;类似的,也发现丙咪嗪对夜遗尿患儿的症状有改善作用。但随着新治疗药物的出现及丙咪嗪的过度应用等,在治疗尿失禁和夜遗尿时,丙咪嗪不再作为一线治疗药物。在 France 的临床研究中,发现丙咪嗪可显著改善抗胆碱能药物治疗无效的尿失禁患儿的症状。有研究认为额叶区域参与排尿反射过程,丙咪嗪可能通过对大脑额叶区域的作用从而改善尿失禁和尿急的症状。也有研究认为丙咪嗪对泌尿系统的影响可能通过对纹状体中多巴胺水平的影响,从而影响中脑导水管周围灰质(periaqueductalgrey,PAG)中 γ- 氨基丁酸水平。中脑导水管周围灰质中增加的 γ- 氨基丁酸水平可抑制排尿反射。有学者发现选择性 5- 羟色胺再摄取抑制剂（serotonin-selective reuptake inhibitor,SSRI）可通过调节依赖于谷氨酸的排尿和储尿反射,作用于 Onuf 核。在谷氨酸的作用下,SSRI 增加输入信号对膀胱储尿期的影响,并增加输出到尿道外括约肌,从而维持该括约肌的收缩。SSRI 也可作用于与处理尿急信号相关的大脑区域,如前额叶皮质、前扣带回等。有文献报道 SSRI 治疗儿童难治性 OAB 时,65% 患儿完全治愈,认为 SSRI 的治疗更加有效。抗抑郁药物也有一定的副作用,如丙咪嗪可引起直立性低血压,临床上使用此类药物时应谨慎。

（四）β₃ 肾上腺素能激动

β₃ 肾上腺素能激动剂,如米拉贝隆（mirabegron）,已被批准用于治疗成人 OAB,但尚未被批准用于儿童的治疗。米拉贝隆在儿童中的安全性和有效性的评估目前正处于临床试验阶段。Blais 等对米拉贝隆治疗难治性 OAB 患儿的有效性及安全性进行了研究,纳入的 58 名患儿均为行为治疗和至少两种抗胆碱能药物治疗无效后,继而给予米拉贝隆治疗。结果显示,经治疗后患儿的平均膀胱容量自 150ml 改善到 200ml,其中 89.7% 患儿的症状得到改善,13 名患儿治愈,且副作用较少。Amanda 在 2016 年提出米拉贝隆联合抗胆碱能药物治疗难治性儿童 OAB 是一种安全有效的治疗方法。β₃ 肾上腺素能激动剂可以增加膀胱容量,而不增加排尿压力和残余尿量。米拉贝隆可导致平滑肌松弛,而普遍接受的松弛机制是通过腺苷酸环化酶的下游活化,随后产生环磷酸腺苷（cAMP）,然后抑制 Rho 激酶途径。研究还表明,cAMP 水平升高也会导致蛋白激酶 A 的活化,然后激活大电导钙依赖性 K^+（BK）通道。这些 BK 通道的激活导致膀胱平滑肌超极化和逼尿肌稳定性增加。米拉贝隆如果被批准用于儿童 OAB 的治疗,将成为更多难治性 OAB 患儿的希望。

（五）A 型肉毒毒素

膀胱逼尿肌内注射 A 型肉毒毒素在成人 OAB 治疗中已获得批准,但在儿童 OAB 的应用目前正处于临床试验阶段。在成人难治性 OAB 患者中或不能耐受抗胆碱能药物的治疗时,A 型肉毒毒素可作为一线治疗方案,且治疗效果也已得到证实。目前关于 A 型肉毒毒素在儿童 OAB 中的应用研究较少,少数报道了通过非随机的队列研究,观察 A 型肉毒毒素在儿童难治性 OAB 和尿失禁的治疗情况。Marte 等对 8~12 岁的难治性 OAB 患儿进行研究,通过在逼尿肌上进行间断性注射 A 型肉毒毒素,剂量控制为 12.5UI/kg,其结果发现对抗胆碱能药物治疗耐受的难治性 OAB 患儿,A 型肉毒毒素是一种安全且有效的治疗手段。Mc Dowell 等对 A 型肉毒毒素治疗儿童难治性 OAB 的有效性及安全性进行进一步研究。此项研究持续了 6 年,共 57 例 OAB 患儿纳入研究。结果发现 38 例患儿完全治愈,11 例患儿症状明显改善,6 例治疗无效;且对抗胆碱能药物治疗后无效的儿童再次进行 A 型肉毒毒素治疗,60% 患儿症状完全改善。膀胱内注射 A 型肉毒毒素治疗顽固性 OAB 患儿的有效性及安全性得到进一步证实。但也有文献报道患儿进行 A 型肉毒毒素治疗时,可能出现泌尿系感染、短暂性尿潴留等副作用。

四、经皮神经电刺激治疗

经皮神经电刺激（transcutaneous electrical nerve stimulation,TENS）治疗可以抑制膀胱过度活动,其机制目前尚不明确。但是多项研究已经表明电刺激治疗可用于儿童 OAB,且效果显著。早期的理论认为电刺激治疗的作用主要是由外周效应引起的,但是现在更多学者认为电刺激具有中枢效应,可能作用于额叶前部。对于一线治疗效果很差的 OAB 患儿,神经电刺激治疗是一个不错的选择。TENS 在儿童下尿路症状治疗中,结果往往令人鼓舞。早期非对照研究报道儿童 OAB 或下尿路症状的改善率和治愈率为 56%~100%。而在假性对照的研究中也证实了类似的结果。2015 年的一项非对照研究报道了完全缓解率和部分缓解率分别为 70% 和 22%。最近在一项随机对照研究中,Sillén 等比较了 TENS 和儿童 OAB 已批准的治疗方案,其结果显示治疗效果无明显差异。同样,Quintiliano 等将奥昔布宁与 TENS 相比较,结果显示具有同样的效果。而且最近比较了 TENS 和抗胆碱能药物治疗儿童 OAB 的成果 - 效益分析,其结果更加支持 TENS 治疗。目前临床上应用于儿童 OAB 较多的电刺激为经皮骶骨旁神经电刺激和经皮胫神经电刺激治疗。1999 年 Walsh 等首次描述了经皮骶骨旁神经电刺激治疗成人 OAB,而在 2002 年 Hoebeke 等才将此方法应用于儿童,文献报道其治愈率为 47%~61.9%。Patidar 等研究发现经皮胫神经电刺激治疗儿童 OAB 效果显著,其治愈率和改善率分别为 67% 及 24%。Barroso U 等对经皮骶骨旁神经电刺激和经皮胫后神经电刺激治疗儿童 OAB 进行研究时,结果发现在缓解 OAB 症状上前者治疗效果更佳,而在排尿功能异常评分、尿急或白天尿失禁症状完全缓解方面,两种治疗方法没有统计学差异。在最新的研究中,有文献发现经皮阴部神经电刺激治疗尿失禁效果显著。因此,建议 TENS 可作为儿童 OAB 一线药物治疗无效后的首选治疗方案(图 30-6-1)。

五、其他治疗

包括手术治疗和中医治疗。手术仅适用于严重小容量低顺应性膀胱,且已经危害上尿路功能,并且经其他治疗无效者。包括膀胱去神经支配术、膀胱扩大术、尿流改道术等。手术治疗目前应用不多,仅针对明显的脊柱裂或神经源性引起的挛缩膀胱出现的膀胱过度活动可行膀胱扩大手术,一般原发性膀胱过度活动患儿不考虑手术。近

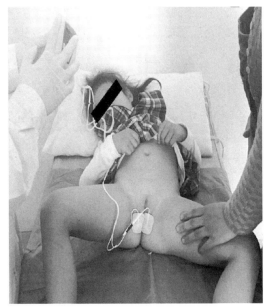

图 30-6-1　盆底电刺激治疗尿道不稳定

些年有学者对儿童 OAB 进行超短波加耳穴中医治疗。研究显示,超短波加耳穴与奥昔布宁均对儿童 OAB 有治疗作用,且治疗效果无差异;但是奥昔布宁组 54% 患儿出现不同程度不良反应,而超短波加耳穴具有更好的依从性和安全性。

综上所述,OAB 患者多采用行为疗法和药物疗法的联合应用。M 受体拮抗剂作为当今治疗 OAB 的主要手段,其有效率已经达到 75%。将来 OAB 治疗方向主要是针对中枢神经系统、外周神经系统和下尿路系统。

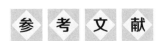

1. 文建国,黄书满,吕宇涛. 小儿膀胱功能的发育及排尿特点研究进展. 中华小儿外科杂志,2014,35(3):224-227.

2. 花朝阳,文建国. 儿童膀胱过度活动症诊断研究进展. 中华实用儿科临床杂志,2017,32(11):872-874.

3. 文建国,李金升,王志敏,等. 中老年人膀胱过度活动症患病率调查及危险因素分析. 中华泌尿外科杂志,2012,33(11):831-835.

4. 文建国,陈燕,李金升,等. 索利那新治疗膀胱过度活动症对逼尿肌功能的影响. 中华泌尿外科杂志,2011,32(8):528-531.

5. AUSTIN PF,BAUER SB,BOWER W,et al. The standardization of terminology of lower urinary tract function in children and adolescents:Update report from the standardization committee of the International Children's Continence Society. Neurourol Urodyn,2016,35(4):471-81.

6. FRANCO I,FRANCO J,HARDING S,et al. Are seasonal and income variations accountable for bowel and bladder dysfunction symptoms in children? Neurourol Urodyn,2017,36(1):148-154.

7. HUA C,WEN Y,ZHANG Y,et al. The value of synchro-cystourethrometry for evaluating the relationship between urethral instability and overactive bladder. International Urology and Nephrology,2018,50(3):1-9.

8. MOSIELLO G,POPOLO GD,WEN JG,et al. Clinical Urodynamics in Childhood and Adolescence. Cham,Switzerland:Springer International Publishing AG,2018.

第三十一章

盆腔手术对膀胱及尿道功能的影响

膀胱和尿道作为一个完整的功能单位主要有两种功能:有一定的容量储尿并且以合适的形式保证尿液的有效排空。这是一个十分复杂的生理过程,必须有赖于完整的膀胱逼尿肌和尿道内、外括约肌的功能,盆底肌及辅助肌的作用,以及它们之间功能的协调下才能完成正常的储尿和排尿。而上述各部分功能的实现及协调,都是在神经系统的良好控制下达到的。因而,任何神经损伤、肌源性损害、功能性紊乱均可对膀胱和尿道的储尿及排尿功能产生影响。

小儿盆腔手术如先天性巨结肠根治术、骶腹会阴肛门成形术、泌尿生殖系横纹肌肉瘤根治术等手术,可能会损伤盆腔神经和肌肉从而对膀胱及尿道功能造成影响。1993年,文建国教授就发现经骶会阴及经腹会阴肛门成形术能引起残尿量增多、有效膀胱容量减少、膀胱顺应性下降、逼尿肌无反射等膀胱尿道功能障碍。近年来,小儿尿动力学的发展为早期准确诊断盆腔手术引起的排尿异常提供了一个很有效的方法。本章针对盆腔手术如何影响膀胱尿道功能,以及如何使用尿动力学检查来评估诊断盆腔手术后引起的排尿异常,作以简单的介绍,希望能够为尿动力学评估盆腔术前及术后各种排尿异常提供参考。

第一节 盆 腔 解 剖

一、骨盆骨性结构

盆部(pelvis)以骨性骨盆为基础,上承腹部和腰部,下连臀部和股部,包括骨盆、盆壁和盆膈,以及骨盆腔内脏器和盆部的血管、淋巴管及神经。

盆部的骨性解剖:骨盆由左、右髋骨和后方的骶骨、尾骨,借关节、韧带和软骨连接而成。骨盆由骶骨的岬向两侧经弓状线、耻骨梳、耻骨结节、耻骨脊及耻骨联合上缘构成的环状界线,将其分为上方的大骨盆和下方的小骨盆。骨盆的前壁为耻骨、耻骨支、耻骨联合,后壁由骶骨、尾骨、骶尾联合组成,两侧壁为髂骨、坐骨、骶结节韧带、骶棘韧带,骨盆的前外侧有闭孔。

二、盆部肌肉

1. 盆壁肌 覆盖盆壁内面的肌有闭孔内肌和梨状肌闭孔内肌。闭孔内肌位于骨盆侧壁的前份,经坐骨小孔至臀部。梨状肌位于骨盆侧壁的后份,经坐骨大孔出盆腔至臀区。

2. 盆底肌 盆底肌由肛提肌和尾骨肌组成。覆盖其上、下面的筋膜,分别称为盆膈上筋膜和盆膈下筋膜,三者共同组成盆膈。盆膈封闭骨盆下口的大部分,其后部有肛管通过,其前方两侧肛提肌的前内侧缘之间留有一狭窄裂隙,称为盆膈裂孔,男性有尿道、女性有尿道和阴道通过,盆膈裂孔下方由尿生殖膈封闭。近年来,许多作者都注意到膀胱和后尿道的功能与相邻的盆底肌密切相关。人体支配的横纹肌出现失神经状态要比自主神经支配的平滑肌失神经状态对功能的影响更严重。因而有必要了解盆底肌在储尿和排尿生理活动中的几个重要作用:①膀胱的良好顺应性除了和平滑肌特性有关外,也依赖于盆底肌的作用。在膀胱充盈过程中,盆底肌也随膀胱内尿液增加逐渐收缩,将膀胱托出小骨盆而使其不受盆腔狭窄骨性结构和盆腔内脏压迫。②正常尿道关闭压的维持除了依赖尿道平滑肌及周围弹力纤维组织结构,解剖学上已证实尿道膜部以上后尿道位于盆底肌以上,而这部分尿道由于盆底肌的支持使其直接承受腹腔和盆腔压力的影响而形成类似食管高压区的括约肌作用。③逼尿肌三层平滑肌纤维交错延伸后,尿道和外括约肌部分形成不完全的襻状结构。④参与排尿功能的完成,排尿活动首先是盆底肌有意识的松弛,然后才是逼尿肌的收缩,膀胱颈和尿道括约肌的活动先停止,这也可以从 X 线造影的连续显像摄录中加以证实。

三、盆腔筋膜

1. 盆壁筋膜 覆盖于盆壁内表面,包括骶前筋膜、梨状肌筋膜、闭孔筋膜等。
2. 盆脏筋膜 盆壁筋膜向盆腔脏器表面反折,呈鞘状包裹脏器形成,包括筋膜鞘、筋膜隔及韧带等。

四、盆腔脏器的位置及毗邻

盆腔主要容纳泌尿和生殖器官,以及消化管的末端。前方为膀胱和尿道;后方为直肠;中间为生殖器官。男性,前列腺位于膀胱和盆底之间,输精管壶腹、射精管和精囊位于前列腺后上方及膀胱的后方。女性,生殖器官所占范围大,正中线上有子宫和阴道上部,两侧有子宫阔韧带及其包裹的卵巢和输卵管(图 31-1-1)。

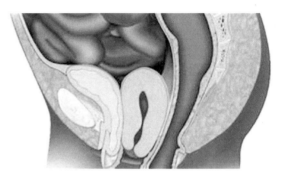

图 31-1-1　盆腔脏器的位置及毗邻

1. 膀胱 膀胱空虚时呈三棱锥体状,位于盆腔前部,耻骨联合及左、右耻骨支的后方,其上界约与骨盆上口相当。幼儿的膀胱较高,上届越过骨盆上口位于腹腔内,到 6 岁左右才逐渐降至盆腔。

2. 输尿管盆部 输尿管盆部位于骨盆侧壁的腹膜下,行经髂内血管、腰骶干和骶髂关节前方,向后行走,继而经过脐动脉起始端和闭孔血管、神经的内侧,在坐骨棘的平面,转向前穿入膀胱底的外上角。

3. 前列腺 前列腺位于膀胱颈和尿生殖膈之间,前方为耻骨联合,后面与直肠膀胱壶腹相邻,后上方有输精管和精囊。

4. 子宫 子宫位于膀胱与直肠之间,其前面隔膀胱子宫陷凹与膀胱上面相邻,子宫后面借直肠子宫陷凹及直肠阴道膈与直肠相邻。子宫位于盆腔内,与尿动力学关系不大,但偶尔有些子宫积液、处女膜闭锁,也会出现子宫膨大,临床上会误认为膀胱尿潴留。

5. 直肠 直肠位于盆腔后部,全长 15~16cm,上于第 3 骶椎平面接乙状结肠,向下穿盆膈延续为肛管。直肠与尿动力学密切相关。因为我们常规靠测直肠内的压力来判断腹内压,而逼尿肌的压力必须是膀胱的压力减去腹内负压,才能得出逼尿肌的压力,所以了解直肠的解剖生理对尿动力学意义重大。直肠是个运动器官,在测压过程中也会有肠蠕动,有时还会对尿动力学测定产生影响。尿动力学测定的逼尿肌压力是腹压减去直肠内压力计算出来的。但是,当直肠蠕动的时候就会产生一个增加的压力,会造成尿动力曲线有不能解释膀胱负压的出现。了解直肠的解剖生理对正确分析掌握膀胱测压技术和解释肠蠕动情况下的尿动力学特殊表现有一定的意义。

五、盆部神经解剖

盆腔内的器官离不开神经的支配,所以了解神经的走行,功能非常重要。盆部的神经一部分来自腰、骶神经丛,另一部分来自内脏神经(图 31-1-2)。

1. 闭孔神经 由第 2~4 腰神经前支组成。
2. 生殖股神经 由第 1 腰神经前支小部纤维及第 2 腰神经大部纤维组成。
3. 骶丛和尾丛 由腰骶干和第 1~4 骶神经前支组成骶丛,第 4 骶神经前支的降支、第 5 骶神经前支和尾神经的前支合成一小的尾丛,位于尾骨肌的上面。除发出细小的肌支支配盆壁各肌外,还发出臀上神经、臀下神经、闭孔内肌神经、梨状肌神经、肛提肌神经、尾骨肌神经、肛门括约肌神经、盆内脏神经、股后皮神经、坐骨神经和阴部神经。

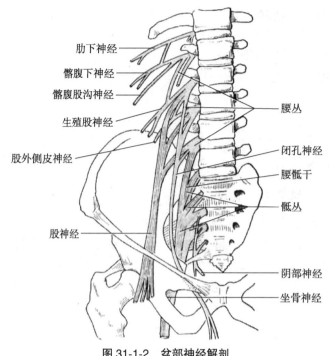

图 31-1-2 盆部神经解剖

标注（从上到下左侧）：肋下神经、髂腹下神经、髂腹股沟神经、生殖股神经、股外侧皮神经、股神经

标注（右侧）：腰丛、闭孔神经、腰骶干、骶丛、阴部神经、坐骨神经

4. 盆部的内脏神经 主要有骶交感干、上腹下丛、下腹下丛和盆内神经等。交感神经活动能抑制副交感神经的刺激。当交感神经神经系统活跃时，泌尿和排尿反射被抑制。副交感神经系统功能与交感神经系统功能相反。在排尿功能方面，副交感神经刺激逼尿肌的收缩。紧接副交感神经的刺激，在内部的尿道外括约肌交感神经影响变成抑制，使内部括约肌放松并开放，结果是促进自主排尿。

六、膀胱尿道在排尿过程中的调控

正常小儿排尿过程中，下尿路的主要功能是在较低的膀胱压力下有效地充盈和存储尿液。膀胱充盈期尿道外括约肌收缩进行性加强使尿液不能排出，排尿期逼尿肌收缩膀胱内压升高，同时外括约肌反射性松弛使膀胱排空。正常儿童的排尿器官不断发育，只有在排尿控制发育成熟后才有可能由新生儿不自主地排尿发展到成人自主有效排尿。应当注意，膀胱是内脏器官中唯一受躯体神经和自主神经共同控制的器官。在对膀胱的刺激中除乙酰胆碱和去甲肾上腺素外，还涉及其他多种神经递质控制。如动物实验和初步人体研究发现，nitricoxide 是调节尿道外括约肌重要的神经递质，可调节外括约肌的紧张性。过去认为，新生儿或婴幼儿膀胱没有抑制排尿能力，只要膀胱被充满，通过简单脊髓反射排尿就会自动发生，极少或不通过高级神经中枢调节。而目前的研究认为，足月胎儿和婴儿排尿反射除受骶髓排尿中枢控制外，还受脑干、小脑、基底神经节、边缘系统、丘脑、视丘下部和大脑皮层的高位中枢调节。

膀胱胀满的信息通过传入神经、脊神经节传至髓核，经侧脊髓丘脑束至桥脑排尿中枢，再经过小脑、基底神经节、边缘系统和大脑皮层的高位中枢调节，接通桥脑排尿中枢，抑制躯体神经元和中间神经元，松弛括约肌，盆底肌也有意识地松弛，尿道内压降低；同时刺激副交感神经元和中间神经元，引起逼尿肌收缩，膀胱内压迅速上升，膀胱颈形成漏斗状，后尿道开放，尿道内压迅速下降，尿液排出。膀胱尚未胀满时，从盆神经和阴部神经传入的信息激活脊髓和桥脑排尿中枢，再经过小脑、基底神经节、边缘系统和大脑皮层的高位中枢调节，抑制桥脑排尿中枢，从而抑制副交感神经元和中间神经元，以及通过刺激交感神经元和中间神经元致副交感神经元和中间神经元抑制，引起逼尿肌松弛，关闭膀胱颈和近段尿道；同时刺激躯体神经元和中间神经元，收缩括约肌，关闭膀胱颈和近段尿道，导致储尿。文建国等发现正常新生儿可存在断奏或间断排尿现象，随着年龄增加这种排尿方式逐渐消失。因此，小儿出现断奏或间断排尿现象不一定提示膀胱功能异常。

第二节　盆腔手术对膀胱尿道功能的影响

在儿童,与盆腔相关的疾病有许多,例如先天性巨结肠、无肛、横纹肌肉瘤、尿道外伤等,许多疾病都需要进行相应的盆腔或会阴部的手术。例如先天性巨结肠可进行根治术,其基本术式有 4 种:Swenson 术、Duhamel 术、Soave 术和 Rehbein 术。对于全结肠型可做回肠结肠侧侧吻合术(Martin 术)或全结肠切除术;短肠型可做肛门直肠扩张术或直肠后壁内括约肌切除术(Thomas 术)。对于横纹肌肉瘤的手术治疗应尽可能对肿瘤进行根治性切除,无法切除者采用放疗和化疗后,待肿瘤缩小后再行切除。术中发现有转移淋巴结必须予以清扫。无肛的患儿可进行会阴、腹会阴、骶会阴肛门成形术。尿道外伤进行相应的修补重建手术。

这些手术或者需要解剖盆腔骨盆,或者需要在骶尾部进行手术,都可能损害局部的神经,造成潜在的膀胱功能紊乱。本节重点介绍这些盆腔手术有可能引起的膀胱排尿异常及其尿动力学的术前、术后评估,为诊断和治疗提供依据。

一、盆腔手术后的膀胱尿道功能变化

术后膀胱功尿道能障碍主要表现为下尿路功能障碍(LUTD),分为储尿功能障碍和排尿功能障碍,主要有逼尿肌受损、低顺应性膀胱、膀胱流出道梗阻、逼尿肌 - 括约肌协同失调及逼尿肌过度活动等,症状主要以不能自主排尿、尿潴留、尿流力量下降、排尿费力、尿等待、间断尿、残余尿感、尿频、尿急、尿失禁和夜尿等神经源性膀胱功能障碍形式出现。

二、病因及发病机制

膀胱活动一般可分为储尿期、排尿期及中断排尿,是一组在神经调节下的膀胱反射运动。排尿活动主要受腰骶髓低级中枢、脑桥及中脑排尿高级中枢的支配。下尿路自主神经传入与传出回路均由副交感神经(盆神经)、交感神经(经腹下神经、骶前神经)及体神经(阴部神经)组成。副交感神经起自 S_{2-4} 脊髓灰质的中侧区,形成脊神经前根的节前纤维,最后形成盆神经,主要支配膀胱逼尿肌,在膀胱颈部及尿道分布较少。交感神经起自 T_{11}~L_2 或 L_3 的胸腰段脊髓中侧核区,横穿腰神经节并加入骶前神经,形成上腹下丛,继续下行分成左、右腹下神经两支,最后与盆神经形成下腹下丛,其延伸的两支神经束向下走行,产生的第一神经束分支支配膀胱底部及近端尿道,余下的神经纤维在膀胱三角区经输尿管间嵴水平进入膀胱内,分支主要分布在膀胱底部、颈部及近端尿道。阴部神经起自 S_{2-4},部分感觉支分布于会阴部,盆内支在尿道括约肌的近端水平与盆神经分支汇合,共同分布于尿道外括约肌。

副交感神经主要作用是支配膀胱排尿。交感神经兴奋后可以释放肾上腺素作用于近端尿道及膀胱颈部的受体,促进膀胱储尿。阴部神经兴奋可关闭中段到远端尿道。阴神经也有分支支配盆底肌肉,尤其是肛提肌兴奋后通过肌肉收缩对控尿、控制排便有重要作用。

盆腔手术术后发生排尿异常者较为常见,其机制有膀胱创伤学说、炎症学说和神经损害学说等。创伤性、无菌性膀胱周围炎、膀胱周围水肿和纤维化导致膀胱壁变硬及收缩力下降。盆腔手术中如果切除组织广泛,容易造成交感神经、副交感神经、阴部神经及盆神经不同程度的损伤,而这些神经正是维系膀胱功能的重要因素。交感神经可使膀胱逼尿肌松弛,膀胱内括约肌收缩,完成储尿功能。交感神经纤维的损伤可导致膀胱颈近端尿道张力下降,造成尿频、尿急和尿失禁。副交感神经可使膀胱逼尿肌收缩,膀胱内括约肌松弛,完成排尿功能。副交感神经的损伤可导致逼尿肌收缩力降低,反射低下,严重者甚至会导致逼尿肌反射不能、尿失禁、慢性尿潴留、肾脏功能衰竭等。有时盆腔手术后交感神经和副交感神经受到不同程度的损伤,可能会出现比较复杂的排尿功能障碍,此时就需要尿动力学检查才能了解患者的膀胱尿道功能。

第三节　盆腔手术前、后膀胱尿道功能

尿动力学主要依据流体力学和电生理学的基本原理及方法,将患者尿路症状用图和数字表现出来,并为患者的痛苦提供病理生理的解释,为临床制订治疗方案和评估治疗疾病转归提供客观依据。下尿路尿动力学检查主要包括尿流率、膀胱压力容积、尿道压描记(urethral pressure,UPP)、最大尿道闭合压(maximum urethral closure pressure,MUCP)、功能性尿道长度(functional urethral profile length,FUL)、曲线下面积及肌电图等。通过这些检查的参数分析,可初步判断下尿道的功能。尿流动力学检查对下尿路功能不良有重要的评估作用,很多小儿经用尿流动力学检查,可以评估他们的膀胱逼尿肌与尿道外括约肌功能,从而了解其病理生理的进程。目前对下尿路功能不良来说,尿流动力学检查的重要性并不亚于 X 线检查。盆腔疾病及先天性盆腔部分的发育不良,例如先天性巨结肠、先天性无肛、骶尾部畸胎瘤、膀胱三角的横纹肌肉瘤等许多疾病在手术前神经已经发生损害,造成排尿异常,然而神经损害的类型及损害程度不清楚,此时就需要尿动力学检查对患儿进行术前评估才能详细了解,并为手术后的继发改变评估手术疗效提供依据。手术后如果患儿仍然有排尿异常症状或残余尿增多,还要进行术后尿动力学评估,根据尿动力学检查制订相关的治疗方案。

一、尿动力学检查步骤

对进行盆腔手术前、后的患儿行尿动力学检查有其特殊性,可能和其他患儿不一样。例如先天性无肛的患儿肛门位置及生理都发生了改变,在术前无法同步测定直肠压力,此时可以选择腹壁肌电图等检查代替以了解患儿相关情况。

二、尿动力学变化的类型

不同类型的疾病,不同类型的手术,手术大小、范围的不同都会引起不同的膀胱功能改变。可能不会损害相关神经,膀胱功能没有任何改变,也可能造成膀胱完全瘫痪,类似不同类型的神经源性膀胱的改变。有可能出现的尿动力学改变如下:

1. 逼尿肌无反射但尿道功能正常 膀胱感觉消失、容量增大、残余尿多、呈高顺应性膀胱。膀胱去神经超敏试验阳性。尿道压力图像正常。尿道旁横纹肌 EMG 活性正常。临床表现为排尿困难或尿潴留。这种类型主要是副交感神经损伤,交感神经及阴部神经正常。文建国教授发现对小儿进行骶会阴及腹会阴肛门成形术可能引起残余尿增多、有效膀胱容量减少、膀胱顺应性下降、逼尿肌无反射(图31-3-1)。其中腹会阴肛门成形术后逼尿肌无反射的发生率为 3/8,骶会阴术后为 3/7。腹会阴及骶会阴肛门成形术后膀胱测压有异常的患儿中,约半数有尿潴留、尿失禁及尿频等排尿异常症状。Chang 等的研究报告显示腹会阴手术后逼尿肌无反射发生率为 11.3%。

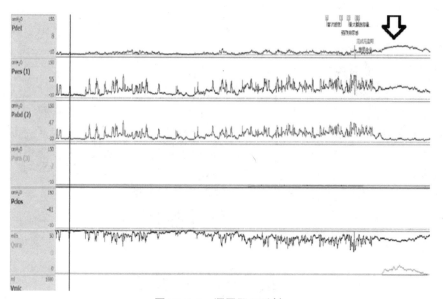

图 31-3-1 逼尿肌无反射

2. 逼尿肌无反射尿道括约肌功能减退　膀胱测压变化同上,但尿道压力普遍降低,尿道旁横纹肌 EMG 活动消失。临床表现为尿失禁。这种类型主要是副交感神经损伤,阴部神经也有损伤。

3. 逼尿肌反射亢进　盆腔手术后表现为逼尿肌反射亢进者,有两种情况:①肌源性逼尿肌反射亢进: 是由于手术时对逼尿肌的挤压牵拉,使其受到了机械性损害,肌肉发生水肿导致功能减退,同时伴有大量 残余尿。这种表现一般于术后即发生,两周后自行好转。若残余尿越积越多,逼尿肌进一步受损时,反射 亢进的逼尿肌可转变为无反射,出现尿潴留。②交感神经损伤性逼尿肌反射亢进:若手术主要造成膀胱尿 道的交感神经损伤,则交感神经在盆神经节内对副交感神经冲动的过滤作用及直接拮抗作用减退,副交感 神经的作用占优势,另外交感神经通过 β- 受体对膀胱的抑制作用降低也是重要的原因。

4. 膀胱功能正常尿道关闭功能障碍　主要是手术造成的盆底肌肉损伤而神经系统正常,临床上表现 为压力性尿失禁。

三、尿动力学检查在盆腔手术后的临床应用

(一) 先天性巨结肠根治术

先天性巨结肠症(congenital megacolon)又称肠管无神经节细胞症,分为超短段型、短段型、常见型、长 段型、全结肠型、全肠型。临床表现为不排胎便或胎便排出延迟、腹胀,稍有刺激即可出现粗大的肠型及 肠蠕动波。术前的肛门直肠测压常表现为直肠肛门抑制反射消失,直肠初始感觉阈值、直肠最大耐受量 及直肠顺应性均升高,而肛门内括约肌静息压及内括约肌最大缩窄压均正常。目前临床上常用的手术为 Swenson 术、Duhamel 术、Soave 术和 Rehbein 术等术式。这些外科手术都可能损伤盆腔部神经,导致盆腔 脏器功能障碍。在手术的并发症中,最常见的是肛门直肠功能障碍,如便秘、大便失禁等。然而,一些患儿 术后也出现了膀胱排尿功能障碍。结肠的神经分布左右各异。右半结肠由迷走神经发出的副交感神经纤 维和肠系膜上神经丛发出的交感神经支配。左半结肠由盆神经发出的副交感神经纤维和肠系膜下神经丛 的交感神经支配。这些神经均通过复杂的神经网络与支配膀胱、尿道和盆底诸肌的神经相连。由于受损 的神经不同,会产生不同的功能障碍。盆神经受损(副交感神经损伤,失神经支配)可能会导致迟缓性膀胱、 尿潴留等;而腹下神经受损(交感神经),可能会导致膀胱顺应性降低、尿失禁等。交感、副交感神经同时损 伤则会产生更加复杂的排尿功能障碍。特别是 Swenson 术因盆腔广泛分离,术中牵拉膀胱,对骶前、直肠 两侧分离扰乱较重,可能造成盆腔神经、腹下神经丛、阴部神经丛及膀胱丛损伤,造成术后膀胱收缩无力从 而导致尿潴留。预防方法主要是减少盆腔损伤,尤其是新生儿应紧贴肠壁分离,减少拉钩向两侧牵拉以免 损伤神经分支。一旦发生尿潴留应留置导尿,定时钳夹,辅以针灸、理疗等措施,尿潴留多数可在 3~5 天内 恢复,少数持续时间较长。Thomas M 等观察了 11 例先天性巨结肠的患儿,并在对这些患儿进行根治手术 前及术后进行了尿动力学检查,观察膀胱压力、逼尿肌压力、盆底肌电图等,并同步测量腹压。结果发现这 些患儿在术前都没有泌尿系的先天性畸形,排尿功能都正常,尿动力学检查正常,而手术后的尿动力学检 查显示有 3 名患儿膀胱排尿功能正常,7 名患儿的膀胱容量增大,其中 6 名显著增大,但膀胱逼尿肌仍有 收缩,并有尿失禁现象,还有 1 名患儿有低顺应性膀胱。这些结果表明一些患儿在先天性巨结肠根治术后 可能会导致逼尿肌的去神经支配。

(二) 骶腹会阴肛门成形术

文建国教授早在 1993 年就研究了经骶腹肛门成形术对膀胱尿道的影响。他对 31 例会阴、腹会阴、骶 会阴肛门成形术后的患儿进行尿动力学检查,测定残余尿、有效膀胱容量、膀胱顺应性、逼尿肌有无反射和 反射亢进、尿道关闭压、尿道最大压及肛门括约肌肌电图等。

该研究显示会阴部肛门成形术对膀胱尿道功能无明显影响。骶会阴及腹会阴肛门成形术能引起残余 尿增多、有效膀胱容量减少、膀胱顺应性下降、逼尿肌无反射等。腹会阴及骶会阴肛门成形术后膀胱测压 有异常的患儿中,约半数有尿潴留、尿失禁及尿频等排尿异常症状。肛门成形术后膀胱功能障碍的真正 病因目前尚不清楚。可能因为经腹会阴及骶会阴肛门成形术均需游离直肠或在盆腔、骶前区进行解剖分 离,很易损伤支配膀胱的副交感神经传出纤维,使骶髓副交感神经的传出冲动减少,引起逼尿肌无反射。 Chang 等认为经腹会阴手术后膀胱功能障碍可能与以下因素有关:①膀胱神经的直接损伤;②膀胱失去正

常的周围组织的支持;③损伤性无菌性膀胱周围炎。

(三)泌尿生殖系横纹肌肉瘤根治术

横纹肌肉瘤(rhabdomyosarcoma,RMS)是由多种不同分化程度的横纹肌母细胞组成的软组织恶性肿瘤,是小儿软组织最常见的恶性肿瘤,约占小儿软组织肉瘤的55%~60%。根据美国横纹肌肉瘤研究组1998年统计显示,肿瘤原发于泌尿生殖道为21%。膀胱RMS多来源于膀胱三角区及膀胱颈,故大多数因排尿受阻而就诊,此时肿瘤多浸润广泛,常已经无法保留膀胱功能。近年来,通过术前化疗或辅以放疗,可使肿瘤缩小后手术,达到了全切肿瘤并保留膀胱、减少肿瘤复发的目的,但大部分患儿术中均需切除部分膀胱壁及颈组织,膀胱容量及控尿功能将因此受到影响,故术后膀胱功能恢复仍是目前该病治疗的难点。运用尿动力学检查方法,评估并指导小儿膀胱RMS术后膀胱功能训练,可取得满意疗效。具体操作步骤如下:

1. 尿动力学检查前准备　检查前排空直肠大便,开始饮水,有明显尿意后自行排尿,记录尿量及尿流曲线。排尿结束后立即行会阴区消毒,患儿卧位,经尿道留置6~8F双腔测压管,测定残余尿量,将腹压测量管放入直肠内,贴表面电极,待患儿放松,安静后开始检测。

2. 尿动力学检查内容　以20~40ml/min速度向膀胱内灌入温生理盐水,当患儿有明显尿意或尿道口漏尿时停止灌注,此时安静状态下膀胱内压不超过30cmH$_2$O,鼓励患儿带管排尿,进行排尿期压力/流率/肌电图检测,评价逼尿肌-括约肌协调性。分别于术后1、3、6个月及化疗结束后检查最大膀胱测压容量、膀胱内压、膀胱顺应性、尿流率等指标,评价膀胱功能恢复情况。

3. 根据各检查指标指导患儿行盆底功能训练及膀胱控制训练,而最大膀胱测压容量是作为每次排尿后膀胱储尿量的参考指标之一;若术后出现膀胱逼尿肌不稳定收缩、膀胱顺应性降低、膀胱功能容量明显减少出现尿频症状时,可口服溴丙胺太林每次0.5mg/kg,每天2~3次,以缓解症状,改善膀胱功能。

刘俊宏等观察了12例膀胱RMS,在征得患儿家长知情同意后,除1例术后复发死亡未纳入统计及另1例术后6个月正进行膀胱功能训练外,余10例均按上述时间间隔完成尿动力学检查。结果发现:11例中术后1个月尿动力学检查见膀胱逼尿肌出现不稳定收缩8例,最大膀胱测压容量较估计值明显减少,临床伴有尿频症状。经指导膀胱功能训练后,术后3个月有9例膀胱功能较术前明显好转,储尿量增加,尿频症状明显缓解,仅2例膀胱最大测量容量偏小,1例膀胱顺应性降低,仍有尿频症状。9例术后3个月膀胱功能恢复良好者在术后6个月膀胱功能趋于稳定,各尿动力学检查指标正常;另2例仍有异常,1例术后伴压力性尿失禁,术后6个月膀胱控尿功能有所改善;另1例现为术后6个月,最大膀胱测压容量偏低,膀胱顺应性降低,正进行膀胱功能训练。

小儿膀胱RMS根治性手术后必导致膀胱容量及控尿功能损害,在了解膀胱的实际状况下进行膀胱功能恢复训练是必要的,因此在尿动力学检查指导下进行膀胱功能训练,能定量分析术后膀胱功能容量、膀胱内压及尿流率等数据,了解膀胱顺应性是否因手术受影响,并用于指导膀胱功能训练,必要时可辅以药物治疗,以增强患儿控尿能力。训练方法有盆底肌肉训练、尿意习惯训练及激发技术训练等。盆底肌肉训练:让患儿在不收缩腹部、臀部及下肢肌肉的情况下,自主收缩尾骨耻骨周围的肌肉即会阴及肛门括约肌,每次收缩维持约10秒,重复做10次为1组,每天3组。这种训练可以减少漏尿的发生,增强控尿能力。尿意习惯训练:训练应在特定的时间进行,如餐前半小时、晨起或睡前,鼓励患儿定时如厕排尿。白天定时排尿,每次间隔1~3小时,夜间1~2次,每次尿量以术后尿动力检测的最大膀胱测压容量或Houle等估计膀胱最小容量作为参考指标,以减少尿失禁的发生,并逐渐帮助患儿建立良好的排尿习惯,适用于有尿频、尿急症状的患儿。经过膀胱功能训练,术后膀胱功能于术后6个月基本恢复正常。对术后膀胱功能容量偏小及膀胱顺应性下降患儿,可辅以溴丙胺太林等药物治疗,以达到使膀胱容量增加,膀胱内压降低,减少尿频、尿急的发生,有助于膀胱功能的恢复。

(四)盆底肌损害

由于盆底肌在下尿路贮尿和排尿过程中有重要的作用,任何原因的盆底肌损害都能直接影响储尿和排空功能。而小儿盆腔手术几乎都有不同程度的盆底肌支配神经受损,使盆底肌主动收缩能力下降,结果是:①随着膀胱的逐渐充盈,盆底肌收缩无力,膀胱仍处于盆腔内而膨胀受限,膀胱内压急剧增高,膀胱颈在充盈期就呈漏斗状下突,呈现排尿状态。②膀胱失去盆底肌支持,在用力或咳嗽等动作时腹压突然增高,盆底肌此时失去反射性收缩的能力而随腹压增大下移,进一步加重膀胱漏斗状形成,膀胱内压升高,导致不能控制的排尿。③盆底肌支持功能丧失,盆腔段后尿道高压区括约作用丧失,尿道压力下降,出现尿失禁。因盆底肌瘫痪下降,膀胱直肠凹深度加大,一旦膀胱充盈,膀胱体如此,就改变了膀胱尿道之间的正常角度,导致排尿困难、尿潴留和充盈性尿失禁。

（五）后尿道瓣膜

后尿道瓣膜(posterior urethral valve,PUV)是男性儿童先天性下尿路梗阻中最常见的疾病。可分为三型:Ⅰ型最常见,占引起梗阻瓣膜的95%;Ⅱ型目前认为不造成梗阻;Ⅲ型占梗阻性后尿道瓣膜的5%。后尿道瓣膜于胚胎形成的早期就已经出现,可引起泌尿系统和其他系统的发育异常及功能障碍。原来发现后尿道瓣膜患儿有膀胱功能障碍者约占25%,后来随着尿动力学检查的普及,发现后尿道瓣膜患儿中大部分有不同程度的膀胱功能异常,一般表现为尿道瓣膜切除术后尿失禁、上尿路扩张。大量资料表明尿道瓣膜切除术后经过尿动力学检查约75%有膀胱功能异常,包括膀胱低顺应性、逼尿肌不稳定、膀胱反射亢进、非抑制性收缩增多、不稳定膀胱及残余尿量增多等。后尿道瓣膜切除术后的膀胱功能异常被称为瓣膜膀胱综合征。膀胱功能异常可因膀胱肌肉收缩不良、膀胱颈肥厚等所致,也可由膀胱容量相对小、膀胱括约肌收缩功能差引起,原因尚不清楚。

四、影像尿动力学检查

小儿膀胱尿道功能障碍类型复杂多样,尿动力学检查是评估膀胱尿道功能障碍的金标准,可以准确反映下尿路功能状态,并将患儿的尿路症状以图表和数字的形式表示出来。影像尿动力学检查是在膀胱测压记录尿动力学参数的同时进行X线或B超检查,从而可动态的准确获得膀胱尿道形态与功能的变化,以及两者间的联系。X线影像尿动力学检查由于较大的放射性使其临床应用受到一定程度的限制,而B超影像尿动力学检查则由于操作简便、设备要求低、无创、无放射性等诸多优点显示出研究意义和推广价值。

第四节　治　疗

膀胱功能障碍常需综合治疗,主要有:

1. 排尿训练包括定时排尿、逐渐延长排尿间隔和盆底肌训练等。

2. 手法(Crede手法等)或腹部用力排尿。

3. 留置导尿或耻骨上膀胱造瘘,此法并发症多,不宜长期使用。

4. 清洁间隙导尿,为有效的尿液引流方法,可长期使用。后尿道瓣膜膀胱功能失代偿后有时可采取间歇导尿和膀胱内灌注抗胆碱能药物帮助排空膀胱。

5. 应用抗生素。

6. 应用影响膀胱尿道功能的药物　尿动力学检查提示逼尿肌过度活跃时,可考虑应用M受体拮抗剂以抑制膀胱收缩和改善储尿状况;泌尿灵、丙咪嗪和吲哚美辛等可用于松弛平滑肌。尿动力学检查提示逼尿肌-括约肌协同失调或尿道阻力增加时,可考虑应用α受体拮抗剂(如酚苄明、特拉唑嗪等)以降低膀胱颈及后尿道阻力,促进排空膀胱;也可用骨骼肌松弛剂(如氯苯氨丁胺、肉毒素等)以降低尿道外括约肌张力。上述药物用于婴幼儿时要严格掌握适应证。主要选用抗胆碱能药物进行治疗,可减低逼尿肌张力、增加不稳定收缩的膀胱容量阈值和扩大功能性膀胱容量。除药物治疗外,限制液体摄入和增加排尿次数也是有效的辅助疗法。

7. 手术治疗　对于口服药物治疗效果差者,可考虑膀胱颈切开、尿道外括肌切开和阴部神经切断术等;对于严重的尿失禁者,可考虑人工尿道括约肌、尿流改道和膀胱颈重建、悬吊及尿道支架等。

8. 电刺激治疗　包括逼尿肌电刺激、盆底肌电刺激和骶神经根电刺激等。主要用于治疗神经源性逼尿肌过度活跃和盆底肌瘫痪的患者,但电刺激治疗在儿童应用较少。

9. 排尿功能再训练与康复　在膀胱功能障碍的治疗中,排尿功能的再训练与康复的地位越来越重要。除了配合药物治疗和术后功能训练以提高患儿的生存质量外,有时也可作为主要的治疗措施。

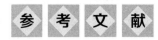

1. 文建国. 小儿泌尿外科手术图解. 郑州:郑州大学出版社,2005.

2. 文建国,袁继炎,郭先娥,等. 肛门成形术对膀胱尿道功能的影响. 中华小儿外科杂志,1993,14(4):223-225.

3. 文建国,陈悦,王贵宪,等. 膀胱测压及括约肌 EMG 检查小儿膀胱功能障碍结果分析. 郑州大学学报(医学版),2003,38(02):155-159.

4. 文建国,黄书满,吕宇涛. 小儿膀胱功能的发育及排尿特点研究进展. 中华小儿外科杂志,2014,35(03):224-227.

5. 王庆伟,文建国. 小儿神经源性膀胱括约肌功能障碍治疗现状与进展. 中华小儿外科杂志,2005,26(04):215-218.

6. 李源,文建国,王庆伟,等. 瓣膜膀胱综合征尿动力学研究. 中华小儿外科杂志,2005,26(4):192-194.

7. 文建国,朱文. 动态尿动力学检查的临床应用进展. 中华泌尿外科杂志,2013,34(4):317-320.

8. BOEMERS TM,BAX NMA,GOOL JDV. The effect of rectosigmoidectomy and Duhamel-type pull-through procedure on lower urinary tract function in children with Hirschsprung's disease. Journal of Pediatric Surgery,2001,36(3):453-456.

9. MOSIELLO G,POPOLO GD,WEN JG,et al. Clinical Urodynamics in Childhood and Adolescence. Cham,Switzerland:Springer International Publishing AG,2018.

第三十二章

排尿功能障碍

第一节 概　述

正常小儿排尿过程包括储尿期膀胱在较低的压力下有效地充盈和储存尿液,排尿期逼尿肌收缩膀胱内压升高,同时外括约肌反射性松弛使膀胱排空。膀胱充盈期尿道外括约肌收缩进行性加强使尿液不能排出,正常儿童的排尿过程不断发育,只有在排尿控制发育成熟后才有可能由新生儿不能自主地排尿发展到学龄期儿童自主有效地排尿。妊娠后期胎儿每天排尿约 30 次,出生后 1 年内排尿次数下降为每天 20 次或每小时 1 次,排尿次数变异较大。随后 2 年排尿次数下降为每天 11 次,但每次平均尿量增加 4 倍。12 岁儿童每天排尿 4~6 次。第 1 次有意识地自主排尿通常发生在 1~2 岁,3 岁的儿童通常能够控制尿道外括约肌,4 岁儿童多能像成人一样控制排尿和保持白天及夜间均无尿失禁。关于小儿正常排尿压力的数值,文献报道不一。有报道正常婴儿自然充盈膀胱测压显示男孩平均最大逼尿肌排尿压为 107.1~117.3cmH$_2$O,女孩为 75.5cmH$_2$O。常规充盈膀胱测压显示男、女儿童平均最大逼尿肌排尿压分别为 66.3cmH$_2$O 和 57.1cmH$_2$O,男女之间差异无统计学意义。显然婴幼儿最大逼尿肌排尿压存在较大变异,这可能与使用的尿动力学检查方法不同及对同一检查结果不同解读有关。

排尿功能障碍(voiding dysfunction)包括尿急、尿频、尿失禁、尿潴留、排尿困难、遗尿等。

一、尿急

尿急(urgency)是一种不能自主控制的排尿急迫感。尿急多伴有重症尿意,急迫甚至发生尿液自动外溢,则称之为急迫性尿失禁。尿急可伴有或不伴有排尿疼痛。具有尿急、尿频表现,伴有或不伴有急迫性尿失禁、耻骨上疼痛或压迫感、尿线无力等表现,称之为尿急 - 尿频综合征(urgency-frequency syndrome)。

尿急的发生机制及原因如下:

1. 膀胱、尿道的神经末梢受到重症刺激,传导到脊髓排尿中枢,其兴奋性超过了脊髓上排尿中枢的抑制作用。常见原因是膀胱(特别是膀胱三角)及后尿道炎症、结石、异物等。

2. 脊髓上排尿中枢对脊髓排尿中枢的抑制作用减弱,膀胱发生无抑制性收缩或膀胱过度活动。常见于老年人和颅内肿瘤等。

3. 膀胱以下部位的尿路阻塞,导致逼尿肌肥厚或激惹,发生膀胱过度活动。此外,某些尿急病例并无确切发病的主因,多发于女性,可能与精神因素有关,转移其关注"尿急"的注意力,尿急表现即可消失。

二、尿频

小儿尿频(frequency)指导每天排尿次数大于正常儿童排尿次数。新生儿排尿次数多,每天 20 次或每小时 1 次,不同个体排尿次数变异较大。随着年龄的增长,排尿次数逐渐减少,2 岁时排尿次数下降为每天 11 次左右,但每次平均尿量增加 4 倍。不同年龄阶段,儿童每天排尿次数不同。12 岁儿童排尿次数和成人一样,每天 4~6 次。

(一)膀胱功能性容量减小导致的尿频

因膀胱炎症、激惹、反射亢进等导致尿频,麻醉后膀胱可达正常容量,去除发病的主因或诱因后,尿频也随之消失。

1. 泌尿系感染。

2. 膀胱疾病特异性炎症、非特异性炎症、结石、肿瘤、异物等。

3. 膀胱邻近组织、器官病变 直肠功能或器质性病变、低位阑尾炎、盆腔肿瘤等。

4. 尿道疾病炎症、狭窄、结石、肿瘤、异物、憩室、尿道息肉、尿道综合征、尿道黏膜脱垂等。

5. 膀胱过度活动症等各种原因导致的膀胱过度活动、低顺应性膀胱等。

6. 包茎和包皮粘连等。

7. 心理行为及排尿习惯不正常 这类患者多有紧张、焦虑、多疑心理,尿频发生或进展与精神刺激和心理状态有明确的联系。不正常的排尿习惯常表现为自觉和不自觉的"提示排尿",即平时所说的越紧张尿频越明显。

（二）膀胱器质性容量减小导致的尿频

逼尿肌器质性损害导致膀胱容量减小所致的尿频,此类状况在麻醉后膀胱容量也不能增加,如神经源性膀胱挛缩、逼尿肌过度增生收缩亢进导致的容量缩小、膀胱外翻术后等。

（三）膀胱有效容量减小导致的尿频

因残余尿占据了膀胱有效容量,致膀胱不能排空而导致的尿频,此时膀胱绝对容量正常甚至大于正常。多发生于膀胱下尿路梗阻性病变、神经源性膀胱尿道功能障碍,特别是伴有逼尿肌-括约肌协同失调者。

此外,尿频还可发生于尿量增多的状况下,如正常状况下的大量饮水、病理状况下的多尿（糖尿病、尿崩症、原发性醛固酮增多症、服用利尿剂、肾硬化、肾功能衰竭的多尿期等）。但这种由于多尿而导致的尿频,不属于排尿功能障碍的范畴,由于此时膀胱容量正常,排尿活动的两个周期（储尿期和排尿期）尿动力学检查无异常改变,只是由于尿量增多而使排尿次数增多而已,称之为多尿更为贴切。

根据每日和每次尿量,较易区别多尿和尿频,后者特征性变化为每日尿量正常、每次尿量减少。根据膀胱实际容量可区别小容量膀胱和膀胱功能容量减小,后者的膀胱实际容量正常或增大或使用药物处理（如麻醉）后膀胱容量正常。根据残余尿可区别膀胱有效容量不足和膀胱敏感性增加,后者一般无残余尿。在泌尿外科临床,膀胱敏感性增加所致的尿频最为常见。

三、尿失禁

尿失禁（urinary incontinence,UI）指尿液不受主观意志控制而由尿道溢出,属储尿期功能异常。

（一）尿失禁的尿动力学本质

从尿动力学的角度看,在储尿期内,当膀胱内压力大于尿道压而尿道闭合压为负值时,即发生尿失禁。因此,尿失禁的尿动力学原因可为膀胱压过高、尿道压过低、膀胱高压伴随尿道低压三大类。

（二）尿失禁的尿动力学原因

1. 储尿期膀胱高压的原因 ①主动性压力升高:储尿期发生自发或引发的逼尿肌收缩,使膀胱压力升高。见于各种不稳定膀胱、骶髓排尿中枢以上运动神经原病变和膀胱炎症、结石、肿瘤等导致的膀胱感觉过敏反应等。②被动性压力升高:储尿期膀胱容量增加使膀胱压力升高,这种压力升高并非来自逼尿肌的收缩,而是尿液容积作用于膀胱的结果。各种挛缩膀胱、低顺应性膀胱,以及各种病变导致的急、慢性尿潴留等,均可导致被动性压力升高。③传入性压力升高:如咳嗽、大笑、喷嚏等使腹压升高,压力传入膀胱;增大的腹内包块、立位时脏器下移压迫膀胱等,使膀胱在外力的作用下压力升高。

2. 储尿期尿道压力低的原因 膀胱颈及尿道外括约肌功能不全、膀胱颈及尿道周围支撑组织功能不全、尿道黏膜垫功能不全及尿道的顺应性不正常等。

（三）尿失禁的分类

国际尿控协会第一次标准化名词定义（1975）和第四次标准化名词定义（1979）以尿动力学变化特点为主要依据,结合临床表现和发病的原因分类如下:

1. 急迫性尿失禁 急迫性尿失禁（urge urinary incontinence,UUI）是指有强烈的尿意,有控制排尿的意识但又不能控制尿液自尿道溢出。急迫性尿失禁依据其原因,分为运动急迫性尿失禁及感觉急迫性尿失禁两类。前者可见于膀胱过度活动,各种能导致膀胱过度活动的原因,均可能发生运动急迫性尿失禁。后者原发于膀胱感觉过敏反应,膀胱炎症、激惹、刺激均可能发生急迫性尿失禁。

2. 压力性尿失禁　压力性尿失禁(stress urinary incontinence,SUI)是指腹压忽然升高(咳嗽、运动等)时发生的不自主尿液溢出,此时并无逼尿肌收缩或膀胱张力增加。压力性尿失禁的直接原因是尿道封闭功能不全。发生尿道封闭功能不全的原因复杂,膀胱和尿道周围支撑组织功能不全是主要因素,部分患者找不到明确原因。

3. 混合型压力性/急迫性尿失禁　混合型压力性/急迫性尿失禁(mixed stress/urge urinary incontinence,MSUI)是指伴随有压力性和急迫性尿失禁的原因、临床表现和尿动力学表现。有时单一依据临床表现难以诊断,判断必须依靠尿动力学诊断。

4. 充溢性尿失禁　充溢性尿失禁(outflow incontinence)是指因逼尿肌收缩功能减弱或无收缩功能,大量尿液积聚于过分膨胀的膀胱内,膀胱内压超过了最大尿道压,尿流自过分充盈的膀胱内不断地经尿道自动溢出。发生原因可归纳为以下三类:①各种下尿路阻塞性疾病的晚期,梗阻性逼尿肌完全失代偿;②神经源性膀胱功能障碍;③其他原因导致的膀胱逼尿肌麻痹。

5. 尿道不稳定　尿道不稳定(urethral instability,URI)是指在储尿期无逼尿肌收缩,尿道压自发性或引发性下降伴有尿液自尿道口溢出。尿道压下降的幅度应在15cmH$_2$O以上。尿道不稳定由Uhomsten(1977)首先报道,但至今有关其研究报告并不太多,仅见于女性,发病的原因不十分清楚,可能与控制尿道的阴部神经核或盆神经病变有关,诊断有赖于尿动力学检查。

6. 完全性尿道闭合功能不全　完全性尿道闭合功能不全(completely incompetent of urethral closure mechanism)是指在整个储尿期内呈完全性尿失禁状态,而膀胱压未升高。病因:①先天性尿道括约肌缺损;②括约肌重症损伤,如医源性损伤;③冰冻尿道:广泛损伤(男性后尿道、女士近端尿道)、尿道多次手术等,使尿道及其四面组织纤维化,成为纤维化管道,此时即便有尿道括约肌收缩也不能使僵硬的尿道闭合而发生尿失禁。尿动力学检查可见膀胱充盈期尿液不自主流出,储尿功能障碍。

7. 反射性尿失禁　反射性尿失禁(reflex incontinence)是指由于脊髓排尿中枢的反射亢进导致逼尿肌收缩或尿道括约肌松弛而发生的尿失禁。尿失禁发生时,患者既无排尿的欲望,也无排尿的感觉。发病的原因多为脊髓上神经元的损害及病变。

(四) 按尿失禁的来源器官分类

ICS在区别尿失禁的原因上存在着明显的不足,如压力性尿失禁依据腹压增加、发生尿失禁的临床表现即可成立判断,但压力性尿失禁的产生原因可有尿道闭合不全和非尿道原因,甚至有混合原因者,其中非尿道原因中最常见者为逼尿肌不稳定。依据尿失禁的流体力学特点,由导致尿失禁的器官进行分类:

1. 膀胱源性尿失禁　是因膀胱压力增加导致的尿失禁,尿道封闭功能正常或亢进,如逼尿肌过度活动、低顺应性膀胱。包括急迫性尿失禁、反射性尿失禁,以及某些充溢性尿失禁等。

2. 尿道源性尿失禁　是因尿道闭合功能不全导致的尿失禁,膀胱压力正常,如各种原因导致的尿道括约肌功能不全、尿道周围支撑组织功能不全、冰冻尿道、尿道不稳定等。根据尿道尿液控制能力损害的程度不一样,可表现为偶尔发生的压力性尿失禁到完全性尿失禁。在女性压力性尿失禁中由于括约肌本身原因和尿道周围支撑组织不全导致者不仅在发病的原因上不同,在诊断选择上也有较大差别,因此根据尿动力学诊断和膀胱尿道造影结果将其分为Ⅰ、Ⅱ、Ⅲ型和Ⅱ/Ⅲ型。一般Ⅰ和Ⅱ型主要因膀胱尿道周围支撑组织功能不全导致,而Ⅲ型主要由于尿道固有括约功能不全导致,Ⅱ/Ⅲ型可能为混合型。

四、尿潴留

尿液不能排出而积存于膀胱内为尿潴留(urinary retention)。尿潴留可分为急性和慢性两类。急性尿潴留多因急性病变引发,如脊髓休克、新鲜尿道损伤、急性前列腺炎、产后尿潴留、下腹部及会阴部术后、嵌顿性尿道结石等。慢性尿潴留为排尿障碍的重症问题,长期排尿障碍使逼尿肌排尿功能减弱,残余尿进一步增加,最终发生充溢性尿失禁。慢性尿潴留可因某些原因引发急性尿潴留。

五、排尿困难

排尿困难是指排尿时用力,排尿等待,尿线断续、变细、无力、分叉等一系列表现。其最客观的标准是尿流率降低,即单位时间内的排尿量减少。从流体力学看,排尿困难的原因分为排尿动力不足、尿道阻碍过大或两者同时存在。

1. 逼尿肌收缩无力　神经源性逼尿肌收缩无力、原发性逼尿肌收缩无力或继发性逼尿肌收缩无力。

2. 膀胱出口梗阻　如前列腺肿瘤,急、慢性前列腺炎,膀胱颈挛缩等。

3. 尿道阻塞　能引发尿道管腔狭窄的病变均可导致尿道阻塞。尿道壁病变有尿道狭窄、尿道肿瘤;尿道腔内病变有尿道结石、尿道异物;尿道周围组织器官病变有尿道旁肿瘤、阴道前壁囊肿等。

4. 逼尿肌 - 括约肌协同失调　逼尿肌 - 括约肌协同失调时,虽逼尿肌可保持良好的收缩力,但因括约肌不能协同性舒张,故仍然发生排尿障碍。

第二节　分　　类

小儿排尿功能障碍种类繁多,常严重影响小儿的学习、身心发育,甚至危及患儿生命。小儿排尿功能包括膀胱储尿或排空障碍或两者均存在。储尿障碍可能由膀胱充盈期存在反射亢进和/或膀胱出口阻力降低引起。排空障碍可能因膀胱收缩力降低和/或出口阻力增加所致。排尿功能障碍分类方法众多,如 Lapides 分类、Bors-Comarr 分类、尿动力学分类、国际尿控协会分类、Hald-Bradley 分类和 Bradly 分类等。简要介绍应用广泛的尿动力学分类。尿动力学分类主要依靠膀胱充盈期和排尿期逼尿肌及尿道功能而定。膀胱充盈期逼尿肌功能分类如下:

一、正常逼尿肌功能

指膀胱充盈期随着膀胱的充盈无明显的压力升高,即使受各种刺激也无非自主性收缩。

二、逼尿肌过度活动

逼尿肌过度活动(detrusor overactivity,DO)是指在膀胱充盈期逼尿肌意外收缩,收缩可能是自动的或受刺激引起的,患者不能完全加以抑制。逼尿肌不稳定(detrusor instability,DI)是指在膀胱充盈期逼尿肌出现自动的或由刺激引发的收缩。DI 并不一定说明有神经功能紊乱。尿失禁儿童常发现有 DI,但 DI 与急迫性尿失禁、压力性尿失禁及真性尿失禁的关系仍未确定。逼尿肌反射亢进是指由于神经控制机制紊乱造成的逼尿肌过度活跃。只有当有客观证据表明存在相关神经功能紊乱时,才能使用逼尿肌反射亢进这一术语。2002 年 ICS 推荐将逼尿肌不稳定和逼尿肌反射亢进统称为逼尿肌过度活动。

三、逼尿肌反射低下

逼尿肌活动低下(detrusor underactivity,DU)是指充盈期无任何逼尿肌反应和常发生过度充盈膀胱,或排尿期逼尿肌收缩乏力,排尿压显著降低(多发生于梗阻后过度扩张的膀胱)。在膀胱充盈期尿道的功能可表现为正常或闭合不全。尿道闭合机制不全指在无逼尿肌收缩情况下出现漏尿现象。无论何时膀胱内压超过尿道内压,都会出现漏尿现象(真性尿失禁),或有非抑制的排尿反射伴有尿道压力下降时,也会出现漏尿。可通过测定漏尿点逼尿肌压(detrusor leak point pressure,DLPP),预测神经源性膀胱患者发生上尿路损害的风险。2002 年 ICS 将 DLPP 定义为在没有逼尿肌收缩和腹压增加的情况下,漏尿发生时最低逼尿肌压力,反映膀胱流出道阻力。研究表明,DLPP>40.95cmH$_2$O 与上尿路损害的发生关系密切。

四、逼尿肌 - 括约肌协同失调

逼尿肌 - 括约肌协同失调(detrusor-sphincter dyssynergia,DSD)是指逼尿肌与尿道括约肌不协调,常表现为尿道闭合系统收缩与逼尿肌收缩相对抗,排尿期逼尿收缩的同时尿道括约肌收缩引起尿道压力升高

（图 32-2-1），或者在试图排尿时尿道不能开放。在没有神经病变的情况下，尿道括约肌在排尿过程中出现活动亢进也是一种特殊类型的排尿功能紊乱。

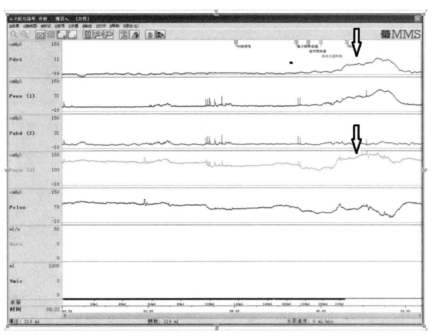

图 32-2-1 压力 - 流率测定

逼尿肌收缩时，尿道外括约肌也同时收缩，尿道压力升高，尿液排空障碍（如箭头所示）

1. 与神经或精神控制相关的排尿功能障碍 ①先天性中枢神经系统异常：包括脑脊膜膨出、隐性脊柱裂、尾部退化和脊髓栓系综合征；②发育紊乱：如尿急综合征、排尿功能紊乱、智力退化和精神运动发育延迟类 ADD 综合征；③获得性紊乱：包括大脑性痉挛、多发性硬化、脊神经根炎、脊髓损伤、医源性盆神经丛损伤等。

2. 平滑肌和横纹肌功能异常引起的排尿功能障碍 ①先天性异常：包括脊柱肌萎缩和神经发育不全；②获得性异常：如慢性膀胱扩张、扩张过度损伤、逼尿肌和膀胱壁的纤维化。

3. 结构性异常引起的排尿功能障碍 ①先天性异常：如膀胱外翻、尿道下裂、后尿道瓣膜和其他尿道异常；②获得性异常：损伤或医源性损伤。

4. 其他异常引起的排尿功能障碍 如遗尿、大笑引起的尿失禁，HINMAN 综合征，OCHOA 综合征等。

第三节 发 病 机 制

小儿排尿困难较成人相对较少。先天畸形、神经功能障碍和尿路结石是主要原因。因小儿叙述不清甚至不能表达、查体不合作，给诊断治疗增加了难度。只有根据年龄特点、病史特征、体征，以及必要的相关检查，才可能找出病因，正确治疗。

新生儿排尿困难不易被发现。约 2/3 小儿出生后 12 小时内能排尿，90% 以上在 24 小时内排尿。通常第一天尿量只有 10~20ml，不足以使膀胱胀满而不适。往往家长在出生后 24 小时或更久发现患儿未排尿才咨询就诊。当发现孩子出生后 24 小时未排尿，应选择 B 超检查，以明确膀胱内有无尿液或有多少尿液，以排除先天性肾输尿管发育不良所致无尿。如膀胱内尿液充盈明显，应立即置较细小儿导尿管导尿。因新生儿抵抗力较差，易发生尿路感染，最好不要留置尿管。由于小儿尿道较细且黏膜易损伤，非专科医生急诊处理有一定困难，容易加重尿道损伤。在确实无法进行经尿道导尿时，急诊膀胱外穿刺引流是一有效的应急措施。应用静脉套管针作膀胱耻骨上穿刺，临时保留持续外引流不失为一种安全有效的急诊措施，避免了急诊膀胱造瘘或反复膀胱穿刺给患儿造成的创伤和相应的并发症，尤其适于基层医院对急性尿潴留导尿失败患儿的处理。静脉套管针穿刺方便,管壁柔软,不易折断,长短、粗细各种规格齐全,并可长时间留置。当怀疑尿道有先天畸形或反复导尿拔除尿管不能排尿时,应到条件成熟的医疗机构就诊治疗,避免诊疗方法不当引起不可逆的并发症。

新生儿排尿困难原因较多,除了机械性梗阻外,也有动力性原因,如膀胱逼尿肌-括约肌协同失调或神经源性膀胱功能障碍等,另外药物因素也可以造成膀胱暂时无张力,对于稍年长儿,结石是发生排尿困难的常见原因,要注意生活在偏远落后的农村,仍有部分人群因饮食结构或营养不良,如再加上机体本身存在器官的解剖或代谢异常,发生泌尿系结石机会必然增加。对于导尿不能置入尿管,经检查证实膀胱尿道结石时,尤其结石处于后尿道时,千万不要盲目置入尿道探子试图将结石推入膀胱,因患儿往往哭闹不休,加上疼痛刺激,极易发生尿道损伤,应充分准备后,在麻醉条件下,必要时配合膀胱切开,使用小儿尿道探子小心缓慢将结石推入膀胱,切不可使用暴力。对于前尿道结石,直接在麻醉状态下行尿道切开取石,并严密缝合切口。

有些包茎包皮口狭窄也可以发生排尿困难,诊断不难。包茎手术不受年龄限制。5岁以上可以考虑局麻进行手术。年龄较小的患儿包皮炎症明显时,也可以用血管钳分离包皮和龟头粘连,待炎症水肿消退后二期手术。女婴因小阴唇粘连阻塞尿道外口也可引起排尿困难,分离粘连即可解除梗阻。女婴排尿困难时要考虑这个因素。

还有些少见病例发生的排尿困难,因慢性炎症伴肉芽增生导致前尿道狭窄,从而发生进行性排尿困难加重最终急性尿潴留。大便阻塞尿道内口致排尿困难,可应用开塞露塞肛,排出大便后通常能通畅排尿。

常见的儿童排尿功能障碍主要包括儿童白天尿急尿频综合征、遗尿症、尿失禁与各种器质性疾病(包括神经性和解剖性因素)引起的排尿功能障碍,如隐性脊柱裂、后尿道瓣膜、尿道下裂等。遗尿症以单一症状原发性夜遗尿(primary monosymptomatic nocturnal enuresis,PMNE)居多。这些疾病的病因、尿动力学的发病机制和治疗方法既有相同点也有不同点。相同点:可能与精神心理、反复尿路感染、排尿控制功能发育迟缓以及特发性原因等有关。不同点:儿童白天尿急尿频综合征、遗尿症、功能性尿失禁可能与睡眠-觉醒功能障碍、抗利尿激素分泌异常等有关。尿失禁与遗尿的定义差异在于前者对尿失禁发生无特定时间限制,而后者一般指熟睡以后出现的尿液溢出现象。而隐性脊柱裂、后尿道瓣膜、尿道下裂则与遗传神经性、解剖性因素等有关。

遗尿症、OAB、功能性尿失禁都存在不稳定膀胱和逼尿肌-括约肌协同失调,不稳定膀胱的发生与逼尿肌自身肌源性变化诱发和抑制逼尿肌收缩的神经中枢发育障碍有关,它还可能参与了逼尿肌-括约肌协同失调的发生。遗尿症虽然病因很多,但其尿动力学机制基本相同,都是在无排尿意识或只有朦胧排尿意识下,逼尿肌收缩伴随着同步的尿道扩张。遗尿症的尿动力学结果与文献报道相近。OAB可以是单纯的膀胱功能异常引起,也可因膀胱和尿道的相互作用所致,多为功能性异常。功能性尿失禁是指排除了神经性和解剖性尿失禁,由膀胱尿道功能障碍引起的尿失禁。儿童多为运动急迫性尿失禁:尿动力学检查结果多为自发性或诱发的无抑制逼尿肌收缩、不稳定膀胱、低顺应性膀胱等,而尿道压力多正常。脊柱裂是脊椎畸形中最常见的一种,根据损伤的脊椎平面高低和程度不同,尿动力学结果表现出多样性,但主要表现为逼尿肌反射亢进、逼尿肌-括约肌协同失调、膀胱顺应性降低等。后尿道瓣膜是一种常见的先天性膀胱下尿路梗阻性疾病,尿动力学检查表现在最大尿流率降低,排尿时间延长,残余尿多,膀胱容量大,低顺应性膀胱,表现为充溢性尿失禁。尿道下裂根据尿道开口部位和程度不同,尿动力学结果表现出多样性,但主要表现为膀胱出口梗阻、膀胱容量增加、膀胱顺应性降低等。

目前,遗尿的确切原因不清楚,但已有研究表明多种膀胱尿道功能紊乱与遗尿的发生有关。自然灌注和人工灌注尿动力学检查测定的结果是否一致和哪种方法更加适用于临床尿动力学检查仍有争议,需要进一步研究。

后尿道瓣膜(posterior urethral valve,PUV)是男性患儿下尿路梗阻中最常见的原因,其后果严重,甚可致患儿夭折。即使及时发现瓣膜而行切除术后,仍有部分患儿膀胱功能异常不改善,或逼尿肌代偿增生(图32-3-1),或收缩乏力失代偿导致膀胱顺应性下降,出现上尿路扩张和充盈性尿失禁等。有学者对此提出"瓣膜膀胱综合征"的概念。此综合征在国外已有较深认识,但国内有所欠缺,甚至在处理时,由于其也有膀胱形态失常、憩室形成等改变,易与神经源性膀胱相混淆。

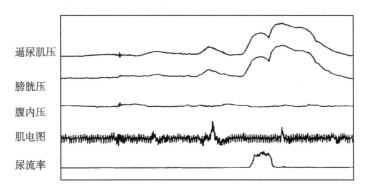

患儿,1岁,0.5岁时行后尿道瓣膜电切术,尿动力学逼尿肌不稳定收缩,最大逼尿肌压为102cmH$_2$O。

图32-3-1 后尿道瓣膜逼尿肌代偿增生肥厚,病变代偿期收缩力增强

梨状腹综合征(prunebelly syndrome,PBS)发病率约为1/35 000~1/50 000,主要临床表现为腹壁肌肉发育缺陷、尿路系统扩张和双侧睾丸未降。梨状腹综合征发病机制复杂,下尿路畸形多样,排尿异常也不尽相同。由于下尿路可有狭窄,部分患儿常表现为残余尿量增多并引起上尿路损害,严重影响患儿生长发育甚至存活,所以评估此综合征的尿动力学改变,预防上尿路扩张具有重要意义,但是关于此综合征的尿动力学表现国内文献未见报道。

任何神经病变或损害引起膀胱和括约肌功能障碍称为神经源性膀胱括约肌功能障碍(neurogenic bladder sphincter dysfunction,NBD),小儿发病率高,目前有30%~40%出现肾功能损害,主要死因为发生上尿路损害,发生上尿路损害的原因仍有许多疑问,仅依据临床症状、神经系统和泌尿系统影像学检查不能准确评估其膀胱括约肌功能障碍特点和有效预测上尿路损害发生。小儿尿动力学检查已经成为评估患儿神经源性膀胱括约肌功能障碍特点、预测上尿路损害和为临床治疗提供依据的首选检查。

准确评估和诊断排尿功能障碍是正确治疗的前提和条件。尿动力学检查是评估储尿期和排尿期膀胱、尿道、盆底和括约肌的功能状态。该检查需要在控制条件的实验环境下模拟患者在日常生活中所出现的一些症状,经尿动力学检查测定出膀胱尿道功能状态,从而找出引起这些病症的可能原因。

简而言之,尿动力学检查是直观,量化反映膀胱尿道功能的诊断方法。由于小儿排尿功能障碍的病因及疾病发生发展过程的特殊性,使其在临床治疗及预后方面常存在较多困难。临床上常用的诊断排尿功能障碍和预测上尿路损害的方法如影像学检查,常不能精确评估膀胱尿道功能。尿动力学因其可准确测量膀胱压力、容积、压力流率关系等优势,可弥补这一缺陷。

第四节 诊 断

小儿排尿异常诊断检查包括详细的病史、排尿日记、体检及一些辅助检查。在病史中较为重要的是排尿史,包括排尿的方式、膀胱感觉、有无尿失禁等。小儿第一次到门诊就诊时让父母完成调查表很有必要。

病史采集既要询问患儿,也要询问患儿父母。包括症状发生的时间、排尿功能、发育情况,建议使用特定的表格,最好就诊之前患儿父母就完成表格的填写。此外,还要询问神经疾病、先天性异常、泌尿系感染史、相关手术信息和之前的就诊情况,其他包括肠道功能、月经等。

记录排尿日记十分重要。它可较为客观地反映患者的排尿状态。对评估排尿异常和随访治疗效果非常有用。

除了正常的儿童体格检查,还应注意评估患儿会阴部感觉、腰骶反射(足尖站立)、肛门反射和球海绵体反射。注意检查男、女生殖器和尿道口径。双臀、腿和脚是否对称,以及腰骶区其他隐性脊柱裂体征(皮下脂肪瘤、毛发生长等)。

应进行尿液分析排除低比重尿、糖尿和菌尿等。这些检查常能提示排尿功能障碍的病因和类别。

记录尿液丢失量。对尿失禁主观进行分级可能不足以准确提示病变的程度,因此,要给予定量评估,既要考虑客观体征又要结合主诉和个人境况。对于客观分级,12 小时尿垫试验和尿频 / 尿量表最为重要。在儿童中 12 小时尿垫试验还需要包含液体摄入量。12 小时尿垫试验可以作为尿频 / 尿量表的补充,不仅可以提供尿液丢失量的数据还可以记录尿失禁的程度和漏尿事件的分布。儿童可以将 12 小时尿垫试验作为整体表现的基础,器质性尿失禁得分一般不高。夜晚睡觉过程中漏尿的尿量可通过特定的收集装置来进行测量,如比较睡觉前后尿垫的重量。如要记录夜间的总体尿量,应该用早上起床后的尿量加上晚上的尿量。

辅助检查包括影像(B 超、X 线、CT 和 MRI 等)和尿动力学检查。前者主要了解尿路形态及其支配神经系统是否异常,后者用于诊断膀胱尿道功能。

第五节　尿动力学检查应用

本节主要介绍 OAB、神经源性膀胱括约肌功能障碍、原发性单症状夜遗尿、瓣膜膀胱综合征和梨状腹综合征等小儿排尿功能障碍的尿动力学诊断价值。

一、OAB

现阶段 OAB 病因学检查尚无统一意见,OAB 的发生可能与逼尿肌过度活动、膀胱感觉过度敏感、尿道和盆底功能异常及其他因素异常有关。患者自诉尿急和尿意次数增加,尿动力学检查发现膀胱逼尿肌压力升高是其客观指标,但是逼尿肌收缩是原发还是继发就不得而知。逼尿肌收缩涉及神经、肌肉、受体三者的共同作用,其中任何一方发生功能紊乱,都可能出现 OAB。现阶段 OAB 的治疗主要是进行膀胱功能训练和药物治疗。国外首选膀胱功能训练,药物治疗多在膀胱功能训练效果不佳时使用,国内通常将药物治疗作为治疗 OAB 的一线方法。

进行尿动力学检查是诊断和治疗 OAB 的必要条件,尿动力学检查可以帮助确定 OAB 的病变类型和病变程度。尿动力学检查常用的方法有尿流率、残余尿量、压力 - 流率测定。OAB 常见尿动力学表现如下:

1. 膀胱感觉敏感,容量较小,顺应性较差,压力 - 流率曲线可显示逼尿肌存在无抑制性收缩,典型者逼尿肌压力周期性波动。

2. 最大尿流率、残余尿量可正常、升高或降低。初始尿意膀胱容量和最大膀胱容量减小。

3. 较轻者影像学检查多无阳性发现,重者可有膀胱输尿管反流,部分患儿合并膀胱结石或膀胱憩室等。

4. 排尿日记提示白天尿急次数较多,可有尿频、尿失禁,甚至夜间遗尿。

5. OAB 复合 SUI 患者膀胱初始感觉容量可正常,顺应性较好,尿道功能下降,充盈期较少有 DO,多有 GSI。

二、神经源性膀胱括约肌功能障碍

Ghoniem I 对 61 例脊髓脊膜膨出患儿和 Kuzrorkc 对 90 例脊柱裂患儿进行研究,均发现膀胱容量减小与上尿路损害关系密切。杨勇等对 36 例脊髓栓系综合征患者进行尿动力学评估,发现存在逼尿肌无收缩及膀胱低顺应性者的肾损害和膀胱输尿管反流的发生率显著高于逼尿肌反射亢进者。膀胱容量减小可导致储尿期逼尿肌压力升高,加重输尿管输送尿液负荷,损害膀胱输尿管抗反流机制,而小儿因膀胱输尿管抗反流机制还多未健全,易出现输尿管反流、扩张和肾积水。逼尿肌无收缩导致腹压排尿,膀胱排空效率下降,膀胱内残余尿量增多,引起储尿期高膀胱内压,导致膀胱输尿管反流和反复尿路感染,引起上尿路损害。要求临床在治疗 NBD 患儿时要尽可能地恢复膀胱收缩排尿功能,降低残余尿量,防止上尿路扩张发生。

NBD 患儿尿动力学改变多样,高 DPLP、DSD 和逼尿肌无收缩是发生肾积水的主要危险因素,临床上尿动力学对于 NBD 患儿的诊治有指导意义,并且应定期行该检查,了解膀胱功能情况,防止肾积水发生或加重。

三、原发性单症状夜遗尿

患儿先进行尿流率测定,测得最大尿流率(maximum flow rate,Q_{max})再进行膀胱压力 - 容积测定。充盈剂为室温生理盐水(25℃左右),充盈速度 <10ml/min。膀胱内置入 6F 双腔导管进行充盈和记录膀胱压力变化。腹压是通过置入直肠的带套囊的 8F 测压管测得。逼尿肌压为膀胱压减去腹压之差。用表面电极从会阴部记录尿道外括约肌肌电图的变化。充盈膀胱至患儿不能延迟排尿时嘱其排尿,记录最大膀胱容量(maximum bladder capacity,MBC),排尿后立即经测压管抽出残余尿。观察有无逼尿肌不稳定(detrusor instability,DI)、排尿后收缩、逼尿肌 - 括约肌协同失调,计算出膀胱顺应性。最后进行静止期尿道压力分布测定,记录最大尿道压、最大尿道闭合压和功能性尿道长度。

PMNE 临床多见,其发病机制复杂,常见的尿动力学检查异常有逼尿肌不稳定、MBC 减小、膀胱顺应性下降和下尿路功能梗阻、DSD 等,排尿后收缩也较多见。自然和人工灌注尿动力学检查结果显示多数参数无显著性差异,因人工灌注更加方便简洁,支持临床常规应用人工灌注对此类患儿进行尿动力学检查。在 PMNE 患儿中,未见排尿后收缩与 DI、DSD、MBC、PVR 和膀胱容量有明显相关性。

四、瓣膜膀胱综合征

通过尿道置入 6F 测压管进行尿动力学检查。后尿道瓣膜发病原因现在不明确,一般认为是尿生殖窦或中肾管发育异常所致。因为后尿道瓣膜在胚胎阶段就已发生发展,导致膀胱功能严重受累,上尿路扩张,双肾 / 肺发育不良,严重者不能存活。但是在幸存者中,即使及时发现了后尿道瓣膜而行切除,仍有高达 75% 的患儿膀胱功能异常,上尿路积水,肾功能恶化不能得到改善。VBS 在国外已有较深认识,但国内有所欠缺,在处理 VBS 时,由于其也有膀胱形态失常、憩室形成等改变,易与 NBD 相混淆。后尿道瓣膜患儿早期发生肾衰是由于双肾发育不良,后期是因为膀胱功能障碍。VBS 患儿膀胱功能异常多发,随年龄增长,逼尿肌功能可逐渐恶化,$P_{det·max}$、膀胱顺应性下降和 PVR、MBC 增多。尿动力学对发现膀胱功能异常及指导下一步诊治有重要意义。Pakrhouse 等将后尿道瓣膜术后的患儿主要尿动力学表现总结为逼尿肌不稳定、低顺应性和无收缩性。所有该综合征患儿均应行尿动力学检查以了解膀胱功能,保护上尿路。

五、梨状腹综合征

梨状腹综合征(prunebelly syndrome,PBS)又称 Egael-Barrett 综合征,发病率约为 1/3.5 万 ~1/5 万,男性发病率比女性多 20 倍,主要临床表现为患者腹壁肌肉发育缺陷、尿路系统扩张和双侧睾丸未降。

根据 PBS 的定义,临床诊断一般不难。PBS 患儿尿动力学主要表现为下尿路梗阻,PVR 增多。对于 PBS 患儿需及时行尿动力学检查,了解下尿路功能状况,采取相应的治疗措施如膀胱颈口电切等方法解除梗阻,防止上尿路损害发展。超声检查重点了解肾血管的厚度、输尿管和膀胱的形态变化。

1. 下尿路梗阻　下尿路梗阻是 PBS 患儿的主要尿动力学表现,PBS 患儿常存在肾积水、输尿管扩张。因此,该类患儿要及时行尿动力学检查,采取相应的对策。

2. 膀胱容量增大　下尿路梗阻致残余尿增多和膀胱被动扩张是引起膀胱容量增大的原因之一。膀胱壁也可能存在先天性发育不良。

3. 不稳定膀胱　尿动力学检查充盈期可见明显的逼尿肌无抑制收缩。

4. 尿道高压。

综上所述,因儿童排尿功能障碍性疾病的原因和类型非常复杂,尿动力学检查在病因诊断和指导治疗中有重要的作用,通过尿动力学检查结合其他检查能明确类型并获得正确的治疗,从而提高儿童排尿障碍性疾病的诊断和治疗水平。

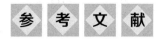

1. 文建国,贾亮花.重视小儿排尿功能障碍的诊治.中国实用儿科杂志,2015(4):241-244.

2. 黄书满,文建国.尿动力学检查在小儿排尿功能障碍诊断中的应用研究进展.中华实用儿科临床杂志,2014,29(5):380-384.

3. 文建国,黄书满,吕宇涛.小儿膀胱功能的发育及排尿特点研究进展.中华小儿外科杂志,2014,35(3):224-227.

4. WEN JG,YANG L,XING L,et al. A Study on Voiding Pattern of Newborns With Hypoxic Ischemic Encephalopathy. Urology, 2012,80(1):196-199.

5. STÖHRER M,GOEPEL M,KONDO A,et al. The standardization of terminology in neurogenic lower urinary tract dysfunction with suggestions for diagnostic procedures. Neurourology and Urodynamics,1999,18(2):139-158.

6. MOSIELLO G,POPOLO GD,WEN JG,et al. Clinical Urodynamics in Childhood and Adolescence. Cham,Switzerland:Springer International Publishing AG,2018.

第三十三章

膀胱直肠功能障碍

排尿和排便问题是儿童就医的常见原因。流行病学研究显示,全球 7 岁以下儿童约 1/3 会出现尿急症状,其中 3%~4% 伴有急迫性尿失禁。儿童便秘的患病率在不同国家和不同年龄有区别,中国 3~5 岁的儿童约 30% 存在便秘。临床实践中,小儿排尿和排便问题往往同时存在,相互影响,单纯治疗排尿异常,排尿症状很难彻底消失。2013 年,第十五届国际亚太小儿泌尿会议建议将儿童排尿和排便障碍症状统一新名词,即膀胱直肠功能障碍(bladder and bowel dysfunction,BBD)。膀胱直肠功能障碍包括了排尿功能障碍和排便功能障碍两部分内容。主要表现为尿频、尿急、大小便失禁(包括遗尿、遗粪)、排尿困难、反复尿道感染,以及便秘或腹泻等,临床上有无神经和解剖等器质性疾病证据。

第一节 诊 断

父母发现孩子出现排尿问题是膀胱直肠功能障碍患儿就诊的常见原因。在询问病史时或通常在排尿问题治疗困难时才发现儿童还有排便障碍。也有少部分儿童是先出现和治疗排便问题,然后才被发现排尿障碍。因此 BBD 的诊断需要对患儿进行完整的病史采集、详细的体格检查和适当的辅助检查,这样才能诊断出同时存在的排尿和排便问题。

一、病史与体格检查

(一)询问病史

1. 是否有神经系统疾病 注意询问病史,了解是否有神经系统疾病。并非所有患儿父母就诊时已经知道患儿有神经系统疾病,如隐匿性脊柱裂等。在病情进展中,因为确诊时症状和发病初期的症状往往不同,确定发病初期症状和最近症状严重程度的变化很重要,这些信息可能影响治疗方案的制订。任何近期的感觉或运动功能变化都应仔细询问,认真记录当前的治疗,尤其是使用的药物。应记录可以影响排尿排便的药物。

2. 下尿路症状发生发展情况 下尿路症状最初出现时就应该认真评估。询问患儿泌尿系症状开始出现的时间、泌尿系既往史、症状,除了尿急、尿频、尿失禁、夜尿、遗尿等是否存在或加重外,还应该了解其他与膀胱充盈功能失调有关的典型症状。应确定尿失禁特征,注意评估其严重性、近期发病时间和进展的程度。急迫性尿失禁被认为是逼尿肌过度活动所致,而不是单独的盆底肌运动过度或固有括约肌松弛,如压力性尿失禁那样,最好选用排尿日记和尿垫试验进行评估。典型症状包括无法控制的尿急、遗尿等,尿动力学检查常发现有神经源性逼尿肌过度活动现象。充盈性尿失禁可能会出现不断的轻度漏尿、反复泌尿系感染或排尿后残余尿量增多引起的肾功能不全。通常,充盈性尿失禁是由逼尿肌功能严重障碍或严重膀胱出口梗阻引起的。

3. 排便功能 BBD 患儿需要严格评估肠功能,应该建立促使排便的方案。出现大便失禁、里急后重、慢性或顽固性便秘情况都应该记录。

（二）体格检查

1. 神经功能评估 怀疑有神经源性膀胱功能障碍患儿首先需做一个简要的神经功能评估（neurologic assessment）。应评估患儿精神状态，因为重要的认知功能障碍和记忆混乱与异常排尿行为显著相关。分析过去和现在的智力，可了解下尿路功能障碍的进展，制订治疗策略。运动和感觉障碍分布往往可以预测下尿路功能障碍，应确定运动的强度和感觉水平。在初诊时应当对皮肤和运动反射进行深入评估。球海绵体反射，即男孩轻轻挤压阴茎或女孩轻柔将阴蒂挤压到耻骨联合，同时感觉肛门括约肌收缩（将手指置于直肠中），可以评估 $S_2 \sim S_4$ 反射弧的完整性。通过采用针刺肛门皮肤黏膜交界处的方法检查评估肛门括约肌收缩，可以评估 $S_2 \sim S_5$ 的完整性。提睾反射虽然不是很可靠，但可以评估 $L_1 \sim L_2$ 感觉神经节。定期评价肌肉运动反射，其中最常用的是肱二头肌反射（$C_5 \sim C_6$）、膝反射（$L_2 \sim L_4$）、踝反射（$L_5 \sim S_2$）。上运动神经损伤表现包括骨骼肌痉挛、反射亢进和巴宾斯基征阳性。

2. 盆腔检查 盆腔检查包括评估尿失禁检查和直肠检查。直肠检查应评定括约肌张力和大便嵌塞情况，因为慢性便秘可能会加重排尿功能障碍，主要用于了解是否存在引发下尿路和肠道症状的原发性疾病。根据患儿情况选择性进行实验室检查和辅助检查。

二、临床检查

选择性检查主要包括病原学检查、细胞学检查、KUB、IVU、肠钡餐、CT 和 MRI 检查等。最后是泌尿外科和肛肠外科的专科检查，主要包括尿流率、残余尿量的测定等泌尿系统检查，以及直肠 B 超、大肠钡剂灌肠造影等肠道运输功能检查。可疑有泌尿系畸形或器质性疾病的患者应进行完整的尿动力学检查，全面评估膀胱功能，判断膀胱是否存在逼尿肌无抑制性收缩、逼尿肌不稳定是否导致急迫性尿失禁，以及是否存在膀胱出口梗阻等。可疑有肠道畸形或器质性疾病者，需进一步行结肠气钡双重造影检查。

（一）尿动力学检查

1. 尿流率 尿流率的测量在男女儿童中均有多种用途。只要临床上怀疑下尿路功能障碍，均可采用。但它不是高特异性辅助诊断工具。它作为初始检查和筛查方法可辅助诊断和 / 或决定是否需要行进一步检查（全套尿动力学检查），尤其在评价排尿障碍和尿路感染方面。还可用于随访评估手术治疗后的效果，尤其是小儿尿道下裂手术后或是后尿道瓣膜手术后的长期随访。在评估药物疗效上它也同样很有帮助，尤其是排尿障碍和未发现神经疾病的神经源性膀胱的膀胱重建的评估。但对于同一患儿的多次检查，没有成人重复性好。尿流率测定获得的参数与成人相同。为了获得满意的尿流率结果，应尽可能让患儿在感觉很自然的环境下排尿。

尿流率曲线图分析尿流数据可提供尿流率大小和排尿量的相对值，为临床提供参考。尿流曲线的形状是尿流率曲线图最重要的特征，其次是最大尿流率值。90% 正常小儿尿流曲线同成人一样是钟形曲线，即使排尿量小于 100ml 也是如此。排尿量过低或过高都会使尿流曲线表现为平台形状。下面是三个常见的尿流曲线图形：

（1）断奏曲线：提示要么有异常括约肌松弛和反映膀胱功能障碍，可以出现在非神经源性神经源性膀胱、膀胱不能持续收缩和腹部有张力时。排尿功能障碍的患儿得益于膀胱再训练，可用尿流测定和尿流曲线图进行生物反馈治疗。

（2）平台曲线：可能表示排尿正常也可能提示有膀胱以下尿路梗阻，尤其是最大和平均尿流率很低时更具意义，这时需要询问患者病史，进行体格检查，以及进一步进行具有诊断意义的检查，例如排泄性膀胱造影可以诊断较大儿童患者的后尿道梗阻情况，值得一提的是尿道下裂术后，最大和平均尿流率均降低，尿流率曲线也呈低平状，但只有当这种情况影响以后的检查治疗时，医生才采取措施。

（3）塔形曲线：反映了高大尿流率，被认为排尿功能紊乱有关，在女孩中更常见。

2. 膀胱容量 Hjalmas 观察到大部分尿动力学检查结果的变异与年龄有关。常见评价小儿正常膀胱容量的公式，见表 33-1-1。

表 33-1-1 小儿正常尿动力参数值

尿动力学检查参数	小儿正常值
尿流率	最大尿流率 = 排尿体积的平方根
膀胱体积 /ml	Houle 等:16 × 年龄 +70
	Kaefer 等:(2 × 年龄 +2) × 30(小儿 <2 岁);(年龄 /2+6) × 30(小儿 >2 岁)
	Hjalmas:30+(年龄 × 30)
无抑制收缩	任何被观察到的膀胱收缩
膀胱顺应性	>10ml/cmH$_2$O
排尿压力	男婴:平均 100cmH$_2$O
	女婴:平均 70cmH$_2$O
	1~3 岁的男孩:70cmH$_2$O
	1~3 岁的女孩:60cmH$_2$O
	7 岁:同成人
排尿后残余尿(可靠性有限)	婴儿:每 4 小时 1 次完全排尿,平均残余尿:4~5ml;小于 2 岁:残余尿 4~5ml;
	3 岁以上:0ml

3. 膀胱顺应性 是指随 P$_{det}$ 改变膀胱容量相应改变,其计算方法是容量增加值(△V)除以相应的 P$_{det}$ 增加值(△P$_{det}$)。顺应性以 ml/cmH$_2$O 为单位。膀胱呈球形以及膀胱肌肉的良好的伸缩性使其拥有良好的顺应性,从而允许膀胱在低压状态下不断存储尿液。随着膀胱容量不断增加,压力也不断升高,顺应性则降低或"削减"。神经源性排尿功能障碍时顺应性降低并不少见,且存在潜在风险。顺应性下降程度由膀胱出口阻力大小决定。然而,长期留置导尿管的膀胱顺应性仍会表现很差。顺应性下降将会导致膀胱储尿压力升高。实际膀胱充盈压可能比顺应性测定更有价值,这是因为顺应性变化较大,取决于计算时的膀胱容量。这可能就是为什么尽管顺应性是大家所熟悉并接受的参数,但其因价值不高很少在泌尿方面文献中报道。小儿膀胱正常顺应性的正常值仍有争议。膀胱充盈时膀胱顺应性可接受的最小正常值被设为 10ml/cmH$_2$O,大于这个值被视为正常。

4. 排尿压力 Hjalms 在他的研究中描述了女孩的排尿压比男孩低,婴儿比年长儿低,但膀胱内压并不随年龄而变。他认为误差最重要的来源是小儿检查时膀胱压力的记录结果,强调检查应当在充满友善、轻松的氛围中进行。据观察,男婴平均排尿压大于 100cmH$_2$O,而女婴在 60~70cmH$_2$O;1~3 岁的男孩排尿压力为 70cmH$_2$O,女孩为 60cmH$_2$O;7 岁后,数值同成人。

5. 排尿后残余尿 排尿后残余尿已有研究报道,但到目前为止,只有少数几个研究提供了有意义的正常排尿后残余尿数据。普遍认为婴儿每次排尿都不会排空膀胱,但 4 小时的观察研究,他们看起来好像完全排空膀胱至少一次。4 小时观察得出小于 2 岁的小儿的残余尿极少(4~5ml),大于 3 岁应当为 0。警惕把排尿后残余尿作为诊断的重要因素,因为许多小儿被检查时可能存在害怕和紧张心理。

(二)肠道状态评估

1. 肠镜检查 肠镜检查是经肛门将肠镜循腔插至回盲部,从黏膜侧观察结肠病变的检查方法,是目前诊断大肠黏膜病变的最佳选择。它是通过安装于肠镜前端的电子摄像探头将结肠黏膜的图像传输至电子计算机处理中心,显示于监视器屏幕上,可观察到大肠黏膜的微小变化。检查前肠道的清洁准备十分重要,口腹泻药是临床上常用和安全的方法。清洁肠道方法:①检查前 1 日晚餐进半流质少渣饮食,如稀饭等,不吃蔬菜及西瓜等带籽水果;②于检查前 4 小时,小儿口服 25~35g 硫酸镁粉加温开水 100ml,此后 1 小时内口服温开水 2 000~2 500ml;③一般半小时左右后即开始排便,连泻 5~7 次即可基本排清大肠内粪便;④部分患者在肠道准备过程中会发生呕吐,可能与硫酸镁刺激及短时间内大量饮水有关,可将硫酸镁混入饮料后口服,然后缓慢口服白开水,以不感到明显腹胀为标准;⑤若饮水结束 4 小时后仍未排便,则为无效,即进行清洁灌肠。

小儿出现下列排便症状需考虑进行肠镜检查:①腹泻或便秘;和以前相比,粪便形状改变或变细;②黏液血便:大便中常带有鲜红或暗红色血液和黏液;③感觉大便没有排完,但却又排不出便;④持续性腹痛:疼痛部位多在中下腹部,程度轻重不一,多为隐痛或胀痛;⑤贫血经常伴随着疲劳和无法解释的体重骤降。

肠镜检查过程:①饮食要求:肠镜检查前一天进流食,检查当天禁食;②肠道准备:肠道的清洁度是影响肠镜检查成败的关键因素,肠道越清洁检查效果越理想;③观察终点:排便7~8次,直到排出清水样便(肠道基本排空)即可进行肠镜检查;④换好肠镜检查专用衣裤,侧躺在检查床台上,全身放松,准备接受检查,检查完毕;⑤取活检或息肉电切术后绝对卧床休息,3天内勿剧烈运动,不做钡灌肠检查。息肉电切术后,一般禁食3天,给予静脉输液。

2. 钡灌肠和双重气钡造影　钡灌肠是通过将稀薄的钡剂灌肠,以钡剂来衬托出肠黏膜的形态改变来诊断疾病的,通过多张照片与正常肠黏膜进行对比分析得出诊断结果。钡灌肠检查常口服发泡剂或向肠道内注气,使胃肠道内既有高密度的钡剂又有低密度的气影,形成气钡对比造影,容易获得阳性结果。用于消化道检查的钡餐是药用硫酸钡,因为不溶于水和脂质,不会被胃肠道黏膜吸收,因此对人基本无毒性。钡灌肠检查前患者需做如下准备:造影前2天不要服含铁、碘、钠、铋、银等药物;造影前1天不宜多吃纤维类和不易消化的食物;造影前1天晚上,吃少渣饮食如豆浆、面条、稀饭等;造影当天早晨禁食,包括开水、药品;检查前排空大便,并做清洁洗肠。

双重气钡造影具体步骤:检查前先配制好双重造影用的硫酸钡。灌钡前先注射低张性药物,迅速取头低30°俯卧位,将硫酸钡经肛管注入直肠、乙状结肠、降结肠、脾曲,改换体位(右侧卧位)后再注入气体,使钡剂直达升结肠。钡剂总量约200~300ml,空气总量约600~800ml,撤除肛管,让患儿翻转1~2次,按不同体位分别摄取各段结肠,均能获得良好的双重对比影像。

三、记录排尿日记

对于出现下尿路症状的BBD儿童,ICCS指南建议记录排尿日记。目前排尿日记已经普遍应用于临床研究中。小儿排尿日记的正常值目前还很缺乏。Mattsson研究了206名正常表现的儿童,年龄7~15岁。他们都填写了24小时的频率量图表,一天排尿次数为2~10次,但95%的人排尿频率为3~8次,大约10%夜间排尿一次。排尿量变化很大,清晨最多,最后一次排尿是在睡前,量最少。每次排尿量在20~800ml,24小时总尿量在325~2 100ml。Wan等人估计,正常儿童的排尿频率大约是每天6次。他们通过一种频率图表来测量尿量,但这并不是强制性的。他们发现排尿日记对不规律的排尿特别有用。Hellstrom等人所做的10项对3 556名7岁儿童排尿习惯的研究发现,没有膀胱干扰症状和泌尿系感染症状的儿童,其每天的排尿次数为3~7次。Esperanca和Gerrard对297例年龄在4~14岁的正常儿童排尿频率进行研究发现:4岁儿童平均排尿次数为5.3次,而12岁为4.8次。

四、记录排便日记和大便性状

对于出现下尿路症状和直肠功能障碍的儿童,建议记录7天排便日记和对照布里斯托尔粪便表格(Bristol stool form scale)记录大便性状。推荐使用罗马标准Ⅲ诊断便秘和腹泻。布里斯托尔粪便表格主要通过对大便性状的测定进而评估结肠和直肠的转运时间。表格根据粪便性状将其分成7种类型:

1型:颗粒样的坚硬块,像坚果一样(结肠转运艰难)。

2型:香肠状的硬块。

3型:香肠状,表面有裂纹。

4型:如香肠或蛇,光滑柔软。

5型:柔软的团状,有清晰的切割边缘(结肠转运太顺畅)。

6型:糊样大便,边缘蓬松不规则。

7型:完全的水样便,无任何固体残渣。

1型和2型属于便秘,3型和4型属于正常(尤其是4型,粪便中无任何多余水分,表明结肠吸收和转运正常),5型、6型和7型属于轻度到重度腹泻。单纯用布里斯托尔粪便表格进行评估有一定局限性,如大便隐血、大便带血、大便带黏液、摄入过多油脂、胆汁过多等均会影响大便的形态和性状。罗马标准Ⅲ是

2006 年根据临床症状诊断功能性胃肠道疾病（functional gastro-intestinal disorders，FGIDs）和消化系统非器质性疾病而更新的诊断标准。常见的 FGIDs 疾病有肠易激综合征、功能性消化不良、便秘和功能性胃灼热。目前，罗马标准Ⅲ是胃肠外科和肛肠外科诊断非器质性疾病的标准，因此怀疑有肠道功能紊乱时，可应用罗马标准Ⅲ对肠道功能疾病进行分类和鉴别诊断。

五、膀胱肠道功能障碍量表

一个高效度和信度的膀胱和肠道功能障碍量表对儿童 BBD 的评估是十分重要的，可以帮助患儿更好地了解膀胱、肠道症状。对于不知道如何有效填写量表的患儿或父母，可以在医生的指导下完成。ICCS 推荐使用膀胱肠道功能障碍量表（bladder/bowel dysfunction questionnaire，BBDQ）对患儿 BBD 进行判断。BBDQ 有 14 个项目，前 10 个项目是对下尿路症状的评估，主要包括排尿次数、尿失禁程度、尿频、尿急、尿痛、尿等待、排尿困难、遗尿等；项目 11~13 是对肠道功能障碍的评估，主要包括是否存在肠蠕动、有无排便困难和大便失禁等；最后一个项目评估患儿是否能完成以上项目。Afshar K 等改良了 BBDQ，将 14 个项目的每个项目改成 5 个等级评分：0 分代表无症状，1~4 分代表严重的症状，症状越重分数越高，并将改良的量表称为 BBD 症状评分量表。

第二节 治 疗

膀胱直肠功能障碍的治疗主要以排尿基础治疗（urotherapy）为主，包括如厕训练和生物反馈等治疗。通常情况下，进行尿疗法 6 个月后评估效果，整个治疗过程需要 1~2 年。据报道，排尿基础治疗对儿童 BBD 的治愈率已经高达 95%。

一、如厕训练

如厕训练（toilet training）是一种行为疗法。BBD 患儿，尤其是尿失禁的患儿，一般首先考虑进行如厕训练。方法是让患儿白天多饮水，学会通过适当憋尿延长排尿间隔时间，每 2~3 小时排尿一次，使膀胱充盈容量逐渐提高。不能饮用刺激性或兴奋性饮料，入夜后不再饮水，使其能安静入睡，有时可以适当服用镇静安眠药物。方案要求患儿或者监护人每天记排尿日记，并维持设定的排尿间隔，每周需延长间隔时间。文献报道单纯的如厕训练能够使 60% 的患儿尿急症状消失，同时联合生物反馈治疗则可增加有效性。如厕训练包括延迟排尿和定时排尿两种方法。延迟排尿通过重新学习和掌握控制排尿的技能，打断精神因素的恶性循环，降低逼尿肌的敏感性，主要适用于有尿急、尿频等症状和低顺应性膀胱的患儿。延迟排尿要求切实按计划进行治疗，配合适当的思想工作、排尿日记及其他措施。定时排尿是通过减少尿失禁次数提高生活质量，适用于尿失禁严重的患儿，但合并严重尿频难以控制排尿的患儿不适用。行为治疗成功需要较长时间。在行为治疗的同时辅助盆底肌肉锻炼也可降低逼尿肌的敏感性，敏感性降低后反过来也降低了可能并存的协调失常。在治疗逼尿肌不稳定时，运用生物反馈原理，参考尿动力学检查结果来制订行为治疗的方案非常有效。很多患儿在逼尿肌不稳定收缩前有尿急感觉，但能通过收缩括约肌阻断尿流出现，最终阻断逼尿肌的收缩。文献报道，84% 的患者在如厕训练治疗后恢复控尿。尿急的患儿如厕的目的在于使膀胱脱敏，逐渐地有目的的增加排尿间隔，疗效与年龄的关系不大。

二、动画生物反馈

动画生物反馈（animated biofeedback）可以有效治疗 BBD 儿童的排尿排便功能障碍。生物反馈是盆底肌肉训练（pelvic floor muscle exercise，PFME）协调呼吸和盆底肌肉收缩，有助于改善肠道功能障碍，采用动画形式让儿童易懂，指导患儿进行正确的收缩盆底肌肉，主动抑制膀胱逼尿肌的无抑制性收缩。其原理是借助置于直肠内的电子生物反馈治疗仪监测盆底肌肉的肌电活动，同时也监测腹部肌肉活动和逼尿肌的活动，将这些肌肉活动的信息转化为动画信号反馈给患儿，指导患儿进行正确、自主的盆底肌肉训练，并形成条件反射。动画生物反馈仪可以直接测量压力。通过放置于直肠内的探头直接测定所选定肌肉的收缩强度和持续时间,同时测定盆底肌和腹压收缩时的电活动,以肌电图的形式反映出来。生物反馈辅助仪可通过测量表面肌电信号对盆底肌肉收缩和舒张的功能状况进行精确测量、记录并进行分析,再以声学和动画图像信号反馈给医生及患儿,帮助医生制订个性化的治疗方案及训练计划,让患儿在动画图像的指导下逐步完成训练计划,以增强盆肌肉张力、控制膀胱,达到康复盆底肌肉、治疗大小便失禁的目的。

盆底肌肉训练是进行动画生物反馈的核心。当患儿通过动画生物反馈找到盆底肌肉收缩的反射后,可单独采用盆底肌肉训练,让患儿自主、反复锻炼盆底肌肉群(尿道、肛门和会阴)的收缩和舒张,增强支持尿道、膀胱和直肠的盆底肌张力,增加尿道阻力,改善松弛的盆底肌,达到预防和治疗尿失禁及大便失禁的目的。在收缩盆底肌群的同时,要尽量避免大腿、背部和腹部肌肉的收缩。训练的强度和时间可以逐渐增加,训练前排空膀胱,排尽大便,双膝并拢,呼吸深而缓,至少训练 8~10 周。

动画生物反馈作为无创的治疗方式能成功改善 BBD 儿童的排尿和排便情况。Kajbafzadeh A 等的一项研究入选了 80 名 BBD 患儿,40 名进行生物反馈 + 行为治疗,40 名单纯进行行为治疗。治疗 1 年以后,78% 的膀胱输尿管反流和 71% 尿路感染消失。所有患儿主观感觉和客观评估的排尿问题均得到改善,生物反馈行为治疗组更显著。所有患儿的膀胱容量、排尿量没有显著增加,但残余尿量和排尿时间大大减少,而尿流率的最大值和平均值都明显增加。生物反馈行为治疗组患儿的排便情况改善明显,68% 的儿童便秘症状消失,膀胱功能和排便功能的评分比单纯行为治疗组高($P<0.05$)。有报道指出,生物反馈治疗可以改善 BBD 患儿中 80% 的尿失禁、70%~100% 的尿频、70%~90% 的尿急;便秘和膀胱输尿管反流的改善率达到 20%~100%。动画生物反馈的效果受多种因素影响,患儿的年龄、体重、盆底肌肉发育情况、症状严重程度、肛提肌的强度和收缩情况,以及尿道内压力等均在不同程度上影响疗效。

三、骶神经调节

骶神经调节(sacral neuromodulation,SNM)是一种微创的被动的盆底康复治疗方法,在 1997 年才开始应用于小儿排尿排便障碍中。它通过一种可摘除的体内植入性仪器,激活神经反射和调节骶神经的一些功能。骶神经调节是用一种短脉冲刺激电流持续刺激神经(S_3 或 S_4)以干扰异常的神经反射弧,兴奋交感通路并抑制副交感通路,抑制尿道肛门收缩,降低膀胱肛门收缩能力,主要用于难治性 BBD 患儿的尿失禁、尿潴留、便秘治疗。电极放置于骶神经根处或植入神经根附近的骶部皮肤。刺激的方法有快速最大功能电刺激和慢速低频刺激。快速最大功能电刺激使用高电流、低频电刺激,电流采用患儿可以忍受的最大电流,刺激时间 1~120 毫秒,间隔时间 4 秒,每次使用 20~30 分钟,每天 2~3 次,持续数月。它的作用为降低骨盆神经反射、降低膀胱逼尿肌敏感性、增加膀胱容量。慢速低频刺激采用高频、持续电刺激,每次使用 1~12 小时(甚至 24 小时),持续 3~5 个月。可以刺激阴部神经,使盆底肌肉收缩,起到骨盆肌训练的作用。Dwyer 等报道了采用 SNM 治疗儿童难治性 BBD,发现患儿的膀胱残余尿减少,反复的尿路感染、排尿困难和排尿时耻骨上疼痛均消失,患儿的精神状态改善,学习成绩提高,课外活动增加。

四、积极的肠道管理

有学者发现,BBD 患儿在治疗下尿路症状前积极进行肠道管理和治疗,可使一部分下尿路症状消失。Borch 等发现对 BBD 患儿积极处理肠道排便问题,当 95% 患儿排便改善后,68% 的患儿白天尿失禁减少 50%,27% 的患儿白天尿失禁完全消失,17% 的患儿遗尿症状消失。Borch 等同时研究了 BBD 患儿排便症状与下尿路症状的关系:研究纳入了平均年龄 8.5 岁的 263 名男孩和 205 名女孩,将排便症状分为便秘、大便失禁、便秘合并大便失禁三组,将下尿路症状分为排尿功能失调、特发性逼尿肌过度活动、逼尿肌活动低下、原发性膀胱颈功能障碍四组。发现有 50% 以上的患儿是便秘合并大便失禁;患有排尿功能失调患儿的便秘症状最常见;大便失禁主要发生在患有排尿功能失调和特发性逼尿肌过度活动的患儿中。在治疗大便失禁的患儿时,抗胆碱能药物可使其特发性逼尿肌过度活动明显改善。BBD 患儿积极进行肠道治疗时,下尿路症状可以得到明显改善。

第三节　研究现状与展望

BBD 患儿的治疗方案应该由多学科共同制订,包括胃肠科、肛肠科、泌尿外科等,有时甚至需要儿童心理学和精神病学医生一起,才能充分处理好复杂病例。同时还应该考虑到患儿成长的社会环境、学校、家庭等因素,如比较差的学校厕所环境可能会导致儿童所谓的"害羞排泄"。及时进行诊断的儿童能够得到有效的治疗,很好的摆脱感染、膀胱输尿管反流等下尿路问题和排便问题。需要强调的是,BBD 的治疗时间较长,但要增强治疗的信心,所有问题最终都会得到成功解决。总的来说,目前儿童 BBD 的治疗主要是排尿基础治疗,如厕训练对大小便失禁的患儿是必不可少的选择,动画生物反馈对 BBD 的治愈率为 80%。对部分难治性的儿童 BBD 可选用骶部神经刺激。肠道症状的积极处理有助于治疗下尿路的症状。通常情况下,尿疗法在治疗 6 个月后评估效果,如果治疗失败应给予药物治疗,如抗胆碱能药物和 α 受体拮抗剂等,整个治疗过程需要 1~2 年。一般保守治疗无效或失败后,手术治疗是最后的治疗措施,主要是纠正患儿的膀胱尿道肠道畸形,以恢复正常排尿排便。

儿童下尿路症状和直肠功能障碍经常伴行。两者同时治疗有助于提高 BBD 的治疗效果。

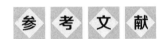

1. 陈燕,黄书满,文建国 . 儿童膀胱直肠功能障碍诊断治疗进展 . 中华小儿外科杂志,2015,36(6):477-480.

2. 宋晓东,文建国 . 小儿膀胱直肠功能障碍病因及诊断与治疗 . 中国实用儿科杂志,2015,30(4):266-268.

3. BAUER SB,AUSTIN PF,RAWASHDEH YF,et al. International Children's Continence Society. International Children's Continence Society's recommendations for initial diagnostic evaluation and follow-up in congenital neuropathic bladder and bowel dysfunction in children. Neurourol Urodyn,2012,31(5):610-614.

4. BORCH L,HAGSTROEM S,BOWER WF,et al. Bladder and bowel dysfunction and the resolution of urinary incontinence with successful management of bowel symptoms in children. Acta Paediatr,2013,102(5):215-220.

5. WEN JG,TONG EC. Cystometry in infants and children with apparent voiding symptoms. Br JUrol,1998,160(4):1595-1596.

6. SANTOSJ D,LOPES RI,KOYLE MA. Bladder and bowel dysfunction in children:An update on the diagnosis and treatment of acommon,but under diagnosed pediatric problem. Can Urol Assoc J,2017,11(1-2Suppl1):64-72.

7. GAITHER TW,COOPER CS,KORNBERG Z,et al. Risk Factors for the Development of Bladder and Bowel Dysfunction. Pediatrics,2018,141(1):2017-2797.

8. WOLFE-CHRISTENSEN C,MANOLIS A,GUY WC,et al. Bladder and bowel dysfunction:evidence for multidisciplinary care. JUrol,2013,190(5):1864-1868.

9. MOSIELLO G,POPOLO DG,WEN JG,et al. Clinical Urodynamics in Childhood and Adolescence. Cham,Switzerland:Springer International Publishing AG,2018.

第三十四章

尿不湿依赖综合征

　　小儿尿不湿依赖综合征（pediatric diaper dependence syndrome，PDDS）是指婴儿出生后就使用一次性尿不湿（disposable diaper，DD），2岁后去除尿不湿出现大便和/或小便失禁症状，拒绝如厕，常伴哭闹和反抗，对DD的使用产生了严重依赖，恢复使用尿不湿则恢复安静状态，体检无神经和泌尿系统等器质性疾病。近年随着尿不湿的广泛使用，PDDS越来越常见。

　　尿不湿是指包括各种一次性纸尿布、纸尿裤、尿片、尿垫等婴幼儿用品。把尿训练（elimination communication，EC）是指观察到婴幼儿有排尿排便的信号时，照顾者用一种特殊的姿势帮助婴儿排尿排便，包括双腿朝上，屁股朝下，背靠着大人，让宝宝屁股坐在马桶或尿盆上方（图34-0-1），同时给予口哨或嘘声提示开始排尿，排尿后给予亲吻等鼓励。随着经济条件的改善，尿不湿的使用已经越来越普及，而把尿训练却越来少，这不仅与父母生活压力的增加有关，还与反对把尿训练有关。很多人觉得把尿训练与小儿脱肛、肛裂及髋关节脱位相联系，认为把尿训练是导致上述疾病的危险因素，但是在这方面并没有循证医学的支持。国外使用尿不湿也很普遍。Bakker在比利时做的一项调查显示，与几十年前相比，他们一次性尿片的使用率由3%增长到98%。对1.5岁前教导儿童进行如厕训练的比例也在下降。印度对婴幼儿如厕训练的平均年龄已经由原来的1岁半延迟到2岁左右，这也是印度尿不湿使用增长的原因。作者对尿不湿的使用现状进行了调查，发现我国出生后到3岁的婴幼儿中现在或曾经用过尿不湿的人数与回顾性调查3年前使用情况相比有显著差异，显示照顾者们更依赖尿不湿（图34-0-2），尿不湿的使用量逐年增加，但是把尿训练的情况与3年前相比，明显下降。这些都是PDDS形成的前提条件。

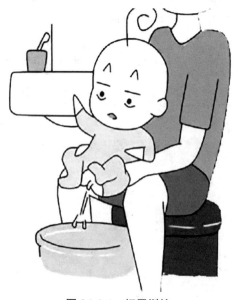

图34-0-1　把尿训练

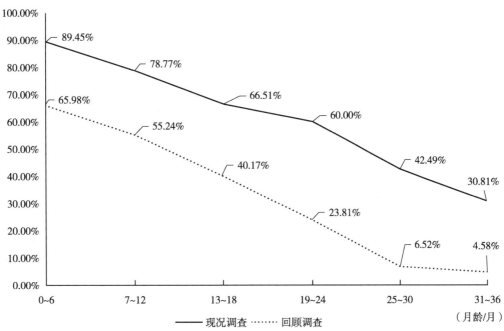

图 34-0-2　现况和回顾调查不同月龄段婴幼儿使用尿不湿情况

调查显示 3 年前使用尿不湿的比例明显偏低

第一节　病因和发病机制

长期使用尿不湿是导致尿不湿依赖综合征的原因。患儿出生后就开始使用尿不湿,一直到 2~3 岁去幼儿园突然发现尿不湿无法去除,从而严重依赖使用尿不湿。现在长期使用尿不湿主要受美国儿科育儿指南影响。在该指南中,建议在儿童 2 岁的时候再进行如厕训练,不建议在儿童 1 岁半的时候对儿童进行干预。汪玺正等人的研究显示,遗尿的发生率与尿不湿的使用及使用时长有关。有研究表明新生儿的排尿方式与大脑神经系统相关联,对新生儿的观察已经发现大脑参与排尿过程。婴儿发育过程是在不断与外界接触中建立条件反射,并在低级反射基础上建立越来越丰富的条件反射,而使用尿不湿,特别是长时间使用,婴儿完全得不到这种条件反射的训练,以后再要纠正将更为困难。

把尿训练是一种帮助婴幼儿建立排尿反射的过程,婴幼儿反复接受多次强化,逐步建立条件反射,同时随着年龄的增长,形成了以大脑皮层控制的意识性排尿,在时间、场合不适宜时,也能抑制逼尿肌收缩延迟排尿,而把尿训练也可有助于减少残余尿。如果减少这种训练,只是通过使用尿不湿以解决婴幼儿的排尿排便行为,这不仅不利于婴幼儿的排尿排便习惯的养成,还导致婴幼儿养成了只在穿戴尿不湿的情况下进行排尿排便的习惯。尿不湿的过度使用已经影响到了儿童的排尿排便问题。尚小平等人调查的 8 560 名 3~10 岁儿童中,按照尿不湿使用时间分组显示,尿不湿使用时长不同,把尿训练率不同,且随着尿不湿使用时间的延长把尿训练率逐渐降低;尿不湿使用时间不同,DUI 的发生率也不同,且随着尿不湿使用时间的延长 DUI 发生率逐渐增高。组间比较显示,T≤6 个月组、6<T≤12 个月组、12<T≤18 个月组的儿童与 18<T≤24 个月组、T>24 个月组的儿童 DUI 发生率差异均有统计学意义(表 34-1-1)。作者等调查发现:随着尿不湿使用时间延长和每天使用片数的增加,儿童膀胱直肠功能障碍发病率均呈增高趋势;随着把尿把便训练开始时间的延迟,膀胱直肠功能障碍发病率逐渐增高,6 个月内开始把尿把便训练是儿童膀胱直肠功能障碍发病的保护因素。

表 34-1-1　不同尿不湿使用时间的把尿情况和 DUI 情况

尿不湿使用时间 T（月）	n	把尿率	DUI 发生率
T≤6	1 327	94.27%	2.48%
6<T≤12	1 482	94.60%	2.36%
12<T≤18	1 223	93.70%	2.45%
18<T≤24	2 952	90.72%	4.61%
T>24	1 576	85.85%	4.25%

第二节　临床表现

主要发生于学龄前期,城市儿童多见,患儿多有 2 年以上的尿不湿使用史而较少或未曾接受把尿训练,以及不正确的把尿训练,体格检查正常。

1. 拒绝正常如厕　在婴幼儿中表现尤为明显,患儿不穿戴尿不湿时无法顺利进行排尿排便;即使帮助患儿如厕,患儿在整个过程中也伴随着反抗、哭闹等行为,如厕过程较长,排泄过程也较为困难。

2. 污粪　大约有 10% 的儿童会有污粪,甚至有的是长达数年,与患儿无法正确如厕有关。

3. 急迫性尿失禁　掌握如厕行为的患儿,每当有尿意或便意时能正常感知,但是在有尿意或便意时需要立刻如厕,如果无法及时如厕,则会导致患儿粪质和 / 或尿液排出。以此类症状为主的患儿会伴随着对如厕的认知异常,即使在社会活动中发生了无法及时如厕的情况,也不会因此感到内心羞愧。

4. 尿急　不能自控排尿或排尿有紧迫感,尿意来临时急需排尿,如不及时排尿则会发生尿失禁。

第三节　辅助检查

1. 腰骶正位 X 线检查　排除神经源性膀胱及其他泌尿神经系统疾病,DDS 患者多表现为正常,部分表现为隐匿性脊柱裂。

2. 尿常规检查　可表现为反复性泌尿系感染,大部分患儿正常。

3. 尿流率与膀胱残余尿测定　正常,可通过此项结果排除膀胱功能障碍。

第四节　诊　　断

一、病史

患儿出生后,有至少 2 年的尿不湿使用史,甚至现在仍在使用;在婴幼儿发育阶段,很少接受把尿训练或接受不正确的把尿训练。

二、临床表现

如果有上述病史的患儿,患儿在不穿戴尿不湿的情况下,很难进行如厕行为,而且在如厕过程中极不配合,只有在穿戴尿不湿的情况下才能顺利进行;掌握如厕训练技能的患儿,若出现急迫性大便失禁和 / 或小便失禁的症状、尿急、睡眠过程中的尿失禁,即应考虑本病的可能,同时应该排除其他泌尿、神经系统异常。

三、尿流率和膀胱残余尿测定无异常

测定尿流率与残余尿,判断膀胱尿道压力是否存在异常。大部分儿童无异常,不需要进行更多的检查。

第五节　鉴 别 诊 断

一、膀胱过度活动症

发病高峰为 5~7 岁,是以白天尿急、尿频或急迫性尿失禁为特征的疾病。可以由单纯的膀胱功能异常引起,也可因膀胱和尿道相互作用所致。鉴别的要点是通过膀胱压力 - 容积测定,通过测定逼尿肌的稳定性进行鉴别。

二、遗尿

世界卫生组织把遗尿定义为儿童 5 岁以后,每月至少发生 1 夜晚睡眠中不自主漏尿症状且持续时间 >3 个月。中国儿童遗尿疾病管理协作组儿童遗尿定义为年龄≥5 岁儿童平均每周至少 2 夜晚不自主排尿,并持续 3 个月以上。PDDS 的患儿大部分年龄未达到 5 岁,因此在鉴别诊断时可进行排除,5 岁以上的儿童可根据如厕行为及尿不湿使用史进行甄别。

三、神经源性膀胱

神经源性膀胱是由神经本身的病变或外伤、手术等对神经损伤引起,特征为膀胱逼尿肌和 / 或尿道括约肌的功能障碍导致储尿和排尿异常,最后引起肾功能的损害。小儿神经源性的病因以脊髓发育不良最为多见。在诊断中,可通过神经系统体格检查与影像学检查进行鉴别。

第六节　治　　疗

一、如厕训练

尿不湿依赖综合征确诊后,开始以排尿排便训练(如厕训练、便盆训练)为主的治疗措施并对家长进行培训,包括现场教学、宣传手册、视频指导、电话联系等。如厕训练是训练儿童使用厕所排尿和排便的过程,针对年龄较小的儿童,可以从更小的马桶形状的装置开始(图 34-6-1)。首先照顾者要教会患儿每当有尿意或便意的时候去厕所,这样可以让孩子习惯去卫生间;针对年龄较小而使用便盆的儿童可以把便盆放在卫生间。离家在外时,照顾者应该教会患儿识别厕所的标记,同时鼓励患儿使用公共卫生间。在训练初始,建议照顾者陪伴儿童,这样能够可以在他需要帮助的时候及时出现,帮助患儿完成如厕。

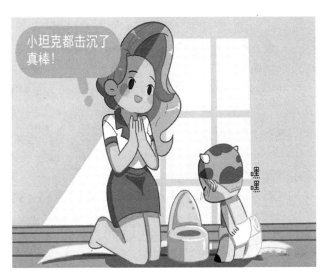

图 34-6-1　婴幼儿如厕训练可以从小马桶开始

二、建立信心

告诉父母及儿童自主排尿排便的建立需要一个自身适应的过程,贵在坚持,不可急于求成。

三、寻找规律

指导父母细心观察,掌握儿童大小便的一些特征,如愣神、站在原地面部表情用力等。掌握孩子大小便时间规律,如早上醒来、每次睡觉醒来、哺乳后,未找到规律期间可以每隔 45 分钟督促儿童自主如厕,尽量减少大小便失禁事件的发生。

四、适当鼓励

如果儿童某天能够独立如厕,应给予语言上的表扬、拥抱儿童,让其有成就感。可为儿童选择专属坐便器,培养自主排尿的习惯和乐趣。

五、控制夜间摄入水量

睡前 1 小时尽量少喝牛奶、开水、饮料等,调整饮食饮水时间。

六、个体化管理

每个儿童的发育过程都是个性的,不能生搬硬套别的同龄儿童的生长轨迹。多一点理解,多一点耐心,去等待儿童以自己的速度发育到适当的阶段,锻炼儿童如厕习惯,不要让孩子产生排斥和厌恶等抵触心理。

作者曾对 86 例尿不湿依赖综合征患儿进行随访,接受如厕训练 3 个月和 6 个月的患儿比未接受治疗的患儿更容易去掉尿不湿。虽然该疾病有一定的自愈性,但是由于患儿处于发育阶段,进行有效训练能够有助于儿童适应社会,避免由于 DDS 的症状影响患儿的心理发育,因此,对幼儿进行把尿把便训练尤其重要。

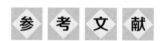

1. 花朝阳,文建国. 儿童膀胱过度活动症诊断方法研究进展. 中华实用儿科临床杂志,2017,32(11):872-874.

2. 文建国,李云龙,袁继炎,等. 小儿神经源性膀胱诊断和治疗指南. 中华小儿外科杂志,2015,36(3):163-169.

3. 张艳,文建国,王静,等. 足月儿和早产儿排尿与大脑皮质觉醒的相关性. 中华实用儿科临床杂志,2015,30(14):1069-1071.

4. 杨黎,文建军,王亚仑,等. 足月儿与早产儿排尿方式的比较研究. 中华小儿外科杂志,2011,32(2):120-123.

5. 尚小平,杨静,汪玺正,等. 儿童日间尿失禁流行病学调查及尿不湿的应用对其影响分析. 中华医学杂志,2018,98(18):1434.

6. 李一冬,王一鹤,杨静,等. 幼儿尿不湿依赖 86 例临床特征和治疗效果分析. 现代泌尿外科杂志,2021,26:651-654.

7. ZHANG YS,HUANG CX,WEN JG,et al. Relationship between brain activity and voiding patterns in healthy preterm neonates. Journal of Pediatric Urology,2015,12(2):1-6.

8. WEN JG,LU YT,CUI LG,et al. Bladder function development and its urodynamic evaluation in neonates and infants less than 2 years old. Neurourology and Urodynamics,2015,34(6):554-560.

9. DUONG TH,JANSSON UB,HOLMDAHL G,et al. Development of bladder control in the first year of life in children who are potty trained early. Journal of pediatric urology,2010,6(5):500-505.

10. BENDER JM,SHE RC. Elimination Communication:Diaper-Free in America. Pediatrics,2017,140(1):20170398.

第 三 十 五 章

脊柱裂

　　脊柱裂(spinal bifida,SB)是指妊娠早期出现胎儿发育障碍,脊椎管背侧中线部位发生椎板闭锁不全或缺如,常伴有脊髓神经发育畸形,产生神经系统、泌尿系统、消化系统及运动系统等一系列临床症状和体征。脊柱裂可发生于脊柱任何部位,但常发生于腰骶部,分为显性脊柱裂(spina bifida aperta,SBA)和隐性脊柱裂(spina bifida occulta,SBO)。显性脊柱裂是指除了脊柱两侧的椎弓板闭锁不全外,还伴有神经胚及被覆其表面的上皮组织如脂肪、皮肤等融合失败,以至于位于背侧的脊髓等神经组织直接暴露于外界,可分为脊髓囊状突出、脊髓脊膜膨出、脊髓外翻和脊膜膨出等,其中脊髓脊膜膨出约占显性脊柱裂的90%。隐性脊柱裂是指脊柱背侧皮肤完整,椎管内的脊髓及神经组织不会直接突出于皮肤表面,可分为仅有椎弓板闭锁不全、脂肪脊髓脊膜突出、终丝末端增厚、背部皮下窦道、椎管内脂肪瘤、终丝牵拉征、脊髓皮样囊肿、神经管原肠囊肿、脊髓纵裂等。SBA 和伴有脊髓神经损伤的 SBO 都会影响脊髓的正常解剖,使其受到异常牵拉,局部缺血、缺氧,可造成神经功能障碍而产生一系列临床症状,称脊髓栓系综合征(tethered cord syndrome,TCS)。

第一节　病因与流行病学

　　胚胎的发育过程分为胚胎期和胎儿期,胚胎期一般是指受孕后的 50~62 天,胎儿期则是指后续的直至婴儿出生的 7 个月时间。胚胎期可以分为 23 个阶段,每个阶段大约为 2~3 天,阶段 8~14(18~32 天)是胚胎中央神经系统发育的关键时期。中枢神经系统发育的过程大致可分为神经胚形成(neurulation)、尾牙管道形成(canalization of the tailbud)、退化(regression)阶段。这三个阶段是以时间开始的早晚划分,在下一阶段开始时上一阶段仍在继续发育完善。

　　1. 神经胚形成　发生在 8~20 阶段(18~48 天)。在胚胎的第 3 周,外胚层在脊索中胚层的诱导下分化形成神经外胚层,通过细胞增殖、增厚,在胚胎的第 18 天形成神经板。神经板的两侧像波浪起伏似的卷形成神经褶,进而中间向内凹陷形成神经沟,两侧的神经褶向胚胎的背中线汇聚,彼此黏附、融合成中空的神经管,神经管外是皮肤外胚层。神经管形成始于颈区,分别向头部和骶尾部延伸,大约在第 12 阶段(27 天)神经管在 L_1 或 L_2 水平闭合。如果在神经胚形成时期,因遗传或胎儿内外环境等致畸因素的影响就会形成各种类型的先天性神经管畸形,如脊髓脊膜突出、脑脊膜突出、皮洞、椎管内肿瘤、脂肪脊髓脊膜突出、脊髓分裂症。

　　2. 尾牙管道形成　发生于神经胚形成之后 13~20 阶段(28~48 天)。这个阶段开始是尾牙内的液泡发育,随后是这些液泡融合形成管道,这些管道使头尾端的神经管得以衔接。如果该阶段因遗传或母体环境影响出现畸形,则会导致脊髓末端囊肿状突出、脂肪脊髓脊膜突出。

　　3. 退化　包括终丝和马尾神经的形成。终丝由神经管尾端退化形成,位于脊髓圆锥末端至尾骨之间。终丝是识别脊髓圆锥位置典型标记,由脊髓中央管在脊髓末端扩张形成,大约在 18~20 阶段(43~48 天)可以被辨别出。刚形成的终丝在尾骨的位置,开始时残余的神经管尾端固定于尾骨,在胎儿期椎管生长快于神经管,这就会导致脊髓相对的上升,使位于终丝和尾骨之间的残余神经管尾端回缩退化形成终丝,这个过程发生于第 23 阶段(52 天左右)。该发育阶段受到致畸因素影响则会出现终丝增厚、终丝牵拉征等。

　　神经管和脊索两侧体节的生骨节发育成脊椎包绕神经管,生肌节、皮节发育成相应的骨骼肌和皮肤,神经管的发育过程也伴随着脊椎和皮肤等的发育,全椎弓愈合完成是在胚胎 8 周左右。一般认为如果在神经胚形成的第一阶段,神经管的闭合过程被阻断,则会造成覆盖中枢神经系统的骨质或皮肤缺损,形成显性脊柱裂,即神经管缺陷(neural tube defects,NTDs)。而隐性脊柱裂主要是在第二、第三过程中刚发育成形的脊髓在分化为其他派生物时或者在以后发育过程中出现差错而导致的,也有个别的隐性脊柱裂是在初相神经胚形成时期出现差错而形成的,如脊髓纵裂、脂肪脊髓脊膜突出。总之,在临床常用的说法上显性脊柱裂一般指 NTDs,隐性脊柱裂则表示脊柱后侧椎弓板区域性愈合缺陷,或伴有不同程度的脊髓发育障碍。

脊柱裂的致畸因素很多,在神经管形成关键时期如果有影响胎儿发育的因素,如缺乏叶酸、宫内感染、遗传因素,以及母体服用丙戊酸、激素等不良药物或辐射暴露等,均可能会导致胎儿脊髓、脊柱中线愈合不全。孕期预防服用叶酸可以显著减少脊柱裂的患病率,同时孕妇缺少维生素 B_{12}、总胆碱升高、同型半胱氨酸升高都会增加胎儿脊柱裂的患病率。研究显示,孕前糖尿病及肥胖也是脊柱裂的危险因素,孕期服用叶酸可以明显降低糖尿病孕妇生育脊柱裂胎儿的风险。

显性脊柱裂又称囊性脊柱裂,各地区发病率略有差异,世界范围内在叶酸强化之前平均发生率约为 1/1 000,是仅次于先天性心脏病的先天畸形。资料显示,我国显性脊柱裂发生率为 85/10 万活产儿,高于北美地区 50/10 万活产儿的发生率。在所有显性脊柱裂病例中脊髓脊膜膨出(meningomyelocele,MMC)占 90% 以上,其中腰骶部 MMC 的发生率高达 80%~85%。

隐性脊柱裂患病率随着年龄的增长呈逐渐下降趋势,不同报道差异较大。Gregerson 对 20 余篇关于 SBO 的文献进行荟萃分析,发现在整个人群中较为公认的患病率为 17%,男女比例约为 2∶1,儿童 SBO 患病率显著高于成人,发病部位绝大多数位于腰骶部。国内齐向芹等回顾分析了 1 082 例人群的脊柱螺旋 CT 检查,发现 0~8 岁儿童患病率高达 94.0%~97.2%,8~14 岁各小组患病率为 46.9%~52.4%,14~18 岁各小组患病率为 19.1%~20.8%。SBO 患病率在不同年龄组间差异大、儿童发病率显著高于成人的原因:婴幼儿在刚出生后脊柱并未完全骨化,每个椎体的两侧椎弓各有 1 个骨化中心,随着年龄的增长和骨骼的不断成熟,椎弓的 2 个骨化中心向后逐渐延伸,最后在中线愈合形成棘突。但是腰骶部的椎弓骨化愈合时间一直存在争议:Cornette 等人认为腰骶部脊椎在 6 个月左右时才逐渐骨化;Caffey 报道愈合在出生后 2 年内;Keith 报道愈合在出生后 1 年内;Girdany 和 Golden 报道愈合在 1~7 岁;Hodges 等研究表明直到 5 岁时 L_5 和 S_1 才愈合;还有研究发现腰骶部后椎弓板是在 5~8 岁时才逐渐愈合的。国内齐向芹等人认为在出生以后腰骶椎椎弓发育可分为三期:0~8 岁为生理性未闭合期;8~14 岁为闭合过渡期;14 岁以上为闭合稳定期。上述研究虽有争议,但是都无一例外的证实和解释了低龄儿童 SBO 患病率如此之高的原因。综合上述研究,8 岁以下儿童隐性脊柱裂可能只是暂时存在,到了青春期或成年可能会消失。但是大龄儿童存在 SBO 则会被认为是一个显著的发育缺陷,而不是发育延迟。

第二节 临床表现

脊柱裂病变程度不同,临床表现各异,除了局部表现外,还可出现脊柱裂平面神经损害的各种表现,包括下肢运动障碍和排尿、排便问题,是引起小儿神经源性膀胱的主要病因。

一、显性脊柱裂

(一)局部表现

SBA 最常见的类型为 MMC,此型外观有一背部肿块,肿块表面为一菲薄囊壁,无皮肤覆盖,啼哭或按压前囟时囊肿的张力可增高。膨出脊膜囊内含脊髓、马尾神经、畸形神经分支、软脊膜、蛛网膜和脑脊液。有的肿块表面可有不正常皮肤,皮肤色青,无皮下组织,真皮层呈瘢痕样变性,直接与囊壁粘连。若囊肿不高出皮面,局部表面没有皮肤,椎管及脊膜敞开,表面呈现一紫红色的肉芽面,又称脊髓外翻。脊髓囊状突出指脊髓囊性扩大,通过椎管缺损向背侧膨出。膨出囊肿实质上为囊性扩大的中央管,由硬脊膜、脑脊液及发育不良的脊髓组成,脊髓因此被牵拉。脊髓囊状突出好发于腰骶部,若表面无皮肤覆盖称脊髓囊状突出,若有皮肤及脂肪覆盖称脂肪脊髓囊状突出。该脂肪组织仅位于皮下,不进入囊肿内,与囊肿壁有一明显分界（图 35-2-1）。

（二）脊髓神经受损表现

SBA 可表现程度不等的下肢弛缓性瘫痪和膀胱、肛门括约肌功能障碍。随着年龄的增长，初学走路的婴幼儿或大龄儿童可因下肢感觉缺失、下肢肌萎缩伴功能障碍和足部畸形等，出现步态不稳、下肢或背部疼痛等症状。此外，患儿还可出现下尿路功能障碍症状，主要表现为小便失禁、尿床、尿频、排尿次数减少、排尿费力、尿潴留等，又叫神经源性膀胱。

二、隐性脊柱裂

（一）局部表现

隐性脊柱裂各个分型的外观差异较大，典型临床表现有脊柱畸形和闭合不全（脊柱侧弯、半椎体、椎弓板缺失、骶骨发育不全）、背部皮肤异常（图 35-2-2）、下肢感觉运动障碍（内翻足、肢体疼痛、肌肉萎缩、不对称性反射减退、痉挛状态、双下肢粗细不均、双下肢感觉异常）、肛门直肠畸形（10%~50% 的肛门畸形患儿有 SBO）、下尿路功能障碍、膀胱直肠功能障碍等。

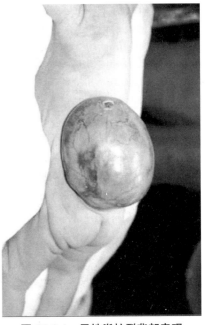

图 35-2-1 显性脊柱裂背部表现

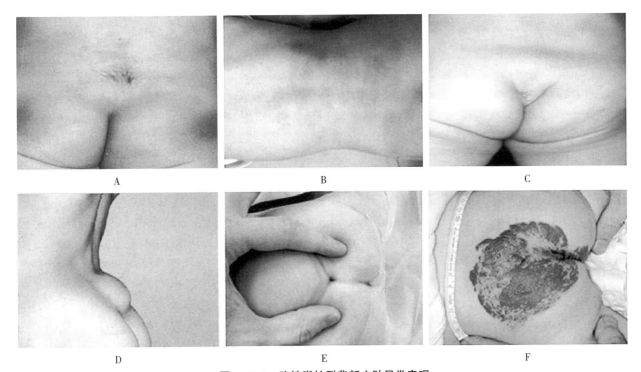

图 35-2-2 隐性脊柱裂背部皮肤异常表现

A. 多毛症；B. 色素沉着；C. 臀裂歪斜；D. 皮肤囊肿；E. 皮洞；F. 血管瘤

（二）脊髓神经受损表现

多数 SBO 患儿不伴有 TCS，无神经受损的临床表现，SBO 合并 TCS 的患儿脊髓神经受损表现与 SBA 大体相同，只是临床症状出现的时间较晚，严重程度也相对较轻，有的到了青少年甚至成年才表现出神经泌尿系统受损症状，如夜间遗尿。但是某些类型 SBO 脊髓神经受损表现很严重，如脂肪脊髓脊膜膨出。由于该型的脊髓神经受损表现非常严重，有学者认为应该将其归入 SBA，但是此型表面有正常的皮肤覆盖，国际上较为统一的看法还是将其归为 SBO。脂肪脊髓脊膜膨出与 MMC 外观表现大致相同，但是肿块表面的皮肤完整，体积小者通常呈圆形，较大者多不规则，有的有一细颈样蒂，有的基底宽阔，还可伴有其他体征,包括多毛、皮肤小凹窝、色素沉着、皮毛窦。此型特征为肿块表面含有皮下脂肪或脂肪瘤,可不进入椎管内,但也可以大量脂肪通过椎管缺损涌入椎管腔内,脂肪瘤或脂肪组织长入到裂开的脊髓内,与脊髓粘连、混合生长,脊髓因而受到牵拉。

第三节 诊 断

随着影像学诊断和尿动力学检查技术的进步,脊柱裂及其所致神经源性膀胱的诊断已无困难。诊疗模式由泌尿外科、神经外科和康复科多学科协作的模式越来越明显,程序为神经外科对神经病变进行评估治疗—转诊泌尿外科进行膀胱功能评估和治疗—转诊专业康复护理中心治疗—多学科随诊及后续治疗。

一、显性脊柱裂

(一)胎儿期诊断

母体血清甲胎蛋白(maternal serum AFP,MSAFP)对产前筛查诊断 SBA 有重要价值。在正常的胚胎发育过程中腹壁和闭合的神经管会阻止 AFP 从胎儿体内进入羊水,但是 SBA 患儿体内的 AFP 会从缺损的神经管进入羊水,通过胎盘屏障再进入母体的血清,从而被检出。母体血清筛查一般是在孕 15~21 周时进行,进行筛查的最佳时间为孕 16~18 周。在正常情况下 AFP 在 15 周时是 25IU/ml 左右,以后每周会以 15% 的速度稳步上升,在第 21 周达到 60IU/ml 左右。目前筛查 NTDs 孕妇血清 AFP 值多用中位数的倍数(multiples of the gestational age-specific median,MoMs)来判断,通常以 2.0MoM 或 2.5MoM 作为筛查 SBC 阳性或阴性的分界值。在第 16 周末,SBA 母体血清 AFP 浓度的平均值为 3.8MoM,无脑儿为 6.5MoM。如果以 2.0MoM 作为正常值的分界,SBA 检出率可达到 90%。

如果根据 MSAFP 值怀疑 SBA 诊断,下一步就要进行产前超声检查或胎儿 MRI 检查。国内陈欣林等同时用 B 超和 MRI 对 62 例中枢神经系统畸形的胎儿进行对比,这 62 例患儿均经引产后尸检、尸体影像学检查或分娩后随访证实为各类中枢神经系统畸形。发现 MRI 与超声诊断结果一致为 39 例(62.9%),MRI 较超声提供更多诊断信息为 19 例(30.6%),超声较 MRI 提供更多诊断信息为 3 例(4.8%),MRI 不能提供有效诊断信息为 1 例(1.6%)。对于脑室扩张、颅内囊性病变、颅内团状异常回声、后颅窝异常及全前脑的评价 MRI 优于超声;而对于颈枕部肿块或囊性包块及 SBA 的评价,MRI 未见明显优势。这说明超声检查仍是胎儿 SBA 畸形筛查的首选方法。

羊水穿刺查 AFP 浓度也是确诊 SBA 的有效方法,但是一定要在产前 B 超确诊 SBA 后才能进行,可进一步证实 SBA。正常情况下从第 15 周以后羊水中的 AFP 浓度是以每周 20% 的速率逐步降低,第 15 周大约为 15μg/ml,到 21 周大约为 4.4μg/ml。由于胎儿血中 AFP 含量比羊水中含量高 150~200 倍,若存在 SBC,胎儿体内的 AFP 会从脊柱裂的裂隙溢至羊水中,使羊水中 AFP 浓度急剧上升。但是羊水穿刺也会有一些假阳性存在,比如死胎、羊水过少、低体重儿和非染色体性先天性缺陷等。测量羊水中乙酰胆碱酯酶(acetylcholinesterase,AchE)的浓度对诊断 SBA 非常具有特异性。AchE 是一种神经性酶,可以反映胎儿神经系统成熟度。胎儿脑脊液中 AchE 浓度很高,血中 AchE 浓度很低。当胎儿患 NTDs 时,脑脊液中的 AchE 大量渗透到羊水中,羊水 AchE 阳性即可确诊 SBA。

(二)出生后诊断

SBA 由于临床表现明显,出生后根据患儿体征和症状一般即可作出诊断,但是影像学检查也必不可少。MRI 是诊断 SBA 的首选手段,可以清晰显示脊柱畸形和中枢神经病变情况,如脊柱和脊髓异常发育情况(脊膜及脊髓脊膜膨出的部位和严重程度、椎管内脂肪瘤、脊髓与周围组织的粘连牵拉情况等)。B 超也是检查 SBA 的有效手段,能发现患儿的脊髓神经受损状况。由于胎儿及新生儿棘突椎板未完全骨化,所以声波能进入椎管,而且脊柱裂的缺损处提供了超声探测窗,能清楚显示胎儿及新生儿脊柱区各结构。

二、隐性脊柱裂

SBO 发病隐匿,很多刚出生的患儿并无任何症状和体征,很容易造成临床医生及家长的漏诊和忽略。

一半患儿都是在 3 岁以后才开始就诊,尿失禁和反复的尿路感染是最常见的就诊原因,但是有 1/4 的患儿因就诊时间过晚而出现神经方面的退化,造成神经系统和 / 或泌尿系统永久性损害,所以早期发现 SBO 尤为重要。隐性脊柱裂常伴有背部皮肤发育异常,应注意观察婴幼儿背部,特别是 SBO 高发部位腰骶部,是否有皮洞、多毛症、血管瘤、脂肪瘤、痣、皮肤凹陷、色素沉着、臀裂倾斜等临床体征,若有上述体征应进一步行脊柱 B 超、MRI、X 线、CT 三维重建等辅助检查。有研究报道 SBO 伴 TCS 者皮肤异常的概率大约为 50%,大约 66% 的 SBO 患者都有侵犯背部皮肤的外部表现,是重要的临床体征。

1. X 线检查　SBO 最常出现于腰骶部,腰骶部 X 线检查是筛选诊断成年或青少年 SBO 的常规方法。脊椎棘突缺损最常见的的部位为 S_1,其次是 L_5,也有 $L_5{\sim}S_1$、$S_1{\sim}S_2$ 联合缺损。SBO 的腰骶椎 X 线正位片表现为在脊柱中线处 S_1 或 L_5 等部位出现低密度的缺损,缺损可大至 2cm,甚至成节段性联合缺损,也可仅形成一裂隙(图 35-3-1)。另外,静脉尿路造影检查可了解双肾的功能和形态。膀胱造影可了解有无膀胱输尿管反流,这对制订治疗方案十分重要。静脉尿路造影检查和膀胱造影还可显示膀胱的形态,有助于诊断神经源性膀胱尿道功能障碍。

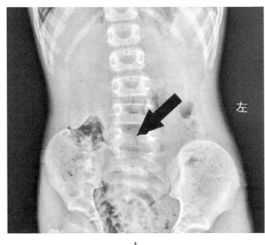
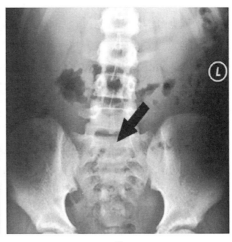

图 35-3-1　MRI 检查

A. L_5 部位 SBO;B. S_1 部位 SBO

2. B 超检查　对于 6 个月以前婴幼儿,脊柱尚未完全骨化,可以通过脊柱超声帮助医生诊断新生儿是否存在 SBO 及脊髓神经病变,这样也避免了 X 线的放射性危害。研究显示,检查小儿脊柱裂背部 B 超比单纯的 X 线的灵敏度和特异性都要高。B 超的灵敏度高达 86.5%,特异性高达 92.9%,但是单纯 X 线的灵敏度和特异度只有 80% 和 18%。对于大龄儿童或合并神经缺陷 SBO 患儿,腰骶部 MRI 要明显优于 X 线和 B 超检查。泌尿系 B 超可了解 SBO 患儿有无肾输尿管扩张积水、膀胱壁的厚度和残余尿量等,可以随访监测有无并发症。

3. MRI 检查　脊柱 MRI 除了可以检查椎弓板有无完全闭合,还能对脊髓的病变部位和性质作出判断。MRI 诊断 SBO 的灵敏度高达 95.6%,特异性高达 90.9%,能清晰显示脊柱畸形和中枢神经病变情况,如脊柱和脊髓发育情况,包括脊髓圆锥下移位置和程度、圆锥软化灶或空洞、椎管内脂肪瘤、脊髓纵裂、终丝或圆锥粘连等。SBO 伴有 TCS 在 MRI 上的影像特征:①低位脊髓,脊髓圆锥位置低于 L_2(图 35-3-2);②终丝短而粗,$L_5{\sim}S_1$ 部位终丝的直径大于 2mm;③低位脊髓在脊膜囊中背移,与脊膜囊粘连。上述这些脊髓病变都会造成一系列的神经泌

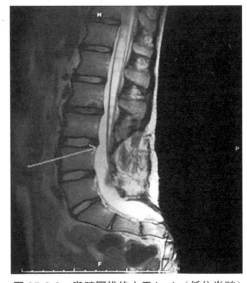

图 35-3-2　脊髓圆锥终止于 $L_4{\sim}L_5$(低位脊髓)

尿系统功能障碍。所以 MRI 不仅可以诊断脊柱裂,还可以准确判断病变的部位和性质,可为以后疾病转归演变提供初始的对照参考。

三、尿动力学检查

脊柱裂所致的 TCS 最严重且常见的并发症是神经源性膀胱(neuropathic bladder,NB)。TCS 会使脊髓受到牵拉、压迫,从而缺血、缺氧,引起骶或骶上神经元受损而发生下尿路功能障碍,临床上主要表现为尿失禁和遗尿,有研究称 75% 的 TCS 患儿伴有 NB。通常 MRI 被看做是诊断 TCS 的可靠依据,可准确反映病变的部位、范围、性质。但有学者在临床研究中发现,术前 MRI 结果和手术中所见的类型仍有差异,对于大部分 MRI 显示正常而存在临床症状的患儿,术中肉眼所见及术后病理检查均显示终丝已发生或即将发生病理上的改变,可见 MRI 在诊断特殊类型的 TCS 时仍存在局限性,故不能将 MRI 作为诊断和评价 TCS 的唯一依据。

尿动力学检查(urodynamic study)可客观反映 TCS 患儿神经源性膀胱尿道功能障碍的类型和严重程度,是制订正确治疗方案的基础。同时,有选择地应用尿动力学检查可以有效预测发生上尿路损害和损害进行性加重的风险,也是评估术后疗效和长期跟踪随访的主要依据。

TCS 患儿尿流动力学方面发生明显的变化,多表现为膀胱容量减小,残余尿量增加,膀胱顺应性下降,充盈期出现逼尿肌过度活动(图 35-3-3),排尿期逼尿肌收缩压降低,甚至失去收缩功能(图 35-3-4),尿道闭合压下降,尿道功能长度缩短及逼尿肌 - 括约肌协同失调(DSD)等。膀胱顺应性下降、逼尿肌漏尿点压(DLPP)增加和逼尿肌 - 括约肌协同失调是造成膀胱高压及上尿路功能损害的危险因素,通过尿流动力学检查可对下尿路功能进行评价和检测,并能预测上尿路功能,以便为临床积极采取治疗措施提供相应的参考,从而改善尿失禁症状,避免上尿路功能的损害。小儿尿动力学检查提示大约 50%MMC 存在 DSD,导致功能性膀胱出口阻力显著增加,引起排尿压增高,损害膀胱输尿管抗反流机制,造成高压力膀胱输尿管反流(vesico ureteral reflux,VUR);长期存在会引起进行性逼尿肌代偿肥大和胶原沉积,膀胱顺应性下降,导致小容量挛缩低顺应性膀胱,出现储尿期和排尿期持续高膀胱内压;出现失代偿,膀胱容量和残余尿量增加时可导致反复尿路感染(UTI)。Kurzrock 等对 90 例脊柱裂患儿进行平均随访时间为 11 年的研究,发现具有膀胱输尿管反流和上尿路损害组与无反流损害组之间,膀胱顺应性、DLPP 及 DSD 有显著性差异,主张有选择或联合应用尿动力学参数有助于鉴别肾损害的高危患儿。现在国际上的共识是 DLPP 增加是发生上尿路扩张并进行性加重的危险尿动力学因素,并随着相对危险容量的增加,相对安全容量降低,上尿路扩张的风险及扩张的程度也逐渐增加,控制 DLPP 在 $40cmH_2O$ 以下可阻止上尿路损害的发展,形成基

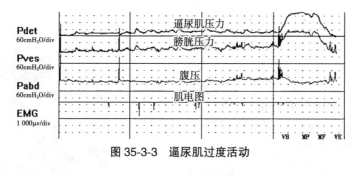

图 35-3-3 逼尿肌过度活动

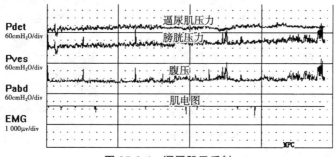

图 35-3-4 逼尿肌无反射

于降低小儿储尿期和排尿期膀胱内压力为治疗目的治疗理论。它的重要性在于通过尿动力学结果提示了降低膀胱内压力、提高膀胱顺应性、增大膀胱容量是该类患儿治疗的关键,可以通过保守治疗阻止上尿路损害发生,同时鉴别出需要早期手术治疗患儿。引起上尿路扩张高危因素之间存在相互协同作用,我们提出尿动力学危险分数(URS)的概念,包括 DLPP>40cmH$_2$O、顺应性 <9ml/cmH$_2$O 和存在逼尿肌无收缩,每项为 1 分,计算出患者总共得分,以 URS>2 分为诊断上尿路损害的标准。有研究表明逼尿肌过度活动也是导致上尿路损伤的危险因素。Schulman 等在对 188 例脊膜膨出患儿从出生开始的一系列尿动力学研究中发现,逼尿肌过度活动、无收缩、正常各占 55%、38% 及 7%。Willemsen 对 102 例 VUR 患儿随访 5 年,进行影像尿动力学研究发现 40% 的患儿存在逼尿肌过度活动。神经源性逼尿肌功能过度活动的患儿充盈期可导致膀胱内处于高压状态,膀胱壁出现胶原沉积,顺应性下降。值得注意的是,神经源性膀胱患儿因膀胱内高压反流直接造成肾脏损害同时,会将病原菌带到肾脏组织,导致肾盂肾炎和肾脏瘢痕。

第四节　治　　疗

脊柱裂的治疗包括保守治疗和手术治疗,以手术治疗为主。保守治疗主要有物理疗法、肌肉松弛疗法和镇痛疗法等,日常生活中青少年患儿应避免脊柱反复弯曲、负重等增加脊柱负荷的运动。手术治疗的主要方式为脊髓松解术,目的是去除脊髓张力、异物和压迫,稳定症状,改善功能,阻止进一步脊髓损伤。

一、显性脊柱裂的手术治疗

对于显性脊柱裂,因其脊髓神经组织直接与外界相通,极大增加了感染的风险,一般认为需要在出生后 24~48 小时内尽早进行手术治疗。有关脊髓脊膜膨出目前流行的做法仍是将粘连牵拉的脊髓从膨出的硬脊膜囊上分离下来,放入椎管腔内,彻底游离脊髓,解除牵拉,修剪多余硬脊膜,用硬脊膜或补片扩大缝合硬脊膜囊。脊髓脊膜膨出治疗时还应考虑以下几点:缺损的范围和平面、有无严重的脑积水、有无感染,以及是否伴有其他脏器畸形。脑积水被认为是影响该病预后的重要因素,合并有脑积水患儿应立即行分流手术。

二、隐性脊柱裂的手术治疗

隐性脊柱裂的治疗主要包括保守治疗和手术治疗两种,以手术治疗为主。手术治疗的主要方式为脊髓松解术,目的是去除脊髓张力、异物和压迫,改善功能,稳定症状,阻止进一步脊髓损伤。

对于无临床症状、体征且脊髓 MRI 检查正常的 SBO 一般难以发现,常在成人体检时报告,目前学术界认为这类 SBO 无须特殊处理。对于有神经损害临床症状的 SBO 患儿,影像学检查可发现其多伴有脊髓栓系综合征,或椎管内脂肪瘤、脊髓纵裂等其他脊髓异常。该类患者的治疗目前学术界已形成共识:早发现早治疗,治疗时间越早越好。Tarcan 等发现 SBO 合并 TCS 的患儿如果早期发现并进行手术治疗,70% 的患儿排尿症状会有改善,至少 50% 患儿的逼尿肌过度活动会有缓解。通过早期外科治疗,患儿的泌尿系症状、尿动力学表现及运动能力可能都会改善。研究显示,患儿诊断 SBO 后在 3 岁以前进行手术治疗,60% 的患儿症状消失,30% 患儿症状稳定,10% 情况恶化。相反的,同样的研究还表明 3 岁以后进行手术者 27% 症状消失,27% 症状改善,27% 症状无变化,19% 症状恶化。

对于体检发现脊髓 MRI 显示有脊髓栓系但是无症状的 SBO 患者,治疗方案存在较大争议。一种观点认为该类患者应以保守治疗为主,只有对神经症状进行性加重的患者考虑手术才较为妥当,对无症状的患者更不宜手术。他们认为该类患者的手术指征应严格掌握,脊髓栓系不能视为手术唯一指征。另一种观点则认为该类 SBO 患者即使无相应神经症状也应积极手术解除 TCS 或其他脊髓异常状况,因为该类患者可能随着年龄的增长受到外界的干扰日积月累会导致脊髓损伤的可能,发生 TCS 的概率很大。目前国内外学者在该类 SBO 患者手术指征的选择上更倾向于后者。Vander Meulen 等对有脊髓栓系但无神经症状的 12 例 SBO 患者进行预防性脊髓松解手术,所有患者手术的远、近期效果均良好,随访 5.7 年均无明显并发症及神经损害发生;同时他们又对 9 例该类患者开始采取保守治疗,定期随访,待出现神经症状后立即采取手术治疗,9 例患者预后都欠佳,仅有 3 例症状好转,2 例稳定,4 例恶化。

脊柱 MRI 显示无脊髓栓系但有神经症状者称隐性脊髓栓系综合征（occult tethered cord syndrome, OTCS），国外报道行终丝溶解术效果良好。Selden 对 161 例 OTCS 的患者行手术终丝溶解手术，术后随访症状改善率可达 92%，尿动力学表现改善率为 87%。

对于到成年才出现神经症状的 SBO 患者，其治疗方案也争论不一。有学者认为一旦患者出现 TCS 的症状不管多大年龄都应该马上实施脊髓栓系松解术，逼尿肌功能障碍和肌肉无力是最容易改善和解决的症状。但是也有学者认为伴有 TCS 的 SBO 成人患者不易手术，因其术后效果较差。因成人出现 TCS 的 SBO 人群较罕见，治疗方式还有待商榷，需要进一步的研究探讨。

SBO 患者主要的手术方式为脊髓松解术，手术目的是恢复远端脊髓活动性和改善局部脊髓缺血状态，通过精细的分离解剖，切除脂肪瘤、囊肿等异物，或者是切除紧张的终丝等。SBO 合并 TCS 者早期确诊和尽早手术可及时阻止上尿路退化、背部皮肤窦道感染和永久性神经损伤的发生。SBO 引起 TCS 的原因较多，因其栓系的病因不同治疗方式也不同。如脊髓纵裂的手术方法是切除骨棘及纤维隔膜等异物，松解异物对脊髓的牵拉；皮洞应该切除窦道本身，缝合硬脊膜；终丝牵拉征手术时只需将变性的终丝切断 1cm 即可解除脊髓的牵拉；椎管内脂肪瘤采用显微外科激光手术效果甚好，原则与脂肪性脊髓脊膜膨出相同，不能为了追求完全切除脂肪瘤而损伤脊髓神经组织，手术的目的是缩小脂肪瘤的体积，解除对脊髓的牵拉，以求脊髓能很好地悬浮于蛛网膜下腔的脑脊液中。若 SBO 患者已合并并发症，如足畸形和 / 或 NBD，行相应治疗，如扁平足手术矫形、膀胱扩大术等。

手术造成的复发性脊髓栓系是脊髓松解术后最主要的并发症。有报道称其该手术后脊髓再粘连引发的 TCS 复发率高达 7%，主要是由手术瘢痕造成的。为最大限度降低再粘连的发生，可以采取以下措施：在硬脊膜缝合处与脊髓之间采用防粘连材料；患者术后保持俯卧位姿势；用人工材料替代修剪掉的硬脊膜，扩大硬脊膜囊。再栓系的发生与栓系类型、术者技巧等许多因素相关，如终丝脂肪瘤术后再发栓系的概率微乎其微，但是脂肪脊髓脊膜膨出者再发栓系的发生率随着时间的推移不断升高；也与人体固有的解剖相关，有研究表明再栓系的发生与脊髓发育不良和骶神经根较短有关。

三、神经源性膀胱的治疗

未行治疗的神经源性膀胱是导致 TCS 患儿慢性肾衰竭的原因，神经源性膀胱在脊柱裂患儿的治疗显得尤为重要。治疗 NBD 的关键是治疗必须在膀胱功能障碍变得明显之前进行，最初治疗的目的是预防或减小继发于上尿路和膀胱的损害，以使原发性的膀胱功能障碍能够得到改善，使患儿能在适当的环境才主动启动排尿。治疗原则：保护肾功能，治疗并发症；依据尿动力学检查结果，进行治疗。

（一）保守治疗

1. 逼尿肌过度活动合并括约肌痉挛　①抗胆碱能药物：一线药物托特罗定是目前对逼尿肌组织选择性作用最强的药物，且副作用较少，耐受性较好；②膀胱灌注 RTX、透明质酸酶 / 辣椒辣素：严重膀胱感觉过敏者适用；③ A 型肉毒毒素逼尿肌多点注射：长期的局部去神经支配效应；④若药物治疗失败需行尿液引流：自家清洁间歇导尿 > 留置导尿潮式引流膀胱 > 留置导尿 > 耻骨上膀胱造瘘，应根据尿动力学检查结果中的膀胱安全容量，制订导尿方案。

2. 逼尿肌无收缩合并括约肌无收缩　治疗目的是控制排尿以改善患者生活质量。清洁间断导尿术（clean intermittent catheterization，CIC）仍为首选治疗方法；增加膀胱出口阻力手术，术后控制排尿可通过瓦尔萨尔瓦法或 Crede 法排空膀胱，要注意禁忌证。

3. 逼尿肌无反射合并括约肌痉挛　临床表现为尿潴留，上尿路损害风险大。CIC 是合适的治疗方法。

4. 逼尿肌过度活动合并括约肌无收缩　临床表现为急迫性尿失禁及压力性尿失禁，需外科手术治疗。

（二）手术治疗

1. 适应证　保守治疗无效的神经源性膀胱：①低顺应性膀胱；②高逼尿肌漏尿点压；③小容量膀胱及 DSD，有上尿路扩张危险因素；④压力性尿失禁或因残余尿所致的反复尿路感染等。

2. 手术目的　消除上尿路扩张危险因素，改善下尿路症状。根本目的是保护肾功能，提高生活质量。

3. 手术方式　①纠正膀胱出口梗阻的手术；②增加膀胱出口阻力的手术；③尿流改道术；④加强逼尿

肌收缩力的手术;⑤膀胱扩大术;⑥神经刺激及神经调节。

(三) 康复治疗(行为治疗)

1. 盆底肌训练　反复主动收缩和松弛泌尿生殖器周围的横纹肌,治疗压力性尿失禁。

2. 膀胱训练　①延迟排尿;②定时排尿。

3. 扳机点排尿　反复刺激会阴区,以诱发逼尿肌收缩和尿道外括约肌松弛来排尿。

4. Crede 手法排尿　手法按摩膀胱助排尿。骶上病变、膀胱输尿管反流为禁忌证。

5. 导尿术　清洁间断导尿术或自家间歇清洁导尿和抗胆碱类药物(奥昔布宁)联合应用是治疗神经源性膀胱合并逼尿肌反射亢进和 / 或 DSD 患儿的标准疗法。清洁间断导尿可使膀胱完全排空并可避免残余尿和继发因素导致的感染。在婴儿期应用清洁间断导尿和抗胆碱药,经随访研究证实存在很多优势,家长和孩子均发现随着孩子生长清洁间断导尿的操作会变得很容易有效。经膀胱超声检查可发现,随年龄增长,膀胱可保持良好的顺应性、扩张度和厚度;仅有 10% 的患儿出现肾积水和膀胱输尿管反流,未经其他人工干预可使 50% 的尿失禁得到控制。当存在膀胱输尿管反流时,清洁间断导尿可有效降低排尿时膀胱内压力。另外,可同时应用抗胆碱药以降低膀胱灌注压,增加膀胱顺应性,而不用担心会导致尿潴留。用这种方法可使 30%~50% 存在 VUR 的儿童在发现症状后的 2~3 年内得到解决。

6. 生物反馈治疗　可帮助患者建立相应的反射,从而达到治疗目的。

7. 电刺激治疗　刺激周围神经和大脑皮质,治疗各种神经源性尿失禁。

第五节　预后和随访

根据脊柱裂的病因和手术时机不同,其预后也存在差异。绝大多数患儿背部或下肢疼痛一般均可于术后缓解消失,神经系统功能的稳定和恢复因病因不同报道结果差异较大。隐性脊柱裂的预后显著优于显性脊柱裂,研究显示,在 SBO 中泌尿神经症状改善率为 62%,而 SBA 只有 30%。在较大规模的系列研究中,约 25%~80% 的 TCS 患儿运动功能可得到改善,16%~67% 的患儿膀胱直肠功能可得到提升,这之间的差异可能是因神经系统功能改善的制订标准有所不同,但是各个研究均证实手术越早效果越好。

总之,脊柱裂是一种先天性神经系统畸形,因可对脊髓等神经组织造成移位、压迫、牵拉等影响,使脊髓缺血缺氧,产生神经、泌尿、消化和骨骼等系统的一系列的严重的临床症状和体征。在神经管形成的关键时期(孕 18~48 天)避免致畸因素可减少其发生的概率,若已发现脊柱裂患儿,尽早治疗对预后尤为重要。脊髓栓系松解术是治疗脊柱裂、改善症状、避免或缓解并发症的主要手段。尿动力学检查对于早期发现脊柱裂尤其是 SBO,以及治疗神经源性膀胱起着非常重要的作用,可为脊柱裂的治疗方式和预后随访提供非常重要的参考价值。

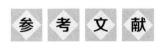

1. 文建国,吴军卫,李一冬,等.隐性脊柱裂流行病学及诊疗研究进展.中华小儿外科杂志,2016,37(09):711-715.

2. 陈欣林,杨小红,赵胜,等.超声和 MRI 在胎儿中枢神经系统畸形诊断中的对比应用.中华医学超声杂志,2007,12(6):353-357.

3. 王庆伟,文建国.神经源性膀胱功能障碍尿动力学改变与上尿路损害.中华小儿外科杂志,2005,26(6):328-330.

4. 谢珊珊,邢玉荣,文建国,等.隐性脊柱裂与中老年功能性排便异常的相关性研究.重庆医学杂志,2018,47(8):1077-1079.

5. 牛建华,吴军卫,文建国,等.隐性脊柱裂对儿童原发性夜间遗尿症治疗的影响.中华小儿外科杂志,2016,37(10):851-855.

6. 文建国,吴军卫,李一冬,等.隐性脊柱裂流行病学及诊疗研究进展.中华小儿外科杂志,2016,37(9):711-715.

7. KUMAR A,TUBBS RS. Spina Bifida:A Diagnostic Dilemma in Paleopathology. Clin Anat,2011,24(1):19-33.

8. CZEIZEL AE,DUDÁS I,VERECZKEY A,et al. Folated efficiency and folic acid supplementation:the prevention of neural-tube defectsand congenital heart defects. Nutrients,2013,5(11):4760-4775.

9. KRANTZ DA,HALLAHAN TW,SHERWIN JE. Screening for open neural tube defects. Clin Lab Med,2010,30(3):721-725.

第三十六章

尿道下裂

　　尿道下裂（hypospadias）是指尿道异位开口于尿道腹侧，其开口可发生于由会阴部至阴茎头间的任何部位。尿道下裂是由于尿道外口的远端、尿道与周围组织发育不全，形成纤维索牵扯阴茎，使阴茎不同程度弯向腹侧。根据解剖的不同可分为阴茎头型、阴茎型、阴茎阴囊型、会阴型四种，类型的确定取决于尿道海绵体发育所到达的部位。现在也有新的分类方法，但是并未得到广泛认可。如 Marek Orkiszewski 主张在阴茎完全勃起后，以尿道海绵体分叉部相对于耻骨联合的位置作为评估尿道下裂严重程度的主要标准。具体方案：

　　1. 阴茎型　①阴茎头型及冠状沟型；②阴茎远端型：尿道位于阴茎干远端 1/3；③阴茎中段型：尿道口位于阴茎干中段 1/3；④阴茎近端型：尿道口位于阴茎干近端 1/3。

　　2. 近体型　①阴囊型（图 36-0-1）；②会阴型；③阴茎阴囊型。

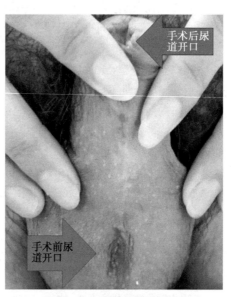

手术后尿道开口

手术前尿道开口

图 36-0-1　阴囊型尿道下裂

术后随访仍可见原尿道开口的痕迹

第一节　流 行 病 学

　　尿道下裂是小儿泌尿生殖系统常见的疾病，发病率约为 1/300。全世界范围内尿道下裂发病率呈上升趋势。国内研究表明，尿道下裂已成为出生缺陷中发生率排名前五的先天性畸形。但至今无相关确切病因报道。一般认为这种畸形可能与雄激素的合成，以及遗传、环境、内分泌等多种发病危险因素有关。

　　1. 母亲年龄太小或较大所产下的低体重儿。

　　2. 部分病例存在内分泌失调。

　　3. 环境内分泌因素可能对过去几十年来尿道下裂发病率增高也有一定的作用。

4. 孕前口服避孕药与所产男婴尿道下裂的发病率并无直接关系,但母亲的受孕年龄、用药史等是患儿尿道下裂的高危因素。

第二节　临床表现

一、异位尿道口

尿道口可出现在正常尿道口近端至会阴部尿道的任何部位。

二、阴茎下弯

即阴茎向腹侧弯曲,不能正常排尿和性生活。导致阴茎下弯的原因有阴茎腹侧发育不全及组织轴向短缩。

三、包皮的异常分布

阴茎头腹侧包皮因未能在中线融合,故呈 V 形缺损,包皮系带缺如,全部包皮转至阴茎头背侧呈帽状堆积。

第三节　诊　断

尿道下裂是外生殖器畸形,根据典型临床表现和体格检查很容易确诊。有些包皮过长病例,需翻出龟头暴露尿道口才可明确尿道外口位置。同时,尿道下裂常合并其他一些疾病,包括隐睾(发病率约 10%)、鞘状突未闭(9%~15%)等。因此,确诊尿道下裂后需进一步检查有无伴发畸形,严重的尿道下裂需行进一步泌尿系检查,如排泄膀胱尿道造影,以除外其他泌尿系畸形。严重的尿道下裂合并双侧或单侧不可触及隐睾时,或合并外阴性别不明时,需进行染色体及内分泌检查,以排除两性畸形,特别是先天性肾上腺增生。排尿时出现滴尿或尿道鼓包现象时,应排除尿道狭窄。在极严重的尿道下裂的部分病例中可合并出现上尿路畸形。

一、病史

病史采集应询问排尿情况:排尿时的体位是蹲位还是立位,尿线排出的部位及粗细,有无排尿困难。

二、体格检查

注意观察患者的体型、身体发育、第二性征;外生殖器检查阴茎发育大小、下弯畸形的程度、尿道口开口部位及包皮多少、有无系带;阴囊发育情况,触摸双侧睾丸表面质地、体积。

三、实验室检查

1. 染色体检查。
2. 尿 17- 酮类固醇测定。

四、特殊检查

1. 腹部超声和 CT 检查　可帮助发现隐睾或真两性畸形(如同时有女性生殖系统存在)的诊断。
2. 腹腔镜检查及性腺活检　腹腔镜检查可发现隐睾或女性性腺,并可取组织活检确定诊断。

五、尿流动力学检查

(一)自由尿流率联合残余尿量超声测定
尿流率测定(uroflowmetry,UFM)是一种无创、简便的检查方法,并且可重复性好。尿流率可以反映排尿时膀胱逼尿肌及尿道括约肌的协同作用。因此,逼尿肌的收缩力和尿道阻力共同决定了尿流率参数,也就是说尿流率下降可能是膀胱逼尿肌收缩力下降的结果,也可能是尿道阻力增加的结果。在排除神经源性因素等导致膀胱逼尿肌收缩力下降因素的情况下,可以用来诊断尿道梗阻。而尿道梗阻正是尿道下裂术后常见的并发症。除此以外,尿动力学检查结果还可反映排尿等待时间、排尿时间(voiding time)、尿流时间(flow time, Ft)、最大尿流率(maximum flow rate, Q_{max})、最大尿流率时间(time to maximum flow, TQ_{max})、平均尿流率(average flowrate, Q_{ave})、排尿量、残余尿量(post void residual, PVR)等。其中最大尿流率 Q_{max} 及尿流曲线形态更具有临床价值。导致小儿尿动力学检查结果出现偏差的因素很多,如心理因素及儿童依从性较差。小儿泌尿系统在不断地发育成熟,目前尚缺乏各年龄段统一的标准参考值。

对于尿道下裂的患儿可首先应用超声等影像检查,评估上尿路情况(如扩张、积水等),判断膀胱内有无憩室,了解膀胱壁厚度。进行尿动力学检查前,按照尿动力学检查要求进行准备。在进行尿动力学检查时,尽量排除各种干扰尿动力学参数的因素,例如排尿时尽量避免压迫阴茎等。

尿道下裂患儿尿道较正常儿童缩短,尿道阻力下降,理应在尿动力学上表现最大尿流率 Q_{max} 升高,排尿时间缩短,残余尿量 PVR 不增加。但是尿道下裂患儿术前行尿动力学检查时即可能存在 Q_{max} 较正常患儿低。由于尿量的多少对尿流率的检查结果有较大影响,为避免尿量对尿流率参数的影响,在引入Von Garrrelts 公式后,计算 Qc 值(Qc=Q_{max}/ 尿量的平方根),仍可见到尿道下裂患儿的自由尿流率较正常儿童的低。导致这一现象可能是由于尿道下裂患儿阴茎腹侧纤维组织挛缩,尿道板伸展性好,尿道远端无海绵体且紧贴皮肤,使尿道弹性下降,排尿时尿道扩张性有限,导致尿道阻力增加。也可以用流体力学来解释尿道内的尿流(poiseuille 定律),即 $F \propto P \cdot r^4 \cdot \eta^{-1} \cdot L^{-1}$。F 为流量,P 为管道两端的压力差,r 为管道的半径,η 为液体的黏滞性,L 为管道的长度。尿液的 η 大致相同,患儿排除神经因素导致的膀胱逼尿肌问题后 P 值应无明显差异,因此 F 主要与 r 和 L 有关。Page 推测先天性尿道下裂患儿尿流率曲线较低平是由于患儿多有小阴茎,而小阴茎的尿道管径相对较细,导致尿流率曲线低平。在一项包括 60 例尿道下裂患儿的研究中就发现尿道下裂术前尿道功能存在无功能性梗阻,即尿道下裂患儿的最大尿流率、平均尿流率小于正常儿童,而排尿时间、尿流时间、最大尿流时间长于正常儿童。另一项基于 48 例尿道下裂患儿的研究也发现术前、术后最大尿流率均低于正常参考值,且术前、术后尿流曲线均已平台形为主。

(二)膀胱尿道测压

同步膀胱尿道压力测定可以同时检测逼尿肌和括约肌的活动情况,以及是否存在逼尿肌 - 括约肌协同失调,常用方法有连续膀胱尿道同步测压和定点膀胱尿道同步测压。连续膀胱尿道同步测压是指在膀胱和尿道同时放置测压管,在膀胱测压过程中同时连续记录膀胱和尿道压力变化。定点膀胱尿道同步测压是指在充盈至一定容量时,观察增加腹压后尿道压力的变化情况。该检查可同步了解逼尿肌和括约肌功能状态,可用于评估括约肌逼尿肌协同情况,鉴别评估出口梗阻的功能性因素。研究证实,尿道下裂患儿术前尿道功能存在无症状的梗阻。另外有研究表明,膀胱出口梗阻(bladder outlet obstruction,BOO)后膀胱逼尿肌生物力学特性发生了改变:逼尿肌不稳定(detrusor instability, DI)组逼尿肌收缩功能受损,逼尿肌稳定(detrusor stability, DS)组代偿性升高,但如果梗阻未解除,则导致逼尿肌损害,最终导致不可逆的收缩功能丧失;梗阻后膀胱的顺应性增大与膀胱容积的显著增加密切相关,逼尿肌稳定性对其影响不显著。而漏尿点压力增高、膀胱高压可能是造成 BOO 后肾损害的主要原因,膀胱功能需用膀胱顺应性和漏尿点压力共同评价。因此,根据上述研究可以得出,对尿流率显示异常,如尿流率降低和残余尿增多的患者,要考虑膀胱尿道测压检查,以判断膀胱和尿道的功能。检查前常需要尿道探子检查尿道有无狭窄,评估膀胱测压管是否可以经尿道置入。狭窄严重者有时需要行尿道或膀胱镜检查,在直视下处理尿道狭窄。

(三)影像尿动力学检查

尿道下裂手术后膀胱功能障碍多由尿道狭窄所致,先出现明显的尿道形态变化,如尿道狭窄、憩室和瓣膜等,通过影像尿动力学检查就可以把膀胱尿道的功能和形态同时显示,并可以直接观察它们之间的相互关系;也可帮助判断膀胱和尿道的影像形态变化,明确尿道梗阻部位及膀胱尿道是否存在异物。

第四节　鉴 别 诊 断

一、尿道上裂

尿道上裂是一种尿道背侧融合缺陷所致的先天性尿道外口畸形,男性患者表现为尿道外口位于阴茎背侧,严重的尿道上裂有时和轻度的膀胱外翻难以区别;女性患者中表现为尿道上壁瘘口,阴蒂分裂,大阴唇间距较宽。由于先天性尿道上裂常与膀胱外翻并发,胚胎学可视为膀胱外翻的一部分。尿道上裂多见于男性,男女比例约 3∶1。

二、两性畸形

两性畸形可分为假两性畸形和真两性畸形,假两性畸形又分为男性假两性畸形和女性假两性畸形。男性假两性畸形实际上是较严重的阴囊型或会阴型尿道下裂,外阴酷似女性,但染色体检查为 46,XY;女性假两性畸形可能因药物或激素原因使其阴蒂肥大,外生殖器呈男性尿道下裂样改变,染色体为 46,XX,性腺活检为女性生殖系统组织。

三、混合性腺发育不全

一侧为发育正常或稍差的睾丸,另一侧为发育明显较差的原始混合性腺,阴茎外观似尿道下裂,染色体检查为 46,XX/45,XO 嵌合体,腹腔内可见输卵管和子宫等生殖器官。

第五节　治　　疗

一、手术治疗

目前治疗尿道下裂最有效的方法仍是手术治疗,治疗目的是阴茎畸形的矫正和尿道成形。

尿道下裂手术方法多达 300 余种,多是由 Thietsch、Denis Browne 及 Cecil 3 种手术方法演变而来。尿道下裂成形术根据手术方式可分为一期成形术和二期成形术两大类。一期成形术是阴茎下弯畸形矫正和重建尿道手术一次完成,优点是一次完成、痛苦小、治疗周期短、心理影响小等,缺点是手术难道大、尿瘘的发生率相对较高。主要方法有 Duckett 法、Hodgson 法等。二期成形术是先矫正阴茎下弯畸形,6~12 个月以后再行尿道成形术,优点是可以充分切除阴茎腹侧的纤维束带,保证阴茎伸直、手术操作简单、尿瘘发生率较低、疗效肯定,缺点是治疗周期长、痛苦较大。下弯畸形矫正为 Nesbit 法,尿道成形较为有效的方法为 Thietsch 法、Cecil 法等。也可根据阴茎松解下曲矫正术后尿道口的位置实行不同的手术方法:远端型可选择 MAGPI 法、Mathieu 法、M-ustarde 法和 Onlay 法等;中段型可选择加盖岛状皮瓣尿道成形术、横裁岛状包皮瓣尿道成形术、纵行带蒂岛状包皮瓣尿道成形术等;近侧型可选择 Duckett 法或纵行带蒂岛状包皮瓣联合阴囊中缝皮瓣、改良的马蹄形岛状连续皮瓣;Snodgrass 法是近年来比较流行的术式,主要适用于没有或轻度尿道板短缩的远侧型和中段型病例的修复。在具体选择手术方法时,应主要依据尿道下裂的类型、患者的情况,以及术者的习惯和经验而定,目前尚无明确统一的方法或指南可循。

较为适当的手术时间应选在 2 岁左右,最迟要在学龄期完成,避免影响患儿的阴茎发育和性心理发育。

二、手术并发症及处理

1. 尿道外口狭窄　尿道外口狭窄多与手术操作及手术方法的选择有关,需行尿道外口再成形术。
2. 出血和血肿　术后加压包扎是防止和控制出血及血肿的有效方法。
3. 尿道狭窄　尿道狭窄多发生于成形尿道吻合口处。目前对于轻度吻合口选择,需定期尿道扩张,少部分患者可有明显效果。重度狭窄、尿道扩张效果不佳者,需行手术治疗。

4. 感染　应用抗生素预防感染。

5. 尿瘘　术前充分准备,术中要正确合理操作保证皮瓣血供。当瘘口较小时,应避免扩大瘘口,继续保持耻骨上膀胱造瘘引流,推迟排尿时间并加强抗感染治疗,可使部分病例自愈;但绝大多数需再次手术治疗。

6. 尿道憩室　需手术治疗,一般在尿道下裂术后 6 个月进行。

三、尿动力学在术后评估的作用

尿道下裂手术的成功率较低,至今没有一种能被所有医生接受的术式。尿道下裂手术失败常见原因有尿道外口狭窄、阴茎下弯畸形矫正不彻底、尿道瘘形成、皮肤坏死及裂开等。无论是什么手术方式,理想的目标都是修复形成较为合适的尿道,并能进行正常排尿和射精。如何对尿道下裂术后效果进行评估,除了外观及观察有无尿瘘等情况外,客观的医疗技术手段也是重要的组成部分。尿动力学检查、膀胱尿道镜检查等在尿道下裂的术后评估中起着重要的作用。

尿道下裂修补术的目标不仅是保证阴茎修补后的美观,还要保证重建后的尿道及尿道外口的功能正常。并且尿道下裂的手术多在儿童期实施,随着生长发育,长期的术后评估对患者成年后的生活有很大的作用。由于术前患者排尿并不算正常,导致术后对异常排尿甚至排尿困难无明显的感觉。而尿流率检测对尿道下裂术前及术后提供了客观评估依据。应用尿动力学检查可以尝试发现早期的尿道狭窄,并进行必要的干预治疗,减少二次手术的概率,同时对各项手术方法进行评价,以利于今后改进尿道下裂的术式。

对于尿道下裂术后效果的评价往往集中在对阴茎外观及术后尿瘘、皮瓣坏死和症状性尿道狭窄等并发症的观察,而忽视了对无症状性尿道狭窄的评估。判断尿道下裂尿道成形术后尿道狭窄的方法有定性和定量两类方法,前者包括尿流的粗细、尿道造影、尿道镜检等,受主观因素的影响比较大;后者包括自由尿流率的测定或膀胱压力流量测定等。自由尿流率测定因其简便、无创等优点可较早发现尿道狭窄。尿道狭窄常发生在尿道成形术后 3 个月,早期无明显的临床症状,当狭窄进一步加重可表现为起尿迟缓、尿急、尿线变细、排尿费力及尿路感染等。尿道成形术后及早发现尿道狭窄的存在是尿道下裂术后随访的主要内容。在尿流率测定的众多指标中,尿流曲线的形状及最大尿流率的测定对尿路梗阻的评估价值更大。并且在每次尿流率的测定中至少要重复两次,因为有时同一患者重复两次检测中最大尿流率可相差 1.2 个标准差。自由尿流率可早期发现一些无症状性尿道狭窄,以及时采取相应措施处理。有时仅从单纯的尿线粗细无法判断是否存在尿路梗阻,术后可疑梗阻的患儿中大多数都无明显的临床表现。出现上述情况后,如不及时处理,可能进展为梗阻及尿道狭窄。Marte 和 Saggiomo 等人的报道也提示尿流率检测对判断尿道下裂术后尿路狭窄是一种有价值的检测方法,且 UFM 的假阴性率较低。但应注意的是,尿流率结果受到许多因素影响,尿流率降低可以是膀胱出口梗阻的结果,也可以是逼尿肌收缩乏力所致。单纯观察尿流率常不能确定 Q_{max} 减小是因为尿道狭窄还是逼尿肌收缩功能下降引起。因此,国际尿控协会推荐在尿流率检查后立即测定 PVR。两者联合可以提高膀胱和尿道功能异常的诊断率。PVR 常用经耻骨上 B 超测定或导尿测定,又以经 B 超测定最常用,尤其是需要反复测定 PVR 者更是最佳选择。除新生儿外,正常小儿均能完全排空膀胱,当小儿 PVR 在 5~20ml 时应重复测量。4~6 岁小儿 PVR 超过 20ml 或 >10% 膀胱容量,7~12 岁儿童 PVR 超过 10ml 或 >6% 膀胱容量时,属于 PVR 增多,提示排尿功能异常。尿流率联合 PVR 测定可初步判断膀胱功能和尿道功能。如尿道梗阻时,膀胱逼尿肌代偿性收缩增强或增加腹压排尿,尿流率也可表现正常,若 PVR 增加则提示有梗阻。正如图 36-5-1 所示:图 A 为术后 1 周尿流率,尿流曲线与术前相似且各尿流率指标都低于正常参考值,这时的膀胱残余尿量为 5ml;图 B 为术后 6 个月尿流率,尿流曲线表现为明显的低水平,膀胱残余尿量为 27ml,表现为较典型尿路梗阻。提示尿道下裂术后可能由于术后早期尿道充血水肿、炎症尚未消退等原因,并不能早期判断是否存在梗阻;而在手术因素消失后,就可以通过尿流率各项参数联合膀胱残余尿量判断尿道有无梗阻存在,这其中就包括了部分无症状性梗阻。

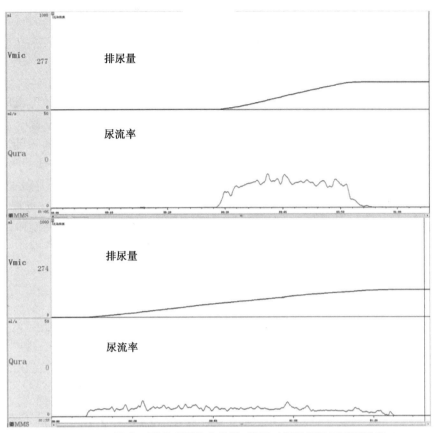

图 36-5-1　尿道下裂术后尿流率偏低、排尿时间延长提示尿道狭窄

　　由于尿道下裂的不同类型,选择术式的不同,造成术后尿道梗阻及排尿困难的概率不同。阴茎头型的尿道下裂对患儿排尿功能影响较小,并且其重塑尿道较短,甚至可以不用重塑尿道,术后并发尿道狭窄的概率较低,可通过术后留置尿管减少尿道狭窄的发生。阴茎体型的尿道下裂重塑的尿道较阴茎头型长,因此,在尿道下裂术后并发尿道狭窄及排尿困难的可能性也较阴茎头型较大。根据术式不同梗阻发生率也大不相同,大概在 7%~42%。对于阴囊型或会阴型尿道下裂,由于其位置距离阴茎头较远,重塑的尿道较长,术后不但容易发生尿道瘘等情况,而且尿道狭窄的发生率也很高。

　　采用尿道口前移龟头成形术对前型尿道下裂患儿尿道功能的影响较小,手术成功率可高达 95% 以上,术后尿道梗阻的发生率也很低,术后的最大尿流率较术前也有很大的改善和提高。在一项包括 82 例尿道下裂患儿的调查中,采用尿道板纵切管尿道成形术矫治尿道下裂术后并发症的发生率也非常低,排尿功能良好,无尿道狭窄的发生,行 UFM 检查平均尿流率为 7.8ml/s(6.8~10.5ml/s),最大尿流率均值为 10.5ml/s(8.8~14.5ml/s)。

　　中段尿道下裂的修复方法也有很多,目前流行的术式包括 TIP 尿道成形术和 Mathieu 术(尿道口基底皮瓣术),两者都被用于远段尿道下裂的修复。Mathieu 术主要用于修复冠状沟型及冠状沟下型尿道下裂,也可以用于阴茎体远段尿道下裂的修复。加盖岛状包皮瓣术是修复中段尿道下裂常用的术式,其使用频率及适应证也逐渐被扩展,包括用于更近端的尿道下裂。术后并发症的发生率和二次手术率不足 10%。近端尿道下裂缺损修补相对较复杂,术后更容易出现尿道狭窄等相关并发症,应尽早应用尿流率测定预防无症状的尿道外口或吻合口狭窄。对于尿道下裂患儿的尿流率测定,术前与术后有较大差别,术前的最大尿流率及平均尿流率均大于术后相应数据。但是尿道下裂属于先天性畸形,患儿于术前即有可能由于尿道畸形而存在尿道狭窄及排尿困难。Wolffenbeuttel 对远端的尿道下裂患儿进行研究时发现,大约 6% 的患儿术前就存在梗阻情况。Tuygun 报道称这种术前即存在的梗阻大约占尿道下裂患儿的 8%。

　　自由尿流率测定也有一定的局限性。当自由尿流率下降时,并不能完全排除逼尿肌收缩力减低的可能性,同样尿流率正常也不能完全排除尿道狭窄存在逼尿肌代偿性增强的可能。并且,小儿排尿可能有功

能性的逼尿肌 - 括约肌协同失调,导致功能性尿道狭窄。因此,在进行 UFM 检测的同时,最好记录盆底肌电图,必要时联合其他尿动力学指标综合考虑,如条件许可,可加测尿道同步压力。此外,测定前应嘱患儿多饮水,以保证测定时有足够的尿量。

在排除神经源性膀胱的情况下,自由尿流率测定不仅可以用于尿道下裂患儿的术前评估,还对术后预防尿道狭窄而引起排尿困难有重要意义。对尿道下裂患儿进行术前尿流率评估,如出现自由尿流率异常,则可在手术时着重进行功能性的尿道下裂修复。尿道下裂术后的患儿也应定期进行尿流率测定,预防无明显症状情况下出现的尿道狭窄,并积极采取尿道扩张,预防尿道狭窄等术后并发症引起的排尿困难。

小儿尿动力学检查是评估小儿膀胱尿道功能最可靠的方法。一些泌尿系统疾病的膀胱需依据尿动力学检查结果制订治疗和随访方案。能配合者推荐首选尿流率和超声测定残余尿等无创尿动力学检查。对不明原因的残余尿增多、各种难治性排尿异常推荐行微创尿动力学检查。应注意小儿膀胱充盈速度和成人不同,最大膀胱容量随年龄增加而增多。正常小儿易出现逼尿肌 - 括约肌协同失调和残余尿,常需进行重复检查。

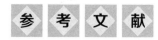

1. 谢佳丰,崔林刚,文建国,等 . 自由尿流率在尿道下裂患儿中的应用 . 中国实用医刊,2015,42(6):120-122.

2. 张干林,张金明 . 尿道下裂病因学研究进展 . 中华小儿外科杂志,2014,35(3):230-232.

3. 武玉东,文建国,李源,等 . 小儿尿道下裂尿道成形术后自由尿流率测定意义 . 郑州大学学报(医学版),2004,39(6):945-947.

4. 杨俊福,武玉东,文建国,等 . 应用自由尿流率测定评估尿道下裂成形术后排尿功能 . 中国伤残医学,2006,14(2):14-17.

5. 文建国,冯全得 . 尿道下裂术后尿流率联合残余尿测定的意义 . 临床小儿外科杂志,2015,14(6):462-465.

第 三 十 七 章

脊髓栓系综合征

脊髓栓系综合征（tethered cord syndrome，TCS）是指脊髓圆锥受膨出脊膜、病变终丝、脊髓纵裂纤维束或骨嵴的固定牵拉，以及脂肪瘤、皮样囊肿等的粘连压迫而缺血缺氧，导致其所支配的大小便失禁、双下肢畸形及感觉运动功能障碍。最常见于脊膜膨出，也见于单纯脊膜膨出修补术后、脊髓纵裂、椎管内肿瘤、终丝病变等。小儿最常见，也有到成人才发病或加重而就诊的患者。因其涉及多系统器官的病变，可导致严重后遗症和高致残率，同时部分病例起病较隐蔽，有时较易误诊，需临床医师加深认识，提高早期诊断率。

临床上对于脊髓栓系综合征的分类方法众多。1979 年，Heinz 等初步将脊髓脊膜膨出修补术后出现的 TCS 分为终丝粗大型、术后粘连型、脂肪瘤型、终丝膜性再联合型及混合型。国内周国昌等根据 MRI 及术中所见将 TCS 也分为 5 型：①终丝粗大型：最为多见，粗大终丝直径超过 2mm，终丝牵拉脊髓，造成圆锥低位，低于 L$_3$ 水平。②脂肪瘤型：椎管内脂肪组织包绕脊髓和 / 或马尾神经，并往往与硬脊膜紧密粘连。Mclendon 又将脂肪瘤分为 3 型：Ⅰ型，脊椎闭合不良伴终丝脂肪瘤，包括腰骶部脂肪瘤及脂肪瘤型脊髓脊膜膨出；Ⅱ型，髓内脂肪瘤，最少见；Ⅲ型，终丝脂肪瘤，与 TCS 关系密切并常伴隐性脊椎裂。③术后瘢痕组织粘连型：该型患者皆有腰骶部包块切除史。瘢痕和脂肪组织与脊髓和 / 或马尾紧密粘连。④肿瘤型：畸胎瘤、皮样囊肿、神经肠源囊肿等包绕脊髓或马尾。⑤混合型：两种或两种以上的病变同时存在。Vanleeuwen 等通过回顾性分析根据病因学分为 4 型：①脊髓脊膜膨出修补术后型；②终丝增粗及终丝脂肪瘤型；③脂肪脊髓脊膜膨出及圆锥脂肪瘤型；④脊髓纵裂型，该分型对患者手术疗效判断有一定的帮助，目前为较多国外学者所采用。这些分型对 TCS 的病理认识和治疗有一定指导意义。

第一节　病　　因

引起脊髓栓系综合征的原因较多，孕期叶酸缺乏是公认的病因，也可能与孕期缺氧、寄生虫 / 病毒感染、接触毒物、致畸药物及遗传因素等有关。母亲妊娠早期病毒感染、叶酸缺乏、终丝发育异常、终丝增粗变短、终丝紧张、脊髓纵裂、脊髓脊膜膨出、椎管内畸胎瘤、椎管内脂肪瘤、OSD、脊柱侧弯或后凸等引起的脊髓栓系综合征称为原发性脊髓栓系综合征（primary tethered cord syndrome，PTCS），又称脊髓圆锥牵拉症或终丝综合征，是一种小儿先天性脊柱、脊髓畸形疾病，常伴发其他畸形和椎管内肿瘤。而修补 MMC 或其他椎管内手术术后、神经损伤、脊髓与硬膜囊或瘢痕组织粘连等引起的脊髓栓系综合征为继发性脊髓栓系综合征（second tethered cord syndrome，STCS）。由于术后的瘢痕组织通常会与脊髓、神经粘连，瘢痕收缩牵拉脊髓和神经并导致损伤，最终导致 TCS 的发生。

一、先天性因素

（一）神经管发育异常

脊髓神经管闭合不全为人类最常见的先天性畸形之一，全球平均发病率约 1‰ ~2‰，我国北方为高发区。导致脊髓神经管闭合不全的确切因素不明确，但围产期服用叶酸理论上最多可降低 50% 的发生率。脊髓神经管闭合不全的病理变化复杂，其中终丝粗短、脊髓粘连、脊髓脂肪瘤等病理改变在胚胎早期即构成脊髓栓系。妊娠的第 18~28 天，外胚层增生形成神经板，续之内卷成神经褶，再闭合形成神经管，并向头端和尾端延伸闭合,延续至后神经孔闭合。随之脊髓尾部逐渐发生退行性分化,形成终丝、马尾。因脊髓与脊柱不成比例的生长,圆锥上升,至产后3月龄圆锥达到成人L$_{1-2}$水平。如果神经管发育过程出现异常,出现终丝变性、终池内粘连、脂肪组织压迫束缚等形成栓系,脊髓圆锥不能自然上升,脊髓及马尾神经受持续牵拉、压迫,可引起神经组织缺血、缺氧性改变,出现一系列临床征象。常见于:①隐性脊神经管闭合不全畸形:与TCS相关的隐性脊柱裂常表现为脊膜膨出、脊髓纵裂、尾椎发育不全、发育不良综合征;②显性脊柱裂:常表现为脊髓脊膜膨出;③少见的多系统复杂性发育畸形:如OEIS综合征、VATER联合畸形和Currarino三联征。

(二)基因和染色体异常

通过动物实验和人类染色体与基因的研究表明,TCS与某些基因和染色体的变异有关。Bassuk等人通过对4个家族的研究发现许多TCS患者都存在基因学基础:22q11.2缺失可能会导致初级神经胚形成障碍,一些22q11.2上的*TBX1*基因发生突变的22q缺失综合征患者合并有TCS,说明*TBX1*基因可能是TCS相关基因,许多22q缺失综合征的儿童会出现严重的步态异常、便秘、小便失禁或行走迟缓等神经损伤表现,而22q11.2缺失可以表现为不完全的外显率和多样的表现度,所以确认22q11.2缺失患者出现轻微神经损伤的主要原因与合并有TCS有关。21三体综合征的母亲所生的孩子合并有神经管缺损的风险更大,21三体综合征的患者如果有TCS神经损伤的表现应该考虑TCS的可能。环状22号染色体、13q32三体综合征、8三体综合征和NF1也可能是导致TCS的异常变异,所以对于任何染色体异常的患者都应考虑是否合并有TCS。说明一些由于基因或染色体异常引起的TCS可能存在遗传性。有报道*TBX*基因、22q11.2缺失和21三体综合征与TCS有关联。还有一些其他遗传性疾病,如神经纤维瘤病1综合征、Kiippel-Feil综合征、FG综合征、Fuhrmann综合征、Dandy-Walker畸形等也有报道与TCS有关。

二、后天性因素

常见于成人,围绕终丝、圆锥周边的肿瘤、纤维组织和蛛网膜粘连性病变。也可见于儿童腰骶部脊柱裂修补术后。该部位鞘内成分粘连,低位的脊髓与硬脊膜囊、炎性病变的蛛网膜和周边瘢痕组织形成紧密粘连。当患儿快速生长,以及每天的弯腰、走路等各种运动,会牵拉受粘连的脊髓,使脊髓缺血、缺氧产生神经损害,形成继发性TCS。

三、隐匿性TCS的病因

一些TCS患者的圆锥处于正常的位置,为隐匿性TCS。病因主要是终丝纤维化而失去弹性,正常有弹性的终丝在受牵拉时有一定的线性延伸作用,脊柱尤其是腰椎在屈曲或伸展等运动时,终丝的弹性允许圆锥和终丝之间的连接部分去适应这些活动,但如果腰骶部的病变改变了正常组织的组成成分和终丝的位置,终丝丧失了弹性,便会成为限制脊髓圆锥运动的"锚",即形成栓系,最终导致神经功能的损伤。而一部分患者虽然终丝外观正常,但终丝中存在浓密的胶原纤维,在显微镜下还可以看到脂肪细胞、透明样变性及部分毛细血管扩张;另一部分患者的终丝外观是增粗的,胶原纤维更加浓密,而且有大量的脂肪细胞浸润,透明样变性和扩张的毛细血管及中央管也更多。终丝的弹性结构可以减少因脊柱生长、腰椎剧烈运动或外伤、分娩、腰椎椎管内病变等对脊髓的牵拉力,如果终丝增粗、弹性减弱或远端脂肪变等使得终丝的弹性减弱或消失,则即使圆锥处于正常的位置,也会增加脊髓和神经的张力,最终导致TCS。

第二节 病 理 生 理

脊髓栓系综合征的病理生理主要涉及终丝的弹性丧失和脊髓的牵拉,导致脊髓缺血、缺氧、氧化代谢作用受损最终致神经功能损害,从而逐渐出现TCS症状。

正常情况下,胚胎前3个月脊髓与脊柱几乎等长,脊髓圆锥的末端与尾骨相连。3个月后,由于脊柱生长快于脊髓,并逐渐向尾端延伸,脊髓的位置相对上移到较高平面。中胚层在发育成椎管的过程中停止发育将导致形成开放性损伤,最常见于腰骶段,其次是胸段和颈段。暴露的脊髓和神经根某些会突入脊膜囊,牵拉脊髓,当婴儿生长、神经管延长的时候(刚开始在 L_2 或 L_3,到出生时到 L_1),出现下肢和下尿路的神经损害。另外,第四脑室导水管阻塞(Chiari 畸形同时出现),脑干和协调排尿中枢(脑桥、中脑中枢)的疝出,更多板层的功能障碍都增加了原有神经传导通路的损害。随着儿童生长,脊髓末端由于被牵拉而使病理生理方面的改变渐趋明显。通常出生时脊髓圆锥末端位于 L_1 或 L_2,但随着生长,到青春期逐渐移动至 T_{12} 或 L_1 的位置。当终丝固定于椎管末端或椎管内增大的脂肪瘤压迫到神经根时,将导致脊髓和椎体的区分生长,从而造成对脊髓末端或马尾的牵拉。在儿童,终丝被牵拉的程度可能远远大于成人患者,呈一种紧张状态,症状随着儿童的成长而发展。当儿童的脊柱发育达到一定程度,牵拉脊髓达到特定张力后表现出症状。而对于成人患者,可因日常的颈部和背部活动产生短暂的张力作用于受牵拉的脊髓,导致局部短暂周期性缺血,在多年的累积作用后开始逐渐地出现症状。随时间增长,牵拉和压迫作用影响神经组织的氧化代谢,从而使下肢或尿道的功能受损。有学者通过动物实验发现,脊髓圆锥受牵拉后出现缺氧、脊髓血供障碍时表现为线粒体的代谢变化,还原型细胞色素 α1、α3 增加,即脊髓末端线粒体代谢率有所降低,而且脊髓圆锥的电位也随之降低或消失。其张力越大、作用时间越长,还原型细胞色素 α1、α3 水平越高,脊髓圆锥电位越低,即脊髓圆锥氧化代谢水平越低,而且其血流也会降低,神经损害也越严重,在脊髓受牵拉后线粒体的氧化代谢功能下降,进而导致感觉和运动神经功能的损害。在 TCS 患者身上通过外科手术得到了相同的结论,即栓系脊髓神经功能障碍与线粒体的氧化代谢作用下降有关,神经功能损伤程度及可逆性与脊髓受牵拉程度、时间长短有直接关系,这为早期进行手术松解提供了实验依据。

综上,TCS 病理生理可概括为以下 4 个方面:①牵拉脊髓将使中间神经元还原型细胞色素 α1、α3 增多,脊髓电位降低,使神经元细胞不能有效地氧化产生三磷酸腺苷,导致神经细胞功能障碍。TCS 患者术前还原/氧化率偏高,脊髓电位偏低,术后代谢率及脊髓电位均明显升高,提示脊髓栓系时代谢活动明显偏低,ATP 减少,导致神经细胞功能障碍,栓系松解可改善脊髓代谢水平,延缓神经损害。②牵拉脊髓使脊髓血管内腔直径缩小,大大降低了脊髓的总血流量,引起局部缺血性损伤。当纵向牵拉脊髓时,脊髓的尾部受最强的拉伸,因此脊髓圆锥是牵拉后最易受损的区域,终丝上张力的多少决定着神经损害症状什么时候出现。③牵拉脊髓导致体感诱发电位的改变,使运动及感觉神经传递速度明显减慢。④终丝弹性的丧失。Selcuki 等观察到终丝因纤维化而丧失了弹性。Tani 等发现终丝和齿状韧带有缓冲牵拉的作用,脊髓的弹性和脊髓本身较大的体积也起到缓冲作用。终丝含有富有弹性的组织,能够在脊髓伸张或屈曲的时候,让脊髓圆锥小幅度的运动。当终丝弹性改变,甚至丧失,使得终丝类似一个锚,限制脊髓活动并牵拉脊髓,导致神经损伤。

第三节 常见类型

一、儿童患者

(一)脊髓脊膜膨出

所有脊髓脊膜膨出的患者,出生时即合并有脊髓栓系综合征。对于行脊膜膨出修补术后的患者,随着年龄增长与发育,往往会出现复发。据统计,复发率为 2.8%~32%,复发与瘢痕组织粘连导致脊髓上升有关。症状主要表现为腰骶部疼痛、下肢无力、足畸形、脊柱侧突畸形,以及大小便失禁。复发年龄在 5~9 岁,处于快速生长期。Phuong 等回顾性分析了 45 例单纯型脊髓脊膜膨出修补的患儿,结果发现 60% 的患儿合并脊髓栓系综合征,其中 89% 的患儿需要手术干预。对于手术时机目前尚无定论,但是 Fagan 等认为在出现症状时即应行松解手术。Selberand Dias 报道了 46 例患有脊髓脊膜膨出的患儿,其中 12 例接受了脊髓栓系松解术,所有接受手术的患儿术后症状均有改善。脊髓圆锥位置处于 S_1 或更低位置时,手术疗效差。对于 MRI 表现脊髓圆锥位置低于正常位置的患者,还应结合临床症状及体征,以及尿动力学等检查,方可诊断。因为有些合并有脊髓脊膜膨出的患儿虽然脊髓圆锥位置低于正常,但是却没有临床症状。

（二）隐性椎管闭合不全

隐性椎管闭合不全患者往往合并有脂肪瘤,其发病率未见报道。自从 MRI 问世以来,发病率呈逐渐上升趋势。体检可发现皮下包块,以及皮肤陷窝、异常毛发、血管瘤、色素沉着等。其他体征包括双下肢不等长、疼痛、无力、足外翻畸形等。脂肪瘤型脊髓脊膜膨出为隐性椎管闭合不全最常见的类型。这类患者神经功能损害持续加重,Koyanagi 等报道这类患者几乎在 5 岁前都会出现症状。对于小儿患者国内外学者大都主张早期手术。因为虽然神经功能损害大多数呈不可逆,但由于小儿出现症状时间短,神经功能损害一般较轻,早期积极的手术干预常能收到显著效果。

二、成人脊髓栓系综合征

成人患者首发症状包括疼痛、感觉运动障碍,以及大小便功能障碍等,病因包括肿瘤、脊柱裂及脊髓终丝病变等。既往有脊柱裂的患者,临床症状和青少年类似,可以表现为在腰骶部屈伸运动时疼痛加剧和大小便失禁。肌无力可能很轻微,或者只累及某一肌群。最近发现有因性功能障碍为首发症状诊断的脊髓栓系综合征。在没有脊柱裂的成人患者,疼痛是主要症状,会伴随有肌力下降和泌尿系统功能障碍。在没有先天畸形和泌尿功能障碍的患者,怀孕、分娩及锻炼等很轻微的外伤常会诱发疾病。在无症状患者突然发病,可能是对脊髓的牵拉,可能的机制是脊髓原本已经受牵拉,但尚不足以出现症状,在外伤的作用下导致脊髓微循环及细胞代谢的改变,最后出现神经损伤。对于成年患者,是否需要手术仍有很大争议。对于合并有隐性脊柱裂的患者,有的学者认为应积极手术,有的学者认为应在神经功能障碍加重时再手术干预。手术的目的是缓解临床症状,防止神经功能障碍的进一步加重。

第四节 临床表现和辅助检查

一、临床表现

TCS 的发病率无明显性别差异,由于其病因、病理变化和牵拉程度不同,所出现神经损害的年龄、症状类型和轻重程度差别很大。一部分出生后即有症状,另一部分出生后无症状,在以后的不同年龄阶段出现症状,因而又有儿童与成人 TCS 之分,但多数出现在幼儿时期,成人少见。主要症状:①腰骶部皮肤异常,如有软组织包块、毛发异常、皮肤凹陷和窦道、色素斑等,部分患儿皮肤是正常的。②下肢畸形(图 37-4-1),感觉及运动障碍,可出现单足和 / 或双足畸形,表现为马蹄内翻足、趾外翻足、弓形足、下肢缩短等;鞍区、足背皮肤感觉减退;肌萎缩、肌无力,甚至瘫痪。③括约肌功能障碍:如有扩张性大膀胱、滴流性尿失禁、痉挛性小膀胱、压力性尿失禁、遗尿症,以及大便失禁或便秘等。TCS 的膀胱尿道功能障碍发生率高达 20%~90%,严重者会引起肾功能衰竭,危及生命。④其他:部分病例以腰痛为主诉。

二、辅助检查

（一）X 线检查

脊柱多有畸形,如脊柱裂、侧凹、半椎体、蝴蝶椎或骶骨发育不良等,但不能作为诊断 TCS 的依据。脊髓造影可帮助诊断,但有创伤性,在蛛网膜下穿刺有可能损伤脊髓圆锥,或因椎管内、外异常穿刺失败。

（二）MRI 检查

MRI 检查不仅可显示有无脊髓病变,如脊髓纵裂、空洞、脊髓脊膜膨出、椎管内脂肪瘤等,还能明确脊髓圆锥最低位置和终丝走向、形态与椎管内其他组织的关系,对椎体和脊髓病变的显示不受骨骼影响,可明确显示其半椎体、蝴蝶椎、椎板裂等脊柱畸形,双硬膜囊、双脊髓及脊髓空洞形成等脊髓改变,圆锥位置降低、膨大、形态消失、终丝增粗等解剖形态改变,是目前诊断 TCS 的可靠手段。此外,MRI 检查可对脂肪瘤或脂肪沉积、脊髓脊膜膨出、皮毛窦和骶管囊肿等作出定性评估。TCS 患者常见脂肪组织随脊髓脊膜膨出,在腰骶部形成脂肪瘤或脂肪沉积,并延伸到椎管内,呈短 T_1、长 T_2 信号;皮毛窦内组织学结构较复杂,MRI 表现为混杂信号,其内脂质成分信号与脂肪信号相似。骶管囊肿为蛛网膜下腔扩大,其内成分为脑脊

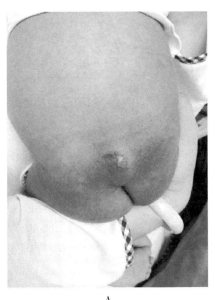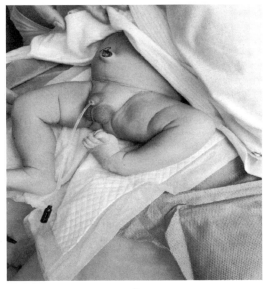

图 37-4-1 脊髓栓系综合征

A. 腰骶部肿物；B. 腹压排尿，单足下肢畸形

液，在 MRI 上呈水样长 T_1、长 T_2 信号。文献报道，对出现大小便功能障碍的 TCS 患者，手术虽不能完全治愈，但可使临床表现得到一定程度的改善；对大小便功能尚正常的 TCS 患者，包括腰骶部皮肤改变和 / 或下肢运动感觉障碍者，应及早行 MRI 检查评估并制订手术治疗方案。

（三）CT 检查

主要用于判断 TCS 是否合并有骨性脊髓纵裂等骨性结构的异常。TCS 的 CT 表现可分为三型：Ⅰ型，圆锥下界低于正常下界 0.5~1.5 个椎体，终丝直径超过 2mm。Ⅱ型，终丝部分或全部增粗并有脂肪沉积。Ⅲa 型，脊髓圆锥不明显，并逐渐变细，向下成为 5~8mm 被脂肪包绕的终丝或根本没有终丝；Ⅲb 型，同时伴有巨大脂肪瘤。

（四）B 超检查

1 岁以下的婴幼儿由于椎管后部组织骨化不全，超声波能进入椎管，因此 B 超检查适用于此年龄段 TCS 的筛查，诊断率可达 70%~90%。B 超可显示脊髓圆锥的位置、血运情况，还可显示硬膜囊内解剖学和病理学的改变，为 TCS 早期诊断提供依据。患儿典型的超声表现：①脊髓圆锥呈条状偏强回声，末端位置低于 L_1 水平；②终丝粗大（厚度 >2mm）；③膨大的终丝末端与周围软组织粘连，局部软组织增厚，部分患儿伴骶管闭合不全；④蛛网膜下腔扩大，液体增多；⑤脊髓搏动减弱。

（五）尿动力学检查

包括膀胱内压测定、尿流率、尿道压力分布测定、膀胱镜检和尿道括约肌肌电图检查。TCS 的主要尿流动力学改变为逼尿肌无反射、低顺应性及最大尿流率降低，部分病例可表现为逼尿肌亢进。而逼尿肌无反射、低顺应性，储尿期逼尿肌压升高，是上尿路损害的主要因素。故尿流动力学检查常作为术前鉴别下尿路功能损害性质及评价术后疗效的手段。

（六）神经电生理检查

神经电生理检查为判断 TCS 神经损害程度提供客观和准确的指标，并可对治疗效果进行评估。TCS 患儿胫后神经体感诱发电位检测，外周神经电位正常，马尾及皮质电位潜伏期延长或电位波幅消失，提示马尾神经根有一定程度的病变。下肢运动神经传导速度出现神经电位波幅明显下降，传导速度减慢，甚至传导阻滞。显微手术松解是治疗 TCS 的首选治疗方案，但是其治疗效果存在较大的差异。神经电生理检查能够最大程度地减少神经损伤，主要是通过监测神经相通完整性，进而避免误伤正常神经，准确定位神经脊髓。由于神经电生理检查具有高敏感性及特异性，可以最大限度帮助手术医生切除病变的组织，避免造成手术中对新的神经损害或者加重神经功能障碍，在一定程度上提高了手术的成功率，并且降低了手术

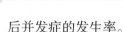

后并发症的发生率。

第五节　诊断和治疗

脊髓栓系综合征患者,由于年龄、早期症状不同,可以到不同的科室就诊,如神经内科或外科、泌尿科、小儿外科,但多因四肢、脊柱畸形,也常到小儿骨科或骨科就诊。TCS 由泌尿外科和神经外科协作诊断治疗的模式越来越受到重视,其程序为泌尿外科明确诊断,进行膀胱功能评估,转诊神经外科进行去栓系手术;然后由泌尿外科进行膀胱功能再评估,两科随诊并协商进行后续治疗。

一、诊断

(一) 儿童诊断

凡脊柱裂小儿如有下肢感觉、运动障碍及排尿、排便功能障碍等神经症状时,应高度怀疑脊髓栓系综合征。MRI 或 CT 检查可确定诊断。

(二) 成人诊断

1. 首发神经损害症状时年龄 >18 岁,此前无明显感觉、运动障碍。

2. 神经损害范围广泛,不能用单一神经根损害来解释。

3. 影像学检查证明脊髓圆锥低于 L_2 下缘。多数患者在发病前有明显诱因,包括坠落伤、长时间下蹲、下蹲负重、车祸、截石位性生活等。

二、手术治疗

(一) 椎管内肿瘤的处理

TCS 常合并有椎管内肿瘤,瘤体易与神经组织紧密粘连,术中不易将马尾神经和终丝从瘤体上分离出来,强行分离或瘤体摘除往往可引起神经损伤。椎管内肿瘤合并 TCS 手术松解需遵循三大原则:①显微操作;②逆向剥离;③解除栓系为主。显微操作可避免分离过程中误伤马尾及下降的圆锥。逆向剥离是指分离神经和瘤组织时应自尾侧开始,先处理肿瘤远侧的粘连和束带,瘤体应向头侧牵引,若反向牵引极易造成圆锥的损害。因为 TCS 患者圆锥或脊髓所受的牵引力本已达到或超过临界状态,任何附加的牵拉都可使神经损害加重。当脂肪瘤与神经粘连过于紧密无法分离时,只可切断造成牵拉的束带和瘤组织,不宜以牺牲马尾神经来求得瘤体的完整摘除(恶性肿瘤除外),手术以解除栓系为主要目的。

(二) 脊髓裂的处理

脊髓裂分两型。Ⅰ型脊髓裂的骨性纵隔总是位于硬膜外,并成为两个互不相通的硬膜管的中间隔,纵隔常与背侧神经弓融合。显露棘突和椎板后并不能立即见到纵隔,但可借椎管扩大处定位。小心行椎板切除,直至只有小块骨岛与纵隔后侧相连,最后分离纵隔与硬膜的粘连并完整切除骨性纵隔。然后打开硬膜囊,切断脊髓与纵隔侧硬膜袖的纤维束带,再切除硬膜袖。Ⅱ型脊髓裂的纵隔为纤维性,位于同一硬膜囊内,手术只需自中线切开硬膜,分离纵隔与半脊髓粘连,切除纵隔。

(三) 终丝的处理

原则上应切断增粗紧张的终丝(图 37-5-1)。术中常见终丝过于粗大,无法辨认是圆锥还是终丝,以下几个方面可以帮助鉴别:

1. 走行方向　脊神经根在椎管两侧斜向走行,增粗的终丝在椎管中央后方直向走行。

2. 颜色与光泽　由纤维结缔组织为主增粗的终丝表面光滑、发白明亮,脊神经根稍暗、不亮。

3. 外观是否一致　增粗的终丝由于成分不一致,有的表面外观可能有小颗粒或颜色不一样,有的异常粗大,有的较硬,脊神经根则全长外观整齐、一致和柔软。

4. 血管分布　增粗的终丝血管丰富、较多,脊神经根血管较少,仅在前、后根交界处有血管。

5. 分离是否容易　增粗的终丝结合紧密,用神经拨离不易分离,而脊神经根则结合疏松,容易分离。也有术中用电刺激仪监测,在终丝末端无肌电反应平面切断,以避免损伤圆锥、马尾神经。

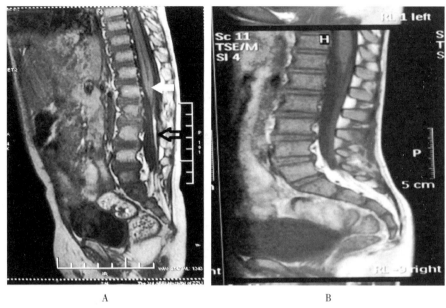

图 37-5-1 终丝的处理

A. 术前MRI可见患儿脊髓圆锥末端位于L$_2$水平(白色箭头所示),终丝呈弓弦样紧张,终丝轻度脂肪化(黑色箭头所示);

B. 终丝切断手术后MRI,可见脊髓圆锥末端位置相对术前无降低,终丝紧张解除

三、尿流动力学评估

脊髓栓系患者进行尿动力学检查不仅可了解神经源性膀胱的类型,还可对膀胱储尿的安全性进行评估。膀胱输尿管反流可改变膀胱的顺应性,如影像尿动力学检查或膀胱反流造影有膀胱输尿管反流存在,即提示膀胱低顺应性。这类患者在进行膀胱输尿管再吻合时应同时行膀胱扩大术以减低膀胱储尿压,否则反流复发的可能性明显增加。由于脊髓栓系者神经源性膀胱类型多样,需依据尿动力学结果进行针对性治疗。

小儿神经源性膀胱括约肌功能障碍(neurogenic bladder sphincter dysfunction,NBD)多见,仅脊髓脊膜膨出所引起的NBD发病率为0.1%~0.2%,14%的脊髓脊膜膨出患儿在5岁前死亡,总病死率可达50%。脊髓圆锥低位固定,受牵拉、压迫、缺血、缺氧引起骶(S$_2$~S$_4$)或骶上神经元受损,逼尿肌和括约肌协同失调,两者同时收缩会造成膀胱残余尿增加;或单一逼尿肌收缩无力症状(图37-5-2),病程时久便可导致输

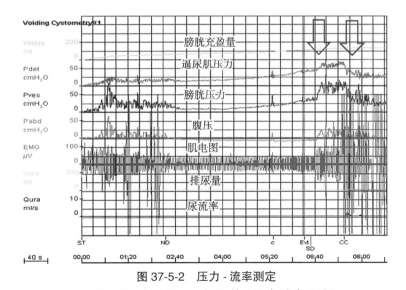

图 37-5-2 压力 - 流率测定

显示逼尿肌和括约肌协同失调,排尿困难,残余尿增加

尿管反流、扩张（图 37-5-3），肾盂积水等上尿路损伤。小儿尿流动力学检查是确切了解小儿 NBD 类型，实施全面合理化治疗的前提。尿流动力学检查可客观地反映下尿路的情况，故可作为 TCS 病情及手术疗效的评价指标。同时，尿流动力学检查是判明排尿功能障碍类型及程度的最重要的方法，对避免凭经验诊治有重要的参考价值。

尿流动力学检查是借助流体力学及电生理学方法研究尿路输送、贮存和排出尿液功能的新学科。常用的尿流动力学检查技术包括：①尿流率测定；②各种压力测定；③肌电图测定；④动态影像学观察等。尿流动力学又分为上尿路及下尿路尿流动力学两部分。前者主要研究肾盏、肾盂及输尿管内尿液的输送过程；后者则主要研究膀胱、尿道贮存及排出尿液的过程。当前用于下尿路尿流动力学研究的检查技术较为成熟，已成为泌尿外科的常规检查技术。

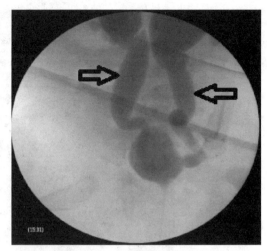

图 37-5-3　膀胱输尿管反流
箭头示扩张的输尿管

对有神经源性膀胱的患儿最初的检查包括尿流动力学及超声检查，<1 岁患儿的尿流动力学结果往往是正常的，但是当出现尿流动力学异常的时候下肢的改变往往还没有表现出来。尿道括约肌发生部分去神经改变或在逼尿肌收缩的时候括约肌不能适时开放，是婴儿期最常见的异常排尿形式。对于年龄较大的儿童，括约肌最大范围的去神经改变伴或不伴逼尿肌无收缩和下肢的改变较常见。对于脊膜膨出患儿，只有当尿流动力学结果提示有上尿路风险或顺应性差时才进行排泄性膀胱尿路造影。对于有脊柱畸形的儿童治疗时应把膀胱输尿管反流、肾积水和尿失禁看做是由同一种开放性脊髓损伤造成的不同表现形式。

研究发现，在婴儿期行栓系松解术会使患儿原来的症状获得改善，但在年龄较大的患儿行此项治疗却收效甚微。婴儿期首次发现异常不适于行泌尿外科手术，只有当症状改善 3 个月后再次行尿流动力学检查仍显示异常时才可考虑手术治疗。如果症状没有改善，或当患儿年龄稍大一些的时候（当神经症状没有获得改善时），才适于按照脊柱开放性损伤的治疗原则进行治疗。

有 30% 的儿童将会出现脊髓的再栓系，一些出现在青春期或刚过青春期，即最后一个生长高峰出现的时候。因此，当再次出现尿失禁或下肢功能改变时，应进行详细的监测或反复的评估。只有患儿到身高停止增长的年龄时，才被认为是安全的。

四、尿动力学检查与 TCS

（一）准确评估膀胱尿道功能

因尿动力学的改变早于临床症状，进行尿动力学检查可以提前了解 TCS 病变程度。储尿期可表现为膀胱顺应性下降、逼尿肌过度活动、测压容量减小、尿道闭合压降低；排尿期可表现为逼尿肌活动低下或无收缩、尿流率低、逼尿肌 - 括约肌协同失调（DSD）和剩余尿量增加等。TCS 神经源性膀胱尿道功能障碍的类型主要为逼尿肌无收缩、低顺应性膀胱和逼尿肌功能过度活动。影像尿动力学对 DSD 的诊断有独特的作用。刘福云等对 197 例小儿 TCS 进行研究，发现 139 例（71%）有神经源性膀胱表现。对其中 20 例患儿进行尿动力学研究，发现有逼尿肌反射亢进 8 例（40%），顺应性下降 18 例（90%）。排尿期功能障碍主要有逼尿肌无排尿反射或收缩力下降 18 例（90%）。

（二）预测上尿路损害

低顺应性膀胱、DSD 和高逼尿肌漏尿点压是发生膀胱输尿管反流的重要因素，与肾积水的发生有关。选择性的应用尿动力学参数可以有效预测 TCS 患儿上尿路损害的发生。对于 TCS 患儿，逼尿肌无收缩和低顺应性膀胱中 83% 存在肾积水或肾功能损害者。逼尿肌过度活动患儿中肾功能损害者占 38%；膀胱顺应性减低者肾功能异常占 81%，顺应性减低者膀胱输尿管反流发生率为 67%；顺应性正常者肾功能异常仅为 7%。DSD 可在正常健康儿中见到，表现为轻度高排尿压和间断尿流，对膀胱排空无明显影响，而在 TCS 患儿中表现出更显著的活动。约 50% 脊髓脊膜膨出患儿发生 DSD。导致功能性膀胱出口阻力显著增加，为尿道过度活动主要问题,类似于尿道机械性梗阻,引起排尿压增高,损害膀胱输尿管抗反流机制,造成高压力膀胱输尿管反流和反复尿路感染。

Mc Guire 等在 1988 年首次提出 DLPP 大于 $40cmH_2O$ 与上尿路损害发生相关。Ghoniem 等研究了 61 例 MMC 患儿,发现逼尿肌顺应性、DLPP 与上尿路损害之间相关。Kurzrock 等对 90 例脊柱裂患儿进行平均随访 11 年,发现低膀胱顺应性,高 DLPP 和 DSD 与其上尿路损害相关。控制 DLPP 在 $40cmH_2O$ 以下可阻止上尿路损害的发展,形成基于降低小儿储尿期和排尿期膀胱内压力为治疗目的的治疗理论。要求自家清洁间歇导尿期间开始导尿时膀胱容量应为 $40cmH_2O$ 以下时的膀胱容量;对一些保守治疗效果差的严重反流和肾积水患儿多提示存在严重不可逆损害膀胱,应手术治疗膀胱功能障碍,而不是延长保守治疗。研究也发现部分尿动力学参数,如膀胱顺应性、逼尿肌漏尿点压和逼尿肌漏尿点压大于 $40cmH_2O$ 发生率与神经源性膀胱上尿路扩张的程度也存在密切的关系。同时发现上尿路扩张患儿的相对安全容量均显著降低,相对危险容量和相对容量危险系数显著性增加。对引起上尿路扩张高危因素之间的相互作用也进行研究,发现神经源性膀胱尿动力学危险分数与上尿路形态呈正相关,随着尿动力学危险分数的增加,发生上尿路扩张的风险以及上尿路扩张的程度逐渐增加。值得注意的是,TCS 患儿因反流直接造成肾脏损害,同时会将病原菌带到肾脏组织,导致肾盂肾炎和肾脏瘢痕。Soygur 等研究发现单侧反流患儿中 28% 存在不稳定膀胱,而双侧反流患儿中 78% 患儿存在不稳定膀胱,其中 55% 双侧反流患儿发现存在肾瘢痕。

（三）制订治疗方案

TCS 的治疗方法主要包括针对栓系的解栓术和针对膀胱功能障碍的各种治疗。尿动力学检查为 TCS 患儿选择合适的治疗方法提供了客观依据。

1. 解栓术　手术的关键是通过切断异常的终丝,接触对脊髓圆锥、马尾神经的牵拉、粘连和压迫,改进受损组织的血液循环,增加细胞氧化代谢,阻止脊髓神经进一步损伤,促进受损神经功能恢复,必要时修补硬膜和骶裂孔。为此,手术要利用单极和双极电凝,争取做到椎管内无血手术。手术注意:①切除位于低位圆锥附近的骨性病变,如椎板异常增厚、下陷使椎管变小,切除脊髓纵裂的骨嵴;②松解对硬脊膜和脊神经组织的粘连与压迫;③必要时借助放大镜或显微镜,尽可能切除椎管内瘤样脂肪、纤维组织;④靠近圆锥终点以远或骶尾部在增粗终丝的止点处进行结扎、切断。但目前手术的时机和指征仍有争议。多数学者认为若出现任何上运动神经元损伤的症状或原有的症状加重,如进行性运动感觉功能障碍、膀胱功能障碍加重等,应立即行解栓术。而尿动力学异常多发生在明显的神经症状之前,因而连续的尿动力学监测可帮助判断手术时机。

2. 膀胱功能障碍治疗　若原发病不能治愈,应依据尿动力学检查结果对膀胱功能障碍类型进行治疗,以达到"平衡膀胱"的目的。神经源性逼尿肌过度活动患儿口服药物有抗胆碱能药物奥昔布宁、丙哌唯林、普鲁苯辛等。Franco 等对 1~5 岁该类患儿进行奥昔布宁糖浆制剂的安全性研究,并将其与其片剂和缓释剂的疗效进行为期 24 周的前瞻性开放对照研究,发现 3 种剂型均安全有效。托特罗定、曲司氯胺、索利那新虽为目前对逼尿肌组织选择性作用较强的药物,但在儿童的应用研究较少,还需要进一步的研究验证其安全性和有效性。膀胱灌注树脂毒素、透明质酸酶 / 辣椒辣素可减少膀胱感觉传入,对于严重膀胱感觉过敏者适用,但同样在儿童应用研究较少。A 型肉毒毒素是一种选择性乙酰胆碱阻断剂,可快速紧密地结合于神经肌肉终板,阻断神经递质的释放与传递,产生长期的局部去神经支配效应。

神经源性膀胱活动低下主要包括逼尿肌活动低下和逼尿肌无收缩,可导致患儿出现排空障碍。需行 CIC,防止神经源性膀胱并发症。儿童进行 CIC 并发症极低,主要为泌尿系感染、附睾炎和尿道损伤等。最近 Koff 等研究发现神经源性膀胱患儿虽然进行白天 CIC 和药物治疗,但是仍会存在因夜间膀胱过度膨胀而导致膀胱内高压和泌尿系损害。夜间膀胱排空即夜间留置尿管持续引流或间断叫醒 CIC,可以有效预防夜间膀胱过度膨胀,改善膀胱功能。

外科手术治疗适用于保守治疗无效的神经源性膀胱病例。适应证是低顺应性膀胱、高逼尿肌漏尿点压、小容量膀胱及 DSD,均为上尿路扩张危险因素;压力性尿失禁或因残余尿所致的反复尿路感染等亦需手术治疗。手术目的是改善膀胱顺应性,增加膀胱容量,降低逼尿肌漏尿点压,消除上尿路扩张危险因素,以及增加或降低膀胱出口阻力和改善下尿路症状。常见手术方式有膀胱扩大术、尿流改道术和膀胱替代术等。膀胱扩大术适用于神经源性逼尿肌过度活跃和低顺应性伴有正常上尿路患儿,其中部分患儿存在括约肌关闭能力下降,需要联合进行增加尿道阻力手术如筋膜悬吊术以获得控尿能力。对于神经源性逼尿肌过度活跃、低顺应性,以及伴有高度反流和上尿路扩张的患儿,需要进行膀胱替代和输尿管再植术。TCS合并上尿路损害的治疗原则:若合并严重上尿路损害,应先行膀胱功能重建术和抗反流手术,禁用 Crede 手法排尿。预防性使用奥昔布宁和 CIC 分别降低膀胱储尿及排尿压力,可以显著降低发生反流的危险性。

（四）评估手术疗效

原发性 TCS,目前尚未发现精确预测手术后疗效的方法。虽然许多患儿手术后症状改善,但文献报道仍有 10%~66% 患儿出现恶化。继发性 TCS 目前研究多主张 7 岁前手术,手术疗效差别较大,改善率在 20%~60%,恶化率为 20%~50%。近年来提出隐性脊髓栓系综合征概念,为 MRI 影像示圆锥位置正常,终丝也无异常但存在膀胱尿道障碍。Metcalfe 等对 36 例保守治疗失败后隐性 TCS 进行切断终丝治疗,术后 57% 尿动力学参数出现改善,但未发现存在有效治疗的预测因素,疗效仍需要前瞻性随机对照研究。

五、尿动力在特殊类型脊髓栓系综合征诊断和术后评估的作用

由于 TCS 的诊断与治疗涉及小儿泌尿、骨科、普外、神经外科等多个学科,临床易误诊。TCS 常伴有脊髓发育不良、神经缺陷等,诊断越早效果往往越好。以往的诊断标准主要依靠 MRI 显示脂肪瘤、皮样囊肿、骨嵴等病变,以及脊髓圆锥末端低于 L_2 椎体下缘加上典型的临床表现等,诊断明确后手术治疗并不存在争议,并且新的手术技术也不断出现,并发症更少,疗效更好。随着对 TCS 认识的深入,圆锥位置正常型 TCS(normal level conus medullaris,NLCM)越来越受到重视,该型脊髓末端位于 L_2 椎体以上,也叫终丝紧张综合征(tight filum terminale syndrome,TFTS)或终丝牵拉综合征。参考标准:存在脊柱裂、进行性的经药物干预仍存在不稳定膀胱、经泌尿科或肾内科评估后确定或排除的非神经性病变,以及以下至少两条:

1. 肛肠问题,大便失禁或慢性便秘。
2. 下肢肌力减退。
3. 步态改变。
4. 反射异常。
5. 感觉障碍。
6. 后背或腰部疼痛。
7. 畸形或下肢长短不一。
8. 脊柱前凸或侧凸。
9. 反复的泌尿系感染。
10. 影像排尿异常。
11. 脊髓空洞症。
12. 神经性的皮肤异常。

正常型 TCS 是指由于终丝的病变,造成对脊髓的牵拉,使脊髓局部缺血、缺氧,产生神经损害症状,临床上主要表现为尿频、尿急、夜间遗尿,甚至尿失禁,以及双下肢的肌力改变等,与常见的 TCS 一致。术前在尿流动力学上的改变表现为膀胱容积减小,尿道顺应性降低,逼尿肌 - 括约肌协同失调等。治疗主要是手术松解粘连,离断病变的终丝,解除脊髓的牵拉压迫状态。术后经尿流动力学检查提示膀胱容积较术前增加、顺应性增高等,所以在圆锥位置正常型 TCS 患儿的诊断中,尿流动力学检查具有不可替代的作用。术后病理结果显示术前 MRI 结果未见明显异常的终丝已发生病理学改变,HE 染色可见病变终丝结构中血管增多,纤维组织增生,排列紊乱,部分终丝可见过度增生的脂肪组织。

六、脊髓栓系综合征手术并发症、处理和预防

（一）脑脊液漏

手术打开硬脊膜进行操作,硬脊膜损失过多或修复不严密是导致 TCS 术后脑脊液漏的主要原因。脑

脊液漏导致患者切口感染率增加,住院时间延长,增加家庭经济负担。因此术后严密观察切口敷料有无渗血、渗液及渗液颜色和量是早期发现脑脊液漏的关键。术后4小时予以俯卧头低足高位,置硬脊膜漏口于上位,脑脊液因重力作用而聚集于硬脊膜健侧,可降低高位硬脊膜承受的压力,有利于硬脊膜的修复。婴幼儿可俯卧在软枕上,年长儿可在下腹部垫一软枕,抬高臀部10~20cm,防止脑脊液漏。不能耐受的患儿,可予俯卧位与侧俯卧位交替,每2小时更换1次。术前给予俯卧位练习,平均每次10~20分钟,每日3次,以后逐渐增至每次2~3小时,每日1次。评估脑脊液的漏出量,同时注意观察患儿有无头痛、头晕及乏力等低颅压的表现。

(二)脂肪液化

手术切口脂肪液化主要与患者年龄、肥胖程度及高频电刀使用等因素相关。切口脂肪液化可影响手术伤口愈合,增加术后感染率,延长住院时间,增加患儿家长经济负担。术后严密监测切口变化,如切口出现大量黄色液体,则要考虑切口发生脂肪液化。发生脂肪液化者应及时更换敷料,保证敷料干洁,并加强切口张力的观察。

(三)切口愈合延迟

主要诱因是切口下部皮肤神经营养不良,愈合能力差,加上骶尾部容易被粪便污染,创面较常见到糜烂渗出,所以创面护理是脊髓栓系手术的重要组成部分。脑脊液漏、脂肪液化、切口感染及营养水平低下也可使手术切口愈合延迟。术前清洁皮肤,术前30分钟应用抗生素,如手术超过4小时追加1次,术后继续应用抗生素。术后予以头低足高位,严密观察病情变化,如体温变化及切口敷料有无渗血、渗液,有无红、肿、热、痛。手术切口敷料外可加盖无菌透明薄膜,防止大小便污染。加强大小便管理,留置导尿者,妥善固定,保持引流通畅,会阴护理每天2次。未予导尿者,指导家长在患儿大小便后及时清理。注意保暖,减少探视人员,防止交叉感染。同时加强营养,增进机体抵抗力和组织修复能力。术后给予高蛋白、高热量及粗纤维食物,如瘦肉、牛奶、鸡蛋及新鲜蔬菜水果,避免产气食物。

(四)继发性脊髓栓系

当TCS术后出现神经损害症状或原有症状进一步加重,应考虑是否有瘢痕粘连造成继发性脊髓栓系,MRI检查有助于诊断,一旦确诊应尽早治疗。继发性脊髓栓系术后要加强大小便及下肢活动的观察,及早发现再栓系的指征。术后留置导尿患儿,做好膀胱功能训练,白天2小时、夜间4小时开放排尿1次,使膀胱适应规律性的充盈与排空,可促进膀胱反射性收缩,缩短留置导尿时间。拔除导尿管后认真观察记录患儿的排尿情况,了解术后排尿情况较术前有无改善或加重。术后观察排便情况,与术前比较有无改善或加重。了解肛门括约肌功能,指导患儿进行肛门括约肌功能训练,必要时给予开塞露通便。注意观察患儿双下肢是否出现活动无力或减少,认真与术前情况对比。指导并协助家长给患儿做下肢按摩,下肢功能训练有助于改善肌肉的血液循环,防止肌肉萎缩和关节挛缩,早期肢体的伸屈训练可以有效预防再栓系。

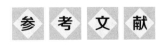

1. 文建国,王庆伟.小儿尿动力学检查在脊髓栓系综合征诊断和治疗中的应用.中华小儿外科杂志,2009,30:327-329.

2. 陈可夫,贾连顺,史建刚.脊髓栓系综合征病因的研究进展.中国矫形外科杂志,2016,24(1):55-57.

3. WEN JG,WANG QW,ZHANG GX. Normal voiding pattern and bladder dysfunction in infants and children. Life Science Journal, 2007,4:1-30.

4. TU A,STEINBOK P. Occult tethered cord syndrome:a review. Childs Nervous System,2013,29(9):1635-1640.

5. SELCUKI M,METE M,BARUTCUOGLU M,et al. Tethered Cord Syndrome in Adults:Experience of 56 Patients. Turkish Neurosurgery,2015,25(6):922.

6. MOSIELLO G,POPOLO GD,WEN JG,et al. Clinical Urodynamics in Childhood and Adolescence. Cham,Switzerland:Springer International Publishing AG,2018.

第 三 十 八 章

泌尿系统先天性畸形

泌尿系统先天性畸形（congenital anomalies of the urinary tract）是人体常见的畸形。据统计新生儿中约7%患有不同的畸形与异常，泌尿生殖系统占8%。其原因是多方面的，如遗传因素、环境因素、各种药物、毒物等对泌尿生殖器官的生长发育造成影响，导致畸形出现。其中部分患者可能合并多个器官的先天畸形，如多囊肾可并发肝、脾、胰的囊肿，膀胱外翻可并发隐睾、髋关节脱位和脊柱裂等畸形。

在胚胎发育过程中，肾经过原肾（pronephros）、中肾（mesonephros）和后肾（metanephros）三个过程，原肾和中肾为暂时性器官，胚胎期相继退化，后肾发育为成体的永久肾。人胚第5周初，当中肾仍在发育中，后肾即开始形成。在中肾管末端近泄殖腔处向背外侧长出输尿管芽（ureteric bud）。它长入中肾嵴尾侧的中胚层组织内，反复分支，逐渐发育为输尿管、肾盂、肾大盏、肾小盏和集合小管。多条集合小管汇集在一起，呈圆锥状凸向肾小盏，形成乳头。乳头管再次分支，最初几次的分支是直集合小管，其顶端膨大，周围肾组织的一部分间质集结在其外表，与新生的次级集合小管一起，发育成肾单位，组成肾实质。第11~12周，后肾开始产生尿液，排入羊膜腔，组成羊水的主要成分。由于胚胎的代谢产物主要由胎盘排泄，故胎儿期肾的排泄功能极微。

后肾最初位于盆腔内，以后由于胚胎腰骶部增长加快、胎体弯曲度减小、输尿管伸展等原因，肾的位置逐渐上移至腰部。肾门最初朝向腹侧，在肾上移的过程中逐渐变为朝向内侧。

在胚胎第4~7周时，尿直肠隔将泄殖腔分隔为肛直肠管和尿生殖窦两个部分。尿生殖窦从头侧向尾侧又分为三部分：①上段较大，以后发育为尿道的一部分；②中段较为狭窄，保持管状，在女性以后形成尿道的大部分，在男性以后则成为尿道的前列腺部和膜部；③下段在男性形成尿道海绵体部，在女性小部分发育为尿道下段，扩大成阴道前庭。

泌尿系统的畸形较为多见，人群中约有3%~4%有肾或输尿管的先天性畸形。多种检查手段可用于泌尿系统先天性畸形的诊断。例如，产前超声检查有助于发现先天性的肾盂积水，肾盂积水一般都提示尿路系统的梗阻，但是梗阻却不会一定造成肾盂积水。产前超声还可以用于测定胎儿的排尿功能和膀胱残余尿量等。随着产前超声筛查的广泛应用，大多数的泌尿系统先天性畸形可以得到确诊，明确了许多儿童常因为畸形导致的泌尿系统感染而出现发热等症状。除了病因学上的预防，治疗的主要目标是尽可能保留肾脏的功能，并减少泌尿系统梗阻和感染的复发。此外，为了进一步了解泌尿系统的解剖及功能情况，影像学检查常很有必要。过去，许多患有先天性泌尿道畸形的儿童进行手术是为了获得正常的外观；而现在，除了外观符合要求外，同时要追求功能的恢复，这就对手术前后泌尿系统功能的恢复提出了更高的要求。尿动力学检查（包括影像尿动力学检查）不仅能提供泌尿系统形态的变化，更能提供功能的变化，尤其在了解膀胱逼尿肌的功能变化方面是其他方法无法替代的。随着尿动力学的发展，其在先天性泌尿系统畸形的诊断和治疗中起到越来越重要的作用。

第一节　肾及输尿管重复畸形和输尿管异位开口

肾及输尿管重复畸形（kidney and ureter duplication）是泌尿系统常见的先天性畸形。可为单侧性，也可为双侧。发病单侧较双侧多，右侧较左侧多约4倍，女性较男性多。统计数字显示，该病在女性完全与不完全的重复输尿管畸形发生率大致相等,但在男性则大多数为不完全性重复输尿管畸形。

输尿管异位开口(ectopic ureter orifice)是指输尿管开口于正常位置以外的部位。女性多见,多开口于前尿道、阴道、前庭及宫颈等处。男性则多开口于后尿道、射精管、精囊等处,常合并其他尿路畸形,临床上常见重复肾和输尿管畸形合并上输尿管异位开口、单根输尿管异位开口合并同侧发育不良肾两种类型,其他畸形如肛门闭锁、气管食管瘘等也可并发于输尿管异位开口。内生殖器也可能有畸形,可伴有双阴道、半阴道、双角子宫等。在所有异位开口中,80%合并有重复集合系统,女性中合并有重复集合系统者超过80%,男性中大多数异位开口的输尿管引流单个集合系统。

一、病因

在胚胎发育过程中,中肾管末端发生的输尿管芽上端进入生肾组织并分为两支,形成肾大盏。输尿管芽过早或异常分支,则形成重复的输尿管畸形。分支的高低及多少可决定形成完全或不完全、双重或多支输尿管畸形。重复输尿管常伴发重复肾脏。重复肾的上、下两肾多数融合一体,表面有一浅沟为界,上肾较小,各有其独立的肾盂和血管,输尿管多数各有一条。低位肾盂的输尿管常开口于膀胱的外上方,高位肾盂的输尿管则开口于内下方或膀胱外,造成输尿管异位开口。少数病例重复的输尿管合二为一,然后进入膀胱。

输尿管芽起源于中肾管末端,若起源位置异常也会导致开口位置异常。如果两个分离的输尿管芽起源于中肾管,除了形成双输尿管畸形,因中肾管下部发育成膀胱的一部分及男性的尿道、精囊、射精管,以及女性的部分尿道、前庭、阴道、子宫等,故重复输尿管就可开口于上述器官。男性的前尿道是由泌尿生殖窦发育成的,故男性输尿管异位不会开口于尿道外括约肌远侧,因此无滴尿,而女性尿道主要由泄殖腔腹部下端形成,如女性输尿管异位可开口于外括约肌的远侧进而引起尿滴沥。

二、临床表现

小儿重复肾脏本身无特异症状和体征,常以并发症形式出现。肾积水、膀胱输尿管反流、输尿管囊肿及输尿管异位开口是主要的并发症,其他相关的异常情况有发育不良肾、马蹄肾、异位肾、下尿路重复畸形等。重复输尿管常合并输尿管囊肿,囊肿较大易导致输尿管口的不完全梗阻或堵塞尿道内口,引起排尿困难,出现输尿管扩张、肾积水,可在腹部触及包块。囊肿可继发感染,合并膀胱输尿管反流时易发生上尿路感染。尿路感染是常见和最初的临床表现。其他临床表现有发热、腹痛、血尿及尿潴留等。

在男性,因为异位输尿管常将尿液引流入前列腺尿道和膀胱颈,这些部位都位于外括约肌的近端,故以尿路感染为主,也会出现尿频、尿急;开口于输精管、精囊或附睾也可产生不同程度的腰骶部疼痛和反复发作的附睾炎,因此,男性患儿如果出现附睾炎,临床医师应马上考虑患有输尿管异位开口的可能。输尿管异位开口在女性中更为常见,女性输尿管异位常开口于尿道和阴道前庭,故主要表现为进行如厕训练后出现不同于正常排空模式的持续性尿失禁,开口于阴道则会表现为阴道总是有分泌物。多数输尿管异位开口都会并发急性或反复发作的尿路感染,患者表现为腹痛、生长发育停滞和慢性感染。

三、尿动力学应用

常规尿流动力学检查能准确判断膀胱尿道功能,了解膀胱顺应性、充盈期膀胱感觉、膀胱稳定性、逼尿肌反射强度、有无膀胱出口梗阻、尿道括约肌功能及有无逼尿肌-括约肌协同失调等。然而对于合并有泌尿系统畸形的排尿异常患者,既需要了解排尿功能的变化,又需要了解发育畸形与排尿异常的关系,因此,除了常规尿流动力学检查外,常需要配合特殊的尿动力学检查手段。例如亚甲蓝试验是鉴别是否存在输尿管异位开口的基本方法,但是单纯的亚甲蓝试验无法同时了解膀胱尿道的功能。如果将常规尿流动力学检查和亚甲蓝试验结合起来无疑将有助于鉴别输尿管异位开口,同时了解膀胱尿道功能和有无真性尿失禁,或了解与尿失禁有关的膀胱尿道功能状态。该检查的基本原理是经膀胱测压管用亚甲蓝生理盐水进行膀胱测压,同时观察漏尿情况。如果阴道内漏出淡黄色尿液,诊断为先天性输尿管阴道开口异位;经阴道口漏出蓝色尿液,诊断为膀胱阴道瘘;经尿道口漏出蓝色尿液,则可鉴别是否为真性尿失禁、急迫性尿失禁、混合性尿失禁等。2008 年,张春英、文建国等通过对 18 例拟诊合并泌尿系统畸形的女性持续性尿失禁患者进行亚甲蓝尿动力学检查,发现先天性输尿管开口异位、膀胱阴道瘘与尿道内尿失禁者的最大膀胱容量差异明显。可能与输尿管开口异位患者部分尿液不经过膀胱而直接引流至下尿路有关,而膀胱阴道瘘则因为充盈期膀胱内尿液直接经瘘口漏出所致。这两种原因都导致最大膀胱容量降低,对于鉴别诊断有一定临床价值。

亚甲蓝尿流动力学检查在对尿失禁患者进行常规检查的同时,可进行尿失禁的鉴别诊断,既可了解是否有泌尿系统先天畸形,又可通过尿流动力学检查进行分型,为临床提供了有价值的资料。但是检查结果会受患者年龄及检查方式等诸多因素的影响。由于缺乏直观的影像学资料,故亚甲蓝尿动力学检查只能用于泌尿系统畸形的初步筛查,定位诊断还需要进一步行泌尿系统造影检查或影像尿动力学检查。

单纯的尿动力学检查为功能性的诊断技术,不能同时了解患儿形态学上的异常,影像尿动力学将一些形态学上的检查方法和功能性的尿动力学检查结合起来,可以更准确地了解膀胱尿道功能与形态改变的关系,提供给临床医师更多信息,对于泌尿系统先天性畸形疾病的诊断尤其适合。影像尿动力学明显提高了下尿路排尿异常诊断的准确性,不仅可以在尿道漏尿或膀胱输尿管反流时测定准确的逼尿肌压力,还可显示充盈期和排尿期膀胱和膀胱颈的整体形状和轮廓,了解是否有膀胱输尿管反流及其与膀胱功能异常的关系。X 线影像尿动力学检查(video urodynamic study,VUDS)一般指用稀释的造影剂替代普通的生理盐水向膀胱内灌注,记录压力 - 流率曲线的同时应用 X 线设备显示尿路的功能和形态学改变。该检查可以清楚地显示重复肾及输尿管畸形,以及各种并发症的解剖学改变,如上尿路有无扩张、肾脏有无积水、膀胱形态是否正常、排尿期膀胱颈口是否开放、尿道有无形态改变、异位输尿管具体的开口位置、有无输尿管囊肿、有无输尿管反流等,可以更好地了解具体的病理生理情况。在膀胱测压时膀胱和尿道同步显影,便于理解压力 - 流率曲线中各参数的相互关系,避免普通尿动力学中的人工误差,是评估重复肾及输尿管畸形和输尿管异位开口极为准确的一种诊断方法,提供了准确的诊断及治疗依据。

第二节　后尿道瓣膜

一、概念

后尿道瓣膜(posterior urethral valve,PUV)通常位于前列腺尿道的远端,瓣膜为黏膜皱褶形成,外形像一层很薄的膜。尿道黏膜皱襞肥大、粘连或发育异常,突入尿道腔内,可致尿流排出障碍性疾病。

二、病因

后尿道瓣膜的病因不清楚,因偶有家族史,有人认为是中肾管的发育异常,也可能是多因素的结果,也有人认为是尿生殖窦发育异常造成的。对于后尿道瓣膜的形成有 4 种学说:

1. 正常精阜的远近端均有几条黏膜皱襞,如果这些黏膜皱襞肥大,突入尿道,即形成第 Ⅰ 型或第 Ⅱ 型后尿道瓣膜。

2. 胚胎时期的尿生殖膜没有完全消退,尿生殖膜残留,即形成了第 Ⅲ 型后尿道瓣膜。

3. 中肾管或米勒管先天畸形。

4. 精阜的黏膜与尿道黏膜粘连融合。有报道,同卵双生兄弟全有后尿道瓣膜,与遗传有何关系尚难肯定。

三、临床表现

1. 排尿障碍　稍年长儿可被亲人发现有排尿困难症状,排尿时需加腹压,有尿频及尿流滴沥,甚至充溢性尿失禁,遗尿症状比较严重且顽固。年龄幼小者自己不能陈述而易被亲人忽略。

2. 耻骨上或腰部肿块　为常见体征。因排尿障碍致膀胱尿潴留及继发肾积水,又因儿童腹壁及腰部肌肉较薄弱,充盈的膀胱及积水的肾脏易于触及,排尿时腰部胀痛提示膀胱输尿管反流。

3. 发育及营养不良　因肾功能障碍导致发育及营养不良,患儿身高、体重及智力发育均低于实际年龄,常有贫血及低蛋白血症。

4. 肾功能障碍　肾功能检查浓缩功能减退,严重者血 BUN 及 Cr 升高,有代谢性酸中毒及电解质紊乱表现。

5. 尿路感染症状　常因继发肾盂肾炎而出现高热、寒战、脓尿及血尿等。

6. 其他　有些新生儿表现呼吸窘迫综合征或不能解释的气胸或纵隔气肿,常由于后尿道瓣膜伴肺发育不良所致。

四、尿动力学评估

后尿道瓣膜是男性患儿下尿路梗阻中最常见的原因,如果不能及时诊断和治疗后果严重,甚至可导致患儿夭折。即使得到了最合适的治疗,也常导致终身性的尿失禁和肾功能损害。随着医学技术的发展,B 超、尿道造影、膀胱镜及尿动力学检查已广泛应用于后尿道瓣膜的诊断及术前术后评估中。超声在产前诊断中的作用尤为重要,产前超声发现胎儿羊水过少、双侧肾积水、膀胱壁进行性增厚、后尿道扩张时,应高度怀疑后尿道瓣膜。排泄性尿路造影在透视下观察造影剂通过后尿道时有无梗阻的情况,一般表现为前列腺尿道伸长、扩张,梗阻远端尿道变细。膀胱镜检查可明确后尿道瓣膜的诊断,可直接观察有无尿道梗阻的情况,了解瓣膜的程度、位置及分型,大大提高了后尿道瓣膜的诊断,检查可见瓣膜组织位于后尿道后壁并突出于尿道腔,进入时顺利,退出时易被观察,有过门槛的感觉。目前,B 超影像尿动力学检查将后尿道瓣膜的形态学改变和功能性研究结合在一起,在临床的应用越来越广。刘奎、文建国等总结了 8 例后尿道瓣膜术前患儿的 B 超影像尿动力学检查资料,发现 PUV 患儿主要表现为残余尿增多,最大尿流率低、排尿压力高,膀胱壁增厚、毛糙,颈口抬高,后尿道扩张,排尿期尿道不完全开放。Krishna 等发现,后尿道瓣膜患儿即使及时发现了 PUV 而行手术切除,仍有高达 75% 的患儿膀胱功能异常,上尿路积水,肾功能损害不能得到改善。PUV 患儿早期发生肾衰是由于双肾发育不良,后期是因为膀胱功能障碍。Parkhouse 等将 PUV 术后患儿的主要尿动力学表现总结为逼尿肌不稳定、低顺应性和无收缩。Holmdahl 等发现患儿尿动力学主要表现为逼尿肌收缩过强及最大膀胱容量减小,但在出生后第一年这种情况会有改善。De Gennaro 等发现患儿膀胱活动性可由婴儿期的不稳定、收缩过强过渡到儿童期的收缩减低、残余尿增多和最大膀胱容量增大。李源、文建国等通过观察 16 例男性后尿道瓣膜电切术后患儿尿动力学改变,认为术后年龄较大患儿逼尿肌功能较年龄较小患儿差,可表现为最大逼尿肌排尿压、膀胱顺应性下降和残余尿、最大膀胱容量增多。后尿道瓣膜患儿术后经常存在不同程度的膀胱功能异常,需根据尿动力学检查结果进行针对性治疗。如最大膀胱测压容量不多,可应用抗胆碱类药物配合间歇导尿加夜间持续导尿;如最大膀胱测压容量严重,可行膀胱扩大术;肾功能衰竭者可行肾移植术,但术后仍需定期行尿动力学检查随访膀胱功能。尿动力学检查能够及时发现膀胱功能异常并指导下一步治疗。因此,所有后尿道瓣膜患儿都应该常规行尿动力学检查以了解膀胱功能,保护上尿路。

第三节　肾盂输尿管连接部梗阻

一、概述

肾盂输尿管连接部梗阻(ureteropelvic junction obstruction,UPJO)是引起小儿先天性肾积水最常见的原因,男童多于女童,左侧常见,发生率为 0.13%~0.16%。由于肾盂输尿管连接部梗阻,使从肾盂到输尿管的尿液流动受阻。若梗阻不能及时解除,将会导致肾功能进行性损害,肾盂进行性增大,最终导致肾实质萎缩、肾功能不可逆性损伤。

二、病因

1. 内源性因素　狭窄是 UPJO 的常见原因(占 87.2%),狭窄段的形成可能是因为 UPJ 处内层纵行肌的肌层和肌束显著增多,周围纤维组织增生,肌纤维广泛分散,致肌肉收缩不连贯,最终导致尿液排空功能障碍。其他内源性因素有瓣形黏膜襞、上段输尿管息肉、永久性胎儿输尿管迂曲等。

2. 外源性因素　最常见原因是变异的附属或提前分叉的肾下极血管,跨越 UPJ 使之受压,造成机械性梗阻。长时间压迫可造成受压部位缺血、纤维化,最终导致狭窄。此外,继发炎症使输尿管在 UPJO 处发生粘连,可加重成角畸形。

3. 继发性梗阻　UPJO 可合并严重的膀胱输尿管反流。由于反流的影响,输尿管伸长并扭曲,在 UPJO 处形成迂曲,导致继发性梗阻。

三、临床表现

UPJO 所致的肾积水并无特殊的临床症状,绝大多数因腹部肿块、腰腹部疼痛就诊,肿块边界清楚,有囊性感,用较强光源从腰部照射可见透光征象;往往有钝痛,但无明确的定位,特别是大量饮水后;肾盂内压力增高,肾髓质血管破裂可能出现肉眼或镜下血尿;发生尿路感染后有发热、尿频、尿急等症状,多见于儿童;不少婴幼儿则表现为长期的胃肠道功能紊乱。对于有上述症状的小儿,可初步考虑为肾积水,但需进一步作影像学检查。一般患儿就诊时往往已是中、重度肾积水,且常有不同程度的肾功能损害,所以对 UPJO 的早期诊断尤为重要。

四、尿动力学评估

先天性肾积水是小儿泌尿系统异常中最常见的疾病。胎儿肾积水的发生率为 1%~5%,新生儿的发生率为 1%。引起小儿先天性肾积水的原因很多,最常见的就是先天性的 UPJO,其他还有输尿管囊肿、膀胱输尿管反流等。根据不同的病因,小儿先天性肾积水的治疗方法亦不同。尿动力学被广泛应用在小儿先天性肾积水的病因鉴别诊断中。正常情况下,肾盂输尿管交界处在解剖结构上无明显界限,尿液充盈肾盂的同时,肾盂输尿管交界处及近端 3~4cm 的输尿管也充盈尿液。尿液充盈到一定容量,肾盂输尿管就会发生收缩和蠕动,将尿液输向下方。肾盂基础压力(pelvic baseline pressure,PBP)指尿液不充盈及没有收缩蠕动时的肾盂压力。正常 PBP 值目前尚未统一,多认为 <0.67kPa(6.8cmH$_2$O)。PBP 为零时,输尿管也能通过蠕动将尿液全部运出。UPJO 时 PBP 可表现为正常或升高,每个肾盂的顺应性不同,PBP 的个体变异较大,急性 UPJO 可使 PBP 突然升高。Djurhuns 等发现 UPJO 5~6 周后,PBP 仍高于正常,为 0.93~4kPa(9.5~40.8cmH$_2$O)。Frokier 等将测压管经猪输尿管逆行插入肾盂,使肾盂输尿管交界处完全梗阻后测定PBP,也发现梗阻 4 周后 PBP 处于较高水平(>2.45kPa)。UPJO 引起的肾积水除有 PBP 变化外,肾盂输尿管蠕动也有变化。轻、中度积水时,可见肾盂的蠕动能通过梗阻部位;重度积水肾盂张力较高时,收缩波传到梗阻部位消失,此种收缩机制尚不完全清楚。单纯的 UPJO 无膀胱输尿管反流,因其病变发生在肾盂输尿管交界处,未涉及下尿路,故其尿动力学检查显示膀胱尿道功能均正常,而其上尿路尿动力学检查往往异常。

1. 肾盂压力/流量测定　Whitaker 等使用生理盐水以恒速 10ml/min 充盈肾盂,同时记录肾盂和膀胱的压力差(Whitaker 试验)。无梗阻者压力差 <1.47kPa(15cmH$_2$O),有梗阻者压力差 >2.16kPa(22cmH$_2$O),压力差 1.47~2.16kPa 为可疑梗阻,这种方法诊断的准确率为 96%。Ryan 等在已知肾盂输尿管连接部梗阻程度的动物模型进行 Whitaker 试验,证明本试验可验证输尿管的梗阻程度。朱山武久等对 Whitaker 试验进行改良,用亚甲蓝溶液以恒速充盈肾盂(10ml/min),通过留置于膀胱的导尿管观察有无亚甲蓝排出。有亚甲蓝排出时肾盂内压为通过压,根据通过压力大小判断输尿管有无梗阻。输尿管无梗阻,通过压 <1.96kPa(20cmH$_2$O),部分梗阻为 2.16~3.92kPa(22~40cmH$_2$O),完全梗阻时 >3.92kPa(40cmH$_2$O)。该检查只测定肾盂内压,亚甲蓝可以帮助判断输尿管是否通畅。

2. 恒压灌注肾盂判断　UPJO Brant 等发现,正常人在利尿时的最大尿液分泌量为 7ml/min,而 Whitaker 试验以 10ml/min 速度充盈肾盂可造成压力假性升高,提出应寻找更好的方法诊断 UPJO。Woodbury 等提出在恒压下用生理盐水灌注肾盂,同时记录从上尿路排出的尿量更符合生理要求。动物试验证明,输尿管无梗阻时,用 0.49kPa(5cmH$_2$O)的压力灌注肾盂时从输尿管流出的尿流速度是 5ml/min,而输尿管部分梗阻时,灌注压力 >0.98kPa(10cmH$_2$O),从输尿管排除的尿流速度仅为 1ml/min。

3. 测定 PBP 在 B 超或 X 线定位后用腰穿针直接穿刺肾盂,从连接腰穿针的测压表读出压力的大小。PBP 的高低与 UPJO 的程度及肾功能好坏有关。急性 UPJO 早期,PBP 明显升高,以后随着肾功能破坏 PBP 逐渐下降;慢性 UPJO 肾功能好者,PBP 较高,肾功能差者 PBP 较低。Whitfield 等通过肾造瘘管检测 4~24 小时的 PBP 变化,PBP 逐渐升高者有梗阻存在,认为它是当其他方法不能确诊 UPJO 时的最好方法。Bratt 等提出测定利尿前后 PBP 变化可以判断 UPJO,如果肾功能存在,利尿后 PBP 明显升高,提示有 UPJO 存在。

UPJO 可伴有膀胱输尿管反流,因膀胱输尿管反流也可造成患儿肾积水,故需对其进行排除和鉴别。临床上主要使用尿动力学对两者进行鉴别诊断。小儿膀胱输尿管反流(vesicoureteral reflux,VUR)是膀胱输尿管连接处发育异常所致的一种先天性解剖异常,指尿液非生理性的从膀胱逆流进入输尿管和肾脏。40%~60% 的 VUR 患儿有下尿路症状,研究显示小儿 VUR 可能与排尿功能异常有关。尿动力学检查评估膀胱功能的指标包括尿流率、膀胱容量、残余尿量、逼尿肌压力和膀胱顺应性等,尿流率虽然是门诊筛查指标,但根据国际尿控协会规定在压力 - 流率测定时,尿流率也是微创尿动力学检查评估膀胱功能的重要指标。有专家认为膀胱容量和残余尿量只有在怀疑是尿道梗阻导致了 VUR 时才有意义,但是 VUR 患儿排尿时不但有尿液从尿道排出体外,也有尿液进一步向肾盂和输尿管内反流,排尿量不能正确反映膀胱容量,排尿后反流导致肾盂和输尿管内储存的尿液流入膀胱,使残余尿量明显增加,有利于 VUR 的诊断。因此,膀胱容量或残余尿量的测定有助于评估 VUR 患儿的膀胱功能,但其单独的评估效果并不全面。2012 年欧洲泌尿外科协会制订的小儿 VUR 指南指出,出现下尿路症状和尿路感染的患儿更容易出现 VUR,这类患儿的确诊应进行影像尿动力学检查。黄书满、文建国等通过对 87 例小儿膀胱输尿管反流的病例进行尿动力学分析,发现 VUR 患儿逼尿肌压力与正常儿童无差异,但是最大尿流率明显低于正常儿童,并且残余尿量增加,最大膀胱容量减少。此外,在影像尿动力学检查过程中可以看到,部分患儿在排尿过程中反流至肾盂和输尿管内的尿液可流入膀胱,这可能是部分患儿残余尿量增加的另一个原因。轻度反流、中度反流和重度反流的最大膀胱容量无统计学差异,但是膀胱顺应性明显有差异,且顺应性随反流程度加重而变差,提示膀胱顺应性在 VUR 的进展、严重程度的预测和预后的评估中具有重要的意义。VUR 患儿的最大膀胱容量明显低于正常小儿,可能是由于患儿的膀胱顺应性较差,以及人工灌注刺激膀胱壁引起患儿较早出现憋胀感所致。因此,尿动力学检查有助于对 VUR 的正确认识、诊断、早期评估和治疗方案的制订。吕宇涛、文建国等采用影像尿动力学评估了 67 例小儿先天性 VUR 与膀胱功能障碍的关系,发现 VUR 患儿合并膀胱功能异常占 73.1%,其中膀胱过度活动症占 49.3%,逼尿肌 - 括约肌协同失调占 23.8%。单纯膀胱过度活动患儿多为单侧,Ⅰ~Ⅱ度反流,且较少合并尿路感染。而逼尿肌 - 括约肌协同失调的患儿多为双侧,Ⅲ~Ⅳ度反流,且较多见尿路感染。因此,影像尿动力学检查可以准确诊断 VUR 患儿,可在评估膀胱尿道功能的同时诊断 VUR 反流程度,减少侵入性检查对患儿的影响,患儿更易配合,为临床制订治疗方案提供重要参考。

第四节 输尿管囊肿

一、概述

输尿管囊肿(ureterocele)是指输尿管下端向膀胱内呈囊状膨起,囊肿外层覆盖膀胱黏膜,内层衬输尿管黏膜,中间为肌纤维及结缔组织(图 38-4-1)。

二、病因

Chwalle 认为在胚胎时期,输尿管生殖窦之间的 Chwalle 膜应破裂或被吸收形成输尿管口,若部分 Chwalle 膜吸收不全即形成输尿管口的先天性狭小,使尿液下排受阻,输尿管内压力增高而形成囊肿。此外,输尿管周围炎症、水肿,输尿管黏膜膨胀及外伤等,可造成输尿管口不同程度的狭窄、梗阻,加之尿流不断冲击而形成囊肿。

三、临床表现

输尿管囊肿分为原位输尿管囊肿（单纯输尿管囊肿）和异位输尿管囊肿。前者囊肿较小，完全在膀胱内，囊肿开口部位正常或接近正常，一般无膀胱颈梗阻症状。后者多合并重复肾及输尿管畸形，女孩多见，出现囊肿的输尿管常来自上肾部，囊肿较大，在女孩可经膀胱颈和尿道而脱出于尿道外口，小儿输尿管囊肿中的75%属于此种类型。其临床表现多由输尿管口狭窄及继发感染引起，可出现肾及输尿管积水、腰痛、血尿、脓尿、膀胱刺激症状、发热等。双侧输尿管囊肿常可引起肾功能损害。

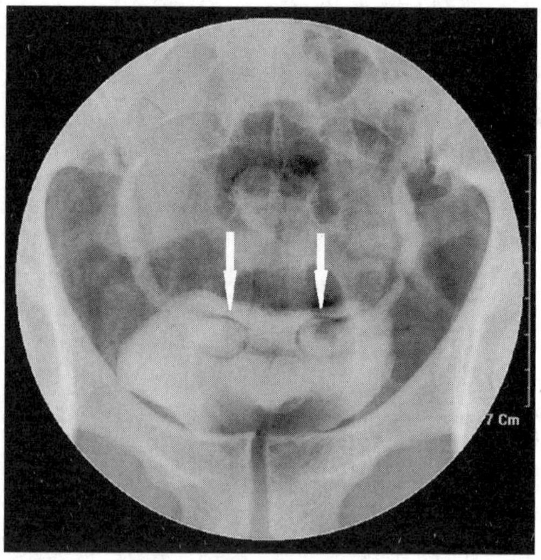

图 38-4-1　输尿管囊肿

四、尿动力学应用

输尿管囊肿临床上较为少见，诊断主要依靠 B 超、静脉尿路造影、膀胱尿路造影及膀胱镜检查。B 超为初诊输尿管囊肿的首选方法，表现为输尿管末端的囊性改变，间歇性扩张或收缩。静脉尿路造影和膀胱尿道造影有时可发现重复肾及输尿管畸形，膀胱内可见到偏于一侧密度较低的圆形或椭圆形，或出现密度增高的蛇头样或圆形阴影，其周围有一圈透亮区；排尿后摄影，膀胱内造影剂已排空，而潴留于囊肿内的造影剂则形成孤立性的阴影。膀胱镜检查可见膀胱底有一圆形隆起，囊肿黏膜有不同程度炎性改变，有时囊肿过大而不能窥其全貌。

输尿管囊肿的治疗目的是解除梗阻、防止反流、减轻尿路感染并保护肾功能，同时处理各种并发症。手术是治疗输尿管囊肿的有效方法。尿动力学检查常用于诊断和评估输尿管囊肿患儿术前的膀胱尿道功能，并对术后进行随访，评估疗效。一般来说，80% 的输尿管囊肿起源于重复肾及输尿管畸形中的上肾。输尿管囊肿对同侧输尿管、对侧上尿路和膀胱出口尿动力变化的影响与多种因素有关。囊肿的大小和范围决定了尿道受到的梗阻程度，甚至可能会脱出尿道形成会阴部包块。囊肿的张力和压缩性受逼尿肌及输尿管口狭窄程度的影响。虽然超声可以提供关于囊肿的相关解剖学和肾脏皮质厚度的详细信息，但是使用稀释的造影剂进行影像尿动力学检查可以更直观地显示出输尿管囊肿的大小、位置，以及是否存在膀胱输尿管反流。判断反流的严重程度对于后续治疗至关重要。研究发现，许多异位输尿管囊肿的患儿不论是否进行干预都会发生膀胱功能障碍，其病因有以下几种说法：一些人认为此种情况在那些行减压术却没有修复膀胱颈的患儿中易出现，患儿局部的肌肉松弛或医源性的因素导致膀胱颈部或尿道括约肌受损；还有人认为这种膀胱功能障碍是异位输尿管囊肿这种畸形的一部分，和外科手术操作无关。Lipski 等试图通过使用最小的切口切开逼尿肌行膀胱外尿道再植术，来减少术后出现排尿功能障碍的风险，但是术后行尿动力学评估却发现没有什么不同。资料显示，双侧输尿管囊肿常会有尿急、逼尿肌不稳定和尿失禁的症状，几乎 50% 的患儿都会出现膀胱容量增大。因此，一些人认为手术中重建膀胱颈部会增加尿液流出的阻力，导致残余尿增多，膀胱过度膨胀，故术中无须重建膀胱颈部。Sherman 等分析了 117 例输尿管囊肿的患儿，其中 12 例是双侧异位输尿管囊肿，且全部是女性并进行了手术，重点对这 12 例双侧异位输尿管囊肿术后的膀胱功能进行疗效评估，结果发现术后发生排尿功能障碍、膀胱排尿功能减弱、残余尿增多达到超过 20% 膀胱容量的概率很大，其中 3 例患者出现膀胱顺应性增加，7 例患者出现菌尿。相对于单侧异位输尿管囊肿而言，双侧异位输尿管囊肿的患儿行外科手术治疗，会增加术后排尿功能障碍和经常复发的泌尿系统感染的风险，术后尿失禁并不多见。然而，因为术前很多患儿并未行常规的尿动力学检查，并不清楚术后出现的排尿功能障碍是术前疾病本身所导致的，还是术后的并发症。Kate Abrahamsoon 等使用超声和尿动力学评估了 34 例平均年龄为 10 个月的异位输尿管囊肿患儿，对其中的 32 例进行了手术并术后随访，发现其中 19 例出现了少尿，3 例出现了尿失禁的症状。27 例患者检查了膀胱容量，其中 15 例（56%）的膀胱容量增多，为相同年龄正常容量的 150%。尿流率测定显示有 15 例患儿（56%）的残余尿量大于 5ml。术后造影检查未见膀胱颈部梗阻的征象。膀胱容量和残余尿的增加与输尿管囊肿的大小、位置、手术方式无关。随着患儿的年龄增长，未发现膀胱功能障碍的进一步发展。

第五节　先天性巨输尿管

一、概述

先天性巨输尿管（congenital megaureter）是临床上较少见的先天性泌尿系统畸形，是由于输尿管末端肌肉结构发育异常，导致输尿管末端功能性梗阻，梗阻段以上输尿管扩张、积水，以盆腔段为最明显，又称为先天性输尿管末端功能性梗阻。多见于儿童，也有部分无症状患者直至成年才被发现，发病率男性约为女性的 4 倍，左侧约为右侧的 2~3 倍。正常儿童的输尿管直径很少超过 5mm，输尿管直径超过 7mm 可诊断为巨输尿管症。

二、病因

先天性巨输尿管首先由 Caulk 于 1923 年描述，其病因为输尿管末端平滑肌减少，胶原蛋白增多，平滑肌的缺乏导致输尿管节律性蠕动减弱，排尿功能降低，继发输尿管扩张、肾积水。

三、临床表现

先天性巨输尿管无特异性的临床表现，患儿症状表现不一，大多数有尿路感染、血尿、腹部包块、腰酸、腰痛、腹胀、精神差等症状。

四、尿动力学应用

尿动力学检查可确诊尿路功能障碍的类型和机制，为治疗提供参考。特别是当肾功能较差时，静脉肾盂造影和利尿性肾图受到一定的限制，而且不能提供尿动力学资料，恒流肾盂灌注试验（Whitaker 试验）和恒压肾盂灌注试验（CPP 试验）可从尿动力学的角度来评价上尿路输送尿液时的流速压力的关系，判断梗阻及梗阻程度和定量测定尿液的输送能力。

1. Whitaker 试验　在诊断上尿路梗阻中有一定的价值，但是重复性较差。经皮肾造瘘口置入导管，或以导针穿刺入肾盂，进行肾盂灌注，同时连接测压计，恒流由可调速恒流泵提供，用生理盐水或造影剂以恒定的速度（10ml/min）注入肾盂.并充满上尿路，同时连续描计肾盂内压力，通过导尿管测定膀胱内压。如注入肾盂的液体采用造影剂，则可观察输尿管连接处的形态和通过情况，以及输尿管的蠕动、畅通情况，注意关键部位有无停滞现象。单纯有滞留现象并不能表明有梗阻的存在，还必须同时有肾盂压力的升高方可肯定。将肾盂的绝对压力减去腹压后即称相对压力，正常情况相对压力不超过 10~15cmH$_2$O，严重梗阻相对压力超过 40cmH$_2$O，先天性巨输尿管的相对压力为 15~32cmH$_2$O。

2. CPP 试验　经肾或肾盂造瘘，用室温生理盐水灌注肾盂，压力为 1.96kPa 和 2.94kPa，分别在膀胱空虚和充盈的情况下测定灌注液通过上尿路的速度。生理情况的 1.96kPa 压力恒压灌注肾盂所获得的灌注流速为 21ml/min，99% 正常人群约为 10.6~31.4ml/min。先天性巨输尿管在排除膀胱充盈的影响后，流速持续 <10.6ml/min，在相同灌注压力下流速明显减慢，减慢的程度与梗阻的程度呈正相关，能反映上尿路的输送功能，定量判断梗阻和梗阻程度，与 Whitaker 试验具有良好的一致性，输尿管功能性梗阻轻度灌注流速即有明显减慢，与非梗阻区别明显。比 Whitaker 试验更敏感和准确。

Whitaker 试验和 CPP 试验均需经造瘘管进行，对事前无造瘘管的患者是一种创伤较大的检查。比较而言，CPP 试验方法简单，不需特殊仪器设备。对于那些经常规检查和创伤小的检查仍不能明确诊断的患者，可行两种检查，明确诊断是否有梗阻及梗阻程度，为下一步的治疗提供参考。

第六节　尿道下裂

一、概述

尿道下裂（hypospadias）是因胚胎发育过程中阴茎腹侧的尿道沟未完全闭合,使尿道开口于阴茎腹侧或阴囊会阴部,是小儿泌尿生殖畸形中最多见的畸形,发病率约为1/300~1/500。至今无相关确切病因报道,可能与雄激素的合成,以及遗传、环境、内分泌、母亲受孕年龄、用药史等多种因素有关。根据解剖的不同可分为阴茎头型、阴茎型、阴茎阴囊型、会阴型四种。

二、尿动力学应用

应用尿动力学的各项指标可以尝试发现早期的尿道狭窄,并进行一定的干预治疗,减少再手术的概率,同时对各项手术方法进行评价,以利于今后改进尿道下裂的治疗。进行尿动力学检查前,按照尿动力学检查要求进行准备。在进行尿动力学检查时,尽量排除各种干扰因素,例如排尿时尽量避免压迫阴茎等。对尿道下裂的患儿,术前可先应用超声等设备,评估上尿路情况（如扩张、积水等）,判断膀胱内有无憩室,了解膀胱壁厚度。行尿动力学检查评估术前的膀胱尿道功能。尿道下裂患儿尿道较正常儿童缩短,尿道阻力下降,理应在尿动力学上表现为最大尿流率升高、排尿时间缩短、残余尿量PVR不增加,但是徐万华等发现尿道下裂患儿术前行尿动力学检查时最大尿流率较正常患儿低,同时排尿时间延长,膀胱残余尿量也增加,表明尿道下裂患儿尿道功能异常,存在不同程度的影响。推测原因可能是由于尿道下裂患儿阴茎腹侧纤维组织挛缩,而尿道板血运好,伸展性好,尿道远端无海绵体且紧贴皮肤,使尿道缺乏弹性,排尿时尿道舒展有限且阴茎弯曲,导致尿道阻力增加。

尿道下裂尿道成形术的目的是矫正阴茎的弯曲畸形和尿道成形,以恢复正常排尿和阴茎勃起的功能。尿道狭窄是尿道下裂成形术后的常见并发症,常发生于术后3个月。早期常无明显的临床症状,当狭窄引起的梗阻进一步加重可表现为排尿迟缓、尿急、尿线变细及尿路感染等。尿道下裂术后的主要随访目的便是及早发现有无尿道狭窄的存在。尿流率由膀胱逼尿肌的收缩力和尿道阻力共同决定,在排除神经源性膀胱等引起膀胱逼尿肌收缩力下降的情况下,临床上常使用自由尿流率测定（uroflowmetry, UFM）来评估尿道下裂术后尿道狭窄。武玉东、文建国等对36例因尿道下裂而行尿道成形术的男性患儿进行术后尿动力学随访,行UFM测定,发现其中9例可疑梗阻或梗阻的患儿中,仅2例（22.2%）出现尿线细或尿路感染等临床表现,7例并无明显的临床表现。因此,UFM检查对判断尿道下裂术后尿路梗阻有效,敏感,而且简单、无创,可于术后常规进行,以便早期发现尿道狭窄并及时处理。UFM测定也有一定的局限性。尿流率下降并不能完全排除逼尿肌收缩力下降的可能性,例如尿道下裂患儿可能合并神经源性膀胱,功能性的逼尿肌外括约肌协同失调,导致功能性尿道狭窄。因此在行UFM时,最好记录盆底肌电图。判断结果时应综合考虑,测定前应嘱患儿多饮水,以保证足够尿量,每次至少要测2次。

第七节　膀胱外翻和尿道上裂

一、概述

在5mm长的胚胎中,由内胚层形成的泄殖腔与前面的外胚层靠近,以后两层间又嵌入一层附有血管的中胚层,形成前腹壁。若胚胎期泄殖腔膜发育异常,阻碍间充质移行和下腹壁的正常发育,即导致不同程度的膀胱外翻（exstrophy of bladder）和尿道上裂（epispadias）等异常,膀胱外翻几乎均合并尿道上裂,可统称为膀胱外翻 - 尿道上裂综合征（bladder exstrophy epispadias complex, BEEC）。每4万~5万个出生的男婴中有一例这种畸形,男性约为女性的3~4倍。在脐下方的腹壁中可见到膀胱后壁向外翻出的内面,为一块粉红色的黏膜,外翻膀胱的周缘和腹壁相连接。常并发耻骨联合分离,或伴有髋关节脱位、腹股沟疝、隐睾、脐膨出、脊柱裂等多种畸形。

二、病因

膀胱外翻-尿道上裂综合征的病因仍在探寻中。有报告显示,在怀孕前3个月的妊娠早期接受过大剂量黄体酮的母亲生出患儿的危险性上升了10倍。2003年Wood及其同事报道,很大一部分患有膀胱外翻-尿道上裂综合征的儿童都是应用辅助生育技术致孕的。采用体外受精技术将使其发病率增加7.5倍。这两个报告揭示了内分泌因素变化在膀胱外翻发病过程中起着重要的作用。Boyadjiev等研究发现9号染色体上的 *CASPR3* 基因可能是其病因,这个发现提出了其可能的遗传学基础。

三、临床表现

下腹壁部分缺损,膀胱黏膜外翻呈鲜红色。男性尿道上裂的患者阴茎体短、宽、上翘,阴茎头扁平。自尿道口至阴茎头有一浅沟,被覆黏膜,包皮悬垂于阴茎的腹侧。完全型尿道上裂尿道口位于膀胱颈,呈漏斗状,有尿失禁,常伴有耻骨联合分离,步态摇摆。女性患者常表现为阴蒂对裂和阴道、肛门位置异常。阴阜在外形上被压低,表面被覆的皮肤光滑,无毛。小阴唇常发育不良,末端向前与相应的对裂阴蒂相连,常有耻骨分离和尿失禁。

四、尿动力学评估

膀胱外翻-尿道上裂综合征是一系列的畸形,多伴有上尿路和下尿路的功能障碍,其中的一个典型表现是尿失禁,男性尿失禁的严重程度主要取决于背侧异位尿道口缺损位置及程度,90%女性患者有尿失禁。尿失禁的原因包括:尿道括约肌的丧失;膀胱发育不良,容量小;尿道阻力降低。手术治疗的目的是在形态上修复腹壁和膀胱壁的缺损,修复尿道上裂畸形,重建尿道和控制排尿功能,保护肾功能,并获得较好的正常的外观。手术根据患儿具体情况可分期或一期进行,一般情况下72小时内做膀胱内翻缝合,3岁以后可行二期手术修复尿道上裂、紧缩膀胱颈等,这样有利于手术操作和术后患儿学习控制排尿。应用尿动力学可术前了解下尿路功能情况并对术后疗效进行评估。

Jean等研究了25例患有膀胱外翻-尿道上裂综合征儿童的膀胱压力-容积测定和尿道压力测定,这些患儿因为尿失禁至少经历了一次膀胱颈部手术,检查充盈期逼尿肌功能发现有12例患儿逼尿肌不随意收缩,8例充盈期末的压力>10cmH$_2$O;有21例的患儿成功进行了排尿期检查,其中只有6例发现排尿期逼尿肌收缩;18例漏尿压力成功记录的尿失禁患儿,其中12例的充盈期漏尿点压力≥15cmH$_2$O;在7例无尿失禁的患儿中,有5例发现下尿路功能异常。UPP的最大值和漏尿点压力不一致。因此,最大尿道压力不能作为判断尿道关闭功能的指标。膀胱充盈期某个时间点测定的UPP临床意义有限。近年开展的同步膀胱尿道压力测定可以精确记录膀胱尿道的功能。详细的尿动力学检查对患儿下一步的治疗和客观的评价各种治疗效果是很有必要的。

单纯性的尿道上裂较为罕见,男性尿道上裂分为三型:①阴茎头型:少见,阴茎头扁平,尿道口位于阴茎头或冠状沟背侧,尿道外口至阴茎头尖部有一浅沟,包皮于背侧分裂而堆积于腹面,多无尿失禁现象;②阴茎体型:阴茎小而上弯,包皮悬垂于阴茎腹侧,尿道口位于阴茎背侧根部,尿道外口至阴茎头尖端有一覆盖黏膜的尿道沟,可无尿失禁现象;③完全型(耻骨部上裂):为膀胱外翻的一部分,尿道背侧完全缺如,尿道口位于耻骨联合部,膀胱颈部形如漏斗状,有尿失禁。女性尿道上裂有阴蒂分裂型、耻骨联合下型和完全型,完全型有尿失禁现象。

尿道上裂中尿失禁的发生率和尿道外口的位置有关,尿道上裂导致尿失禁的原因是耻骨联合的分裂并损伤了尿道外括约肌,致其控制排尿的机制受损。研究发现膀胱颈部压力较低也是导致尿失禁的原因,因此许多外科手术都要行膀胱颈部重建来增加膀胱出口的阻力,术后多数患儿也确实达到了治疗尿失禁的目的。然而,Hollowell等报道7例单纯性尿道上裂患儿行此种手术方式后的尿动力学检查显示仍然有尿失禁的现象,其中4例患儿(57%)在膀胱压力-容积测定的充盈期中,显示为阶段性无抑制收缩>10cmH$_2$O,而且有5例患儿膀胱收缩力下降,术后很多患儿也出现了逼尿肌的功能障碍。这和另外一组没有进行膀胱颈部修复的患儿形成了鲜明的对比。因此,他们认为经典的膀胱颈部修复手术可能会损伤逼尿肌功能,建议使用其他手术方法代替,例如内镜黏膜下注射治疗等方法来治疗尿失禁。

Martin Kaefer 等观察研究了 18 例男性和 12 例女性单纯性尿道上裂的患儿,并对其中的 16 例进行了尿动力学评估(5 例术前,6 例术后,5 例术前术后都进行了评估),发现在行膀胱颈部重建修复手术之前,尿动力学评估主要表现为膀胱的低容量、高顺应性和较少的逼尿肌功能障碍;而术后膀胱容量增加,增加的程度男性要多于女性,而逼尿肌功能障碍发生率较术前却有所增加。

第八节　梨状腹综合征

一、概述

梨状腹综合征(prune belly syndrome,PBS)主要表现为腹肌发育不良、尿路畸形和隐睾三联征(图 38-8-1)。新生儿外貌特点明显,腹壁因缺少皮下组织而形成皱褶,薄而松,像枯萎的梅干,故又称为梅干腹综合征、薄腹突出综合征。该病 95% 以上为男性,约 35 000~50 000 活产男婴中有 1 例,女性患者罕见,多发于非洲、北美地区,国内也有相关的个案报道。

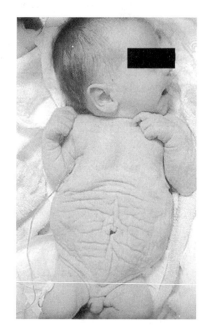

图 38-8-1　梨状腹综合征

二、病因

PBS 的病因、发病机制仍不清,有以下几种学说:

1. 本病的三联征是由于宫内膀胱出口或远端膜部尿道水平梗阻所致,进而引起近端尿道扩张、前列腺发育不良和膀胱过度充盈。增高的膀胱内压导致上尿路积水,扩张的上尿路和随后发生的尿性腹水可导致腹壁膨隆及腹肌发育缺陷,双侧睾丸的正常下降被过度充盈的膀胱所阻挡。与 PBS 并发的胸壁和骨骼异常是继发于腹壁缺陷和羊水过少。

2. 中胚层发育障碍的理论是基于泌尿生殖系和腹壁肌肉的胚胎发生是同一个胚层,如妊娠期 6~10 周时存在有害因素干扰其正常发育,则可能会出现肾发育不良、尿道畸形和腹壁肌肉缺陷。

3. PBS 的发病率男性远大于女性,另有报道单卵双胞胎同时患此病,黑人多于白人,提示此病可能与遗传有关,但具体的遗传机制尚不明确。

三、临床表现

成人期患者可表现出典型的三联征,新生儿期临床表现差别较大,根据病情程度可分为 3 类:

1. 患儿有严重肾发育不良,母体羊水少,患儿肺发育不良,可同时伴有尿道完全梗阻和脐导管开放。此类患儿多为死产或产后不久因肺、肾发育不全而死。

2. 可有典型的三联征,严重而广泛的尿路扩张,单侧肾发育异常,无肺发育不全。

3. 症状相对较轻,或为本病的不完全表现,轻中度的尿路畸形,无肾发育不良,肾功能稳定。婴儿期和儿童期多见于第 2、3 类。女性患者报道甚少,主要表现为腹壁、膀胱及上尿路缺陷,尿道一般正常。

四、尿动力学评估

PBS 诊断一般不难,但是在新生儿期一般需要排除心肺发育畸形、肺气肿和气胸等,进行泌尿系检查,包括观察排尿方式、肾和膀胱的超声检查,以及血电解质和肌酐检查等。如果患儿能自主排尿和肾功能稳定,其他泌尿系检查可以缓做。超声检查重点了解肾血管的厚度、输尿管和膀胱的形态变化等。PBS 患儿常存在肾积水、输尿管扩张和巨大膀胱等。

PBS 尿动力学检查对临床有指导意义。

1. 下尿路梗阻　Smith 等研究了 10 例 PBS 患儿发现仅 1 例患儿排尿曲线正常,其余均表现为低平曲线,最大排尿压平均为 61cmH$_2$O,残余尿量均增多。PBS 患儿在宽广的膀胱颈之下前列腺尿道扩张呈三角形,逐渐变细至膜部尿道成一狭窄点,排尿性尿道造影与后尿道瓣膜相似,这类患儿因排尿不平衡有明显残余尿。Palmtag 等认为 PBS 患儿的尿道狭窄是逼尿肌 - 括约肌协同失调引起的。下尿路梗阻是 PBS 患儿的主要尿动力学表现。因此,该类患儿要及时行尿动力学检查并采取相应治疗。

2. 膀胱容量增大　Smith 等发现 PBS 患儿膀胱容量均大于同龄儿童,可能的原因是下尿路梗阻致使残余尿增多和膀胱被动扩张,膀胱壁也可能存在先天性发育不良。

3. 不稳定膀胱　PBS 患儿膀胱病变有其特殊性,有文献报道膀胱壁厚但肌肉不肥厚,即使在尿道狭窄时也罕有小梁增生。尿动力学检查充盈期可见明显逼尿肌无抑制收缩。有研究证明 PBS 患儿盆腔神经和交感神经节分布均正常,所以推测无抑制收缩可能为长期尿路梗阻所致,类似前列腺增生患者出现的不稳定膀胱。

4. 尿道高压　患儿静态尿道压力可明显升高,且表现为高尖样,提示下尿路梗阻是由于尿道狭窄引起。PBS 患儿尿道高压的机制不明,有作者认为与前列腺部尿道扩张,远段斜行插入该部尿道有关。

关于小儿 PBS 的尿动力学表现国内文献很少,2005 年,李源、文建国等报道了两例梨状腹综合征患儿的尿动力学表现,两例患儿均表现为下尿路梗阻,残余尿增多,膀胱容量增大,尿道高压,其中 1 例表现为不稳定膀胱。因此 PBS 患儿尿动力学主要表现为下尿路梗阻,残余尿增多。对于梨状腹综合征患儿,需要及时行尿动力学检查,了解下尿路功能状况,采取相应治疗措施。

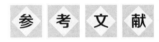

1. 张春英,文建国.亚甲蓝尿流动力学检查在拟诊合并泌尿系统畸形女性持续性尿失禁诊断中的应用.山东医药,2008,48(33):57-58.

2. 李源,文建国,王庆伟,等.瓣膜膀胱综合征尿动力学研究.中华小儿外科杂志,2005,26(4):192-194.

3. 文建国,芦山,杨贺军,等.彩色超声体检发现儿童泌尿系统畸形.实用儿科临床杂志,2009.24(21):1691-1693.

4. 王常林,王宪刚,赵国贵,等.小儿重复肾畸形的病理解剖改变及其临床意义.中华泌尿外科杂志,2000,21(3):144-146.

5. 黄书满,文建国,等.小儿膀胱输尿管反流 87 例相关尿动力学因素研究.中华小儿外科杂志,2014,35(9):675-678.

6. 吕宇涛,文建国.影像尿动力学评估先天性膀胱输尿管反流患儿的膀胱功能障碍.中华实用儿科临床杂志,2014,29(17):1310-1313.

7. 武玉东,文建国.小儿尿道下裂尿道成形术后自由尿流率测定意义.郑州大学学报(医学版),2004,39(6):945-947.

8. 李源,文建国.梨状腹综合征的尿动力学表现(附二例报道).中华泌尿外科杂志,2005,26(7):488-490.

9. 文建国,陈悦.肾盂压力 - 容积测定判断小儿上尿路梗阻.中原医刊,1993(03):3-5.

10. 文建国.肾盂压力 - 容积测定判断肾盂成形术后输尿管吻合口梗阻.中华泌尿外科杂志,1992,13(6):470-471.

11. GONZALEZ F,CANNING DA,HYUN G,et al. Lower pole pelvi-ureteric junction obstruction in duplicated collecting systems. BJU Int,2006,97(1):161-165.

12. VAN BATAVIA JP,NEES SN,FAST AM,et al. Outcomes of vesicoureteral reflux in children with non neurogenic lower urinary tract dysfunction treated with dextranomer/hyaluronic acid copolymer(Deflux). J Pediatr Urol,2014,10(3):482-487.

第三十九章

尿失禁

小儿尿失禁（pediatric urinary incontinence）是指由各种原因引起的间断或持续性不自主漏尿现象。从临床角度定义,尿失禁并非是一个独立的疾病,而是排尿障碍性疾患一种常见症状。发生率较高,尤其是儿童、女性和老年人多见。国际儿童尿控协会将小儿尿失禁定义为膀胱功能缺失导致的尿液不受控制的意外流出。尿失禁根据发生时间,可分为日间尿失禁和夜间尿失禁,分别是指白天和晚上尿液不受控制或不由自主地从尿道流出。遗尿是一种特殊类型的尿失禁。随年龄增长,儿童体格及神经系统逐渐发育成熟,排尿控制能力逐渐提高,尿失禁发生率逐渐降低。一般认为,2~3岁儿童白天控制排尿的功能逐渐发育并成熟,而夜间控制排尿的功能则在3~5岁逐渐发育成熟。所以,除非有先天性泌尿系畸形,一般3岁以后方可诊断功能性尿失禁或日间尿失禁,5岁以后方可诊断夜间尿失禁或遗尿。据报道,在5岁时,90%以上的儿童白天能够控制排尿,而夜间尿失禁更普遍,4岁儿童发病率约为30%,每年约15%的患儿可自愈,7岁发病率约为10%,12岁发病率约为3%,18岁发病率约1%。国外资料表明,女性30~59岁发病率为25%,60岁以上者发病率为38%。尿失禁频繁的发作,不仅损害了患者的身心健康,对家庭和社会也有较大的影响。尿动力学检查从流体力学角度观察尿失禁,对确定尿失禁原因、类型,指导选择治疗及评价治疗效果以及分析治疗失败原因等都有较大价值。

第一节　分　类

目前尚无一种既能充分反映病因又便于临床诊断和治疗的分类方法,根据尿动力学表现进行分类有较大的价值。

一、按国际尿控协会制订的标准化名词定义进行分类

1. 急迫性尿失禁　指有强烈尿意,有意识性抑制排尿又不能控制而尿液流出者。其中因不稳定膀胱引起的称为运动紧迫性尿失禁,而无不稳定膀胱者称为感觉紧迫性尿失禁。

2. 真性压力性尿失禁　腹压突然增加（如咳嗽、用力等）时发生的不自主尿液漏出称为压力性尿失禁,其中那些不伴有逼尿肌收缩和低顺应膀胱,仅因尿道关闭功能不全引起的漏尿才称为真性压力性尿失禁。真性压力性尿失禁的程度根据对患者生活的影响分为3度:①轻度:一般活动时无尿失禁发生,当腹压骤然增加时,偶尔发生尿失禁;②中度:一般活动时发生尿失禁,需携带尿垫生活;③重度:站立或卧位活动即发生尿失禁。

3. 混合性压力性/急迫性尿失禁　指同时具有压力性和急迫性尿失禁的临床表现者。其产生原因可为紧迫性尿失禁中的某些类型,也可与真性压力性尿失禁并存。

4. 充溢性尿失禁　膀胱内尿液过度充盈,致使膀胱内压力超过尿道关闭能力而产生尿液溢出。

5. 不稳定性尿道　储尿期尿道括约肌自发性或诱发性松弛,引起尿失禁。尿道测压可见尿道压突然下降,幅度≥15cmH$_2$O。

6. 完全性尿道关闭功能不全（真性尿失禁）　尿道括约肌功能严重损害,尿道关闭压呈持续负值,即使无腹压增加亦可出现漏尿。

7. 反射性尿失禁　骶髓以上排尿中枢及其相关神经通路病变或损害,引起以逼尿肌反射亢进为主要动力的尿失禁。此类尿失禁多伴有其他膀胱尿道功能异常。

二、小儿尿失禁的分类

(一)储尿功能障碍

1. 急迫性尿失禁　如急性膀胱炎。

2. 神经源性　①先天性:脊髓脊膜膨出、脊柱裂、骶骨发育不全等;②获得性:损伤性截瘫、横断性脊髓炎、椎体骨髓炎;③医源性:先天性肛门直肠闭锁、先天性巨结肠及盆腔骶前肿瘤切除等手术后。

3. 高张力性膀胱。

(二)膀胱排空障碍

1. 神经源性　①先天性:脊髓脊膜膨出、脊柱裂、骶骨发育不全等;②获得性:损伤性截瘫、横断性脊髓炎、椎体骨髓炎;③医源性:先天性肛门直肠闭锁、先天性巨结肠及盆腔骶前肿瘤切除等手术后。

2. 下尿路梗阻性因素(包括外围压迫)　尿道口狭窄,前尿道憩室,尿道狭窄,前或后尿道瓣膜,尿道息肉、结石,膀胱颈部痉挛,异物,肿瘤,异位输尿管囊肿,阴唇闭锁,阴道子宫积液,膀胱后囊肿,外伤性后尿道狭窄。

3. 低张力性膀胱。

4. 功能性　逼尿肌-括约肌协同作用失调。

(三)其他

1. 先天性缺陷　输尿管开口异位,双尿道、副尿道,尿道缺如,尿道上裂,膀胱外翻。

2. 心理性尿失禁　小儿在心理上和情绪上受到某种刺激和惊扰后,也会引起尿失禁,排尿情况明显发生变化,日间常伴有尿频和急迫性尿失禁,但夜间安睡后无遗尿症状。经心理学方面治疗后可获痊愈。

3. Giggle 尿失禁　指因傻笑而发生不随意性排尿,不同于应激性尿失禁,即使笑声停止排尿也无法制止。尿失禁可能是部分性或完全性的,平时排尿正常,无夜间遗尿,无治疗方法。随着逼尿肌的继续发育,一般这类患儿能完全控制排尿。此种情况常伴有癫痫。

第二节　病因及发病机制

下尿路的正常储尿功能主要依赖于神经系统的支配及膀胱尿道的协调活动来实现,如膀胱和尿道括约肌的组织结构异常则易导致尿失禁。但在小儿尿失禁中还应重视发育因素的影响。

一、正常膀胱排尿过程的神经调节机制

长期以来排尿控制的获得和完善的过程一直是人们研究的热点。过去人们的观点认为,婴幼儿期的排尿过程不受大脑控制,而是膀胱充盈的一定阶段自发收缩引起的。已经有研究显示早在婴儿出生时其排尿反射便受大脑的影响。支持这一观点的证据是大多数新生儿在排尿前会醒来或出现觉醒的征兆。这就意味着婴儿出生时连接大脑皮层的反射通路就已经建立,并不断发展完善。

膀胱壁内分布有感觉神经末梢,即牵张感受器。膀胱逼尿肌、尿道内括约肌受盆神经内的副交感神经纤维和腹下神经的交感神经纤维支配;副交感神经兴奋使逼尿肌收缩、尿道内括约肌舒张,促进排尿。交感神经兴奋使逼尿肌舒张、尿道内括约肌收缩,阻止尿液的排出。外括约肌受阴部神经支配,其兴奋可使尿道外括约肌收缩,并受意识的控制。

膀胱产生尿意受自主神经的调节,正常情况下输尿管以 1~2ml/min 的速度连续喷射的方式充盈膀胱,早期膀胱并无感觉。当膀胱充盈到一定程度时,膀胱壁的牵张感受器受刺激而发生兴奋。冲动沿盆神经传入,到达骶髓排尿反射的初级中枢;同时,冲动也上传到达脑干和大脑皮层的排尿反射的高级中枢,引发排尿欲。排尿反射进行时,冲动沿着盆神经传出,引起膀胱逼尿肌收缩,同时尿道内括约肌松弛,尿液进入后尿道。这时尿道的感受器受尿液的刺激,冲动沿盆神经再次上传至脊髓排尿中枢,进一步加强排尿反射。

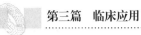

尿道外括约肌开放,尿液被增大的膀胱内压排出。同时尿液对尿道的刺激还可以进一步加强排尿中枢的活动,即盆神经-盆神经反射,是一种正反馈调控的排尿反射。在排尿末期,尿道海绵体肌肉收缩,可以将残留于尿道内的尿液完全排出体外;同时腹肌和膈肌收缩也可以产生较高的腹内压,共同促进膀胱的完全排空。

位于脑桥的 Barrington 核是哺乳动物控制排尿的重要中枢核团,被称为脑桥排尿中枢。Barrington 核发出的神经纤维投射到支配膀胱逼尿肌的骶髓副交感核。破坏该区域可导致动物永久性的失去膀胱尿液排空的能力,而电刺激或化学刺激该区可引起支配膀胱的节后神经纤维放电和膀胱逼尿肌收缩。研究表明,脑桥、大脑皮层等排尿反射高位中枢能对脊髓初级中枢施加异化或抑制性来影响控制排尿反射。

二、尿失禁的病因

(一)膀胱因素

1. 逼尿肌反射亢进及不稳定性膀胱　由于逼尿肌的过度活动,可使膀胱发生突然的不可抑制性收缩,膀胱内压急剧升高,引起急迫性尿失禁。此时,膀胱常为低顺应性,其实际有效容量明显减少,故尿意频繁,出现尿频、尿急等症状。造成逼尿肌反射亢进的原因常为神经系统损害,导致逼尿肌非自主性收缩;不稳定性膀胱的原因可以是神经性的,也可以是如膀胱炎、膀胱出口梗阻等非神经性的因素所致。

2. 逼尿肌无反射或反射低下　造成膀胱顺应性增高的原因可以是神经性的,如骶髓或周围神经系统的损害,也可以是膀胱颈部或尿道内严重梗阻等非神经性的如后尿道瓣膜、尿道狭窄等。在这种情况下,因膀胱的顺应性明显增高,膀胱的实际容量明显超过其正常最大容量,导致逼尿肌的肌纤维、弹力纤维等组织极度拉长。当膀胱最终压力超过尿道内压时,尿液自动溢出,即出现充盈性尿失禁,是严重慢性尿潴留的原因之一。

(二)尿道因素

1. 尿道括约肌功能障碍　神经系统损害是造成尿道括约肌功能障碍的主要原因,可表现为尿道内、外括约肌痉挛或松弛,前者常导致功能性梗阻,引起充盈性尿失禁,后者则导致尿道阻力降低,发生压力性尿失禁。括约肌功能障碍的另一种表现是不能与逼尿肌协调一致,即逼尿肌与内、外括约肌协同失调,导致尿道内功能性梗阻,引起充盈性尿失禁或急迫性尿失禁。

2. 尿道内机械性梗阻　如后尿道瓣膜、各种原因导致的尿道狭窄,常引起充盈性尿失禁。

(三)先天性因素

某些下尿路先天性病变可造成尿失禁,如女患儿的输尿管开口异位,常因开口于阴道、尿道括约肌远端,可产生持续漏尿症状。尿道上裂常与膀胱外翻同时存在,由于括约肌功能缺失,完全丧失控尿功能而发生持续性漏尿现象。尿道或膀胱若与阴道有瘘管相通,亦可产生持续性漏尿症状。

(四)影响排尿控制的发育因素

刚出生后的新生儿并无自主排尿意识,而是膀胱充盈到一定程度后逼尿肌自发性收缩将尿液排空,称为自主膀胱或反射性排尿。在生后 1 年内,支配膀胱的感觉神经开始发育完善,当膀胱充盈时有明显不适的感觉,而尿液排空后即有舒适感。在此过程中,膀胱容量亦逐渐增加,排尿次数由每天 20 余次减至 10 次左右。这种排尿状况持续到 2 岁左右。2~4 岁时,真正的膀胱控制功能才开始发育,表现为既能控制也能适应憋尿时间的延长。排尿控制不但需要神经系统的发育成熟,也需要一定的理解能力以配合家长对其排尿能力的训练。在具备了能感受到膀胱充满或空虚以及适应了延长的憋尿时间时,即达到良好的控尿能力。随年龄增长,大脑皮质的发育与各排尿中枢之间,逐渐建立神经反射通路,使其排尿功能日臻完善,达到在合适的时间、地点下能够随意控制排尿周期的整个生理活动过程。小儿一般在 3~5 岁能完全有意识地控制排尿。由于控制排尿涉及发育的成熟及判断能力,所以任何发育的迟缓都会影响到尿控能力的发育。另外,对婴幼儿排尿训练不当,在年长儿中因学习压力过大、家长不适当的惩罚等,可造成严重心理障碍,是临床尿失禁常见的原因。

(五)遗传因素

已证实某些遗传基因与尿失禁有关,如父母一方儿童时期有尿失禁,则其子女有 30% 可能会表现为夜间尿失禁;父母双方均曾有尿失禁,则其子女70%会出现夜间尿失禁。

第三节　尿动力学表现

一、急迫性尿失禁

根据尿意急迫导致尿失禁这一特征,临床上即可初步确定为急迫性尿失禁。急迫性尿失禁中约90%为运动紧迫性尿失禁,只有少数为感觉紧迫性尿失禁,尿动力学检查是最主要的确诊依据,可见不稳定膀胱、低顺应性膀胱、小容量膀胱、膀胱感觉过敏等异常。尿道压力和长度正常。但尿动力学检查诊断的运动紧迫性尿失禁中有约10%的患者临床表现为压力性尿失禁或混合性尿失禁。儿童急迫性尿失禁有时会有特殊姿势,如夹腿动作对抗急迫性尿失禁(图39-3-1)。

二、真性压力性尿失禁

在腹压增加导致尿失禁的病例中,仅有约半数的病例是真性压力性尿失禁。真性压力性尿失禁的主要尿动力学变化为出现应力漏尿点压(stress leak point pressure,SLPP),功能尿道长及控制带长下降,最大尿道压下降,尿道关闭压下降,甚至呈负值。尿道关闭面积下降。膀胱压力及容量正常。

三、混合性压力性/急迫性尿失禁

单凭临床表现很难作出准确的病因诊断。尿动力学检查可发现真性压力性尿失禁和急迫性尿失禁的双重证据。但有少数病例临床诊断为混合性尿失禁而尿动力学检查证实只有急迫性尿失禁。

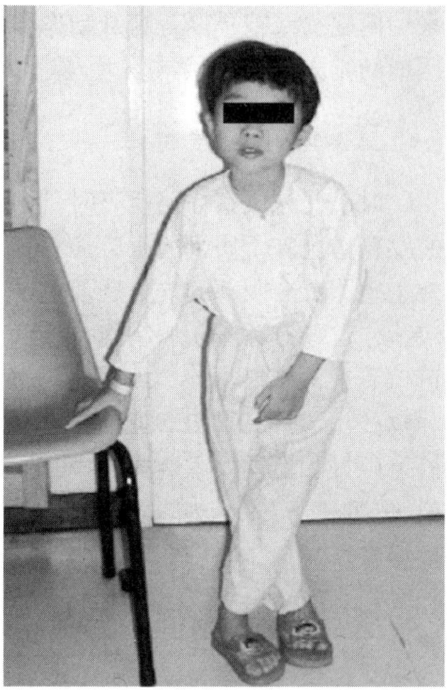

图39-3-1　患儿尿急时的特殊姿势对抗急迫性尿失禁

四、不稳定尿道

临床尿失禁表现呈多样化,可为急迫性、压力性或无规律的尿失禁。许多患者有"见水思尿,见水涌尿"的特点,膀胱尿道同步测压可见在无异常膀胱收缩时,出现尿道压突然下降,幅度≥15cmH₂O,可伴有尿道外括约肌肌电活动突然减弱或消失。

五、反射性尿失禁

几乎均有逼尿肌反射亢进,尿失禁发生时还可伴有尿道外括约肌肌电图变化。对此类尿失禁的尿动力学检查目的:①充盈性膀胱测压和DLPP检查预测上尿路变化;②压力-流率测定等了解是否有尿道梗阻、逼尿肌与尿道括约肌的协调性等。

第四节　诊　　断

一、病史

在现代诊断中,详细准确地采集病史仍是诊断工作中的基础,是任何先进设备与技术无法替代的重要步骤。询问病史时,应了解尿失禁的自身特点与规律,包括在确定尿失禁的病因和分类中,详细询问病史也极为重要。病史中应包括:①尿失禁发生的年龄;②尿失禁是突然发生的(过去能控制)或出生后一直无法控制；③日间失禁、夜间失禁或昼夜均有；④与戏玩、咳嗽或傻笑是否有关系；⑤完全失禁或间歇性失禁；⑥与心理突变和环境骤变是否有联系，疑有心理障碍者，应询问家长孩子的学习情况及是否受过惩罚；⑦除滴尿外是否有正常排尿存在；⑧排尿时是否有断断续续现象；⑨生长发育是否有延迟情况；⑩手术史，如先天性巨结肠、尿道膀胱手术史等。对小儿来说偶尔一次尿失禁并无临床意义，如出现日间或长期夜间遗尿，则应认真对待。在女孩中如两次排尿之间仍有持续漏尿现象，应考虑有输尿管开口异位。应询问尿失禁患儿是否存在尿频、尿急和急迫性排尿感，部分年长儿为预防发生尿失禁或使急迫性排尿感消失，常采用两腿交叉或下蹲等特殊动作和姿势。应问明患儿排尿时尿线的粗细，是否有排尿间断或需要加大腹压辅助排尿，也须了解有无便秘、大便失禁、下肢功能障碍等。

二、体格检查

对小儿尿失禁体格检查时，重点不应仅放在下腹部膀胱区、外生殖器及会阴部，而是要全面了解患儿的发育情况。下腹部检查应注意有无因尿潴留导致的膀胱充盈性包块或因排便功能障碍出现腹部肿块。外生殖器及会阴部的皮肤是否有湿疹、糜烂及感觉异常，有无膀胱外翻、尿道上裂。男孩有无尿道口狭窄、包茎。女孩有无小阴唇粘连，尿道口与阴道口是否异常，若有异位输尿管开口存在，常能见到尿道口或阴道口有尿液不断漏出，如按压膀胱区此现象更加明显。腰骶部检查对了解有无脊柱裂非常重要，如有无肿物凸出、皮肤凹陷、色素沉着、毛发及窦道等异常体征，有脊柱裂者常伴有下肢感觉运动异常。直肠指检可以排除骶前及盆腔内肿瘤，还可以了解肛门张力、肛周及会阴部皮肤感觉、球海绵体反射及深肌腱反射，有助于分析大脑皮层及脊髓功能状态。体格检查方面还应注意尿流缓急和尿线的粗细，以排除尿道口狭窄。

三、实验室检查

1. 血、尿常规检查　尿失禁患儿常伴贫血，与肾功能损害有关；尿常规提示有泌尿系感染时，应行尿液细菌培养。

2. 血生化检查　血清肌酐及尿素氮可了解肾功能状况。

四、影像学检查

1. B超检查　是一种无创伤性检查方法，主要用于尿路异常的初步筛选。
2. 静脉肾盂造影　对反复发生泌尿系统感染或超声检查上尿路有可疑异常者，应行此项检查。
3. 排尿性膀胱尿道造影　可了解膀胱输尿管有无反流、膀胱的形态、尿道是否有梗阻。
4. MRI检查　对疑有脊柱脊髓肿瘤、脊髓栓系等神经源性损伤造成的尿失禁，具有诊断价值。
5. 螺旋CT三维尿路成像　可显示尿路形态，较为准确地提供病变部位。
6. 放射性核素肾动态显像　用于判断两侧肾分肾功能及其损害程度。

五、尿流动力学检查

尿流动力学检查对所有尿失禁患儿均可实施，有时可对病因诊断和制订治疗方案起决定性作用。对于尿道括约肌功能不全或无抑制性膀胱收缩所引起的尿失禁，只有经尿流动力学检查才能做出正确诊断。通过尿流动力学检查对尿失禁患儿可显示：①膀胱充盈期压力升高，顺应性下降，多见于尿潴留、膀胱容量减少、膀胱纤维化、逼尿肌和括约肌收缩不协调病例；②逼尿肌不稳定，如充盈期逼尿肌不稳定收缩等（图39-4-1）；③尿道括约肌功能不全，见于原发性压力性尿失禁或神经性尿失禁患儿；④尿道括约肌破坏或括约肌功能性病变，见于尿道外伤、尿道手术患儿或发育障碍患儿。

（一）膀胱压力-容积测定

膀胱压力-容积测定是一种测定膀胱压力容积关系的方法。它能测定患者的排尿感、逼尿肌压力、膀胱容量、膀胱顺应性等。测压系统以大气压为零参照。测压体位主要为仰卧位和坐位。测压路径为经耻骨上膀胱穿刺置管或经尿道膀胱内置管两种。膀胱充盈介质一般使用室温25℃左右的生理盐水，根据充

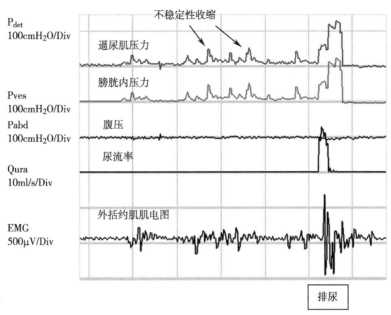

图 39-4-1 膀胱测压显示逼尿肌不稳定性收缩

盈速度不同,可分为慢、中、快速测定三种。压力 - 容积测定测定能确定是否存在膀胱不稳定、低顺应性或容积下降等,尿道测压,尤其是膀胱尿道同步测压可以确定尿道关闭功能。压力 - 容积测定可用于区别不同类型的尿失禁患者。

1. 急迫性尿失禁 是指有突然和强烈排尿感后发生的尿失禁。病理生理基础为膀胱过度活动症和逼尿肌不稳定性收缩。急迫性尿失禁常见类型:①运动型急迫性尿失禁(或称反射性尿失禁),是指由于逼尿肌不稳定或尿道括约肌不自主松弛,在缺乏感觉的情况下导致的尿失禁;②感觉型急迫性尿失禁,是指仅有急迫性尿失禁,而无逼尿肌无抑制性收缩,有强烈尿意感和持续排尿感。诊断急迫性尿失禁时应注意与真性压力性尿失禁鉴别。急迫性尿失禁的患者尿道压力一般正常,而真性压力性尿失禁患者的尿道压力多有降低。运动型急迫性尿失禁患者的膀胱充盈至一定容量时,可见逼尿肌无抑制性收缩伴尿道口尿液溢出。真性压力性尿失禁,则是在腹压增加时尿道口出现漏尿。

2. 真性压力性尿失禁 是指缺乏逼尿肌收缩的情况下,膀胱压力超过尿道压力而导致尿液不自主流出,多在咳嗽和运动等腹压增加时发生,为压力差导致的尿流出。真性压力性尿失禁必须经过尿动力学检查才能确诊。单纯真性压力性尿失禁,膀胱压力测定的各项指标均属正常,可排除膀胱功能异常引起的症状性压力性尿失禁。功能性尿道缩短、最大尿道关闭压及最大尿道压下降,是诊断真性压力性尿失禁的主要指标。发生真性压力性尿失禁腹压增加时,传导至膀胱颈及尿道的压力小于传导至膀胱的压力。轻度尿失禁者,尿道压力变化很难同正常尿道压力区别开,需要与平卧位及站立位的尿道压力进行比较。真性压力性尿失禁患者的站立位最大尿道压力低于平卧位。液桥试验能协助鉴别真性压力性尿失禁。行液桥试验时,如咳嗽引起的膀胱压力升高是来源于腹压增加者,则为真性压力性尿失禁;如膀胱压力升高是因逼尿肌收缩引起的,则应考虑为运动型急迫性尿失禁(或混合型急迫性压力性尿失禁)。

3. 混合型尿失禁 是指压力性尿失禁与急迫性尿失禁同时存在,为初诊患者中最常见的一种尿失禁。混合型尿失禁的尿动力学检查重点,是了解膀胱的容量、顺应性和稳定性。急迫性尿失禁可表现为功能性膀胱容量减小、膀胱顺应性降低。有明显急迫性尿失禁症状的患者都有可能存在逼尿肌不稳定,有些患者仅进行常规膀胱压力测定不能发现逼尿肌不稳定,而需要进行激发试验或进行动态尿动力学测定。混合型尿失禁常有一定程度的尿道括约肌功能不良。以真性压力性尿失禁症状为主的患者,尿道关闭功能不全较为明显,包括功能性尿道长度变短、控制带变短,以及尿道压力和尿道关闭压力低于正常,也可合并有不稳定性膀胱的症状。影像尿流动力学检查,既有真性压力性尿失禁的特征,也有运动型急迫性尿失禁的特征。

4. **充溢性尿失禁**　是指膀胱过度充盈引起膀胱内压力超过最大尿道压力导致的尿失禁,表现为排尿不净,同时有排尿困难、残余尿增多等,常由于逼尿肌收缩无力,对膀胱充盈缺乏敏感及排尿障碍所致。急性充溢性尿失禁多发生于中枢神经系统损伤(或损害)之后、分娩、会阴部或下腹部手术后排尿反射障碍引发的急性尿潴留。慢性充溢性尿失禁常见于膀胱出口梗阻。尿动力学诊断主要是根据膀胱功能的变化,大容量膀胱的充溢性尿失禁患者,膀胱充盈开始显示膀胱顺应性增高,当膀胱充盈接近膀胱的最大容量时,逼尿肌在膀胱充盈期的压力缓慢升高直至发生充溢性尿失禁。膀胱内有大量残余尿,膀胱感觉减退或消失。小容量膀胱的充溢性尿失禁常见于膀胱挛缩患者,膀胱容量变小,膀胱充盈压力升高,膀胱顺应性降低。

5. **其他类型尿失禁**　包括不稳定尿道、完全性尿道关闭功能不全和功能性尿失禁等。不稳定尿道和完全性尿道关闭功能不全,临床较少见。根据国际尿控协会的规定,在储尿期无逼尿肌收缩的情况下,尿道压力自发性或诱发性发生下降时伴有的尿失禁,称之为不稳定尿道。完全性尿道关闭功能不全,指膀胱压力未升高而尿道关闭压力呈持续负值导致的持续性尿失禁。功能性尿失禁指由于活动能力和/或认知能力下降不能及时如厕所引起的尿失禁。不稳定尿道可伴有尿急、尿频,可有真性压力性或急迫性尿失禁的表现。膀胱尿道同步测压显示,在膀胱压力无变化的情况下,尿道压力波动在 15cmH$_2$O 以上。完全性尿道关闭功能不全患者的尿动力学检查显示,膀胱内无残余尿,膀胱失去了储尿功能。尿道压力测定显示,尿道关闭压力为 0。功能性尿失禁患者的尿动力学检查正常,如合并其他类型尿失禁,则有相应的尿动力学异常表现。

(二)膀胱漏尿点压力

膀胱漏尿点压力(bladder leak point pressure,BLPP)是指膀胱在充盈过程中,在没有腹压突然增加的情况下,尿液从尿道口溢出时的膀胱压力。安全的漏尿点压力应小于 40cmH$_2$O。漏尿点压力主要用于神经源性膀胱/括约肌功能障碍患者膀胱储存功能的评估。临床上高膀胱压和小膀胱容量易产生上尿路功能损害,测定漏尿点压力可以预测上尿路功能损害的可能性。因不稳定膀胱和/或低顺应膀胱引起漏尿者,称为逼尿肌漏尿点压(膀胱漏尿点压);因腹压增加而无逼尿肌收缩和低顺应膀胱引起漏尿者,称为应力性漏尿点压(腹压漏尿点压)。曾经用于预测上尿路功能损害,现在也用于诊断真性压力性尿失禁。漏尿点压力小于 40cmH$_2$O(1cmH$_2$O=0.098kPa),提示膀胱压力对肾脏影响小。应力性漏尿点压力是指在腹内压骤然升高的情况下,发生漏尿的膀胱内压力,同膀胱漏尿点压力有本质的区别,可用简单的尿动力学检查测定。常用于诊断真性压力性尿失禁,判断尿道关闭功能是否正常。应力性漏尿点压力越低,尿道关闭功能越差。如膀胱压力大于 150cmH$_2$O 仍不出现漏尿,则表示尿道关闭功能正常,即可排除真性压力性尿失禁的存在。

通过电视膀胱尿道造影,可将真性压力性尿失禁分为两型:①Ⅰ型,膀胱尿道后角大于 110°,膀胱底及膀胱颈部呈漏斗状,尿道影像的轴线正常,尿道倾斜角正常;当有压力作用时,造影剂进入尿道近端或整个尿道均可显示造影剂。②Ⅱ型,膀胱尿道后角大于 110°,膀胱底及膀胱颈呈漏斗状的同时,尿道活动度过大,尿道影像的轴线发生变化,尿道倾斜角增大(大于 45°);当有压力作用时,整个尿道充满造影剂。这种类型的尿失禁,膀胱颈及尿道大多已脱出盆底。而正常膀胱颈与尿道形成的后角为 90°~110°,尿道倾斜角(尿道与身体轴线形成的角)为 15°~30°,最大不超过 45°。

(三)自由尿流率联合残余尿量超声测定

尿流率测定(uroflowmetry,UF)指单位时间内经尿道排出的尿量测定,此测定可以是持续性、中断性或间歇性的。排尿量是经尿道排出的总尿量。尿流时间是指可测定尿流实际出现的时间。最大尿流率是指尿流率测定的最大值。平均尿流率是指某一段排尿时间内的排尿量,只有在尿流连续而且无终末尿滴沥情况时,计算平均尿流率才有意义。尿流率测定是评估膀胱尿道功能的一种无创的检查方法,尤其适用于小儿排尿异常的筛查。尿流率的测量可在小儿多种疾病中广泛应用。只要临床上怀疑下尿路功能障碍均可采用,但它不是高特异性辅助诊断工具。它作为初始检查和筛查方法可辅助诊断和决定是否需要行进一步检查(全套尿动力学检查),尤其在评价排尿障碍和尿路感染方面。

小儿尿流率测定的参数还没有完全建立,这方面的文献报道也不多。国内文建国教授等对 2~13 岁正常儿童尿流率的研究显示:正常男童最大尿流率为(14±4.55)ml/s(平均尿量为153ml);女童为(15±7.52)ml/s(平均尿量为132ml)。小儿最大尿流率受年龄、尿量的影响较大,随着年龄和尿量的增加而不断增加。尿流曲线的形状是尿流率曲线图最重要的特征,其次是最大尿流率值。尿流率曲线图得到的是膀胱收缩力和尿道阻力的一个整合结果。正常小儿90%是钟形尿流曲线,就算排尿量较少也是。排尿体积过低或过高都会使尿流曲线趋向于一个平台形状。曲线图分析尿流数据可提供尿流率大小和排尿量的相对值,为临床提供参考。

尿流率和B超测量排尿后残余尿相结合,既简便又可综合评价下尿路生理情况,特别是对诊断尿失禁具有重要的意义,主要是根据膀胱功能的变化,大容量膀胱的充溢性尿失禁患者,膀胱充盈开始显示膀胱顺应性增高,当膀胱充盈接近膀胱的最大容量时,逼尿肌在膀胱充盈期的压力缓慢升高直至发生充溢性尿失禁。膀胱内有大量残余尿,膀胱感觉减退或消失。小容量膀胱的充溢性尿失禁常见于膀胱挛缩患者,膀胱容量变小,膀胱充盈压力升高,膀胱顺应性降低。

（四）排尿日记评估

排尿日记已成为诊断的工具,目前是所有正式检查的组成部分,但经常被临床工作者忽视。排尿日记不仅提供了24小时总尿量,还可以获得排尿频率和尿失禁次数等多方面的重要资料。在最近的一份报告中,国际尿控协会提出三种类型的排尿日记:①排尿时间图表,只是记录排尿时间,白天和夜晚,至少24小时;②频率-尿量图表,记录排尿数量及排尿时间,白天和夜晚,至少24小时;③膀胱日记,记录排尿时间、尿量、尿失禁的出现、尿垫的使用以及其他信息,例如液体摄入量、紧迫程度,以及尿失禁的程度。尿失禁的主观评价通常难以解释,也不代表其功能障碍的严重程度,可通过排尿日记量化记录尿失禁发生及严重程度,所使用和更换的尿垫或尿布的数目也可作为评估尿失禁的指标。可测定在确定的测量时间内尿垫增加的重量精确测定漏尿量,必要时配合尿垫试验共同评估。排尿日记中漏尿频率、漏尿量和等级可以用来评估尿失禁严重程度,并结合病史判断尿失禁类型。

第五节 治 疗

一、非神经源性尿失禁

（一）储尿障碍

1. 对4岁半以前幼儿控尿机制尚未成熟而有尿失禁者,应告知家长们知道此类尿失禁发生的原因,并进行定期随访,每6个月复诊一次,无需作任何处理。但必须排除其他有关器质性或功能性疾病的存在,例如作尿常规和尿培养检查,以排除尿路感染的存在,作B型超声检查以排除有无残余尿存在等。

2. 由于反复尿路而引起的急迫性尿失禁,如不伴有膀胱输尿管反流,可应用高效的单一抗生素作预防性治疗,持续6个月,此后每周作尿培养1次,连续3次,再决定是否继续治疗。若伴有VUR,则按VUR国际分级标准做出相应处理。

3. 如有VUR并经抗生素等方法治疗后,尿失禁依旧存在,则需作尿流动力学测定,若合并原发性无抑制性膀胱收缩,加用抗胆碱能药物以提高疗效。

4. 由先天性发育缺陷而引起不能储尿者,如膀胱直肠瘘和尿道上裂、膀胱外翻等,均需做整形修补手术。

（二）排空障碍

如因先天性或获得性下尿路梗阻性因素引起的排空障碍,应根据不同的病因作出相应的手术治疗,解决梗阻问题。药物治疗一般无效。某些患儿查不出下尿路有器质性梗阻性病变而膀胱排空又不满意,B型超声检查时又发现有明显残余尿,应进一步作尿流动力学测定,以证明是否存在逼尿肌-括约肌协同作用失调,对这类患儿可进行排尿训练,鼓励其有规律的定时排尿,并通过B型超声记录其残余尿量,可达到一定的效果。

二、神经源性尿失禁

治疗原则包括:

1. 保护上尿路功能,避免继续受损。

2. 控制尿路感染。

3. 控制排尿,避免尿失禁。

(一)储尿障碍(尿失禁)

1. 抑制无抑制性收缩和扩大膀胱容量　①药物治疗:抗胆碱类药物;②神经抑制:蛛网膜下腔阻滞术、骶神经根切断术和膀胱周围神经切断术;③膀胱扩大术;④电刺激治疗。

2. 增加出口阻力。

3. 尿流改道。

(二)排空障碍(尿潴留)

1. 增加膀胱内压　①外部压迫:屏气、按压下腹部;②药物治疗:如新斯的明等;③直接对神经根或脊髓电刺激。

2. 降低尿道阻力　①膀胱颈部切开术;②外括约肌切开术;③阴部神经阻滞术;④尿道扩张术;⑤药物治疗;⑥清洁间歇导尿法。清洁间歇导尿法对神经源性膀胱的治疗效果好,现已被各国医疗中心广泛采用,如运用恰当可控制尿失禁并阻止上尿路的继续受损。年幼还不能自理者可暂由家长执行。导尿管每次使用后应立即洗净并晾干,并置于专用干净而有盖的容器内或塑料袋中以备下次使用。每24小时导尿次数应根据患儿年龄及其膀胱容量来决定,大龄儿童每日4~5次,如在两次导尿间仍有尿失禁现象者应适当增加导尿次数,也应注意导尿质量,每次导尿是否使膀胱内尿液完全排空。导尿管应随身携带,要按照规定的排尿时间进行导尿。如发现尿色改变、混浊或有沉淀物,应及时去医院治疗。按此法治疗一个阶段后,在每次自行导尿之前,应嘱其先试行排尿,以训练排尿功能。

三、外科疗法

(一)利于储尿功能的技术

1. 减少膀胱收缩手术　蛛网膜下腔阻滞术、骶神经根切断术。

2. 增加膀胱容量手术　回肠膀胱成形术、回盲肠膀胱成形术、结肠膀胱成形术。

3. 加强出口阻力手术　①在膀胱颈水平部位:肌肉瓣环绕加固术、筋膜膀胱尿道悬吊术、耻骨上膀胱尿道悬吊术等;②在尿道水平部位:外括约肌电刺激法、尿道压迫术等。

(二)改善膀胱排空的技术

1. 增强膀胱收缩手术　小儿病例应用不多,效果欠佳。直接电刺激膀胱、神经根或脊髓。

2. 降低出口阻力的手术　①在膀胱颈水平部位:经尿道电切膀胱颈、Y-V成形术;②在尿道水平部位:尿道内切开术、外括约肌切开术、阴部神经切断术。

四、尿道不稳定引起尿失禁的治疗

主要包括行为治疗和电刺激治疗。

(一)行为治疗

1. 盆底肌训练　通过盆底肌训练可增加盆底肌的力量,尤其是尿道外括约肌的力量。最后通过控制盆底肌的收缩抑制膀胱逼尿肌的异常收缩。进行盆底肌训练时,儿童应有意识地训练,进行有效收缩和放松,然后再进行特定任务的训练。

2. 生物反馈训练　当儿童在排尿时,教会其尽量放松会阴和腹部的肌肉。儿童一般通过视觉和听觉反馈来训练骨盆底肌肉的收缩及松弛。

(二)电刺激疗法

目前临床上针对儿童采用较多的电刺激治疗主要为胫骨后神经电刺激、经皮骶骨旁神经电刺激及经皮阴部神经电刺激治疗等。

五、遗尿引起尿失禁的治疗

1. 心理治疗　避免责备患儿,减轻患者的压力。
2. 行为治疗　如进行把尿训练。
3. 药物治疗　如去氨加压素、抗胆碱能药物、肉毒素 A、丙咪嗪等中枢神经系统兴奋药物。
4. 中医治疗　如针灸刺激特定的穴位。
5. 手术治疗　如包皮环切手术等。

强调治疗方案的个体化,根据患者的情况可以选择一种或同时选择多种治疗方法。

六、OAB 引起尿失禁的治疗

目前关于儿童 OAB 的治疗仍无相对完善的治疗标准。由于儿童 OAB 病因的多样性,采用单一的治疗方案其疗效不太理想。因此,临床上针对不同的病因而制订了多种治疗措施。目前临床上针对儿童 OAB 的主要治疗方法包括药物治疗(如抗胆碱能药物)和非药物治疗(如行为疗法、电刺激疗法)等。

小儿尿失禁表现多样,原因复杂,多数患儿可随生长发育自行缓解,但需详细询问病史,仔细体格检查,结合必要的辅助检查。尿动力学检查对尿失禁的诊断、原因分析有重大意义,是因为尿动力学是从流体力学的角度观察和分析问题,直观地反映尿失禁产生的力学原因,正因为如此,一些仅能通过尿动力学检查才能证实的异常类型得以发现,如不稳定膀胱、不稳定尿道等。虽然尿动力学检查对尿失禁的诊断和治疗方法选择有重要价值,但在实际工作中仍应密切结合其他临床资料,才能更正确地作出诊断,然后再制订有针对性的治疗方案,方能取得良好效果。

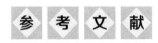

1. 文建国. 尿动力学检查在女性尿失禁诊断中的应用. 中华妇产科杂志,2004,39(10):717-720.

2. 韩中将,冯锦锦,李云龙,等. 压力性尿失禁伴可疑逼尿肌收缩乏力术前行逼尿肌等容收缩实验的效果. 实用医学杂志,2018(3):390-392.

3. 郭宗远. 小儿尿失禁的诊断及鉴别. 临床小儿外科杂志,2004,3(3):195-199.

4. 文建国,朱文,杨黎,等. 动态尿动力学与常规尿动力学检查评估女性压力性尿失禁的对比研究. 中华泌尿外科杂志,2013,34(2):116-119.

5. 黄书满,文建国. 尿动力学检查在小儿排尿功能障碍诊断中的应用研究进展. 中华实用儿科临床杂志,2014,29(5):380-384.

6. WEN JG,YEUNG CK,DJURHUUS JC. Cystometry Techniques in Female Infants and Children. Int Urogynecol J Pelvic Floor Dysfunct,2000,11(2):103-112.

第四十章

逼尿肌 - 括约肌协同失调和尿道不稳定

第一节　逼尿肌 - 括约肌协同失调

小儿下尿路功能障碍临床常见。膀胱逼尿肌 - 括约肌协同失调（detrusor-sphincter dyssynergia，DSD）是导致婴幼儿尿失禁、遗尿等下尿路症状的常见原因。目前关于 DSD 的定义仍有争议。国际尿控协会公布的指南中，尚未找到相关的确切定义。通常将 DSD 定义为，膀胱逼尿肌收缩时尿道括约肌并不做相对应地放松而继续保持其收缩状态或收缩加强所导致的尿道开放不全甚至闭合的现象。DSD 常见于骶髓以上的脊髓损伤、多发性硬化、脊髓脊膜突出、急性横贯性脊髓炎和先天性畸形等，属于脊髓损害所致的膀胱尿道功能障碍，脑干以下的脊髓损害和病变常见，是神经源性膀胱尿道功能障碍（neuropathic bladder urethral dysfunction，NBD）中最常见的一种。研究发现，20%~25% 的多发性硬化患者会出现 DSD，而且累及颈椎的病变与 DSD 密切相关。高达 50% 的脊柱裂、横贯性脊髓炎、HTLV-1 感染和卒中患者也会出现 DSD。对于成年人而言，DSD 是一种病理性状态，而对于小儿，尤其是 3 岁前幼儿，由于控尿中枢的发育不完善及大部分幼儿均有用力排尿的现象，小儿偶尔的 DSD 是一种生理性现象，并非一定是病理问题。诊断 DSD 需要尿流动力学检查结合排尿期 EMG 检查尿道压力和排泄性尿路造影等方法。电极针置入肛门括约肌是记录 EMG 的金标准，而使用会阴表面电极时须符合 ICS 指南的要求，以便在尿动力学检查期间获得连续的 EMG。ICS 认为对于尿道压力检测诊断 DSD 还处于试验阶段，Stoffel 等研究认为，DSD 在尿道压力检测上表现为逼尿肌自主或不自主收缩前 30 秒内尿道压力上升幅度大于 $20cmH_2O$。由于逼尿肌 - 括约肌协同性遭破坏，排尿困难，功能性尿路梗阻，可引起残余尿增多，膀胱内压升高，若不及时治疗会造成自主神经反射异常、反复尿路感染、输尿管反流或上尿路积水等后果，严重影响患者生活质量。目前对于 DSD 的治疗方案主要是消除逼尿肌不随意收缩，实现控尿，然后开始清洁间歇自我导尿以排空膀胱，防止上尿路损害，改善患者生活质量。

一、小儿 DSD

1959 年，研究人员首次对婴幼儿、儿童正常和病理性膀胱功能进行尿动力学研究。当时人们主观认为婴幼儿期的膀胱功能不受大脑控制，当膀胱充盈到一定容量时自发引起排尿动作。近期的研究显示大脑从婴儿出生就开始影响排尿反射：大多数新生儿在排尿前醒来或表现出觉醒征象印证了这一点，同时，这意味着此年龄组小儿解剖学上连接大脑皮层的反射通路已经建立起来并得到发展。排尿中断和排尿后残余尿量增加是婴幼儿排尿的特点，在自由排尿研究中已经显示了这是婴幼儿排尿的一种生理性现象，而这也是 DSD 的一种表现。同时研究指出这种现象同样可以在尿动力学检查中观察到：在婴幼儿排尿时盆底肌电活动间断性增加，伴逼尿肌压力波动。其他的一些研究也指出，据从出生到 3 岁儿童自由排尿的纵向调查结果显示，随着年龄增长，婴幼儿的逼尿肌 - 括约肌协同失调逐渐消失，经过排便训练后便不再出现。2 岁以内小儿排尿后有残余尿量。婴幼儿不能完全排空的原因很可能就是逼尿肌 - 括约肌协同失调造成的。Sillen 等评估了正常新生儿和婴儿的膀胱功能，他们观察这些小儿 4 小时自由排尿情况，然后对他们进行尿动力学检查，指出正常新生儿排尿少、排尿频率高、每次尿量不等；60% 早产新生儿均存在间断排尿模式，但在学龄前完全消失。后来，他们在理论上提出：新生儿和婴儿存在生理上的 DSD，这也就解释了他们在婴幼儿排尿后常观察到残余尿,再加上婴幼儿尿道直径小,也解释了观察到的排尿高压情况。因此他们总结正常新生儿排尿特征是生理性 DSD,膀胱容量低,膀胱排尿高压,以及有时可能会出现的逼尿肌过度活动。

二、病因及病理生理

正常的排尿过程由膀胱括约肌及逼尿肌的协同合作完成:尿道括约肌松弛后,逼尿肌收缩,使尿液从膀胱排出。其中协调逼尿肌和尿道括约肌的中枢位于中脑网状结构之中,其下行纤维经脊髓分别获得逼尿肌、尿道内括约肌和尿道外括约肌的协调活动。正常人骶髓内逼尿肌中枢和阴部神经中枢在脊髓上中枢的控制调节下,呈协调状态。储尿期,上行性神经传导膀胱充盈信号至大脑,下行性神经将抑制逼尿肌收缩的指令下达至骶髓排尿中枢,保证储尿期内无逼尿肌的收缩,同时阴部神经中枢随膀胱容量的增加而兴奋,尿道旁横纹肌收缩,尿道压力升高。储尿期间,尿流出口保持闭合不仅依赖于出口解剖结构和被动机制,还依赖于肌肉收缩活动。特别是腹压升高时,被动机制发挥着重要作用;排尿期,骶髓逼尿肌中枢在接到兴奋性下行神经冲动后,通过其传出神经,引起逼尿肌收缩,自主盆底横纹肌松弛,引起括约肌松弛,同时阴部神经中枢受抑制,尿道松弛而完成排尿。尿道括约肌分尿道内括约肌及尿道外括约肌。尿道内括约肌为平滑肌,不受意识约束;尿道外括约肌为横纹肌,受意识约束。

在躯体感觉支配的盆底肌肉的“监控”下,内括约肌和逼尿肌作用相反。储尿期逼尿肌不能松弛就不属于生理情况,称为逼尿肌过度活动。同理,储尿期尿道不能保持闭合,也可引起下尿路症状和/或尿失禁。导致逼尿肌-括约肌协同失调的主要病因在于骶髓上脊髓损害。

脊髓损伤类型分为创伤、脊椎疾病、血管疾病、神经管闭合不全等。

1. 创伤　分为直接损伤、间接损伤及高速投射物损伤。直接损伤如刀刺伤,病变多局限;间接损伤最常见,如脊柱骨折、脱位或半脱位,多见于颈椎和胸腰椎段,损伤范围较广泛;高速投射物损伤如弹片伤等,除了有直接及间接损伤的病变外,还有震动性创伤,影响范围更广。

2. 脊椎疾病　如脊椎结核、转移性肿瘤等,可直接压迫脊髓本身,也可压迫脊髓的供血动、静脉。压迫静脉可使脊髓血液回流受阻,造成脊髓淤积、水肿,代谢障碍;压迫动脉可直接使脊髓供血不全,神经元及神经纤维发生退行性变。总体而言,虽然上述疾病可突然发生,但要想表现出相应的排尿症状多为该疾病的一种慢性或亚急性损害。

3. 血管疾病　脊髓自颈髓至圆锥前后各有一支纵行动脉,在行进过程中与肋间动脉及腰动脉有吻合支。脊髓前动脉维持脊髓前部及正中的血液供应,后动脉维持后部的血液供应。动脉栓塞可造成相应部位脊髓的损害。

4. 神经管闭合不全　大的缺损可形成脊髓脊膜膨出或脊膜膨出、脊髓膨出。值得一提的是,脊柱任何部位均可发生神经管闭合不全,但以腰骶部最常见,多合并有脊髓发育不良。

5. 其他　脊髓空洞、脊髓灰质炎、横贯性脊髓炎、多发性硬化症等均可导致膀胱尿道功能障碍。

三、临床表现

由于神经损害,DSD 患者最常见的临床表现为慢性排尿困难、残余尿增多和尿潴留,也有部分患者会出现排尿中断及急迫性尿失禁。慢性排尿困难和残余尿增多、尿潴留过程可经历与慢性膀胱出口梗阻相似的病理生理过程,即初期逼尿肌发生增生肥厚,晚期则逼尿肌失代偿。当慢性排尿困难、尿潴留未得到及时处理,长期发展后会出现膀胱压力增高和/或膀胱输尿管反流(vesicoureteral reflux,VUR)、膀胱输尿管连接处梗阻,进而发展为上尿路损害,出现反复的尿路感染、发热、肾功能损害,长此以往,发展为肾衰竭、尿毒症,最终导致患者死亡。其中膀胱内压过高是造成上尿路损害的主要原因,因为上尿路尿液输送依赖于上尿路与膀胱间的压力差:膀胱内压升高将对抗输尿管尿液输送压力,使输尿管输送尿液的能力减弱。研究证明,膀胱压力大于 $40cmH_2O$ 将阻碍输尿管尿液输送,产生上尿路扩张和肾功能损害。此外,还伴有神经损害产生的相应其他器官系统的病理生理学改变。

四、诊断

（一）常规检查

除了要进行原发病的诊断,如神经系统相关体格检查、影像学检查、生化检查、脑电图、肌电图、诱发实验等电生理检查外,还要进行膀胱尿道功能障碍及泌尿系统并发症的诊断。其中膀胱尿道功能障碍主要依据尿动力学检查。对于泌尿系统并发症的诊断,除了全面了解病史及相应的体格检查外,尿常规、肾功能、尿培养等均属常规检查。在此基础上应追加影像学检查如腹部 X 线平片、静脉尿路造影、排尿期膀胱尿道造影、肾动态扫描等,以了解肾脏功能、梗阻程度、膀胱输尿管反流情况等。内镜检查也是有必要进行的,因为可以直视下了解膀胱、输尿管病变情况。

DSD 的诊断应与逼尿肌反射亢进相鉴别,临床表现及常规尿动力学测定常难以区别,最好的方法为影像尿动力学检查,即在 X 线下观察排尿过程中逼尿肌和尿道外括约肌活动及压力变化。DSD 患者影像观察可发现患者收缩盆底肌挤压尿道可引起逼尿肌无抑制收缩,咳嗽及 Valsalva 试验刺激逼尿肌可引发不同程度的外括约肌活动,即逼尿肌 - 外括约肌反射;逼尿肌反射亢进患者缺乏此反射。两类患者也可通过压力 - 流率 -EMG 测定相鉴别。两者在充盈期膀胱测压均表现为顺应性下降,但在排尿时 DSD 患者随着逼尿肌收缩,逼尿肌压力增高,无论有无尿液出现外括约肌 EMG 活动均可出现相应增强;而逼尿肌反射亢进患者在逼尿肌压力增高时,外括约肌 EMG 活动无相应的变化,患者可通过压迫腹壁等措施进一步提高膀胱内压,当其超过最大尿道压时尿液部分排出。

（二）尿动力学检查

1. 尿道压力测定　尿道压力测定是指不同阶段及不同条件下,应用不同方法对不同部位的尿道压力进行测量及记录。尿道压力测定可以通过以下方式进行:①在一定时间内测定尿道内某一点的压力,即膀胱尿道同步测压;②沿尿道腔连续测定多个点的压力并形成一条连续的尿道压力描记图(图 40-1-1)。

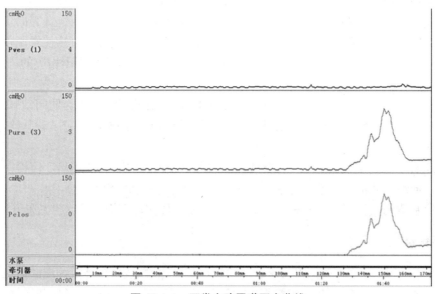

图 40-1-1　正常女孩尿道压力曲线

2. 膀胱尿道同步测压　是在充盈期同步测定膀胱压力与最大尿道压的方法,优点是能够显示逼尿肌 - 外括约肌的协调性。膀胱尿道同步测压的临床意义主要是能显示充盈期及排尿期尿道括约肌的功能状态(图 40-1-2)。尿道压力与逼尿肌压力和 EMG 结合,可以看出逼尿肌和尿道括约肌的协同性,对下尿路功能障碍的分类具有重要意义。

排尿期尿道压力描记是在排尿期进行尿道压力描记的方法,常用于诊断膀胱出口梗阻的部位,也可用于诊断 DSD。测定方法:使用与膀胱尿道同步测压相同的三腔测压导管进行测量,也可同时描记腹压、逼尿肌压及 EMG。向膀胱内注入生理盐水用于膀胱测压,若同时需要进行 X 线检查,也可注入造影剂。患者在检查过程中戴着三腔测压管进行排尿。在尿流稳定的阶段,检查者将以恒定速度均匀拉出,记录出尿道压力分布曲线。

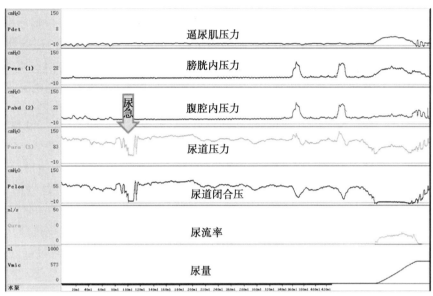

图 40-1-2　膀胱尿道同步测压

患者尿频、尿急,该图显示每次瓦尔萨瓦动作后,均有尿道压力下降

3. 压力 - 流率 -EMG 同步检查　是确定逼尿肌 - 括约肌协同性最重要的检查(图 40-1-3)。常见的逼尿肌 - 括约肌协同失调有四类:①在逼尿肌发生无抑制收缩的同时,尿道外括约肌 EMG 活性增加;逼尿肌压达到最高峰时,EMG 活性亦最大。逼尿肌压下降时,EMG 活性突然消失。患者常有阵发性短暂排尿。②逼尿肌的收缩与舒张反复不规则的出现,而 EMG 活性增加和消失与逼尿肌的收缩、舒张无关,EMG 活性增加持续时间极为短暂。这类病例尿失禁常较严重。③逼尿肌发生无抑制收缩时,EMG 活性亦不断增加,逼尿肌舒张时 EMG 活性仍持续增加。这一类型可导致严重的尿路梗阻,对肾脏的危害也最大,常出现尿潴留或大量残余尿。④逼尿肌无反射,但尿道外括约肌 EMG 活性存在。最后这种情况是否是 DSD 仍有争议。可能这并不是逼尿肌 - 括约肌协同失调,因为尿道括约肌或盆底肌是在没有逼尿肌收缩情况下出现活动亢进的,应该归类为活动亢进性梗阻。

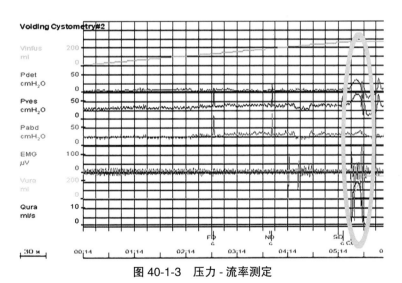

图 40-1-3　压力 - 流率测定

椭圆形区域内,当排尿时逼尿肌收缩,外括约肌肌电图活动增加,与逼尿肌对抗,患者存在 DSD

4. 影像尿动力学检查　影像尿动力学检查包括尿道造影 - 压力 - 流率同步检查及膀胱尿道造影录像 -

压力 - 流率 -EMG 同步检查。适应证：①用普通尿动力学方法不能确定是否存在下尿路梗阻者；②经上述检查虽明确下尿路梗阻，但尚需进一步定位诊断；③需要确定有无逼尿肌膀胱颈协同失调者。

诊断 DSD 最为准确的方法为影像 - 压力 - 流率测定，但其设备昂贵，不易普及；相对而言，普及性、操作性效果较好的压力 - 流率 -EMG 测定成为诊断与鉴别诊断 DSD 的较好方法，值得临床推广应用。

5. 儿童尿动力学检查的特殊问题 压力 - 流率测定用于成人患者时，通常采用经尿道放置 8F 导管测定排尿期膀胱内压力。此导管虽然可对尿道解剖和功能产生一定影响，但由于成人尿道较儿童宽，导管对成人影响不如儿童大。儿童尿道细、检查不合作、人为因素及环境因素对结果的影响很大，麻醉下检查不能真实反映自然排尿，因此，这些特殊问题使儿童尿动力学检查与成人有一些不同。儿童测压导管可用 F5 单腔或双腔管。在尿动力学检查中，用单腔导管时测压和灌注经一个通道完成，检查时间长。也可以用与灌注管并行插入输尿管导管来测压。对于无尿道感觉过敏者可于置管后立即做检查，对尿道较敏感者可以休息一下再做。膀胱灌注速度用每分钟 10%~20% 最大膀胱容量。膀胱灌注量以儿童出现强烈尿意为度，对婴儿不能用语言表达者应按照出现尿液流出、膀胱充盈压线性上升为度，此时的膀胱容量即为最大尿意容量。

尿流率检查在儿童不如成人的价值大。主要原因是由于年龄、性别、体表面积排尿量、小儿不易合作等因素影响，正常值较难掌握。年龄越小准确性越差。因此，尿流率与其他检查同时进行。正常儿童残尿量应小于膀胱容量的 10%~15%，残余尿增加的原因除尿道梗阻外，还可因紧张、焦虑、膀胱输尿管反流等引起。

某些在成人为异常的尿动力学结果在儿童不一定为异常。主要是因为儿童处于排尿发育阶段并且检查不合作。廖利民等对膀胱测压方法进行了改进，采用经耻骨上膀胱穿刺置管测定膀胱压力，排除了导管对尿道的影响，使压力与流率测定结果更加准确。排尿期测得的压力 - 流率结果包含了丰富的流体力学原理，由此产生了多种 BOO 的诊断方法与标准。

五、治疗

对于逼尿肌 - 括约肌协同失调的治疗大多着眼于防止括约肌收缩及膀胱容量增加。对于有足够治疗选择性的患者，最合理的治疗方案就是消除逼尿肌不随意收缩，实现控尿，然后开始间歇自我导尿以排空膀胱。总体要求：①神经病变可恢复的患者应针对原发病先行治疗，以恢复膀胱尿道的神经支配；②神经病变不能或恢复不全的患者应针对膀胱尿道功能障碍进行治疗，以达到平衡膀胱尿道功能的目的；③其他治疗：包括预防上尿路损害、保护膀胱功能及处理尿路并发症等。

（一）一般治疗

1. 手法排尿 如扳机点排尿等。

2. 导尿 常用间歇性清洁导尿，是最有效的尿液引流方法，可长期使用且并发症少。

3. 留置导尿或耻骨上膀胱造瘘 仅用于自理能力较差且预期寿命有限的患者，引起的并发症多，长期使用不利于膀胱功能的恢复。

（二）药物治疗

包括苯二氮䓬类、丹曲林、巴氯芬、α 受体拮抗剂等。α 受体拮抗剂已广泛应用于治疗 DSD，对治疗尿道内括约肌的平滑肌功能性梗阻确有一定的功效。巴氯芬抑制脊髓内运动神经元的单突触和多突触的激发，且具有甘氨酸、γ 氨基丁酸受体激动剂的功能，γ 氨基丁酸已被确定为主要的脊髓抑制性神经递质。巴氯芬可以有效治疗多种原因引起的骨骼肌痉挛，尤其是多发性硬化症和创伤性脊髓损伤。Hacken 和 Krucker 发现通过静脉途径的巴氯芬能有效治疗逼尿肌 - 外括约肌共济失调，常见的副作用是嗜睡、乏力和头晕等。近年来，应用鞘内巴氯芬泵植入术治疗 DSD 受到人们的广泛关注。

（三）外科手术治疗

1. 膀胱颈切开术 可降低内括约肌阻力，适用于尿道内括约肌协同失调及痉挛。

2. 尿道外括约肌切开、阴部神经切断术 可降低外括约肌阻力，本法尿失禁发生率极高，常与人工尿道括约肌术联用。

3. 人工尿道括约肌　目前国外应用较为广泛,对尿道括约肌功能不全患者有较好的治疗作用。

4. 尿流改道　如可控膀胱、膀胱扩大加人工尿道括约肌术,用于已有或存在潜在的上尿路损害者。

5. 其他外科方法　尿道支架、括约肌记忆合金支架置入术等,但远期疗效欠佳。

（四）其他治疗

有报道称,尿道括约肌内注射 BTX-A 可以为 DSD 患者提供一种与括约肌切开术结果相似但又可逆的治疗方法选择。另有骶神经根电刺激术,其基本原理在于使用外加脉冲电流剥夺正常的骶神经根传导电流,并通过骶反射弧作用于逼尿肌、括约肌及盆底肌,以调节逼尿肌和尿道括约肌的收缩及舒张,诱导储尿和膀胱排空。随着医学水平的不断提高,我们有理由相信在不久的将来会有更多、更有效的手段来治疗DSD。

第二节　尿道不稳定

尿道不稳定(urethral instability,URI)是尿道压力大于 15cmH$_2$O 的振荡,伴有或不伴有尿失禁。尿道不稳定关于膀胱充盈期间尿道压力的变化和临床症状之间的关系还存在争论。有人认为这些尿道压力变化是生理性的或者人工造成的,甚至认为不相关而忽视。关于 UI 的病因学目前仍不清楚,可能与遗传、外界环境等多种因素有关。有研究者认为这是膀胱容量达到正常的生理现象,但也有研究者认为这是尿道自身的原因造成的,UI 的神经生理学解释也不清楚,尿道形态学的变化也被认为和 UI 的发生有关。流行病学统计显示 UI 在男性和女性遗尿患者中比较常见。这些患者中 35% 同时伴有 UI 和膀胱过度活动,45% 只发现 UI,10% 只有膀胱过度活动。UI 与尿频、尿急、夜尿和尿道综合征病史具有相关性,但是逼尿肌过度活动和急迫性尿失禁、夜尿、尿急的相关性比 UI 更强,在压力性尿失禁患者中 UI 和逼尿肌过度活动同时出现的概率更高。UI 可能也是其他排尿异常的一个重要因素,可以引起充盈期尿急的感觉。UI 的诊断主要依靠尿动力学检查,其中最常用的是充盈期尿道测压。骶神经调节(sacral neuromodulation,SNM)是治疗 UI 的一种有效方法。考虑到与 UI 感觉的相关性越来越被人们接受,而膀胱功能的相关研究结果通常并不能令人满意,推荐对 OAB 患者进行诊断和评估时使用多测压孔的测压装置及专用导管固定装置进行尿道测压。

一、定义

膀胱作为一个储尿器官,要保持其最佳的功能状态,储尿期无逼尿肌压力波动是非常重要的。同理,这对尿道也同样重要。但是从这方面讲,UI 依然是一个有争议的问题,关于膀胱充盈期间尿道压力的变化和临床症状之间的关系还存在争论。有人认为这些尿道压力变化是生理性的或者人工造成的,甚至认为不相关而忽视。在过去几年中 ICS 对逼尿肌过度活动的定义已经修改过好几次。但是,尽管人们对尿急中括约肌压力变化的兴趣越来越高,但仍然没有明确的定义。

尿动力学检查在评估和治疗储尿期症状中的价值已被广泛接受。但是传统尿动力学检查结果参数和不同治疗方式之间联系的证据仍然不足。这即便是在被广泛接受的关于充盈期压力升高(如逼尿肌过度活动)的研究中也是存在的。充盈期膀胱测压是用来观察正常充盈过程对下尿路的影响。在这个过程中膀胱和尿道的活动都可以观察到。迄今为止,膀胱充盈测压过程中膀胱的变化得到了广泛研究,但是尿道的功能研究不多。如果将控尿反射考虑在内,尿道括约肌在排尿开关作用中的角色更加关键。尿道外括约肌松弛(控尿反射减弱)可以引发排尿,而收缩可以抑制膀胱收缩。因此,在尽量接近生理状态的情况下膀胱充盈期及排尿期测定逼尿肌和括约肌都很重要。

虽然在充盈期膀胱压力测定检查中不是常规进行尿道压力测量,但仍有研究者在测压过程中对尿道压力进行了严密的观察。1981 年,ICS 委员会定义了 UI 的术语:在膀胱充盈过程中不伴有逼尿肌过度活动的情况下尿道压力不自主降低导致漏尿。1988 年 ICS 没有重新定义 UI,但是认为准确的定义需要进一步的检查。2002 年,ICS 委员会修改了下尿路功能的定义。但 ICS 依然没有定义尿道不稳定,他们认为膀胱测压期间尿道压力变化的临床意义不明确,且与临床症状无关。ICS 认为膀胱测压中尿道压力下降与临床症状的关系需要更加深入的探讨。

多数关于 UI 的文献都是发表于 20 世纪。对以前的文献进行研究发现不同的作者对 UI 的定义不同。而且膀胱测压过程中尿道压力变化解释下尿路症状的意义也不一致。多数作者认为突然的尿道压力变化，超过 15cmH$_2$O 时为异常。其他人定义尿道不稳定为尿道压力下降至少 20cmH$_2$O，且不伴有膀胱收缩，腹压增加和盆底肌收缩。有学者提议将 UI 定义为无意识的最大尿道压力下降超过 1/3，且 2 分钟之内不发生逼尿肌过度活动。Mclennan 等首次在充盈期膀胱压力测定之前给予膀胱灌注 50ml 生理盐水，然后在膀胱相对空虚状态下，进行 2 分钟的尿道静息压观察测定，并采用尿道静息压变化幅度△MUP/MUP>1/3 为 UI。结果显示在所有下尿路症状患者中 UI 发病率约为 13%。这与 Versi 和 Cardozo 等人报道的一致，他们是第一个使用 33% 来描述尿道不稳定的。如果使用尿道压变化 >15cmH$_2$O 为标准，则尿道不稳定的发生率将升至 31%。并观察到 UI 的四种模式。第 I 种为静息时尿道压力轻微波动，膀胱压力稳定。第 II 种为静息时 UI，充盈期膀胱测压为膀胱过度活动。第 III 种为静息时无 UI，但是充盈期逼尿肌收缩在尿道压力下降之前，即所谓的 II 型膀胱过度活动。第 IV 种为静息时 UI 合并 II 型膀胱过度活动。部分患者尿道松弛在逼尿肌收缩之前，因此尿道异常可能是膀胱过度活动患者的原发因素。UI 亚型分型在指导治疗时也很重要。

二、病因

关于 UI 的病因学目前仍不清楚。可能与遗传、外界环境等多种因素有关。有研究者认为这是膀胱容量达到正常时的正常生理现象。但也有研究者认为这是尿道自身的原因造成的。有研究观察到膀胱充盈期尿道压无升高，并提出尿道压变化并不能反映尿道压的完整性，腔内尿道压测定反映的是尿道周围所有解剖结构成分。或许这些测量方法还不是很灵敏以至于测不到横纹肌的变化。然而，其他人发现尿道括约肌或盆底肌的活动可以引起尿道压变化。尿道括约肌的收缩为快速型，盆底肌肉活动可为慢速型也可为快速型，从而引起缓慢或快速的尿道压波动。UI 的神经生理学解释也不清楚。UI 可能由交感作用减弱或副交感增强作用引起。UI 更普遍的被认为是一种阴部神经反射机制，以及交感神经、副交感神经的异常反射活动的表现。

尿道形态学的变化也被认为和 UI 的发生有关。有研究者发现在充盈期膀胱测压过程中尿道压力并不随着膀胱容量增加而升高，认为尿道压力变化不能完全反映尿道括约肌的活动，尿道内测得的压力反映的是尿道腔周围所有解剖结构功能的叠加。也可能是因为这些检查还不够敏感来检查尿道括约肌的变化。其他研究发现尿道压力变化可能是由尿道括约肌或者盆底肌活动引起。括约肌收缩是快反应型的，而盆底肌收缩可以是快反应型也可以是慢反应型，从而引起尿道压力快速或缓慢地变化。事实上，在 UI 的女性中，功能尿道长度明显缩短。近年来有研究发现在膀胱过度活动女性中，功能性尿道长度明显缩短。逼尿肌过度活动的存在可能影响尿道功能。因此建议，为了准确评价尿道功能，应先治疗逼尿肌过度活动。更早的文献也发现了逼尿肌过度活动患者的尿道形态学变化。由于尿道平滑肌层的缺失，尿道直径及周长也较小。这可导致尿道阻力下降，尿液进入膀胱颈启动逼尿肌收缩。但是，尿道功能异常和逼尿肌过度活动的因果关系目前仍不清楚。

三、临床表现

UI 在男性和女性遗尿患者中比较常见。这些患者中 35% 同时伴有 UI 和膀胱过度活动，45% 只发现 UI，10% 只有膀胱过度活动。在遗尿患者中 UI 比较常见。在这方面 UI 或许是遗尿的一个原因。因为这些患者中只有一小部分单独出现膀胱过度活动，而且尿道压力显著下降可以引发逼尿肌收缩。Weil A 等人对 427 例女性下尿路症状患者进行研究发现，16.4% 患者尿道压力变化超过 15cmH$_2$O，但是尿道压力变化与腹压和膀胱压力变化没有相关性；UI 与尿频、尿急、夜尿和尿道综合征病史具有相关性，但是逼尿肌过度活动和急迫性尿失禁、夜尿、尿急的相关性比 UI 更强。有研究表明压力变化超过 35cmH$_2$O 可以导致尿急。Schaefer 等人注意到尿道压力变化对于尿急感觉的意义较大。尿急和尿道压力下降的同步性较逼尿肌收缩的同步性好。在压力性尿失禁患者中 UI 和逼尿肌过度活动同时出现的概率更高。UI 可能也是其他排尿异常的一个重要因素,可以引起充盈期尿急的感觉。

在女性中无下尿路症状者也可以发现尿道压力变化。UI 在无排尿期症状女性中的发生率为 7%~14%。在伴有下尿路症状的患者中 UI 的发生率更高(可达 84%),且与患者的选择、测量方法和对尿道压力变化的解释有关。UI 在下尿路症状患者中的发生率较志愿者高,因此,它是描述储尿期症状的一个重要的参数。尿道压力变化发生在急迫性尿失禁(伴或不伴有逼尿肌过度活动)患者中的概率比压力性尿失禁高,与膀胱过度活动症状的相关性更强。

四、诊断

UI 的诊断主要依靠尿动力学检查。但目前国际上尚无统一标准的尿道测压技术,其中最常用的是充盈期尿道测压,在充盈期可同步记录膀胱压和尿道压,并可发现两者间的变化关系。导管本身、充盈的液体、导管开口方向及传感器硬度,都可引起伪像,而且传感器轻微活动或位置错放就可引起尿道不稳定。膀胱尿道同步测压过程中对测压管的固定要求较高,需要使测压孔始终位于尿道外括约肌处(尿道压力最大处),而排尿期尿道开放,测压管易发生移动和滑脱,测压管位置轻微变动即可引起测得的压力改变。国外有应用多个尿道压力传感器的研究。所有传感器同时记录尿道压力变化,这样可以很好地认出最大尿道压位置。尽管此技术能够增加测压的准确度,但是这无疑增加了测量技术的难度,不利于尿道测压技术的推广。对儿童患者进行膀胱尿道同步测压时干扰因素尤其多,若患者处于自然放松状态,并能配合良好,且导管固定良好,单孔同步尿道测压结果较为理想。为解决测压管移位或脱落问题,文建国教授发明设计了专用导管固定器解决了过去测压管容易发生移位的问题,使得测得的尿道压力更加准确。

另外,Vereecken 等认为,病理性尿道压不稳定应与生理性尿道压不稳定相区分。鉴别点包括变化幅度、持续时间、括约肌肌电图、整个充盈过程中重复出现及是否漏尿等。

对于未来的 UI 尿动力学研究,我们建议尿动力学检查应标准化,患者应坐位检查,膀胱充盈速度采用中等速度,儿童可根据年龄等因素适当调整灌注速度,在最大尿道压位置同步进行膀胱尿道压力测定。但是,就目前技术而言,想维持测压孔固定位置仍是难题。检测膀胱功能和尿道功能的技术更是需要完善。

五、治疗

骶神经调节(sacral neuromodulation,SNM)是治疗 UI 的一种有效方法。通过在骶孔水平对骶神经进行刺激,传出神经和传入神经都可以被激活。由于 C 类和 A-α 纤维的阈值较高,只有 A-α 神经纤维产生兴奋;一般认为,SNM 是通过刺激传入神经纤维,来自会阴部的本体觉和感觉神经与胫神经汇聚于 S_3,刺激会阴部阴茎背神经和阴蒂神经可以抑制逼尿肌的活动,这在刺激膀胱、尿道、肛门直肠区的盆神经传入纤维也可以看到;这些传入神经束和盆神经纤维经背支进入脊髓,似乎是 SNM 信号传入的通路。因此,通过刺激骶神经传入神经来抑制逼尿肌活动可能是通过降低副交感神经张力来实现的。假设 UI 是因为副交感神经张力增高,而 SNM 可以降低副交感神经的活性,就可以解释 SNM 治疗后 UI 明显减少。

六、展望

尿道压力变化已经在很多文献中报道过。但迄今为止这个现象还没有得到一个广泛认可的解释。考虑到与 UI 感觉的相关性越来越被人们接受,而膀胱功能的相关研究结果通常并不能令人满意,我们推荐对 OAB 患者进行诊断和评估时使用多测压孔的测压装置和专用导管固定装置进行尿道测压。今后,尿道测压应该使用可靠的标准化方式来记录。

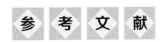

参　考　文　献

1. 王庆伟,文建国. 正常和神经源性膀胱括约肌功能障碍小儿尿动力学研究进展. 中华小儿外科杂志,2005,26(12):666-668.

2. 文建国,王庆伟. 小儿正常和神经源性膀胱括约肌功能障碍尿动力学研究进展. 临床泌尿外科杂志,2004,19(9):513-

515.

3. 文建国,陈悦,王贵宪,等 . 膀胱测压及括约肌 EMG 检查小儿膀胱功能障碍结果分析 . 郑州大学学报(医学版),2003,38(2):155-159.

4. 张雪培,文建国,魏金星,等 . 女性非神经源性膀胱外括约肌协同失调症患者尿动力学变化 . 郑州大学学报(医学版),2003,38(2):167-169.

5. MATILLON X,TERRIER JE,ARNOUIL N,et al. Temporary urethral stents allium bus "bulbar urethral stent" for the treatment of detrusor sphincter dyssynergia. Prog Urol,2016,26(9):532-537.

6. WANG QW,WEN JG,LIU HF,et al. The uodynamic study in pediatric neurogenic bladder-sphincter dysfunction with upper urinary tract dilation. Chinese Journal of Urology,2007,28:692-696.

7. WANG QW,WEN JG,SONG DK,et al. Is it possible to use urodynamic variables to predict upper urinary tract dilatation in children with neurogenic bladder-sphincter dysfunction？ . BJU International,2006,98(6):1295-1300.

8. ADAM E,PALAMARA C,BRIANT PE,et al. Surgical sphincter otomy in neurogenic bladder dysfunction with detrusor-sphincter dyssynergia. Prog Urol,2013,23(17):1500-1504.

9. STOFFEL JT. Detrusor sphincter dyssynergia：are view of physiology,diagnosis,and treatment strategies. Transl Androl Urol,2016,5(1):127-135.

第 四 十 一 章

膀胱出口梗阻

膀胱出口梗阻（bladder outlet obstruction，BOO）是膀胱颈部及其周围病变所导致的膀胱尿液排出障碍的一种病理状态。儿童 BOO 多为先天性疾病所致，在胚胎期就已出现。生长发育中的肾脏对梗阻的损害是敏感的，可以导致肾脏发育和功能异常，并可致羊水过少、肺发育不全和胎位异常，使围产期发病率和死亡率增高。与成人患者不同，儿童患 BOO 病因主要有尿道瓣膜、先天性精阜肥大、神经源性膀胱、尿道狭窄及逼尿肌-括约肌协同失调等。先天性膀胱颈梗阻可以出现膀胱出口梗阻所有的临床表现，如排尿费力、尿滴沥、血尿、尿路结石、尿路感染、急性尿潴留，以及双侧膀胱输尿管反流所致的肾积水输尿管扩张、肾功能障碍、贫血等。产前可通过 B 超检查初步诊断，典型特征类似后尿道瓣膜的改变，包括胎儿膀胱扩大、双肾输尿管积水、羊水减少等。当婴幼儿出现排尿功能障碍排除后，应先排除尿道瓣膜症，再考虑先天性膀胱颈梗阻的可能。

先天性 BOO 是胎儿、新生儿少见的先天性异常，不同国家新生儿 BOO 的发生率较为一致，约为 0.3‰~0.4‰。超声检查无法分辨胎儿 BOO 的具体类型。新生儿各种类型 BOO 的发生率：PUV 约为 1‰~2‰；UA 约为 0.3‰；PBS 约为 0.4‰。目前关于先天性 BOO 的流行病学研究较少，可能与发病率较低且目前临床医生对其认识不足有关。Malin 等通过对 851 419 名新生儿研究发现：其中 284 例新生儿患有先天性BOO，发病率为 0.334‰；78% 的患儿为单纯性 BOO，22% 的患儿伴发其他先天性异常。后尿道瓣膜是最常见的病因，占所有 BOO 患儿的 63%。

急性或慢性 BOO 都可引起逼尿肌形态及功能的改变，最终造成上尿路损害，导致终末肾。即使梗阻解除后，这种损害仍可以持续存在。因此，准确而全面地了解 BOO 对膀胱逼尿肌的影响，及时的诊断及治疗 BOO，恢复膀胱功能，是减少终末肾发生的重要环节。尿动力学检查，尤其是影像尿动力学检查对评估BOO 和确定治疗方案很重要。BOO 治疗后膀胱、尿道功能的恢复也常需要尿动力学检查和评估提供客观恢复或恶化的依据。

第一节 病 因

男性先天性 BOO 的常见病因有后尿道瓣膜、尿道闭锁、梅干腹综合征、前尿道瓣膜、输尿管囊肿等，其中后尿道瓣膜最为常见。不同病因引起患儿的临床表现及预后差异较大。女性膀胱颈部梗阻可发生于任何年龄，以老年者居多。病因、发病机制复杂，可能与膀胱颈纤维组织增生、膀胱颈部肌肉肥厚、慢性炎症所致硬化、激素水平失衡等有关。女性患儿膀胱颈部梗阻发生率较男性患儿明显少。

一、后尿道瓣膜

后尿道瓣膜（posterior urethral valve，PUV）是指前列腺部、膜部尿道黏膜皱褶形成瓣膜，导致膀胱出口部分或完全梗阻。PUV 是最常见的先天性 LUTO 的病因，在男性新生儿中的发病率约为 1/10 000~2/10 000。Young 等于 1990 年首先对 PUV 进行描述并根据后尿道瓣膜解剖结构将其分为三型。Ⅰ型：自精阜远端两侧分别与尿道膜部相连且融合形成三角帆样瓣膜，最常见，其引起尿道梗阻的机制可能是由于排尿时尿流将两侧瓣膜向前推挤重合导致尿道梗阻；Ⅱ型：为自精阜近端走向膀胱颈的黏膜皱褶，最少见，目前认为其不会引起梗阻;Ⅲ型:瓣膜或褶皱黏膜位于膜部尿道处,呈环状隔膜结构,隔膜中央的裂口大小决定尿道梗阻的程度。三种 PUV 类型均会导致尿道梗阻进行性加重,进而可能导致膀胱扩大、膀胱壁纤维化、单侧或双侧肾积水、肾发育不良、膀胱输尿管反流、羊水过少、肺功能不全。

二、尿道闭锁

尿道闭锁(urethral atresia,UA)是指尿道瓣膜(主要发生于尿道前列腺部)堵塞尿道造成尿道梗阻,可单独存在也可与其他疾病伴随出现。UA 主要发生于男性胎儿,女性胎儿少见。尿道闭锁可呈完全性、部分性或膜状闭锁。尿道完全闭锁者,尿道呈一索状;部分闭锁者,多发生于阴茎头部或阴茎部尿道;膜状闭锁者,男性常发生在阴茎头部尿道外口或后尿道,女性多发生在尿道外口。

三、梅干腹综合征

梅干腹综合征(prune-belly syndrome,PBS)临床表现以三联畸形(腹肌发育不良、泌尿系统畸形和隐睾)为主,是一种病因不明的罕见的发育异常,出生后多因尿路梗阻和感染导致肾功能进行性破坏,患儿最终多死于尿毒症和/或败血症。PBS 发病机制目前尚存在争议,主要有胚源性学说和尿路梗阻学说:

1. 胚源性学说　骨骼肌、尿路管腔壁的平滑肌和肾胚基在胚胎发育 6~10 周时由间充质分化而来,若间充质分化异常致胎儿发育异常,则形成 PBS 畸形。

2. 尿路梗阻学说　下尿路发育障碍使膀胱后尿道梗阻,导致膀胱、上尿路扩张,肌肉萎缩,进而导致 PBS 典型的临床症状。

胎儿 PBS 引起的下尿路症状差异较大,一些胎儿有膀胱扩大、上尿路扩张表现,但羊水量正常,产后膀胱颈口无结构性梗阻且能自主排尿。PBS 可单独出现,也可伴发尿道闭锁、尿道结石。PBS 泌尿系统畸形发生率占 75%,常见的有肾积水、输尿管扩张及肾发育不全等;呼吸系统畸形占 55%,常见的有肺发育不良、肺不张等;骨骼肌肉系统畸形占 45%,常见的有足内翻、漏斗状胸、髋关节脱位以及脊柱侧弯等;消化系统畸形占 30%,常见的有肠道狭窄及闭锁、扭转、泄殖腔存留等;循环系统畸形占 10%,常见的有动脉导管未闭、房间隔缺损及法洛四联症等。

四、前尿道瓣膜

前尿道瓣膜(anterior urethral valves,AUV)及其导致的各种前尿道憩室(anterior urethral diverticulum,AUD)是前尿道梗阻的一种少见病因。前尿道瓣膜可发生于尿道球部、阴茎阴囊连接处及海绵体部,约 1/3 的前尿道瓣膜并发有前尿道憩室。前尿道瓣膜的发病机制不明,可能由于尿道板在胚胎发育某个阶段融合不全使局部尿道支持组织缺乏,尿道瓣膜向外突出引起。常见临床症状有排尿不畅、尿线变细、尿滴沥、尿频、遗尿。前尿道憩室表现为排尿时阴囊根部出现包块,排尿后挤压包块有尿液流出。需注意的是,婴幼儿常无典型的排尿困难症状,仅表现为不明原因发热、脓尿、腹部包块、生长发育障碍,易造成误诊,应引起临床医生高度重视。

五、其他

除以上常见病因外,可引起婴幼儿 BOO 的罕见病因还有输尿管囊肿、先天性巨尿道、巨膀胱 - 细小结肠 - 肠蠕动不良综合征等。

第二节　临床表现和诊断

男性患儿主要表现为下尿路症状,如尿频、尿急、夜尿增多和急迫性尿失禁等刺激性症状,以及排尿迟缓、尿线细、尿程短、间断排尿和腹压排尿等梗阻性症状。严重者上尿路损坏,出现肾功能损害的表现。并非所有的女性膀胱颈部梗阻患者均表现出典型的排尿困难,表现为排尿迟缓和尿流缓慢者不在少数,这与女性尿道比较短直有关。随着病情进展患者尿流变细,逐渐发展为排尿费力,呈滴沥样。发展至后期甚至出现残余尿增多、慢性尿潴留、充盈性尿失禁。部分患者若合并尿路感染会出现膀胱刺激征,梗阻严重者可有双肾输尿管积水,甚至慢性肾衰竭。

诊断 BOO 应注意以下内容。

1. 病史　有明显的下尿路症状。临床上应仔细分析病史和症状体征。

2. 体格检查　特别强调直肠触诊。直肠触诊对于疾病的诊断和鉴别诊断具有重要价值。

3. 排泄性尿路造影检查　排泄性尿路造影检查可发现上尿路问题。膀胱造影检查可发现梗阻的位置和程度。

4. 膀胱镜检查　可见内括约肌呈环状狭窄,分隔膀胱和尿道;也可见膀胱颈抬高,表面光滑呈苍白色,缺乏血管。

5. 生化检查　可了解肾功情况。

6. 尿动力学检查

7. 超声检查　目前利用无创检查诊断下尿路梗阻是研究的热点。通过超声可以测量逼尿肌厚度来预测膀胱出口梗阻。

8. 鉴别诊断　男性膀胱出口梗阻的诊断应与以下疾病相鉴别:①神经源性膀胱:有神经受损病史,神经系统检查可鉴别;②逼尿肌无力症:尿动力学检查可鉴别。

第三节　尿动力学表现

膀胱出口梗阻初步筛查方法是测定尿流速度(最大尿流率,Q_{max})和残余尿。国际尿控学会对 BOO 诊断的金标准是膀胱压力 - 流率测定获得的 P-Q 图提示梗阻区。但由于 Q_{max} 受到膀胱出口梗阻程度和逼尿肌收缩力的共同影响,所以对于仅用 Q_{max} 判定 BOO 也有一定的局限性。有学者认为,由于尿流率、压力 - 流率等尿动力学检查受到排尿习惯等很多因素的影响,提出了尿道压力测定(urethral pressure profile,UPP)能够更好判断 BOO 患者,并且认为结合压力 - 流率测定,有助于提高 BOO 的确诊率。事实上,单纯 UPP 判断尿道功能的意义有限。近年,动态尿道测压或同步膀胱尿道测压判断尿道功能的意义更大。Asimakopoulos 等认为在行尿动力学检查时应常规行残余尿量测定。有学者提出了剩余分数(RF)的概念,认为 RF 具有无创伤性、易检测性等优点,是对残余尿量的补充。也有学者指出相对膀胱出口梗阻参数能够更好地评价膀胱的排空能力,初步判定膀胱出口梗阻。郑敏等用 UEBW(经腹超声测膀胱质量)预测膀胱出口梗阻的准确率为 87.7%,假阳性率为 11.4%,假阴性率为 14.3%,认为 UEBW 具有非侵袭性且易操作,可重复性强,可作为筛选、诊断、判断 BOO 预后的指标。文建国等提出应用尿动力学检查仪测定患者的尿流加速度(uroflowrate accelerate,UFA)来判定是否存在 BOO 现象。UFA 在成人前列腺增生患者(BPH)明显低于非 BPH 患者组,表现在尿流曲线上就是在尿流上升到峰值的过程中,前者加速的幅度较快,相对曲线较为陡峭,而后者加速的幅度小表现为到峰值的过程中曲线较为平坦,即加速慢。这可能是由于增生的前列腺组织对后尿道、膀胱颈口的挤压,尿道阻力增加,长期膀胱内压力升高使逼尿肌去神经化及逼尿肌结构改变等导致逼尿肌不稳定等功能受损,使得排尿过程中需要克服较大的阻力,或者不能持续有效地给予尿流以“动能”,从而尿流速度在增加到峰值的过程时间会更长,或者坡度很缓。UFA 在儿童的应用尚未见报道。通过一致性分析得出 UFA 用来诊断 BPH 患者的 BOO 与金标准压力 - 流率 P-Q 图位于梗阻区一致性较好。这也表明 UFA 优势所在。UFA 在儿童 BOO 的应用尚未见文献报道,值得进行探讨。

一、尿流率检查

(一)适应证
疑有下尿路梗阻者。

(二)诊断
尿流率有如下改变:

1. 逼尿肌压正常或大于正常,最大尿流率低于 10~15ml/s。

2. 逼尿肌压正常或大于正常,平均尿流率低于最大尿流率1/2。

3. 尿流率曲线下降缓慢呈波浪形或呈间断性曲线。

4. 尿流时间及排尿时间延长。

婴幼儿 BOO 患者尿流率降低,尿流率曲线低平或成间断性曲线。尿道闭锁引起的 BOO 患者可能无法完成排尿,无法检测到尿流率(图 41-3-1)。

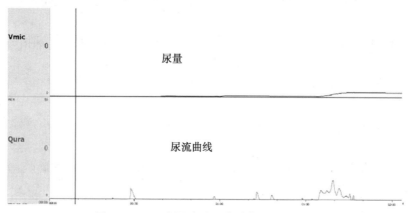

图 41-3-1　5 岁男孩后尿道瓣膜尿流测定图
表现为间断尿流曲线

（三）注意事项

1. 一般注意事项同尿流率检查。

2. 尿流率取决于逼尿肌收缩力和尿道阻力。不能单凭尿流率下降程度评估尿道梗阻程度。

3. 逼尿肌收缩力是判断尿流率结果重要的参考指标。若膀胱处于充分代偿期,尿流率可以正常;若逼尿肌收缩很差,则下尿路梗阻的诊断难以成立。

4. 残余尿量越多,最大尿流率及平均尿流率越低,残余尿量与最大尿流率和平均尿流率呈负相关。

5. 尿流率测定要注意尿量的影响,婴儿尿量少,最大尿流率相应也小,不能和成人比。随着年龄的增加和尿量的增加,尿流率逐渐接近成人。在成人年龄因素在分析尿流率时应考虑在内。中年以后,每增龄10 岁最大尿流率约下降 2.1ml/s。

二、压力 - 容积测定

1. **压力 - 容积测定适应证**　①对于最大尿流率降低、平均尿流率低于正常、波浪形及间断形尿流率曲线,可疑为膀胱下尿路梗阻者;②若已确定有膀胱下尿路梗阻,为进一步了解膀胱功能;③不明原因残余尿增多者;④怀疑有神经病变因素存在时。

2. **诊断**　若出现以下情况应考虑膀胱下尿路梗阻的可能:①膀胱容量小,膀胱排尿压高;②逼尿肌不稳定;③低顺应性膀胱;④高压性慢性尿潴留和低压性慢性尿潴留。

梗阻“迫使”膀胱逼尿肌超负荷工作,必然影响其收缩功能,膀胱收缩功能的改变与梗阻的时间和程度相关,并且这种收缩功能的改变是由逼尿肌的组织结构变化决定的。在梗阻前 3 周,逼尿肌收缩能力明显增加,达到高峰后又逐渐下降。膀胱收缩力增加的生理机制可能是:①梗阻引起膀胱平滑肌的肥大、增生,平滑肌的体积及数量增加,逼尿肌收缩功能代偿;②平滑肌动用了未利用的肌肉储备,增加了肌肉细胞的收缩力量和数量。梗阻后期,膀胱收缩力明显降低。BOO 导致进行性的膀胱壁膨胀,致使局部膀胱平滑肌细胞伸展增加,改变了膀胱平滑肌细胞的结构及功能,肌细胞内肌丝走行紊乱甚至溶解,密体减少,密斑消失,部分肌细胞内出现大量溶酶体,大量膀胱肌细胞处于衰亡阶段,故收缩能力下降。随着 BOO 加重,肌细胞核周围粗面内质网扩张、脱颗粒,逼尿肌线粒体膨胀、水肿,结构破坏增加;线粒体大量空泡变性、线粒体嵴消失,线粒体内活性氧簇的产生增加,脂质过氧化反应提高,而线粒体是哺乳动物细胞内主要的ATP 生产中心,是细胞进行生物氧化和能量转换的主要场所,粗面内质网是细胞内合成蛋白质的“机器”,

因此这些受损的线粒体及内质网可引起逼尿肌的能量减少及收缩能力下降。

应高度重视 BOO 患儿的膀胱逼尿肌功能,术前评估有利于制订合理的治疗方案,术后随访观察患儿逼尿肌功能,及时处理可能导致病情加重的因素。作为排尿系统通路上一个重要的关卡,膀胱的改变必然引起上尿路的损害,如果能够在这种损害造成器质性病变之前解除致病因素,对保护肾功能,延缓甚至避免终末期的出现,无疑有重大的意义。

前尿道瓣膜、后尿道瓣膜等导致的婴幼儿 BOO 患者,病情早期膀胱逼尿肌压可正常或增加,随着病情的发展,膀胱逼尿肌压会逐渐下降,甚至无收缩。

3. 注意事项 膀胱排空状况和膀胱尿液引流状况对结果影响较大:急性尿潴留后逼尿肌收缩差,应在导尿 1 周后检查;慢性尿潴留长期尿流改道者膀胱功能已不是正常状态。

三、尿道压力分布检查

尿道压力分布检查在诊断和定位诊断中有一定的参考价值,尿道压力图是反映储尿期的尿道压力变化,但不能全面反映排尿期的尿道阻力变化。

四、压力-流率测定

压力-流率测定是目前确定膀胱出口梗阻、梗阻程度和膀胱功能最有价值的检查。

由于尿道阻力不能直接测量,通过测得的逼尿肌压和尿流率可以间接判断尿道阻力。通过检查可能获得的结果:①高压低流曲线:表现为逼尿肌压高,尿流率低,是典型的尿道梗阻曲线;②低压低流曲线:逼尿肌压和尿流率均低,提示逼尿肌无力;③梗阻可疑曲线:可有高压正常尿流率曲线、较低压力较低尿流率等多种表现。

目前而言,压力-流率测定能准确鉴别女性患者是否存在膀胱出口梗阻。压力-流率分析已经成为男性膀胱出口梗阻诊断的金标准。压力-流率图,如 AG 图、LPURR 图等已广泛应用于临床。Farrar 等认为女性患者 Q_{max}<15ml/s,同时排尿量大于 200ml 时,则存在女性膀胱出口梗阻。Diokno 等用 Q_{max} 和 P_{det}. Q_{max}(最大尿流率时逼尿肌压力)的关系来分析是否存在女性膀胱出口梗阻。Axelrod 等使用逼尿肌压力 >20cmH$_2$O,尿流率值 <12ml/s 分析,并使用膀胱尿道造影来观察是否存在膀胱出口梗阻。Massey 和 Abrams 等提出当平均最大逼尿肌压力(P_{det})>50cmH$_2$O,最大尿流率 <15ml/s 时,可诊断梗阻存在并排除逼尿肌乏力因素。每种标准都各有优缺点,临床上应结合各种临床指标和膀胱镜等相关检查,这样对于疾病诊断更为有利。女性逼尿肌乏力症患者以排尿障碍为主诉,如尿频、尿等待、排尿无力、排尿费力、排尿不尽,甚至尿潴留,与女性膀胱出口梗阻症状类似。尿动力学检查是诊断该症的主要方法,具体表现:最大尿流率降低,排尿量减少,排尿期膀胱逼尿肌压低下,残余尿量增多,膀胱出口无明确梗阻。膀胱逼尿肌压力低下标准为,在排除膀胱出口梗阻的情况下,排尿期最大逼尿肌压力 <40cmH$_2$O。女性膀胱出口梗阻膀胱镜检查证据为膀胱颈后唇抬高,隆起,呈堤坝状;影像学证据为排尿期膀胱颈关闭,开放不全或狭窄,或远端尿道狭窄近端尿道扩张。女性逼尿肌乏力症发病率与年龄相关。Elbadaw 等报道随着年龄的增长,逼尿肌细胞的胶原纤维含量增加,逼尿肌逐渐退化,收缩力下降。

尿道阻力是通过测量逼尿肌压力和尿流率计算得到的。因尿道是一个肌性管道,不能简单机械性计算,有数种评估尿道阻力的指标。

注意事项:①逼尿肌压力在评估尿道阻力中占有很重要的作用。逼尿肌压力升高有利于诊断,但逼尿肌压升高不明显或不升高则诊断困难。在确定逼尿肌收缩无力的诊断时应先排除人为因素的影响。若对诊断还有疑问,应行等容积逼尿肌压力测定。②若患者在压力-流率检查时不能排出尿液,应先分析和设法克服尿液不能排出的原因,如疼痛、精神紧张、测压管太粗、膀胱容量过小、检查体位不适、检查环境不适等。对于经努力后还不能排出尿液的患者,只能依据已有资料分析。

五、影像尿动力学检查

影像尿动力学检查包括尿道造影-压力-流率同步检查及膀胱尿道造影录像-压力-流率-EMG 同

步检查。患儿病情轻重不同影像尿动力学检查可以有不同的表现,逼尿肌压力可以升高或降低,输尿管多有反流。

适应证:①用普通尿动力学方法不能确定是否存在下尿路梗阻者;②经上述检查虽明确下尿路梗阻,但尚需进一步定位诊断;③需要确定有无逼尿肌膀胱颈协同失调者。

六、膀胱做功能力测定

根据压力-流率测定,可对膀胱做功能力做出评估。

1. 等容积逼尿肌收缩压测定 在排尿过程中嘱受检者突然中止排尿,此时膀胱容量未改变,但逼尿肌压力达到最大,称为等容积逼尿肌压。正常参考值为 $50\sim100cmH_2O$,大于 $100cmH_2O$ 为逼尿肌收缩亢进,小于 $50cmH_2O$ 考虑为逼尿肌收缩无力。

2. 逼尿肌收缩强度 根据计算不同,可分为开放收缩强度、最大收缩强度、最大尿流收缩强度。

七、尿动力学检查测定男性儿童 BOO 的特殊问题

压力-流率测定是诊断 BOO 的准确方法,此方法用于成人患者时,通常采用经尿道放置 8F 导管测定排尿期膀胱内压力。此导管虽然对尿道解剖和功能产生一定影响,但由于成人尿道较儿童宽,导管对成人影响不如儿童大。

儿童尿道细、检查不合作、人为因素及环境因素对结果的影响很大,麻醉下检查不能真实反映自然排尿,因此,这些特殊问题使儿童尿动力学检查与成人有一些不同。儿童测压导管可用 F5 单腔或双腔管。在尿动力学检查中,用单腔导管时测压和灌注经一个通道完成,检查时间长。也可以用与灌注管并行插入一个输尿管导管用来测压。

膀胱灌注速度用每分钟 10%~20% 最大膀胱容量。膀胱灌注量以儿童出现强烈尿意为度,对婴儿不能用语言表达者应按照出现尿液流出、膀胱充盈压线性上升为度,此时的膀胱容量即为最大尿意容量。尿流率检查在儿童不如成人的价值大。主要原因是由于年龄、性别、体表面积排尿量、小儿不易合作等因素影响,正常值较难掌握。年龄越小,准确性越差。因此,尿流率与其他检查同时进行。正常儿童残尿量应小于膀胱容量的 10%~15%,残余尿增加的原因除尿道梗阻外,还可因紧张、焦虑、膀胱输尿管反流等引起。某些在成人为异常的尿动力学结果在儿童不一定为异常。这主要是儿童处于排尿发育阶段且检查不合作。

第四节 治 疗

一、保守治疗

适用于症状较轻且排尿困难不明显者、无残余尿者、无膀胱输尿管反流和肾功能损害者。常见治疗方法有 α 受体拮抗剂、尿道扩张术等。还应注意患者有无尿路感染情况,若有,则应给予抗感染治疗。

二、手术治疗

1. 膀胱颈部扩张术 适应证:先天性和原发性膀胱颈部挛缩,单纯应用尿道扩张术治疗效果不满意者。

2. 经尿道膀胱颈部电切术 切断环形缩窄环使梗阻得以解除,有主张切开部位以膀胱颈截石位 12 点最佳,也有主张切开范围在 5~7 点位置。切开深度为膀胱颈部全层至见到脂肪组织。术后持续尿管引流 2~3 周,拔出尿管后行尿道扩张术,初时每周 1 次,连续 3 次后改为每两周 1 次,之后改为 4 周、2 个月、3 个月、6 个月至 1 年扩张 1 次,之后可停止扩张。

3. 膀胱颈切开术 楔形切开膀胱颈肌层,破坏其狭窄环。

手术治疗的前后均应在条件允许的情况下让患者行尿动力学检查,以明确患者逼尿肌功能,有无膀胱输尿管反流等情况,术后随访注意检查患者膀胱尿道功能,如发现问题及时处理。如后尿道瓣膜是临床上

儿童最常见的先天性下尿路梗阻疾病,经尿道镜后尿道瓣膜切除术是目前公认的治疗方法,但即便解除梗阻后仍有部分患儿上尿路损害不缓解或者持续加重,甚至危及生命。梁海燕回顾性总结后尿道瓣膜患儿解除梗阻后存在的问题后认为:后尿道瓣膜患儿解除梗阻后多数患儿仍存在不同程度膀胱功能问题,排尿异常组膀胱功能及上尿路情况明显差于排尿正常组。后尿道瓣膜患儿术后应注意排尿情况,定期做尿动力学检查,对症处理,以更好地保护肾功能。

三、先天性 BOO 的治疗

婴幼儿 BOO 的治疗应先确保患儿膀胱尿液引流通畅,且治疗前应通过详细的体格检查、影像检查诊断患儿 BOO 具体类型。BOO 患儿可用 8 号导尿管导尿,对于早产儿可用 6 号导尿管导尿以缓解梗阻症状。某些插尿管困难的患儿可行耻骨上膀胱穿刺以充分引流患儿膀胱尿液。

(一)后尿道瓣膜

早期尿道瓣膜切开或切除是治疗儿童后尿道瓣膜的最佳方法。近年来随着光学技术的提高和口径更小的电切镜的应用,经尿道后尿道瓣膜切开逐渐普及,膀胱造瘘或造口逐渐减少。梁海燕等通过尿道镜后尿道瓣膜切除术治疗 58 例患儿发现解除梗阻后多数患儿仍存在不同程度膀胱功能问题,后尿道瓣膜患儿术后应注意排尿情况,定期做尿动力学检查,对症处理,以更好地保护肾功能。

(二)尿道闭锁

尿道闭锁新生儿治疗的首要目标是解除尿路梗阻,避免膀胱、肾脏功能损伤。尿道闭锁患儿出生后常需行膀胱皮肤造口术以暂时引流尿液。后续治疗措施包括内镜下梗阻性瓣膜穿刺术、内镜下尿道扩张术、尿道成形术等。

(三)梅干腹综合征

新生儿 PBS 引起的下尿路症状及导致的结局差异较大,部分 PBS 患儿新生儿期死亡,大部分 PBS 患儿 3 个月至 2 年内死亡,少数活至成年。出生后留置尿管有助于对患儿肾脏功能的评估。对于部分伴有上尿路扩张的患儿需行清洁间歇导尿,以避免肾脏功能进一步损伤。Ekwunife 等对 9 例 PBS 新生儿(年龄为生后 30 分钟 ~11 天,平均年龄 5 天)治疗,均先治疗尿路异常,解除尿路梗阻,保持尿路引流通畅,早期给予保守治疗,预防和治疗尿路感染,保护肾功能。其中 2 例患儿因肾功能进行性下降而行经皮膀胱造瘘术,7 例患儿行睾丸固定术,4 例患儿行腹壁成形术,1 例患儿死于肺发育不全,2 例患儿死于进展性肾衰竭和脓毒症。

综上所述,尿动力学检查对于儿童 BOO 的诊断具有重要价值,是临床治疗决策必不可少的检查措施。

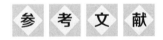

1. 张瑞莉,文建国,胡金华,等 . 超声测量逼尿肌厚度预测老年男性下尿路梗阻 . 中华老年医学杂志,2010,29(9):745-747.

2. 梁海燕,张潍平,孙宁,等 . 小儿后尿道瓣膜切除后合并排尿异常的尿动力学研究 . 中华小儿外科杂志,2014,35(9):232-235.

3. 文建国,崔林刚,孟庆军,等 . 尿流加速度和最大尿流率诊断膀胱出口梗阻的价值 . 中华老年医学杂志,2012(10):837-839.

4. WEN J G,LI Y,WANG Q W. Urodynamic investigation of valve bladder syndrome in children. Journal of pediatric urology,2007,3(2):118-121.

5. EKWUNIFE O H,UGWU J O,MODEKWE V. Prune belly syndrome:Early management outcome of nine consecutive cases. Nigerian journal of clinical practice,2014,17(4):425-430.

6. WEN J G,DJURHUUS J C,PFWM R,et al. ICS educational module:Pressure flow study in children. Neurourol Urodyn,2018,37(8):2311-2314.

第四十二章

胎儿及新生儿膀胱功能

随着尿动力学研究的发展，尿动力学检查已成为小儿膀胱功能障碍诊断、鉴别诊断及指导治疗的重要手段，甚至对胎儿的膀胱功能异常的诊断也成为可能。传统观念认为新生儿期的膀胱功能不受大脑控制，而是当膀胱充盈到一定容量时自发引起排尿，是简单脊髓反射。近年研究显示，从婴儿出生大脑就开始影响排尿反射。一般认为新生儿排尿既非有意识的也非随意的，而是受一定程度的信号影响。Yeung 等用多导睡眠图描记显示 52% 新生儿排尿时可以从睡眠中清醒，34% 有肢体运动等，几乎都有心率或呼吸的变化。另一个证据是新生儿正排尿时如果受到干扰就会立即停止，证明大脑参与了排尿的调节。国内同样有作者研究了足月和早产新生儿排尿情况，也发现许多睡眠中的足月儿清醒或肢体活动后才排尿，提示大脑影响了排尿反射；早产儿在排尿前也有觉醒和肢体运动等，但发生率明显低于足月儿。Zotter 等的研究发现早产儿排尿时并没有发现心率、呼吸或心电图的变化，从而说明发育成熟的新生儿可能会更多地有意识地参与膀胱功能的调节，要达到有意识的自主排尿还需要婴幼儿不断发育成熟和进行排尿训练。由于正常新生儿排尿方式和各种排尿异常的知识尚未普及，新生儿的评估方法报道不多，临床对正常新生儿膀胱功能的定义及用何标准进行诊断仍有争议。

第一节　胎儿膀胱功能

一、胎儿的膀胱尿道发育和神经支配

胚胎的膀胱尿道由中胚层未分化的间充质细胞和上皮细胞分化产生。妊娠发育过程中，间充质细胞分化成成纤维细胞和平滑肌细胞，上皮细胞则分化为膀胱尿道上皮。人类的膀胱尿道发育在胎儿期比其他哺乳动物相对较早。小鼠的孕期为 22 天，兔子的孕期为 32 天，人类的孕期为 40 周。膀胱尿道的细胞在小鼠怀孕 14 天前尚不能检测到，有报道在小鼠妊娠 16 天时（孕晚期），在兔妊娠 21 天时（孕中期）才能检测到膀胱尿道的平滑肌细胞，而在人类妊娠 7~10 周（孕早期）时就可以检测到了。另外，人类妊娠 11~16 周的胎儿已经出现膀胱尿道平滑肌束，而小鼠和兔子要在出生前后才开始出现。Ludwikowiski 和 Kluth 等发现人类在妊娠第 15 周，横纹肌和平滑肌之间表现出明显的分化，在这个时期的胎儿已经可以大体检测到成型尿道括约肌的轮廓形态。

女性和男性胎儿在尿道及膀胱肌肉的神经支配上有不同的特点。尿道肌肉的组织学和免疫组化分析显示，女性胎儿的尿道膀胱颈和近 1/3 的横纹肌纤维分布比较少，无髓鞘神经纤维伴行有髓纤维在近端 1/3 尿道的后壁支配平滑肌纤维。这些肌纤维与外侧和前侧阴道壁的解剖关系密切。大多数无髓神经纤维在尿道 4 点和 8 点位置穿透平滑肌层，大部分有髓神经纤维在 9 点和 3 点位置穿过横纹肌括约肌。

男性胎儿中，在膀胱颈和近端尿道，无髓纤维与有髓纤维相伴而行。大部分的无髓神经纤维在 5 点和 7 点位置穿过尿道平滑肌层，而大多数有髓神经纤维在尿道外括约肌和前列腺包膜的 9 点及 3 点位置穿过横纹肌。总之，正常膀胱功能的发育，需要各个系统的协调合作完成。胎儿期的膀胱状态将会持续到出生后早期新生儿时期；整个控尿机制的发育完全，需要持续到青春期之后，性成熟之前完成。

二、胎儿膀胱功能评估

目前关于人类胎儿膀胱功能和发展的文献很少,因此胎儿膀胱尿道的大部分知识来源于动物研究。St Aubin 等发现,在妊娠 84~133 天养胎中,膀胱的排尿为双相性收缩,平均时间为 4.2 分钟(范围 1~10 分钟),平均排尿压力为 23kPa(范围 7~33kPa),膀胱充盈平均周期所需时间为 19.2 分钟(范围 11~50 分钟)。下尿路梗阻的动物胎儿出现膀胱过度活动。Thiruchelvam 等用无线电遥控记录羊胎儿的膀胱内压,选取了三种条件下测量膀胱内压:①无膀胱内压和腹压升高的静息状态;②膀胱内压和腹压的同步升高;③仅膀胱内压升高。同时提出判别膀胱活动情况的四种模式:排尿、不成熟排尿、间断活动和不稳定活动。三维超声优于二维超声测量膀胱容量。二维超声对膀胱使用椭圆体模型测量,与真正的胎儿膀胱形状不匹配。妊娠 8 周,尿道逐渐形成和胎儿的肾脏开始产生尿液,胎儿膀胱已经能够通过超声仪器检测到少量尿液。胎儿尿液产生速率在孕 24 周时为 7.3ml/h,到出生前增加至 71.4ml/h。胎儿的排尿可以通过多普勒超声仪器可视化。体现了超声检查在胎儿期诊断后尿道瓣膜和尿道下裂的价值。

胎儿膀胱尿道发育的早期为管状,无储尿功能,然后逐渐发育成囊状。在孕 12 周时胎尿开始形成;在孕 15 周时,B 超可测量到膀胱充盈有少量尿液,但误差大。胎尿的产生和膀胱容量会随着孕周逐渐增加。在孕 20 周时,胎儿开始排尿,此时的肾脏产尿速度约为 5ml/h,膀胱容量约为 1ml(0.5~1ml/kg)。在孕 40 周时,产尿速度约为 51ml/h,而膀胱容量为 36~54ml(6ml/kg)。文献报道指出胎儿的排尿模式为间断排尿,逐步多次排空膀胱。75% 的胎儿不能排空膀胱,残余尿可达膀胱容量的 65% 以上。间断排尿多持续到新生儿期。胎儿膀胱排空率随着孕周增加而增加。在孕 28 周时,可测出胎儿的膀胱排尿约每 30 分钟一次,提示膀胱逐渐发育为储尿器官;在孕 40 周时,排尿约每小时 1 次,排尿时间平均持续约 9.5 秒。目前认为,胎儿在孕早期通过膀胱平滑肌自发运动使尿液从膀胱排出体外,不依赖神经调节支配;到孕晚期,此过程开始出现脊髓脑干形成的原始反射通路参与而完成排尿。

三、常见胎儿膀胱功能障碍尿动力学表现

(一)脊柱裂

在无解剖性膀胱出口梗阻的情况下,残余尿量多大于膀胱容量 75%,延迟膀胱排空;排空持续时间相对于正常胎儿多超过 1~2 秒;部分表现为括约肌阻力显著降低,持续漏尿而无膀胱充盈。

(二)梅干腹综合征和后尿道瓣膜

膀胱排空效率差。子宫穿刺发现后尿道瓣膜胎儿膀胱内压常超过 120cmH$_2$O,提示代偿性膀胱收缩功能增加;膀胱储尿或排空障碍可能因膀胱收缩力减弱、膀胱出口梗阻或两者病变所致。

第二节　新生儿膀胱功能

一、新生儿膀胱尿道解剖和功能

新生儿期的膀胱功能是从胎儿期的期相收缩到小儿有意识控尿的重要发育过渡阶段。正常新生儿膀胱开始建立周期性的储尿、排尿功能。新生儿排尿模式是胎儿期排尿模式到正常婴幼儿自主排尿过渡的重要时期。这时候的排尿出现了一些神经反射参与。这些反射在许多层面被抑制,使尿液保持存储。除了人类,在许多哺乳动物中,母亲舔舐新生儿会阴部可以诱导排尿,许多动物的新生儿排尿必须有这个舔舐的行为。这种新生儿排尿机制,被认为是在亲代出去寻找食物水源时候,维持子代新生儿期的水平衡代谢。这主要由于新生儿的膀胱黏膜可以渗透水。这个时候中枢神经系统开始部分参与排尿和储尿。

在许多动物的新生儿中,排尿只能由会阴刺激引发。排尿反射的发生是由动物母亲舔舐新生儿会阴部区域,而膀胱的膨胀刺激并不会引发排尿。骶髓膀胱反射刺激膨胀膀胱感应排尿在出生几周之后,当骶髓副交感核成熟的突触连接到膀胱之后才开始发生。膀胱神经源性反射中,新生儿膀胱对阿托品抑制排尿的敏感性比年长的动物高,这表明有非肾上腺素能、非胆碱能的神经递质在膀胱平滑肌和膀胱壁内神经

刺激的发展。乙酰胆碱的胆碱能神经释放神经递质,刺激毒蕈碱受体转变成有效的膀胱收缩和排尿的机制,在出生时已经开始发育。但许多其他的受体激动剂,如三磷酸腺苷和去甲肾上腺素,对膀胱逼尿肌收缩和舒张反应调节的发育,需要更长时间去完成。钙离子内流和存储的变化可能是这些反应的细胞内机制。胎儿膀胱逼尿肌对一氧化氮极其敏感。动物胎儿收缩阈值上下的膀胱逼尿肌遭受电刺激会松弛,在成年动物膀胱中无此现象。这种现象可被一氧化氮抑制减低。膀胱功能的发育在青春期之前通常不依赖于性激素。然而,在动物新生儿的治疗中,剥夺性激素可以调节膀胱功能。特别说明的是,在青春期之前阉割动物,α-肾上腺素能受体介导的膀胱逼尿肌的收缩将增加,这可能是由于α-肾上腺素能受体表达量提高和/或α-肾上腺素能受体亚型表达改变。

二、新生儿膀胱功能发育

(一)排尿量

正常新生儿尚未建立完善的可以根据年龄或体质来准确预测膀胱容量的方法。新生儿尿动力学检查测定的膀胱最大容量值低于自由排尿测定的膀胱容量值,而婴幼儿期之后,这个测定结果正好相反。孕32周早产新生儿自由排尿膀胱平均容量为12ml。用影像尿动力膀胱测压的方法记录健康新生儿的尿动力参数,结果显示最大膀胱容量为(33 ± 24)ml,多数新生儿能逐步排空膀胱,残余尿量为(1.2 ± 0.8)ml。

(二)排尿次数

排尿次数是提示膀胱容量发育的重要指标。与胎儿期相比,刚出生的新生儿排尿频率较之减少。有报道新生儿24小时尿液产生速度为5ml/(kg·h),排尿平均每小时1次,12小时8~12次,每次尿量约23ml。尿量产生速度会随着年龄增加而有所降低,但24小时的总尿量增加。新生儿在白天时每次排尿量约为膀胱容量的30%~100%。入水量会直接影响排尿次数,婴儿期较新生儿期总排尿次数减少。

(三)排尿方式

新生儿期的自由排尿特点是每次排尿量少、尿量不一、排尿频繁,常有残余尿。影像尿动力研究显示正常新生儿存在膀胱间断排尿方式。间断排尿指10分钟内出现2次以上的排尿,排尿后常有一定的残余尿量。间断排尿并不影响膀胱排空,随年龄增加该排尿方式会逐渐消失。间断排尿是新生儿期的生理性不成熟的排尿表现。Olsen等采用了4小时的自由排尿情况观察方法,评估测量了正常新生儿和婴儿的膀胱功能发育情况,之后对它们进行尿动力学检查,结果显示正常新生儿每次排尿量少,尿量不等,排尿频率高;其中30%的足月儿有间断排尿,而60%早产儿存在此种排尿模式。间断排尿在学龄前会完全消失。研究显示间断排尿与逼尿肌-括约肌协同失调有关,逼尿肌-括约肌协同失调会导致膀胱完全排空前尿流中断。新生儿和婴儿存在生理性的逼尿肌-括约肌协同失调,这解释了他们为什么排尿后常观察到残余尿的现象。在尿动力学检查的膀胱测压中,一些新生儿存在膀胱过度活动症;在少量充盈时,可呈现出不成熟的排尿收缩和漏尿。由此得出正常新生儿排尿特征:生理性的逼尿肌-括约肌协同失调,膀胱容量小,膀胱排尿压高,偶发的逼尿肌过度活动。挤压健康新生儿的膀胱,无尿失禁发生。神经源性膀胱、膀胱输尿管反流、尿道瓣膜患儿间断排尿发生率明显高于正常儿,这时高频率的间断排尿成为一种相对异常的排尿模式。

(四)逼尿肌排尿压力

20世纪90年代有研究报道了输尿管反流的男婴逼尿肌排尿压高,但随后也发现了无输尿管反流的男婴也有较高的逼尿肌排尿压,这可能是由于新生儿尿道较细,同样大小的测压管可能引起尿道阻力相对较大所致。Wen等采用传统膀胱测压方法,经尿道插入导尿管对正常的1~6月大小不等的婴幼儿进行检查,发现压力高低不一,中位数为127cmH$_2$O(平均数为75cmH$_2$O)。Yeung等同样发现小婴儿存在高排尿压。研究显示,在没有DSD的情况下,新生儿逼尿肌排尿压力男女没有显著差异;而存在盆底肌肉过度活动时,逼尿肌排尿压力较无盆底活动时明显升高。因新生儿排尿期易出现盆底肌肉过度活动,从而使排尿期逼尿肌压力间断升高。

(五)新生儿排尿控制和控尿神经发育

传统认为新生儿期的膀胱功能不受大脑控制,但近年的研究显示婴幼儿出生后,大脑开始影响排尿反射,而膀胱排尿大部分是简单脊髓反射。这在多数新生儿排尿前醒来或表现出觉醒征象,而安静睡眠状态时很少发生排尿得到很好的印证。这意味着此年龄组小儿排尿反射与大脑皮层的通路开始建立发展起来;但是其排尿既不能证明是非有意识的也不能说明是自愿的,而只能说新生儿的排尿受到一定程度的反射信号影响。Yeung 等的研究显示,新生儿 52% 的排尿发生在清醒,34% 的排尿伴有肢体运动。新生儿排尿时如果受外界干扰会立即停止。国内近两年研究也发现,新生儿排尿时会觉醒,多数处于睡眠中的新生儿常清醒后或一定肢体活动后才排尿,这提示大脑可能参与了排尿反射。

(六)新生儿排尿的影响因素

1. 入奶量　刚出生的足月新生儿可于 30 分钟内开奶,母乳喂养。入奶量多少可按需哺喂。早产新生儿吮吸能力差,胃肠道功能不完善,入奶量较足月的新生儿少,喂养时应根据胃内残留量来决定喂养的奶量。早产儿开奶时应避免 NEC 的发生,如有发生则停止喂养,补足液体需要量。早产儿入奶量应逐渐增加达到 150ml/kg,由于出生 1 周内入奶量的变化,其排尿量也会变化。入奶量多相应的排尿量也多。

2. 静脉高营养液体输入量及液体速度、渗透压　对于早产儿或异常病理的足月儿给予补液,补液速度根据补液量来计算,预计总的入液体量除以 24 小时即为入液速度。液体的渗透压应为 1/4 张或 1/5 张。新生儿及幼儿由于髓袢短,尿素形成量少,以及抗利尿激素分泌不足,浓缩尿液功能不足,在应激状态下保留水分的能力低于成人和年长儿童。新生儿尿液稀释功能接近成人,可将尿液稀释至 40mmol/L。由于新生儿肾脏的浓缩功能差,肾脏功能不完善,膀胱的存储功能较小,液体速度过快、过多排尿量相应增加,但是其排尿量相对于产尿的速率小,容易造成水肿。

静脉高营养是对长期不能经口喂养的患病新生儿和早产儿提供营养的重要方法。应用静脉营养可以较快恢复出生体重,而且体重增长曲线与宫内生长曲线相似。

胎龄越小,体液占体重百分比越高,需水量越多。胎龄越小,相对体表面积越大,不显性失水量越多。呼吸增快或加深时,呼出水蒸气增加。体温增高 1℃,代谢率增加 10%,不显性失水增加 10%,啼哭和大量活动时不显性失水增加 30%。体重 1 000g 早产儿总体液占体重的 85%,足月儿占 75%。新生儿正常情况下消耗的体液包括不显性失水和从尿液及粪便中排泄的液体。不显性失水受新生儿成熟程度、呼吸次数、环境湿度、啼哭和活动度(增加 30%)、光疗或使用辐射保温台(增加 30%~50%)等因素影响。

3. 血糖水平　新生儿对于血糖水平的调节能力较差,容易产生高血糖及低血糖,其变化影响到血浆渗透压及各个脏器的葡萄糖代谢。大脑是消耗葡萄糖的主要器官,窒息缺氧,呼吸窘迫综合征等疾病更容易导致低血糖。低血糖或糖相对不足时,大脑处于缺乏能量状态,影响神经细胞能量代谢,造成脑损伤时可能对排尿调控中枢造成影响,但是目前尚未见相关文献的报道。对于轻度窒息的早产儿的排尿是否受到影响,相关文献的报道也不多。由于肾糖阈低,容易产生尿糖。血糖增高明显或持续时间长的患儿可发生高渗性利尿,出现脱水、多尿。

4. 暖箱的温度及湿度　对新生儿每次排尿量、排尿次数的多少均会造成一定程度的影响。因为从胎儿到新生儿其生存环境的变化,会对新生儿有一定的影响。有学者研究发现,暖箱的使用使新生儿体液蒸发较多,排尿量减少。另有学者发现,暖箱中湿度越高则相同规格尿垫越重,提示湿度也是影响排尿量的因素之一。相应的湿度增高,不显性失水减少。应尽可能地避免这些外界因素对新生儿排尿方式的影响。

5. 激素　分娩或分娩促发的心血管和激素如垂体加压素、儿茶酚胺水平改变,有效循环血容量减少,肾血管收缩和肾脏重吸收水等影响肾脏功能,进而导致尿量的改变。新生儿出生后第 1 天由于肾小球血管处于收缩状态,阻力高,GFR 低,尿量少。早产儿和足月儿的肾脏功能的差异,同样可导致排尿的不同。

三、小儿膀胱功能的尿动力学评估

(一)新生儿尿动学检查的适应证

新生儿尿动学检查的指征除了先天性畸形外,其他同成人一样。神经源性膀胱功能障碍,无论是疑似还是确诊病例,都是尿动力学检查的最佳适应证。在做检查之前应该告知患儿家长,神经源性膀胱患儿处于不断生长变化的过程,易造成器官功能损坏,需经常行尿动力学检查。儿童膀胱压力测定至少 1 年 1 次。引起神经源性膀胱最常见的原因是脊髓栓系问题。国外对于新生儿期的脊髓栓系综合征患儿已经常规开展尿动力学检查。尿动力学检查能协助明确脊柱裂和 TCS 下尿路症状的神经病学特征,并能在亚临床期发现膀胱神经源性损害,指导治疗。有报道,非神经源性神经膀胱括约肌功能障碍是由于控制膀胱的中枢神经系统成熟滞后(大多数是由基因决定的)造成的。逼尿肌 - 括约肌协同失调在健康新生儿和婴幼儿中十分常见,新生儿期排尿时可以看到逼尿肌不成熟收缩引起漏尿,但是膀胱不稳定却很少在婴幼儿尿动力学检查中看到,所以它可用于诊断新生儿膀胱功能的异常。

(二)检查影响因素及准备方法

新生儿在检查中出现问题相对较少,主要是因其年龄太小,对操作过程并未感到惧怕。最常出现问题的是 2~4 岁的儿童,他们年龄稍大,易对检查感到恐慌且不能理解检查的目的。虽然逼尿肌排尿压实际上并不受小儿哭闹的影响,但哭闹常使 DSD 发生频率增加,相应的哭闹小儿也易出现间断排尿方式。对检查过程中有哭闹小儿的 DSD 应予以谨慎解释。影响膀胱测压的另一个因素是尿道留置测压管,尿道内测压管可能增加尿道阻力和激发更多的 DSD。有研究曾对 10 例患儿分别用经耻骨上膀胱穿刺置测压管和经尿道留置 6F 尿管测压,结果显示尿道置管测定的逼尿肌排尿峰压较耻骨上膀胱穿刺测定的排尿峰压平均高 16%。但经统计学比较,两种测压方法测得的 DSD、真实排尿压和排尿效率等参数并无显著性统计差异。因此,尿道留置 6F 测压管对新生儿测压结果影响较小。而年龄稍大的儿童经尿道进行膀胱测压常遇到因尿道留置尿管而不能正常排尿的情况,在新生儿并未发生。可能与年长儿对尿道留置尿管敏感度较高有关。进行尿动力学检查时,儿童情绪紧张会造成膀胱功能障碍(膀胱和 / 或逼尿肌过度活动),而相同的儿童在安全、放松的情况下表现出来完全正常的尿动力学检查结果。比较理想的是,在检查前应告知儿童检查注意事项,在检查前一天到检查室熟悉环境,并且用通俗易懂的语言告诉他们检查内容。对于曾经行排尿性膀胱压力测定的患儿,对插管操作有惧怕心理,所以再次进行这项检查时必须给予患儿更多的解释和关心。检查期间,应对患儿有耐心,保持检查环境轻松。即使是较小的儿童也应该尊重他们的隐私。尽可能让患儿觉得像在做游戏。检查室电视里可以播放流行的卡通片等,让儿童忽视房间里吓人的器械,使膀胱压力测定变得不再那么痛苦难忍。如果患儿对检查操作感到焦虑不安,尤其在插导尿管时,可以选择使用镇静剂咪达唑仑,此镇静剂不会影响膀胱 / 括约肌的功能。

四、小儿尿动力学检查方法

(一)无创尿动力学检查

1. 尿流率测定　尿流率测定指用尿流计测定尿流量、尿流时间和尿流率等。尿流率指在单位时间内经尿道排出的尿量,可用速度和形态两个术语加以描述。尿流率可以是持续性、中断的或间歇性的。尿流率测定包括对尿流曲线形状、排尿量、最大尿流率、平均尿流率进行评估。检查时应注意排尿量、排尿环境和体位(仰卧位、坐位或站立位)、充盈方式、使用利尿剂和使用的导管(经尿道或耻骨上)等对尿流率的影响。排尿量是指经尿道排出的总尿量。最大尿流率是指测量尿流率的最大值。平均尿流率是指排尿量除以排尿时间。只有在尿流连续且无终末尿滴沥时,计算平均尿流率才有意义。尿流时间是指可测尿流实际出现的时间。最大尿流率时间是指排尿开始达到最大尿流率的时间。当测量尿流时间和平均尿流率时,应该对尿流形式加以说明。新生儿及儿童尿量少,测定尿流率容易出现误差,常需重复测定。早产儿尿量更少,往往得不到数据。该检查用于神经源性膀胱患儿也受到一定限制,因为神经源性膀胱患儿不能完成正常排尿。

2. 超声检查　尿动力学评估虽较超声更为准确,但存在创伤性,在胎儿期技术操作困难较大,难以实现。胎儿泌尿系统病变约占胎儿先天性异常的 30%,胎儿泌尿系异常关系到新生儿生存与预后。目前,胎儿期评估膀胱功能的主要方法为超声检查。其目的是发现早期异常、疾病的类型及严重程度,为临床医生做出宫内处理、随访或适时终止妊娠提供依据。一般在孕 20 周后,可在脊柱两侧清楚显示胎儿的肾脏回声,可检出多种泌尿系统畸形。B 超对胎儿泌尿系统异常的检查较敏感,对泌尿系统形态学观察越来越准确、细致。异常形态的发现率也越来越高。随着孕周增加胎尿形成与肾单位增加一致,膀胱容量与胎龄和肾脏体积呈正比,已经逐渐成为评估胎儿发育的新指标。可用于诊断胎肾发育不全,早期发现泌尿系畸形。通过超声检测胎儿膀胱容量,可间接反映胎肾功能。如膀胱容量过小,则进一步检查肾脏形态、大小、数目和位置有无异常、有无肾积水；膀胱容量过大则提示膀胱病变和尿道梗阻。B超可了解有无肾、输尿管扩张积水、膀胱颈口开放情况、膀胱壁的厚度、残余尿量等。如巨膀胱的胎儿每1~5小时排尿1次，如发现膀胱过大（膀胱纵径大于10cm）应隔一段时间再复查。膀胱及尿道括约肌不协调收缩可引起非解剖学的膀胱异常增大，所以诊断此类疾病应仔细斟酌。研究发现75%的胎儿不能完全排空膀胱，残余尿量最高可达膀胱容量的65%。目前认为孕早期，尿液排出体外由膀胱平滑肌的自发运动所致；孕晚期，此过程由脊髓和脑干形成的原始反射协调完成。

3. MRI检查　在超声诊断不明确的时候有重要补充作用。胎儿泌尿生殖系统异常较常见，种类繁多，如双侧病变、合并羊水过少等。超声是主要的产前影像诊断方法，但当母体肥胖、合并子宫肌瘤、子宫畸形、双胎及多胎、羊水过少、复杂畸形时，超声难以清晰显示，可以采用胎儿快速磁共振成像技术，该技术的发展使MRI逐渐应用于胎儿各系统。其视野大，软组织对比分辨率高，不受孕妇体型及羊水量影响，羊水过少时也可清晰分辨胎儿肾脏皮髓质结构及其异常，同一切面上可同时显示单双胎或多胎多个系统异常，尤其是冠状面或矢状面，可同时显示泌尿系异常，无创伤。研究表明，在胎儿中枢神经系统异常诊断方面MRI明显优于超声，但是关于胎儿泌尿生殖系统的MRI应用价值，目前国内外报道还甚少。MRI和US联合应用能更全面、准确地诊断胎儿泌尿生殖系异常。

4. 尿垫试验　尿垫试验可评估每日患儿漏尿情况，是一种简单易行观察漏尿的方法。尿量及排尿次数是重要的参数，应每年至少检测一次，根据漏尿变化情况进行指导治疗。同时，该试验也是重要的用于检测抗副交感神经药物治疗漏尿效果的方法。新生儿多用尿垫试验观察排尿量。排尿后将取下的尿垫称重获得排尿量的值。出生后的新生儿即刻排尿量取决母乳喂养是否已建立。新生儿的水合作用较成人的弱，产生尿量较少，另外一些其他的因素，使其最大尿流率和排尿量都比较小。

5. 盆底肌电图检查　是膀胱压力测定时骨盆底神经肌肉接头电活动的检查方式，是尿动力学常规性检查。

（二）微创尿动力学检查

1. 压力-流率测定　文献证实先天性神经源性膀胱的患儿行清洁间歇导尿（clean intermittent catheterization，CIC）后应尽早作膀胱压力测定，因为这类患儿在婴幼儿期及儿童期发生膀胱功能恶化的风险均很高。定期有规律地进行膀胱压力测定，评估膀胱功能很有必要，应至少每年一次。尤其是在患儿前6年的时间里。对于神经源性膀胱患儿，采用双腔导管是理想的测压工具。采用充盈性膀胱压力测定，充盈膀胱时使用液体灌注膀胱，灌注速率会影响膀胱壁动力、容量、压力及顺应性。充盈速率快会造成人工持续升压状态。因此，充盈速率必须标准化，不得超过最大尿量时的生理充盈速率。建议每分钟充盈预期膀胱容量的1/20（5%），充盈速率为6ml/min。健康个体膀胱充盈最大量需要20分钟。儿童膀胱容量约为体重的1%，通过记录患儿CIC两日尿量评估预期膀胱容量大小，不包括第一日清晨排尿。3岁及以上的严重尿失禁患儿行CIC排少量尿液，预期膀胱容量可以利用公式来计算：预期膀胱容量（ml）=30+（年龄×30）。非神经源性膀胱患儿需要充盈两次。尽管患儿在检查过程中无其他因素影响，但是第一次充盈还是比第二次结果容易出现偏差。在第一次充盈当中经常可以见到逼尿肌和/或括约肌过度活动，而第二次充盈可得到可靠的尿动力学检查结果。不必再进行额外的操作，因结果与第二次充盈结果一致。但是神经源性膀胱患儿由于下尿路感觉功能障碍及心理因素很难影响膀胱/括约肌功能，一次充盈就足够了。若患儿不能感知尿意，需要在以下情况时候停止充盈灌注：①尿急；②排尿；③感觉不适；④逼尿肌压基线增高（>40cmH₂O）；⑤灌注量过大（高于膀胱预期容量150%，除非每日CIC记录显示尿量大）；⑥漏尿率≥灌注率。常用描述膀胱感觉的术语：①正常排尿愿望：膀胱充盈到一定体积时可产生尿意，在小婴儿可能表现为哭闹、不安静，如脚趾"伸屈活动"；在较大儿童第一次膀胱测压时排尿可能发生在较小膀胱容量时。因此，儿童应至少进行两次膀胱测压。②强烈排尿愿望：指持续存在排尿愿望，但无漏尿的恐惧。③尿急：指有强烈排尿愿望，有漏尿或疼痛的恐惧。NBD确诊或疑似患儿在尿动力学检查中作膀胱冷却试验常规膀胱压力测定完成后进行冰水实验，快速灌注与体温相同温度的生理盐水达到膀胱最大容量约1/3时，第一次检测到逼尿肌活动。如不能引起任何逼尿肌收缩，则需排空膀胱，再快速灌注等量的低温生理盐水（约4℃）。若在1分钟内出现逼尿肌收缩且逼尿肌压力>30cmH₂O，则试验结果为阳性。一般来说,神经系统正常的儿童,4岁以前膀胱冰水试验结果为阳性,而6岁以后结果呈阴性。NBD患儿及4岁前BCT阴性结果的患儿提示脊髓反射弧损伤,而6岁以上BCT结果阳性的患儿提示上运动神经元通路抑制作用受损。

测定漏尿点压的理想方法是记录逼尿肌压力。检查人员必须一直注意患者会阴部(漏尿)情况,但较难实施。尿流计经常检测出漏尿,但是需要适当向后推迟调整压力及尿流计记录时间,以推算出实际的漏尿时间,尤其当漏尿与逼尿肌收缩相关联时。长期膀胱内压大于30~40cmH$_2$O,则会增加VUR及上尿路损伤的发生率。如NBD儿童LPP>40cmH$_2$O,则肾脏损害风险增加。因此,NBD患儿常规尿动力学检查应该包括LPP测定。

测定腹内压常用方法是测定直肠内压力来代表腹内压力。将测压导管通过肛门插入直肠,测得直肠压力。直肠内压力虽然不是腹内压,但其可基本反映膀胱工作时膀胱外压力情况。另外可将末端带有传感器的导管植入腹腔左侧髂窝处,还可以在膀胱与腹壁之间的膀胱前隙或耻骨后隙灌注少量的生理盐水,两种方式来测定膀胱前腹压。考虑到后面两种腹压检测法的侵入性,所以把直肠测压法确定为评估腹压的标准方法。直肠测压导管末端开放,以3ml/h的速度持续不断地向导管中缓慢灌注生理盐水,使气囊充盈,阻止粪便漏出。嘱咐患者屏气、咳嗽或在耻骨上区域施压,查看压力传导是否正常。应注意的是,有时自发性直肠收缩会引发压力上升,直肠测压导管并不能准确地反映腹压变化,造成逼尿肌压力结果偏差。因此,逼尿肌压力等于膀胱压减去直肠压,这种计算方法在该情况下并不完全可靠。

2. 影像尿动力学检查　影像膀胱测压成为NBD患儿及其他患儿标准的尿动力学检查方法。膀胱测压已逐渐应用于诊断新生儿膀胱功能障碍,由于健康新生儿膀胱测压参数尚未完全建立,正确判断膀胱测压结果有一定难度。新生儿排尿期外括约肌异常收缩非常短暂,多持续数秒,甚至不足1秒,不用肌电图和X线电视监测排尿过程很难确定是括约肌异常收缩引起的逼尿肌压力异常升高。有文章报道,小儿年龄越小膀胱的排尿压力越高。但是,作者观察发现在没有DSD的情况下,新生儿最大逼尿肌排尿压与年长儿测定的最大逼尿肌排尿压相似。因为小儿年龄越小DSD发生率越高,DSD是导致膀胱排尿期压力高的原因(图42-2-1)。影像膀胱测压也有弊端,其操作复杂,需要额外特殊设备。即使准备充分,检查也存在很多困难。与成人相比,胎儿及新生儿膀胱压力测定技术需要做很大调整,更加复杂。目前,影像膀胱测压仅限用于临床研究(如先天性反流、后尿道瓣膜)及膀胱疑难问题患儿。

3. 自然充盈性(非固定性)膀胱压力测定　自然充盈性膀胱压力测定不同于传统的膀胱压力测定,具有以下特点:①允许移动,患儿不固定在检查椅上;②利用患儿产生尿液充盈膀胱。人工充盈过程中及充盈后会出现压力骤然上升和排尿量增加,而自然充盈时排尿压更高。在检测逼尿肌不稳定性方面,自然充盈性膀胱压力测定比传统人工充盈方法更灵敏。由于人工充盈速度相对较快,逼尿肌不稳定发生率低及排尿量高提示逼尿肌功能受到了抑制。Sullen等研究,充分利用患者可移动的特点,自然充盈性膀胱压力测定延长了记录时间,平均为20小时。因此对比白天和晚上的膀胱功能表现差异成为可能,这对临床具体分析病情非常有意义。年龄小的患儿将记录装置放在背包中可以走动,不影响日常活动。

应用自然充盈性膀胱压力测定检查结果与传统膀胱测压法相比,有以下特点:充盈期压力上升幅度小,逼尿肌过度活动发生率较高,排尿期逼尿肌压力较高,排尿量较少。由于生理性尿液充盈速度往往比人工充盈膀胱慢,所以不能除外神经源性膀胱顺应性降低有时可能是一种观察假象。充盈性膀胱压力测定充盈期逼尿肌相对过度活动,压力快速上升。自然充盈性不使用人工充盈介质,对患者心理影响最小,尤其对小儿患者更为重要。毫无疑问,自然充盈法反映了真正的膀胱生理状况。然而,关于神经源性膀胱患儿自然充盈性膀胱压力测定资料仍很少见。在自然充盈法代替传统人工充盈法之前,仍需更多的研究。特别是研究怎样减少自然充盈法膀胱壁的膨胀问题。逼尿肌压力基线增加超过20~30cmH$_2$O是传统充盈法膀胱顺应性差的重要标志,且与上尿路扩张及肾功能损坏有关。但是在自然充盈法中很少见,逼尿肌压力基线快速上升可以看作是重要发现。

五、尿动力学检查参数

小儿与成人的参数标准值差别很大,小儿不断地生长发育,如膀胱容量等参数都将随小儿年龄、身高

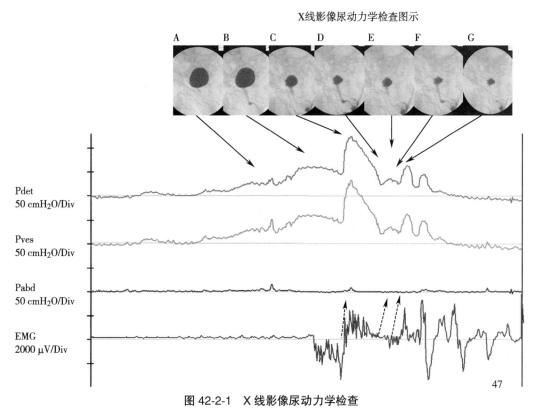

图 42-2-1　X 线影像尿动力学检查

排尿期尿道括约肌异常收缩引起排尿压力异常升高,排尿后残余尿增多

及体重的变化而不断变化。

（一）膀胱容量

膀胱容量快速增长有两个阶段。第一阶段是出生后第 1 个月。孕 32 周早产儿自由排尿试验发现,膀胱平均容量为 12ml,3 月龄足月儿平均膀胱容量为 52ml。膀胱容量 1 岁与 2 岁时相比基本没有变化,分别为 67ml 和 68ml。第二阶段是 3 岁左右,膀胱平均容量为 123ml,比 2 岁时平均增加了 1 倍。第二阶段是上厕所训练获得控制排尿的阶段。膀胱容量在此阶段增长主要原因是小儿夜晚排尿次数减少,不再排尿或已经获得尿控。这也意味着夜晚膀胱容量增加是形成 VUR 患者及后尿道瓣膜男性患儿膀胱容量增长的原因。夜间膀胱容量也是健康儿童坐便训练后功能性膀胱容量增加的决定因素。研究表明一定年龄功能性膀胱容量可用年龄估计,男女无显著性差异。婴儿膀胱容量随年龄增加的公式:膀胱容量(ml)=38+2.5× 年龄(月)。最常用的儿童膀胱容量计算公式:膀胱容量(ml)=[年龄(年)+1]×30。1933 年 Houle 提出根据年龄估计膀胱最小容量公式:膀胱容量(ml)=[年龄(年)×16]+70。测定小儿膀胱容量的常用方法是做两天排尿日记(即排尿频率体积表),选择最大排尿量,同时排除第一天早晨排尿量,因其相当于头一天晚上膀胱储尿量。行 CIC 的患儿应用相同方法获得儿童近似膀胱容量。新生儿阶段,尿动力学检查测定的膀胱最大容量低于自由膀胱排尿测定的膀胱最大容量,而婴幼儿期之后测定结果正好相反。低于膀胱容量测定值的 65% 提示其为小膀胱容量,而高于膀胱容量测定值 150% 则提示为大膀胱容量。

（二）逼尿肌收缩性

1. 储尿期　近几年研究显示婴儿逼尿肌不稳定比较少见,这与过去将逼尿肌不稳定(detrusor instability, DI)视为此年龄组正常现象的概念明显不同。自然充盈性膀胱压力测定能灵敏地鉴定逼尿肌的不稳定性,显示充盈期逼尿肌不稳定收缩减少。充盈期逼尿肌不稳定同样可以在健康婴儿的标准膀胱压力测定中观察到,包括膀胱输尿管反流患儿的同胞也能观察到。充盈期逼尿肌不稳定常见于膀胱功能障碍患儿,例如后尿道瓣膜及神经源性膀胱患儿。因此,正如年长儿童一样,逼尿肌不稳定也可被用于诊断婴儿膀胱功能障碍。另外,新生儿期很可能有另一种逼尿肌过度活动形式。膀胱压力测定中充盈少许液体时,观察到

20% 新生儿出现自发性逼尿肌收缩过早,导致漏尿。尿动力学检查记录到此年龄组膀胱容量很小,比自由排尿后观察到的膀胱容量还少。这些发现提示此年龄组小儿在膀胱压力测定中插入导管及输注生理盐水时容易引发排尿反射。逼尿肌过度活动会在几个月后消失,与此同时,膀胱容量增加。新生儿膀胱反应的增加似乎与不稳定性无关,因为近年来研究表明,婴幼儿很少出现不稳定膀胱,但可以在逼尿肌不成熟时观察到。

2. 排尿期　与年长儿相比,婴幼儿早期排尿期逼尿肌压力很高。Bachelard 等人利用传统膀胱压力测定方法插入导尿管,研究下尿路正常的婴幼儿。研究中记录的压力水平不一,中位数 $127cmH_2O$,平均数 $75cmH_2O$。造成结果差异较大的原因可能是研究对象是从 1 个月到 6 个月不等的婴幼儿。Yeung 等人同样发现小婴儿存在高排尿压。但是,有报道显示采用自然充盈性膀胱压力测定要比传统方法测到的压力水平高。与男性婴幼儿和女性年长儿童相比,女性婴幼儿排尿期逼尿肌压力明显降低。男女婴幼儿排尿期逼尿肌压力不同是由于解剖结构的不同,男性婴幼儿尿道狭长,排尿阻力大而致高排尿压力。然而,健康婴幼儿排尿压力尚无严格的标准,男性婴幼儿平均大于 $100cmH_2O$,女性婴幼儿平均 $60\sim70cmH_2O$。据报道,$1\sim3$ 岁的儿童男性平均排尿压力为 $70cmH_2O$,女性为 $60cmH_2O$。

充盈期如果出现任何可见的逼尿肌压力波峰均为病理性的,但是为了排除人为因素影响,需要小心谨慎,仅包括持续时间 >10 秒及振幅 $>10cmH_2O$ 波峰。神经源性膀胱患儿进行尿动力学检查时,传统膀胱压力测定似乎比自然充盈性膀胱压力测定会抑制逼尿肌阶段性活动,同时激起基础压力的升高。自然充盈性膀胱压力测定可以灵敏地鉴定逼尿肌的不稳定性,用此方法显示充盈期逼尿肌不稳定收缩减少。比自由排尿后观察到的膀胱容量还少。新生儿膀胱充盈期逼尿肌收缩比年长儿童多,可能因为是钙离子的流量不同,与兔子的动物实验研究结果一致。Sugaya 和 De Groat 研究新生小鼠与较大的小鼠逼尿肌自发性活动,发现 3 周以前的新生小鼠有较高的活动。他们同样注意到随着膀胱容量的增加过度活动消失。人类早产儿排尿收缩和小膀胱容量也许因为过度活动,类似于 Sugaya 和 De Groat 研究报道。典型的间断活动随着排尿时盆底肌肉逼尿肌压力的波动而变化。逼尿肌间断收缩逐渐达到压力的高峰,排尿时盆底肌肉的活动造成高的排尿压力,但是低膀胱容量也许是另外一个重要的因素。

（三）膀胱顺应性

膀胱顺应性体现了膀胱在储尿期扩张膨胀（弹性）的特性。顺应性为逼尿肌压力增加 $1cmH_2O$ 时所能增加的膀胱容量（ml）。顺应性降低提示膀胱壁组织结构或逼尿肌黏弹性改变,导致膀胱壁硬度增加和弹性降低。低顺应性是导致上尿路损伤的危险因素。一般逼尿肌压力大于 $30cmH_2O$ 时记录膀胱顺应性,避免逼尿肌阶段性收缩。儿童顺应性最低取值应达到正常儿童膀胱容量的 1/20（5%）,与成人正常顺应性最低值相一致。当膀胱内压力达到 $20\sim30cmH_2O$ 时记录的膀胱容量,即为膀胱安全容量。压力为 $20cmH_2O$ 时说明膀胱容量安全,$30cmH_2O$ 时为膀胱储尿容量的顺应性临界值。

（四）膀胱排空

婴幼儿每次排尿并不都能完全排空膀胱,但是,观察结果显示每 4 小时至少排空一次。早产儿（孕 32 周）新生儿期及 1 岁以内的婴幼儿均可出现这种现象。从新生儿期到 2 岁以前,4 小时残余尿多持续不变,平均 $4\sim5ml$。3 岁时能够控制排尿且膀胱能够完全排空,平均残余尿量为 0。$3\sim4$ 岁以上的健康儿童每次排尿都能完全排空膀胱。由于不可避免排尿终止延迟的出现,排尿后超声检查残余尿量为 5ml 属于正常范围;若为 $5\sim20ml$,则为临界限,复查超声。反复菌尿常见于排尿后残余尿量超过 5ml 的学龄女生。神经源性膀胱功能障碍患儿通过膀胱导管抽取残余尿,因为导管位置通常偏斜,得到的结果并不可靠,所以建议超声检测残余尿。所有儿童行 CIC 后由于相同的原因也应行超声检测残余尿。

六、新生儿期膀胱功能障碍尿动力学分类和诊断

（一）新生儿尿动力学参数

健康新生儿膀胱测压参数尚未完全建立,正确判断膀胱测压结果有一定难度。作者应用电视监视下膀胱测压技术,同时记录外括约肌肌电图,监测无排尿异常新生儿的尿动力学过程,记录 14 例健康新生儿的尿动力学表现,为新生儿膀胱功能检测提供了参考。结果显示,男女婴间排尿压无显著性差异。逼尿肌

排尿压随年龄增加而下降。最大膀胱容量和逼尿肌排尿压无明显相关性。可见两种排尿类型：协调性排尿和非协调性排尿或间断性排尿。盆底肌肉收缩与逼尿肌压力突然增加有明显相关性。正常新生儿尿动力学参数个体差异较大，多数最大膀胱容量较小，DSD和排尿前、排尿后逼尿肌收缩常见，半数以上新生儿为间断排尿，提示新生儿膀胱排尿功能还不成熟。目前尚未建立较好的根据年龄或体重预测所有新生儿膀胱容量的方法。PVR个体差异也较大。为更准确地评估膀胱功能，常需进行2次或多次测压。间断排尿、排尿前或排尿后逼尿肌收缩均与排尿期尿道外括约肌活动突然增加有关。这种外括约肌活动的不稳定收缩引起尿道突然暂时关闭，导致膀胱内压突然升高，此时腹内压无明显变化，结果出现逼尿肌排尿压的异常升高。可解释文献报道新生儿和小婴儿逼尿肌排尿压较年长儿高的原因。多数新生儿能有效排空膀胱，可能正因为其膀胱内压较高。鉴于新生儿排尿方式的特殊性和高DSD发生率，为更好描绘排尿曲线，作者提出真实排尿逼尿肌压力和DSD相关逼尿肌压力概念。DSD相关逼尿肌压力并不能认为是逼尿肌排尿压力，因DSD引起逼尿肌压力升高时尿流已中断。新生儿排尿期外括约肌异常收缩时间多非常短暂，持续数秒甚至不足1秒，不用肌电图和X线电视监测排尿过程很难确定是括约肌异常收缩引起的逼尿肌压力异常升高。新生儿真实最大逼尿肌排尿压与年长儿测定的最大逼尿肌排尿压相似。健康新生儿是否有膀胱功能过度活动症仍有争议。作者研究显示新生儿膀胱功能过度活动症发生率与年长儿接近，并不常见。发现新生儿逼尿肌排尿后收缩多与尿道外括约肌突然收缩有关，并非真性逼尿肌收缩。逼尿肌排尿前收缩与排尿期紧密相关又与逼尿肌过度活动明显不同，确切临床意义目前尚不清楚，可能与新生儿排尿机制尚未完全成熟有关。

（二）新生儿期膀胱功能障碍尿动力学诊断

新生儿期膀胱功能障碍主要根据尿动力学检查进行分类。根据ICS的定义，膀胱功能障碍尿动力学分类如下：

1. 膀胱充盈期逼尿肌的活动　①正常或稳定；②过度活跃，包括不稳定和反射亢进。
2. 膀胱感觉　①正常；②增加或高敏感性；③降低或低敏感性；④缺如。
3. 膀胱容量　①正常；②增加；③减少。
4. 顺应性　①正常；②增加；③降低。
5. 尿道功能　①正常；②低下。
6. 膀胱排尿期逼尿肌的活动　①正常或稳定；②低活跃；③无收缩性。
7. 尿道功能　①正常；②梗阻，包括功能性和机械性。

（三）与神经或精神控制相关的排尿功能障碍

先天性中枢神经系统异常包括脑脊膜膨出、隐性脊柱裂、尾部退化（如骶发育不良和某些肛门闭缩病例）和栓系综合征；发育中的紊乱有尿急综合征、排尿功能紊乱、智力退化和精神运动发育延迟、类注意力缺陷障碍综合征；获得性紊乱有大脑性痉挛（新生儿窒息）、中枢神经系统的进行性变性疾病伴中枢性痉挛、多发性硬化症、脊神经根炎、横断性脊髓炎、脊髓损伤、脊索感染、脊索肿瘤、脊索血管异常、医源性盆神经丛损伤等。

七、研究现状与展望

自20世纪90年代以来，婴幼儿和儿童尿动力学检查技术的进步使我们获得了部分正常和异常膀胱功能障碍的尿动力学参数，可以更准确地了解膀胱充盈期逼尿肌稳定性和排尿期逼尿肌及尿道外括约肌之间的协同性。这有益于准确描述异常膀胱功能障碍类型。为临床医生提供重要的线索。但是，从新生儿到婴幼儿和大龄儿童的控尿发育确切神经机制还有许多不清楚，且目前缺乏小儿正常尿动力学参数尤其是在较小年龄组，影响疾病的准确诊断和有效的治疗。目前郑州大学第一附属医院尿动力学中心已开展对新生儿膀胱功能参数的测定项目，通过对新生儿排尿观察，用B超测定膀胱残余尿量，用微量秤测得尿垫重量，即可获知新生儿膀胱容量。该方法无侵入性，方便安全。相信不久的将来获得正常新生儿尿动力学参数，会为临床诊断提供有效的参考数据。

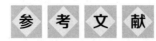

1. 陈燕,文建国. 胎儿和新生儿期的控尿机制发育. 中华实用儿科临床杂志,2014,29(11):874-876.

2. 陈燕,王亚伦,芦山,等. 出生1~7天早产儿12小时自由排尿观察. 实用儿科临床杂志,2011,26(2):96-98.

3. 王庆伟,文建国. 正常和神经源性膀胱括约肌功能障碍小儿尿动力学研究进展. 中华小儿外科杂志,2005,26(12):666-668.

4. 刘欣建,文一博,文建国. 胎儿和新生儿下尿路梗阻诊断和治疗进展. 中华实用儿科临床杂志,2016,31(5):398-400.

5. 任川,文建国,杨黎,等. 不同性别新生儿排尿参数的差异. 中华实用儿科临床杂志,2013,28(5):345-348.

6. WEN JG,LU YT,CUI LG,et al. Bladder function development and its urodynamic evaluation in neonates and infants less than 2 years old. Neurourology and Urodynamics,2015,34(6):554-560.

7. WEN JG,YANG L,XING L,et al. A Study on Voiding Pattern of Newborns With Hypoxic Ischemic Encephalopathy. Urology,2012,80:196-199.

8. MUSHTAQ I,GARRIBOLI M,SMEULDERS N,et al. Primary bladder exstrophy closure inneonates：challenging the traditions. J Urol,2014,191:193-198.

9. ZHANG YS,HUANG CX,WEN JG,et al. Relationship between brain activity and voiding patterns in healthy preterm neonates. Journal of pediatric urology,2015,12(2):113. e1-113. e6.

第四十三章

临床基础研究

尿流动力学检查（urodynamic study，UDS）是借助流体力学及电生理学方法研究尿路输送、贮存、排出尿液功能的学科。它的形成与现代电子技术及测量技术有关。尿流动力学检查可为排尿障碍患者的诊断、治疗方法的选择及疗效评定提供客观依据。常用的尿流动力学技术主要包括：①尿流率的测定；②各种压力测定；③肌电图测定；④动态放射学观察等。尿流动力学又分为上尿路及下尿路尿流动力学两部分。前者主要研究肾盏、肾盂及输尿管内尿液的输送过程；后者则主要研究膀胱、尿道贮存及排出尿液的过程。当前用于下尿路尿流动力学研究的检查技术较成熟，已成为泌尿外科的常规检查技术之一。

尿流动力学在临床上主要应用于排尿功能障碍的诊断、分型及随访。其应用于儿童就是小儿尿流动力学，主要对小儿排尿功能异常的诊断、病因的查找及治疗效果评估起重要作用，特别是小儿神经源性膀胱病因诊断分型及治疗效果评价的不可替代的工具。小儿尿动力学在临床的应用在其他各章节已经详述，本章重点阐述尿动力学检查在基础研究方面的应用。

随着医学的发展，越来越多的临床疾病的发病机制、新的诊断治疗方法的研发都依靠基础实验支持。基础实验的一个重要部分就是动物实验。尿流动力学检查在基础研究方面主要应用于泌尿系统功能障碍动物实验研究中。

在动物实验中许多动物物种被应用于泌尿系疾病的研究，包括小鼠、豚鼠、仓鼠、大鼠、兔、猫、狗、猪和非人类灵长类动物等。约 80% 的人类基因在大鼠基因组中能找到结构类似的同源基因，同时由于大鼠的泌尿系统构造和人类相似，并且大鼠的价格相对低廉，使得大鼠成为研究人类泌尿系统功能障碍动物实验中最常用的动物。学者们应用尿流动力学检查研究这些实验动物在正常和疾病情况下泌尿系统的功能变化情况，从而为泌尿系统功能障碍的发病机制及新的治疗方法的评估提供证据。小儿尿流动力学在基础研究方面的应用则是选择和人类年龄比照在相当于人类年龄 0~18 岁的动物中进行研究，并将实验结果供临床参考为临床服务。尿流动力学在动物实验中的应用包括在上尿路应用和在下尿路的应用两个方面。

第一节　上尿路功能基础研究

尿动力学在动物实验中可以应用于上尿路功能检测，但因为技术难度较大，相对应用较少。常用方法是应用经皮肾脏穿刺将细管或 19G 针头置入动物的肾盂或输尿管，可以检测动物肾盂及输尿管压力的变化。这种方法可以研究药物及其他干预措施对动物上尿路功能的影响情况。Tadashi HARADA 研究 α_2 激动剂及拮抗剂对大鼠上尿路的作用效果，研究中就应用了大鼠的上尿路测压技术，了解药物右旋美托咪啶和阿提帕米佐莱对大鼠肾盂压力、输尿管动力的作用情况。方法是经皮肾脏穿刺将细管置入大鼠的肾盂，然后将穿刺管连接压力探头转化为可视的曲线。

第二节　下尿路功能基础研究

下尿路功能障碍是泌尿外科研究中的一个重要方向，也是目前泌尿外科基础研究的热点，尿流动力学检查是研究下尿路功能的主要研究方法,是评估膀胱及尿道功能的金标准,所以尿流动力学在研究下尿路功能障碍的动物实验中被广泛应用。大鼠的排尿反射和人类相似且性格温顺,价格较低,在研究下尿路功能的动物实验中,绝大多数用的实验动物也是大鼠。动物下尿路尿流动力学检测包括膀胱测压、尿道测压、尿道括约肌肌电图检测。

一、大鼠膀胱测压

膀胱测压技术是基础实验中下尿路功能检测应用最为广泛的尿流动力学技术。膀胱测压技术根据动物的麻醉状态又分为麻醉状态动物膀胱测压及清醒状态动物膀胱测压。随着科技的发展,两种测压技术也越来越完善,各有优势,在动物膀胱测压的领域各有一席之地。

在动物膀胱测压研究中以大鼠的膀胱测压应用最广泛。该技术国际上大约始于20世纪80年代,当时学者为研究大鼠膀胱组织的顺应性及流体黏性应用了大鼠膀胱测压技术,但当时大多在大鼠麻醉状态下进行膀胱测压。因为麻醉状态下大鼠可控性好,膀胱测压操作较容易。因学者考虑到麻醉药物对大鼠膀胱测压的影响,之后不久清醒状态下大鼠膀胱测压技术也出现了,Andersson等研究链霉素诱导的糖尿病大鼠膀胱功能改变就用了这项技术。

在国内大鼠膀胱测压始于2000年,以宋波团队的膀胱测压为代表,开始也是麻醉下测压,后逐步开展了清醒状态下大鼠膀胱测压。宋波团队2000年发表的研究膀胱出口梗阻对逼尿肌兴奋性、收缩性及顺应性影响的文章应用了麻醉下的大鼠膀胱测压技术,后来在2003年发表的清醒状态膀胱测压在大鼠逼尿肌不稳定中的应用的文章,其中应用了清醒大鼠膀胱测压技术。

(一)清醒状态大鼠膀胱测压

常用的清醒测压方法是单通道膀胱测压法,是在大鼠的膀胱顶置入膀胱造瘘管,荷包缝合造瘘管固定,造瘘管出腹腔后经皮下从颈部背侧引出,造瘘管可连接测压装备和膀胱灌注装备进行膀胱测压(图43-2-1)。这种方法只检测膀胱压,没有检测腹压,因为有学者研究发现,平静状态下大鼠的腹压非常低可以忽略不计。另一种方法是双通道大鼠尿动力检测法,相对复杂,但可同时检测大鼠的膀胱压和腹压,一般在大鼠的腹压影响膀胱测压结果时才应用。方法是在大鼠膀胱造瘘的同时在腹腔置入自制的腹腔测压管,将该管也从腹部肌肉穿出至背侧连接压力传感器,这样可以同时检测大鼠的膀胱压及腹压,并通过软件处理计算出逼尿肌压。

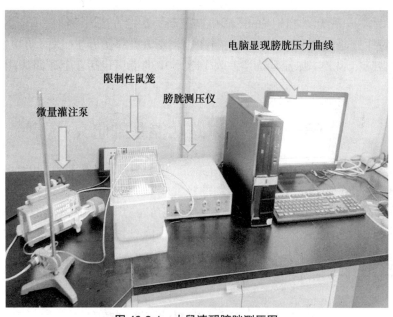

图 43-2-1　大鼠清醒膀胱测压图

大鼠清醒状态下膀胱测压最符合大鼠的生理情况。但大鼠膀胱清醒测压需要给大鼠行膀胱造瘘,相对麻醉状态下测压技术难道较大,实验者需要较长的培训周期。

（二）麻醉状态大鼠膀胱测压

大鼠麻醉状态下膀胱测压产生最早,操作相对简单且可控性高,有不少学者应用该法测定膀胱功能。麻醉下测压分深浅两种情况,深麻醉时膀胱处于瘫痪状态,完全不受中枢神经系统的支配,和离体膀胱类似,这种麻醉状态膀胱测压只在特殊情况下应用,如研究膀胱的肌源性因素,了解膀胱顺应性,对去神经控制的膀胱功能的研究,以及对膀胱透壁压及膀胱壁黏弹性的检测等。浅麻醉状态是研究者们最常用的麻醉状态,在浅麻醉状态,麻醉药物对大鼠的膀胱功能影响有限,大鼠有意识且可以自行排尿,浅麻醉状态的大鼠膀胱测压结果依然可以反映膀胱的功能。相同的测压方法排除了麻药的干扰因素也可以对膀胱功能进行比较分析,如何育霖等对深麻醉、浅麻醉及清醒状态下的大鼠膀胱测压结果进行了分析,发现大鼠在深麻醉状态下膀胱没有收缩力,膀胱充盈到一定程度出现充盈性尿失禁,膀胱漏尿点压力为$(33.10 \pm 7.19)\,cmH_2O$。浅麻醉状态大鼠可自主排尿,可以作为有关大鼠模型的尿动力学研究方法,但浅麻醉状态对膀胱的收缩能力有一定负面影响(图43-2-2)。应根据实验要求合理选择大鼠的尿流动力学检测方法。

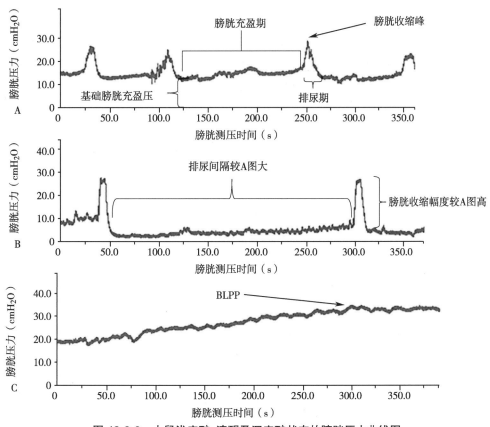

图43-2-2 大鼠浅麻醉、清醒及深麻醉状态的膀胱压力曲线图

麻醉状态的评定方法有两种:一种是根据大鼠的肢体评分;另一种是根据脑电图和熵值评分。常用的麻药有乌拉坦、水合氯醛、氯胺酮、异氟烷等,其中乌拉坦应用较多,因为有研究发现在浅麻醉状态乌拉坦对膀胱收缩力影响最小。肢体评分法即在给大鼠用麻醉药后观察大鼠的肢体状态,并给大鼠进行麻醉评分,根据大鼠的肢体麻醉评分确定大鼠的麻醉状态(表43-2-1)。浅麻醉状态下大鼠的肢体在刺激下可以活动,但大鼠可以被捆绑,并可以在约束下完成尿道插管、直肠插管,并且在膀胱测压过程中保持安静即为浅麻醉状态,而对外界任何刺激均无反应但有呼吸心搏的状态为深麻醉状态。

表 43-2-1　麻醉评分标准

分值	身体表现
1	被钳夹刺激肢体没有反应,呼吸深而慢
2	被钳夹刺激肢体仅有轻度肌颤但不能活动
3	被钳夹刺激肢体有轻度的蜷缩活动,但身体无法移动
4	被钳夹刺激肢体有明显的蜷缩活动,偶尔大鼠会移动身体到别处,呼气频率加快
5	开始有轻度的胡须活动,角膜刺激时有眨眼动作,被钳夹肢体快速蜷缩并有其他肢体的快速活动及身体移动

注:1分:深麻醉状态;2~3分:适度麻醉状态;4分:浅麻醉状态;5分:轻微麻醉状态

麻醉状态下大鼠的膀胱测压浅麻醉大鼠一般采用仰卧位,四肢被约束在测压台上,经尿道置入膀胱测压管,测压管的材料和清醒状态测压相同,膀胱测压管和测压装置的连接方式与清醒测压相同,设备连接完毕后即可开始检测膀胱压。这时大鼠的肛门内也可以直接插入自制的直肠测压管测量腹压。有学者为了排除腹压的干扰直接打开下腹腔暴露膀胱进行膀胱测压;有学者在膀胱顶插入留置针鞘作为膀胱测压管,再经尿道插入导管灌注及排出残余尿;也有学者在膀胱顶造瘘进行膀胱测压,因为这样可以排除经尿道插管产生的膀胱出口梗阻作用,测压参数更符合生理。深麻醉下的膀胱测压方法和浅麻醉相同。麻醉状态膀胱测压时的膀胱内灌注液体速度和清醒测压相似,但也有学者应用大鼠颈静脉静滴甘露醇使膀胱自然充盈进行膀胱测压,但现在大多数麻醉状态测压依然应用的是泵入法。

总之这种方法可控性好,对于经尿道测压的实验可以排除膀胱造瘘对膀胱功能的影响,并且这种方法检测的大鼠残余尿更准确。

二、大鼠尿道测压

大鼠的尿道测压是近些年才出现的,方法是大鼠在浅麻醉下仰卧位经尿道给大鼠插管,导管通过三通连接泵和压力感受器,然后从尿道向外牵拉导管,边拉边冲水,在牵拉过程中可以由管的测孔测出尿道压力。此法操作必须是雌鼠,因为雌鼠尿道短且直,可以直接经尿道口插管,雄鼠尿道长且弯曲直接从尿道外口插导管十分困难,需要通过手术经膀胱逆行经尿道插管。最近有学者把尿道测压管置入尿道后从大鼠背部皮肤引出,可以在大鼠清醒状态下测尿道压。

三、大鼠肌电图测压

大鼠肌电图的检测尚处于初级阶段,具体方法是将电极置入大鼠盆腔尿道括约肌旁,在半麻或清醒状态下检测大鼠排尿周期的尿道括约肌肌电变化情况。Marc P. Schneider 等在大鼠盆腔尿道外括约肌周围的脂肪内置入电极,电极线经背部引出在清醒状态下检测大鼠的括约肌肌电活动情况;而 Kruse 和 Kakizaki 则是在麻醉状态将大鼠的盆骨缘移除一部分后将电极直接置入大鼠的尿道外括约肌,进行大鼠的尿道括约肌肌电图检测。

第三节　泌尿系功能障碍动物模型研究

为了研究临床排尿功能障碍患者的发病机制及新的诊疗方法,研究者在动物实验中模拟临床膀胱功能障碍病因制作了不同的动物模型。

动物模型(animal model)这一术语出现在文献中仅有 40 余年的历史,但是基于动物为对象的科学研究已有上千年的历史,而且对医学的发展起着重要的推动作用,可以说生命科学的发展始终是以动物实验为前提的,泌尿外科的基础和临床研究也是如此。由于医学伦理及其他原因的限制,很多研究无法在患儿身上直接进行,因而动物模型的建立及研究就具有无可替代的作用。通过尿动力学在动物模型的应用、研究,从而深入了解小儿泌尿系疾病的生理、病例机制,可以为疾病的改善,甚至根治产生深远的意义。

根据泌尿系疾病的特点,动物模型主要分为膀胱过度活动症(over active bladder,OAB)模型、膀胱出口梗阻(bladder outlet obstruction,BOO)模型、神经源性膀胱(neurogenic bladder,NB)模型、压力性尿失禁(stress urinary incontinence,SUI)模型等。

一、动物模型麻醉方法

(一)静脉麻醉

　　1. 氯胺酮　为速效非巴比妥类药物,常用其盐酸盐。静脉或肌内注射给药后很快起到麻醉作用,但维持时间较短,一般仅 10~20 分钟。为了延长时间可重复给药。主要不良反应为心血管系统兴奋,使心率加快、血压升高,有时候会引起动物呕吐等。对兔和鼠的效果不可靠,对大鼠常有严重的呼吸抑制。与地西泮合用可有效减轻不良反应。

　　2. 水合氯醛　作用特点与巴比妥类药物接近,是一种安全有效的镇静催眠药,麻醉持续时间较长。主要缺点是深度较浅,麻醉量与中毒剂量很接近,故安全范围小,使用时应注意剂量控制;用后可出现肌肉紧张,苏醒期常有激惹现象。

(二)腹腔内注射麻醉

　　1. 戊巴比妥钠　是最常用的腹腔麻醉药物,可配成 1%~3% 的水溶液,药效可维持 3~4 小时,若效果不满意可追加用药,但一次性补充药物剂量不可超过原药剂量的 1/5。缺点是对呼吸和循环系统都有严重的抑制作用,动物死亡率高。

　　2. 硫喷妥钠　为超短效巴比妥类全麻药,麻醉起效快,持续时间短,苏醒较快,不良反应较小。主要缺点是常需术中补充剂量,对呼吸系统也有一定的抑制作用。

(三)吸入麻醉

　　1. 乙醚　为无色液体,易挥发,有刺激性气味。乙醚具有安全范围广、镇痛作用强、肌肉松弛好、肝肾毒性较小的特点,麻醉深度易于掌握,麻醉后恢复较快。主要缺点是燃点较低,易引发火灾或遗留隐患;对动物及施麻醉人员的呼吸道刺激较强;复苏时呕吐发生率相对较高。

　　2. 氟烷　为无色透明液体,略带水果香味,无刺激性。麻醉效能较高,诱导迅速平稳,苏醒也快,麻醉深度易调节,术后不呕吐。无可燃性和爆炸性,使用安全。主要缺点是心血管的抑制作用,可出现中度低血压。对金属和橡胶有腐蚀作用。

　　3. 氧化亚氮　又称笑气,是无色、带有甜味、无刺激性的麻醉气体。化学性质稳定,无可燃性和爆炸性,对心血管抑制作用小,诱导、苏醒迅速。缺点是麻醉效能偏低,宜与静脉麻醉复合使用,且使用时易出现缺氧反应。

　　4. 异氟烷　化学性质稳定,微有刺激气味,无可燃性和爆炸性。诱导和苏醒较快,可简便迅速调节麻醉深度。对循环系统影响较小,仅通过肺脏代谢,无肝肾毒性。刺激性气味常引起兔子诱导时屏气,但其他动物无此现象。

二、常用实验动物的麻醉

(一)大鼠

　　常用腹腔注射、肌内注射及静脉注射。最常用的麻醉药物为戊巴比妥钠,使用时配制成 1% 生理盐水溶液,40mg/kg 腹腔注射,可获得 2~4 小时麻醉效果。另外,还可使用氯胺酮(50mg/kg)及依诺伐(0.1~0.3mg/kg)、复合安定(3~6mg/kg)可获得 1 小时以内的麻醉效果。注意事项:①啮齿类动物不会呕吐,术前不用禁食;②由于大鼠静脉穿刺较为困难,实验中常采用腹腔或肌内注射一次性全量注射给药。

(二)猫

　　猫虽然易调训,但是难以合作制动,故一般先以肌内注射基础麻醉为佳。氯胺酮 10~20mg/kg 肌内注射,可产生 30~45 分钟的基础麻醉,但效果不够恒定,可与噻嗪类药物同时使用。吸入全麻如氟烷、异氟烷、氧化亚氮等均可用于猫的全麻。注意事项:①直接用吸入麻醉诱导常难以平顺,且较其他动物更易引起喉痉挛窒息,故麻醉时应在静脉诱导基础上,继以吸入全麻;②猫的呕吐中枢比较发达,应在术前 8~12 小时禁食,以免麻醉过程中发生呕吐影响实验操作,还可在术前 30 分钟皮下或肌内注射阿托品 0.04mg/kg,抑制胃肠道活动。

（三）小型猪

地西泮(1~2mg/kg,肌内注射)可迅速产生镇静作用,随后给予氯胺酮(10~15mg/kg,肌内注射)则可使动物完全制动。咪达唑仑(1~2mg,肌内注射)可与氯胺酮联合使用。单纯的器官插管以吸入麻醉维持。一氧化氮、氟烷、异氟烷均可安全有效地维持麻醉。注意事项:①与其他哺乳动物相比,挥发性麻醉药对猪的效力较低,因此,诱导和维持时须提高吸入浓度;②少数猪使用氟烷麻醉后会出现恶性高热;③猪的气管插管技术稍复杂,因为较难看清喉部的解剖结构,故操作时对实验人员的技术有一定要求。

（四）家兔

家兔一般选用耳缘静脉给药途径诱导麻醉。麻醉药品使用 4% 戊巴比妥钠溶液,按 60mg/kg 由家兔耳缘静脉缓慢注入。10 分钟后进入麻醉状态,此时可实施手术。麻醉时间可持续 3~4 小时。术前 30 分钟可使用阿托品 0.2mg/kg 皮下注射抑制胃肠道反应。也可使用氯胺酮(25mg/kg)配合甲苯噻嗪(4mg/kg)耳缘静脉注射,麻醉效果满意。注意事项:①兔对巴比妥类药物耐受较差,最好降低浓度(1.25%);②由于兔气管管腔较细,如需行气管插管,例行气管切开术。

三、常见动物模型的构建

（一）膀胱过度活动动物模型

1. 构建 OAB 动物模型　可分为中枢模型和外周模型。中枢模型源于脊髓、脑干或更高的神经中枢损害;外周模型源于膀胱外周神经支配和血供的直接损伤。

（1）应用化学物质诱发 OAB,可应用的化学物质包括乙酸、环磷酰胺、丙烯酸、柠檬酸、盐酸、辣椒素、硫酸盐、二甲苯和松节油等。这些药物可激活介导伤害性刺激的膀胱壁 C 纤维,导致膀胱感觉冲动信号增强,从而产生尿急症状建立起 OAB 模型。

（2）膀胱出口梗阻同样会引起 OAB,是临床上最常见的引起逼尿肌不稳定的原因。大鼠、猪、豚鼠、兔、猫、狗等可被来构建 BOO 模型,其中以大鼠最常用,大鼠 BOO 模型诱发的 OAB 最早可于梗阻后 1 周出现。

（3）自发性高血压大鼠也表现出异常的膀胱功能和膀胱过度活动。主要表现是膀胱容量和排尿量减少、尿频、频繁出现收缩形式类似于逼尿肌过度活动的逼尿肌无效收缩。排尿功能异常的确切原因不明,但与外周及脊髓机制有关,主要是排尿中枢对去甲肾上腺素的神经应答降低,使膀胱逼尿肌肌力增加。

（4）脊髓横断 / 损伤模型:骶髓以上脊髓损害常引起逼尿肌不稳定,尿动力学表现为逼尿肌过度活动和逼尿肌 - 括约肌协同失调。骶髓以上脊髓损害模型中骶髓排尿中枢保持完整,但高级抑制中枢反馈调节作用丧失,逼尿肌无抑制性收缩,膀胱顺应性降低,容量减小,尿动力学检查表现为低容量低顺应性膀胱,神经系统功能被重塑,形成新的骶髓反射弧,痛觉 C 纤维呈现功能上的短路,是发生神经源性 DO 的病理生理基础。

（5）脑桥上部病变模型:人类的很多中枢性神经系统疾病可以造成排尿功能障碍,包括脑血管事件、痴呆、帕金森病和多发性硬化等。由脑桥 - 中脑灰质或脑桥排尿中枢神经元负责协调排尿神经信号,收集来自基底核、小脑、大脑皮质等的输入信号,并向脊髓发出排尿指令。来自脑桥上中枢的输入信号主要起抑制作用,抑制区域主要在小脑、基底神经节和大脑皮质。大多数传入脑桥排尿中枢的脑桥上信号是抑制性的,脑血管意外可终止这种抑制作用。脑血管动物模型已被用于研究与中风相关的 OAB 的病理生理机制。

（6）周围神经病变模型:通过对大鼠应用链脲霉素,可构建糖尿病对膀胱功能影响的动物模型。链脲霉素 - 糖尿病大鼠模型表现出膀胱功能明显失调,膀胱容量、单次排尿量和残余尿量增加,而排尿频率明显下降。此外,还可出现膀胱感觉过敏或逼尿肌不稳定等表现。

（7）转基因模型:基因敲除模型与其他转基因动物已被用于研究正常的生理过程、人类疾病的分子机制。小鼠是最常用的实验对象,转基因小鼠已经应用于下尿路生理和功能障碍的研究中。转基因小鼠模型包括神经元—氧化氮合成酶敲除小鼠模型、尿溶蛋白基因敲除小鼠模型、前列腺素受体敲除小鼠模型、嘌呤受体敲除小鼠模型、雌激素受体敲除小鼠模型等。

2. 大鼠OAB模型的尿动力学检查 对OAB模型的尿动力学检查最常采用膀胱造瘘法行充盈性膀胱测压。采用25%乌拉坦行腹腔内注射麻醉(1.0g/kg)。取下腹部正中切口,显露膀胱,于膀胱顶部造瘘,置入2根硬膜外导管,并用3-0丝线缝合固定,两根导管分别与尿动力检测仪及微量灌注泵连接。用微量灌注泵以0.3ml/min速率灌注生理盐水,可测量参数包括储尿期压、最大膀胱容量、膀胱顺应性、膀胱残余尿量等。膀胱低压充盈期出现膀胱收缩间期缩短及膀胱内压升高超过15cmH$_2$O即为OAB。

（二）膀胱出口梗阻动物模型

1. 构建膀胱出口梗阻模型 方法为耻骨后膀胱颈部分结扎法和会阴途径球部尿道部分结扎法。常用的动物为大鼠、兔等。

（1）耻骨后膀胱颈部分结扎法:10%水合氯醛(0.3~0.5ml/100g)腹腔内注射麻醉后将大鼠仰卧位固定,下腹部备皮,碘伏消毒后取下腹部正中1.5~2.0cm垂直切口,于腹直肌旁钝性分离后打开腹腔,暴露膀胱,小心钝性分离出膀胱颈,紧贴膀胱颈放置1mm硬膜外导管,于膀胱颈处穿过3-0丝线,以硬膜外导管为支撑,结扎膀胱颈。结扎标准:结扎程度尽可能松,线圈轻轻靠近即可,拔出硬膜外导管时结扎周围组织不被牵动。然后拔出导管,逐层关闭切口。动物放入苏醒室观察,苏醒后放回动物房。

（2）会阴途径球部尿道部分结扎组:准备工作如上所述,会阴消毒后取阴茎阴囊联合处到阴囊中部长约1cm大小的正中垂直切口,钝性分离出球部尿道后将尿道与海绵体分离,于此处穿过3-0丝线,紧贴尿道放置1mm硬膜外导管作为支撑,结扎尿道。结扎标准同上,拔出导管,关闭切口。

2. 尿动力学检查 BOO动物模型建立后通过耻骨上膀胱造瘘途径行尿动力学检查,以20%乌拉坦(1g/kg)腹腔麻醉,大鼠仰卧位固定,碘伏消毒下腹部后取正中切口,暴露膀胱,用眼科剪在膀胱顶部剪一小口,将备好的两根硬膜外导管(提前用胶带将两根导管捆绑在一起,将进入膀胱的一端剪成斜面)插入,穿过2-0丝线结扎,使导管固定于膀胱且不漏尿,结扎时被结扎膀胱组织尽可能少。挤压排空膀胱尿液后,两根导管分别连接实验系统的压力传感器和微量灌注泵,启动微量灌注泵,以0.2~0.3ml/min的速度灌注37℃生理盐水并开始测压。当尿道口出现第一滴尿液时,记录的即刻压力为漏尿点压力。大鼠行尿动力学检查前已被麻醉,无应力动作出现,因此漏尿点压力可以被视为逼尿肌漏尿点压。

（三）神经源性膀胱的动物模型

1. NB动物模型分型

（1）按研究目的分型:①脑缺血损伤导致膀胱功能障碍动物模型;②基于脊髓病变的动物模型;③周围神经病变动物模型,如糖尿病周围神经病变。

（2）按发病机制分型:①中枢神经病变;②周围神经病变。

（3）按致病方法分型:①生物医学动物模型,如曼岛猫的先天脊髓发育不良模型;②自发性动物模型,如由基因变异诱导培育的BB/W糖尿病大鼠模型;③理化因素诱发性动物模型,如各种脊髓损伤、截瘫动物模型等。

NB模型常用动物,包括大鼠、家兔、猫、狗、小型猪、猴等。常用神经源性膀胱动物模型包括大鼠脊髓横断模型、大鼠脊髓撞击伤动物模型、脊髓压迫损伤模型、大鼠脑梗塞导致神经源性膀胱动物模型、小型猪膀胱去神经模型、猫神经干切断术诱发神经源性膀胱模型、曼岛猫模型、糖尿病膀胱功能障碍模型。下面以家兔为例介绍家兔神经源性膀胱的构建。

复方盐酸赛拉嗪注射液臀部肌内注射(0.6ml/kg),必要时追加。家兔麻醉达成后,俯卧固定,术区备皮,常规消毒铺巾。于背部沿L$_5$~L$_7$做一2cm的纵行切口,逐层分离皮下组织,充分暴露棘突。在其两侧钝性分离腰大肌,单关节咬骨钳咬除棘突,暴露髓腔以下即为硬脊膜及脊髓。眼科剪锐性横断脊髓,眼科镊入髓腔钳夹捣毁横断面以下的脊髓,填充无菌明胶海绵,逐层关闭切口。

2. 尿动力学检查 充盈性膀胱测压,麻醉后(1%苯巴比妥钠1ml/100mg腹腔注射)用碘伏消毒,下腹正中切口显露膀胱,20号套管针于膀胱顶处穿刺置管,5-0线荷包包埋,打结固定。微量灌注泵以0.5ml/min灌注生理盐水,行膀胱测压。当大鼠出现漏尿时停止灌注。检查参数包括诱发排尿的容量阈值、逼尿肌漏尿点压力,可计算膀胱顺应性。

　　神经源性膀胱是现在临床和基础研究的热点,因为神经源性膀胱临床十分常见。脊髓损伤是神经源性膀胱的常见病因,因此脊髓损伤引起的神经源性膀胱模型是基础研究常用模型,而尿动力学检查是评估模型膀胱功能状态的主要工具,例如贾亮花等建立了脊髓损伤致幼鼠神经源性膀胱模型的建立并且应用尿动力学检查对模型的膀胱功能状态进行了评估,发现幼鼠胸椎 11~13 脊髓损伤可致幼鼠膀胱逼尿肌无收缩,膀胱容量增大,膀胱顺应性增加(脊髓休克期)。同时尿动力学检查也是评估神经源性膀胱治疗方法效果的标准方法,它可以在最小的创伤下最准确的评估治疗方法对膀胱功能的改善程度,例如李云龙等建立大鼠马尾神经横断神经源性膀胱模型,应用支配膀胱神经接到横断神经上位脊髓神经前根后以实现神经重建的方法治疗神经源性膀胱,术后应用尿动力学检查膀胱功能发现神经重建术可以改善膀胱功能(图 43-3-1)。

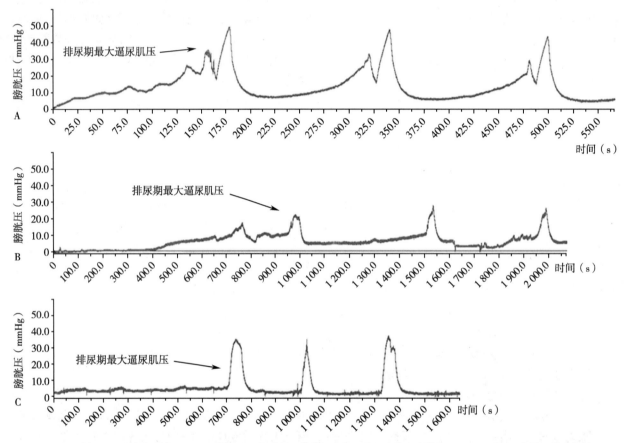

图A:正常大鼠膀胱压力曲线;图B:左侧腰6及骶1脊神经前后根离断后大鼠膀胱压力曲线;图C:左侧腰6脊神经前肢断端远端与腰4脊神经前肢吻合后大鼠膀胱压力曲线。图中显示C图的排尿期膀胱最大收缩压大于B图

图 43-3-1　神经源性膀胱神经重建后膀胱压力图

(四)压力性尿失禁的动物模型

　　SUI 是盆底肌肉及筋膜组织松弛,膀胱和尿道解剖位置改变及尿道阻力降低,导致控尿功能障碍。其特点是在正常状态下无漏尿,而在腹压突然增高时尿液不自主流出,严重影响患者的生活质量和身心健康。目前比较公认的压力性尿失禁的病因:分娩、分娩损伤及难产,产钳操作尤甚;绝经后雌激素减退所致的盆底组织萎缩:阴道及尿道手术外伤史等。大多数压力性尿失禁的患者无外伤和手术史,故分娩、分娩损伤及雌激素水平降低是其患病的首要原因。

　　1. 构建压力性尿失禁的动物模型　以大鼠为例,构建压力性尿失禁的动物模型,主要通过三种方法:阴道扩张;卵巢切除;阴部神经切断。

　　(1)阴道扩张:用戊巴比妥(0.04mg/g)腹腔内麻醉后,将 8F 导尿管头端带水囊的部分置入大鼠阴道内,水囊内注入生理盐水 5ml,并在导尿管尾端悬挂一 100mg 重物以模拟生产时胎儿对盆底的压迫作用,如此维持 4 小时后拔除导尿管。

（2）卵巢切除:用戊巴比妥(0.04mg/g)腹腔内麻醉后将大鼠仰卧固定,腹部切口进入腹腔。在腹腔两侧、双脚子宫的近头端找到卵巢,予以结扎切除并关闭切口。

（3）阴部神经切断:用 1% 异戊巴比妥(0.04mg/g)腹腔内注射麻醉后将大鼠俯卧位固定,备皮,消毒,取骶正中 1.5cm 皮肤切口和双侧背部肌肉切口,分离肌肉及周围组织暴露坐骨直肠窝,并于坐骨直肠窝内分离阴部神经,两侧各离断 1.5cm,2-0 丝线依次缝合肌肉和皮肤。

2. 尿动力学检查　尿动力学检查仪(BL-420S 生物功能实验系统)的压力传感器与微量输液泵分别外接一根硬膜外导管,用无菌生理盐水充满管道,保证管道内无空气。用 10% 水合氯醛(0.3ml/100g)腹腔内注射麻醉动物后,仰卧位固定。排空大鼠膀胱后,尿道口碘伏消毒,将与仪器连接好的两根涂有液体石蜡的硬膜外导管经尿道插入膀胱,置入约 3cm。微泵以 0.3ml/min 的速度开始向膀胱内注入无菌生理盐水;同时,尿动力学检查仪开始检测。以尿道口出现第 1 滴液体为准,记录当时的膀胱容量和膀胱内压为最大膀胱容量和漏尿点压,并截取压力曲线图。每只大鼠进行 3 次检测,取其平均值。另外还可行喷嚏实验,上述检查之后,先排空大鼠膀胱,用微泵注入生理盐水,其量为先前测出的膀胱容量的一半。剪取一段鼠须伸入大鼠鼻孔,致其出现喷嚏反射。仔细观察喷嚏时有无液体从尿道口流出。

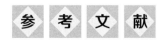

1. 文建国,苏志强,王庆伟,等. 幼兔逼尿肌无收缩模型的建立及影像尿动力学评估. 中华小儿外科杂志,2013,34(5):373-376.

2. 韩超,刘飞,袁建林,等. 膀胱过度活动症动物模型的研究进展. 中华泌尿外科杂志,2014,35(5):391-394.

3. 贾亮花. 幼鼠脊髓损伤致神经源性膀胱模型的建立及尿动力学评估. 郑州:郑州大学出版社,2014.

4. GORDON MM,CASEY JH,NAYLOR AM. Animal models in urological disease and sexual dysfunction. British Journal of Pharmacology,2010,147(S2):62-79.

5. LI Y L,WEN JJ,WEN YB,et al. Reconstruction of bladder function and prevention of renal deterioration by means of end-to-side neurorrhaphy in rats with neurogenic bladder. Neurourology and Urodynamics,2018,37(4):1272-1280.

6. JIN LH,ANDERSSON KE,KWON YH,et al. Substantial detrusor overactivity in conscious spontaneously hypertensive rats with hyperactive behaviour. Scandinavian Journal of Urology and Nephrology,2009,26:379-384.

第四十四章

生物反馈技术

生物反馈疗法（biofeedback therapy）是在行为疗法的基础上发展起来的一种新型心理治疗技术和方法。它利用现代生理科学仪器，通过人体内生理或病理信息的自身反馈，从而消除病理过程、使患者身心健康。对于小儿而言，就要应用更加简单易懂的信息，将来自下尿路及盆底肌肉的信号转变为可视的信号呈现给患儿，并使患儿根据所接受的信号完成引导，从而学习如何改变和控制某些生理过程，达到改善症状的目的。

生物反馈治疗的研究是从20世纪20年代开始兴起，最初的主要研究对象是肌电活动，随后由肌电反馈发展出皮肤温度反馈、脑电反馈、心电反馈、血压反馈等多种生物反馈技术。盆底肌（pelvic floor muscle）生物反馈治疗最早是由Kegel等在1948年首次提出，他发明了一种会阴压力计（图44-0-1），在阴道内置入一个探针，通过探针测定盆底肌的收缩强度，并通过观察指示棒的角度变化，指导患者如何正确地收缩盆底肌，通过一段时间的训练从而达到训练盆底肌的目的。随着技术的不断革新，现在已不采用这种原始而简陋的装置，取而代之的是皮肤表面电极及肛门内测压探头等，相信在不久的将来，也会有更多的新技术应用于生物反馈治疗中。会阴压力计不适用于儿童。

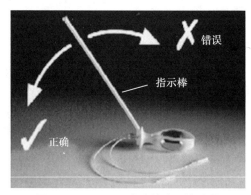

图44-0-1　Kegel发明的会阴压力计

近20年来，利用生物反馈技术治疗小儿排尿异常取得了长足的进步，非动画效果的生物反馈治疗逐渐被带有动画效果的新技术所代替，院内医师指导下的治疗联合院外的家庭练习模式的推广等，使生物反馈技术在小儿排尿异常的治疗中逐渐成为了重要的组成部分。

第一节　正常排尿机制

一、盆底肌的解剖学和组织学

盆底肌是一个由三部分结构共同组成的复合结构，包括盆筋膜、提肛肌、外括约肌（图44-1-1），尿道、阴道和直肠穿过盆膈并由盆膈支持固定。其中功能协调的尿道外括约肌对于控尿功能起着重要的作用。

盆底肌是由横纹肌所构成，可分为两种肌纤维，包括Ⅰ型（慢缩肌纤维）和Ⅱ型（快缩肌纤维）肌纤维，前者起维持肌肉的张力，而后者主要起到快速收缩作用。盆底肌主要作用为支持和固定，所以主要是由慢缩肌纤维组成，但是为了能应对腹压的快速增高，如咳嗽等情况，盆底肌也包含了一部分快缩肌纤维。一些学者研究发现，人体的盆底肌大约含60%~70%的慢缩肌纤维和30%~40%的快缩肌纤维。当腹压突然上升时，盆底肌作出快速应答，发挥关闭尿道和防止漏尿的作用。为了防止压力性尿失禁，盆底肌需要对腹压的快速改变作出及时的反应，然而，为了保持一种紧张的状态，盆底肌又需要有足够的持续张力。

二、小儿排尿的生理学

近年来,对于小儿尿控能力的发育过程已有了新的认识。经典的观点认为,随着小儿的年龄增长,控制排尿的骶神经反射被膀胱牵张反射所代替,而最新的学术观点认为,大脑皮质的介导对于控尿能力的形成起到了更关键的作用。在新生儿阶段,各种不同的排尿模式,包括逼尿肌和外括约肌不协调的排尿模式,比以往认为的更常见。

当小儿发育出足够容量的膀胱,并获得了对尿道外括约肌和膀胱逼尿肌的控制能力后,小儿才能逐渐学会正常的排尿。新生儿出生时,膀胱体积约 30~60ml,此时尿频的发生就不可避免。然而随着年龄的增长,新生儿的膀胱体积每年约可增长 30ml,尿频的现象也会随之改善,当达到 3 岁时,小儿

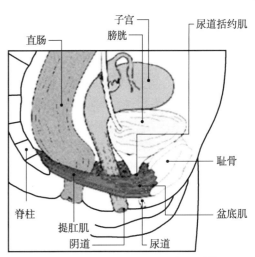

图 44-1-1　盆底肌及其周围解剖结构

就能较好地控制尿道外括约肌,当达到 4 岁时,便可以较好地控制膀胱的逼尿肌。小儿的逼尿肌和尿道外括约肌的协调性在出生后的几年内才慢慢发展起来。Brazelton 等发现,大约 26% 的小儿在 2 年内获得较好的白天控尿的能力,大约 85% 的小儿在出生后的 30 个月后获得,大约 98% 的小儿可以在 3 年内获得良好的白天控尿的能力。Jansson 等追踪了大量出生后至 6 岁的小儿,发现获得白天控尿能力的中位年龄是 3.5 岁,获得夜间控尿能力的中位年龄是 4 岁。

综上,在理想的情况下,尿液被储藏在一个低压、稳定、具有一定容积的膀胱内,尿道外括约肌需要持续收缩,并且能够对突然增加的腹压做出迅速反应以保持尿液不外漏,当膀胱内的尿液达到膀胱可以稳定维持的最大容量时,此时尿道外括约肌也达到了最强的张力,随后尿道外括约肌持续放松,膀胱颈打开,膀胱逼尿肌收缩,膀胱被完全排空,完成一个完整的排尿周期。

第二节　排尿异常

小儿排尿功能异常是指不存在神经系统异常的小儿在排尿过程中不能有效地放松尿道外括约肌,从而导致排尿障碍。若该症状进一步发展,常被称为小儿非神经源性膀胱,或称为 Hinman-Allen 综合征,这一概念最先由 Hinman 和 Baumann 在 1973 年时提出。患有排尿功能异常的患儿常因尿路感染,遗尿,便秘及排尿期症状就诊,若排尿功能异常进一步加重,常出现膀胱输尿管反流,甚至导致肾积水,肾盂肾炎及继发性慢性肾功能不全等。

选择合适的患者应用生物反馈治疗对于其能否取得满意疗效起到非常重要的作用,根据尿流率联合肌电图检查可以将排尿功能异常的患儿分为四类:

（一）排尿功能障碍

在排尿过程中,表现为下尿路症状联合盆底肌过度活动,常合并断续排尿和尿流中断。

（二）特发性逼尿肌过度活动

特发性逼尿肌过度活动（idiopathic detrusor overactivity disorder,IDOD）分为 A 型（IDOD-A）和 B 型（IDOD-B）,IDOD-A 表现为尿急症状,排尿过程中盆底肌无收缩和肌电图延迟时间 <2 秒（EMG lagtime,肌电图延迟时间是指在一次排尿过程中,肌电图上显示的盆底肌因尿意开始放松与尿液开始流出这两个时间点之间的跨度）,IDOD-B 指符合 IDOD-A 的前两条且具有正常的肌电图延迟时间（2~6 秒）。

（三）逼尿肌功能低下

逼尿肌功能低下（detrusor underactivity,DU）表现为由于长期的逼尿肌功能不良所导致在一次排尿过程中尿量超过膀胱的预测容量。这类患者具有正常排尿模式,逼尿肌和尿道外括约肌功能协调,常具有正常的尿流曲线。

（四）原发性膀胱颈功能障碍

原发性膀胱颈功能障碍（primary bladder neck dysfunction，PBND）指在排尿过程中无盆底肌过度收缩的情况下，出现排尿等待，肌电图延迟时间 >6 秒，尿流曲线右移。

尿流率联合肌电图检查可以用来对排尿异常的患儿进行分型。例如，具有断续排尿的尿流率曲线的患儿常被诊断为排尿功能障碍，然而，Wenske S 等研究发现，所有具有断续排尿的患儿中，若联合肌电图检查后，其中只有三分之一的患儿将被诊断为排尿功能障碍。肌电图延迟时间对于正确诊断也起着至关重要的作用，正常的肌电图延长时间是 2~6 秒。

将排尿异常的患儿根据尿流率联合肌电图检查分型后，根据不同类型予以不同的治疗。

1. 排尿功能障碍　采用生物反馈治疗，若膀胱过度活动症状严重可加用抗胆碱能药物。
2. 先天性逼尿肌过度活动　抗胆碱能药物治疗。
3. 逼尿肌功能不良　行为治疗（按时排尿等）。
4. 原发性膀胱颈功能障碍　予以 α 受体阻断剂。

第三节　生物反馈治疗原理

生物反馈疗法的原理包括两个过程，首先获得对于一个特殊生理过程的信息的感知能力，然后能够自主地对这个生理过程进行调控。对于排尿异常的小儿来说，生物反馈疗法首先让患儿能够感知到尿道外括约肌的收缩，然后学会控制尿道外括约肌，最终达到能够正常的排尿。通过贴于腹部皮肤电极接收肌电图信号，患儿可以学会收紧耻骨直肠肌的同时避免腹部肌肉收缩。一旦具备对这些肌肉的感知能力，下一步就是对肌肉的控制。反复的简单强烈的收缩可以增强快缩肌纤维，较长时间的持续收缩可以增强慢缩肌纤维。小儿生物反馈治疗是一个需要患儿积极主动配合的治疗，一般需要患儿达到 5 岁以上，并且患儿需要和施行治疗的医师建立良好的关系。通过医师的一系列指导以及家庭练习，可以增强生物反馈治疗的效果。

第四节　仪 器 设 备

骨骼肌的活动是由中枢神经系统复杂的冲动引起的，这种冲动从脑、脊髓通过运动神经通路最终达到肌肉纤维，出现相继的肌肉收缩，当神经冲动减少后便开始出现肌肉松弛。伴随肌肉活动产生的电活动称为肌电活动。肌电可以通过贴附在该部位皮肤表面的电极测得。肌肉的紧张程度是与肌电的高低呈比例的，因此，肌电是肌肉收缩或松弛的一个直接的生理指标。生物反馈治疗仪把测得的肌电放大，然后整流、集合变成声光信号，告诉被试者的肌肉是相对的紧张或是松弛。被试者还可在声、光信号的提示下体会自己肌肉的细微变化，这些变化一般是感觉不到的。通过这种训练，可以使被试者对肌肉活动自我控制，这种控制能力对于使紧张的肌肉松弛和恢复衰退肌肉的运动功能有特殊的意义。

常用的小儿生物反馈治疗仪由两个皮肤表面电极、一个肛门内测压探头和显示器组成（图 44-5-1）。当神经冲动传达至肌肉神经接头时，肌纤维表面发生去极化，其所产生的电压变化即可被皮肤表面电极所记录。相对于用探测针插入肌肉内测试肌电信号改变的技术，皮肤表面电极虽然在精确度上有所逊色，但是对于受试者而言痛苦小，易于接受，特别对于小儿而言，更易接受。插入肛门内的探头的功能是记录腹内压及人体生物活动的背景电信号，后者可用于去除皮肤表面电极所记录的电信号中的干扰部分。显示器是用来将肌电信号直观、实时的反馈给受试者。

带有动画效果的生物反馈治疗是将肌电图和腹压的信号通过互动的电脑游戏呈献给患儿，从而使患儿能够更积极主动的配合治疗课程，提高治疗效果。Mc Kenna 等最早于 1999 年提出并应用互动的游戏加入到生物反馈治疗中，他们研究了 41 例应用带有动画效果的生物反馈治疗仪治疗的患儿，其中 84% 的患儿白天遗尿的现象有所改善，57% 的患儿夜间遗尿得到改善，42% 的患者尿流曲线及排尿的协调性得到改善，以及 57% 的患儿排尿后膀胱残余尿有明显的减少，该研究证明了动画效果的生物反馈治疗的可

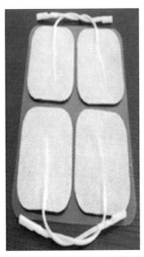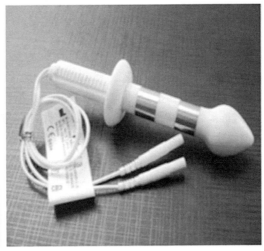

图 44-5-1　生物反馈治疗仪的皮肤表面电极及肛门内测压探头

行性。Kaye 和 Palmer 等首次将动画效果的生物反馈治疗与经典生物反馈治疗进行了随机对照研究,发现在改善症状(包括白天遗尿、夜间遗尿、尿急、尿频、尿潴留、尿路感染和残余尿)方面,两者无统计学差异,但是带有动画效果的生物反馈治疗患者更愿意参与,并且可以减少课程的数量。带有动画效果的生物反馈治疗仍需进一步的研究和改进。

第五节　治　　疗

一、操作步骤

在非常安静、光线柔和、温度 26℃左右的治疗室内,将肛门探头插入肛门内,两个表面电极分别贴于患儿腹部的两侧,接地电极贴于骨头突出部位,如髋骨区域。

二、训练方法

根据患者症状选择合适的训练方案。在训练过程中患儿反复收缩肛门,同时紧闭尿道并保持腹肌放松,盆底肌肉收缩的状态和强度通过两个表面电极及肛门探头的监测可以直观的展示在显示器上,根据 EMG 及压力改变,调整受试患儿的动作的准确度和控制力,达到治疗目的(图 44-6-1)。

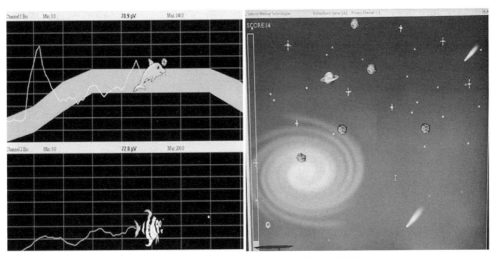

图 44-6-1　带有动画效果的生物反馈治疗效果图

三、注意事项

1. 盆底肌训练中,首先要完成肌肉意识训练,即增强患儿对于盆底肌肉的感知和控制能力,在收缩与排尿相关的盆底肌时放松腹部肌肉,然后才考虑对肌肉强度的进行训练。

2. 正确的盆底肌训练,需要在治疗师的指导下进行。治疗师需要完成对于盆底肌肉功能的评估,评估的内容包括盆底肌肉选择性收缩及放松的准确度及肌肉收缩的力量。正确的盆底肌收缩可以引起会阴向内侧运动,而腹压增强会引起反向运动,通过目视法或者肛门指检法可以判断,后者方法更加准确。

3. 训练的时间应持续至少 3~6 个月。最初的 6~8 周,肌肉力量的增强以每次收缩所募集的运动单元的增多所主导,而后期则以肌肉纤维的肥大增生为主。

4. 在训练的过程中,保持每次肌肉收缩的强度并达到目标值,比训练的频率的增加更重要。在一次肌肉收缩中,需要患儿尽可能接近最大幅度的收缩。观察的指标有静态张力和动态张力,静态张力是指每次肌肉能够维持的最大收缩时间,动态张力是指在一定的收缩强度、一定的频率下可以进行收缩的最大次数。

四、盆底训练联合电刺激盆底肌治疗

电刺激盆底肌治疗是指在单纯盆底生物反馈治疗的基础上给予电刺激,使患儿盆底肌肉因此发生被动收缩,达到增强盆底肌收缩能力,改善排尿异常的目的。

患者取平卧位,选用皮肤表面电极,置于两侧的会阴区。常用的电刺激模式有:①脉冲频率 20Hz、脉冲期 250μs,电刺激时间 5 分钟;②脉冲频率 10Hz、脉冲期 250μs,电刺激时间 20 分钟;③脉冲频率 20Hz、脉冲期 200μs,电刺激时间 10 分钟。刺激周期设定为刺激 4 秒,休息 4 秒。刺激电流强度由 0mA 开始,然后每次以 1%~5% 的幅度增加,直到患者有感觉,在电脑显示屏上观察到会阴及会阴肛门肌肉产生收缩的肌电图,但无明显不适为度。每周 3 次,每次 60 分钟,治疗 12 周。

生物反馈治疗最早由 Maizels 等在 1979 年作为新技术应用于治疗排尿时的括约肌控尿障碍,随后大量的学者应用并做了大量的报道,然而并非所有的报道都认为生物反馈治疗确实有效,而且生物反馈治疗还存在临床和尿流动力学结果不一致的现象。Nelson 等研究了 81 名保守治疗无效的患儿并对他们给予生物反馈治疗,其中 30% 无漏尿,49% 获得明显改善,虽然最大尿流率和排尿后残余尿有明显改善,但数据显示,临床表现和尿动力改变无统计学相关性。Bael 等报道称,生物反馈治疗后的临床改善与膀胱过度活动的改善无关,在 105 名受试者中,有 67% 的患儿存在膀胱过度活动,通过治疗后,仍有 56% 的患儿存在膀胱过度活动。

对于小儿排尿功能障碍的理解、评估和治疗方法仍然需要进一步的研究,生物反馈治疗作为现阶段一个可行的重要治疗方法也需要进一步的实践,带有动画效果的生物反馈治疗将可能替代经典的无动画效果的治疗,更大样本量的随机对照研究相对尚缺乏,生物反馈治疗仍然需要进一步的研究。

参 考 文 献

1. 苏静,文建国,王庆伟,等.青少年女性特发性急迫性尿失禁盆底肌电刺激治疗近期疗效观察.中华小儿外科杂志,2006,27(6):309-312.

2. 游泳,朱庆华,娄安锋,等.强化生物反馈联合家庭盆底肌锻炼治疗女性真性压力性尿失禁.中国妇幼保健,2008,23(18):2496-2499.

3. 王磊,张进生.生物反馈电刺激在膀胱排尿功能障碍治疗中的进展.中国微创外科杂志,2014,(7):664-666.

4. FISCHER W,PFISTER C,TUNN R. Comparison between histological,histochemical and clinical findings from musculature of pubococcygeal repair(PCR)in urinary incontinence. International Urogynecology Journal,1992,3(2):124-128.

5. MOSIELLO G,POPOLO GD,WEN JG,et al. Clinical Urodynamics in Childhood and Adolescence. Cham,Switzerland:Springer International Publishing AG,2018.

6. VAN BATAVIA J P,COMBS A J,HOROWITZ M,et al. Primary Bladder Neck Dysfunction in Children and Adolescents III：Results of Long-Term α-Blocker Therapy. The Journal of Urology,2010,183（2）：724-730.

7. KLIJN AJ,UITERWAAL CSPM,VIJVERBERG MAW,et al. Home Uroflowmetry Biofeedback in Behavioral Training for Dysfunctional Voiding in School-Age Children：A Randomized Controlled Study. The Journal of Urology,2006,175（6）：2263-2268.

第四十五章

骶神经调节治疗

小儿排尿功能障碍是指膀胱尿道的储尿期和 / 或排尿期功能异常,是小儿泌尿外科临床最常见的疾病之一,主要包括膀胱过度活动症、神经源性膀胱、尿失禁、慢性尿潴留等。行为及药物治疗通常是小儿排尿功能障碍的首选方法,但对于一些常规治疗无效或无法耐受的顽固性排尿功能障碍的患儿,探索微创、安全、有效的新型治疗方式很重要。神经电刺激治疗就是近年发展起来的一种非药物治疗方法。

下尿路的器官和盆底组织均由躯体神经或自主神经支配,起源于骶髓节段。阴部神经及其分支调节盆底躯体感觉和骨骼运动,起源于骶神经 S_1~S_4。自主神经包含有交感神经和副交感神经纤维,其中交感神经纤维来自 T_{10}~L_1,而副交感神经纤维来自 S_1~S_4。因此,外周神经调节技术通过调控这些神经反射环路来改善其效应器官的功能就成为可能。

近年来,随着电调节技术发展,已从先前的靶器官如针对膀胱直接电刺激,发展到脊髓神经根或中枢神经的弱电刺激模式,而骶神经调节(sacral neuromodulation,SNM)就是较为成熟的神经调节模式,在治疗多种顽固性排尿功能障碍患者中获得成功,成为顽固性排尿障碍的有效治疗手段。

第一节 概 述

骶神经调节或骶神经电刺激指利用经皮介入手段将一种短脉冲的刺激电流连续施加于特定的骶神经,以此剥夺神经细胞本身的电生理特性,人为地激活兴奋或抑制神经通路,干扰异常的骶神经反射信号,进而影响与调节膀胱、尿道括约肌及盆底等骶神经支配的效应器官的行为,起到"神经调控"的作用,用于顽固性下尿路功能障碍及盆底功能障碍性疾病的治疗。

一、骶神经调节发展历程

20 世纪 60 年代心脏起搏器应用于临床取得成功后,科学家试图通过电刺激驱动身体其他器官工作的热情开始高涨;20 世纪 70 年代初,美国国立卫生研究院开始了一系列研究,目标是通过电刺激获得良好的协同排尿,但最终只获得了间歇性排尿,也标志着 SNM 的雏形。1979 年,Schmidt 及 Tanagho 等人在加州大学旧金山分校开展骶神经根刺激控制排尿的动物实验。1989 年,Tangaho 和 Schmidt 首次报道了应用骶神经调节治疗 22 例神经源性排尿功能障碍患者的成功经验。1994 年,SNM 通过了欧洲 CE 认证,批准用于临床;同年 Matzel 等报道了 SNM 在大便失禁患者中的成功经验。1997 年,美国 FDA 批准了 SNM 用于治疗急迫性尿失禁。1999 年,美国 FDA 批准了 SNM 用于治疗尿频 - 尿急综合征和非梗阻性尿潴留。2011 年,美国 FDA 批准了 SNM 用于治疗排便功能障碍。

二、骶神经调节技术实施

骶神经调节技术分两期实施:第一期为体验(测试)期;第二期为长效刺激器植入。第一期需要先植入刺激电极,进行 2~3 周的测试,通过调整刺激位点、频率及强度,观察疗效;疗效满意者则进行二期的长效刺激器植入(图 45-1-1)。

（一）手术步骤

1. 电极植入（一期）　患儿取俯卧位,暴露肛门,双足背踝部垫置软枕,悬空足前部。采用局麻/全麻（术中建议使用短效肌松剂）,X线透视定位,根据十字定位法或体表标志定位法来确定双侧 S_3 骶孔位置并标记（图45-1-2）。穿刺针与皮肤成60°角斜向下穿刺,进入 S_3 孔,采用专用刺激器,依据患者自主反应或不同神经反射应答（臀部风箱运动及同侧足蹈趾跖屈反射）来确定 S_3 神经;然后植入刺激电极（图45-1-3,图45-1-4）,制作皮下隧道,连接电极和皮下延伸导线固定于体表,关闭切口。

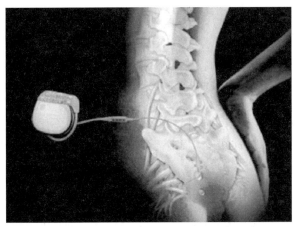

图 45-1-1　长效刺激器植入

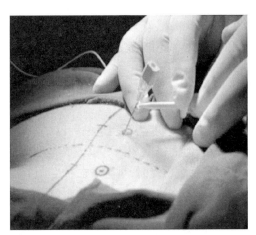

图 45-1-2　确定双侧 S_3 骶孔位置并标记

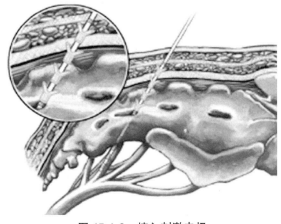

图 45-1-3　植入刺激电极

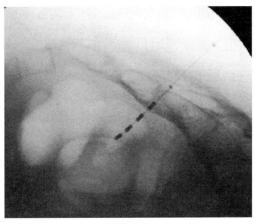

图 45-1-4　植入刺激电极 X 线图

2. 长效刺激器植入（二期）　患儿采用局麻/全麻,取俯卧位,常规消毒铺巾;电极连接处切口,分离至皮下深筋膜层,扩大腔隙以适应长效刺激器植入。移除临时延伸导线,妥善连接刺激电极和长效刺激器。术中测量电阻正常,确认各系统无误,关闭切口。

（二）预防感染

1. 术中冲洗伤口　国外经验是应用 Bacitracin 杆菌肽 - 枯草杆菌抗生素和无菌蒸馏水冲洗切口;国内多用万古霉素液冲洗切口。

2. 围手术期抗生素使用　一期手术,术前30分钟,静脉使用一代头孢,术后口服抗生素5天,几乎无感染。二期手术,术前30分钟,静脉使用抗生素升级,术后口服抗生素5天,感染率为2%。

（三）测试阶段疗效评估

1. 疗效改善超过50%（或患者满意）。

2. 参数调整多以电压、频率调节为主。

3. 必要时可辅以药物或行为疗法。

4. 测试期建议控制在2周内,如需延长观察时间则不超过4周。

（四）术后标准化程控

1. 测试阶段的程控目标　以获取疗效为主要目的（以术中测试结果为主要参考依据），参数调整多以低电压和频率（10~40Hz）调节为主，采用多种位点组合刺激模式。

2. 长效刺激器植入后的程控目标　最佳症状改善，最小副作用，尽可能优化刺激参数，延长电池寿命；必要时可辅以药物或行为疗法，增强疗效。

（五）安全性

SNM 是一种低风险侵入性治疗方式。术后刺激器植入部位疼痛发生率为 3.3%~19.8%，电极移位风险为 2.2%~8.6%，感染率为 2.2%~14.3%。对日常生活仍有一定的影响，如通过机场安检的金属探测存在问题，以及躯干部不能接受 MRI 检查等。

第二节　膀胱过度活动症治疗

小儿膀胱过度活动症是一种以尿急症状为特征的症候群，常伴有尿频和夜尿症状，可伴或不伴有急迫性尿失禁，但需排除尿路感染或其他明确病理改变所致的器质性病变。年龄较大的儿童在行为及药物治疗无效或无法耐受时，可考虑骶神经调节治疗。

一、治疗机制

通过刺激骶神经的躯体传入成分抑制膀胱传入活动，阻断异常感觉向脊髓和大脑传递；抑制中间神经元向脑桥排尿中枢的感觉传递；直接抑制传出通路上的骶副交感节前神经元；抑制膀胱 - 尿道反射，增加膀胱颈口阻力。这些机制阻止了非随意排尿（反射排尿），但并不抑制随意排尿。

二、临床应用

1. 骶神经调节治疗可用于年龄较大的顽固性 OAB 患儿。患儿接受 SNM 治疗前必须经过严格的筛选与评估，应该是经过行为调节及药物等保守治疗失败者或无法耐受者，必要时需做心理评估。

2. 治疗前行尿液分析、尿液细菌培养、泌尿系超声检查，以排除需要接受不同治疗的其他病变。尿路感染等患儿不推荐行 SNM 治疗。

Van Kerrebroeck 等报道一项为期 5 年的前瞻性研究，结果显示 SNM 治疗急迫性尿失禁、尿频尿急综合征的成功率分别为 68% 和 56%。

第三节　神经源性膀胱治疗

神经源性膀胱（neuropathic bladder，NB）是由神经本身的病变或外伤、手术等对神经损害所引起，特征为膀胱逼尿肌和 / 或尿道括约肌的功能障碍导致储尿和排尿异常，最终引起肾功能的损害。小儿 NB 的病因以脊髓发育不良最为多见，如隐匿性脊柱裂（spina bifida occulta，SBO）、脑脊膜膨出（meningocele）和脊髓脊膜膨出（meningomyelocele，MMC）等。排尿异常的临床表现：①尿急、尿频；②排尿困难、费力；③尿失禁，以混合性尿失禁和急迫性尿失禁多见，伴尿潴留者常表现为充溢性尿失禁；④尿潴留。

一、治疗机制

通过应用弱电兴奋骶神经根的传入纤维，经脊髓和脑桥反射后再作用于膀胱、尿道、直肠等器官，调节储尿、排尿、排便功能。同时通过阴部神经来抑制膀胱副交感节前神经元、盆神经向膀胱的传出；激活脊髓中协调膀胱和括约肌功能的中间神经元，排空膀胱；抑制由 C 纤维传导通路介导的膀胱反射。通过多种机制来重塑盆神经兴奋与抑制之间的平衡关系，改善排尿功能障碍的两种相反的症状，即急迫性尿失禁和尿潴留。

二、临床应用

对于不完全性神经损伤、非进展性神经系统病变等引起的神经源性下尿路功能障碍患儿,经康复或药物治疗无效或耐受差者,符合以下几条可推荐进行 SNM 治疗:

1. 患儿接受 SNM 治疗前必须经过规范的神经源性膀胱流程筛选与评估。完全截瘫、进展性神经系统病变、膀胱输尿管反流(Ⅳ~Ⅴ级)、泌尿系恶性肿瘤等患儿不推荐行 SNM 治疗。

2. 体验测试前需进行详细的临床评估,包括完整的病史、体格检查(包括神经系统检查)、泌尿系超声,以及影像尿动力学检查(尿动力学检查与膀胱造影)。有条件可行球海绵体肌反射等盆底及双下肢电生理检测,以明确骶神经根病变程度。

3. 体验测试期间,可依据患儿症状(尿频、尿急、急迫性尿失禁、排尿困难/尿潴留等)进行分类疗效评价,以确定是否进行二期长效刺激器植入治疗。

4. 必须考虑患儿的一般健康状况和预期寿命。长效刺激器植入后,多数患儿仅能接受场强不高于 1.5T 的头部 MRI 扫描,因此需要定期接受其他部位 MRI 检查的患儿须权衡利弊。

Haddad 报道,33 例平均年龄为 12 岁因先天性发育异常或脊髓损伤导致神经源性膀胱患儿接受 SNM 疗法,6 个月后排尿困难、尿失禁及便失禁的总有效率为 81%。笔者也应用骶神经调节治疗青少年神经源性膀胱,临床疗效满意,随访 2~5 年未见电极移位。

第四节　其他神经调节治疗

一、胫神经电刺激

经皮胫神经电刺激(percutaneous tibial nerve stimulation,PTNS)通过使骶部的传入神经去极化而实现抑制逼尿肌不稳定收缩的作用。PTNS 有针式电极和经表面电极两种类型:前者是一种微创技术,需要专业的医生将电极刺入接近胫神经的皮下位置,不便于自行穿刺操作;后者电极贴于皮肤表面,无创且易操作,可进行家庭治疗。PTNS 疗法适用于膀胱过度活动症,对尿频、尿急、急迫性尿失禁等疗效显著,在欧美国家应用更普及。

二、骶神经磁刺激

骶神经磁刺激(sacral nerve magnetic stimulation,SMS)是一种新型的刺激神经系统的方法。它利用电流通过线圈产生磁场,从而在组织内感应出电流,可以使神经产生兴奋性,具有安全、无创、无副作用等优点,无须放置电极就能直接刺激骶神经。研究表明,骶神经磁刺激可以抑制脊髓损伤后逼尿肌亢进收缩,但其具体机制尚不明确。有学者认为磁刺激可能刺激了分布在尿道括约肌和盆底肌群的阴部神经分支,反馈抑制了逼尿肌过度反射,改善膀胱功能。骶神经磁刺激在成年人中越来越广泛地应用于盆底功能障碍性疾病(如盆底疼痛、膀胱过度活动症等);目前在儿童中应用经验不足,但因其无创、安全等优点值得期待与尝试。

SMS 在儿童的应用尚未普及,尤其在婴幼儿开展不多,成人的经验不能完全照搬。青少年患者各方面的生理指标接近成人,SMS 的适应证逐渐接近成人。此外,尿动力学检查是评价 SMS 疗效最客观的方法。手术前后进行膀胱和尿道的功能评估有利于指导治疗。

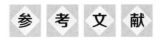

1. 陈国庆,廖利民.骶神经调节在神经源性膀胱中的应用.临床外科杂志,2016,24(2):102-104.

2. 徐智慧,魏海彬.骶神经调节技术在排尿功能障碍治疗中的应用与进展.山东大学学报(医学版),2018,56(3):29-33.

3. 徐智慧,王彦彬,诸靖宇,等.早期骶3神经电调节在脊髓损伤后神经源性膀胱治疗中的应用及作用机制分析.浙江医学,

2013（24）：2158-2160.

4. 徐智慧，张耀光，张琦，等．骶神经调节治疗青少年神经源性膀胱二例报告并文献复习．中华小儿外科杂志，2014，35（9）：647-651.

5. WRIGHT AJ，HADDAD M. Electroneurostimulation for the management of Bladder Bowel Dysfunction in Childhood. European Journal of Paediatric Neurology，2017，21（1）：67-74.

6. SOFIA C，CAROLINA D，ANGELA CM，et al. Efficacy of Sacral Neuromodulation on Urological Diseases：A，Multicentric Research Project. Urologia Journal，2012，79（2）：90-96.

7. GROEN LA，HOEBEKE P，LORET N，et al. Sacral Neuromodulation with an Implantable Pulse Generator in Children with Lower Urinary Tract Symptoms：15-Year Experience. The Journal of Urology，2012，188（4）：1313-1318.

中英文索引